정신의학

PSYCHIATRIE.
EIN LEHRBUCH FÜR STUDIERENDE UND ÄRZTE
I BAND: ALLGEMEINE PSYCHIATRIE

by Emil Kraepelin

Published by Acanet, Korea, 2021

한국연구재단총서
Academic Library of NRF
학술명저번역 629

정신의학

의대생과 의사를 위한 교과서

제1권 정신의학 총론

에밀 크레펠린 지음 | **홍성광 · 황종민** 옮김
김린 · 홍성기 · 윤종철 · 허윤석 · 박선철 감수

아카넷

일러두기

본문에서 각주는 원서의 주석이고, 미주는 역자의 주석이다.

베른하르트 폰 구덴* 교수님을 기리며 이 책을 바칩니다

* 베른하르트 폰 구덴(Bernhard von Gudden, 1824~1886)은 독일의 신경해부학자이자 정신의학자로 에밀 크레펠린의 스승이다.

| 8판 서문 |

정신의학의 범위가 갈수록 확장되면서 업무가 과중해지는 상황을 맞이하여 정신의학 총론 개정판을 우선 발간하기로 한다. 본 개정판은 대폭 확대되었다. 예전과 달리 오늘날에는 임상연구에 시급히 관심을 돌리느라 정신의학의 일반 문제를 다루는 데 너무 소홀했는지 수많은 미비점이 노출되어 이를 보충해야 했기 때문이다. 특히 제1장은 근본적으로 수정해야 했다. 피질 국소화에 대한 논의 이외에 일반적 및 개인적 소인에 관한 설명을 거의 완전히 새로 써야 했다. 제4장에서는 일반적 진단에 관해 한 절을 추가했고, 제5장에서는 정신병원에 관한 설명을 다방면으로 보완했다. 그 밖에도 심리학, 생물학, 위생학, 풍속사, 사회학, 법학 등 다른 학문 분야와 정신의학의 관계를 더욱 강조하기 위해 노력을 기울였다고 자부한다. 이해를 돕기 위해 이 책에 수많은 그림과 삽화도 첨부했다.

1909년 2월 28일, 뮌헨에서

에밀 크레펠린

차례

제1권

정신의학 총론

| 서론 |

정신의학Psychiatrie, psychiatry은 정신질환psychische Krankheiten, mental illnesses 및 그 치료에 관한 학문이다. 이 학문은 정신장애Geistesstörungen, mental disorders의 본질을 과학적으로 이해하는 것을 출발점으로 삼는다. 미개민족은 정신이상Irresein, insanity을 사악한 악령의 영향 탓으로 돌렸으며, 오늘날에도 동양에서는 정신질환자를 신성함이 깃든 사람으로 생각한다. 이와 달리 이미 고대 그리스-로마의 의사들은[1)] 선구적 연구를 통해 정신이상이 뇌에서 발생하며 특히 고열이나 체액 변화 등의 일부 신체장애와 연관이 있다고 여겼고, 오늘날 우리가 사용하는 일부 용어('멜랑콜리아Melancholia', '히포콘드리아Hypochondria')[1]는 이때 만들어진 것이다. 체계적 이론으로 발전했던 이러한 견해는 유감스럽게도 고대 문화의 붕괴와 더불어 거의 흔적없이 사라졌다. 그 대신 중세에는 한편으로 스콜라 철학적 생각이, 다른 한편으로 종교적 · 미신적 생각이 정신이상에 관한 견해에 밀려들어 기존의 자연과학적 이해의 단초들을 빠르게 쓸어냈

1) 팔크(Falk): 정신의학 일반 학회지(Allgemeine Zeitschrift für Psychiatrie) XXIII, 429.

다. 이제 정신장애는 질병이 아니라, 악마의 소행이거나 하늘이 내린 천벌로, 때로는 신성한 황홀경으로 여겨졌다. 의사가 정신장애자의 진찰과 치료를 담당한 것이 아니라 사제가 환자에게서 악령을 몰아내려 했으며, 대중은 환자를 성인으로 떠받들었고, 마녀 재판관은 환자에게 터무니없는 죄를 뒤집어씌워 고문실이나 화형장에서 처형시켰다.

과학의 부흥, 특히 의학의 발전과 더불어 점차 의사들도 정신질환자에게 다시 관심을 돌리기 시작했다. 하지만 오로지 의사만이 정신장애를 올바로 연구하여 인지할 수 있다는 명료한 인식이 전적으로 관철되기까지는 수백 년이 걸렸다. **칸트**Kant[2]만 해도 병적 정신상태를 판단하는 데는 의사보다 철학자가 적임이라는 견해를 보였다. 의사의 감독 아래 운영되는 정신질환자 병원이 설립된 후에야 비로소 정신이상에 관한 과학적 고찰 방식이 점차 발전하기 시작했다. 소수의 선구자를 제외하면 진정한 정신과 의사가 등장한 것은 18세기 말부터였다. 이 시기 이후 정신의학은 대내외적으로 엄청난 어려움을 헤치고 놀랄 만큼 신속하게 의학의 중요한 한 분과로 발전했다.

하지만 특히 이곳 독일에서는 아직도 어려운 결전을 치르고 넘어가야 했다.[2)] 물론 정신이상이란 신들림이라는 성서의 권위에 근거한 믿음(이러한 생각은 오늘날까지도 여기저기 내밀하게 퍼져 있는 듯하다)은[3)] 이미 효력을 상실한 후였다. 하지만 당시 **에스퀴롤**Esquirol[3]이 풍부한 임상경험을 기초로 막 정립한 신생 정신의학에 반대하는 위험한 경향이 생겨났으니,

2) 프리트라이히(Friedreich): 정신질환의 본질 및 원인에 관한 역사적·비판적 서술(Historisch-kritische Darstellung der Theorien über das Wesen und den Sitz der psychischen Krankheiten), 1836.
3) 베르(Behr): 정신의학 일반 학회지(Allgemeine Zeitschrift für Psychiatrie), 1906, I.

이는 1810년대에 **하인로트**Heinroth,[4] **베네케**Beneke[5] 등이 정신이상이론에 도입하였으며 정신이상을 도덕신학적으로 파악하려는 견해였다. 이러한 견해에 따르면 정신장애란 본질적으로 죄악의 결과이고, 죄악은 잘못을 저지르며 인간을 지배하여 마침내 육체와 영혼을 파멸시킨다는 것이었다. 이러한 의견 및 매우 예리하고 정교하게 고안된 유사한 주장들에 맞서 자연과학 연구로 무장한 이른바 '신체론자Somatiker, somatists'들은 격전을 벌였고, 그 선두에 선 것은 정신이상을 신체장애의 표출로 설명한 **나세**Nasse[6]와 **야코비**Jacobi[7]였다.[4)]

이들은 승리를 확정하는 데 성공했다. 칠십 년 전만 해도 힘들게 논증해야 했던 사실이 오늘날에는 다양하게 변모하고 발전하기는 했지만 정신의학의 자명한 토대가 되었다. 정신장애는 의사가 치료해야 하는 질병이라는 사실을 의심하는 사람은 더 이상 없다. 정신장애란 뇌에서, 특히 대뇌피질에서 진행되는 다소 미세한 변형의 정신적 발현형태라는 것을 이제 우리는 안다. 이러한 인식의 결과 정신의학에는 확고하고 명료한 목표가 생겼으며, 정신의학은 이 목표를 추구하기 위해 자연과학 연구의 수단과 원칙을 활용하고 있다.

특히 우리는 **병상관찰**Beobachtung am Krankenbette, observation at the bedside을 통해 **임상 질병형태**klinische Krankheitsformen, clinical forms of diseases에 관해 최대한 방대하고 심층적인 지식을 얻어야 할 것이다. 우선 항상 새로운 사실을 면밀히 수집하여 자연이 우리에게 제공하는 경험소재 전체를 완벽하게 개관하려 애써야 한다. 그런 다음 한없이 다양한 세부 증상에서 규칙적이고 본질적인 특징을 점차 가려내어 일련의 상

4) 야코비(Jacobi): 정신이상과 관련된 질병의 병리와 치료에 관한 소견(Beobachtungen über die Pathologie und Therapie der mit Irresein verbundenen Krankheiten), 1830.

관된 관찰결과들을 구분하고 분류하는 것이 중요하다. 지금까지 알려진 바로는 정신의학에서는 바로 이러한 임무를 수행하기 매우 어려웠다. 본성상 완전히 상이한 임상상Krankheitsbilder, clinical pictures들이 때로는 외적으로 거의 일치해 보이며, 역으로 언뜻 보면 전혀 합치하지 않고 거의 반대되는 것 같은 상태들이 동일한 질병과정의 표출임을 우리는 오늘날 잘 알고 있다. 따라서 질병의 실체를 정립하기 위해서는, 전자의 경우에는 뚜렷한 유사성에도 불구하고 여러 임상상 사이에 항상 존재하는 것이 틀림없는 거의 눈에 띄지 않는 차이점을 찾아내야 할 것이다. 반면 후자의 경우에는 현상이 바뀌더라도 질병과정에 일관되게 관류하는 공통된 기본특징을 바뀌는 현상 가운데서 알아내어 설명하는 것이 우리의 임무다. 전자의 경우든, 후자의 경우든, 본질적이며 지속적인 임상장애와 종종 훨씬 강렬하고 선명하게 나타나는 부수장애를 구분하기 위해 매우 오랫동안 계속적 관찰이 필요할 수도 있다.

누구나 의사에게 바라는 일은 **병의 진행을 예상**해주는 것이다. 환자의 현재 상태를 보고 질병이 어떻게 발달할지 개연성 있게 예언할 수 있다면 임상상의 과학적·실제적 정복을 위한 중요한 첫걸음을 내디딘 것이다. 따라서 우리는 우선 이 임무에 관심을 집중하는 것이 좋을 것이다. 의학의 다른 분과는 대부분 이 임무를 본질적으로 완수했다. 티푸스나 다리골절이 어떻게 진행될지 알고 있으며, 치유과정을 방해할 모든 돌발사례도 잘 알고 있다. 정신의학에서는 이러한 지식의 단초만 확보하고 있을 뿐이다. 정신과 의사 개개인이 개인적 경험을 통해 일부 징후에서 환자의 치유 가능성이나 불가능성을 추론할 수 있는 능력을 습득할 수는 있을 것이다. 하지만 이 의사가 이러한 추정의 근거를 상세히 설명해야 한다면, 특히 특정한 사례의 임상적 발달을 예측하여 더욱 정확히 기술해야 한다면, 막대한 어려움에 부딪힐 것이다.

정신의학이 이렇게 불완전한 주요 원인은 정신질환의 엄청난 장기 지속성 때문이다. 한편으로 상태가 점차 바뀌며 평생 지속되는 불치 형태도 수없이 많으며, 다른 한편으로 일부 주요한 정신이상군에는 단속적이고 간헐적으로 발작하며 진행되거나 수년간 정지되므로 개별 발작이나 재발작의 내적 상관성을 개관하려면 병력 전체를 정확히 알아야만 하는 질환도 있다. 정신과 의사라면 누구나 자신이 이전에 치료한 환자의 후일의 운명을 추적할 수 있게 되자마자 수많은 놀라운 사실을 알게 된다. 특히 항상 깨닫게 되는 점은, 정신장애가 신속히 호전된 듯 보이더라도 대다수의 경우 이는 병적 상태가 지속되지만 장기간 전혀 표출되지 않은 것에 불과하다는 사실이다. 매 순간 증상이 이처럼 믿을 수 없는 까닭에 임상경험의 설명이 매우 어려워진다. 따라서 수십 년간 환자의 인생 전체를 주시하는 것이 특히 중요하며, 그래야만 임상적 판단을 위한 올바른 근거를 얻을 수 있는 경우도 많다.

나아가 **질병원인**Krankheitsursachen, causes of disease 규명을 위해서는 매우 특별한 주의가 필요하다. 비전문가는 어떤 우연한 사건, 정서적 흥분, 실패, 신체질환, 과로 때문에 정신이상이 발생한다고 손쉽게 생각하는 경향이 있다. 그러나 광범위한 임상경험에 따르면 이러한 외적 영향이 원인 역할을 하는 경우는 비교적 적음을 알 수 있다. 정신이상이 시작될 때의 최초 현상이 원인으로 오인되는 경우도 허다하다. 특정한 자극으로 인해 발병했다고 여겼던 질병사례가 동일 환자에게 다음번에는 이 자극 없이도 발생하는 것을 보게 되면, 증거를 찾은 것으로 여겼던 최초의 관찰에 의심을 품게 된다. 이와 관련해서도 아직 해결해야 할 과제가 매우 많다. 동일한 원인은 어떠한 과정에서와 마찬가지로 정신질환과정에서도 동일한 결과를 낳아야 한다. 흔히 그러듯 이러한 법칙에서 이른바 편차가 생기면, 원인 또는 결과가 실제로는 동일하지 않았음이 틀림없다. 원인과 결과에 관해 확실하고도 특히 완벽한 관찰을 참을성 있게 계속해야만 점차 진상이 밝혀질 것이다.

임상경험을 충분히 정리하여 특정한 원인, 특정한 현상, 특정한 진행을 가진 질병군 정리에 성공한 후 우리의 임무는 **각 질병과정의 본질**das Wesen des einzelnen Krankheitsvorganges, the nature of the individual disease process을 탐구하는 것이다. 이러한 목표달성을 위해 자주 활용되는 가장 중요한 방법은 병리해부pathologische Anatomie, pathological anatomy다. 병리해부는 다른 의학에는 막대한 기여를 하고 있지만 유감스럽게도 정신의학에서는 매우 지대한 어려움을 극복해야 한다. 한 가지 어려움은 건강한 사람의 대뇌피질 구조에 관한 우리의 지식이 불완전하다는 것이며, 또 다른 어려움은 뇌는 다른 기관보다 동물과 인간의 차이가 크므로 병적 과정 설명을 위해 동물실험 결과를 광범위하게 원용하는 일이 불가능하다는 것이다. 물론 특히 대뇌피질 중독 연구는 발병 원인과 대뇌피질 변형의 분명한 관계를 밝혀낼 수 있을 뿐 아니라 질병과정의 각 발달 단계를 추적할 수도 있으므로, 매우 중요한 정보를 제공해주었다. 하지만 대다수의 정신장애에서는 그 원인을 전혀 알 수 없거나 인위적으로 생성할 수 없는 까닭에 이러한 연구 보조수단을 포기할 수밖에 없다.

그러나 정신의학 보조수단의 개선이 급속히 진행된 덕분에 발병한 대뇌피질의 간단한 부검으로도 매우 방대한 소견Befunde, findings을 얻었다. 물론 각 임상질병과정에 대해 특정한 해부적 근거를 제시할 수 있으려면 아직 요원하다. 대다수의 정신질환에서는 매우 우연한 경우에만 시신부검을 활용할 수 있을 뿐 아니라, 부검소견을 해석하려면 병상관찰에서

겪었던 바와 비슷한 어려움에 부딪힌다. 매우 상이한 질병과정에서 동일한 해부증상anatomisches Bild, anatomical picture이 나타날 수도 있고, 동일한 질병이 각 단계마다 전혀 상이한 부검소견을 보일 수도 있는 것이다. 임상의Kliniker, clinician는 질병이 계속 진행되는 동안 일관되게 점점 더 분명히 드러나는 본질적 특징을 찾아내고 바뀌는 상태증상들Zustandsbilder, state pictures의 발달을 각각 직접 추적하여 이러한 어려움을 해결한다. 반면 해부의Anatom, anatomist는 항상 신체질환과정의 일부 단면만을 본다고 말할 수 있기 때문에 자신이 발견한 피질증상의 변화 가운데 어떤 변화가 질병사례의 특징을 이루는지 인식하려면 훨씬 고달픈 가시밭길을 걸어야 한다. 해부의는 수많은 사례를 비교하여 어디서나 균일하게 반복되는 특징을 가려내야 할 뿐 아니라, 질병의 상이한 단계를 가능한 한 완벽하게 관찰하여 해부적 변형의 발달과정을 단계적으로 추적할 수 있어야 한다.

뇌는 신체 전체의 일부다. 뇌질환은 어떤 다른 신체부위에 발생한 손상의 표출일 뿐인 경우도 많다. 정신이상을 일으키는 질병과정을 이해하려면 **유기체 전체의 상태**Zustand des ganzen Organismus, conditions of the whole organism를 정확히 관찰하고 다른 신체부위의 장애 발견을 위한 모든 보조수단을 활용해야 한다. 뇌를 손상하여 정신장애를 일으킬 수 있는 요인으로는 외부에서 침입한 독소 및 병원균뿐 아니라 특히 대사장애도 손꼽힌다. 따라서 오늘날 이미 현미경학적 · 화학적 · 생물학적 방법으로 배설물 및 체액, 특히 혈액을 검사하여 발견한 중요한 성과가 머지않아 더욱 확장되어, 무엇보다도 임상의학의 다른 분과와 정신의학의 관계가 점점 더 긴밀해지기를 기대한다.

다른 분과에 비해 정신의학은 약간 특이한 위치를 오랫동안 차지해왔다. 정신의학이 다루는 정신의 과정은 과학적 의학의 고려 범위에서 벗어나 있었고, 초기의 정신과 의사들이 신분야를 개척하며 부득이 삭막한 사고 유희와 사변 심리학을 계승한 탓에 정신의학은 임상과학으로 발전하는 데 지속적 방해를 받았음에 틀림없다. 하지만 점차 더욱더 세차게 역류가 밀려들어, 정신의학은 신체적으로 특히 해부적으로 증명 가능한 변형의 연구에 중점을 두게 되었다. 다만 이론의 여지가 없는 점은, 정신이상에서 나타나는 대뇌피질장애에 관해 아무리 완벽한 지식을 얻더라도, 대뇌피질에서 진행되는 형태상 및 기능상의 모든 일탈을 증명하더라도, 이러한 신체장애와 정신 질병현상 사이에 관계가 있는지, 있다면 어떤 관계가 있는지 명료하게 해명할 수 없을 것이라는 사실이다. 그뿐 아니라 대뇌피질에서 일어나는 모든 신체적 과정을 심층적으로 이해할 수도 있더라도, 이 조직이 정신생활의 담당 기관이라는 추측을 애초부터 단 한순간도 하지 않을 수조차 있을 것이다. 이러한 까닭에 대뇌피질의 신체적 상태뿐 아니라 이러한 상태의 **정신적 발현형태**도 별도로 연구해야 할 필요가 생긴다. 그래야 상호 긴밀하게 관련되어 있으나 본질상 완전히 상이한 두 가지 병렬적 사실인 신체적 사건과 정신적 사건을 파악하게 되며, 두 사건의 법칙적 상호관계에서 임상상을 밝혀낼 수 있다.

그러므로 우리는 정신과정의 진행을 지배하는 법칙을 알아내는 것을 임무로 삼아야 한다. 다행스럽게도 생리학을 모태로 탄생한 심리학도 특히 지난 수십 년 동안 경험과학으로 발전하여 자연과학적 방법으로 그 대상을 성공적으로 다루기 시작했다. 지금까지의 작업에서 입증되었듯, 이 신생 심리학을 활용하면 정신의 생리학Physiologie der Seele, physiology of the soul을 생성할 수 있으며, 이러한 정신의 생리학은 정신의학에도 유용한 토대를 제공할 수 있다. 이러한 정신의 생리학은 한편으로는 복잡한 현상들을 훨씬 단순한 구성요소로 분해해줄 수 있을 것이다. 우리는 건강한 정신생활의 분석을 통해 병적 장애를 판단하고 설명할 수 있는 근거를 획득하고, 필요한 경우에는 심리검사를 보조수단으로 원용하여 질병상태를 더욱 정확히 직접 조사할 수 있을 것이다.

다른 한편으로는 과학적 심리학wissenschaftliche Psychologie, scientific psychology이 정신이상의 발생에 관한 우리의 생각을 충실하게 보완해줄 것으로 기대해도 좋다. 무엇보다도 독소가 우리의 정신과정 진행에 미치는 영향을 우리는 오늘날 이미 근본적으로 상당히 정확하게 개별 특징별로 분석할 수 있다. 일부 독소에서 이미 밝혀졌듯, 건강한 사람에게서 이렇게 얻은 관찰경험은 임상 질병현상에 관한 이해도 확장시켜줄 수 있을 것이다. 우리의 정신생활에 파장을 미친다고 흔히들 여기는 일련의 다른 영향도 이와 비슷한 방식으로 검사할 수 있다. 우리는 허기, 수면부족, 정신적 · 육체적 피로가 정신과정의 양태에 야기하는 변화를 첫 기미부터 정확히 추적할 수 있으며, 평소 건강한 사람에게 나타나는 경미한 균형감 변동을 관찰하여 질병상태에서 드러나는 명료한 장애를 해석할 수 있다. 끝으로 이러한 검사를 이용한 개인 성격의 심리적 분석은 무한히 다양한 정신적 소인Veranlagungen, predispositions을 개관하여, 이러한 소인이 다양한 형태의 정신장애의 빈도 및 특별한 형태에 미치는 영향을 파악하는 데 유용할 것이다. 특히 더욱 정교해진 '개인심리학Individualpsychologie, individual psychology'을 통해서만 퇴행정신이상으로 흔히 총칭하는 광범위하고 다양한 형태의 질병상태를 이해하기 위한 토대를 얻을 수 있을 것이다.

우리의 소망이 이루어진다면, 임상적klinisch, clinical · 해부적anatomisch, anatomical · 심리학적psychologisch, psychological 연구는 다른 보조 학문의 지원을 받으며 상호 협력하여 우리 학문의 최종목표인 신체적 변화와 정신적 변화의 법칙적 관계 발견에 점차 접근하게 될 것이다. 신체적 과정과 정신적 과정은 근본적 상이성 때문에 한 과정을 다른 과정을 통해 제대로 '설명Erklärung, explanation'하는 일은 불가능하더라도, 정신장애를 보고 특정한 신체적 변화를 추론하거나 역으로 특정한 방식의 대뇌피질 손상 후에 나타나는 정신적 현상을 예측하는 목표에는 도달할 수 있을 것 같다. 몇 가지 사례에서는, 특히 중독에서는, 이러한 임무의 해결에 이미 접근해 있다. 하지만 일반적으로 이때 항상 부딪히게 되는 어려움은 정신장애의 양태가 대뇌피질의 손상 방식보다는 그 훼손 위치에 훨씬 더 크게 좌우된다는 것이다. 이러한 주제를 다루며 정신의학과 **국소화 이론** Lokalisationslehre, localization theory이 만난다. 심각한 뇌질환에서 얻은 관찰경험에 의하면 질환 위치에 따라 상이한 결손현상이 나타날 수 있으며, 이러한 결손현상은 독특하게 개발된 심리검사방법으로 증명되고 더욱 정밀하게 특징이 규정되었다.

물론 정신이상의 신체적 근거는 대뇌피질의 국소적 변형에 있는 게 아니라, 그때그때 특정한 방식으로 배열되며 널리 분포하는 변형에 있다고 생각해야 한다는 것은 의심할 여지가 없다. 따라서 국소화 이론이 생성되도록 관찰경험을 제공한 뇌질환은 그 방식으로 보나 분포로 보나 현미경을 통해 정신질환자에서 관찰되는 미묘하고 복잡한 일탈의 일부일 뿐이다. 국소화 이론 발전에 막대한 기여를 하고 있는 동물실험도 조악한 뇌시술에만 의존하면 뇌구조가 상이하다는 것 이외에 아무런 정보도 제공할 수 없다. 그러므로 국소화 이론의 계속적 확충이 우리의 최종적·학문적 목표달성을 위한 필수불가결한 선행 조건이라 할지라도, 일부 국소적 뇌손상 연구에서 얻은 생각을 정신질환의 무한히 복잡한 영역에 그대로 적용하는 것은 무리한 것으로 보인다. 정신이상 현상과 대뇌피질 변형의 특수 분포의 관계를 알아보려는 일반적 노력만을 정신의학에도 원용할 수 있겠지만, 그것도 이와 관련하여 정신의학이 독자적 영역 개척에 착수하는 경우에만 유용한 결과를 기대할 수 있을 것이다.

정신의학은 최고의 복잡한 생명징후와 그 신체적 근거를 철저히 천착하며 거의 극복할 수 없는 어려움과 싸우고 있으나, 다른 한편으로 연구대상의 특성 덕분에 그 성과는 정신의학 분야를 훨씬 뛰어넘는 중요성을 띠게 된다. 정신의학 전공의는 병상관찰에서 모르고 지나칠 수 있는 수많은 사실을 심층적으로 이해할 뿐 아니라, 정신장애에 관한 이론은 인간의 정신생활 일반을 다루는 모든 학문에 중요한 초석을 제공한다. 그리하여 심리학 및 그 하위 분과인 민족심리학, 범죄심리학, 성격학, 연령심리학, 성별심리학, 나아가 교육학, 윤리학, 인식론 등과의 긴밀한 상호관계가 형성된다.

이렇게 넓게 확산된 학문적 연계보다 한층 중요한 것은 정신의학이 해결해야 할 **실용적 임무**praktische Aufgaben, practical tasks다. 우선 정신이상을 예방해야 한다. 당연한 말이지만, 정신분야의 건강관리에 필요한 지식은 정신질환의 원인에 관한 이론에서만 얻을 수 있다. 따라서 이 이론이 현저히 발전하면 종종 예방조치에 관해서도 가능성이 열릴 것이다. 가장 중요한 일은 전체 생활환경이 국민의 정신건강에 얼마나 많은 위험을 내포하고 있으며, 어떤 보조수단을 이용하면 발병 원인에 대한 저항력 손상을 퇴치할 수 있을 것인가라는 문제에 대답하는 것이다. 특히 정신이상 발생에 미치는 유전, 알코올, 매독의 영향에 관해 알게 되면 의사에게 어떤 처치지침을 제공하게 될 것이다. 의사의 노력에 비해 실제 성과가 오늘날까지는 실망스러울 만큼 적기는 하지만 말이다.

유감스럽게도 장애의 원인을 인지하더라도 정신장애 치료에 아직까지는 크게 도움이 되지 않는다. 유전성 퇴행 등에서 그러하듯 원인을 알더라도 대개 이를 제거할 수 없다. 따라서 이럴 경우 병상관찰경험 자체를 지침으로 삼아야 할 것이다. 병상관찰경험은 비교적 단시간에 정신의학을 놀랄 만큼 엄청나게 발전시켰다. 의사가 정신질환자를 관리하기 시작한 이래로, 병상관찰을 할 수 있게 된 이후로, 정신질환자들의 운명은 꾸준히 개선되었다. 인간 동정심의 최고의 발로로 손꼽히는 정신병원 전체의 발전은 정신이상에 관한 이해 향상과 긴밀히 연결되어 있다. 정신이상자는 환자이며 정신장애는 특정한 신체적 변화 때문이라는 확신이 명료히 확산될수록, 정신병원의 설비 전체가 다른 질환 병원의 설비와 유사해졌으며 그리하여 오늘날 신규 질환자 수용소는 신체질환자 병동과 거의 동일해지기에 이르렀다.

그러나 한 가지 점에서 정신질환은 다른 모든 질환에 비해 특별한 위치를 차지한다. 그것은 정신질환의 독특한 사회적 의미다. 정신이상은 어떠한 상황에서든 현존하는 가장 심각한 질환으로 손꼽힌다. 더욱이 정신질환자는 대체로 자신을 스스로 돌볼 수 없다. 정신질환자는 임의로 행동하도록 방치할 수 없으며 다른 사람의 감독과 관리가 필요하다. 이러한 사정으로 인해 정신과 의사에게는 의학의 다른 분야에 생소한 일련의 임무가 주어진다. 정신질환자의 병원 입원은 대개 자원에 의해서가 아니라 친척이나 관청의 주선을 통해서 이루어진다. 정신질환자는 지체없이, 경우에 따라서는 자신의 의지에 관계없이 치료받거나 구금된다. 이때 발생하는 매우 어려운 문제를 법적으로 규정하는 데 정신과 의사들은 오래전부터 진지하게 관심을 기울여왔다. 관찰경험에 따르면, 정신질환자가 자신과 친척에게 더없이 심각한 재앙을 가져오는 경우가 매우 많다. 따라서 정신질환이 발병하자마자 환자 자신과 주변사람을 고려하여 신속한 개입이 절실히 필요하며, 그래야만 치유 가능성이 가장 높으므로 절박성이 더욱 커진다. 반면 정신병원에 머물지 않으려고 안간힘을 다해 저항할 뿐 아니라 자유 박탈에 고통을 받고 있는 것이 틀림없는 정신질환자도 적지 않다. 환자의 석방 요구와 공공안전의 필요 가운데 항상 선택을 내려야 하는 임무는 여간 어려운 것이 아님이 분명하다.

정신이상이 공동체에 미치는 영향을 적절히 평가하기 위해서는 1906년[5] 독일 제국의 정신질환자, 치매환자Idiot, 뇌전증환자Epileptiker, epileptic를 위한 공공 및 사립 정신병원에 자그마치 11만 4400여 명의 환자가 수용되어 있었다는 사실을 상기하는 것이 중요하다. 인구 524명당 1명이 정신병원 환자였다. 일반적 관찰경험에 따르면 실제로 존재하는 정신질환자 수는 적어도 두 배에 이르므로, 독일 제국의 정신질환자 수는 약 23만 명으로 추산해야 한다. 하지만 환자 수가 이 정도에 그치는지 매우 미심쩍다. 오늘날 독일의 여러 지역에서는 정신병원이 건강한 사람 300~400명당 한 환자를 수용하고 있지만, 스위스에서는 의사의 입회 아래 통계 조사를 한 결과 1902년 베른주에서 인구 1000명당 자그마치 8.5명이, 취리히주에서 무려 9.7명이 정신질환자임이 밝혀진 후 정신병원이 인구 200명당 1 정신질환자를 수용해야 한다고 요구되고 있는 것이다! 어쨌든 자립적으로 생활할 수 없을 뿐 아니라 고비용의 세심한 간호 및 간병이 종종 필요한 정신질환자의 수가 막대해지면 우리 국민에게, 지역 주민에게뿐 아니라 주로 가난한 환자들을 위해 진력하는 빈민구제 단체에도 부담이 가중된다. 이러한 방대한 구제를 적절하게 실행하는 일도 우리 학문의 중요하고 광범위한 실용적 임무다.

5) 레르(Lähr): 독일, 독일어권 오스트리아, 스위스 및 발트해 연안국의 정신병원(Anstalten für Psychisch-Kranke in Deutschland, Deutsch-Österreich, der Schweiz und den Baltischen Ländern), 서문 1907.

정신질환자와 여러 **사법**Rechtspflege, administration of justice 부문의 관계는 더욱 복잡하고 처리하기 어렵다. 모든 문화민족의 형법은 정도가 심한 정신질환을 처벌 배제 사유로 여기며, 민법은 정신이상자의 행위의 법적 구속력을 인정하지 않는다. 민법과 형법에서 정신과 의사의 감정은 당사자의 운명에 매우 중요한 결과를 가져온다. 어떠한 경우에든 적용되는 원칙은 이러한 문제의 결정이 심층적 전문지식을 토대로 이루어져야 한다는 것이다. 임상경험의 모든 세부사항을 완벽하게 통달하고 있어야만 극복할 수 있는 어려움이 도처에서 생겨난다. 그뿐 아니라 미숙한 의사에게는 아무 어려움도 보이지 않는 곳에서 박식한 의사가 어려움을 발견하는 경우도 드물지 않다. 어떠한 상황에서든 가장 훌륭한 임상의가 가장 훌륭한 감정의가 될 것이다.

유감스럽지만 정신의학이 위에서 설명한 임무들을 최종적으로 해결하려면 아직 요원하다. 정신의학은 발전 도상에 있는 신생 학문이며 힘겨운 고투를 통해 그 학문적 실제적 중요성에 어울리는 위치를 서서히 쟁취해야 한다. 정신의학이 이러한 위치에 도달할 것이라는 사실은 의심할 바 없다 — 다른 의학 분야에서 놀라운 효용성이 검증된 방법, 즉 임상관찰, 현미경, 실험으로 무장하고 있기 때문이다.

H. 에밍하우스(H. Emminghaus): 정신장애 연구 입문을 위한 일반 정신병리학(Allgemeine Psychopathologie zur Einführung in das Studium der Geistesstörungen). 1878.

모즐리(Maudsley): 정신병리학(The pathology of mind). 1895.

슈퇴링(Störring): 정신 병리학 강의(Vorlesungen über Psychopathologie). 1900.

이 책의 제2부에 소개된 교과서 대부분에도 정신의학 총론이 상세히 서술되어 있다.

역주

1. 건강염려증.
2. 이마누엘 칸트(Immanuel Kant, 1724~1804)는 독일의 철학자다.
3. 장-에티엔 도미니크 에스퀴롤(Jean-Étienne Dominique Esquirol, 1772~1840)은 프랑스의 정신의학자다.
4. 요한 크리스티안 아우구스트 하인로트(Johann Christian August Heinroth, 1773~1843)는 독일의 정신의학자로, 정신신체의학(Psychosomatik)이라는 용어를 처음으로 사용했다.
5. 프리드리히 에두아르트 베네케(Friedrich Eduard Beneke, 1798~1854)는 독일의 철학자이자 심리학자다.
6. 크리스티안 프리드리히 나세(Christian Friedrich Nasse, 1778~1851)는 독일의 정신의학자이자 내과 의사다.
7. 카를 비간트 막시밀리안 야코비(Carl Wigand Maximilian Jacobi, 1775~1858)는 독일의 정신의학자다.

I

정신이상의 원인*

* 툴루즈(Toulouse): 광기의 원인, 예방, 원조(les causes de la folie, prophylaxie et assistance), 1896; 마이어(Meyer): 정신질환의 원인(Die Ursachen der Geisteskrankheiten), 1907.

정신질환의 발생 경위는 대개 복잡다단하다. 명백한 원인과 그 결과 사이의 간단명료한 관계가 발견되는 경우는 상당히 드물다. 우리는 거의 항상 수많은 다양한 인과관계를 고려해야 하는 처지인 데다가, 이러한 인과관계가 각 사례에서 어떤 특별한 역할을 하는지 때로 거의 짐작도 못한다.

따라서 정신이상 발생학이 특정한 질병원인과 질병형태 사이의 불가분의 관련성을 알고 있는 경우는 드물다. 오히려 동일한 외적 원인에서 다양한 형태의 정신이상이 발병한다고 여기거나, 역으로 동일한 정신질환이 수많은 다양한 원인에서 발생한다고 일반적으로 생각하기 일쑤다. 모든 초창기 경험과학에서 항상 발견되며 자연과학의 기본법칙에 모순되는 이러한 현상이 생기는 이유는 먼저, 정신의학 분야에서는 다른 어떤 분야에서보다 훨씬 분명하게 **외적 원인**äußere Ursachen, external causes과 **내적 원인**innere Ursachen, internal causes 양대군을 구분해야 하기 때문이다.

인간의 뇌는 극도로 복잡하게 발달한 도구이며, 따라서 사람마다 매우 다양한 형태로 발육한다. 그러한 까닭에 정신이상 발생 경위에서 개인특성을 매우 중시해야 할 것이다. 동일한 유해요인이 다양한 인간에게 영향을 미치면 필연적으로 다양한 질병현상을 초래하기 마련이다. 이 유해요인은 어떤 경우에는 즉시 당사자의 내면적 저항에 부딪혀 무력해지지만, 다른 경우에는 정신적 균형을 한순간 심하게 동요시킬 수 있으며, 또 다른 경우에는 잠복한 질병소인을 일깨워 오래 지속되는 만성 정신질환을 초래할 수 있다. 어떤 경우에서든 내적 원인 및 외적 원인은 상호 보완 관계라고 말할 수 있다. 정신이상 소인이 적은 사람일수록 더욱 심한 외적 손상을 입어야 정신질환을 앓게 되며, 역으로 저항력이 너무 미약한 나머지 사소한 자극도 견뎌내지 못하고 심한 장애를 겪는 사람은 일상생활에서 사소한 자극에 영향받아도 정신질환에 걸린다.

다음으로, 오늘날 정신의학은 어떤 경우에서나 주로 **드러난** 원인과 결과만 고려할 수 있을 뿐 **진정한** 원인과 결과는 살펴볼 수 없기 때문이다. 예를 들어 혈액조성에서의 특정한 화학적 변화가 독특한 정신장애의 진정한 원인이라면, 암질환, 빈번한 출혈, 만성 말라리아중독, 조혈기관 질병 등 매우 다양한 드러난 원인들은 기타 다른 작용도 일으키면서 공통적으로 혈액을 변화시켜 정신질환을 발생시키는 것으로 추정된다. 이는 신체균형에서 갑상선의 역할을 알게 되어서야, 동일한 임상상의 진정한 원인은 갑상선 기능 저하이며, 이를 야기하는 매우 다양한 질환, 결핵, 매독, 종양, 크레틴병의 풍토성 중독, 외과시술 등은 드러난 원인임을 이해하게 되는 것과 마찬가지다. 다른 한편 동일한 유해요인이 뇌에 직접적 영향을 미쳐 정신질환을 일으킨 후 신체 전체에 또 다른 장애들도 불러오면, 이번에는 이러한 장애들이 완전히 상이한 정신적 임상상들을 초래하는 가능성도 생각할 수 있다. 만성 알코올 중독과 매독 및 변성 매독으로 인한 정신질환에 나타나는 다양한 형태의 정신이상을 해석하려면 이렇게 가정할 수밖에 없다.

끝으로, 모든 병인론Ursachenlehre, etiology 탐구에서는 외적으로 완전히 상이해 보이는 정신장애가 원래는 매우 유사하며, 동일한 질병과정의 다양한 발달 단계나 경중 정도를 보여줄 뿐이라는 사실을 고려해야 하기 때문이다. 마비환자의 과대망상과 열등망상을 처음에는 완전히 상반되는 장애의 징조로 간주하기 쉽겠지만, 마침내는 이 두 망상이 동일한 근본질환의 발현형태이며 손쉽게 서로 넘나들고 뒤섞일 수도 있다는 사실을 발견할 것이다. 특히 조울병은 다양한 상태증상 때문에 인과관계에 관해 잘못된 추론을 유발하여 아멘시아, 탈진혼미, 신경쇠약, 히스테리, 주기적 파라노이아, 노인성 멜랑콜리아, 강박장애 등으로 잘못 파악되기 십상이다. 지금까지 살펴본 바와 같이 임상 질병형태에 대해 정확한 지식 없이는 유용한 병인론 확립이 불가능함을 알 수 있다. 임상에서의 공통점을 요약하고 상이점을 구분하지 못하면 우리의 병인론적 고찰도 필연적으로 불명료하고 모순투성이로 머물 것이다.

그렇지만 외적 원인이 우세한지 아니면 내적 원인이 우세한지에 따라 일반적으로 정신장애를 양대군으로 구분할 수 있다는 해석이 점점 확산되기 시작하고 있으며, **뫼비우스**Möbius[1]도 정신장애를 **외인성**exogen, exogenous 질환과 **내인성**endogen, endogenous 질환으로 구별한 바 있다. 외인성 질환에서는 전체 발달이 어떤 동일성을 보이며 병의 진행에 따라 특정한 특징이 완성되는 반면에, 내인성 질환에서는 경중 및 종류에 따라 질병현상이 다양하게 바뀌며 평생 동안 장애가 불규칙적으로 진행되거나 존속한다. 물론 정신의학 분야에서는 외인성 질환과 내인성 질환을 엄격히 구분할 수 없음이 분명하다. 오히려 외적 원인 및 내적 원인의 비율에 따라 모든 혼합형태가 생겨날 수 있음이 틀림없다. 동일한 외적 자극이 가해져도 우리가 전혀 모르는 내면 상태에 따라 결과는 매우 상이할 수 있다. 이런 식으로 정신이상의 드러난 외적 원인과 임상형태 사이에는 더없이 다양한 관계가 생겨나므로, 근본적 법칙성을 알아내기란 실제로는 지극히 어렵다. 하지만 일부 단서가 오늘날 벌써 임상상들 그 자체에 주어져 있다. 우리는 일련의 임상형태가 외적 원인이 우세해서 생기는지 아니면 내적 원인이 우세해서 생기는지 다양한 관찰경험을 통해 잘 알고 있으며, 따라서 질병증후의 종류를 언뜻 보고는 잘못된 해석을 하기 쉬운 경우에도 각 사례가 외인성인지 내인성인지 거의 확실하게 알아낼 수 있다.

A. 외적 원인

좀 더 손쉬운 이해를 위해 정신이상의 외적 원인이라는 큰 범주를 **신체적 원인**körperliche Ursachen, physical causes과 **정신적 원인**psychischen Ursachen, mental causes이라는 양대군으로 흔히 구분한다. 신체적 원인은 우리 정신기관의 신체적 존속에 직접적 영향을 주지만, 정신적 원인은 정신적 과정의 중재를 통해, 또는 표상Vorstellung, representation[2]이나 정동Gemütsbewegung, affect의 생성을 통해 간접적 영향을 미친다. 물론 양대군 사이의 근본적 상이성은 존재하지 않는다. 정신영역에서의 모든 변화는 신체적 과정 진행에서의 장애에서 비롯된다는 기본견해를 양대군 모두에서 확인할 수 있기 때문이다.

1. 신체적 원인[1)]

뇌질환Hirnkrankheit, brain disease.[2)] 모든 형태의 정신이상의 최종 근거는 아마도 대뇌피질의 병적인 과정 또는 상태에서 찾아야 할 것이 틀림없으므로, 모든 진정한 원인은 대뇌피질질환을 일으키는 속성을 포함하고 있다고 여겨도 좋을 것이다. 부검소견의 해석이 대개 아직 모호하고, 특히 부검소견과 임상현상과의 법칙적 관계가 상당히 불분명하기는 하지만, 수많은 일련의 정신장애에서는 대뇌피질질환의 해부적 증거를 찾는 데 성공했다. 반면에 다수의 정신질환군, 특히 퇴행상태들에서는 그 원인이 되는 변화들을 오늘날의 보조수단을 통해 관찰할 수 있을지 매우 의심스럽다. 감지되는 변화가 항상 임상장애의 원인은 아니라는 사실은 두말할 필요가 없을 것이다.

좁은 의미의 뇌질환에서는 질환이 피질 자체에서 발생하거나 뇌압상승, 혈류분배 장애, 독작용 등을 통해 피질을 손상시킬 경우 뚜렷한 정신질병현상이 예상된다. 아무리 명백한 피질질환이라도 부위가 국한되고 천천히 발달하면 적어도 외견상으로는 정신기능에 전혀 영향을 미치지 않는 듯 보이는 일이 있다. 이러한 사실은 발병한 피질부위를 건강한 피질부위가 일부 대신하기 때문이라고 설명할 수도 있으나, 정신능력이 조

1) 베버(Weber), 신체질환과 정신장애의 관계(Die Beziehungen zwischen körperlichen Erkrankungen und Geistesstörungen). 1902.

2) 노트나겔(Nothnagel), 뇌질환의 국소 진단(Topische Diagnostik der Gehirnkrankheiten). 1879; 베르니케(Wernicke), 뇌질환 교과서(Lehrbuch der Gehirnkrankheiten). 1881; 고어스(Gowers), 몸젠(Mommsen) (역), 뇌질환 진단 강의(Vorlesungen über die Diagnostik der Gehirnkrankheiten). 1886; 헨셴(Henschen), 뇌병리학을 위한 임상 및 해부 논고(Klinische und anatomische Beiträge zur Pathologie des Gehirns). 1892; 폰 모나코(von Monakow), 뇌병리학(Gehirnpathologie), 2판, 1905; 오펜하임(Oppenheim), 신경질환 교과서(Lehrbuch der Nervenkrankheiten), 4판, 1905.

금씩 점차 감소하는 현상은 오늘날 우리의 불완전한 보조도구로는 발견하기도, 정확히 측정하기도 어렵기 때문일 수도 있다.

유해요인과 접촉하면 피질질환이 일어나는 가장 중요한 원인은 뇌순환장애 때문으로 간주된 적이 예전에는 많았으며, **마이네르트**Meynert[3]도 이러한 뇌순환장애에 의거하여 다양한 정신적 임상상을 설명하려 했다. 이러한 견해는 오늘날에는 근거가 박약해졌지만, 의심할 바 없는 사실은 혈액공급의 급격한 변화가 정신활동에 명확한 영향을 미치며, 특히 이러한 변화가 급속히 진행될 경우 영향력이 크다는 것이다. 무엇보다 혈관질환도 상당히 많은 정신장애에서 관찰되면서 뇌영양공급을 해치는 중증 순환장애의 원인으로 흔히 간주되지만, 아직 이러한 과정들의 내적 관련성은 그다지 명료히 밝혀져 있지 않다. 대개 가장 먼저 떠오르는 정신장애의 원인은 혈압 상승 또는 강하와 이로 인해 야기되는 혈류속도 변화Veränderungen der Strömungsgeschwindigkeit, changes in blood flow velocity다.

먼저, 고열, 일부 정동, 좌뇌실 비대가 생기거나, 독소로 인해 심장박동이 촉진되거나 뇌혈관이 확장되는 경우 심한 뇌충혈이 관찰된다. 다음으로, 특히 이른바 '일사병Sonnenstich, sunstroke'에서 머리가 강한 열복사를 받을 때 생기는 현상들도 뇌표면 충혈과 관련지을 수 있다. 아마도 이러한 뇌충혈을 통해 국소에 축적된 열들이 합쳐지는 것 같다. 머리를 삭발하고 한낮의 햇빛을 받으며 일하는 열대지방 주민들과 달리 유럽인에게는 체온조절기관이 없는 것으로 보인다. 유럽인이 이러한 땡볕을 쬔다면 아주 짧은 시간 안에 극심한 장애를 보일 것이다. 끝으로, 뇌피질을 손상시키는 모든 염증과정에서 혈액공급이 국소적으로 증가한다고 가정하지 않을 수 없다.

뇌로의 혈액공급을 차단하려면 목매달아 죽일 때도 그러하듯 양쪽 목

동맥을 압박하는 것이 가장 신속한 방법이다. 하지만 대체로 이에 못지 않게 또는 그 무엇보다도 목의 대정맥 폐쇄로 인한 혈액배출 장애가 뇌로의 혈액공급을 막을 것이다. 그 밖에 특히 심한 출혈과 심부전으로 인해 뇌에 허혈이 생기고, 이로부터 혈압강하, 혈류속도 저하 및 울혈이 발생한다. 뇌로의 혈액공급의 급속한 일시적 감소는 뇌혈관의 경련 수축을 동반하는 정동(경악)을 통해 생겨난다. 독소도 유사한 작용을 할 수 있다. 아마 뇌진탕의 직접적 증상도 부분적으로는 혈관수축이 그 원인이겠지만, **코허**Kocher[4]의 설명에 따르면 이때는 빠른 위치변화로 인해 생긴 뇌의 갑작스러운 압력변동이 주요 원인인 것 같다. 국소약화 또는 혈액순환 중지는 뇌혈관의 부분적 또는 전체적 폐색으로 인해서뿐만 아니라 혈관을 압착하는 종양의 압력으로 인해서도 야기될 수 있다. 종양이 커지면 두개골에 국한되어 있던 국소가 뇌척수액을 매개로 두개내용물 전체로 확장됨으로써 처음에는 국소에만 영향을 미치다가 전체에 영향을 미치게 된다.

우리가 **그라샤이**Grashey[5]의 연구결과[3)]를 통해 알게 된 바처럼, 두개에서 특정한 개인적 한도 이상으로 압력이 상승하면 뇌정맥의 비어 있는 부위가 매우 빠르게 압착될 뿐 아니라 혈관진동까지 일어나, 순환속도가 현저히 느려지고 이에 따른 결과상태(울혈Stauungen, congestion 및 부종Ödeme, edema)가 초래된다. 각 사례에서 이러한 압력 상승이 얼마나 손쉽게 또는 어렵게 발생할 수 있는지는 뇌척수액의 배출로 형성에 따라 좌

3) 그라샤이(Grashey), 두개강과 척추강에서의 혈액순환에 관한 실험적 논고(Experimentelle Beiträge zur Lehre von der Blutzirkulation in der Schädel-Rückgratshöhle), 1892; 코허(Kocher), 뇌진탕, 뇌압, 뇌질환에서의 외과 시술(Hirnerschütterung, Hirndruck und chirurgische Eingriffe bei Hirnkrankheiten), 노트나겔 편람(Nothnagels Handbuch) IX, 3, 2, 1902.

우된다. 두개내용물이 증가할 때 뇌척수액이 빠르게 모든 방향으로 피할 수 있으면, 두개 내 압력은 불변하며 혈액공급에 아무런 장애도 생기지 않는다. 하지만 조절기관에 결함이 있으면 두개내용물이 조금만 증가해도 심한 영양공급 장애가 생겨날 수 있다. 이와 관련하여 **토마**Thoma[6]가 밝혀낸 사실, 즉 신체의 모든 혈관 가운데 내경동맥 영역이 혈관벽 확장으로 인한 동맥경화 발병 확률이 가장 높다는 것은 특히 주목할 만하다. 두개내용물이 증가할 때 이러한 증가가 천천히 점차 진행되어, 배출로가 수요 증가에 어느 정도 적응할 수 있다면 상황은 훨씬 양호할 것이다. 이럴 경우 뇌피질 마비 작용이 상당히 오래 저지될 수 있다. 반면, 특히 출혈로 인해서 생기거나, **라이히아르트**Reichardt[7]의 설명에 따르면 뇌물질의 팽창으로 인해서도 발생할 수 있는 두개내용물의 급속한 증가는 불가피하게 뇌피질의 질식을 초래한다.

종양이 생성되거나 과다출혈이 발생할 때보다 정도가 덜하기는 하지만, 혈관의 압력과 두개강의 압력 사이에 불균형이 생겨도 대체로 두개골에 울혈이 생긴다. 울혈이 지속되면 심장의 추진력이 약할 때와 마찬가지로 두개강에도 울혈이 생길 수 있다.

뇌의 모든 순환장애는 항상 신경조직에서의 대사약화라는 화학 작용으로 귀결될 수 있을 뿐이다. 오늘날 밝혀진 바에 따르면 이 과정에서는 분해물질이 축적되는 한편 소모물질이 충분히 보충되지 않는다. 이러한 까닭에 뇌과정이 진행되기 위해서는 관류하는 혈액의 양뿐만 아니라 속성도 중요하다. 하지만 혈액의 속성Beschaffenheit des Blutes, quality of the blood은 순환장애가 발생할 때마다 매우 급속히 변화한다. 주지하다시피 혈액은 신체의 다른 곳에서라면 최대한 빨리 유해성을 상실할 분해물질로 가득 차 있기 때문이다. 우리는 최근 수십 년 동안 영양을 공급하는 혈액의 이런저런 독성 혼합물들을 질병현상 발생의 주요 원인으로 생각하는 데 점점 더 익숙해졌다. 자연적 조절기관의 부전으로 인한 체온의 전반적 상승을 뜻하는 이른바 고열증Wärmestauung, hyperthermia, 즉 열사병Hitzschlag, heat stroke[4]도 이러한 원인에서 생긴다고 설명할 수 있을 것이다. 하늘에 구름이 잔뜩 끼고 후텁지근하고 무더운 날씨에 무거운 군장을 지고 힘들게 행군하는 군인들과, 특히 열대지방 해상에서 운항하는 대형 기선의 화부들이 열사병에 가장 많이 노출되어 있지만, 환자의 저항을 무시하고 매우 오랫동안 계속해서 습식 찜질을 하는 경우에도 열사병은 관찰되었다. 음주 또는 혈관질환으로 인한 체온조절 손상도 열사병을 일으키기 쉽다. 이는 체온상승의 영향으로 대사가 촉진되지만 분해물질이 신속히 제거되지 않기 때문이라고 생각할 수 있다. 고열Fieber, fever에서도, 대뇌피질 자체에서 직접 발생하는 염증과정(뇌염 Enzephalitis, encephalitis)에서도, 인접 뇌막으로 직접 확산되는 염증과정(수막염Meningitis)에서도, 나아가 국소감염의 국소 자극작용에서도, 가장 먼저 떠오르는 사실은 이러한 질병현상은 순환하는 독소나 당장 생성되는 독소가 혈액에서 자극하고 분해하며 영향을 미치기 때문에 생긴다는 것이다.

뇌의 순환장애 및 대사장애 이외에 종종 매우 간단히 뇌의 기계적 손상도 고려된다. 그리하여 먼저 두부손상으로 인한 직접 파괴, 그 밖에 특히 직접 충격받은 부위에서뿐 아니라 그 반대쪽에서도 충돌로 인해 신경조직 및 혈관이 파열되는 뇌타박상, 다음으로 출혈, 또한 매우 급속히 성

4) 슈타인하우젠(Steinhausen), 열사병과 정신병 및 신경증과의 임상적 병인론적 관계(Die klinischen und ätiologischen Beziehungen des Hitzschlags zu den Psychosen und Neurosen), 로이톨트 축하 기념 논문집(Leuthold-Festschrift), II.

장하여 여러 참혹한 결과를 야기하는 종양의 압박도 고찰된다.

하지만 끝으로 다양한 뇌질환에서는 뇌조직에 직접적 영향이 미칠 뿐만 아니라 정신과정이 간접적 영향을 받을 수도 있음을 지적하지 않을 수 없다. 뇌질환으로 생성된 장애가 모든 종류의 정동을 유발할 수 있으며, 이러한 정동은 정신성 동반현상을 발생시킬 것으로 생각해야 한다. 이러한 간접적 질병증후는 종종 뇌질환의 증후에 영향받으므로, 뇌질환이 과장되거나 단순화되어 표출된 것으로 보이더라도 그리 놀랍지 않을 것이다. 면밀히 검토해보면 중증 피질손상에는 정신성, 이른바 '히스테리성hysterisch, hysterical' 질병현상이 수반되는 경우가 많다는 것이 밝혀진다. **뫼비우스**는 심지어 목매달렸다가 다시 살아난 사람[5]에서 보이는 일부 경련현상과 몽롱상태를 히스테리 증상으로 여기기까지 했다. 하지만 이러한 증상이 심한 두부손상 후에 관찰되는 장애와 일치하는 것으로 보아, 질식과정에서 야기되는 뇌손상이 이러한 히스테리 증상을 일으킨다고 여기는 것이 더 옳을 것이다.

이러한 간접적 장애를 제외하면, 단순한[8] 뇌질환의 정신적 임상상들은 대개의 경우 정신생활의 각 영역에 나타나는 흥분과 마비의 일반징후로 다양하게 구성된다. 일반적으로 정도가 약한 질환에서 생기는 흥분의 징후로는 불면증, 사고비약, 섬망, 안절부절증성 또는 조증성 기분장애, 불안, 다소 격렬한 운동성 흥분을 들 수 있다. 반면 대뇌피질의 돌연한 전반적 마비가 정신적으로 표출되면 갑작스럽게 시작되는 깊은 무

5) 바그너(Wagner), 정신의학 연감(Jahrbuch für Psychiatrie), VIII, 313; 뫼비우스(Möbius), 신경학 논고(Neurologische Beiträge) I, 55; 볼렌베르크(Wollenberg), 정신의학 논총(Archiv für Psychiatrie), XXXI, 241; 조머(Sommer), 월간 정신의학(Monatsschrift für Psychiatrie) XIV, 221.

의식 상태에 빠진다. 이보다 정도가 가벼운 장애에서는 먼저 외부자극의 이해와 가공 곤란, 분별불능, 기억력 약화, 사고 빈곤, 표상진행 지연, 판단력 결여, 심한 피로가 생기며, 정도가 심해지면 과다수면Schlafsucht, hypersomnia, 몽환성 혼미, 치매가 나타난다. 다음으로 감정이 둔감해지고, 칭얼칭얼 울먹이거나 어린애처럼 들뜨고, 유약성을 보이거나 고집을 피우고, 끝으로 의지충동이 완전히 사라진다.

뇌조직 마비 전에는 대개 자극상태가 선행하므로, 대뇌피질질환의 임상상에서는 흥분현상에 정신적 마비현상이 다양하게 수반됨이 관찰된다. 고도의 정신기능이 약화되거나 결손되면 완전히 다른 종류의 장애를 초래할 수 있으므로, 임상상들은 더욱 복잡하게 나타날 수 있다. 선천성 소인과 인생경험에 따라 표상, 사고방식, 감정성향, 열망이 합쳐진 종합을 인격Persönlichkeit, personality의 정신적 핵심으로 여길 수 있다면, 이러한 핵심을 통해 정신적 인격의 통일성과 지속성이 생겨나는 것이 명백하다. 하지만 질병과정을 통해 이러한 핵심적 구조가 확고성을 잃고 약화되면 외적인 우연한 영향에 의해 정신생활이 더욱 심하게 영향을 받는 결과를 낳는다. 따라서 특히 뇌질환 발생 초기에 그 징후 가운데 정신적 저항력 감소가 자주 발견되며, 이는 급속한 탈진Erschöpfung, exhaustion, 주의산만성Ablenkbarkeit, distractibility과 주의산만Zerstreutheit, distraction 상승, 정서과민, 의지박약성 등으로 표출된다. 그뿐 아니라 대개 알코올에 대한 민감성이 커지기 쉽다. 물론 이러한 장애에는 정신적 마비 및 흥분징후가 다양한 방식으로 수반될 수 있다. 그 밖에 이 모든 임상상에서는 질환이 특별한 부위에 발생함으로 인해 정신영역에 야기되는 국소적 자극현상 및 결손현상도 물론 관찰될 수 있을 것이다. 이러한 현상에 속하는 것으로는 한편으로는 환각이 있고, 다른 한편으로는 먼저 일부 감각적 기억상Erinnerungsbilder, memory images군의 결손과 이로 인해 발생하는 실상증Asymbolie, asymbolia, 특히 어롱증Worttaubheit, word deafness(청각실어증auditory aphasia) 및 실독증Schriftblindheit, alexia이 있으며, 다음으로 표현운동 및 행동의 다양한 장애가 있는데 이러한 장애는 운동실어증motorische Aphasie, motor aphasia, 실서증Agraphie, agraphia, 또한 최근에 알려진 바에 따르면 실행증Apraxie, apraxia에서 나타난다. 끝으로 뇌질환의 종류와 부위를 추론할 수 있게 해주는 수많은 질병증후가 신체영역에서도 발생할 수 있다고 여기서는 짧게 언급만 해두겠다.

일반적으로 단순한 뇌질환은 임상 정신의학에서 아주 중요한 역할을 하지는 않는다. 수막염과 뇌염은 특히 백치Idiotie, idiocy 및 중간백치Imbecillität, imbecility의 상태로 나타나며, 이러한 상태를 소아들에게 자주 생성시킨다. 소아기 이후에는 외상성, 결핵성, 특히 유행성 뇌척수막염Cerebrospinalmeningitis, cerebrospinal meningitis이 명백한 정신적 임상상들을 보여줄 수 있으며, 이러한 임상상들의 주된 특징은 섬망성 혼미가 일어나거나, 몽환성 환각이 생기거나, 불안하거나 들뜬 기분의 흥분상태와 무기력한 의지이완이 번갈아 나타나는 것이다. 때로는 정신질환이 일사병의 탓으로 돌려지지만 이러한 판단은 신중히 내려야 한다. 대체로 일사병은 의식이 급속히 혼탁해지며 경련을 동반하여 사망까지 일으키지만 지속적·정신적 손상을 끼치는 것 같지는 않으며, 기껏해야 이따금 정신성 장애를 후유증으로 남길 뿐이다. 더욱 면밀히 관찰해도 대개 확신되는 사실은 이른바 일사병은 최초의 진행마비성, 긴장증성, 또는 뇌전증성 발작이며, 이러한 발작 생성은 일사병을 통해 촉진되기는 하지만 야기되지는 않는다는 것이다. 유럽인이 훨씬 빈번히 겪는 열사병에서도 거의 마찬가지다. 최초로 나타나는 현상은 대개 깊은 무의식 상태이며 이따금 경련을 동반한 섬망상태나 일시적 말장애Sprachstörung, speech disorder도 생긴다. 하지만 계속되는 진행에서는 사고 후에 겪는 것과 유사한 정신성 임상상들이 종종 생긴다.[6)]

뇌종양이 있는 환자가 대개 진행마비환자 또는 뇌전증환자로 오진되어 정신병원에 들어오는 일은 이따금 있을 뿐이다. 반면에 두부손상[7)] 후 발생한 병적 정신상태를 정신과 의사가 다루는 일은 드물지 않다. 물론 이 경우 더욱 면밀히 관찰하면 오류임이 밝혀지는 인과관계가 종종 가정된다. 특히 뇌전증성 또는 진행마비성 발작으로 표출되었던 두부손상이, 추후에 더욱 분명하게 드러나는 질환의 원인으로 오인될 수도 있다. 하지만 일부 임상상의 특성에서는 두개손상이 원인임을 개연성 높게 역추론할 수 있으며, 이는 두개손상과 이러한 임상상에 실제로 인과관계가 존재한다는 증거다. 두개손상 직후에는 파악장애 및 기명력장애, 역행성 기억상실, 기억위조, 섬망이 동반되는 몽환성 의식혼탁이 나타나며, 나중에는 정신적 저항력 감소 징후뿐만 아니라 종종 혈관운동 장애도 동반되는 상태증상이 주로 발생한다. 그뿐 아니라 온갖 정신성 현상도 매우 자주 가세하여, 이러한 현상에서 간접적으로 생겨난 결과와 뇌손상 때문에 직접적으로 야기된 결과를 전체현상 가운데서 구분하기 매우 힘든 경우가 적지 않다. 흉터가 생길 만큼 심각한 두개손상이 일어났으면, 다소 광범위한 신체적 · 정신적 결손현상을 보이며 종종 뇌전증성 장애가 동반되는 외상성 정신지체traumatischer Schwachsinn, traumatic mental retardation가 발생한다. 외상성 섬망은 목매달아 죽으려 한 후 나타나는 정신질환과

6) 핑크(Finkh), 정신의학 일반 학회지(Allgemeine Zeitschrift für Psychiatrie), LXIII, 804.

7) 베르너(Werner), 계간 법의학(Vierteljahrsschrift für gerichtliche Medizin), XXIII, 별책. 1902; 메이어(Meyer), 미국 정신이상 저널(American Journal of insanity), 1904, 1월.

유사하지만, 이보다 뇌손상의 정도가 약하므로 대체로 더 빠르게 호전되기 마련이다.

졸중 후 정신지체Schwachsinn nach Apoplexie, mental retardation after apoplexy는 또 다른 임상군인데, 이러한 정신지체는 대체로 실어증 및 실행증이 동반되는 단순한 정신적 마비의 특징을 띠며 흥분상태가 발생할 때에만 정신과 의사의 손에 넘겨진다. 다발경화증multiple Sklerose, multiple sclerosis에서도 그러하며, 국소적 뇌경화umschriebene Hirnsklerose, circumscribed brain sclerosis라는 드문 형태도 정신장애 증상보다는 뇌질환 증상으로 진행된다. 반면 대뇌피질질환 확산으로 인한 일부 백치 형태에서는 정신장애가 훨씬 분명하게 드러난다. 특히 동맥경화성 및 매독성 혈관질환에서 그러하며, 신경계 전체에 확산되며 종종 가족성인 일부 질환에서도 그러한데, 이러한 신경계 가족성 질환에서 가장 널리 알려진 것은 **헌팅턴 무도병**Huntingtonsche Chorea, Huntington's chorea이다. 이러한 백치 형태는 병리해부적으로나 임상적으로나 정신장애의 영역으로 손쉽게 분류할 수 있는 뇌질환인 진행마비, 노인성 치매Altersblödsinn, senile dementia, 뇌전증, 조발성 치매Dementia praecox 등으로의 이행형태다.

뇌병리학 및 특히 실어증이론의 납득할 만한 연구결과에 따르면 정신과 의사는 정신과정이 뇌의 **특정한 장소**, 특히 피질과 연결되어 있다고 생각하지 않을 수 없다. 이러한 일반적 국소국한의 가능성은 현재 수준의 국소화 이론[8]에서도 더 이상 의심할 바 없으며, 다양한 종류의 사실

8) 루시아니 및 세필리(Luciani und Seppilli), 대뇌피질에서의 기능 국소화(Die Funktionslokalisation auf der Großhirnrinde), 프랑켈(Fränkel) 역, 1886; 폰 모나코(von Monakow), 대뇌피질 국소화 문제의 현재 수준에 관해, 생리학의 성과(Über den gegenwärtigen Stand der Frage nach der Lokalisation im Großhirn, Ergebnisse der Physiologie), I, 533, 1902; VI, 334, 1907; 히치히(Hitzig), 뇌에 관한 신구연구(Alte

을 고려할 때 인간의 대뇌피질은 특별한 임무를 가진 수많은 개별기관으로 구성되어 있다고 점점 더 가정할 수밖에 없다. 현재 개관할 수 있는 바에 따르면, 감각적 자극의 단순한 파악과 운동의 유발과 관련하여 이러한 사실 중 상당히 적은 부분만 고찰하고 있으므로, 그 밖의 광범위한 영역에서도 고도의 정신과정과 더욱 자세하고 다양하게 분류된 관계가 있을 것으로 추측해도 좋다.

동물계에서의 대뇌피질 발달은 대체로 정신생활이 점점 더 풍부히 전개된 결과임이 틀림없다는 사실은 이러한 관련을 명료하게 보여준다. 고랑과 이랑의 발생으로 인한 뇌표면 확장은 고등영장류와 특히 인간에서 매우 눈에 띄는데, 이는 고도로 발달한 뇌부분과 정신기능 사이에 일반적 관계가 있음을 시사한다. 그 밖에 대뇌피질의 일부영역이 특히 크게 확대되었음을 알 수 있다. 인간에게 엄청나게 확장되어 있는 전두엽이 특히 그러하다. 하지만 고등동물에서는 두정엽부위도 주변부위보다 어느 정도 발달되어 있는 것 같다. 반면 우리의 정신생활에서 중요한 역할을 하지 않는 피질부위인 후각피질과 해마는 매우 퇴화되어 있는 것으로 보인다.

바로 이 마지막 예는 정신생활에서 대뇌구조와 각 감각영역Sinnesgebiet, sensory area의 역할 사이에 의존관계가 있음을 가르쳐준다. 대뇌구조와 운동기능 사이에도 틀림없이 비슷한 관계가 존재한다. 시각동물의 대뇌피질은 후각동물의 대뇌피질과 본질적으로 상이하며, 미세하게 차이나는 의지운동을 다양하게 실행할 수 있는 유인원 같은 동물에는 소나 양 같은 단순한 주행동물에 없는 신체기관이 있다.

und neue Untersuchungen über das Gehirn), 정신의학 논총(Archiv für Psychiatrie), XXXIV, XXXV, XXXVI, XXXVII 및 전체 논문. 1904; 체마크(Tschermak), 나겔 생리학 편람(Nagels Handbuch der Physiologie), IV, 1, S. 14ff.

이러한 또는 이와 유사한 중대한 상이성은 대뇌외피의 외부형태나 심지어 두개구조에서 이미 표출된다. 이러한 고찰을 근거로 **갈**Gall[9]은 인간의 뇌와 두개 및 두부 외형을 관찰하여 정신적 특성을 도출하려는 시도를 하기도 했다. 갈은 특정한 정신적 속성에 형태 편차가 수반됨을 보여주기 위해, 먼저 어떤 능력이 특히 고도로 발달한 것 같은 동물들의 뇌를 비교하고, 그런 다음 정신생활이 일부 방향에서 현저한 특징을 보이는 개인들을 최대한 많이 연구했으며, 이를 통해 관찰된 두개형태, 함몰, 융기가 특정한 정신속성의 위치를 알려준다고 생각했다.

갈의 두개이론의 전제가 되는 일반적 주장은 특정한 정신기능의 형성이 국한된 두뇌부위들의 완성과 함께 진행된다는 것인데, 이 주장은 정신의학의 발전을 통해 도전받기보다는 확인되고 있다. 그렇지만 갈의 견해가 열광적 칭송을 받으면서도 결국 신랄한 비판을 면치 못한 이유를 이해할 수 있다. 두개의 외부표면과 내부표면은 상당히 다르고 뇌의 내부표면과 기저면은 감추어져 있다는 사실을 제외하더라도, 국한된 뇌부위가 확장되면 국소가 불룩해지기보다 인접부위를 옆으로 밀어내기 십상이므로 뇌의 일반 형태가 변형되더라도 인식하기가 당연히 매우 어렵다는 사실을 강조하지 않을 수 없다. 그렇다면 고도의 정신기능이 대뇌외피의 국한된 부위와 연결되어 있을 개연성은 매우 작으며, 단순한 지각과 의지행위를 할 때도 다양한 정신과정이 수반되는 사실은 이를 위해 여러 피질기관이 항상 협력하고 있음을 입증한다. 갈이 뇌표면에 분포해 있다고 생각했으며 정신능력에 관한 통설과 일치하는 속성들은 대개 매우 복잡하므로, 이 속성들이 각기 지정된 협소한 국소에 위치할 것이라고 도저히 말할 수 없다. 부언하자면 갈은 골상학적 고찰과 추론을 하면서 종종 매우 임의적 방법을 취했다.

최근 **뫼비우스**[9]는 갈의 이론을 철저히 계승하여 특별한 정신적 능력, 즉 '수학적 소질Anlage zur Mathematik, talent for mathematics'을 국한된 뇌부위, 즉 좌측 전두엽의 첫 번째와 두 번째 뇌이랑 앞부분과 관련시키려 했다. 뫼비우스는 갈과 비슷한 방식을 택하면서, 그럴 수밖에 없었겠지만, 많은 탁월한 수학자에서는 해당 부위가 융기되어 있다는 관찰에 의거했다. 조형미술가, 음악가, 기술자들에서도, 역시 갈의 이론을 좇아, 전두엽과 측두엽 부위에 특징적 융기를 발견했다. 갈의 두개이론을 새로이 부활시키려는 이러한 시도에 대해 갈에게 펼쳤던 모든 반론이 다시 제기될 수 있었다. 국소화 문제 해결을 위해 훨씬 다양하고 확실한 보조수단을 사용할 수 있더라도 국소화 문제에는 불확실한 점이 많으므로 당분간은 갈의 미혹적 방법을 재도입하라고 권장할 수 없을 것으로 나에게는 여겨진다.

외적 형태의 관찰보다는 대뇌피질의 정밀구조 연구를 통해서 대뇌피질과 각 기관의 관련을 설명하는 것이 좋을 것이다. 대뇌피질의 특징적 구성부분은 돌기들이 뒤얽혀 거대한 망을 이루는 신경세포Nervenzellen, nerve cells다. 물론 성인의 피질에서는 세포체들Zellkörper, cell bodies이 신생아나 동물에서보다 비교적 덜 나타나며, 훨씬 잘 발달된 신경 사이질조직Zwischengewebe, interstitial tissue에 의해 서로 분리되어 있다. 하지만 사이질조직의 증가는 주로 또는 전적으로 신경돌기Zellenfortsätze, neurites의 계속적 세분화로 인해 야기되며, 따라서 신경세포 자체의 풍성한 발달의 결과라 가정할 수 있다. 그러므로 피질세포를 열개하면 조직 구성부분이 정신생활에서 수행하는 중요한 역할이 확실하게 엿보일 것이며, 이 조직 구성부분의 양태에서 대뇌피질의 정신기능에 나타나는 국소적 상이성의

9) 뫼비우스(Möbius), 수학적 소질에 관하여(Über die Anlage zur Mathematik). 1900; 예술과 예술가에 관하여(Über Kunst und Künstler). 1901.

근거를 찾아야 할 것이다.

아닌 게 아니라 우리의 문제에 매우 중요한 두 가지 주요 사실이 즉시 밝혀진다. 바로 관찰되는 첫 번째 사실은 대뇌피질의 **신경세포들이 매우 다양**하다는 것이다. **니슬**Nissl[10]의 연구를 통해 알게 된 바에 따르면 이 세포들의 구조설계가 균일하지 않을 뿐 아니라 그 기능이 잘 알려진 부위에서는 유사한 형태가 반복된다. 다시 말해, 구조의 상이성에 따라 기능의 상이성이 생긴다는 것인데, 이러한 주장은 다른 모든 신체세포에 대해서는 당연한 것으로 여겨지지만 신경조직 영역에서만 유효성을 인정받는 데 매우 어려움을 겪고 있다. 하지만 신경세포의 크기, 윤곽, 내부구조에 나타나는 수많은 규칙적 다양성을 관찰하면 상이한 용도의 표현이라고 여기지 않을 수 없을 것이다.

피질에서의 세포배열 Anordnung der Zellen in der Rinde, arrangement of cells in the cortex도 그러한 사실을 입증한다. 동일한 종류의 피질구성부분이 소량이나 대량으로 결합되어 균일한 군과 층을 이루는 일이 거의 어디서나 관찰되며, 다양한 구조의 세포들이 혼합되어 있는 경우는 이보다 드물다. 동물계에서는 피질세포의 구조 및 그 배열이 엄청난 다양성을 보인다. 하등척추동물에서부터 비록 피질에서가 아니더라도 일부 형태의 신경세포가 마치 커다란 형상의 운동중추처럼 나타나는 한편, 피질 두 번째 층의 작은 신경세포들은 원숭이와 특히 인간에서야 비로소 등장한다. 원숭이와 인간에서 작은 신경세포들이 이루는 거대한 층은 토끼에서는 흔적도 찾아볼 수 없다. 인간에서는 거대 피라미드세포도 매우 독특한 구조를 보이며, 이 피라미드세포는 토끼의 피라미드세포보다 평균적으로 더 작다. 아직 잘 알려지지 않은 이러한 차이가 정신생활의 다양한 형성에 어떤 영향을 미치고 있음은 의심할 바 없다.

끝으로 **니슬**[10]은 다양한 세포 종류가 독소에 의해 **다양한 방식으로 영향받을 수** 있음을 보여주었다. 이를테면 알코올은 대뇌피질의 대부분의 구성부분을 가장 심하게 손상시키지만 해마의 커다란 세포들에는 거의 영향을 미치지 않으며, 납도 피질세포의 대부분을 손상시키지만 척수신경절은 매우 조금 변형시킬 뿐이다. 일반적 질병원인(감염, 고열)이 피질의 다양한 구성부분을 매우 상이한 정도로 손상시킬 수 있음은 인간에서도 드러난다. 이러한 모든 관찰경험이 한결같이 시사하는 바는 신경세포 구조가 다양한 데는 중요한 이유가 있으며 그 이유는 상이한 기능에서 찾을 수 있을 뿐이라는 것이다.

이러한 주장이 특별히 주목받은 이유는 대뇌피질의 세포층을 분류하면 어떤 확고한 규칙성을 보여준다는 사실 때문이다. **브로트만** Brodmann[11]의 연구에 따르면 포유류 전체에서는 대뇌피질을 6개 층으로 분류할 수 있으며, 그 가운데 일부 층은 정도 차이가 있기는 해도 어떤 포유동물에서나 나타나지만, 일부 층은 어떤 포유동물에서는 사라지거나 중간에 다른 층이 끼어들어 분할될 수도 있다. 피질층 배열에 나타나는 이러한 일반적 기본설계를 증명한다면 다양한 구조의 신경세포들의 기능이 긴밀히 특정한 관련을 맺고 통합되어 있음을 엿볼 수 있을 것이다. 그리하여 감각Empfindungen, sensations에는 인간의 가장 원초적 정신과정인 욕동Trieb, drive에 절실히 나타나는 감정Gefühle, emotions 및 의지충동Willensregungen, urges of will이 자주 수반되며, 일부 감각체험 sinnliche Erlebnisse, sensory experiences을 융합하여 일반적 표상Vorstellungen, representations, 감정, 열망Strebungen, aspirations을 형성시키기 위해서도 다

10) 니슬(Nissl), 정신의학 일반 학회지(Allgemeine Zeitschrift für Psychiatrie), LIV, i.

양한 종류의 피질층이 결합 배열되어 있다고 생각할 수 있을 것이다.

피질단면 전체를 통합된 도구로 여기는 견해는 지금까지 다양한 역할 영역들을 구분하려는 거의 모든 시도의 출발점이었다. 갈이 뇌표면의 '지도식landkartenarig, map-like' 분할을 최초로 시도한 이후, **히치히**Hitzig[12]의 발견에 이어 이를 계승한 수많은 연구들은 계속해서 주로 평면으로 펼쳐진 '중추Centren, centers'의 도면을 작성했으나 각 피질층의 구조가 완전히 상이하다는 사실은 충분히 고려하지 않았다. 각 피질층의 구조가 상이하다는 견해에 어떤 정당성을 부여해주는 듯 보이는 사실은, 마이네르트가 시사했으며 최근 여러 연구자들이 매우 조심스럽게 규명한 바대로, 인간의 대뇌피질에서는 상당한 수의 부분영역을 구별할 수 있는데, 이 부분영역들은 층구조가 뚜렷이 상이하며 여러 곳에서 선명히 경계가 정해진다는 것이다.[11)] 하지만 매우 주목할 만한 사실은 이 부분영역들과 대뇌표면의 고랑 및 이랑과의 위치관계가 확고하지 않다는 것이다. 이 부분영역들의 위치는 동물 종류에 따라 본질적으로 달라지며, 이는 어떤 뇌이랑이 형성된 곳에서 특정한 정신활동 능력이 생겨난다고 추론할 수 없다는 결정적 증거다. 반면 정밀구조를 지닌 일부 피질부위에서는 특별한 기능과의 확실한 관계가 오늘날 이미 인식된다. 이러한 피질부위로는 먼저, 선명하게 구분되는 두 중심이랑을 들 수 있는데, 이 가운데 **베츠**Betz[13]의 거대 피라미드세포große Pyramidzellen, giant pyramidal cells가 있는 앞이랑은 수의운동Willkürbewegungen, voluntary movements을 유발하는 영역이고 넓

11) 브로트만(Brodmann), 심리학 및 신경학 저널(Journal für Psychologie und Neurologie), II, 79. 132; IV, 177; VI, 108; 275; X, 231; 포크트(Vogt), 같은 책 II, 160; 레이몬 y 카잘(Ramon y Cajal), 인간 대뇌피질 연구(Studien über die Hirnrinde des Menschen), 브레슬러(Bresler) 역. 1900~1906; 캠벨 클라크(Campbell Clark), 대뇌 기능 국소화에 관한 조직학적 연구(Histological studies on the localisation of cerebral functions). 1905.

은 내부 과립층innere Körnerschicht, internal granular layer이 있는 훨씬 좁은 뒷이랑은 아마도 근육감각Muskelempfindungen, muscle sensations과 관절감각Gelenkempfindungen, joint sensations을 전달하는 영역이며, 다음으로, 이 두 영역과 마찬가지로 모든 포유동물에서 관찰되며 시신경의 피질방사가 포함된 조거열Fissura calcarina, calcarine fissure도 꼽을 수 있다.

이렇게 우리가 아직 잘 모르는 부위에서도 피질구조가 국소별로 상이함에 따라 기능도 상이할 것이라고 추론할 수 있다 할지라도, 여전히 전혀 해결되지 않은 문제는 어디서나 이러한 상이성을 유발하는 요인은 피질단면 전체라 보아야 할지, 아니면 나타나거나 사라지거나 일부 사례에서는 분할되면서 그때그때 인접영역과의 편차를 야기하는 특정한 층들이라 여겨야 할지다. 이러한 층들에 따라 국소가 국한됨을 시사하는 것은, 먼저 운동영역의 아래층들에 산재한 거대 피라미드세포와 척수앞뿔의 대형 운동세포가 분명한 유사성을 보이며, 또한 감각신경의 종착지로 여겨지는 피질부위에서는 내부과립층이 강하게 발달되어 있다는 사실일 것이다. 다음으로 다양한 피질영역들 사이의 구분은 때로 일부 층에만 적용되고 다른 층에서는 변화가 전혀 없거나 점진적이라는 사실도 강조해야겠다. 끝으로 피질단면의 층들 사이의 차이가 인접 피질영역들 사이의 차이보다 훨씬 분명하게 나타나는 것이 일반적이다. 그러므로 우리가 피질영역마다 상이한 기능이 있다고 생각하면, 쌓인 층의 뚜렷이 구별되는 세포열마다 특별한 임무가 있음에 틀림없다고 가정하지 않을 수 없다. 이 층들은 음악작품의 성부처럼 항상 협력해야 할 수도 있다. 피질의 국소별 구성에서는 다양성이 점점 더 분명하게 드러난다는 사실, 즉 각 세포형태와 층들이 번갈아 나타나고 사라진다는 사실은 이러한 층들이 약간의 독립성을 띠고 있음을 입증하는 것으로 생각된다. 이렇게 볼 때 우리는 피질을 매우 상이한 범위, 형상, 세포형태를 띠고 위아래로 또는 나란히 쌓인 껍질 같은 기관의 혼합 구조로 여겨야 할 것이다. 발육부전 관찰경험에 따르면 동일한 층에서도 역할이 상이한 세포들이 사이사이 나타날 수조차 있다.

뇌피질의 층구조도 다뤄보려 한 유일한 국소화 이론은 **베르니케**Wernicke[14]의 국소화 이론인데, 베르니케는 물체성 의식이 수질판Markleiste, medullary lamina에 가장 가까운 세포층에서 생긴다고 여기고, 진행마비 질병과정이 가장 바깥쪽 피질층에서 안쪽으로 진행된다고 추측하면서 이러한 진행에 따라 인격Persönlichkeit, personality, 외부세계Außenwelt, outside world, 물체성Körperlichkeit, physicality을 의식하는 데 순차적으로 장애가 발생한다고 말한다. 하지만 베르니케는 "표상의 층별 저장이 최근 지층의 퇴적과정과 비슷하게" 일어나며, 따라서 인격의식은 "가장 최근 형성물"로서 가장 외부의 피질층에서 생긴다는 가정을 논하면서 이러한 가정에는 동의하지 않는다. 왜냐하면 뒤늦게 습득한 기억상군이 국소감염에 의해 상실될 수 있음이 관찰되는데, 이는 방금 말한 가정에 따르면 아래층에는 전혀 손상이 없이 한 층만 손상될 수 있음을 뜻하기 때문이다. 인격의식, 외부세계의식, 물체성 의식은 각기 매우 다양한 구성요소로 구성된 것이 틀림없으므로, 대뇌피질을 몇 가지 층으로 분류하여 이 의식들과 일치시키기는 불가능하다. 피질구조의 광범한 국소적 다양성도 이러한 단순한 파악이 적절치 않다는 매우 명확한 증거다.

피질구조의 국소적 다양성 통찰을 위해 피질의 '세포구조Cytoarchitektonik, cytoarchitecture'(신경세포 배열)에 비해 '마이엘린구조Myeloarchitektonik, myeloarchitecture'(신경섬유 배열)은 깊이 있게 관찰되지 않았던 편이다. 얇은 섬유와 두꺼운 섬유가 번갈아 나타나며, 그 배열과 진행 방향이 피질층영역과 특정한 관련이 있는 것으로 보이는데도 말이다. 지금까지는 섬유와 세포를 절제하고 분리한 후 이차변성을 관찰한 결과가 순수히 해부적 관찰결과보다 더 정확한 사실을 밝혀주었다. 이 방법을 뇌구조 연구에 처음으로 광범위하게 도입한 것은 **구덴**Gudden인데, 이 방법을 이용하면 특정한 감각경로, 즉 피라미드세포가 뇌피질의 국한된 부위에 의존하고 있음이 확실하게 밝혀진다. 피질의 정밀구조 설명을 위해 이러한 방법을 계속해서 활용하는 데 어느 정도 방해가 되는 것은, 먼저 각 기관을 완전하게 분리하여 파손하는 것이 불가능하기 때문이며, 다음으로 해당 영역의 이차변성은 완전히 일방적 의존관계가 있을 경우에만 생기는 것으로 보이는데 피질에서는 대뇌부챗살Stabkranz, corona radiata이 직접 연결되는 경우가 아니면 이러한 의존관계가 생기지 않기 때문이다. 하지만 **니슬**은 어린 토끼에서 피질을 모든 신경 연결에서 분리한 결과 특히 아래 두 층의 형성이 손상되었다는 사실을 입증할 수 있었다.

발달사도 피질구조의 국소적 다양성을 밝히는 데 매우 중요한 기여를 했다. **브로트만**은 원래는 수직으로 밀집되어 어디서나 동일하게 배열된 세포열에서 층이 형성되는 과정을 여러 부위에서 추적할 수 있었다. 그는 대개 세포열이 여섯 층이었다가 각 층이 떨어지고 사라지며, 사이층이 끼어들어 분리되거나 구성요소가 다양하게 발달하여 상이성을 띠게 되었음을 발견했다. 미성숙한 대뇌에서는 각 피질영역의 차이가 놀랄 만큼 분명하게 드러난다.

또한 **플레히지히**Flechsig[12)15]도 대뇌의 마이엘린초Markscheide, myelin

12) 플레히지히(Flechsig), 뇌와 영혼(Gehirn und Seele), 2판, 1896; 신경학 중앙지(Neurologisches Centralblatt), XVII, 977; XIX, 828; 작센 과학학회 보고서(Berichte der Sächsischen Akademie der Wissenschaften), 1904, 50; 177.

sheath 발달사를 추적하여 자세하게 분류된 대뇌지도를 작성했다. 플레히지히의 연구방식은 대뇌부챗살Stabkranz, Corona radiata과 피질의 다양한 부위에서 마이엘린초가 축삭Achsencylinder, axons을 마는 시기가 매우 상이하다는 관찰결과에 의존한다. 플레히지히는 이러한 차이가 신경섬유다발Nervenfaserzüge, nerve fiber bundles의 기능과 긴밀한 관련이 있으며, 동일한 용도의 다발에는 동일한 시기에, 상이한 용도의 다발에는 상이한 시기에 수초가 발생한다고 가정한다. 나아가 그는 대뇌의 특정한 부위에만 대뇌부챗살다발이 있으며, 다른 부위에는 다양한 피질영역과의 연결다발만 주로 나타난다고 확신하고서, 피질을 대뇌부챗살영역Stabkranzfelder, corona radiata areas과 내부영역Binnenfelder, inner areas으로 구별할 수 있다고 추론했다. 대뇌부챗살영역에는 외부세계와 연결하는 '감각중추Sinnescentren, sensory centers'와 중심이랑의 운동영역이 속한다. 내부영역에 있는 '연상중추Assoziationscentren, association centers'에는 먼저 전두엽의 두 번째와 세 번째 이랑 접경부분을 포괄하는 대뇌의 전두엽끝, 다음으로 중앙표면까지 확산되는 두정엽부위, 측두엽의 대부분, 후두엽의 아래표면 전체 및 위표면 일부영역이 포함된다. 플레히지히의 견해에 따르면 연상중추는 고도의 정신활동, 특히 연상기능이 전개되는 기관이다.

히치히, **잭스**Sachs,[16] **폰 모나코**,[17] **데제린**Déjérine,[18] 니슬, **포크트**Vogt,[19] **지메를링**Siemerling[20] 등 일련의 뇌연구 대가들이 이러한 견해에 반대하고 나섰다. 그들은 먼저 수초발생과 기능 사이의 일반적 관련성이 입증되지 않았다고 주장했다. 기능할 가능성이 전혀 없는 기형에서도 수초가 발생하며, 그 밖에 **브로트만**은 세포생성과 섬유의 수초말이의 시간적 순서가 매우 불규칙적임을 발견했다. 나아가 경계가 정해진 섬유다발에서 수초발생이 정말 정기적으로 이루어진다는 가정이 반박되었고, 오히려 수초발생과정은 광범위한 영역에서 매우 점진적이고 균일하게 진행되어 한 지점에서 인접부위로 확산된다고 반론되었다. 끝으로 피질에서의 대뇌부챗살의 확산에서 플레히지히가 주장한 차이의 확산을 인식할 수 없음이 누차 강조되었다. 그러므로 플레히지히가 피질을 처음에는 9개, 나중에는 14개, 마침내는 36개의 다양한 지역으로 구분한 것은 근거가 없는 것으로 보인다. 따라서 수초발생 연구결과는 여러 점에서 다른 종류의 관찰결과와 일치하지만 이 방법의 오차한계 내에서만 가치가 있음은 두말할 필요가 없을 것이다.

피질구조의 국소적 다양성의 기능적 의미를 밝히기 위해서는 일반적으로 두 가지 방법이 제공된다. 각 영역을 자극하거나 파손할 때 동반되는 현상을 알아보기 위해 동물실험에서 임의로 시술을 하거나 아니면 질병과정을 관찰하는 것이다. 1870년 **프리치**Fritsch[21]와 히치히가 개의 피질을 전기로 자극하여 운동을 유발하는 데 성공한 이래, 이러한 발견은 피질구조와 기능의 관계 연구에 가장 강력한 동력이 되었으며, 오늘날에도 수많은 간단한 운동을 일으키는 '중추Centren, centers'의 위치에 관한 지식은 이처럼 난해한 영역에서 우리가 보유한 가장 확실한 지식이다. 특히 중요했던 사실은, 중추 근처의 국소질환 및 손상으로 인한 자극현상이, 무엇보다도 경련이 생겨나는 풍부한 사례가 임상에서 관찰되었으며, 마침내 필요한 시술을 하면 인간에서도 운동 자극지점을 찾아낼 수 있는 기회가 자주 주어졌다는 것이다. 물론 중추 이외의 피질기관과 관계된 자극현상에 관해서는 거의 알려져 있지 않지만 환청이 측두엽 질환과 관련이 있는 사례들이 보고되고 있다.

정신기능이 특정한 피질영역에서 생긴다고 여기는 데 훨씬 풍성한 사례를 제공하는 것은 결손현상Ausfallserscheinungen, deficit symptoms이다. 이 결손현상을 근거로 장기적으로 정확한 위치규정을 하기는 어렵지만 말이다. 먼저 동물실험에서 운동중추가 손상되면 운동장애, 특히 위치감 퇴화 및 상실이 일어났고, 나아가 후두엽끝이나 조거열Fissura calcarina, calcarine sulcus 주변의 한쪽이 손상되면 양쪽에 시야결손이 생겨났으며, 측두엽의 첫 번째 이랑이 손상되면 반대쪽 귀가 완전히 또는 거의 완전히 먹었다. 이러한 사실을 규명하기 매우 어렵기 때문에 연구자들의 이론이 세부적으로 엇갈리는 경우가 종종 있으며, 그 밖에 다양한 동물종류마다 현저한 차이를 보이므로 이를 인간에게 적용하려면 매우 신중을 기해야 한다. 동물실험은 지금까지 고도의 정신과정의 발생 위치에 관해서는 쓸모 있는 사실을 거의 밝혀내지 못했다. 단지 **골츠**Goltz[22]만이 앞 피질영역이 상실되면 심한 신경과민과 막연한 안전부절증Unruhe, restlessness이 다른 변화와 함께 생겨났으며, 이와 반대로 후두엽을 제거하면 전에는 사납던 개에서도 나태함과 둔감함이 초래됨을 알아내었다.

정신과정의 발생 위치에 관해서는 오직 인간 관찰에서만 발전을 기대할 수 있을 것이다. 풍부하게 발달한 인간의 정신생활 덕분에 훨씬 세밀한 연구가 가능할 뿐만 아니라, 인간 관찰에서는 무엇보다 내면적 지각이라는 매우 가치 있는 보조수단을 사용할 수 있기 때문이다. 따라서 인간 뇌피질질환을 활용하면 정신기관의 국소국한에 관해 훨씬 중요한 관찰경험을 얻을 수 있다. 오늘날의 매우 복잡한 언어장애이론이 근거로 삼는 두 가지 근본사실은 첫째, 전두엽의 세 번째 이랑 밑이 손상되면 필요한 근육이 마비되지 않았는데도 말소리 내기가 불가능해지는 운동실어증motorische Aphasie, motor aphasia이 발생한다는 **브로카**Broca[23]의 발견과, 둘째, 좌측 측두엽 첫 번째 이랑의 뒷부분이 결손되면 귀가 먹지 않았는데도 말이해가 불가능해진다는 **베르니케**의 인식이다. 이로부터 추론되는 사실은 먼저 말소리의 순수하게 감각적인 지각과 연관되어 있는 피질 영역은 지각의 '이해Verständnis, understanding'와 연관되어 있는 피질영역과 틀림없이 다르거나, 또는 이러한 이해는 다른 부위의 협력이 필요하다는 것이다.

아닌 게 아니라 심리학적 관찰결과에 따르면 감각인상이 생성된 후에 이를 이전에 습득한 기억상이나 일반표상에 분류시키는 또 다른 과정이 일반적으로 가세해야만 감각인상은 이해될 수 있다. 이러한 과정에서야 비로소 새로운 인상을 계속하여 정신적으로 가공할 수 있다. 특히 '어롱증Worttaubheit, word deafness(청각실어증auditory aphasia)'에서는 들은 것이 외국어 소리처럼 공허한 울림으로 남으며, 단어의 문자상도, 이에 속하는 내면적 말운동도, 모든 구성요소와 연상연결이 포함된 해당 사물표상도 일깨우지 못한다. 이러한 관찰경험에서 추론할 수 있는 바는, 감각자극이 피질에 있는 감각경로의 종착지에서 이와 인접하거나 멀리 떨어진 다른 영역으로 확산되어야만, 그곳에서 일종의 공명을 통해 이전에 습득한 정신적 지식과 연결시키는 과정을 자극할 수 있다는 것이다. 통설에 따르면 이러한 확산이 저지될 수 있는 때는, 해당 피질부위가 손상되어 있거나 감각경로의 종착지에서 차단되어 있는 경우다. 그리하여 인상을 순수하게 소리로만 제한적으로 이해할 수는 있지만 그 의미 파악이나 다른 감각영역 표상이나 의지행위와의 연결은 불가능해 보인다.

어롱증(청각실어증)이란 이전에 습득한 단어소리상Wortklangbild, word sound image과 이와 연결되는 일련의 언어표상sprachliche Vorstellungen 및 사물표상sachliche Vorstellungen이 함께 기능하지 못하는 것이다. 어롱증은 단지 한 가지 사례에 지나지 않는 것으로 보이지만, 정신의학에서 매우 중요성을 띠는 이유는 지각과정 진행에 관해 일반적 추론을 가능하게 하기 때문이다. 말소리Sprachlaute, speech sounds뿐만 아니라 다른 청각인상도, 심지어 감각자극 전체도 감각경로의 직접적 종착지를 넘어서야 그 특성이 인식될 수 있다고 가정할 수 있다. 어롱증은 측두엽 양측 질환으로 인해 청각인상을 이해하지 못하는 정신롱Seelentaubheit, psychic deafness(청각실인증auditory agnosia)의 일반적 장애가 있으면 더 심해질 것이다. 그 밖에 후두엽피질의 양쪽이 손상되어 눈으로 본 사물을 실제로 인식하지 못하는 정신맹Seelenblindheit, psychic blindness(시각실인증visual agnosia)도 알려져 있다. 정신맹의 하위형태는 왼쪽 후두엽질환에 수반되는 실독증Alexie, alexia, 즉 읽기불능이다. 이러한 하위감각영역에서 얼마나 많은 장애가 나타나는지는 알아내기 어려운데, 이러한 감각영역은 표상형성에서 그리 중요하지 않기 때문이다.

지금까지 설명한 장애들은 **리프만**Liepmann[24]의 견해에 따라 **'실인증** Agnosie, agnosia'[13)]으로 총칭할 수 있는데, 그 공통 특성은 감각인상에 대해 정신적 공명이 널리 확산되지 않는다는 것이다. 하지만 각 사례는 매우 다양할 수 있다. 어롱증(청각실어증)과 실독증에서 인식과정의 다음 임무는 인상을 분류하여 확고하게 습득한 특정한 청각표상군이나 시각표상군에 편입시키는 것인데, 이러한 표상군은 말하기 및 쓰기의 표현운동과 긴밀한 관계를 맺고 있다. 표상과 표현운동의 밀접한 관계로 인해 표상이 형성되는 피질영역은 우리가 오른손잡이라는 사실에 영향받게 된다. 우리는 오른손잡이인 까닭에 좌뇌가 수의운동에 어렸을 적부터 고도로 숙달되어 있을 뿐만 아니라 쓰기를 독점적으로 실행하는데, 이러한 좌뇌가 언어적 표현형태에 속하는 모든 표상의 유일하거나 매우 선호되는 형

13) 리프만(Liepmann), 신경의학 중앙지(Centralblatt für Nervenheilkunde), 1908, 609.

성장소도 되는 것이다. 좌뇌에서는 어떤 습관이 생성되어, 외부인상을 받으면 고도의 정신활동 작용 없이도 말소리나 문자상을 전달하고, 예전에 습득한 기억상이 당장 떠오르게 하고, 나아가 말운동Sprachbewegung, speech movement 또는 쓰기운동Schreibbewegung, writing movement을 유발한다. 이러한 과정이 결손되면 말은 모호한 소음으로 들리고, 글자는 무의미한 끼적거림처럼 보인다. 하지만 소리Laut, sound와 단어상Wortbild, word image 자체를 올바로 인식하는 경우에도 그 내용적 의미에 대한 이해가 결여될 수 있다. 우리는 '기계적으로' 따라 말하고 읽지만 다른 사람이 말한 것이나 읽은 것이 의식에 들어오지 않는다. 이러한 경우에는 제공되는 감각인상에 주의력을 집중해야 할 뿐만 아니라, 이러한 감각인상에 사물표상을 연결시켜 표현형태의 의미를 파악해야 한다.

따라서 인상의 감각적 특성을 파악하지 못하는 감각실인증sinnliche Agnosie, sensory agnosia과 리프만의 제안에 따라 '관념'실인증'ideatorische' Agnosie, 'ideational' agnosia이라 명명할 수 있는 다른 형태의 실인증을 구별해야 한다. 관념실인증에는 넓은 의미에서 정신맹(시각실인증)과 정신롱(청각실인증)이 속한다. 오늘날에도 감각실인증과 관념실인증의 구별은 장애를 특정한 피질부위와 연관시킬 수 있는지 없는지에 따라 이루어진다. 주의력을 거의 또는 아예 집중하지 않아도 진행되는 매우 단순하고 확고히 숙달된 일련의 인식과정이 있다고 가정할 수 있을 것이다. 이는 특히 어떠한 방식으로든 운동유발과 연결된 지각이며, 한편으로는 말소리나 음악소리 및 그 상징, 다른 한편으로는 강렬한 감정적 인상 등을 인식한다. 이 모든 사례에서 인식은 감각경로의 종착지에 인접한 피질영역과 연관되어 있는 것으로 보이며, 아마도 감각적 인식 전체가 그러할 것이다. 그 밖에 감각적 인식과정은 표현운동과 밀접히 연결되기 때문에 이와 연관된 피질영역이 한쪽 뇌반구로 제한된다. 반면에 관념적 인식과정은 공간적으로 그렇게 협소하게 제한된다고 생각하기 힘들 것이다. 관념적 인식과정에는 다양한 정신영역이 관여하므로, 이러한 인식과정은 대뇌피질에 널리 확산된 과정에 기인한다고 가정하게 된다. 아닌 게 아니라 관념적 형태의 실인증은 국소가 국한된 질환에서는 나타나지 않고 널리 확산된 질환에서만 발견된다.

운동실어증motorische Apahsie, motor aphasia을 단초로 실행증에 관해서도 위와 매우 비슷한 숙고를 할 수 있다. 말소리 발음 및 글자 쓰기 불능은 **실행증**Apraxie, apraxia에 나타나는 일반적 장애의 특수형태로서 특히 **리프만**의 연구를 통해 그 본성이 설명되었다. 리프만의 설명에 따르면 특히 관념실행증ideatorische Apraxie, ideational apraxia과 운동실행증motorische Apraxie, motor apraxia을 구별해야 한다. 의지행위Willenshandlung, action of will의 전제조건은 한편으로 최종목표Endziel, final goal에 대한 표상과 다른 한편으로 목표 실현을 위해 거쳐야 하는 개별과정Einzelvorgänge, individual processes에 대한 표상이다. 이러한 개별과정은 임의의 수효의 시간적으로 연속되는 단계로 세분될 수 있을 뿐만 아니라, 지각과 운동의 지속적 협력을 전제로 하므로, 운동은 매 순간 도달된 상태에 적응하고, 장애를 해소하고, 방해를 제거하고, 새로운 길을 개척하고, 멈추어야 한다. 부분목표표상Teilzielvorstellungen, representations of partial goal 전체는 계획된 의지행위를 총괄하며, 리프만의 표현에 따르면 '운동공식Bewegungsformel, movement formula'이 된다. 운동공식은 처음부터 틀리거나 불완전할 수 있고, 실현할 때 누락, 추가, 이동이 발생하여, 의도한 행위가 전혀 실행되지 않거나, 아니면 훼손되거나 불순하거나 지연되는 형태로 실행된다. 이 모든 사례는 관념실행증ideatorische Apraxie, ideational apraxia으로서, 말착오Paraphasie, paraphasia나 쓰기착오Paragraphie, paragraphia 등이 이에 해당할 것이다. 관념실인증에서와 마찬가지로 관념실행증 형태도 국소적 피질손상과 관련시키기는 현재로서는 불가능하다. 하지만 운동공식 변조에서 경증이나 중증의 인지장애도 중요한 역할을 할 수 있으며, 주요 감각영역은 후두부에서 더 많이 발견되므로 관념실행증도 후두부 질환을 시사하는 것으로 보인다. 관념실행증은 대개 매우 일반적 장애이므로 널리 확산된 피질질환에 기인한다고 전제해도 좋을 것이다.

운동공식작성 생성에 장애가 있는 것이 아니라 운동공식을 실제 행위로 실행하는 데 장애가 있으면, 운동실행증이 생겨난다. 이러한 장애가 생기는 이유는 광범위한 뇌영역의 협력에서 생성된 운동공식을 일깨우는 부분동기Teilantriebe, partial motivations가 본래의 운동유발장소에 도달하지 못하기 때문인 것으로 보인다. 병변으로 인해 운동유발장소가 다소간 연결부위에서 차단되면 운동실행증이 생겨날 수 있다. 물론 반복숙달을 통해 자동성을 띠게 된 일련의 어떤 운동은 목표달성 의도와 관련이 없어지더라도 완벽히 정확히 진행될 수 있다. 뇌피질의 운동중추를 전기로 자극할 때도 단순한 운동이 개별근육의 경련을 통해서가 아니라 특정한 근육군의 협력을 통해 유발됨을 우리는 잘 알고 있다. 그뿐 아니라 피질에서는 반복숙달의 영향으로 근육군의 협력작용이 발생하여, 근육감각과 관절감각을 통해서뿐만 아니라 아마도 다른 단순한 감각인상을 통해서도 끊임없이 제어되는 가운데 일련의 운동 전체가 자동으로 진행될 수 있다고 가정할 수 있다. 이처럼 기계적으로 작용하는 습관은 말에도, 글에도, 그 밖의 유사한 능력에도 존재하며, 자유롭게 진행되는 그 밖의 의지행위보다 단조로운 형태로 특정한 피질부위에 확고하게 연결되어 있으므로 국소병변에 의해 훨씬 쉽게 장애가 생길 수 있다.

물론 운동공식을 실제 행동으로 전환시키지 못하는 불능증은 팔다리 각각이나 신체 한쪽에 제한되어 나타날 수 있다. 다양한 운동군의 유발 장소 자체가 엄밀히 국한된 위치에 있기 때문이다. 운동실어증motorische Apahsie, motor aphasia 및 운동실서증motorische Agraphie, motor agraphia은 대체로 좌측에 있는 병변 때문에 생성되는데, 왜냐하면 말하기 및 쓰기를 위한 운동분류가 대개 좌뇌에서 이뤄지며, 그중에서도 필요한 근육군 중추와 인접한 전두엽이랑 부분에서 일어나는 것으로 보이기 때문이다. **리프만**의 설명에 따르면 오른손잡이에서는 습관적 수의행위Willkürhandlungen, voluntary acts를 유발하고 제어하는 기능에서 좌뇌가 어느 정도 우위를 지킨다. 말하기나 쓰기 등 일련의 일상적 운동이 유사한 방식으로 자동으로 진행되게 하는 습관 발달 역시 주로 좌뇌에서 이루어진다. 이처럼 기계적으로 숙달된 좌뇌 피질영역과 우뇌와의 연결이 해당 뇌들보섬유Balkenfaserung, fibers of the corpus callosum의 손상으로 인해 차단되면, 신체 좌측의 특별한 습관에 표현되는 숙달된 지식을 포함하여 숙달된 지식 전체가 사라지고, 좌측 팔다리의 운동에 어느 정도 실행증이 생긴다.

넓은 의미의 실어증이론에서 얻은 일반적 인식은 정신질환자에 나타나는 결손현상 연구에도 유익할 것이다. 진행마비, 뇌매독, 동맥경화에서 피질에 널리 확산되는 손상과정을 제외하더라도 일련의 정신질환에서 실인증은 뚜렷한 형태로 발견된다. 이러한 실인증은 먼저 오독과 오해의 형태로 진전섬망에서, 나아가 주로 뇌전증환자의 감염성 및 외상성 섬망과 몽롱상태에서 특히 눈에 띄기 마련이며, 때로는 조증환자와 노인성 치매환자의 섬망성 착란상태에서도 비슷한 장애가 보인다. 한편 긴장증환자의 표현운동에서는 매우 독특한 형태의 실행증과 행동착오가 발견된다. 정신질환에 나타나는 실행증은 그 위치를 현재로서는 아직 잘 알지 못하는 관념장애라고 가정해도 좋을 것이며, 국한된 위치에서 발생하는 실인증 또는 실행증 현상은 단순한 피질질환에서만 가끔 마주칠 뿐이다.

국소적 뇌질환에서 발생하는 고도의 정신기능 장애에 관한 관찰 경험은 정신과정과 특정한 뇌부위의 연관에 관해 많은 사실을 알려주지 않는다. 뇌들보Balken, corpus callosum 종양에는 대체로 지성활동Verstandestätigkeit, intellectual activity의 심각한 교란이 동반된다는 것만 확실해 보일 뿐이다. 이는 두 뇌반구의 많은 연결이 손상되거나 두 뇌반구에서 상당히 넓은 피질부분이 동시에 약화되기 때문일 수 있다. 고도의 정신생활에서 전두엽Stirnhirn, frontal lobe의 역할에 관해서는 이론이 분분하다. 전두엽과 정신생활의 관계를 입증해주는 정황은, 전두엽이 인간에서 가장 고도로 발달해 있으며 이렇게 발달한 이유를 설명해줄 만한 다른 기능이 전두엽에 없다는 것이다. 전두엽이 손상되면 지성장애Verstandesstörung, intellectual derangement가 심하게 생길 수 있다는 주장[14]은 그리 확실하게 증명되지 않은 것으로 보인다. 물론 이러한 주장을 입증하기는 엄청나게 어렵다. 전에는 완전히 건강하던 사람에게 원거리작용 없이 전두엽만 국한되어 손상되는 경우만 근거로 쓸모 있기 때문이다. 그뿐 아니라 **브룬스**Bruns[25]가 강조하듯 전두엽종양이 심각한 정신적 결손현상을 야기하는 이유는 이 종양이 생명을 위협하지 않으면서도 엄청나게 커질 수 있기 때문이라는 사실도 고려해야 한다. 물론 특히 **오펜하임**Oppenheim[26]은 전두엽종양에서 눈에 띄게 강하고 빈번히 나타나며 전두엽종양을 수술로 제거하면 함께 사라지는 '유치상쾌Witzelsucht'라는 특

14) 브룬스(Bruns), 뇌신경 종양(Die Geschwülste des Nervensystems), 1897; 오펜하임(Oppenheim), 뇌종양(Die Geschwülste des Gehirns), 2판, 1902; 슈스터(Schuster), 뇌종양에서의 정신 장애(Psychische Störungen bei Hirntumoren), 1902.

별한 징후를 지적했다. 하지만 유치상쾌가 정말로 전두엽질환에서 발생한다고 추론해도 좋을지는 당분간은 두고 봐야 할 것이다. 임상적으로 전두엽질환과 항상 함께 관찰되는 유치상쾌가, 넓은 피질부위에 확산된 것이 분명한 일련의 질환, 특히 노인성 치매, 매독성 혈관질환, 긴장증에서도 발견되기 때문이다. 물론 이는 유치상쾌가 전두엽질환과 관련이 없다는 증거는 아니다.

뇌피질의 구성과 기능에 관한 우리 지식의 지난 수십 년간의 괄목할 발전을 돌이켜볼 때, 이른바 '정신의 자리Sitz der Seele, seat of the soul'를 아직도 잘 모르지만, 주로 또는 오로지 정신장애만을 생성시키는 피질장애의 국소적 확산에 관해 언젠가는 명료히 알게 되리라는 것을 부인할 수 없다. 물론 처음에는 어려움을 극복할 수 없을 것으로 보인다. 매우 간단한 감각이나 운동유발을 뛰어넘는 정신과정이 특정한 피질부위에서 생긴다고 여기려는 시도는 심리학 지식의 불완전성 때문에 좌절된다. 더없이 평범한 의식현상도 엄밀히 관찰하면 매우 복잡하여 우리 정신생활의 도구인 뇌가 왜 이처럼 얽히고설킨 구조인지 납득하게 된다. 어떤 과정을 근본적이고 일관된 과정으로 여겨서 이를 피질구조의 어떤 단일 부위와 관련시켜야 할지를 특히 명료히 알지 못한다. 널리 알려진 심리학 개념들은 내적 관찰에서 매우 모호하게 도출한 것으로서 기능론의 기반이 되기에는 **갈**의 정신능력론보다 적합하지 못하다. 따라서 신체과정과 정신과정의 세밀한 관련을 발견하는 데 성공하기 전에는 정신현상을 가장 단순한 구성요소들로 분석하여 진정한 정신의 생리학Physiologie der Seele, physiology of the soul을 만들어야 할 것이며, 이러한 생리학은 건강한 인간과 병든 인간에 대한 심리검사만이 제공할 수 있는 것 같다. 정신질환자에 나타나는 결손현상이야말로 뇌의 특정한 부위나 구성요소의 손상이 정신생활에서 차지하는 특별한 역할을 뚜렷하게 밝혀주리라 기대할 수 있다. 물론 그때에 이르기 전에는 **피질에서의 병적 변형의 국소적 분포** 규명이라는 오늘날까지 착수하지 못한 임무를 선결해야 한다. 단순한 병변이 국소에 국한되는 경우에도 미세한 손상이 넓은 주변부위나 외딴 뇌부위 자체에 확산된 까닭에 자주 어려움이 따른다. 정신질환의 원인이 되는 변형처럼 눈에 잘 띄지 않고 세밀한 연구로만 접근할 수 있으며 넓은 피질부위에 확산되어 있는 변형이 어떤 국소에 국한되는지 정확히 연구하려면 각 층의 관여까지도 확대하여 살펴봐야 할 것이므로 전문지식, 인내심, 작업능력이 엄청나게 요구된다. 이러한 어려움 때문에 지금까지도 우리는 어차피 손쉽게 인식되는 진행마비 질병과정의 확산에 관해서만 몇 가지 이론을 알고 있으나 그마저 정신과정의 발생 위치를 밝히는 데는 거의 쓸모없는 것이다.

손상된 국소와 질병증후 사이의 관련성 규명에 수반되는 또 다른 현저한 어려움은 많은 결손현상의 일과성이다. 뇌피질 시술 후에 매우 눈에 띄는 장애가 놀랄 만큼 빠르게 완전히 또는 매우 사소한 흔적만 제외하고 다시 사라질 수 있다는 사실은 오래전부터 알려져 있다. 뇌의 '기능적 무관성funktionelle Indifferenz, functional indifference' 이론의 주요 근거가 된 이러한 관찰경험이 생기는 이유는 손상된 부분이 복구되었기 때문이거나 아마도 인접한 대칭 뇌부위나 하위 뇌부위가 그 기능을 계승하였기 때문으로 설명되고 있다. 기능이 복원되었다거나 계승되었다는 설명이 얼마나 옳은지는 아직 두고 봐야 알 것 같다. 반면에 기능의 '복구Resitution'라기보다는 기능의 '보정Kompensation, compensation'이라 불리는 완전히 다른 방식을 취하는 경우도 있음을 강조하지 않을 수 없다. **에발트**Ewald[27]가 매우 유용한 일련의 시험을 통해 설명한 바에 따르면, 운동 피질영역을 절제한 후에는 상실된 기능이 실제로 회복되어 운동장애가 해소되는 일이 결코 일어나지 않는다. 오히려 분명히 밝혀진 사실은, 운동 통제에는 세 가지 완전히 독립된 도구, 즉 미로감각Labyrinthsinn, labyrinthine sense, 관절감각Gelenkempfindungen, joint sensation, 눈Auge, eye이 있다는 것이다. 따라서 동일한 임무의 해결이 세 가지 상이한 방식으로 완전히 상이한 도구를 이용해 이루어질 수 있다. 각 도구가 다른 도구를 대신할 수 있는 경우는 동일한 목표를 추구하는 때뿐이다. 반면 한번 손상된 기능 자체는 회복할 수 없이 상실된다. 하지만 이러한 방법 중 하나를 여전히 사용할 수 있다면 장애가 관찰자에게 다시 은폐된다. 마지막 방법까지 사용할 수 없게 된 경우에야 비로소 장애가 갑자기 강렬하게 나타나 변함없이 지속된다. 뇌기능이 정밀하게 국소에 국한됨을 명확히 입증해주는 이러한 관찰경험은 틀림없이 고도의 정신생활에도 적용할 수 있을 것이다. 더욱 복잡한 임무의 해결을 위해서 더욱 다양한 보조수단과 방법을 사용할 수도 있으리라 예상할 수 있을 것이다. 아마도 이러한 사정 때문에, 압력작용이나 원거리작용 없는 국소적 피질손상은 상당히 광범위한 경우에도 정신기능의 뚜렷한 손상을 초래하지 않는 것 같다. 피로 상승이 자주 관찰되면 작동 가능한 피질영역이 줄어들었다고 추론할 수 있을 뿐이다.

피질기관이 독특하게 층위적으로 배열되고 평면적으로 확산되어 있는 경우에는 병적 손상이나 인위적 손상이 고도의 정신과정 발생 위치 문제에 관해 선명한 해답을 줄 수 없다. 질병과정이나 시술이 **오로지** 한 피질기관만을, 그것도 정말로 완벽하게 손상하는 일은 거의 불가능한 것으로 보인다. 따라서 단순한 뇌기능의 국소를 규명할 때는 확실한 도움이 되었던 결손현상을 사용할 수 없게 된다. 내 생각으로는 비교해부학과 생리학의 추론방법을 제외하면 고도의 정신과정의 발생 위치에 관한 문제를 성공적으로 다루기 위한 유일한 방법으로는 현재 중독Vergiftung, intoxication만이 남아 있다. 심리검사를 통해 우리가 알아낸 바에 따르면, 어떤 독소는 우리 정신생활의 몇 가지 특정한 측면에 영향을 끼치지만 다른 측면에는 영향을 미치지 않는다. 한편 중독된 동물의 신경세포 연구에서 밝혀진 바에 따르면 다양한 종류의 피질구성요소는 독소에 동일한 영향을 받지 않는 것으로 보인다. 독소의 다양한 화학적 구성과 세포의 독특한 기능에 따라 상이한 방식으로 영향받는 것 같다. 그리하여 정신과정의 진행과 신체상태의 양태에 나타나는 변화를 대비시켜 규명할 수 있는 전망이 열린다.

독소Gifte, toxins에 의해 생기는 정신장애는 독소검사 결과를 임상경험과 연관시킬 수 있는 첫 번째 단초를 제공할 수 있을 것이다. 예를 들어 숙취Rausch, drunkeness현상은 다양한 피질영역의 변형에 기인하며, 이러한 변형은 우리에게 잘 알려진 알코올의 정신적 작용과 관련이 있다고 생각할 수 있을 것이다. 하지만 그 밖에도 일련의 정신적 임상상에서는 몇 가지 장애가 특히 뚜렷이 나타난다는 우리가 잘 아는 사실에 주의를 돌릴 수 있다. 숙취와 가장 가까운 것은 조증흥분manische Erregung, manic excitement이다. 숙취와 조증흥분의 공통점은 행위유발이 쉽다는 것이지만, 차이점은 숙취에서는 기력감소, 동작둔화, 실조성 장애가 생기는 반면 조증에서는 이러한 마비징후가 없다는 것이며, 그 밖에 다른 정신영역에서도 본질적 차이들이 아마 존재할 것이다. 질병을 일으키는 유해요인이 상이한 지점을 공격함에 따라 이러한 편차들이 생기므로, 실제로 그렇게 되기까지는 오랜 시간이 걸리겠지만, 원칙상으로는 이러한 편차의 원인을 발견하고 임상적·해부적 일치점과 차이점을 비교하여 이런저런 장애를 일으키는 위치를 밝혀내는 것이 틀림없이 가능할 것이다. 물론 이러한 방법은 각 임상상의 면밀한 심리학적 분석 이외에도 뇌피질의 미세한 변형과 그 확산을 우리가 오늘날보다 훨씬 잘 이해할 때만 선택할 수 있을 것이다.

고도의 정신기능을 담당하는 피질영역이 어떤 식으로든 국한되어 있다면, 몇 가지 매우 뚜렷한 장애가 나타나는 임상상이 이 문제를 밝히는 데 유용함이 입증될 것이다. 이러한 임상상으로는 예를 들어 고도의 기명력장애가 나타나는 노년기 정신병Presbyophrenie, presbyophrenia과 코르사코프 정신병Korssakowsche Krankheit, Korsakoff's psychosis,[28] 언어혼란을 보이는 독특한 질병군, 단순한 환각성 치매를 보이는 질병형태, 의지장애가 심각하게 형성된 긴장증을 들 수 있다. 이와 대조되는 질환, 예를 들어 열성 섬망, 진행마비, 매독성 및 동맥경화성 뇌질환에서는 질병증후가 정신생활의 다양한 영역에 분포된다. 따라서 각 질병형태마다 해부적 변화의 국소성이 상이함을 근거로 독특한 임상장애를 일으키는 특별한 위치를 언젠가 밝혀낼 수 있을 것이다.

신경질환Nervenkrankheiten, nervous diseases. 신경질환과 정신장애 사이에는 다양한 관계가 존재한다. 하지만 대체로 이러한 관계는 인과관계가 아니며, 신경질환과 정신장애는 동일한 질병상태의 표출로서 신경계의 다양한 영역을 손상시킨다. 대개 척수매독성 정신질환은 척수에서 시작되는 진행마비질환이 뇌피질로 진행된 것이며, 때로는 척수매독성 척수위축에 매독성 원인에서 생기는 진행마비성 뇌질환이 수반되기도 한다. 그 밖에 척수매독Tabes에서는 진행마비성이 아닌 다른 종류의 임상상이 나타나기도 하는 것으로 보이는데, 이러한 척수매독 임상상에는 단순한 정신쇠약상태도 급성 및 만성 환각형태도 속한다. 특히 이러한 정신쇠약상태와 환각형태는 일부 매독성 정신병을 연상시키므로, 척수매독과 매독성 뇌질환이 관련되어 있다고 생각할 수 있다. 유감스럽게도 이러한 추측은 아직까지도 해부소견에 근거하지 못하고 있으나, **알츠하이머**Alzheimer29는 척수매독 환자의 뇌피질에서 진행마비성 종류가 아닌 것이 확실한 변형을 발견할 수 있었다. 때때로 척수매독이 이와 전혀 무관한 정신질환에 우연히 동반될 수 있다는 것은 특별히 언급할 필요가 없을 것이다.

다발신경염성polyneuritisch, polyneuritic 정신이상도 신경줄기 질환을 일으킨 유해요인이 뇌피질로 확산된 것으로 파악할 수 있다. 따라서 때때로 신경이 침해되지 않은 채 정신장애만이 관찰되더라도 놀라운 일이 아니다. 질병원인이 신경계의 다양한 구간을 따로따로 손상시킬 때도 있고 다 함께 손상시킬 때도 있는 것으로 보이기 때문이다. 이러한 질병원인 자체는 틀림없이 독작용Giftwirkung, toxic effect이다. 가장 흔한 독작용은 알코올 작용이다. 알코올 작용이 신경염이나 이에 동반되는 정신이상을 직접 일으키는지 대사장애를 매개로 발생시키는지는 불분명하지만, 정신이상이 보통 진전섬망 뒤에 생기는 것으로 보아 대사장애를 매개로 발생한다는 가정이 맞는 것 같다. 이보다 경증이기는 하지만 다발신경염성 정신장애가 비소신경염Arsenneuritis에서도 관찰되었다. 결핵은 다발신경염성 정신이상 발달을 촉진시키는 것으로 보인다. 그 밖에 다발신경염에 동반되는 정신질환은 다양한 감염질환 후에도 생기는데, 이러한 감염질환으로는 티푸스와 말라리아를 들 수 있다. 또한 대체로 뇌피질은 침해하지 않고 진행되는 열대지방의 독특한 다발신경염인 **각기병**Beriberi[15)]

15) 니나 로드리게(Nina Rodrigues), 의료심리학 연감(Annales médico-psychologiques), 1906, I, 177.

후에도 그 임상상이 앞서 설명한 형태와 약간 유사성을 띠는 것으로 보이는 정신이상 질병사례가 보고되었다. 다발신경염에 동반되는 정신이상의 특징은 기억공백과 기억위조가 심화될 뿐만 아니라 시간, 공간, 주위에 대한 감각까지 불명료해지는 매우 심각한 기명력장애라고 흔히들 여긴다. 하지만 이와 유사한 임상상이 신경염이 동반되지 않은 채 동일한 감염성 질병원인을 통해 생성될 수 있을 뿐만 아니라, 뇌종양, 뇌매독, 두부손상, 목매달기 시도, 노년기 등 완전히 다른 원인에서도 나타나므로, 기억공백 및 기억위조, 기명력장애는 단일 임상군의 현상이 아님이 분명하다. 상호 매우 유사한 상태증상의 원인이 되는 다양한 질병과정을 최종적으로 규명하는 경우 신경염 현상은 부차적 역할만 할 것으로 예상된다.

무도병성[16] 정신이상은 **시덴함 무도병**Sydenhamsche Chorea, Sydenham's chorea을 동반하므로 이보다 일관된 임상상을 보인다고 여길 수 있을 것이다. 시덴함 무도병도 감염성 질병원인에서 발생하는데, 이러한 질병원인의 영향이 다소간 분명하게 뇌피질로 확산된다. 전적으로 그런 것은 아니지만 대체로 이 무도병에서 고려되는 것은 급성 관절류머티즘을 일으키는 병원체다. **바르트만**Wartmann과 **베스트팔**Westphal[30]은 이 무도병환자의 뇌에서 이러한 병원체를 채집하여 배양할 수 있었다. 이러한 임상상은 정서과민 상승, 어린애 같고 변덕스러운 성향, 급격한 기분변동, 불면증이 특징이며, 중증 사례에서는 착란성 섬망성 흥분상태로 발달한다. 이와 완전히 구분되어야 하는 것으로는 먼저 정신적 방식으로 생성되

16) 쾨펜(Köppen), 정신의학 논총(Archiv für Psychiatrie), XX, 3; 친(Zinn), 같은 책, XXVIII, 411; 베른슈타인(Bernstein), 정신의학 일반 학회지(Allgemeine Zeitschrift für Psychiatrie), LIII, 538.

는 히스테리성 무도병과 다음으로 가족병으로 발생하는 **헌팅턴 무도병**Huntingtonsche Chorea, Huntington's chorea이 있는데, 이 헌팅턴 무도병은 중추신경계의 만성질환 확산에 기인하며 대체로 다소간 뚜렷한 정신지체를 일으킨다.

이러한 무도병에서는 경련현상이 일반적 뇌질환에서 특히 눈에 띄는 개별징후이듯, **뇌전증**Epilepsie, epilepsia이란 임상개념도 경련발작이 가장 특징적 현상으로 여겨지는 특정한 외적 질병현상들의 총칭일 뿐이다. 실제로 뇌전증은 일련의 다양한 질병과정을 말하는데, 이러한 질병과정은 모두 다소간 광범위한 뇌피질변형을 동반하며 전체 정신생활에 경련 이외에도 온갖 단순한 또는 세밀한 질병흔적을 남긴다. 우리가 '진짜' 뇌전증이라고 일컫곤 하는 주요 임상군 이외의 이러한 뇌전증으로는 알코올성, 동맥경화성, 매독성, 외상성 뇌전증을 들 수 있다. 다양하게 입증된 대사장애가 그 원인인지 아니면 동반현상인지에 관해서는 당분간 두고 봐야 할 것이다. 정신적 징후로는 성격의 일반적 변화 이외에도 특히 주기적으로 발생하는 기분장애와 상당히 빠르게 진행되며 불안하거나 분노한 특색을 보이는 의식혼탁을 들 수 있다.

테타니Tetanie, tetany에서는 **폰 프랑클호흐바르트**von Frankl-Hochwart[31]와 **프리드리히 슐체**Fr. Schultze[32]가 환각을 동반한 섬망상태에 관해 보고한 바 있으며, 나도 그러한 상태를 여러 번 목격했다. 테타니는 무도병성 장애에서와 마찬가지로 아마도 테타니독성에 의한 중독에 기인할 수 있으며, 테타니독성 발생은 부갑상선 기능저하와 관련이 있다. 이른바 '**편두통정신병**Migränepsychosen, migraine psychoses'[17] 해석은 현재로서는 약간 불

17) 뫼비우스(Möbius), 편두통(Die Migräne), 76, 1894; 폰 크라프트에빙(von Krafft-Ebing), 논문집(Arbeiten), I, 110, 135; 정신의학 연감(Jahrbuch für Psychiatrie), XXI,

명확하다. 허약성과 의지상실, 감각의 과민성에 따른 신경과민과 낙담 등의 일반현상과 대개 단순한 몇 가지 이상지각(바람소리, 종소리, 휘파람 소리, 불꽃, 안개, 냄새 등) 이외에도, 섬망성 환각과 망상을 동반하며 빠르게 진행되는 몽롱상태가 있다고 설명된다. 이러한 몽롱상태들은 일부 뇌전증성 장애와 완전히 유사한 것으로 보인다. 눈증상을 동반하는 중증 형태의 편두통은 뇌전증과 관련이 매우 많으며, 매우 자주 간과되는 뇌전증의 경증 징후, 특히 주기적 기분장애도 편두통정신증과 비슷하므로, 나는 위에서 설명한 편두통정신병 상태를 뇌전증성 상태로 파악할 수도 있다고 생각한다.

이와 유사하게 빠르게 진행되는 섬망성 착란과 이에 따른 기억공백 상태는 격렬한 신경통증이 발생한 후에도 특히 치통이나 월경통이 생길 때도 관찰되었다. 이러한 '통증섬망Schmerzdelirien, painful deliriums'[18]이 생기는 이유는 신경자극이 뇌에 영향을 미쳐 혈관경련을 일으키기 때문이라고 설명되었으며, 심각한 정동유발도 통증섬망이 생성되는 데 중요한 역할을 하는 것으로 추측된다. 이러한 관찰경험은 말초신경자극이 원인으로 여겨지는 이른바 반사뇌전증 사례들을 연상시킨다. 그 밖에 '반사정신병Reflexpsychosen, reflex psychoses'이론도 정립되었는데, 이에 따르면 반사정신병은 흉터를 남기고 유착된 신경가지가 지속적으로 잡아당겨지기 때문에 야기된다고 한다. 특히 **쉴레**Schüle33는 그의 논문 「신경통성 정신장

38; 쾨펜(Köppen), 신경의학 중앙지(Centralblatt für Nervenheilkunde), 1898, 269; 민가지니 에 파체티(Mingazzini e Pacetti), 정신의학 실험 저널(Rivista sperimentale di freniatria), XXV, 401; 포를리(Forli), 같은 책 XXXIII, 220.

18) 라크에르(Laquer), 정신의학 논총(Archiv für Psychiatrie), XXVI, 818; 폰 크라프트 에빙(von Krafft-Ebing), 논문집(Arbeiten), I, 81; 정신의학 일반 학회지(Allgemeine Zeitschrift für Psychiatrie), LVIII, 463.

애Dysphrenia neuralgica」에서 신체자극의 인과작용을 광범위하게 확장시켰다. 생생한 고통이 정신생활에 강한 영향을 미치며 누군가를 '미칠 것같이' 만들 것이라는 사실은 분명 부인할 수 없지만, 그렇다고 뚜렷한 정신질환이 되는 경우는 분명 매우 드물 것이다. 이러한 장애는 정신병질자나 히스테리 환자 등 정서적 피영향성이 높은 사람들에게 가장 쉽게 발생하는 것을 보게 될 것이다.

외과시술operative Eingriffe, surgical interventions. 때로 심각한 외과시술[19] 후 뒤따르는 일부 섬망성 정신장애는 **뒤피트랑**Dupuytren[34] 이후 신경성 또는 외상성 섬망으로 총칭되었다. 이러한 관찰경험을 좀 더 정확히 분석해보면 이러한 정신장애는 일련의 매우 다양한 임상상임이 밝혀진다. 대부분의 사례에서는 시술과 정신장애 사이의 인과관계가 매우 느슨하다. 먼저 조증성, 긴장증성, 뇌전증성, 진행마비성 상태증상에서도 그러하며, 다음으로 이미 병적 잠재성이 있는 토대가 손상되어 유발된 노인성 섬망에서도 그러하다. 매우 빈번한 알코올성 섬망 및 요독성 섬망에서도 물론 마찬가지다. 그러나 히스테리 발작에서는 외과시술이 결정적 역할을 한다. 물론 이 사례에서도 본질적 원인은 발병하는 인격 자체에서 찾아야 하지만 말이다. 시술 이전부터 존재하는 정신적 인상, 불안 및 흥분은 시술에서 발작이 생기는 데 효과적인 연결고리가 된다. 시술 자체가 심한 출혈로 손상을 끼치고 이를 통해 허탈상태를 생성할 수 있으며, 요오드포름섬망 등의 독작용도 영향을 미칠 수 있다. 수술이 계속 진

19) 피크(Picqué), 의료심리학 연감(Annales médico-psychologiques), 1898, II, 91, 113, 453; 피크 및 브리앙(Picqué et Briand), 같은 책, 249; 심슨(Simpson), 정신과학 저널(Journal of mental science), 1897, 1월호; 필츠(Pilcz), 주간 빈 임상학(Wiener klinische Wochenschrift), 1902, 36.

행되면 심각한 수술과 영양부족으로 인한 탈진이 손상 작용을 일으킬 수 있으며, 다른 한편 화농증과 패혈증이 발생하여 패혈성 섬망의 독특한 임상상을 생성시킬 수 있다. 끝으로 사지절단, 난소제거, 인공항문 설치 등 일부 절단수술이 미치는 강렬한 정서적 인상이 여러 학자들에 의해 강조되었다. 이러한 시술 뒤에 관찰되며 오래 지속되고 불치에 이를 수도 있는 우울상태가 실제로 임상적 특수 위치를 차지할 수 있을지는 내가 보기에 현재로서는 의심스럽다.

특별한 종류의 시술에 일반적 효과 이외에 특정한 인과적 효력이 있는지도 불확실해 보인다. 물론 여성 성기 시술 후 정신장애가 가장 자주 관찰된다. 잘 알다시피 학자들은 난소제거가 여성의 정신생활에 엄청난 영향을 미친다고 여기며 폐경기의 강한 정신적·정서적 변화를 지적해왔다. 난소의 퇴화로 인한 내분비 중단이 폐경기 장애의 가장 중요하며 심지어 유일한 원인인지는 의문스럽다 할지라도, 생식선 상실은 정신 균형을 적지 않게 침해할 것이라고 가정할 수 있다. 하지만 생식선 상실 후 뚜렷한 정신장애가 특별히 자주 뒤따르지는 않는 것으로 보인다. 장기적으로 볼 때 난소제거는 정신적으로 완전히 건강하지는 않은 사람을 질환에서 해방시키고자 하는 허황한 기대를 품고 실행되는 경우가 많았다는 사실도 간과해서는 안 될 것이다.

필츠Pilcz[35]의 견해에 따르면 복강과 장 수술에서는 장을 통한 질병독소가 흡수된 변비가 중요한 역할을 한다. 백내장수술 후에는[20] 환시와 환청 등의 생생한 환각이 동반되는 섬망상태가 나타나는 것이 드물지 않

20) 폰 프랑클호흐바르트(von Frankl-Hochwart), 정신의학 연감(Jahrbuch für Psychiatrie), IX, 1과 2, 1889; 뢰비(Löwy), 정신의학 일반 학회지(Allgemeine Zeitschrift für Psychiatrie), LII, 166; 라핀스키(Lapinsky), 같은 책, LXIII, 665.

게 발견되었고, 암실에 장기간 머문 후에는 의식이 명료한데도 독실구금에서 관찰되는 장애와 비슷한 순수한 환시가 생기는 것도 드물게 목격되었다. 백내장 수술 후든 암실에 장시간 머문 후든 어떤 감각자극을 차단하면 해당 감각영역의 이상지각을 촉진하는 것으로 보인다. 부언하자면 특히 노년기, 영양결핍, 정동, 알코올 중독도 이상지각생성 원인으로 고려되어야 한다.

탈진Erschöpfung, exhaustion. 탈진이란 정신생활을 담당하는 신체가 너무 심한 기력소모나 불충분한 원기보충으로 인해 손상되는 것을 말한다. 피로Ermüdung, fatigue는 마비작용이 있는 분해물질이 혈액에 축적된 결과라고 흔히 설명하지만, 탈진은 신경조직에서의 기력소모가 원기보충을 초과하여 존속을 지속적으로 위협할 때 시작된다. 피로는 마취작용을 하며, 이런 점에서 치료 목적으로 사용하는 마취제와 비슷하다고 여길 수 있다. 반면에 탈진은 신경계가 독자적 활동을 통해 자체적으로 손상되는 첫 단계다. 피로가 생기면 일반적으로 입면에 이르며, 피로는 탈진을 막기 위한 일종의 자체보호다.

수면 동안 피로물질은 조직에서 배출되어 무해하게 만들어지며, 그 밖에 기력소모도 줄어든다. 나아가 혈액은 소모를 보충하는 데 필요한 구성요소를 조직에 공급한다. 잠시 동안은 신체에 저장된 양분으로 소모를 보충할 수 있다. 하지만 장기적으로는 영양섭취가 반드시 필요하다. 영양흡수 없이 기운절감만을 통해서는 어떤 능력이 계속 존속될 수 없듯이, 수면만으로는 소진된 기력을 보충할 수 없다. 따라서 탈진의 근본 원인은 영양부족으로 간주해야 한다. 물론 기력소모가 급속하고 기운절감이 부족할수록, 기력소진과 원기보충 사이의 불균형이 더욱 빠르게 드러난다. 따라서 장시간 충분한 휴식을 취하면 탈진의 위험을 방지할 수 있으며, 거식증, 안절부절증, 불면증이 동시에 중복되면 탈진 발생 위험이 엄청나게 커진다. 개별사례에서 탈진은 매우 다양한 방식으로 생길 수 있다. 첫째, 집중적인 일, 고열, 출혈을 통한 급격한 기력소모, 둘째 수면장애로 인한 불충분한 기운절감, 셋째 영양보충부족이 탈진을 일으키는 세 가지 주요 원인이다. 금식하거나 특히 수면을 박탈하면 신경세포에서 변화가 생긴다고 여러 연구자들에 의해 설명되었는데, 이러한 변화에 독특한 특성은 없는 것으로 보인다.[21] **다디**Daddi[36]는 인위적으로 조성한 불면에서 특히 전두엽에 변형이 생기는 것을 발견했다.

이러한 모든 원인의 정신적 작용이 동일한지는 당분간은 두고 봐야 할 것이다. 음료를 섭취하거나 섭취하지 않고 24~48시간 금식하면 생기는 영향을 **바이간트**Weygandt[22][37]는 매우 면밀히 연구했다. 음료 섭취 없이 금식을 하면 지각에는 현저한 영향을 미치지 않는 것으로 보이지만 계산과 학습 등의 정신작업이 분명하게 어려워지고, 주의산만성이 상승하며, 외적 연상과 소리연상이 촉진되어 사고과정이 단순해지는 결과를 얻었다. 수면을 박탈하면 금세 효과가 나타남이 밝혀졌다. 저녁수면을 3시간 지연시키면 기억력이 50% 저하되었으며, 6시간 동안 수면을 박탈하면 파악기능이 심하게 손상되어 40% 이상을 제대로 보지 못했다. 1~1시간 30분의 수면 후에는 단순한 기능에 대한 피로현상이 이미 해소되었지만 복잡한 기능에 대한 피로현상은 해결되지 않았다. 한편 **아샤펜부르크**Aschaffenburg[38]는 영양섭취 없이 밤새 일하면 일부 정신기능의 종류

21) 아고스티니(Agostini), 정신의학 실험 저널(Rivista sperimentale di freniatria), XXIV, 1. 1898: 다디(Daddi), 신경 및 정신병리학 저널(Rivista Di Patologia Nervosa E Mentale), III, 1898.

22) 바이간트(Weygandt), 심리학 논문집(Psychologische Arbeiten), IV, 45.

와 기간에 어떤 변화가 생기는지 여러 사람의 사례에서 규명했다. 그 결과 정신능력이 일반적으로 감소하고, 독자적 감각자극이 동시에 발생하여 지각이 어려워지고, 사고과정이 지연되고, 사고비약적 표상연결이 생기고,[23] 끝으로 운동동기 유발이 쉬워짐이 밝혀졌다. **패트릭**Patrick, G.T.과 **길버트**Gilbert J.A.[24]는 세 사람을 90시간 동안 깨어 있게 하면, 근력은 감소하고 정신적 반응시간은 지연되며 주의력 및 기명력은 매우 심한 장애를 보이지만, 시력은 향상되고 단순한 환시가 대량으로 나타난다는 것을 발견했다. 뉴욕에서 밤낮 엿새 동안 계속된 무분별한 자전거 경주에서도 매우 유사한 사례가 관찰되었다.

시험에 의해 입증된 바에 따르면 금식과 불면을 통해 생겨난 정신장애가 다시 해소되려면 오랜 시간이 걸린다는 사실도 매우 주목할 만하다. 밤새 일한 영향은 작업능력 저하가 나흘에 걸쳐 서서히 감소하는 것으로 나타난다. 탈진의 질병 유발 작용들은 일관성을 띠지 않으며, 작용하는 유해요인의 종류에 따라 바뀐다. 일반적으로 가정할 수 있는 바에 따르면, 관찰된 장애의 일부는 대량으로 형성되어 불충분하게 제거된 분해물질의 자극작용으로 해석되어야 한다. 이러한 분해물질이 특히 두드러지게 생기는 때는, 매우 힘들거나 매우 오래 계속되는 작업을 통해 또는 수면박탈을 통해 탈진했을 경우다. 나아가 소진된 조직부분 보충이 불충분해지자마자 결손현상이 나타날 것으로 예상할 수 있다. 이러한 결손현상은 고된 작업이나 수면박탈 이외에 영양공급 부족에도 기인할 수 있다. 작업능력 저하와 피로증후의 빠른 발생뿐만 아니라 정서적 영향에 대한 저항능력저하와 내면적 확고성 상실도 결손현상으로 해석할 수 있을 것이다.

23) 아샤펜부르크(Aschaffenburg), 심리학 논문집(Psychologische Arbeiten), II, 1.
24) 패트릭 및 길버트(Patrick and Gilbert), 심리학 리뷰(Psychological Review), 9월호, 1896.

탈진이 정신질환의 원인으로 어떤 역할을 하는지에 관해서는 의견이 분분하다. 대개는 탈진이 상당히 중요한 역할을 한다고 생각된다. **마이네르트**가 처음 분류한 아멘시아, 나아가 '탈진혼미Erschöpfungsstupor, stupor of exhaustion'(급성 치매)는 탈진의 임상적 표현으로 여겨지며, 진행마비도 뇌의 무리한 사용으로 인한 뇌의 과로와 과도한 자극에서 발생한다고 짐작되어왔다. 끝으로 우리 시대의 유행병인 신경쇠약Neurasthenie, neurasthenia도 현대의 서두르고 안절부절하는 생활방식에서 탈진작용의 직접적 결과로 간주되어왔다. 내가 생각하기에 이러한 견해들은 대부분 잘못임이 입증되었다. 진행마비는 탈진했다고 전혀 말할 수 없는 사람에게도 광범위하게 발생하며, 탈진혼미(급성 치매)의 상당한 부분은 노인성 치매와 조울병의 상태증상이므로 전혀 다른 원인에서 발생한다고 여겨야 하며, 탈진혼미(급성 치매)의 나머지 부분은 감염성 질병독소에서 생긴다. 아멘시아도 마찬가지다. 아멘시아의 영역은 사례를 면밀히 검토하고 추적하면 감염질환의 결과로 생기는 작은 임상군으로 수렴되는데, 이러한 아멘시아도 독소로 인해 유발될 가능성이 점점 더 커진다. 끝으로 보통 범위의 신경쇠약에는 병적 열등소인의 표출로 여겨질 수 있는 상태가 주로 포함되어 있다.

그러므로 일련의 다양한 임상상이 탈진으로 인해 생성될 수 있다는 가정은 매우 뚜렷하게 제한되어야 한다. 급성질환 후 고열발작에서 갑자기 시작되어 급속히 진행되는 섬망성 흥분상태를 흔히 '허탈섬망Collapsdelirien, delirium of collapse'이라고 하는데 이러한 섬망은 질병으로 인한 중독에서 생겨난다고 여기는 것이 더 옳지 않을까 의심되기조차 한다. 그렇지만 굶어죽는 사람과 특히 목말라죽는 사람에서는, 난파한 사람과 매몰된 사람에서는, 격렬한 정동이 함께 작용하기는 하지만 착란성 흥분이 빠르게 죽음을 야기하는 것이 관찰되는데, 이러한 흥분은 탈진에서 생긴다고 설명할 수밖에 없기는 하다. 하지만 유감스럽게도 이러한 사람들이 정신과 의사의 손에 넘겨지는 일은 거의 없다. 정신이상이 서서히 진행하는 탈진으로 인해 생길 수 있다는 해석은 더욱 의심스럽다. 히스테리 환자는 계획적 금식으로 수년 동안 체중을 최소한으로 줄이면서도 이로 인해 야기되는 정신장애를 보이지 않는다. 우리 신체는 금식으로 인해 뇌가 치명적으로 손상되지 않도록 온갖 방법을 동원하여 자신을 보호할 수 있는 것으로 보인다. 따라서 심한 혈액분해에서 정신장애가 관찰되면 독성 분해물질이 작용했을 가능성을 항상 생각해야 할 것이다.

불충분한 영양섭취보다 더욱 치명적인 것은 지속적 정동, 근심, 걱정, 진이 빠지고 책임이 중대한 활동, 과도한 의무 부담 등으로 야기되는 수면부족이다. 그 후유증은 수면 및 영양장애 이외에도 신경성 탈진 증상인데, 이 증상은 낙담, 정서적 신경과민 상승, 정신능력 감소, 활동력 저하로 나타난다. 경증 또는 중증의 이러한 장애가 오랜 인생기로 확산되면, 질병을 일으키는 유해요인에 대한 저항력이 지속적으로 저하될 것이 틀림없다. 그 밖에 이러한 장애는 급속한 '기력소진'을 야기하여 퇴화현상과 노년기변화의 조기 발생을 촉진시킨다.

감염질환Infektionskrankheiten, infectious diseases.[25] 감염질환으로 인해 생기는 정신장애는 수효는 적지만 엄청나게 중요한 임상군을 이룬다. 이러한 정신장애는 성신병원에 입원되는 환자의 1~2%를 넘는 법이 거의 없다. 대개 상당히 급속히 진행되는 이러한 정신장애의 대부분은 일반병원

25) 크레펠린(Kraepelin), 정신의학 논총(Archiv für Psychiatrie), XI권, XII권; 아들러(Adler), 정신의학 일반 학회지(Allgemeine Zeitschrift für Psychiatrie), LIII, 740; 지메를링(Siemerling), 독일 임상강의(Deutsche Klinik), VI, 363.

에서 치료되거나 가정에서 간병되기 때문이다. 역시 감염질환에 속하는 단순한 열성 섬망으로 인해 정신병원에 입원하는 일도 매우 드물다. 명백하고 장기적으로 지속되는 정신질환에 대비되는 이러한 단순한 고열 섬망의 임상적 위상에 관해서 기이하게도 최근까지도 의견이 매우 분분하지만 말이다. 감염질환으로 인한 정신이상이 특별히 중요하게 여겨지는 이유는 인과관계가 명료하기 때문이다. 이러한 감염질환에서는 강력하고 때로는 매우 갑작스럽고 결정적인 특정한 손상으로 매우 눈에 띄는 임상상과 명료한 피질변형이 생긴다. 이때 이른바 열성 섬망은 다른 사례에서 독특하게 발달할 수 있는 장애 가운데 가장 경증의 형태다. 대체로 볼 때 급성 감염으로 야기된 정신질환은 예방법 및 치료법 개선 덕분에 드물어진 것 같다. 정신장애를 일으키는 것으로 주로 여겨지는 급성 질환으로는 먼저 **티푸스**,[26] **관절류머티즘**, **폐렴**, **띠헤르페스**,[27] **인플루엔자**,[28] 다음으로 **천연두**, **성홍열**, **홍역**, **백일해**,[29] **말라리아**, **콜레라**가 있다. 그 밖에 이미 앞에서 잠깐 언급한 바 있는 다양한 형태의 감염성 뇌염과 수막염, 끝으로 패혈증으로 총칭되는 다양한 원인의 감염도 여기에 속할 것이다.

26) 프리틀렌더(Friedländer), 신경계에 미치는 티푸스의 영향(Über den Einfluß des Typhus auf das Nervensystem), 1901; 루주(Rouge), 의료심리학 연감(Annales médico-psychologiques), 1905, I, 1; 1907, I, 1; 파라(Farrar), 미국 정신이상 저널(American Journal of insanity), LIX, 1.

27) 프렝켈(Frenkel), 월간 정신의학(Monatsschrift für Psychiatrie), XVIII, 383.

28) 유트로진스키(Jutrosinski), 인플루엔자정신병(Influenzapsychosen), 박사학위논문 1890; 키른(Kirn), 폴크만 임상강의(Volkmanns klinische Vorträge), 새 시리즈, XIII, 1890; 파르(Fahr), 정신질환의 원인으로서의 인플루엔자(Influenza som aarsag til sindssygdom), 1898; 클렘(Klemm), 인플루엔자와 병인론적 관계가 있는 정신병(Psychosen im ätiologischen Zusammenhang mit Influenza), 박사학위논문, 1901.

29) 노이라트(Neurath), 오베르슈타이너 논문집(Obersteiners Arbeiten), XI, 258.

이런 모든 감염질환에서 정신장애를 일으키는 실제 유해원인은 오늘날 우리의 견해에 따르면 병원체의 독작용으로 보아야 한다. 이러한 가정의 확고한 단서가 되는 것은 질병이 열 없이 또는 매우 미열로 진행되는 동안 뚜렷한 정신장애가 발생한다는 관찰결과다. 이러한 정신장애는 먼저 중증 폐혈증에서, 때로는 말라리아에서, 다음으로는 티푸스나 천연두가 발병할 때, 또한 아마도 인플루엔자와 성홍열에서 나타난다. 이러한 사례는 흔히 매우 중증이므로 이러한 사례에서는 질병독소로 인해 신경조직이 특히 심하게 손상된 것으로 보인다.

예전부터 급성질환으로 인한 정신이상 생성에서 주요 역할을 한다고 여겨져온 현상은 심장박동, 순환, 영양섭취, 대사장애가 동반되는 고열Fieber, fever이다. 고열이 정신이상을 생성한다는 이러한 견해는 열성 섬망이라는 널리 알려진 명칭에 표출되었는데, 아닌 게 아니라 '섬망Delirien, deliriums'이 체온의 진행과 정확히 병행한다는 사실을 고려하면, 즉 티푸스 곡선의 규칙적 진행에서 특히 분명하게 밝혀지곤 하는 양상을 참작하면, 이러한 견해가 옳은 것처럼 보인다. 체열로 인한 신경세포의 손상을 독특한 현상으로 여기기 힘들기는 하지만, 이러한 손상이 골트샤이더Goldscheider[39]와 플라타우Flatau,[40] 또한 루가로Lugaro[41]에 의해서도 확인되었다. 하지만 오늘날 우리는 고열을 독자적 질병현상으로 생각하지 않고 병원체에 대한 신체의 방어조치로 간주한다. 체온상승은 병원체의 공격이 강화된 것을 보여줄 뿐이다. 따라서 고열 자체보다는 고열을 야기하는 독작용Giftwirkungen, toxic effects 때문에 정신장애가 발생한다고 여겨야 하는 것이다. 결핵 등의 여러 질환에서는 현저한 체온상승이 오랫동안 지속되어도 눈에 띄는 정신적 변화가 동반되는 일이 비교적 드물기 때문이다. 특히 관절류머티즘과 패혈증에서는 체온이 43° 심지어 44°까지 상승하는 사례가 관찰되는데 이러한 사례는 약간 다르게 해석해야 할 것이다. 이러한 사례에서는 체온 자체가 뇌조직을 심하게 손상시키며 질병독소에 의한 손상을 더욱 악화시킨다고 인정해야 할 것이다.

그 밖에 감염질환에서의 섬망 생성에서는 혈액순환기관, 또는 폐의 상태가 틀림없이 중요한 역할을 할 것이다. 섬망 발생이 심장질환(관절류머티즘)이 동반되는 경우뿐만 아니라 다양한 형태의 심부전이 있거나 폐경화가 확산될 경우에도 관찰되기 때문이다. 이는 혈액순환장애나 산소공급장애가 생기면 순환하는 질병독소를 신체가 분해하기 힘들어지기 때문이라고 가정할 수 있다. 마찬가지로 성홍열에서는 신장질환이, 말라리아에서는 혈액변화가, 콜레라에서는 탈수가 섬망 발생에 간접적 영향을 미친다고 여겨야 한다. 끝으로 주로 관절류머티즘에서, 드물게는 인플루엔자, 띠헤르페스, 백일해에서도 수막염현상이 동반됨으로 인해 뇌증상이 유발될 수 있음도 고려해야 한다.

한편 개인의 민감성도 급성 감염질환으로 인한 정신장애 발생에서 적지 않게 중요한 역할을 함을 잊어서는 안 된다. 어린이와 여성, 나아가 신경이 예민하고 흥분하기 쉬운 사람에게는 현저한 고열뿐만 아니라 섬망현상도 눈에 띄게 쉽게 나타나므로, 고열과 섬망현상이 비교적 무해한 것으로 간주된다. 특별한 임상군은 알코올 중독자다. 신체균형에 균형장애가 생길 때마다 알코올 중독으로 인해 오래전부터 잠재되어 있던 알코올성 장애가 유발되기 때문이다. 따라서 관찰경험에 따르면 고열질환에서 알코올 중독자의 섬망은 매우 빈번하며, 섬망상태에 만성 알코올 중독의 독특한 현상이 다소간 분명하게 혼합되기 일쑤다. 따라서 알코올 중독자에서는 보통의 열성 섬망에서 완전히 발달한 진전섬망까지 모든 형태의 섬망을 볼 수 있다.

급성 감염 정신이상이 나타나는 특징적 임상형태는 **섬망**Delirium인데, 이는 몽환성 혼미 및 의식 불명료성에 장면이 계속 바뀌는 환각과 맥락 없는 착란성 망상이 동반되는 상태다. 이러한 상태에 대개 먼저 극도로 상승할 수 있는 흥분이 가세하며, 다음으로 질환이 중증이 됨에 따라 마비징후, 분별불능, 과다수면, 마취감이 점점 더 눈에 띄게 나타난다.

방금 언급한 일부 감염질환의 작용방식은 여러 점에서 **광견병**Lyssa의 작용방식과 유사하다. 광견병에서도 아마 뇌피질이 직접 중독되기 때문이다. **에밍하우스**Emminghaus[30)][42]는 우울성 기분장애와 불안증을 초기증상으로 언급한다. 질병이 절정에 이르면 일시적으로 의식이 명료해지며 극심한 정신적 흥분현상, 격렬한 섬망, 환각, 폭력행위가 번갈아 나타나다가, 마침내 정신적 마비와 함께 광견병이 끝난다.

지금까지 고찰한 형태보다 설명하기 훨씬 어려운 것은, 급성 감염질환의 초기 또는 절정에서가 아니라 질병진행 후 회복기에 발생하는 정신장애다. 물론 이러한 임상상의 일부에서는 고열이 있던 시기에서 최초의 징후를 찾아낼 수 있거나, 아니면 이러한 임상상은 형태가 변하기는 했지만 뚜렷한 열성 섬망의 직접적 결과로 보인다. 이러한 종류의 임상상에서는 감염독소로 인해 뇌피질에서 심각한 질병과정이 자극되었으며, 이러한 질병과정은 점차적으로 완화되거나 전혀 해소되지 않으리라 가정해도 좋을 것이다. 질병과정이 치명적으로 진행되는 사례들에서 신경세포 변화의 심각한 확산, 아교세포증식, 염증과정이 관찰되면, 이러한 증상으로 인해 야기되는 정신장애가 질병의 고열 단계보다 훨씬 오랫동안 지속될 수 있다는 게 놀랍지 않을 것이다. 특히 티푸스, 천연두, 말라리아

30) 에밍하우스(Emminghaus), 의학논총(Archiv der Heilkunde), XV, 239; 정신의학 일반 학회지(Allgemeine Zeitschrift für Psychiatrie), XXXI, 5.

뒤에는 이따금 뇌와 척수, 심지어 전체 신경의 단순한 손상 징조(다발신경염)도 관찰되며, 이는 불치의 정신쇠약상태로 발달할 수도 있다.

하지만 정신장애가 모든 다른 질병현상이 사라진 후에 처음으로 생겨나면, 원래의 병원체의 직접적 독작용으로 인해 발병했다는 설명은 불충분해 보인다. 오랫동안 신체를 손상시키는 독소가 뇌피질을 뒤늦게야 공격했는지 이해하기 자못 힘들다. 이러한 사례는 대개 탈진이라는 개념으로 설명되곤 한다. 심각한 정신과정으로 인한 신체 전체 영양공급 손상이 말하자면 싸움이 끝난 후에야 붕괴를 유발하여, 때로는 체온이 갑자기 떨어지며 심박수가 급격히 맹렬히 상승하고, 때로는 정신기능까지 포함하여 모든 기능이 서서히 전반적으로 침체하는 증상이 나타난다는 것이다.

이러한 견해에 대해서도 선뜻 동의하기 어려운 것으로 보인다. 다른 종류의 매우 심각한 탈진작용은 정신생활에 아무런 변화도 일으키지 않거나 전혀 다른 변화를 유발한다는 것이 관찰되기 때문이기도 하지만, 이러한 관찰경험을 애써 무시한다 해도 각 감염질환마다 매우 다양한 정도로 속발정신질환psychische Nachkrankheiten, mental secondary diseases을 발생시킬 수 있다는 사실이 주목되기 때문이다. 티푸스 이외에 관절류머티즘도 속발정신질환 발생에 관여한다. 티푸스와 관절류머티즘은 오랫동안 지속되어 강렬한 탈진작용을 하는 까닭에 속발정신질환이 생긴다고 가정하려 해도, 한편으로는 짧은 시간 지속되는 인플루엔자도 비교적 자주 정신적 신경성 속발질환을 생성하며, 다른 한편으로 결핵의 경우에는 매우 심한 탈진작용을 하는데도 정신질환은 매우 드물다는 사실이 이에 대한 반대증거가 된다. 그 밖에 폐렴과 띠헤르페스 후에도 상당히 자주 열성 섬망이 관찰되지만, 최소한 이에 못지않게 독소가 개입하는 디프테리아에서는 열성 섬망이 거의 발견되지 않는다. 이러한 관찰경험은 질병의 일반적 탈진작용이 아니라 각 질병의 특별한 차이가 정신장애 발생에서 중요한 역할을 한다는 사실을 시사한다.

감염과정이 겉보기보다 훨씬 복잡하다는 것을 정확하게 밝혀내기는 어렵지만, 그러한 복잡성을 입증하는 몇 가지 증거가 있다. 이러한 증거로는 먼저 감염섬망 진행에 나타나는 약간의 변동Schwankungen, fluctuations을 언급할 수 있는데, 이러한 변동은 독작용의 다양한 단계를 시사하는 것으로 보인다. 티푸스에서 고열이 발생하기 전부터 시작되는 초기섬망은 체온이 상승하면서 사라졌다가 짧은 중간기를 거친 후 일반적 고열섬망으로 교체되는 일이 드물지 않다. 천연두에서는 발병기의 초기섬망 후 체온저하와 함께 완전히 다른 종류의 상태가 종종 관찰되는데, 화농성 고열 동안에는 이러한 상태 후 다시금 열성 섬망이 생긴다. 그 밖에 관절류머티즘에서는 관절부종과 정신장애가 자주 번갈아 나타난다는 사실이 관찰오류나 우연의 일치라고 생각할 수 없을 만큼 매우 자주 보고되었다. 끝으로 관절류머티즘에서는 특히 디프테리아에 나타나는 치명적 '속발신경질환nervöse Nachkrankheiten, nervous secondary diseases'이 연상된다. 따라서 동일한 질병진행에서 연속하여 또는 병행하며 다양한 작용을 하는 독소가 나타날 수 있는 것으로 보인다. 이 독소가 병원체 자체의 변종인지, 병적으로 변화되거나 축적된 분해물질인지, 기관질환의 부작용인지, 전혀 다른 질병과정인지는 당분간 두고 봐야 할 것이다.

속발정신질환의 임상형태는 감염섬망보다 훨씬 다양하며, 지속기간이 훨씬 길고 독자적 발달을 보이는 경우도 자주 있다. 첫 번째 임상형태에서는 특히 티푸스 후에 고열에서 생성된 일부 망상이 얼마 동안 계속될 수 있다. 환각도 지속될 수 있으며, 기명력장애도 지속되면서 기억공백을 과감한 착상으로 메우는 경향을 보인다. 두 번째 임상형태는 폐렴과 띠헤르페스 후에 나타나 격렬하게 진행되는 환각성 착란상태로서, 이러한 상태는 **베버**Weber가 설명한 과정에 따라 흔히 '허탈섬망Collapsdelirien, delirium of collapse'이라 불린다. 이러한 형태와 임상적으로 가까운 것은 관찰결과의 대부분이 포함되며 훨씬 느리게 진행되는 이른바 아멘시아Amentia형태다. 아멘시아형태에서도 파악력과 지남력이 불명료하고, 환각이 다소간 풍부하게 발달하며, 관련이 적은 착란성 망상으로 사고가 어려워지고, 기분변동과 안절부절증 고조로 격렬한 흥분이 발생할 수 있다. 그 밖에 특히 인플루엔자 후에, 또한 관절류머티즘 후에는 건강염려망상, 피해망상 또는 불평과 불신을 일삼는 기분에 빠진 단순 우울상태가 발견되는데, 이러한 우울상태는 중병에서 회복 중인 환자에게 보통 나타나는 신경과민성 쇠약으로 슬그머니 이행한다. 끝으로 모든 정신기능이 완전히 침체되는 속발정신질환 상태의 가장 심각한 형태도 언급해두어야 하는데, 이러한 형태는 '급성 치매akute Demenz, acute dementia'의 증상을 보인다. 부언하자면 대체로 이러한 형태에서도 완전한 회복이 가능하다. 불치의 변화는 주로 티푸스와 천연두 후에, 드물게는 관절류머티즘 후에 나타나는 것으로 보인다.

수많은 사례에서 신체질환 후의 정신장애란 실제로는 완전히 다른 원인에서 생기는 정신이상 형태를 말한다. 이러한 정신장애에서 신체손상은 다소간 이미 잠재되어 있는 질환이 발생하도록 마지막 자극을 가할 뿐이다. 다양한 형태의 조울병과 긴장증, 노인성 섬망에서, 때로는 진행마비질환에서도 그러하다. 보통 이러한 사례에서는 신체질환과 정신이상 사이의 시간관계도 상당히 느슨하다. 정동 등의 우연한 원인이 상당히 중요한 역할을 한다. 각 사례를 살펴보면 저항능력이 작은 회복환자에서 잠재성 질병이 진행된 지 수 주, 심지어 수개월 뒤에 장애가 시작되며, 특히 티푸스 후에는 심지어 수년 뒤까지 신경과민성 쇠약이 후유증으로 남아 후일 정신장애 발달을 촉진시킬 수 있다.

만성 감염질환 가운데 정신장애의 원인으로 주로 고려되는 것은 **매독**Syphilis[31)]뿐이지만, 이는 매우 중요하게 간주된다. **브레슬러**Bresler[43]의 이론에 따르면 유전성 매독으로 인한 질환 가운데 13%는 신경조직을 침해한다. 특히 뇌전증, 백치, 소아마비는 이러한 방식으로 발생한다. 매독 발병 직후 즉시 정신장애가 나타나며, 이러한 정신장애는 **코발레프스키**Kowalewsky, Kovalevsky 혈액변화라는 신체현상에 기인하는 것으로 여겨지는데, 코발레프스키 혈액변화에서는 적혈구와 혈색소함량이 감소하고 백혈구가 증가하며, 발진이 생기는 무렵에는 이미 혈액변화가 절정에 도달했다. 혈청연구를 통해 알게 된 바에 따르면 보체편위Complementablenkung, deviation of complement가 발견되는 일도 드물지 않다. 나중에는 특히 **호이브너**Heubner[44]가 보고한 혈관질환, 다양한 형태의 매독성 뇌염 및 수막염, 고무종성 국소변형이 일어난다. 1~3년 후에 발생할 수 있는 이러한 모든 질환은 병원체의 국소작용으로 생기는 것이 틀림없다. 지금까지는 유전성 매독 생성에서만 대량의 매독스피로헤타를 증명할 수 있었지만 말이다. 그 밖에 전염결과에 대한 공포 때문에 과도

31) 호이브너(Heubner), 폰 치멘의 편람(von Ziemssens Handbuch), XI권, 1; 룸프(Rumpf), 신경계의 매독질환(Die syphilitischen Erkrankungen des Nervensystems), 1887; 코발레프스키(Kowalewsky), 정신의학 논총(Archiv für Psychiatrie), XXVI, 552; 욜리(Jolly), 주간 베를린 임상학(Berliner klinische Wochenschrift), 1901, 1; 브레슬러(Bresler), 유전성 매독과 신경계(Erbsyphilis und Nervensystem), 1905; 푸르니에 및 레몽(Fournier et Raymond), 일반 진행마비와 매독(Paralysie générale et syphilis), 1905; 노네(Nonne), 매독과 신경계(Syphilis und Nervensystem), 2판, 1909.

한 수은치료를 한 결과 야기된 혈액변화가 질병을 일으키는 원인으로 언급되는데, 이러한 경우에는 매독 자체와의 관련성은 물론 없어진다.

먼저 매독성 신경쇠약, 건강염려증, 히스테리라고 흔히 총칭하는 상태에서 매독성 질병과정이 임상적으로 표출된다. 이러한 임상상은 최초의 발진이 생기는 무렵에 나타났다가, 발진이 사라진 뒤나 수은치료의 영향으로 급속히 다시 사라질 수 있다고 한다. 질병과정이 계속 진행되는 가운데 주의산만, 기억력부전, 신경과민, 피로, 노동의욕부진, 낙담, 의지박약 징후 이외에 심한 두통, 현기증발작, 경증의 일시적 말장애, 마비, 복시, 반측감각장애, 실신이나 뇌전증형태의 발작 등 여러 동반현상이 심각한 신체질환을 시사하는 경우가 자주 있으며, 이러한 질환은 아마도 혈관질환의 점차적 발달이나 경증의 지속적 독작용에 기인한다. 뚜렷한 정신성 현상이 나타나는 경우에는, 다른 뇌질환에서와 마찬가지로, 직접적 · 신체적 변화가 감정적 표상을 매개로 하여 신체적 장애의 범위를 다소간 훨씬 넘어서는 장애를 유발한다고 생각하지 않을 수 없다. 이러한 임상상들의 지속적 발달이 치료를 통해 중단되지 않으면 정신쇠약상태에 이르게 된다. 기억력과 기명력이 감소하고, 판단력이 약해지며, 계획적이고 정연한 활동능력이 상실된다. 동시에 이제 신경이 과민하고 불만을 일삼는 본성, 일시적이면서 매우 과감한 종류의 망상, 환각, 들뜨거나 의심 많고 분노한 기분, 흥분, 허풍벽, 낭비벽 등 뚜렷한 정신 질병증후가 생겨난다. 끝으로 환자들은 완전히 치매가 될 수 있다. 하지만 대체로 이러한 발달에는 반측마비, 졸중형태나 뇌전증형태의 발작, 시신경위축, 눈근육마비, 실어증 등 중증 뇌질환의 분명한 징후가 동반된다.

혈청연구Blutserum, blood serum는 매독과 정신발달지체 사이의 아직도 파악하기 힘든 관계를 밝혀내고 있는 것 같다. **플라우트**Plaut[45]는 매독환자 부모에게 태어난 백치환자, 정신지체자, 열등한 사람 등에서 매독성 변화를 증명했다. 그리하여 우리는 매독이 그밖에 다른 식별 가능한 현상을 보여주지 않더라도 분명한 징후를 띠고서 계속 작용할 수 있음을 알고 있으며, 매독환자 자녀에서 관찰되는 정신발달지체를 매독독소로 인한 태아손상 탓으로 돌리게 된다. 알코올 중독자 자녀에서도 그렇게 생각하듯 말이다. 매독에서도 알코올 중독에서도 성숙한 태아의 조기사망이나 신생아의 생존능력 약화를 유발하는 중증장애 이외에, 열등하고 발육이 부족하고 병적 소인이 있는 후세가 생겨나게 하는 경증작용도 고려해야 한다.

좁은 의미의 매독성 정신장애보다 훨씬 더 중요한 역할을 하는 것은 진행마비progressive Paralyse, progressive paralysis인데, 이에 관해 오늘날 우리가 아는 바에 따르면, 이 진행마비는 오로지 매독 전력이 있는 토대에서만 발달할 수 있다. 전에는 진행마비 사례 가운데 다소 많은 부분에서 매독 전력이 있다고 가정되었으나 최근에 매독 전력이 매우 자주 증명되어, 오늘날에는 진행마비에 매독성 질병원인이 일관되게 드러남을 더 이상 의심할 수 없다. 특히 진행마비환자의 혈액에 나타나는 매독성 변화는 오늘날 거의 예외없이 증명되는 것으로 보이는데, 이러한 증명은 진행마비와 매독 사이의 인과관계를 순순히 통계수치를 기초로 논증할 때 남아 있던 마지막 의심마저 제거해주는 것 같다. 물론 병인이 일관된 진행마비형태와 진행마비 임상군이 항상 합치하지는 않을 것이다. 동맥경화, 알코올성 또는 매독성 뇌질환 등 실제로는 다른 종류의 질병과정에 속하는 사례가 진행마비로 여겨진 경우도 많았다. 역으로 예전에는 백치나 노인성 치매로 분류되었던 일부 관찰결과가 진행마비에 속하는 것이 입증되었다. 이러한 임상연구 분야에서는 병리해부pathologische Anatomie, pathological anatomy가 주도권을 넘겨받았다. 병리해부를 통해, 특히 **니슬**과 **알츠하이머**의 노력을 통해 부검소견에서 독특한 진행마비 질병과정을 확실하게 인식하게 된 이후, 일관된 부검소견을 제공하는 임상상을 임상적으로 국소에 한정하는 데도 중요한 발전이 이루어졌다. 끝으로 혈청연구방법을 사용하면 해부적 · 임상적으로 설명된 진행마비 개념에 이제 명백한 병인론적 토대를 마련해줄 수 있다.

유감스럽게도 우리는 매독과 진행마비의 관련성에 대해 더 정확하게 밝혀낼 수는 없다. 매독환자의 약 1~2%가 나중에 진행마비로 변한다고 일반적으로 가정한다. 이러한 사례의 특수성을 설명하기 위해 흔히 '신경바이러스 매독Syphilis à virus nerveux'은 신경조직을 손상시키기에 적합한 독소로 인해 생긴다고 말해왔다. 이러한 견해를 뒷받침해주는 것은 부부나 동일한 전염원에서 감염된 사람에서는 동일한 종류 또는 매우 유사한 종류의 뇌척수질환이 관찰된다는 사실이다. 그 밖에 특히 **푸르니에**Fournier[46]가 강조한 바에 따르면, 전혀 치료받지 않았거나 불충분하게 치료받은 매독 사례에서 주로 진행마비질환이 초래된다. 감염이 처음부터 경증으로 진행되어 보균자가 걱정 없이 지내는 것이 가장 우려스럽다. 이로 인해 기왕력에 매독 치료 기록이 전혀 없는 수많은 진행마비환자가 여전히 관찰될 수도 있을 것이다. 푸르니에는 매독 기왕력을 정확히 추적할 수 있었던 79명의 진행마비환자 가운데 단 4명만이 정말로 철저하게 치료를 받았고, 나아가 12명은 2년에 걸쳐 적어도 충분에 가까운 치료를 받았지만, 37명은 반년 미만 동안 치료되었고, 1명은 전혀 치료되지 않았다. 다른 한편 독소에 대한 신체의 취약성도 결정적으로 중요한 것으로 보인다. 알코올 남용은 진행마비 발병 위험을 틀림없이 상승시키며, 여성들의 진행마비 비율이 국가별로 크게 차이나는 것도 알코올 남용과 어느 정도 관련이 있을 것이다. 무엇보다도 우리가 잘 아는 바에 따르면, 수많은 민족에서는, 특히 생활방식이 단순하고 자연스러운 민족에서는, 매독이 널리 확산되어 있더라도 진행마비는 매우 드물거나 발견되지 않는다.

이런 민족과 함께 사는 유럽인에게는 매독으로 인해 진행마비가 생기므로, 매독에는 민족별로 저항력에 차이가 있음이 틀림없다. 원숭이는 매독에 취약성이 매우 적기도 하지만 이러한 취약성은 각 원숭이 종류마다 매우 다르며 열등한 종류일수록 취약성이 현저히 줄어든다. 따라서 인간에서 매독의 표출에 민족별 차이가 있는 것이 그리 놀랍지 않을 것이며, 이는 자연민족에서는 매독에서 진행마비가 발생하는 것을 어렵게 하는 보호장치가 문화민족에게는 상실되었음을 시사한다. 이러한 모든 설명이 척수매독에도 적용됨은 여기서 언급만 해두겠다.

진행마비질환을 더욱 상세히 특징짓기 위해 강조해야 할 사실은, 진행마비는 매독 전염 후 대개 수년이 지난 뒤에야 생기며, 항매독 치료를 해도 치료되기는커녕 호전되지도 않고, 따라서 좁은 의미의 매독성 뇌질환으로 파악해서는 안 된다는 것이다. 따라서 **뫼비우스**는 진행마비 및 이와 매우 유사한 것으로 보이는 척수매독을 '변성매독Metasyphilis'이라고 불렀다. 여러 관찰경험이 시사하는 바에 따르면 진행마비는 본래의 뇌매독과 달리 국소질환이 아니라, 신체 전체의 매우 심각하고 일반적인 장애인 것으로 보인다. 진행마비환자의 잦은 신장질환 및 대동맥염 등의 심장질환은 혈관침해도 확산되었음을 증명한다. 이러한 혈관침해가 뼈가 취약해지고 욕창이 생기는 경향이 커지게 한 유일한 원인인지는 두고 봐야 할 것이다. 내가 생각하기에 그 원인은 오히려 대사 및 혈액조성의 변화에 있다. 이를 입증하는 것은 환자 영양상태의 매우 심한 변동 및 드물지 않게 관찰되는 지속적 체온저하인데, 이러한 체온저하는 체온조절

장애 탓이 아니라 신체의 일반적 상태의 심각한 손상 탓으로 돌려야 옳을 것이다.

특히 아프리카의 대호수 지역에 확산되어 매우 무서운 기세를 보이는 수면병Schlafkrankheit, sleeping disease은 원래 흑인들만 걸렸으나 최근에는 백인들도 걸리는데, 이러한 수면병은 먼저 발생 경위, 임상적 발달, 해부소견에서 진행마비와 약간의 공통점을 보이기 때문에 중요하게 여겨진다. 수면병은 글로시나팔팔리스 체체파리에 기생하다가 이 파리가 물 때 전염되는 감비아파동편모충에 의해 발병한다. 처음에 고열현상을 보인 후 질환은 눈에 띄는 장애 없이 진행되지만, 특히 목의 림프샘과 혈액 및 뇌척수액에서 살아 있는 트리마노소마가 증명되며, 1년, 2년, 또는 5년 후에 4~6개월 안에 마지막 질병단계가 시작되어 죽음에 이르게 된다. 정신영역에서는 신경과민과 급속한 피로가 나타나며, 이러한 피로는 상승하여 곧 완전한 과다수면에 빠진다. 이와 함께 어린애 같은 이상행복감 또는 불합리한 건강염려망상이 나타나는 것이 관찰된다. 여기에 불완전마비Paresen, pareses, 긴장, 반사장애, 진전, 발어장애artikulatorische Sprachstörung, lalopathy, 뇌전증형태의 경련, 뇌척수액의 림프구 증가Lymphocytose, lymphocytosis 등 단순한 뇌질환 징후가 더해진다. **모트**Mott[47]와 **슈필마이어**Spielmeyer[32)][48]의 해부소견에 따르면 시신부검을 통해 아교세포증식Gliawucherung, glia proliferation, 광범위 뇌막 침윤diffuse Infiltration der Hirnhäute, diffuse infiltration of meninges, 림프구와 형질세포로 채워진 혈관초Gefäßscheiden, vascular sheaths, 뇌혈관 내막과 외막Intima und Adventitia der Hirngefäße, intima and adventitia of cerebral vessels 증식, 혈관신생

32) 슈필마이어(Spielmeyer), 주간 뮌헨 의학(Münchner medizinische Wochenschrift), 1907, 1065.

Gefäßneubildung, 수많은 간상세포Stäbchenzellen, rod cells 등 신경세포질환 확산이 밝혀진다.

슈필마이어는 트리파노소마와 스피로헤타의 유사성을 시사하고, 개에서 다른 트리파노소마로 척수의 후방 신경근진입부위에 발생시킨 질환을 척수매독과 비교함으로써, 수면병과 진행마비의 유사성을 특히 강조했다. 하지만 수면병을 '변성매독Metasyphilis'의 진정한 짝으로 파악할 수 있으려면, 더 많은 증거가 필요할 것이다. 수면병에서는 조직과 체액에 지속적으로 존재하는 병원체가 변성 매독에서는 존재하지 않으므로, 수면병은 언뜻 보기에는 제3의 매독 또는 말라리아 계열에 더 가까운 것 같다.

결핵Tuberkulose, tuberculosis[33)]은 정신장애 발생에 눈에 띄게 적은 영향을 미친다. 결핵에서 병원체의 독성 작용 이외에 혼합감염의 독성 작용, 나아가 오랫동안 지속되는 발열, 극도의 쇠약, 끝으로 심각한 만성질환을 초래하는 정서손상을 고려에 넣어도 그러하다. 물론 기분과 의지기능의 경미한 변화가 질환진행에 종종 동반되는 것으로 보인다. 신경과민, 낙담, 민감성, 또한 이해할 수 없는 자신감과 모험욕, 뚜렷한 이기심, 성적 흥분, 질투가 정신변화의 주요한 특징이다. 그 밖에 이따금 착란, 생생한 환각, 피해망상, 과대망상에 빠진 섬망흥분상태가 관찰되는데, 이는 감염섬망으로 여길 수 있을 것이다. 나는 나중에 수술을 통해 치료된 복막결핵 여성환자에서 수개월 동안 지속되다가 회복되는 정신쇠약상태

33) 하인첼만(Heinzelmann), 주간 뮌헨 의학(Münchner medizinische Wochenschrift), 1894, 5; 샤르티에(Chartier), 결핵, 특히 정신병과 관련된 잠재 결핵(de la phthisie et en particulier de la phthisie latente dans ses rapports avec les psychoses). 박사학위논문, 파리 1899; 모르셀리(Morselli), 신경 및 정신질환의 병인과 발병기전으로서의 결핵(la tuberculosi nella etiologia e patogenesi delle malattie nervose e mentali). 1903.

를 관찰한 바 있다. **뒤프레**Dupré[49]는 결핵환자들에게 정신장애가 일어나는 것은 특히 독작용으로 전두엽 신경세포 및 섬유가 분해되는 탓이라고 여겼다.

결핵환자의 정신이상이 알코올성 질환의 특징을 띠고 있는 경우도 일부 있다. 특히 다발신경염성 정신이상은 결핵과 알코올 중독의 결합으로 촉진되는 것 같다. 또 다른 임상상은 수막변형과 국소결핵결절을 통해 생성될 수 있다. 끝으로 결핵환자들은 후손의 정신적 특성을 비롯한 여러 소인에 현저히 악영향을 미친다고 여겨진다.

자주 신경계를 손상시키는 것이 틀림없는 **한센병**Lepra[34)]이 진행되면 불면증과 심한 자살성향에 빠지는 우울상태가 나타난다. 하지만 **한센**Hansen[50]과 **모레이라**Moreira[51] 등의 경험 많은 연구자들은 한센병에서 관찰되는 정신장애에 주목할 만한 특징이 전혀 없으며 한센병과 정신장애가 우연히 동시발생한 것으로 여긴다.

대사질환Stoffwechselkrankheiten, metabolic diseases. 정신의학 병인론 전체에서 가장 중요하면서도 잘 알려지지 않은 분야는 대사질환 분야일 것이다. 대사에서 병적 변화가 일어날 때마다 신경계의 영양공급도 다소 심하게 침해되어 독성 물질이 틀림없이 혈류에 들어올 것으로 예상할 수 있을 것이다. 반면 우리는 이러한 과정의 자세한 화학적 진행에 대해서는 유감스럽게도 매우 조금밖에 알지 못한다. 물론 정신질환자의 배설물 및 혈액의 변화, 땀과 소변[35)]의 독성, 혈액의 알칼리성, 살균성 및 독

34) 모레이라(Moreira), 브라질 정신의학 논총(Archivos Brasileiros de psychiatria), II, 41.
35) 카비토(Cabitto), 정신의학 실험 저널(Rivista sperimentale di freniatria), XXIII, 36; 펠레그리니(Pellegrini), 같은 책, 144; 마소(Massaut), 벨기에 정신의학 학회지(Bulletin de la Société de médecine mentale de Belgique), 12월호, 1895.

성, 세포용해소, 적혈구의 '등장성Isotonie, isotonia', 수효, 헤모글로빈 함량, 백혈구와의 관계에 관한 일련의 연구가 있지만, 이 모든 수고스러운 조사결과에도 질병과정의 본성에 관해 현재로서는 확실한 추론을 할 수 없다. 특히 이러한 조사결과가 정신이상의 원인인지, 우연한 동반현상인지, 결과인지 대개 불명료하다. 이러한 소견 활용은 임상명칭이 다양한 탓에 훨씬 더 어려워진다. 임상명칭의 다양성으로 인해 다양한 연구자의 조사결과 비교가 가능한 질병형태가 매우 적어지기 때문이다.

물론 건강한 사람의 양태와의 편차는 자주 확인되었다. 특히 대사를 주로 담당하는 혈액은 다양한 방식으로 병적으로 변화됨이 밝혀진다. **베르거**Berger[36)][52]는 일련의 확장된 연구를 통해, 조발성 치매환자의 혈액에는 피하에 주사할 경우 개의 거대 피라미드를 손상시킬 수 있으며, 인간에게도 위험한 현상을 야기하는 물질이 일시적으로 순환한다고 추론했다. **드라고티**Dragotti는 혈액의 독성이 아멘시아, 조발성 치매, 다발신경염성 정신병이 시작될 때 특히 상승함을 발견했다. **레비지**Rebizzi[37)]는 거머리가 다양한 환자의 피를 빨아먹게 한 후 거머리의 신경세포 변화를 연구하여 뇌전증환자, 진행마비환자, 노인성 치매환자의 혈액은 원섬유 위축을 일으키고, 아멘시아 환자, 펠라그라 착란증환자의 혈액은 원섬유 팽창 및 과립 분해를 야기함을 발견했으나, 알코올 중독자, 백치환자, 파과증Hebephrenie, hebephrenia환자의 혈액은 아무 영향도 미치지 않았다. **퓨**Pugh[38)]는 조증흥분과 진행마비에서, 나아가 뇌전증에서도 특히 발작 전

36) 베르거(Berger), 월간 정신의학(Monatsschrift für Psychiatrie), XVI, 1.

37) 레비지(Rebizzi), 신경 및 정신병리학 저널(Rivista di patologia nervosa e mentale), 1906, XI.

38) 퓨(Pugh), 정신과학 저널(Journal of mental science), 1903, 71.

후에 혈액의 알칼리성이 저하됨을 발견했다. 긴장증과 아멘시아에서 알칼리성 감소를 밝혀낸 **람브란지**Lambranzi도 유사한 결과를 얻었다. 반면 **슐츠**Schultz[39]가 물리화학의 모든 보조수단을 이용하여 실행한 연구에 근거하여, 학문적 의미에서 혈액의 알칼리성은 전혀 존재하지 않으며 정신질환자에서 이러한 양태의 변화는 입증되지 않는다고 강조했다.

이바Ibba[40]의 연구로 우리가 알게 된 바에 따르면 혈액의 백혈구, 특히 내열성이 있는 보체는 특히 발작 직전이나 발작 동안에 인간과 개의 적혈구를 강하게 용해시키는 작용을 하지만, 건강한 혈청은 개의 적혈구만 그것도 매우 적게 파괴할 뿐이다. 조증환자, 또한 아마도 멜랑콜리아 환자와 진행마비환자의 혈장도 개의 적혈구는 강하게 용해시키지만 인간의 적혈구는 약하게 용해시키며, 알코올 중독과 조발성 치매에서는 더욱 약하게 용해시킨다. **오비치**Obici와 **보논**Bonon[41]은 식염수에 대한 적혈구의 저항력이 진행마비, 펠라그라 정신이상과 조발성 치매의 일차 단계에서 특히 심하게 저하됨을 발견했다. **티렐리**Tirelli는 이러한 저항력이 조증과 뇌전증에서 발작기에 흥분 정도에 따라 감소하며, 멜랑콜리아에서는 동일하게 유지되거나 증가하는 것을 관찰했다. **슐츠**는 긴장증의 특히 최종상태에서, 나아가 뇌전증에서 적혈구 수효가 약간 감소하고, 뇌전증이 발작할 때 백혈세포, 특히 작은 백혈구 증가가 나타나는 것을 발견했다. 진행마비환자는 불규칙적 변동을 보이며, 질병의 최종 단계에서 적혈구가 훨씬 많아지는데, 이는 신체에 수분이 감소하고 적혈구가 국부에 정

39) 슐츠(Schultz), 월간 정신의학(Monatsschrift für Psychiatrie), XXII, 21.
40) 이바(Ibba), 정신의학 실험 저널(Rivista sperimentale di freniatria), XXXII, 642.
41) 아분도(Abundo), 정신의학 실험 저널(Rivista sperimentale di freniatria), XVIII, 292; 오비치 및 보논(Obici e Bonon), 신경학 연감(Annali di nevrologia), XVIII, 5, 1900; 티렐리(Tirelli), 정신의학 및 관련과학 연감(Annali di freniatria e science affini), 1902, 1.

체되기 때문인 것 같다. 일부 백치환자에서는 적혈세포는 적어지고 헤모글로빈 함량은 상승하는 불균형이 존재하는 것 같으며, 그 밖에 히스테리와 신경과민이 심할 경우도 헤모글로빈 수치가 눈에 띌 정도로 높아진다. 끝으로 **디데**Dide는 중독과 감염이 있으면 적혈구가 감소하고 이와 동시에 다핵 백혈구가 증가하며, 상태가 오래 지속되면 다핵 백혈구가 단핵 백혈구로 대체되는 것을 발견했다. 그는 흥분상태에서는 적혈세포가 증가하고, 뇌전증에서는 적혈구와 백혈구의 양태가 바뀌는 것을 관찰했다.

이러한 모든 발견은 부분적으로 재점검이 매우 필요하기도 하며, 어떤 임상상에 소속되는지 현재로서는 명료히 알아낼 수 없는 개별 요소로 그칠 뿐이다. 발견된 변화와 임상상 사이의 어떤 규칙적 관련성은 대체로 전혀 입증할 수 없다. 물론 많은 수의 관찰결과에서는 정신장애를 이런저런 형태의 자가중독Selbstvergiftung, autointoxication과 관련시킬 수 있다. 하지만 이러한 추측은 대체로 단순한 추정으로 그친다. 그 주요한 이유는 오늘날 우리는 임상상 자체에서 그 원인이 되는 자가중독을 전혀 추론할 수 없기 때문이다. 기껏해야 심한 섬망착란이 발생하면 그 원인이 되는 중독 또는 감염을 추정하는 이유를 어느 정도 개연성 있게 설명할 수 있을 뿐인데, 그나마 이러한 설명이 가능한 경우는 중독 또는 감염의 악화로 인해 아교세포의 새로운 증식과정과 함께 신경조직의 분해가 확산됨을 입증할 수 있을 때다. 하지만 다른 한편, 대사장애 탓으로 돌릴 만한 각 형태의 정신장애를 보면, 특히 진전섬망을 보면, 일반적 중독 때문이라는 사실 이외에도, 정말 분명한 원인이 존재하는 경우에는 임상상도 매우 뚜렷한 특색을 보인다는 사실을 알게 된다. 따라서 특별한 대사장애에 기인하는 정신이상군에 대해서도 독특한 임상형태를 발견하여 즉시 질병원인을 추론하는 일이 점차 가능해지리라 기대할 수 있다.

일반적으로 가정해도 좋은 사실은, 영양공급 장애는 혈액상태를 전반적으로 악화시켜 위황증Chlorose, green sickness, 백혈병, 지속적 영양실조, 반복적 실혈 등을 유발할 뿐만 아니라, 전체 정신기능도 다소간 분명하게 감소시켜, 정신작업능력 저하, 피로 상승, 주의산만, 건망증, 주로 우울성 특색의 정서과민, 의지확고성 및 행동력 상실도 일으킨다는 것이다. 이러한 정신장애는 중증의 신체일반질환에서 매우 빈번하여, 병적인 것으로 전혀 느껴지지 않기 일쑤다. 이러한 정신장애가 활동조직에서 독성 분해물질이 불충분하게 제거되거나 폐기된 탓에 생긴다고 흔히 여겨지는 지속적 피로 징후와 대체로 일치하기 때문이다.

그 밖에 대사활동에서 특정한 장기가 기능을 상실하자마자 추가적 질병현상이 나타난다. 물론 만성 정신장애에서는 임상상에서 대사의 특별한 작용을 대체로 거의 입증할 수 없다. 하지만 신체균형에 갑자기 변화가 생기면 질병현상도 종종 매우 급속히 변한다. 폐나 순환기관 질환으로 인해 유발될 수 있는 불완전한 호흡가스 교환은 도취성 혼미와 격렬한 불안감, 고도의 무의식을 일으킨다. 신장에서의 불충분한 배설은 특히 임신 후기에 뇌전증형태의 경련을 동반하는 **요독증**Urämie, uremia, 섬망상태 및 혼수상태를 일으키며, 혈액에 담즙성분이 축적되면 (**담혈증**Cholämie, cholemia) 혼미와 정신적 우울증이 생기고, 급성 황색 간위축(인중독Phosphorvergiftung, phosphorus poisoning)에서는 강한 불안성 흥분과 환각을 동반하는 격렬한 섬망이 나타나며, 계속적 진행에서는 혼면Sopor과 혼수가 관찰된다.

암질환Krebssiechtum, cancer과 이 암질환에서 이따금 관찰되는 정신이상 사이의 관계는 아직 상당히 모호하다. 암종양은 어떤 식으로든 생물체를 통해 생성된다는 가정이 점점 확산되고 있지만, 이러한 병원체가 뇌피질을 직접 손상시키는지, 독성분비물로 손상시키는지, 또는 정신질환이 암질환의 특징인 일반대사장애를 통해 야기되는지 판단할 수 있는 근거는 전혀 없다. 암질환의 압도적 다수에서는 뚜렷한 정신장애가 인식되지 않으므로 암질환과 정신이상 사이에 정말 인과관계가 있는지, 암질환에 특징적 정신병이 있는지 의심스러운 것으로 보인다. 대체로 임상상은 환각, 착란, 심한 안전부절증을 동반하는 불안성 섬망상태의 형태를 보이고, 임상상이 계속 진행되며, 혼미와 쇠약이 눈에 띄게 나타난다. **엘스홀츠**Elsholz[42]는 섬망착란과 일시적으로 거의 완벽하게 명료한 의식이 번갈아 나타나는 것을 중시한다.

끝으로 장Darm, intestine의 내용물이 병적으로 분해되면 정신장애를 동반하는 일반감염이 일어날 수 있는 것으로 보인다. **폰 바그너**von Wagner[43]는 장 장애가 있으면 소변에 아세톤, 아세토아세트산, 옥시뷰티르산이 생기고 인디칸 배설이 증가하는 것이 발견되는 정신이상 사례를 설명했다. **쇨더**Sölder[44]도 그가 관찰한 일부 정신질환의 원인은 변비로 장내용물이 분해되고 독소가 혈액에 흡수되는 것으로 가정했다. 두 경우 모두 임상상은 아멘시아 또는 급성 섬망이라고 불리는 착란성 흥분상태다. **드라고티**Dragotti도 장염을 조발성 치매의 원인으로 여긴다. **호페**Hoppe[45]는 뇌전증 환자 325명 중 8.5%의 소변에서 아세톤을 발견했는데, 대개 뇌전증 지속상태 또는 영양섭취가 부족한 착란상태였고, 그 밖에 기아상태에서와 급성 정신질환의 3분의 1 및 진행마비에서는 거의 발

42) 엘스홀츠(Elsholz), 정신의학 연감(Jahrbuch für Psychiatrie), XVII, 144.
43) 폰 바그너(von Wagner), 정신의학 연감(Jahrbuch für Psychiatrie), XXII, 177.
44) 쇨더(Sölder), 정신의학 연감(Jahrbuch für Psychiatrie), XVII, 147.
45) 호페(Hoppe), 정신의학 논총(Archiv für Psychiatrie), XXXIX, 1174.

작할 때만, 하지만 발작초기부터 이러한 발견을 했다. 아마도 아세톤뇨 그 자체는 질병을 일으키는 작용을 하지 않지만 체단백질과 지방의 비정상적 분열의 징후로 여길 수 있을 것이다. 건강한 사람의 소변에도 소량 존재하는 인디칸은 주로 장에서 단백질이 부패할 때 분해물질인 인돌에서 시작하여 중간단계인 인독실을 거쳐 생성되는 것으로 보인다. 따라서 단백질을 풍부히 섭취하고, 나아가 많은 양의 대변이 장에 축적되고, 비정상적 분해과정을 거치면 인디칸이 증가한다. **코리아트**Coriat, **타운센드**Townsend, **브루스**Bruce, **파르도**Pardo[46]의 이론에 따르면 소변에서의 인디칸 배설은 우울상태에서, 또한 뇌전증성, 진행마비성, 긴장증성 혼미에서 증가했다. 인디칸 자체가 정신장애를 일으키지 않는 것은 분명하므로 소변에서 인디칸 증가는 장독소의 침투를 시사할 뿐이다. 침투한 독소가 박테리아 독소든 분해물질이든 이러한 과정을 통해 피질질환이 생겨날 수 있음을 부인할 수 없다. 하지만 유감스럽게도 개별사례에서 이러한 관련성을 입증할 만한 단서가 현재로서는 아직 부족하다.

당뇨병Diabetes 및 **당뇨**Glykosurie, glycosuria[47]와 정신장애의 관계는 매우 자세하게 연구되었다. 대체로 정신질환자에서 뚜렷한 당뇨병은 그리 자주 나타나지 않는다. 주로 진행마비, 다음으로 알코올 중독과 멜랑콜리아에서 관찰된다. 반면 당뇨병에서 기억력 및 정신능력 감소, 과다수면, 둔감 등 정신생활의 가벼운 변화는 자주 발생하는 것 같다. 물론 당

46) 이스터브룩(Easterbrook), 정신과학 저널(Journal of mental science), 1906, 766; 파르도(Pardo), 정신의학 실험 저널(Rivista sperimentale di freniatria), XXXIII, 275.

47) 본드(Bond), 정신의학 저널(Journal of mental science), 1896, 1월호, 4월호; 라우덴하이머(Laudenheimer), 정신의학 논총(Archiv für Psychiatrie), XXIX, 2; 주간 베를린 임상학(Berliner klinische Wochenschrift), 1898, 21; 라이만(Raimann), 의학 학회지(Zeitschrift für Heilkunde), XXIII, 2, 1902.

뇨병은 고령에서 발생하기 쉬우며 그러면 종종 혈관질환을 수반하고, 이러한 혈관질환이 임상상에서 차지하는 비중이 매우 크다는 사실도 고려해야 한다. **라우덴하이머**Laudenheimer도 당뇨성 '가성마비Pseudoparalyse, pseudoparalysis'에 관해 설명한 바 있는데, 이러한 임상상은 일부 신경장애, 말더듬, 반신불완전마비, 가성뇌전증성 발작, 힘줄반사 상승에 뚜렷한 정신쇠약이 수반되는 특징을 보인다. 이 모든 장애는 항당뇨 치료를 통해 호전시킬 수 있다고 한다. 당뇨병성 혼수에서는 중증 뇌장애의 가능성이 틀림없이 있지만, 이러한 사례를 임상적으로 확실히 해석하려면 더 많은 관찰경험, 특히 해부소견이 필요하다.

당뇨는 건강한 사람보다 정신질환자에서, 특히 진전섬망 직후와 생생한 불안상태에서 훨씬 자주 나타난다. 나는 매독성 혈관질환으로 간주하고 싶은 사례에서 당뇨를 여러 번 목격했다. **라이만**Raimann은 유입된 당을 연소시키는 능력이 멜랑콜리아, 노인성 정신지체, 진행마비, 진전섬망 소멸기, 병인이 불분명한 아멘시아군에서 감소한 것을 발견했다. 따라서 대사장애를 의심할 만한 단서가 있는 형태의 정신이상에서 식사당뇨가 생기기 쉬운 것으로 보인다.

드문 사례에서 **골연화증**Osteomalacie, osteomalacia은 조발성 치매에 수반되는 것으로 보인다. 이것이 우연한 일치인지 아닌지는 당분간 두고 봐야 할 것이다.

특히 프랑스와 영국의 연구자[48]는 종종 정신장애에 **통풍**Gicht, gout이 주요한 역할을 한다고 여겼다. 혈액에 요산이 축적되면 한편으로 신경쇠약이 생길 수 있으며, 다른 한편으로 불안상태의 주요한 원인이 될 수 있

48) 코발레프스키(Kowalewsky), 신경의학 중앙지(Centralblatt für Nervenheilkunde), 1901, 593.

다고 한다. **랑에**Lange도 요산배설 변동과 주기적 우울상태에 인과관계가 있다고 여겼다. 이 설명에 따르면 주기적 우울증은 조울병에 속하는 것으로 분류될 수 있는 증상의 발작이었다. 이러한 정신장애들이 항상 요산배설과 인과관계가 있는지, 아니면 단순한 동반현상인지는 좀 더 검토해보아야 한다. 조울병이 요산배설과 인과관계가 있다는 가정은 여러 가지 근거로 매우 개연성이 없어 보인다. 뇌전증에서도 요산배설은 매우 눈에 띄는 변동을 보이며 이러한 변동은 발작 발생과 밀접한 관계가 있는 것 같다. 이러한 관계가 인과관계인지 동반관계인지는 현재로서는 불분명하다.

정신장애와 **갑상선질환**Schilddrüsenerkrankungen, thyroid diseases의 관련성에 관한 논의는 좀 더 확실한 토대에서 진행된다. 동물실험에서 이를 밝히기 위한 귀중한 자료를 얻을 수 있기 때문이다. 갑상선활동이 결손되면 정신생활에 심각한 결과가 초래된다는 사실을 우리는 잘 안다. 갑상선이 손상되거나 병적으로 변형되면 청소년의 신체 전체에는 동물들에도 인위적으로 생성시킬 수 있는 바와 같은 크레틴변성kretinistische Entartung, cretinoid degeneration이 생긴다. 반면 갑상선 전체를 제거하면 성인에게는 갑상선적출성 카켁시아Kachexia strumipriva, cachexia strumipriva 증상이 나타나는데, 그 중요한 특징은 점액부종성 피부변형과 일부 신경성 자극현상(경련발작, 테타니)을 동반하는 정신지체의 점차적 진행이다. 이러한 임상상과 유사성을 보이는 것은 갑상선 전체의 수축이나 병적 손상 등으로 인해 생기는 자발 점액부종spontanes Myxödem, spontaneous myxedema이다. 이러한 갑상선질환에서는 경증 또는 중증 정신지체에 종종 정신 우울현상과 심지어 생생한 불안상태도 더해진다. 이러한 모든 장애의 공통원인은 갑상선 활동으로 분해되어야 할 물질이 혈액에 축적되는 것이라고 여길 수 있을 것이다. **블룸**Blum은 개에서 갑상선을 제거한 후 바로 죽지 않도록 고기를 먹이지 않고 생명을 유지시키며 안절부절증, 환각, 치매 등의 정신장애를 관찰할 수 있었다. 그는 이러한 장애가 장의 단백질 부패에서 생기는 독소 때문에 생긴다고 여긴다. 이러한 정신장애가 갑상선조직 결손 이외에 부갑상선 결손에도 기인하는지는 앞으로 연구해봐야 할 것이다.

바제도병Morbus Basedowii, Basedow's goiter[49)][53]에서 관찰되는 장애는 갑상선활동의 결손과 정반대로 감상선분비의 병적 증가와 변화로 인해 야기된다고 가정해도 좋을 것이다. 이러한 장애는 갑상선호르몬을 건강하거나 병든 인간에게 유입시킨 후 나타나는 장애와 최소한 부분적으로라도 일치한다. 정신적 현상은 정신적 저항력 감소, 정서과민 상승, 조증성 또는 불안성 기분장애, 기분변동, 일시적 망상, 질투망상, 자책, 안절부절증, 심한 피로, 불면 현상이다.

눈에 띄지도 않는 기관이 대사에 미치는 중요한 역할을 더없이 분명하게 보여주는 이러한 사실을 근거로, 다른 기관에서도 비슷한 자가중독이 생길 수 있으리라고 추론할 수 있다. **바살**Vassale이 이미 보여준 바에 따르면 동물의 뇌하수체를 손상시키면 죽음을 야기하며, 잘 알다시피 인간의 뇌하수체종양은 종종 선단거대증을 동반한다. 기억력 약화, 작업불능, 정서둔감부터 완전한 사고침잠, 섬망흥분에 이르기까지의 정신장애

49) 부샨(Buschan), 바제도병(Die Basedowsche Krankheit). 1894; 뫼비우스(Möbius), 바제도병(Die Basedowsche Krankheit). 1896, 32ff.; 모드(Maude), 정신의학 저널(Journal of mental science), 1896, 1월호; 크라우스(Krauß), 엡슈타인 및 슈발베의 편람에서 갑상선 질환(Die Krankheiten der Schilddrüse im Handbuche v. Ebstein-Schwalbe). 1898; 홈부르거(Homburger), 바제도병과 정신병 및 정신신경증의 관계에 관하여(Über die Beziehungen des Morbus Basedowii zu Psychosen und Psychoneurosen). 박사학위논문, 스트라스부르 1899.

도 더해진다. 정신장애에 뇌하수체종양 자체나 뇌하수체 손상이 얼마나 영향을 미치는지는 당분간 두고 봐야 할 것이다. **비구루**Vigouroux와 **델마스**Delmas는 결핵으로 부신이 손상되면 정서둔감, 중독망상, 피해망상을 동반하는 불평 기분장애nörgelnder Verstimmungszustand, nagging mood disorder가 생긴다고 설명했다.

대사와 정신장애의 관계를 추적하면 어떤 사실이 밝혀질지는 현재로서 예상하기 어렵다. 신체균형의 급속한 변화가 다양한 정신질환에서 발견되지만, 이러한 신체변화가 정신질환의 원인인지 동반현상인지 판단할 수 없다. 뇌전증 이외에 대다수의 조발성 치매와 진행마비에도, 어쩌면 조울병에도 대사장애가 있으리라 추측할 수 있다. 끝으로 수많은 감염과 중독도 가세할 것이다.

중독Vergiftungen, intoxications. 피질에 영향을 미치는 중독 가운데 대부분은 특정한 정신기능을 독특한 방식으로 손상시키는 속성이 있다. 급속한 치사 작용이 있는 중독에서는 이러한 차이가 사라진다. 뇌피질 손상이 확산되어 즉시 의식이 완전히 정지되기 때문이다. 하지만 중독 작용이 천천히 나타나고 압도적 강도를 보이지 않으면, 빠르게 시작되어 진행되는 정신장애가 발생하므로, 특히 신체적 동반현상을 함께 고려할 경우 이러한 정신장애의 형태를 근거로 중독의 원인을 종종 역추론할 수 있다. 대부분의 뇌피질 급성 중독은 약간의 의식혼탁을 수반하므로 이에 따른 정신장애는 도취의 특성을 띠거나 환각이 수반될 경우 섬망의 특징을 띨 수 있다. 물론 대부분의 이러한 중독은 드물기 때문에 각 독소가 정신에 미치는 특별한 작용에 대한 지식은 매우 빈약하다. 하지만 이 문제에 관한 시험을 통해 알게 된 바로는 이러한 독소마다 특성이 있는 것이 매우 명확하다. 지금까지 알코올, 카페인, 트리오날, 브롬에 관해서는 정확히 연구가 나와 있고, 모르핀, 파라알데히드, 클로랄하이드레이트, 에테르, 아밀 니트라이트, 클로로포름, 코카인, 담배에 관해서는 임시적 연구가 나와 있는데, 지금까지 관찰결과에 따르면 중독시키는 독소가 화학적으로 유사하더라도 한 독소가 정신에 미치는 작용은 어떤 다른 독소가 미치는 작용과 동일한 법이 절대 없다. 이러한 사실은, 중독이 급속히 진행되지 않으면 유입되는 독소의 종류에 따라 세포변화가 특정한 특징을 보인다는 **니슬**의 소견과 완전히 일치한다. 독소가 정신에 미치는 작용의 인식이 어려워지는 것은 종종 중독에 독소와 무관한 다른 정신장애가, 예를 들어 알코올 숙취에 뇌전증성 몽롱상태가, 또는 납중독에 진행마비성 흥분이 수반되기 때문이다. 이러한 경우 중독과 임상상의 인과관계를 잘못 해석하지 않으려면, 각 해당 독소가 우리 정신생활에 특정한 작용을 미쳐야 하고 이러한 작용의 특징이 인식 가능해야 할 것이다. 아닌 게 아니라 우리는 임상상에서 다른 종류의 질병증후 이외에 이에 동반되는 알코올성 '특색'을 입증할 수 있는 경우가 드물지 않다.

물론 동일한 독성이 매우 다양한 임상상을 생성할 수 있음을 입증하는 사례도 있다. 만성 알코올 중독이 진행되면 숙취 이외에 이와 본질적으로 구별되는 정신장애인 진전섬망 및 알코올성 망상이 관찰된다. **급성** akut, acute 알코올 중독의 경우에만 항상 동일한 임상상을 보이며, 다른 질병특성이 혼합되더라도 이러한 동일한 임상상에서 세부만 변화될 수 있을 뿐이다. 따라서 만성 알코올 중독에서 다른 종류의 임상형태들이 관찰되면, 이러한 임상상들은 알코올의 직접적 작용이 아니며, 지속적 알코올 남용을 통해 신체에 생성된 변화가 어떤 식으로든 함께 작용하여 이러한 임상상들이 간접적으로 생성된 것으로 추론해야 할 것이다. 우리가 이러한 연결고리를 더 정확히 안다면, 이 경우에도 원인과 결과의 확실한 관계를 규명하여 특정한 정신 질병증후가 특정한 신체적 변화를 통해 생성됨을 밝혀낼 수 있을 것이 틀림없다. 원래의 독작용과는 전혀 관계가 없으므로 완전히 다른 종류의 임상상을 보이는 간접적 정신장애는 예를 들어 독소가 뇌피질 외부의 신체의 대사공장을 손상시키는 경우 나타날 수 있다. 이러한 간접적 정신장애로는 인중독의 경우 황달섬망 또는 신장을 해치는 중독의 경우 요독성 장애를 들 수 있을 것이다.

독성 기호품과 일부 상업용독소 등에서 생겨나 오랫동안 계속되는 중독으로 인해서는 지속적 정신쇠약상태가 종종 특정한 신경성 동반현상과 함께 발생하는데, 이러한 정신쇠약상태는 신경성 동반현상 때문에 '가성마비Pseudoparalyse, pseudoparalysis'라 불리곤 한다. 이러한 상태도 독소의 종류에 따라 다양할 것이다. 우리가 그 특징을 거의 알지 못하지만 말이다. 대체로 이러한 임상상이 뚜렷이 표출되려면 급성 중독 징후가 계속 반복하여 가세해야 한다. 잘 알다시피 이러한 임상상에서는 결손현상이 우세하게 나타나기 때문이다. 만성 중독에서 각 독소가 일으키는 독특한 세포변화를 발견하는 데도 아직 성공하지 못했다.

우리가 만성 중독에서 맨 먼저 고찰해야 하는 소규모 중독군은 민족의 영양공급과 긴밀한 관계가 있다. 이러한 중독에 속하는 것으로는 먼저 주로 북이탈리아, 남프랑스, 북스페인에서 나타나는 **펠라그라**Pellagra[50)]

50) 롬브로소(Lombroso), 펠라그라(La pellagra). 1892, 쿠렐라(Kurella) 역. 1898; 벨몬도(Belmondo), 정신의학 실험 저널(Rivista sperimentale di freniatria), XV, XVI; 투체크(Tuczek), 펠라그라에 관한 임상분석 연구(Klinische und anatomische Studien über die Pellagra). 1893; 핀치(Finzi), 페라라 지방 정신병원 회보(Bollettino del manicomio provinciale di Ferrara), XXIX, 1901; 폰 즐라타로비치(von Zlatarovic), 정신의학 연감(Jahrbuch für Psychiatrie), XIX, 283; 그레고어(Gregor), 같은 책 XXVIII, 215; 베드라니(Vedrani), 펠라그라의 정신증상(Sui sintomi psichici della pellagra). 1905.

를 들 수 있다. 매우 심한 소화장애, 장점막 위축, 체중감소, 피부발진을 동반하는 이 질환은 만성 중독으로서 대체로 부패한 옥수수 섭취 탓으로 돌려지는 것 같으며, 부수원인은 빈곤과 모든 종류의 비참함이라고 흔히들 말한다. **체니**Ceni는 최근 사상균, 페니실리움 글라우쿰Penicillium glaucum, 아스페르길루스 푸미가투스Aspergillus fumigatus의 독작용이 펠라그라의 발병 원인이라고 역설했다. 아마도 유기체가 독소를 생성하는 것 같은데, 잘 알다시피 대인전염이 관찰되기 때문이며(부언하자면 유전의 영향도 보인다), 또한 열거된 모든 유해원인이 사라진 지 오랜 뒤에 질환이 가볍게 재발하는 경우도 종종 있기 때문이다. 일부 연구자는 이 질병은 옥수수 섭취에 한정되지 않으며 서서히 확산되고 있다고 설명한다. 정신장애 증상으로는 정서과민 상승, 나아가 둔감성을 동반하며 매우 단조롭게 진행되는 우울상태, 드문 망상, 심한 자살경향, 치매 발병, 끝으로 흥분을 동반하며 이른바 펠라그라 티푸스에서는 생명을 위협할 정도로 심해지는 착란이 보인다. 이 모든 형태가 임상적으로 일관된 증상이며 독작용 탓으로 돌릴 수 있는지는 현재로서는 불분명하지만, 일련의 이른바 펠라그라성 정신장애에서는 펠라그라에 그 밖의 널리 알려진 임상상도 손쉽게 수반되어 나타난다. 특히 요부 척수에서 후방섬유단경화증 이외에 산재한 병변도 발견되며, 이러한 변형의 임상 표현은 지각착오Parästhesie, paraesthesia, 피부민감성 저하, 떨림, 근육경련, 경직, 무릎반사 증가, 다리 마비 및 쇠약, 경직된 걸음 또는 경직되어 불완전마비된 걸음이다.

다행히 독일에는 매우 드물지만, 빵용 곡류에 맥각이 섞이면, 종종 정신장애가 동반되는 **맥각중독**Ergotismus, ergot poisoning[51]이 발생한다. 때로

51) 지멘스(Siemens), 정신의학 논총(Archiv für Psychiatrie), XI, 1 및 2; 투체크(Tuczek), 같은 책 XIII, 1; XVIII, 2; 야르메르커(Jahrmärker), 같은 책 XXXV, 109.

맥각중독은 중독섬망으로 보인다. 하지만 대다수의 경우에는 오래 지속되는 질병상태가 발생하며, 이는 오래 지난 후에도 적절히 치료하면 다시 사라질 수 있다. 정신적 징조로는 일반적으로 지성기능 저하, 다소간 분명한 의식혼탁부터 마취감, 사고둔화, 기억력 약화, 착란, 그 밖에 빈번한 불안상태, 심각한 질병감이 나타난다. 때로 발어장애도 일어나며 무릎반사도 사라졌다가 상태가 호전되면 회복된다. 그 밖에 대개 뇌전증성 경련이 생기며, 뇌전증성 질환이 진행되기도 한다. 시신부검을 하면 척수의 후방섬유단경화증이 밝혀지는 경우도 있다.

기호품은 중독정신병 생성에서 매우 중요한 역할을 하는데, 그중 **알코올**Alkohol, alcohol[52)]은 우리에게 엄청난 중요성을 띤다. 정신병원 입원환자 중 알코올 중독자 비율에 관한 보고는 민족과 특별한 상황에 따라 다르며, 모든 정신질환자의 10~30%, 심지어 40%에 이른다. 뮌헨 대학병원에서는 1906년과 1907년에 입원한 정신질환자 중 22.4%가 순수한 알코올성 정신장애자였다. 나머지 정신질환자 중에서도 22.1%에서 알코올 남용이 입증되었다. 그림 I에서는 각 질병형태에서 알코올 남용의 비율을 보여준다. 알코올 중독자 비율은 뇌전증과 외상성 신경증환자에서 특히 높으며 동맥경화환자와 진행마비환자에서도 상당한 비율을 차지한다. 이 네 가지 질병형태는 알코올 중독과 어느 정도 인과관계가 있는 것

52) 바에르(Baer), 알코올 중독(Der Alkoholismus). 1878; 알코올 중독과 그 예방(Die Trunksucht und ihre Abwehr), 2판, 1907; 스미스(Smith), 알코올 문제(Die Alkoholfrage). 1895; 그로트얀(Grotjahn), 알코올 중독(Der Alkoholismus). 1898; 호페(Hoppe), 알코올에 관한 사실(Die Tatsachen über den Alkohol), 3판, 1904; 마티아스 헬레니우스(Matti Helenius), 알코올 문제(Die Alkoholfrage). 1903; 잡지: 음주 관습, 알코올 중독, 알코올 문제 퇴치를 위한 국제 월간지(Internationale Monatsschrift zur Bekämpfung der Trinksitten; Der Alkoholismus; Die Alkoholfrage).

같다. 그 밖에 알코올 중독이 수반되면 본질적으로 질병현상만이 악화되는 질환군도 관찰되는데, 물론 이러한 질병현상 악화는 앞의 네 가지 질병형태군에서도 나타난다. 백치 및 중간백치, 나아가 정신병질 상태, 끝으로 어느 정도는 조발성 치매도 질병현상만 악화되는 질병형태군에 속한다. 그 밖의 정신이상형태에서는 알코올 중독의 비율은 훨씬 감소한다. 모르핀 중독 비율은 이보다 더 줄어들지만 말이다. 쉽게 납득할 수 있듯 알코올 중독에서 남성의 비율은 어떤 질병형태에서나 비할 수 없을 만큼 압도적이다. 1906년과 1907년 뮌헨 대학병원 알코올성 정신장애자의 여성 대 남성 비율은 1:7.9였으며, 기타 알코올 중독의 여성 대 남성

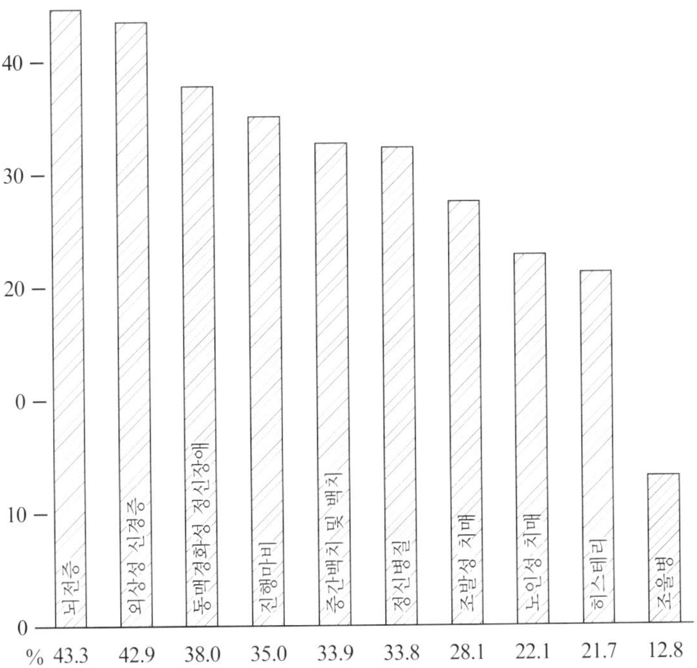

그림 1. 여러 정신장애에서 음주자 비율(1906년과 1907년 뮌헨)

비율은 1:6.8이었다. 따라서 정신이상의 각 형태에서 알코올 중독자의 비율은 남성만 따져도 현저하게 높아서, 뇌전증에서는 48.3%, 외상성 신경증환자에서는 46.2%, 동맥경화환자에서는 47.1%, 진행마비환자에서는 42.7%, 중간백치환자 및 백치환자에서는 48.7%, 정신병환자에서는 56.2%에 이르며, 남성 히스테리 환자 중에서도 41.8%가 알코올 중독자로 분류되어야 했다. 하층사회에서는 여성의 비율이 더 낮고, 상류사회에서는 여성의 비율이 현저히 높았다.

전 세계 어디서나 알코올을 즐기고 있다. 대부분의 민족은 어떤 방식으로든 숙취를 일으키는 이러한 독소를 제조하는 방법을 알고 있다. 고대 이집트인은 곡물에서, 고대 독일인과 에티오피아인은 꿀에서, 동아시아인은 쌀에서, 열대지방 주민은 야자에서, 멕시코인은 용설란으로 양조한다. 따라서 알코올은 인간의 천성적 욕구라고 종종 추론된다. 이에 맞서 대부분의 자연민족에서는 특별한 행사가 있을 때만 알코올을 만들어 마실 뿐이지 항상 즐기는 것이 아니며, 오늘날에도 수억 명의 인간은 알코올을 전혀 마시지 않고 살아간다는 사실을 지적할 수 있다. 물론 금주는 종교창시자의 업적이다. 부처도, 마호메트도, 최근에는 몰몬교 창시자인 조지프 스미스Joseph Smith[54]도 신도들에게 알코올을 즐기지 못하게 했으며, 이러한 금지는 유럽인의 사악한 행동과 상술로 인해 무시되지 않는 한 어디서나 엄격하게 지켜지고 있다.

타키투스Tacitus[55]가 『게르마니아Germania』에서 이미 지적한 대로 독일민족은 알코올 남용 경향이 매우 심한 것으로 보인다. 알코올 남용이 급속히 위험해지고 매우 중대한 문제가 된 것은, 한편으로 기술발전으로 점점 더 많은 양의 저렴한 고농축 알코올을 생산하게 되고, 다른 한편으로 양조산업과 포도주 제조가 온갖 과학기술을 이용하여 예상치 못한

전성기를 누리기 시작하면서부터다. 이러한 상황에서 알코올 소비는 지난 수십 년간 거의 모든 곳에서 증가했다. 60년 전 알코올 중독의 엄청난 확산으로 파멸의 위기에 몰렸던 스웨덴과 노르웨이는 적절한 대책을 세워 이 공포스러운 음료를 효과적으로 퇴치할 수 있었고, 그리하여 오늘날 알코올 중독자 통계에서 가장 아래 순위를 차지하고 있다. 핀란드, 아일랜드, 캐나다, 미합중국 일부 주에서도 입법을 통해 알코올 중독 억제에서 탁월한 성과를 거두고, 그리하여 민족의 건강과 도덕을 고양시키려 하고 있다. 하지만 그 밖의 대부분의 국가와 특히 독일에서는 유감스럽게도 알코올 중독이 증가하고 있음은 두말할 여지가 없다. 공장직원이 수없이 많고 온갖 종류의 술집이 들어선 대도시는 중독 추세를 부추기는 역할을 하는 것으로 보인다. 술집이 얼마나 많은지 그렇지 않아도 빠르게 증가하는 알코올 욕구를 다 채우고도 남을 기세다. 그리하여 현재 독일에서는 술값으로 매년 28억 2600만 마르크가 지출되고 있는데, 이는 제국육군과 해군의 총비용이 858억 5000만 마르크이고, 노동보험의 총비용이 4억 8800만 마르크이며, 공립 초등학교 총비용은 4억 1900만 마르크인 것과 대비된다.[53] 독일 제국에서 맥주 소비는 1872년에서 1900년 사이에 국민 1인당 81.4리터에서 125.0리터로 증가했다. 베를린 임금노동자[54]의 연간 술값 지출은 수입 증가에 따라 연소득의 평균 5.2~7.7%에 이르는데, 이는 의류비에는 5.3~9.6%가, 교육비에는 단지 1.2~1.6%가 지출되는 것과 대조된다. 바덴 지역의 산업노동자들은 연간수입의 평

53) 포도주, 맥주, 화주, 제국업무과제서의 알코올 문제 논고, 8, 2판, 1906.
54) 1903년 빈곤한 주민의 임금조사 및 가계비 계산, 베를린 통계, 3권, 1904; 카를스루에 17개 지역마을의 산업노동자 사정(Die Verhältnisse der Industriearbeiter in 17 Landgemeinden bei Karlsruhe), 바덴 공국 공장시찰부 보고서(Bericht der Großh. Badischen Fabrikinspektion), 1904.

균 12.3%를 술값으로 지출한다고 조사되었는데, 주거비로는 10.8%만 사용되었다. 하지만 독일에는 하루 수입의 17~20%를 알코올에 소비하는 일용직 노동자도 적지 않다. 내가 아는 한 자크트레거 포도밭 지역 사람은 매년 약 400마르크를 술값으로 지출했다. 최근에 알코올 중독 여성 비율도 현저히 높아지는 듯하는 것도 매우 좋지 않은 징후다.

가장 위험한 알코올 음료는 화주, 에틸알코올뿐만 아니라 종종 더 독성이 강하고 도수 높은 알코올, 특히 아밀알코올도 포함되어 있는 감자화주와 남프랑스와 북이탈리아에서 널리 마시는 압생트(향쑥으로 만든 에테르 함유 리큐어)다. 맥주를 마시는 남부 독일과 포도주 재배지에서는, 감자화주가 노동자들의 가장 중요한 알코올 기호품인 북동부 독일에서와 달리, 심한 형태의 알코올 중독 비율이 높지 않다. 하지만 약한 알코올은 독소함량이 적기는 하지만 훨씬 많은 양을 소비하므로 유해하기는 마찬가지다. 그 밖에 맥주를 엄청난 양으로 소비하면 또 다른 유해요인도 나타나는데, 이는 찬 음료의 다량 공급이 위, 신장, 순환기, 대사에 미치는 부작용이다. 그리하여 각 알코올성 정신장애의 발생비율은 맥주를 주로 즐기는 지역과 화주를 주로 즐기는 지역에서 매우 상이한 양상을 보인다. 화주지역에서는 중증형태의 만성 알코올 중독, 알코올성 뇌전증, 진전섬망, 코르사코프 정신병이 발생하지만, 맥주지역에서는 신체적·정신적 능력이 완만하게 감소하며 전반적으로 바보 같아지고, 여기에 몸이 붓거나 동작이 서툴러지는 현상이 동반되고 심장부전이나 피질출혈 경향이 더해진다. 맥주는 무해해 보이는 까닭에 광범위한 주민층이 즐기므로, 주로 하층만 정말 자주 마시는 화주보다 주민 전체상을 훨씬 더 많이 변화시킨다. 부언하자면 맥주를 마시던 사람도 경제 사정이 나빠져 맥주를 마실 돈이 없으면 화주로 바꾼다. 맥주의 도시 뮌헨에서 우리 대학병원에 입원한 알코올 중독자 가운데 40%는 맥주 이외에 화주도 마셨다.

알코올이 정신장애 생성의 원인이 되는 것은 주로 알코올이 뇌피질에 중독을 야기하기 때문이다. 동물실험에서 밝혀진 바에 따르면 알코올을 반복해서 투여하면 각 투여량이 치사량이 아니라도 뇌피질 신경세포의 손상이 심각하게 확산될 수 있다. 이러한 소견은 **퓌러**Fürer[55]와 **뤼딘**Rüdin[56]56이 실행한 심리검사와 일치한다. 이 심리검사 결과에 따르면 적당히 숙취해도 그 후유증이 피검사자의 정신양태에서 12~24시간, 심지어 48시간 동안 입증될 수 있었다. 이러한 후유증에서는 급성 알코올 작용 이외에 정신능력 저하, 운동 흥분성 상승, 습관적 소리연상 경향이 포함된다.

알코올을 계속해서 마시면 각 음주량의 후유증이 점차 축적됨이 틀림없다. 아닌 게 아니라 알코올 중독자의 뇌에 변화가 생겨나며 이 변화는 각 숙취보다 훨씬 오래 지속된다. 나는 한 알코올 중독자에서 완벽한 금주를 시작한 지 2주 후에도 아마도 정신운동의 흥분성 상승에 수반되는 파악기능의 심한 저하를 입증할 수 있었다. 이러한 변화가 얼마나 빨리 생기는지는 처음에는 알 수 없다. 이러한 변화에서는 개인 저항력이 상당한 역할을 하는 것이 틀림없다. 하지만 **스미스**Smith[57]가 입증한 바

55) 퓌러(Fürer), 알코올 남용 퇴치를 위한 제5차 바젤 국제총회(Bericht über den V. internationalen Kongreß zur Bekämpfung des Mißbrauchs geistiger Getränke in Basel), 1896, 355.

56) 뤼딘(Rüdin), 심리학 논문집(Psychologische Arbeiten), IV, 1 및 495.

57) 스미스(Smith), 알코올 남용 퇴치를 위한 제5차 바젤 국제총회(Bericht über den V. internationalen Kongreß zur Bekämpfung des Mißbrauchs geistiger Getränke in Basel), 1896, 341.

에 따르면 약 2리터에 해당하는 알코올을 매일 마시면 둘째 날부터 벌써 정신능력이 지속적으로 저하된다. 12일 뒤 알코올 즐기기를 중단하자마자 이러한 손상은 즉시 사라졌다. 하지만 일주일 후 다시 알코올을 마시자 이제 이 독성의 효과는 첫째 날부터 매우 분명하게 나타났다. **퀴르츠** Kürz[58]도 매우 유사한 검사결과를 얻었다. 네 명의 연구자가 일치하여 얻은 관찰경험은 자주 알코올을 마시면 상당히 빠른 시일 내에 지속적 후유증이 생긴다는 사실을 입증한다. 물론 이러한 후유증은 오랫동안 매우 사소할 수 있다. 하지만 네 명이 보고한 검사결과를 활용하면 만성 알코올 중독의 초기의 경미한 증상을 통찰할 수 있을 것이다.

내가 생각하기에 이러한 검사결과는 누구를 알코올 중독자로 간주해야 하는가라는 중요한 문제에 답변할 수 있는 근거도 제공한다. 보통 양의 알코올을 하루 또는 이틀 간격으로 자주 마시면 지속적 후유증이 매우 빨리 생기므로, 매일 80~100g의 알코올을 마시는 대다수의 사람에서는 정신변화의 징후를 입증할 수 있다고 추론된다. 그 증거가 되는 것은 적당량의 알코올을 매일 마시는 것을 포기하면 전체적 정신능력과 전반적 신체상태가 눈에 띄게 좋아지는 결과가 종종 생긴다는 사실이다. 알코올을 자주 마시면 생기는 적응성에 관해서는 아직 확실한 사실이 알려져 있지 않다. 적당히 술을 마시던 사람은 오랜만에 술을 마시면 알코올에 금방 취한다. 반면에 자주 술을 마시는 사람은 알코올 기운이 빠르게 오르지 않는 것이 분명하다. 하지만 주정뱅이가 나이가 많아지면 다시 알코올에 금방 취한다. 다른 독소들에서 훨씬 뚜렷하게 나타나는 적응현상과 관련하여 우리가 가정할 수 있는 바는, 알코올 적응현상은 알코

58) 퀴르츠 및 크레펠린(Kürz und Kraepelin), 심리학 논문집(Psychologische Arbeiten), III, 417.

올이 신경조직에 미치는 지속적 후유증으로서, 이 후유증은 숙달을 통한 능력 강화를 뜻하는 것이 아니라 모르핀에 대한 무감각처럼 병적 변화로 파악되어야 한다는 것이다.

알코올 남용이 심각하게 오랫동안 지속되면 대개 뇌와 정신생활에 후유증을 미칠 뿐만 아니라 다양한 신체기관에 다소간 변형을 확산시키며, 특히 혈관을 상당히 일찍부터 손상시킨다. 결국 이러한 방식으로 중증 만성질환이 생길 수 있으며, 이러한 만성질환은 매우 느리게 어느 한도까지만 회복될 수 있다. 하지만 세상사람이나 특히 알코올 중독자 자신도 주목하지 않는 경증의 알코올 중독도 건강을 지속적으로 약화시킬 수 있다. 영국 생명보험회사의 수십 년에 걸친 관찰경험은 확실하게 이를 입증하는데, 이에 따르면 금주하는 피보험자의 예상수명은 나머지 피보험자의 예상수명보다 20~30% 길다. 지속적 알코올 중독으로 인해 전염병에 대한 저항력도 저하된다는 사실은 **라이티넨**Laitinen의 실험 등의 임상경험이 보여주고 있는데, 이 실험에서는 알코올을 주입한 동물들은 면역시키기 더 어려웠고 헤모글로빈이 풍부하게 생성되지 않았으며, 따라서 더 적은 병균 투여로도 더 빠르게 인위적으로 감염되었다.

알코올성 만성질환이 특히 심각한 결과를 야기하는 것은, **후손**에게 매우 악영향을 미칠 수 있는 것으로 보이기 때문이다. **데메**Demme[59]는 각각 열 가정으로 이루어진 두 그룹을 12년 동안 관찰하여 이 문제를 상세히 조명했다. 한 그룹에서는 부모가 알코올 중독자였고, 다른 그룹에서는 알코올 중독자가 아니었다. 알코올 중독자 그룹에서는 총 57명의 자녀가 태어났고, 그중 10명, 즉 17.5%만 완전히 정상이었다. 나머지 자녀는 퇴

59) 데메(Demme), 알코올이 자녀의 신체에 미치는 영향(Über den Einfluß des Alkohols auf den Organismus der Kinder), 1891.

행 징후가 있는 다양한 질환, 기형, 발육부전, 헌팅턴 무도병, 뇌전증, 백치를 앓았다. 25명의 자녀는 생후 수개월 만에 사망했다. 부모가 알코올 중독자가 아닌 가정에서는 61명의 자녀가 태어났다. 그중 5명만 사망했으며, 4명의 자녀는 나중에 신경질환 질병을 앓았고, 2명은 기형이었다. 나머지 50명, 즉 81.9%의 자녀는 완전히 건강을 유지했다.

이러한 관찰경험은 매우 다양한 조사를 통해 확인되었다. **플라우트**가 발견한 바에 따르면 183명의 알코올 중독자 자녀 가운데 32.7%가 생후 1년 안에 사망했고 생존한 자녀 가운데 59%가 정신적으로 건강하지 못했다. 나머지 자녀 가운데서도 절반이 신체질환 또는 발달장애를 보였다. **아리베**Arrivé[60]는 알코올 중독자 가정의 433명의 자녀를 보통 가정의 847명의 자녀와 비교하여 알코올 중독자 가정에서는 기형출산 및 사산 비율과 사망률이 높음을 알아냈다. 알코올 중독자 가정에서는 자녀의 50.4%만, 보통 가정에서는 69.7%가 5세 이상 생존했다. 알코올 중독자 자녀가 결핵에 쉽게 걸린다는 사실은 **붕에**Bunge[61]가 밝혀냈다. **부르네빌**Bourneville의 보고에 따르면 그가 조사한 2554명의 정신질환 어린이 가운데 235명은 틀림없이, 86명은 아마도 숙취상태에서 수정授精되었다. **베촐라**Bezzola는 스위스의 정신지체 자녀 8196명의 수태 시기를 산출하여 이를 모든 자녀 수태 시기의 연간 곡선과 비교했다. 그 편차에서 밝혀진 바에 따르면 신년, 사육제, 포도수확기에 훨씬 많은 정신지체 자녀가 수정되었으며, 이러한 상황이 알코올 남용과 관련되어 있음은 의심할 수 없다. 이러한 관찰경험을 통해 숙취상태에서 수정된 자녀는 타락

60) 아리베(Arrivé), 알코올 중독이 인구감소에 미치는 영향(Influence de l'alcoolisme sur la dépopulation), 1899.

61) 붕에(Bunge), 피르호 논총(Virchows Archiv), CLXXV, 196.

하기 쉽다는 오래된 속설이 새로운 근거를 얻고 있으며, 잘 알다시피 혼외자녀가 신체적으로나 정신적으로 열등한 것은 아마도 그들의 수정에 알코올이 종종 함께 작용하는 데 기인할 수 있음이 지적되기까지 했다. 물론 위에 언급하거나 이와 유사한 조사에서는 알코올에 의한 직접적 태아손상 이외에 후손에게 해로운 수많은 간접적 영향, 즉 알코올 중독자의 선천적 열등성, 경제적 비참함, 가정에 대한 보살핌 부족, 잦은 흥분, 불규칙적 생활방식 등이 종종 함께 작용한다는 사실도 고려되어야 할 것이다. 다른 한편으로 부모의 알코올 중독이 자녀를 얼마나 불행하게 하는지 완벽하게 알아내려면 이 자녀가 죽을 때까지 운명 전체를 추적할 수 있어야 할 것이다. 하지만 그렇더라도 위의 모든 연구에서 섬뜩할 만큼 분명하게 지적되는 사실은 만성 알코올 중독이 개인을 파멸시킬 뿐만 아니라 다음 세대에게도 이미 태아상태에서 타락의 낙인을 찍어준다는 것이다.

이러한 주장을 더 자세히 설명해주는 것은 알코올 중독자의 30~40%가 알코올 중독자 부모에게서 태어난다는 사실이다. **부르네빌**Bourneville[57]이 발견한 바에 따르면 그가 조사한 백치, 뇌전증, 히스테리, 중간백치 자녀 가운데 36.5%가 알코올 중독자 아버지를, 3.1%가 알코올 중독자 어머니를 두고 있었으며, 1.5%는 아버지와 어머니 모두 알코올 중독자였다. 그 밖에 뇌전증환자 및 백치환자에서는 20~30%가, 범죄자, 재소자, 창녀에서는 훨씬 많은 비율이 알코올 중독자 부모를 두고 있음이 입증된다. **본회퍼**Bonhöffer[58]는 대도시 거지와 부랑자의 35%가, 창녀의 44.7%가 알코올 중독자 부모를 두고 있음을 알아냈다. **묑케묄러**Mönkemöller[59]는 300명의 재소자 가운데 50명의 혼외자를 배제한 후 아버지가 알코올 중독자인 사례 145회, 어머니가 알코올 중독자인 사례 12회, 아버지와 어머니 모두 알코올 중독자인 사례 4회를 알아냈다. **붕에**[62]의 조사에 따르면 알코올 중독자 가정에서는 수유授乳 능력도 사라지고 있다.

알코올이 개인과 가족 전체에 치명적 영향을 미칠 때, 이미 시사했듯, 알코올 남용에 동반되기 마련인 위험한 요인이 가세하는 경우가 대부분이다. 화주는 주로 가난한 남성이 마시는 술로서, 남성은 이 술에서 기운을 찾고 온기를 얻기를 기대하며, 심지어 음식을 대신해주기를 바란다. 이 경우 경제적 비참함으로 인한 일상의 곤경, 불충분한 영양섭취, 열악한 주거환경 및 노동환경이 알코올의 영향력을 촉진시킨다. 그리하여 처음에는 특정한 계기로, 고된 노동이 끝난 후에, 임금을 받은 날이나 유혹적 파티에서 즐기던 화주가 점차 생활욕구로 변하고, 이제 습관성 알코올 중독자는 자주, 매일, 근무 중에도 퇴근 후에도, 일요일에도, 집에서도 술집에서도 알코올을 손에 든다. 역으로 다름 아니라 알코올이 알코올 중독자의 신체적 · 정신적 · 사회적 안녕에 미치는 파괴적 영향을 통해 필연적으로 경제적 몰락을 유발하고 이러한 방식으로 도저히 빠져나올 수 없는 악순환을 생성한다. 알코올이 기분을 들뜨게 하고 어디에나 널리 퍼져 민족의 악습이 될 만큼 매력적이므로, 이러한 비탈길로 떨어질 위험이 흔히 생각하는 것보다 훨씬 더 크다. 우리는 유감스럽게도 독일의 입법부가 알코올 중독의 확산을 거의 수수방관하고 있으며, 심지어 다양한 알코올 산업을 세심하게 우대하여 촉진하고 있다고 비난하지 않을 수 없다. 하지만 입법부는 독일에서 음주의 권리를 반드시 관철시키려 하는 이른바 '공공여론'에만 따르고 있다. 의사계층이라면 다양한 불행한 관찰경험을 통해 알코올의 파괴작용을 충분히 알아야 할 텐데, 의

62) 붕에(Bunge), 여성의 수유 불능 증가(Die zunehmende Unfähigkeit der Frauen, zu stillen), 6판, 1909.

사들조차 독일 민족에게 가장 위험한 음료를 쇠약환자나 심지어 어린이에게 강장제로 정말 아무 생각 없이 권장하고 있다.

물론 적당히 알코올을 마신 뒤나 심지어 때로는 독한 알코올을 과음한 뒤에도 심각한 손상을 입지 않고 악영향을 이겨낼 수 있다고 인정할 수 있을지 모른다. 다만 허약한 소인 또는 불리한 상황 때문에 매일 알코올을 마셔 건강과 행복을 잃고 있는 사람의 수가 정말 너무 많다! 정신과 의사에게도 책임이 있다. 교양 있는 계층에서도 독일 민족의 대중에서와 거의 다를 바 없이 알코올 남용이 관대하게 용인되고 있으며 심지어 호의적으로 조장되기조차 하는데, 이는 알코올 중독이라는 민족질환이 강력하고 파멸적인 힘을 발휘하는 가장 중요한 원인이다. 매년 부랑자나 게으름뱅이나 이런저런 쓸모없는 건달뿐만 아니라 유능하고 매우 재능 있는 천재들마저 알코올 중독에 빠지고 있다. 물론 주로 의지가 허약한 인격이 알코올의 영향에 굴복하지만, 알코올은 인간의 의지와 저항력마저 파괴하여 최후의 승리를 거두는 데 유리한 조건을 마련한다는 사실도 잊지 말아야 한다.

알코올 남용으로 인해 생기는 정신장애에는 숙취와 알코올성 단순 정신지체 이외에 먼저 진전섬망, 다음으로 알코올 망상, 질투망상, 알코올 중독자의 환각성 정신지체, 끝으로 코르사코프 정신병 대부분이 속한다. 각 질병형태의 발생 비율은 어떤 음료를 즐기는지에 따라 주로 결정된다. 맥주를 엄청나게 즐기는 뮌헨에서는 숙취상태 이외에 알코올성 단순 정신지체가 주로 생기지만, 진전섬망은 알코올 중독자의 약 9.2%에서만 나타난다. 이에 반해 주로 화주를 마시는 브로츠와프에서는 매년 8~9건의 섬망이 관찰되며, 화주중독자에서는 맥주중독자에서보다 코르사코프 정신병과 알코올 망상도 훨씬 빈번하게 나타난다. 나아가 알코올은 다양한 종류의 새로 발생한 흥분상태에서는 특히 남성환자 및 진행마비환자에서 모든 현상이 급속하고 현저하게 악화되게 한다. 그렇지만 알코올 남용 경향은 정신이상 발생의 원인이 아니라 오히려 징후인 경우가 종종 있음에 유의해야 한다. 뇌전증 소인이 있으면 적당량의 알코올만 마셔도 심각한 정신장애를 유발할 수 있다. 정신병환자 및 히스테리 환자에서도 알코올의 영향을 받으면 지나치게 격렬한 흥분이 나타나는 것이 관찰된다.

알코올과 화학적으로 매우 유사한 것은 **에테르**Äther, ether[63]와 **파라알데히드**Paraldehyd, paraldehyde[64]다. 에테르는 오래전부터 아일랜드에서, 최근에는 동프로이센에서도 훨씬 큰 규모로, 알코올의 저렴한 대체수단으로 대개 화주에 섞어서 사용하고 있으며, 때로는 흡입하기도 한다. **조머**Sommer[60]의 보고에 따르면 **메멜**[61] 지역에서는 이미 1897년에 무려 8580리터의 에테르를 음료용으로 판매했다. 에테르는 알코올보다 도취성이 강하다. 에테르는 알코올과 마찬가지로 신장, 간질환과 심장 지방화를 통해 지속적 만성질환을 유발하는 것으로 보인다. 때로는 **페트롤**Petroleum과 **가솔린**Benzin, gasoline도, 드물게는 **클로로포름**Chloroform도 도취상태에 빠지기 위한 기호품으로 사용되었다. 클로로포름은 마취 뒤에는 조증성 흥분과 역행성 기억상실을 동반한 섬망을 유발한다.

파라알데히드가 정신생활에 미치는 작용은 알코올의 작용과 매우 유사하다. 파악력과 사고력 마비작용이 훨씬 빠르게 매우 높은 정도에 도달하는 반면, 알코올의 경우 뚜렷이 나타나는 정신운동성 흥분은 비교적 미미한 편이다. 이러한 이유로 파라알데히드는 일반적으로 기호품보다는 수면제로 사용된다. 하지만 하루에 30~40g에 이를 만큼 매우 많은

63) 조머(Sommer), 신경학 중앙지(Neurologisches Centralblatt), XVIII, 194. 1899.
64) 라인홀트(Reinhold), 월간 치료학(Therapeutische Monatshefte), 1897, 6월호.

양을 지속적으로 사용하는 데 점차 적응하게 되어 만성 알코올 중독과 비슷한 만성질환에 빠지게 되는 사례도 알려져 왔다. 질병현상은 식욕감퇴, 영양실조, 기억력 및 정신능력 감소, 떨림 등이 있다. 알코올 중독자의 섬망과 정확히 일치하는 상태도 몇 번 관찰되었다. **프로프스트**Probst는 36시간 동안 150g을 소비하자 파라알데히드 섬망이 나타났다가 7일 뒤에 회복되는 것을 관찰했다.

알코올 중독보다 덜 퍼져 있지만 매우 놀랄 만큼 증가하는 만성 중독으로는 최근 수십 년 동안 알게 된 **모르핀 중독**Morphiumsucht, morphinism이 있는데, 이는 모르핀 주사를 오랫동안 계속해서 사용하면 발생한다. 모르핀 중독에서도 모르핀이 뇌피질 마비 및 흥분에 미치는 영향이 일반적으로 수반되는 것이 관찰되며, 뇌피질 마비는 의지동기와, 뇌피질 흥분은 파악력과 지성기능과 관계되는 듯하다. 처음에 느껴지던 쾌적감이 몇 시간 뒤에 이미 사라지고 매우 고통스러운 무기력과 낙담이 대신 들어서며, 이러한 증상은 모르핀만으로 다시 제거할 수 있으므로, 환자가 모르핀을 구할 수 있는 경우에는 언제나, 모르핀의 영향으로 느껴지는 행복과 도취에서 깨어난 뒤의 비애가 번갈아 반복된다. 거기에 시간이 흐름에 따라 모르핀에 점점 더 적응하게 되어, 종종 믿을 수 없을 만큼 많은 투여량이 필요하게 된다. 신체능력, 정신능력, 윤리능력에 심각한 결과를 초래하는 만성 모르핀 중독의 증상은 이러한 방식으로 생성되며, 이에 관해서는 뒤에서 더욱 자세하게 살펴볼 것이다. 모르핀 중독은 모든 근본적 특징에서 동아시아에 널리 퍼져 있는 **아편중독**Opiophagie, opiumism과 일치하는 듯하지만, 아편은 모르핀보다 더욱 들뜨고 화려한 몽환상태를 촉진시키는 것으로 보인다. 모르핀 중독의 최신 변종은 **디오닌 중독**Dioninismus, dioninism과 **헤로인 중독**Heroinismus, heroinism인데,

헤로인 중독[65]은 특히 우려스럽게 보인다. 헤로인은 디아세틸모르핀으로서 통증, 불면증, 신경과민, 기침 치료에 사용되며, 투여량은 하루 수 그램(심지어 20g)까지 급속히 증가할 수 있다. 급속한 정신쇠약 작용을 한다. 끊으면 허약, 심한 발한, 호흡곤란에서 호흡정지에 이르기까지 심한 장애가 나타나며, 이러한 장애는 헤로인이 아니라 모르핀과 에테르를 투여해서만 제거할 수 있다.

모르핀을 금단할 때 금단현상을 완화하기 위해 종종 **코카인**Cocain, cocaine이 사용되었다. 하지만 코카인은 모르핀보다 더 심한 위험을 초래할 수 있다는 사실이 매우 빨리 밝혀졌다. 코카인 중독자의 정신쇠약은 모르핀 중독자의 정신쇠약보다 훨씬 급속히 진행되고, 정신운동의 흥분현상이 나타나면서 정신능력 및 저항력 전체가 극도로 약화된다. 그 밖에 코카인의 영향을 받으면 독특한 임상상인 코카인 망상도 생성된다. 코카인은 원산지인 페루에서 애호되는 기호품이다. 하지만 페루에서도 정기적 코카인 사용이 신체 및 정신건강에 미치는 심각한 결과가 잘 알려져 있다.

그 밖에 서아시아와 북아프리카에서는 **해시시**Haschisch, hashish 흡연이 광범위하게 확산되어 있다. **워녹**Warnock[66]62의 보고에 따르면 카이로 정신병원에 입원한 253명의 환자 가운데 80명이, 그중에 5명이 해시시에 중독되어 있었다. 그의 구분에 의하면 먼저 급성의 몽환성 해시시 섬망이, 그런 다음 오래 지속되는 불안성 흥분상태가, 끝으로 심한 의지박약

65) 뒤앙(Duhem), 의학 발전(Progrès médical), 23. 2월호, 1907.
66) 워녹(Warnock), 정신의학 저널(Journal of mental science), 1월호, 1903, 96; 숄텐스(Scholtens), 정신과 및 신경학 논문집(Psychiatrische en neurologische Bladen), 1905, 244.

과 정서과민 상승을 동반하는 치매상태가 나타난다. 북시베리아에서 습관적으로 즐기는 독소인 **광대버섯**Fliegenschwamm, fly agaric도 유사한 질환을 일으키는 것으로 보인다.

의약품 중에서는 아마도 **브롬화물**Bromsalz, bromide이 가장 자주 정신장애의 원인이 될 것이다. 브롬화물을 장기 복용하면 신경마비현상이 일어나면서 완전한 둔감성을 보일 만큼 정신기능이 약화된다. 거기에 소화장애, 기관지질환, 잘 알려진 여드름 증상도 더해진다. 이따금 관찰되는 **술포날**Sulfonal 남용으로 인해서는 파악력과 사고력의 현저한 둔화, 분별불능, 착란, 졸림이 생기며, 아울러 현기증, 운동실조Ataxie, ataxia, 다리 쇠약, 뇌전증형태의 발작, 지각착오Parästhesie, paraesthesia, 그 밖에 메스꺼움, 구토, 소화장애가 발생한다. **요오드포름**Jodoform, iodoform 사용[67] 후에는 불안하여 울먹이고 안절부절하는 것이 관찰되었는데, 이는 환각을 동반한 섬망성 착란으로 고조될 수도 있다. 요오드포름 작용 탓으로 돌려지는 그 밖의 임상상에서도 인과관계가 있는지는 내가 보기에는 의심스럽다. 그 밖에 **아트로핀**Atropin, atropine, **히오신**Hyoscin, hyoscine, **키닌**Chinin, kinin, **살리실산**Salicylsäure, salicylic acid, **석탄가스**Leuchtgas, coal gas, **황화수소**Schwefelwasserstoff, hydrogen sulfide, **아산화질소**Stickstoffoxydul, nitrous oxide 등에서도 중독섬망의 개별사례가 보고되어 있다.

직업병에서 생기는 일부 중독은 실제적 중요성이 훨씬 더 크다. 광산, 거울공장, 또한 매독 치료과정에서 대량으로 흡수되는 **수은**Quecksilber, mercury 탓에 과민성 상승, 경기, 당황, 착란, 환각, 악몽, 불면증을 동반한 정신장애가 생긴다고 흔히 여겨진다. 나아가 이러한 정신장애를 기반

67) 슐레징어(Schlesinger), 정신의학 일반 학회지(Allgemeine Zeitschrift für Psychiatrie), LIV, 979.

으로 다양한 종류의 흥분상태가 생성되거나, 모든 정신기능이 점차 감소되어 기억력과 판단력 쇠약, 정서둔감, 의지상실이 발생할 수 있다. 특히 화가, 주물공, 식자공에서 관찰되는 '**납중독성 뇌병증**Encephalopathia saturnina'[68]은 심한 의식혼탁 및 환각과 함께 급성으로 진행되는 납섬망을 발생시킨 후, 기억력 감퇴, 정서둔감, 불안감, 피해망상, 자살경향, 폭력분출을 동반하는 뚜렷한 정신쇠약상태를 생성시킨다. 거기에 알코올 내성결핍, 두통, 뇌전증성 경련, 근육경련, 떨림, 말장애, 뇌신경마비, 만성 납중독의 그 밖의 잘 알려진 징후가 더해진다. 납이 급속히 흡수될 때 신경세포의 변화는 **니슬**이 상세하게 추적했다.

인Phosphor, phosphorus 중독은 내 관찰결과에 따르면 사망 직전 며칠 동안 깊은 혼수상태로 이행하며 착란, 기분변동, 뚜렷한 말착오Paraphasie, paraphasia를 동반한 섬망상태를 생성한다. 피질세포가 변화하여 착색되지 않는 물질이 매우 짙게 착색되고 미세한 구조가 사라지고 핵의 윤곽이 불분명해지다가, 마침내 세포가 완전히 사라지거나, 아니면 이전처럼 윤곽으로 분명하게 구분되지 않고 그림자 같은 형상으로만 가까스로 인식될 수 있다. **산화탄소**Kohlenoxydgas, carbon oxide[69]는 헤모글로빈에서 산소를 몰아내어 뇌에서 울혈, 출혈, 연화병변을 유발하는데, 이는 먼저 섬망뿐만 아니라 중독 당시까지 소급하는 기억상실마저 동반하는 심한 착

68) 욜리(Jolly), 샤리테병원연감(Charitéannalen, XIX); 프로프스트(Probst), 월간 정신의학(Monatsschrift für Psychiatrie), IX, 444; 퀸셀(Quensel), 정신의학 논총(Archiv für Psychiatrie), XXXV, 612; 휘브너(Hübner), 납중독 후 정신질환(Geisteskrankheiten nach Bleivergiftung). 박사학위논문. 1904.

69) 그라이덴베르크(Greidenberg), 의료심리학 연감(Annales medico-psychologiques), VIII, 12, 58, 1900; 지벨리우스(Sibelius), 월간 정신의학(Monatsschrift für Psychiatrie), XVIII, 별권, 39.

란을 생성한다. 그러고 나서 이러한 상태에서 회복한 며칠 뒤에는 정신쇠약상태가 발생할 수 있는데, 이러한 상태는 특히 의식의 불명료성과 둔감성 이외에 고도의 기억력 약화의 특징을 띠며 불치이거나 심지어 사망에 이르기도 한다. 이때 마비, 현기증발작, 언어곤란, 운동불안정, 반사증가는 뇌손상을 분명히 시사한다. 산화탄소 자체는 신체에서 단 며칠 동안만 입증되므로, 계속되는 질병사례는 산화탄소가 어떤 신체기관에 미치는 파괴적 후유증임이 틀림없다. **지벨리우스**Sibelius[63]는 특히 혈관질환이 발생한다고 생각한다. 고령이거나 공급된 산화탄소의 독성이 강한 경우에는 최초의 장애가 완화된 이후 심각한 질병현상이 재발할 위험이 가장 큰 것으로 보인다.

황화탄소Schwefelkohlenstoff, carbon sulfide[70]는 소화장애 이외에 두통, 현기증, 불면증, 기억력 약화, 근육약화, 감각장애를 유발하는데, 이 황화탄소도 정신질환 발생에 중요한 역할을 하는 것으로 여겨져 왔다. 심지어 불치나 사망으로 이어지기까지 하는 일련의 다양한 정신병이 고무공장에서 황화탄소 증기 흡입을 통해 생겨난다고들 말한다. 지금까지 황화탄소 작업에서 관찰된 정신장애는, 조증성, 드물게는 우울성 기분장애, 현기증발작, 팔다리 무거움, 식욕부진, 만성변비를 동반하면서 급속히 진행되는 일부 섬망상태를 제외하면, 이 황화탄소의 작용 없이도 나타나

70) 함페(Hampe), 황화탄소중독으로 인한 정신질환에 관하여(Über die Geisteskrankheiten infolge Schwefelkohlenstoffvergiftung). 1895; 레이놀즈(Reynolds), 정신의학 저널(Journal of mental science), XLII, 25; 라우덴하이머(Laudenheimer), 고무공장 노동자의 황화탄소 중독(Die Schwefelkohlenstoffvergiftung der Gummiarbeiter). 1899; 쾨스터(Köster), 정신의학 논총(Archiv für Psychiatrie), XXXII, 569, 903; 독일 신경의학 학회지(Deutsche Zeitschrift für Nervenheilkunde), XXVI; 퀜셀(Quensel), 월간 정신의학(Monatsschrift für Psychiatrie), XVI, 48, 246.

는 것이 목격되는 임상상들, 특히 히스테리 증상 및 조발성 치매 증상과 일반적으로 완전히 일치하며, 몇 가지 정신장애는 순환성 정신질환 또는 감염섬망을 연상시킨다. 이러한 정신장애에서 황화탄소중독이 진정한 질병원인이라는 사실은, 내 생각에 아직 입증되지 않은 것으로 보인다. 끝으로 **아닐린**Anilin, aniline, **바이니트로톨루엔**Binitrotoluol, binitrotoluene, **톨루이딘**Toluidin, toluidine[71] 중독 후 갑작스러운 도취성 흥분상태에 관한 관찰결과가 보고되어 있다.

기관질환Organerkrankungen, organ diseases. 정신병 병인론에서 가장 어렵고 이론이 분분한 분야는 기관질환이 정신병에 미치는 영향에 관한 학설이다. 이러한 학설에서는 그 본성상 관련성이 항상 복잡다단하고, 수많은 수를 통해서도 확실하게 증명되지 않으므로, 각 관찰경험의 해석이 어느 정도는 대체로 관찰자의 개인적 판단에 맡겨진다. **감각기관**Sinnesorgane, sensory organs의 질환 가운데는 특히 **귀질환**Ohrenleiden, ear problems[72]이 정신증 생성에 영향을 미치는 것으로 보인다. 먼저 오래 지속되는 환청에서는 전기적 청각반응을 변화시키는 중이질환이 자주 관찰되어 둘 사이에 어떤 인과관계가 있을 것으로 가정하지 않을 수 없다. 특히 편측환청이 있을 때에 그렇게 생각하게 된다. 때로는 귀에서 소리가 울리는 이명에 환청이 수반되며, 이명에 따라 환청이 호전되거나 악화되기도 하고, 특히 오래된 중이화농이나 경화증 등의 귀질환을 치료하

71) 프리틀렌더(Friedländer), 신경학 중앙지(Neurologisches Centralblatt), XIX, 155, 294, 1900.

72) 자크(Jacques), 귀질환과 관련된 정신적 사고(Des accidents psychiques liés aux maladies de l'oreille), 박사학위논문. 1905; 브라이언트(Bryant), 신경질환 및 정신질환 저널(Journal of nervous and mental diseases), 1906, 553; 베흐테레프(Bechterew), 월간 정신의학(Monatsschrift für Psychiatrie), XIV, 205.

면 환청이 줄어들기도 한다. 귀지 덩어리만 제거해도 환청이 사라진 사례도 보고된다. 다음으로 급성 귀질환이나 만성 귀질환이 악화되는 경우 불안성 흥분상태가 이따금 목격된다. 후천성 난청 환자에서는 환청을 동반하는 단조로운 피해망상Beeinträchtigungsideen, persecutory delusions과, 수년간 더 이상 발달하지 않고 지속될 수 있을 것으로 보이는 관계망상Beziehungswahn, delusions of reference이 관찰된다. 의사소통이 어렵기 때문에 이러한 환자의 정신상태를 분명히 알아낼 수 없지만, 이러한 '난청환자의 정신병'과 귀질환에 인과관계가 있다고 생각되기 마련이다. 이러한 정신병은 말하자면 난청환자들에서 쉽게 발생하는 잘 알려진 불신이 발달한 형태이며 환청을 수반하는데, 이러한 환청은 부분적으로는 난청의 질병과정으로 인해, 부분적으로는 외부 인상이 없을 때 주의력을 집중함으로 인해 생겨난다. 청각장애와 정신쇠약상태geistige Schwächezustände, state of mental weakness의 중요한 관계를 여기서 잠깐 생각해볼 수 있겠다. 청각장애는 뇌변형을 통해 야기되지만, 정신쇠약상태는 대체로 정신발달 전체를 손상시키기 마련이다. 그러나 청각장애가 귀질환에 기인한다 할지라도, 언어생활에서 중요한 사고보조수단인 청각이 결여되어 주위사람들과의 의사소통에 어려움을 겪으면 정신생활 전체에 치명적 영향을 미치지 않을 수 없으며, 조기에 성공적 언어교육을 해야만 이러한 악영향을 막을 수 있다.

마찬가지로 코인두의 아데노이드 증식adenoide Wucherungen des Nasenrachenraumes, adenoid vegetation of nasopharynx도 정신발달에 영향을 미친다. 아데노이드가 상당한 크기로 증식하여 호흡 및 수면방해를 통해서뿐만 아니라, 아마도 혈액 또는 림프 운동 교란이나 독성 분비물 또는 분해물 생성을 통해서도 청각을 약화시킬 수 있으며, 어린이의 주의력 집중

장애를 유발시킬 수 있는데, **귀예**Guye는 이러한 장애를 '비성주의산만증 Aprosexia nasalis'이라고 부른 바 있다. 주의력이 부족하고, 건망증이 심한 어린이가 코인두 질환을 제거하면 활발하고 영리해질 수 있다는 드물지 않은 관찰경험이 이러한 인과관계를 증명한다. 눈질환은 뇌질환의 부분 현상이 아닌 한 정신이상과 밀접한 관계가 전혀 없다. 눈수술 후에 환각성 섬망이 생긴다는 사실은 이미 앞에서 언급한 바 있다.

폐질환Lungenleiden, lung diseases 가운데 결핵과 급성 고열질환은 이미 논의했다. 기도가 좁아져 가스교환에 영향을 미치면 공기증 통증 Emphysematische Beschwerden, emphysematic complaints과 특히 천식 통증asthmatische Beschwerden, asthmatic complaints에서 느끼는 협착감 Beklemmungsgefühl, feeling of constriction이 정신과정의 진행에도 어느 정도 영향을 미칠 수 있다는 것 이외에는 더 이상 덧붙일 설명이 없다.

심장질환Herzleiden, heart diseases[73]은 다른 환자보다 정신질환자에서 약간 더 자주 발생하는 것 같다. 심장질환은 먼저 (좌심실 비대증의 경우에는) 이따금의 울혈을 통해서, 특히 (판막 결함을 제거하지 않거나, 심막염이 있거나, 심장근육이 변성되었을 경우에는) 정맥 울혈과 혈액순환의 일반적 약화를 통해서 정신에 영향을 미치는 것으로 보인다. 심장병환자가 건강한 범주에서 벗어나지 않은 잘 알려진 정서과민을 보이는 것도 이러한 영향의 징후로 간주되어도 좋을 것이다. 그 밖에 협착감과 심계항진 Herzklopfen, palpitation도 정신에 영향을 미칠 개연성이 높다. 때로는 심한

73) 비트코프스키(Witkowski), 정신의학 일반 학회지(Allgemeine Zeitschrift für Psychiatrie), XXXII, 347; 하겐(Hagen) 편저, 정신질환에 관한 통계조사(Statistische Untersuchungen über Geisteskrankheiten)에서 카러(Karrer)의 글. 1876; 라인홀트(Reinhold), 주간 뮌헨 의학(Münchner medizinische Wochenschrift), 1894, 16; 슈트란스키(Stransky), 월간 정신의학(Monatsschrift für Psychiatrie), XlV, 128.

순환장애에서 일시적으로 섬망상태가 나타나지만, 이때는 다른 질병원인(알코올 중독, 신장질환, 노화)이 함께 작용했을 가능성을 배제할 수 없다. **스미스**는 다양한 불안상태와 기분장애에서뿐만 아니라 알코올의 영향 아래에서도 심장이 현저히 확대된다고 설명했으나, 그의 이론은 격렬한 반론에 부딪혔다. 어쨌든 심장박동의 많은 장애는 정신질환의 원인이 아니라 동반현상이거나 결과일 수 있다는 사실에 유의해야 한다. **라인홀트**Reinhold는 특히 멜랑콜리아 환자에서 심첨박동Spitzenstoß, apical impulse의 결여 또는 약화, 심장둔탁음Herzdämpfung, cardiac dullness 확산, 심장박동Herztätigkeit, heart beat 촉진, 심음Herztöne, heart sounds 변화 등 경미한 이상이 매우 잦은 것을 발견하고서 이러한 심장이상과 멜랑콜리아는 신체일반질환의 결과로 생기는 동반현상이라고 파악한다. 그러면서 이러한 현상을 대사물질에 의한 중독현상이라고 생각한다. 조울병에서는 종종 지속적 맥박 상승이 나타났다가 조울병 호전과 더불어 사라지는 것으로 보인다. 조발성 치매에서도 심장박동 속도가 빨라지거나 매우 느려지는 것이 일반적이며, 정신병들에서는 특히 심장의 흥분성이 상승하곤 한다. 알코올 중독, 진행마비, 고령의 정신장애에서는 심장근육에 분명한 손상이 매우 잦다는 사실은 부검소견이 알려준다.

정신병환자에서 **혈관질환**Gefäßerkrankungen, vascular diseases의 영향은 아직 충분히 알려져 있지 않다. 예전에는 최대한 많은 형태의 정신이상을 뇌혈관의 마비 또는 경련과 이로 인해 생기는 각 피질영역에서의 영양공급 장애 탓으로 돌리려는 경향이 있었다. 최근에는 혈관 자체의 질환, 특히 매독성과 동맥경화성 변형이 중요한 역할을 하는 것으로 여겨진다. 혈관질환 확산은 그 밖에 만성 알코올 중독, 진행마비, 노인성 치매에서도 발견된다. 혈관의 비후 및 경직, 탄성 상실, 내강의 수축, 폐색은 혈액공급을 어렵게 하거나 중지시키며, 작은 혈관종이 생성되거나 혈액이 혈관외유출되면 뇌조직을 직접 손상시킬 수 있다. 혈관질환이 뇌영양공급에 미치는 결과에 대해서는 유감스럽게도 아직 명료히 알지 못한다. 혈관의 내막이 손상되면 혈액대사 자체가 침해된다고 생각할 수 있다. 혈관질환은 대개 혈관영역을 넘어 신체의 다른 부분에도 영향을 미치기 일쑤이기 때문이다. 그 밖에 혈압변화와 맥압변화, 즉 각 맥박에서의 압력변동도 적잖게 중요한 역할을 한다. 혈압과 맥압 수치는 동맥경화환자에서 종종 상승하며, 조울성 발작 진행 동안에도 이보다 정도는 덜하지만 상승하는 것으로 보인다.

혈관운동신경의 흥분성 상승의 징후인 가벼운 홍조, 피부묘기증Dermatographie, dermographism, 두드러기 발생은 다양한 형태의 정신이상, 특히 진행마비, 조발성 치매, 정신병에서 관찰된다. 긴장증환자의 혼미에서는 매우 자주 정도가 극심한 청색증Cyanose, cyanosis이 발생한다. 청색증은 부동성Bewegungslosigkeit, immobility과 명료한 관련이 없으며 다른 혼미형태에서는 별로 나타나지 않으므로, 이는 자동으로 야기되는 울혈이라기보다 내적 원인에서 생긴 혈관마비Gefäßlähmung, vasoparesis로서 아마 혈액변화 자체와도 관련이 있을 것이다. 정서적 균형이 오랫동안 계속해서 동요되면 혈관질환 발생이 촉진되는 것으로 보이는데, 이는 **토마**의 가정에 따르면 혈관벽의 근육층이 혈관폭의 잦은 변화로 인해 손상되기 때문이다. 이러한 상황은 조울병과 외상성 신경증에서도 중요한 역할을 하여 이러한 증상이 진행되는 동안 동맥경화성 변형이 발생한다.

소화기관Verdauungswerkzeuge, digestive organs질환에는 정신질환과 매우 광범위한 인과관계가 있다고 예로부터 생각되었다. 특히 옛 정신병리학에서는 치질, 문맥계Pfortadersystem, portal system 울혈, 하복부 혈관총

Geflechte, plexus의 이른바 '기분장애Verstimmungen, mood disorders'가 매우 중요하게 여겨졌다. 아닌 게 아니라 가벼운 소화장애가 특히 신경증 소인이 있는 사람의 일반 정신건강에 미치는 영향은 매우 명백하다.[74] 이러한 영향은 먼저 장기의 불쾌한 지속적 느낌이 정신에 미치기 때문에 생기지만, 그 뒤에는 자가중독 또는 하복부 울혈로 인한 전반적 혈액분배 장애에 기인하는 것으로 보인다. 혈액분배 장애가 원인임을 입증해주는 것은 (**괴테**Goethe의 발푸르기스의 밤에 나오는 이른바 '항문환상가Proktophantasmist') **니콜라이**Nikolai의 유명한 경험인데, 니콜라이의 환각은 거머리로 방혈을 하자 사라진다.[64] 만성 위질환 및 장질환에서는 전반적 영양섭취도 심각하게 약화되어 정신에 중대한 영향을 미친다. 소화장애, 특히 변비는 새로 생긴 정신질환에서, 특히 모든 종류의 우울상태에서 매우 자주 나타나는데, 이러한 우울상태는 종종 틀림없이 장기의 불쾌감으로 인한 불규칙한 영양섭취의 결과로 간주될 수 있으며, 그 원인으로 여겨질 수는 없다. 앞에서 언급했듯이 **바그너**는 일부 급성 정신장애는 장의 분해물질에 의한 자가중독에서 생긴다고 가정했다. 모든 정신기능이 완전히 침체될 때는 위에서 염산분비 저하가 더 자주 일어나는 것으로 보인다. 위액의 염산 함량의 심한 변동도 다양한 정신장애에서 드물지 않다.[75] 엄청난 식욕에 대량의 음식물을 공급해도 체중이 전혀 늘지 않는 경우가 간혹 보이는데, 그러면 음식 소화 능력이 부족하다고 가정해야 한다. 대개 진행마비환자와 특히 긴장증환자가 그러하다. 장에 기생충이 있으면 어

74) 헤르초크(Herzog), 정신의학 논총(Archiv für Psychiatrie), XXXI, 170.

75) 로이부셔 및 치엔(Leubuscher und Ziehen), 정신질환자 위의 염산 분비에 관한 임상연구(Klinische Untersuchungen über die Salzsäureabscheidung des Magens bei Geisteskranken), 1892.

린이에게 섬망성 흥분상태를 야기하고, 생식기의 가려움증, 모든 종류의 기분이상을 유발할 수 있는 것으로 보인다. 간질환Lebererkrankungen, liver diseases이 정신장애로 표출된 사례는 주로 **클리펠**Klippel과 **몽게리**Mongeri가 보고했으나 그들의 특징 규정은 만족스럽지 못하다. 그들에 따르면 진전섬망도 간활동부전으로 야기된 자가중독에 기인할 수 있다고 한다. 대체로 우리는 이러한 상황 전체에 관해 확실한 사실을 잘 알지 못한다.

신장질환nierenerkrankungen, kidney diseases[76] 가운데는 주로 급성 또는 만성 요독중독urämische Vergiftungen, uremic poisonings 생성을 야기하는 것만 고려해도 될 것이다. 단백뇨는 알코올 중독자와 진행마비환자에서 일시적으로 또는 지속적으로 관찰된다. 나는 이른바 '요독성 정신이상urämisches Irresein, uremic insanity'의 존재에 관해서는 아직 확신할 수 없다. 알코올성 섬망상태와 매우 유사한 것으로 보이는 앞서 언급한 섬망상태 이외에는 명료하게 규정된 특징이 없기 때문이다.

정신과 의사들은 생식기의 질병과정이 정신이상 생성에 더없이 중요한 역할을 한다고 여겨왔다. 특히 부인과 시술이 일부 신경장애 및 정신장애를 호전시키는 영향을 미치자, 자궁 위치변화, 자궁경부 미란, 난소 및 난관 질환, 외음부 가려움증, 질경련이 정신장애를 생성할 수 있다고 가정하게 되었다.[77] 히스테리의 다양한 형태의 임상상은 생식기질환이

76) 하겐(Hagen), 정신의학 일반 학회지(Allgemeine Zeitschrift für Psychiatrie), XXXVIII, 1; 아우에르바흐(Auerbach), 같은 책 LII, 337; 바살(Vassale), 정신의학 실험 저널(Rivista sperimentale di freniatria), XVI, 1890; 비구루(Vigouroux), 의료심리학 연감(Annales médico-psychologiques), 1903, I, 274.

77) L. 마이어(L. Mayer), 여성 생식기의 병적 상태 및 과정과 정신이상의 관계(Die Beziehungen der krankhaften Zustände und Vorgänge in den Sexualorganen des Weibes zu Geistesstörungen). 1869; 헤가(Hegar), 성병과 신경질환의 관련성 및 신경증환자의 거세(Der Zusammenhang der Geschlechtskrankheiten mit nervösen Leiden und

정신에 미치는 작용이 임상적으로 표출된 것이라고 간주되어왔으며, 오늘날에도 종종 그렇게 여겨진다. 경증 또는 중증의 다양한 장애를 제거하면 종종 놀랄 만한 호전이 시작되는 것이 바로 이 히스테리 증상에서 목격된다. 신체 시술에서는 특정한 유해 자극작용을 제거하여 병적으로 민감한 신경계에 영향을 미치지 못하게 하기 때문에 유익한 결과가 생기는 경우가 종종 있음을 부인할 수 없다. 하지만 다른 한편으로는 이러한 시술과 전혀 다르며 불합리하기조차 한 수단으로 유익한 결과가 달성되는 경우도 가끔 있음을 확실히 알고 있다. 이로부터 유추할 수 있는 사실은 이러한 사례는 근본적으로 정신작용과 관련되어 있다는 것이다. 질병 현상도 당연히 정신영역에서 기인하는 것으로 추론된다.

아닌 게 아니라 오늘날 우리가 임상경험을 근거로 확실하게 말할 수 있는 바는, 여성 생식기의 질병은 일반적으로 이미 병적 소인이 잠재된 토대에서만 정신이상에 이를 수 있다는 것이다. 그러므로 이렇게 생성된 정신장애는 일관된 임상특징을 전혀 보여주지 않으며, 그 임상특징은 각 환자의 특성에 따라 달라진다. 따라서 대체로 그 임상특징은 퇴행정신이상의 수많은 형태 가운데 하나다. 어쨌든 근종 등에서 나타나는 잦고 심한 출혈, 골반기관의 고통스러운 만성 염증, 나아가 성교의 지속적 장애, 무자녀는 정신장애의 잠재적 생성에 영향을 미칠 수 있음을 부인할 수 없다. 하지만 이러한 문제 전체를 다루면서 주목할 만한 사실은, 매우 중증인 생식기질환, 악성 종양이 정신질환의 원인이 되는 경우는 비교적

die Kastration bei Neurosen), 1885; 빈데샤이트(Windscheid), 신경병리학과 부인과(Neuropathologie und Gynäkologie), 1897; 라이만(Raimann), 조산법과 부인과에 관한 논고(Beiträge zur Geburtshilfe und Gynäkologie), 1903(크로박 기념 논문집(Chrobak-Festschrift)).

드문 것 같다는 것이다. 이러한 중증 생식기질환에서는 기껏해야 다른 중증 일반질환에서 생성될 수 있는 형태의 정신장애가 관찰될 뿐이다. 남성의 성병은 정신이상과 특별한 인과관계가 없는 것으로 보인다.

성생활Geschlechtsleben, sexual life **및 생식활동**Fortpflanzungsgeschäft, reproduction activity. 성생활[78]과 인간 정신상태의 밀접한 관계는 발달기와 갱년기의 독특한 변화를 통해, 또한 건강한 사람에서도 성교 진행에 동반되는 정서적 균형의 동요를 통해 명료히 증명된다. 따라서 성생활 분야에서 신체 전체 및 특히 신경계 등을 손상시키는 다양한 변화와 장애는 정신생활 영역에서도 병적 과정을 야기할 수 있는 것으로 보인다.

무엇보다도 **성적 방탕**geschlechtliche Ausschweifungen, sexual debauchery과 **자위**Onanie, onanism[79]가 정신이상의 원인으로 지목된다. 그 증명을 위해 고려해야 하는 관찰경험 가운데, 당연히 우선 배제해야 하는 경우는 자성과 자책 경향이 있는 불안한 환자가 수년, 심지어 수십 년 지난 '어린 시절의 자위'를 정신질환의 원인이라고 고백하는 때다. 자위의 결과를 요란스럽게 설명하는 종류의 글을 읽고 이런 자백을 하는 경우가 드물지 않은 것이다.

하지만 자위에 의해 신경계가 이따금 실제로 손상될 가능성도 완전히 부인할 수 없는데, 성생활 분야에서도 틀림없이 개인의 능력과 저항력의 한도가 매우 다양할 것이기 때문이다. 먼저 (아마도 남성과 젊은 연령에서만) 체액상실은 전체 영양공급에 어떤 영향을 미칠 수 있다고 생각할 수

78) 뢰벤펠트(Löwenfeld), 성생활과 신경질환(Sexualleben und Nervenleiden), 3판, 1903; 아샤펜부르크(Aschaffenburg), 주간 뮌헨 의학(Münchner medizinische Wochenschrift), 1906, 37.

79) 폰 크라프트에빙(von Krafft-Ebing), 정신의학 일반 학회지(Allgemeine Zeitschrift für Psychiatrie), XXXI, 4.

있으며, 나아가 신경계가 자주 심하게 흥분하면 신경계의 전반적 과민성이 상승하여 그 저항력이 저하될 것이다. 다음으로 특히 지적해야 할 사항은 막강하게 커진 성적 동기와의 부질없는 싸움에 끝없이 빠지면 인간의 의지확고성에 문란한 영향을 미칠 수 있다는 것이다. 따라서 이 모든 경향과 관련하여 자위는 자연적 성교보다 더 해로운 작용을 할 수 있는데, 왜냐하면 자위는 성교보다 훨씬 자주 훨씬 쉽게 절정에 도달할 수 있기 때문이다. 부언하자면 (특히 젊은 여성의 경우) 첫날밤 성교가 급성 불안상태 또는 우울상태를 야기하는 드문 관찰결과도 주목할 만하다('혼인정신병nuptiales Irresein, nuptial insanity').[80] 아마도 이러한 정신이상은, 이미 잠재되어 있으며 아마도 대개 조울증군에 속하는 질환이 유발된 것이다. 흥분 시작의 징조가 이미 결혼 전에 존재했는데, 어리석게도 결혼을 통해 이 질환을 치료할 수 있다고 기대한 사례도 나는 관찰한 바 있다.

대다수의 사례에서 집요하고 근절할 수 없는 자위 경향은 틀림없이 정신이상의 징후이지 원인이 아니며, 성적 흥분성이 병적으로 상승해서 생긴 것이다. 이러한 성적 흥분성 상승으로 인해, 먼저 일부 백치와 정신지체 사례에서는 자위가 아주 유년기부터 심지어 한 살 때부터 시작되어 아무리 가르쳐도 그치지 않으며, 다음으로 자위중독자의 독특한 특성으로 흔히 간주되는 정신이상 형태도 생겨난다. 이러한 정신이상 형태는 정신능력의 계속적 감퇴, 외부 인상의 파악 및 정신적 가공 불능, 기억력 약화, 무관심, 정서둔감 등의 징후를 보이며, 다른 사례에서는 과민성 상승 현상, 기묘한 사고연결, 신비화 및 열광 경향 또는 건강염려성이나 우울성 기분장애가 더욱 눈에 띈다. 여기에 다양한 신경장애, 특히

80) 도스트(Dost), 정신의학 일반 학회지(Allgemeine Zeitschrift für Psychiatrie), LIX, 876; 오베르슈타이너(Obersteiner), 정신의학 연감(Jahrbuch für Psychiatrie), XXII, 313.

체감Gemeinempfinden, cenesthesia이 가세하여, 초자연적이거나 신비스러운 물리적(자기적·전기적·교감적) 영향에 관해 불합리한 망상을 펼친다. 우리는 이러한 증후에서 주로 발달기에 생기는 조발성 치매 증상을 어렵지 않게 인식할 수 있다. 이처럼 조발성 치매에서도 성생활이 중요한 역할을 하는 것을 입증하는 여러 근거가 있지만, 조발성 치매는 절대 자위를 통해서 생기지는 않는다. 수많은 열광적 자위중독자들이 파과증에 걸리지 않으며, 역으로 파과증환자는 자위를 잘 하지 않는다. 특히 여성환자인 경우에는 매우 성적으로 흥분해도 자위를 전혀 하지 않는 경우가 드물지 않다.

치시Tschisch[65]는 조발성 치매 가운데 긴장증이라 부르는 한정된 임상군의 원인을 성적 **금욕**geschlechtliche Enthaltsamkeit, sexual abstinence으로 인한 자가중독으로 가정한 바 있다. 치시의 환자들은 전부 시골 청년으로 체격이 건장했으나 성교 경험을 밝힌 적이 없고 구체적인 외적 원인 없이 발병했다는 것이 근거다. 환자의 특징을 이렇게 규정해서는 임상군으로 분류할 수 없으며, 많은 긴장증환자는 규칙적으로 성교를 하거나 심하게 자위를 한다는 사실을 지적하지 않더라도, 내가 아는 바로는 성적 금욕이 정신생활에 이처럼 파멸적 영향을 미친다고 여길 수 있는 관찰경험이 전혀 보고된 바 없다.[81] 금욕이 이런 악영향을 미친다면 교양 있는 계급의 아가씨들은 대거 긴장증환자가 될 것이다.

일반적으로 건강한 사람은 금욕을 오래 지속하면 점차 성적 흥분성이 감소한다. 병적 소인이 있는 사람은 약간 다르다. 이러한 사람에게는 상

81) 레비트(Lewitt), 성적 금욕과 건강 장애(Geschlechtliche Enthaltsamkeit und Gesundheitsstörungen), 1905; 야콥손(Jacobsohn), 주간 상트페테르부르크 의학(Petersburger medizinische Wochenschrift), 1907, 11.

승하는 정욕과의 싸움으로 불안상태가 유발될 수 있는 것으로 보인다. 이러한 경우에는 신체상태보다 이래도 될까 하는 번민과 전염과 임신에 대한 공포가 더 고려될 것이다. 이미 성적 만족에 익숙해진 사람에게 금욕을 강요하면 손쉽게 자위에 빠지게 하여 해로운 영향을 미칠 수 있다. 한편 정상적 성교 이외에 자위를 계속하는 경우도 자주 발견된다. 자발적 금욕은 병적 소인의 원인이 아니라 결과로 파악해야 옳을 것이다. 이러한 병적 소인은 성욕이나 생식기의 불완전한 발달에 동반되는 경우가 종종 있다. 끝으로 산아제한 실현을 위해 흔히 그러듯, 자주 성적 자극을 하지만 제대로 만족시키지 않으면('중절성교Coitus interruptus'), 기분장애나 불안상태의 생성에 영향을 미치는 것으로 보인다.

최근 성생활 장애가 '신경증Neurose, neurosis'(신경쇠약Neurasthenie, neurasthenia과 불안신경증Angstneurose, anxiety neurosis) 및 '정신신경증Psychoneurose, psychoneurosis'(히스테리Hysterie, hysteria와 강박신경증Zwangsneurose, obsessive compulsive neurosis)에 미치는 인과적 영향이 **프로이트**Freud[66]에 의해 매우 강조되었다. 원래 프로이트가 주장한 견해에 따르면, 신경쇠약은 자위로 인해, 불안신경증은 불충분한 성적 만족으로 인해 생겨나는 반면, 정신신경증은 유아기 성체험의 후유증으로 생겨나며 이러한 성체험 기억은 환자에 의해 '억압verdrängt, repressed'된다. 프로이트는 빗발치는 반론에 부딪쳐 이러한 형태로 학설을 고수하지 못했으나, 이제 전체 질병형태 생성에서 성생활 사건들을 특별히 중시하는 경향을 보인다. 히스테리 언어를 해석할 줄 아는 의사가 보기에 히스테리에서는 환자의 억압된 성만이 나타난다고 주장한다. 나아가 해당 성생활장애를 대사이상이라고 생각하면서 **바제도병**Basedowsche Krankheit, Basedow's goiter이나 **에디슨병**Addisonsche Krankheit, Addison's disease[67]의 현상과 약간 비슷하다고 생각한다. 프로이트의 추종자 일부는 어린시절 성적 체험의 흔적을 다른 정신장애에서도, 조발성 치매의 망상에서도 다시 발견했다. 성생활이 인간의 정신생활에서 차지하는 역할을 과소평가해서는 안 되지만, 자기기만적 근거와 해석기술이 넘쳐나는 '정신분석방법psychoanalytische Methode, psychoanalytic method'이 지금까지 밝혀낸 것보다 훨씬 확고한 증거가 있어야만 프로이트의 견해를 입증할 수 있을 것이다. 프로이트가 설명한 종류의 성적 체험은 무수히 많지만, 매우 소수의 사람만 이러한 질환을 앓는다는 사실은, 프로이트의 환자들이 성적 체험을 가공하는 특별한 방식이 이 환자들에서 질환의 원인이 아니라 현상임을 확실히 보여주며, 프로이트 자신도 이제 이런 식으로 설명하고 있다. 그 밖에 이러한 질환에 성적 배경이 조금이라도 있는 경우는 프로이트가 생각하는 것만큼 그렇게 많지 않다. 따라서 이러한 관련을 의사와 환자가 인내심을 품고 오랫동안 노력하여야 마침내 찾아낼 수 있다는 사실은 별로 놀라운 일이 아니다.

여성에서는 월경과정[82]에 대개 신경과민 및 정신과민이 동반되기 일쑤이며, 일부 여성에서는 이는 거의 병적인 정도(심한 기분장애, 격렬한 흥분, 충동적 행위)에 이를 수 있다. 이러한 변화는 월경 이전부터 점차 준비되었다가 월경이 시작하면서 다시 해소되는 것으로 보이므로 여성 유기체의 '월경 파동menstruale Wellenbewegung, menstrual wave'(굿맨Goodman)이라 불리기도 하였는데, 이러한 운동은 한편으로는 체온, 맥박수, 호흡의 경미한 변동을 야기하며, 다른 한편으로는 정신 태도에서도 인식될 수 있

82) 쉴레(Schüle), 정신의학 일반 학회지(Allgemeine Zeitschrift für Psychiatrie), XLVII, 1; 헤가(Hegar), 같은 책 LVIII, 357; 폰 크라프트에빙(von Krafft-Ebing), 월경정신증(Psychosis menstrualis), 1903.

다. 초경이 시작되면 히스테리 소인 또는 뇌전증 기질이 졸도발작, 흥분상태 또는 몽롱상태로 표출되며, 이러한 수반현상이 종종 이후에도 계속된다. 이러한 변화가 공연한 기분장애나 가벼운 흥분형태로 조울병의 가벼운 최초 징후를 야기하는 일도 드물지 않다. 이러한 발작은 대체로 월경 뒤에도 얼마 동안 지속되며 가끔은 월경 며칠 전에 시작되기도 한다('월경정신병menstruelles Irresein, menstrual insanity'). **프리트만**Friedmann68은 초경이 시작되기 훨씬 전에 착란성 흥분상태가 약간의 시간 간격을 두고 잠시 지속되는 흔치 않은 사례를 보고한 바 있는데, 이러한 흥분상태는 규칙적으로 월경이 진행되면서 사라지므로 틀림없이 월경과 인과관계가 있다고 여겨져야 한다. 나는 이러한 사례도 나중에 수년 후에 새로 시작되어 일반적 방식으로 발달하는 조울병 형태의 시초로 여긴다.

월경의 시작과 특히 그 불규칙성은 정신장애의 진행에 현저한 영향을 미친다고 여겨진다.[83] 특히 모든 종류의 흥분상태가 월경 시기에 생기거나 고조된다. 월경 중단은 순환성 우울상태에서, 더 흔히는 조발성 치매의 발달 동안 관찰된다. 우울상태가 호전되거나 최종적 치매가 시작되면서 월경이 다시 시작된다. 월경 불순이 정신질환과정의 원인인지 아니면 동반현상에 지나지 않는지는 현재 우리 지식으로는 알 수 없다. 하지만 동반현상이라는 가정이 더 개연성이 있는 것으로 보인다.

끝으로 **폐경기**Klimakterium, climacterium도 정신장애의 발달에 중요한 영향을 미친다고 여겨야 한다. 이 시기에는 여성에게 정신질환이 발병하

83) 폰 크라프트에빙(von Krafft-Ebing), 정신의학 논총(Archiv für Psychiatrie), VIII, 1; 포베르스(Powers), 월경정신병에 관한 논고(Beitrag zur Kenntnis der menstrualen Psychosen), 박사학위논문 1883; 셰퍼(Schäfer), 정신의학 일반 학회지(Allgemeine Zeitschrift für Psychiatrie), LXIV, 384.

는 경향이 현저히 증가함이 확실하다. 물론 이러한 정신질환 증가는 노년기, 갱년기가 시작되면서 생기는 일반적 변화 때문이라고 생각해야 할 것이다. 남성에서도 여성만큼 자주는 아니지만 동일한 연령에 동일한 임상형태의 정신이상이 관찰된다는 사실이 그 증거다. 이러한 정신이상으로는 갱년기에야 비로소 시작되는 조울병, 임상적 위상이 아직 불분명한 파라노이아 질병형태가 있으며, 그 밖에 '후기긴장증Spätkatatonien, late catatonia'도 성적 퇴화과정과 관련이 있는 것으로 보인다.

성생활이 여성의 정신인격에서 차지하는 중대한 역할은 임신, 산욕, 수유 등 생식활동의 다양한 과정에서 생성되는 정신장애군에서 분명하게 나타난다.[84] 임신, 산욕, 수유로 인한 정신질환 발생 비율에 대한 보고는 상당히 편차가 큰데, 평균적으로 볼 때 정신병원에서 관찰되는 여성 정신장애 전체의 약 14%가 이 세 원인 탓으로 돌려진다. 그중 3%가 **임신정신증**이다. 임신 동안에는 주로 혈액혼합(적혈구와 염류 감소, 피브린 증가)과 혈액분배(태반순환 형성)의 변화로 인해 정신병이 생기는 것으로 보인다. 특히 첫 임신이나 혼외임신인 경우에는 정신적 원인(출산의 위험에 대한 불안, 걱정, 자책)도 정신병 생성에 영향을 미친다고 여겨진다.

임상적 관점에서 볼 때 임신정신병은 균일한 정신이상군이 아니며 개별 사례마다 상이한 양상을 보일 수 있다. 먼저 임신성 변화로 인해 조울병의 개별 발작이, 특히 우울상태가 유발되는 경우가 드물지 않다. 조울병 발작에서는 임신성 변화 없이도, 심지어 외부 계기가 전혀 없어도 대

84) 퓌르스트너(Fürstner), 정신의학 논총(Archiv für Psychiatrie), V, 505; 리핑(Ripping), 임신, 산욕, 수유 여성의 정신장애(Die Geistesstörungen der Schwangeren, Wöchnerinnen und Säugenden), 1877; 지메를링(Siemerling), 독일 임상강의(Deutsche Klinik), VI, 399.

개 또 다른 발작이 생기는 게 목격된다. 또한 정신질환이 여러 번 임신할 때마다 반복될 수 있다. 조울병 발작보다 명확히 자주 나타나는 것은 우울증, 혼미 또는 흥분형태의 조발성 치매다. 이 조발성 치매도 임신하지 않은 시기에는 거의 완전히 사라졌다가 임신할 때마다 반복해서 나타날 수 있는데, 대개 새로 임신할 때마다 전체 정신상태가 분명히 악화된다. 임신의 영향으로 예전의 긴장증 또는 파과증도 다시 생길 수 있다. 좀 더 드문 질병형태로는 역시 임신할 때마다 반복되는 히스테리성 흥분상태와 산모에게 매우 위험한 무도병이 있으며, 때로 아무 인과관계 없이 임신상태에서 마비가 발생하는 것도 목격된다. 방금 언급한 형태의 정신이상 가운데 히스테리와 무도병을 제외하고는 어떤 것도 출산에 현저하게 영향받지 않는다. 오히려 출산은 특별한 동반현상 없이 진행된다. 상태 악화는 이따금 관찰되고, 조울병에서는 우울증이 흥분으로 급변한다. 내가 관찰한 한 혼미환자는 실내용 변기에 사산을 하고 이를 알리지 않아 사람들이 나중에 출혈을 보고서야 사건에 주목하게 되었다.

산욕기Wochenbett, puerperium[85]가 정신이상의 원인이 되는 비율은 임신 정신병 비율보다 2배 이상 높다(정신병원에 입원하는 여성 전체의 약 6.8%, 약 400명의 산모당 1명). 초산 산모가 특히 위험하다. 물론 이 경우에도 산욕기에 직접 생기는 질환과 산욕기에 간접 유발되는 질환을 구분해야 한다. 직접적 질환으로는 먼저 갑작스럽고 매우 격렬한 섬망성 흥분상태를

85) 한센(Hansen), 조산 및 부인과 학회지(Zeitschrift für Geburtshilfe und Gynäkologie), XV, 1; 올스하우젠(Olshausen), 같은 책 XXI, 2; 호페(Hoppe), 정신의학 논총(Archiv für Psychiatrie), XXV, 137; 아샤펜부르크(Aschaffenburg), 정신의학 일반 학회지(Allgemeine Zeitschrift für Psychiatrie), LVIII, 337; 제겐탈러(Siegenthaler), 정신의학 연감(Jahrbuch für Psychiatrie), XVII, 87; 뒤포이(Dupouy), 출산정신병 및 자가중독(les psychoses puerpérales et les processus d'autointoxikation), 박사학위논문. 1904.

들 수 있는데, 이러한 흥분상태는 출산 동안 시작될 수 있으며 폭력 경향이 강하기 때문에 법의학적으로 매우 중요하다. 지속 기간은 대개 몇 시간에 그친다. 이러한 질환의 생성에는 첫째 산고, 출혈, 빠른 순환변화, 출산 자체의 정신적 영향, 출산장애가 어떤 역할을 한다. 내가 관찰한 한 산모는 이러한 상태에서 창문을 열고 아래에 있는 온실의 유리지붕으로 떨어졌다. 다른 산모는 아이를 목 졸라 죽이거나 젖을 주지도 돌보지도 않고 방치하여 죽게 한다. 임상형태로 입증될 수 있는 바에 따르면 이러한 질환은 뇌전증성, 또는 히스테리성 몽롱상태일 가능성이 높으며, 이러한 상태는 평소에는 사소하고 눈에 띄지 않는 질병증후를 보이던 산모에서도 출산과정의 특별한 정동으로 인해 유발될 수 있다.

또 다른 출산정신병은 **독소**Gifte, toxins에 의해 생겨난다. 여기에는 출산 동안이나 출산 며칠 뒤에 발생하곤 하는 자간성 섬망이 속할 수 있다. 이보다 훨씬 비율이 높은 것은 산욕기 5~10일에 시작되며, 유방염Mastitis, 궤양성 심내막염Endokaritis ulcerosa, endocarditis ulcerosa, 자궁외막염Perimetritis, 패혈증Sepsis, 농혈증Pyämie, pyemia 등의 고열질환에 기인하는 정신이상이다. 조산원들은 산욕기정신병의 대부분을 이러한 감염증 탓으로 돌리는 경향이 있다. 하지만 이러한 질환은 사례의 3분의 1에서도 입증될 수 없으며 정신장애의 실제 원인인 경우도 훨씬 드물다는 사실이 밝혀졌다. 이러한 질환이 정신장애의 실제 원인인 경우에는 열섬섬망, 감염섬망, 혼미, 환각, 몽환성 착란, 불안성 또는 조증성 흥분, 발작수면Schlummersucht, narcolepsy이나 혼수상태로의 이행 경향 등의 임상상이 주로 발견된다. 이러한 임상상 후부터 감염성 쇠약상태가 오랫동안 지속될 수 있다.

그 밖에 산욕기 동안 신체균형의 극심한 변화(출혈, 배설물, 체중감소)도 정신생활에 영향을 미치지 않을 수 없는데, 이러한 사실은 산모가 정서적으로 쉽게 흥분하고 빨리 탈진하는 데서 엿보이지만, 아직 병적으로 여겨지지는 않는다. 이를 토대로 뚜렷한 정신장애가 발생하려면 다른 원인, 특히 병적 소인이 더해져야 한다. 따라서 이러한 경우에는 산욕기가 정신질환을 간접 유발하는 역할만 한다고 여길 수 있다.

이렇게 유발되는 정신질환의 임상형태로는 무엇보다 긴장증을 들 수 있다. 산욕기에는 흥분, 우울증, 특히 혼미상태 등의 긴장증성 임상상이 생기는 비율이 현저히 높은데, 기존의 긴장증성 쇠약상태까지 대개 악화되기 때문에 더욱 그러하다. 나는 산욕기 후마다 진행되는 긴장증이 매번 심해지다가 마침내 네 번째 발작에서는 최종적으로 극심한 치매에 빠지는 사례를 보았다. 이러한 관찰경험에 따르면 산욕기와 긴장증 사이에 특히 긴밀한 관련이 있는 것이 아닌가 하는 의심이 들 수 있다. 긴장증이 발달기와 갱년기에 편중되어 있는 것으로 보아 성생활이 긴장증에 무언가 영향을 미치고 있다는 생각이 들기 때문에 더욱 그러하다. 하지만 다른 한편으로 산욕기긴장증은 다른 긴장증과 차이가 없는 것으로 보이므로, 적어도 현재로서는 산욕기긴장증을 특별한 원인으로 인한 임상군으로 구분할 근거가 없다.

이러한 별도 분류 문제와 관련해서는 산욕기에 긴장증만큼 빈번히 발생하는 조울병 사례에서도 신중을 기해야 한다. 우울증 형태가 주로 나타나지만 조증상태도 빠지지 않는다. 발작이 여러 번의 산욕기에서 동일한 방식으로 반복되는 것이 관찰되는 경우가 드물지 않지만, 산욕기 이외에 다른 계기로도, 또한 아무 계기 없이 자동으로도 발생하여, 이러한 정신장애가 이를 유발하는 유해요인에서 독립되어 있음을 보여준다. 조울병에서도 산욕기에 관찰되는 임상형태는 그 밖의 잘 알려진 임상형태와 완전히 일치한다. 조증성 및 긴장증성 흥분상태 및 이보다 훨씬 드문 감염섬망이 이른바 '산욕기조증Puerperalmanien, puerperal mania'의 대부분을 이룬다. 따라서 산욕기조증은 일관된 임상상이 아니라 발생과 결과가 매우 상이한 일련의 질병을 포괄한다. 때때로 산욕기에는 완전히 다른 형태의 정신이상, 예를 들어 마비도 시작된다. 마비에서도 산욕기와의 인과관계는 긴밀하지 않다.

수유기정신병의 비율(정신병원에 입원한 여성 전체의 4.9%)은 임신정신병보다 높고 산욕기정신병 비율보다 낮은데, 대개 출산 6주 이후에 나타나는 사례를 이러한 수유기정신병으로 분류한다. 산욕기와 수유활동을 통한 탈진, 또한 이러한 활동으로 야기된 신체균형의 변화를 유해원인으로 여겨야 할 것이다. 하지만 수유기정신병은 근본적으로는 이미 다른 식으로 잠재된 정신장애가 유발된 것으로, 병적 소인이 특히 중요한 역할을 한다. 이러한 사실은 수유기정신병에서 관찰되는 임상형태를 보면 알 수 있다. 우선 눈에 띄는 것은 조울병, 특히 우울상태의 다양한 임상상이다. 다음으로 긴장증도 빈번히 나타난다. 수유기정신병의 발병 시기는 대개 분만 후 3~5개월이다.

2. 정신적 원인

정신이상에서 정신적 원인이 차지하는 비중에 관해서는 정신과 의사들의 견해가 엇갈리는 경우가 많다. 일반인은 잘못된 표상이나 정동에서 정신장애가 발생하는 것이 당연한 일이라고 간주하며, **그리징어**Griesinger[69]도 정신적 원인이 신체적 원인보다 훨씬 중요하다고 생각하는 경향이 있었지만, 최근에는 특히 병인론적·화학적 발견의 영향으로 인해 정신적 원인의 작용범위를 점점 더 제한하려는 노력이 강하게 나타나고 있다. 원인으로 보이는 정동이 병적 장애의 결과인 경우가 드물지 않다는 것이 인식되었고, 지금까지는 순수히 정신적 영역에서만 진행되는 것으로 간주했던 질병형태에서 피질변형이 심하게 확산된 것이 발견되었으며, 아직 대체로 막연한 추측의 형태에서 벗어나지는 못했지만 내과, 특히 혈액 및 혈청연구 분야에 사용되던 넓은 의미에서 대사장애라는 개념을 정신의학 원인론에도 적용하는 것이 일반화되었다.

'정신병발달Psychogenie, psychogenesis'에서 질병현상이 정신적으로 생성되고 영향받는 사실은 매우 현저히 눈에 띄어 절대로 간과할 수 없다. 우리는 일반적으로 정신적 균형의 격렬한 동요도 지속적 손상을 입지 않고 다시 해결할 수 있는 능력을 가지고 있는 것으로 보인다. 우리는 행위에 추진력을 제공하는 정동이 없다면 살지도 죽지도 못할 것이므로, 이러한 적응이 얼마나 중요한 것인지 금방 이해된다. 다만 정서적 흥분의 작용방식 및 완화는 개인마다 매우 큰 다양성을 보이는 것 같다. 어떤 사건으로 인해 유발되는 감정의 강도와 종류는 이 사건이 정신적 인격의 핵심과 얼마나 긴밀한 관계인지를 보여주는 직접적 기준이다. 따라서 인생의 변화무쌍한 인상을 정서적으로 가공하는 다양한 방식에서, '개성Individualitäten, individualities', '천성Naturen, natures', '성격Charaktere, characters', '기질Temperamente, temperaments'이 거의 무한할 만큼 다양하게 표현되는 것이다! 정동을 일으키는 체험에 영향을 받을 때 개인특성은 결정적 역할을 한다. 일반적으로는 정신적 영향을 실제 원인으로 인정할 수 있는 경우가 상당히 제한적이지만, 여러 형태의 정신병질 소인의 토대에서는 정신적 원인이 매우 치명적으로 질병을 일으키는 작용을 발휘할 수 있다.

정동Gemütsbewegung, affect. 오늘날 인식에 따르면 언제나 실제 질병현상은 생생한 정동을 동반하는 정신과정을 통해서만 야기된다. 정서를 해치는 일 없이 오직 합리적으로만 파악된 인생경험은 착오를 생성시킬 수는 있지만 절대 망상을 야기할 수는 없다. 반면 정동은 의지행위뿐만 아니라 우리의 파악력과 사고력에도 결정적 영향을 미칠 수 있으며, 이러한 영향은 병적인 정도와 방향으로 발달할 수 있다. 물론 이때 고려되는 것은 전적으로 우울한 정동이다. 비애는 인간의 심정을 강력하고 지속적으로 격동시키지만, 환희는 아무리 최고조에 이르러도 곧 안정된 행복의 고요한 감정으로 변화하기 마련이기 때문이다. 임박한 불행에 대한 **불안** Angst, anxiety, 예상치 못한 사건에 대한 **경악**Schreck, fright, 부당한 불의에 대한 **분노**Zorn, anger, 안타까운 손실에 대한 **절망**Verzweiflung, despair이 정신적 장애의 원인으로 가장 자주 여겨진다.

갑작스러운 정동 이외에 **지속적**dauerend, continuous · 정서적 압박도 정신생활의 병적 장애를 유발할 수 있다. 일반적으로 볼 때 급속히 생기지만 단기간 지속하는 손상은 천천히 지속적으로 계속되는 영향보다 쉽게 극복할 수 있다. 이러한 지속적 영향은 기분을 계속해서 음울하게 하고, 점점 강한 압박을 통해 점차 자유롭고 즐거운 모든 충동을 몰아내고, 불행한 감정이 견딜 수 없을 만큼 커지게 한다. 이러한 지속적 영향으로는 특히 다양하고 고통스러운 형태의 **걱정**Sorge, worry, 실망, 불행한 사랑, 사랑하는 사람과의 이별, (향수를 불러일으키는) 낯설고 고통스러운 환경으로의 이전에 대한 **근심**, 끝으로 과오에 대한 **후회**Reue, repentance를 들 수 있다. 물론 이러한 잠행성 정서손상에서는 인과관계가 다소간 불분명하지만, 우리는 지속적 · 정서적 압박의 결과라고 여길 만한 질병형태를 알고 있다. 부언하자면 이러한 질병형태에서는 정서적 변화가 정신장애의 원인인지 평가할 때 이러한 변화를 다시 해결할 수 있는 환자의 원래 능력을 특히 중요한 요인으로 고려해야 할 것이다.

정서손상으로 인한 질병과정이 개별적으로 어떻게 진행되는지는 현재로서는 전혀 알지 못한다. 우리가 단지 일반적으로 아는 사실에 따르면, 정동은 긴장상태의 분출을 뜻하는 것으로 보이는데, 이러한 긴장상태는 부분적으로는 소인에서 이미 형성된 것일 수도 있고 부분적으로는 일상생활을 통해 습득된 것일 수도 있다. 정동을 유발하는 인상Eindruck, impression은 대체로 어떤 표상을 통해 작용하는데, 이러한 표상은 이 인상에 수반되면서 그 자체로도 정신생활의 근본적 추진력인 감정Gefühle, emotions과 의지동기Willensantrieb, motivation를 폭발적으로 불러일으킨다. 정신증상 영역에서의 이러한 격동에 대개 동반되는 것은 다소간 뚜렷한 신체변화이며 이는 전반적 신체상태에 더없이 강렬한 영향을 미칠 수 있다. 이러한 신체변화로는 특히 **심장박동**Herztätigkeit, heart beat, **혈액순환**Blutkreislauf, blood circulation(맥박수, 혈압), **호흡**Atmung, respiration의 변동을 들 수 있는데, 정확히 진찰하면 아무리 가벼운 정동에서도 이러한 변동을 증명할 수 있다. 정신적 원인으로 인해서는 소화장애도 종종 생겨나는 것으로 보이는데, 이는 심한 분노 또는 큰 근심 뒤에는 식욕이 떨어지는 일상경험에서도 알 수 있다. 아마 **수면방해**Beeinträchtigung des Schlafes, disturbance of sleep는 그 영향이 훨씬 중대할 것이다. 이는 대체로 영양섭취 장애도 초래하기 때문이다. 뇌가 흥분하여 안정을 취할 가능성과 소진된 신체구성요소를 적절히 보충할 가능성이 배제되기 때문에, 전체 영양상태에 심각한 결과가 생길 수 있다.

끝으로 정서손상이 영향을 미치기 위해서는 비참, 궁핍, 영양부족, 불규칙한 생활방식, 온갖 방종으로 인한 다양한 신체쇠약이 가세해야 하므로, 다양한 각 원인이 병적 결과 전체 생성에서 차지하는 지분을 대략적으로나마 규명하는 일이 개별 증례에서는 불가능한 경우가 많다.

강렬한 감정적 표상은 대체로 곧바로 의식내용에서 우위를 차지한다.

이러한 표상은 다른 정신과정을 억압하고 매우 오랫동안 의식에 고착되며 항상 새로이 다시 나타난다. 그리하여 기분과 행위에 매우 지속적 영향을 미칠 수 있다. 이러한 경험결과는 우리 생활환경 형성 전체에 결정적으로 중요하며, 따라서 지속적으로 우리의 관심을 모으는 것이 쉽게 납득될 수 있다. 하지만 단 한 번의 역겨운 인상, 부언하자면 우리의 화복에 크게 관련되지 않은 인상에서도 우리는 종종 '벗어날 수 없으며', 이 고통스러울 만큼 집요한 기억에 가끔은 메스꺼움이나 불안, 구토경향, 심계항진, 창백화 등의 신체적 동반현상이 매우 활발하게 수반되기도 한다. 건강한 범주에서 벗어나지 않고 진행되던 이러한 과정이 병적 상태로 고조되면 고통스러운 표상이 항상 반복하여 나타나 중증의 경우에는 인생 전체를 망가뜨리게 된다. 때로는 현장에서 체험한 사고, 큰 위험, 굴욕적 인생상황 등 매우 인상적인 특정한 사건이 끝없는 불안의 단초가 된다. 하지만 매우 일반적인 생각만 해도, 예를 들어 유행병에 걸리거나 중요한 사업에서 오판하거나 예상치 않게 궁핍해지는 가능성을 떠올리기만 해도 지속적이고 극복하기 어려운 불안상태가 유발되는 경우도 종종 있다. 바로 이러한 사실 때문에 정동이 정신장애의 원래 원인이라고 말할 수 없다. 정신장애 발생에 결정적으로 중요한 것은 인생의 자극을 각자 정서적으로 가공하는 방법, 즉 개인의 소인이다. 이러한 방식으로 발병하는 환자에게는 사실은 건강한 사람에서와 달리 유머나 기분전환, 자기만족이나 자기관철을 통해 정서손상을 해결할 수 있는 정신적 특성이 부족한 것이다.

정동이 병적으로 오래 영향을 미치면 흔히 외상성 신경증traumatische Neurose, traumatic neurosis이라고 총칭하는 잠행성 정신장애가 생기기도 하는 것으로 여겨지곤 한다. 다만 외상성 신경증의 일부 사례만 이러한 방식으로 생성되며, 이러한 일부 사례에서는 경악의 여파로서 몽롱상태나 국소성 결손현상도 존속되는 것으로 보인다. 하지만 대체로 이러한 사례 생성에서는 단 한 번의 정동보다는 독일의 상해보험법에 의해 인위적으로 조장되는 의지마비Willenslähmung, paralysis of will가 더욱 결정적인 영향을 미치는 것 같다. 치료를 위해 주의 깊게 보호받는 환자는 노동에 복귀하려 할 때마다 그러면 연금이 끊길 것이라는 기우가 생겨, 내면의 갈등을 극복하려는 용기와 능력을 점점 더 상실하고, 궁핍감에 압박을 받으며 연금에 집착하는 데서 유일한 구원책을 찾는다. 노동불능Arbeitsunfähigkeit, incapacity for work의 이러한 고착화는 환자가 원래 보유한 저항력과 의지력이 작을수록 더욱 쉽게 발생하는 것은 자명하다.

대체로 볼 때 정동으로 인한 정신장애에서 지성기능은 눈에 띄게 변조되지 않는다. 하지만 정동은 판단의 객관성을 해칠 수 있으며, 과오에 '애착이 들고' 감정이 동반될수록 과오를 근절하기 어려움을 우리는 알고 있다. 세간의 직관에 따르면 아마도 이런 식으로 일반적으로 망상Wahnideen, delusions이 생긴다. 환자가 '무언가에 씌웠다'는 것이다. 학계에서도 망상이 '지나치게 중시되면' 이러한 망상이 정신생활을 지배할 수 있다는 견해가 널리 퍼져 있다.

불쾌감Unlustgefühle, feelings of displeasure은 환희Freude, joy보다 훨씬 강한 정동을 일으키기 마련이므로, 이러한 방식으로 피해망상이 생기는 경우가 가장 많을 것으로 예상할 수 있다. 그 원인이 자기 자신에게가 아니라 외부영향에 있다고 생각되는 불쾌한 인생경험이나 실패를 맛보면, 씁쓸함을 느끼고 나아가 세상경험과 인간을 적대적으로 선입견에 가득 차 판단하게 되며, 마침내 이러한 태도는 아무리 훈계해도 고쳐지지 않는다. 독선가나 불평가의 사고가 병적 특색을 띠게 되는 과정은, 선입견이나 일방적 주장이 일상에서 형성되는 과정과 비슷하다는 사실은 의심할 바 없을 것이다. 불평가의 계속되는 뚜렷한 망상도 선입견과 동일하게 순수히 정신적 방식으로 생성될 수 있는지는 그리 확실하지 않지만, 법적으로 불이익을 받았다는 불만에서 호소망상Querulantenwahn, querulous delusion이 생성되므로 정신적 방식으로 발생한다고 여길 수 있을 것으로 보인다. 죄수 등에서 종종 관찰되는 환각도 격리로 더욱 민감해진 감각 영역에 불신과 절망이 직접 영향을 미치기 때문에 발생하는 것으로 여길 수 있을지에 관해서는 더욱 이론이 분분하다. 어쨌든 이러한 관계에 대한 우리의 지식은 아직 더욱 확장되어야 한다.

반면 생생한 정동은 의식혼탁Bewußtseinstrübung, clouding of consciousness, 심지어 완전한 의식정지Bewußtseinsaufhebung, suspension of consciousness를 일으킬 수 있다고 확실히 가정할 수 있다. '감각소실', '지성정지'가 강한 정동 후에 드물지 않게 발견되는 기절과 몽롱상태의 가벼운 최초 징후다. 때로는 흥미진진한 경험을 계속 생각하면서, 때로는 이러한 경험을 변화시키거나 의식에서 완전히 제거하면서, 외부세계의 파악과 가공을 몽환적으로 변조하는 것이 정동에서 생겨나는 임상상의 특징이다.

질병을 일으키는 사건이 정신생활에서 지속적 중심이 되기는커녕 의식 내용에서 완전히 사라지지만 그 영향은 존속하는 경우가 종종 관찰된다. 우리는 이미 일어난 사건에 도저히 만족할 수 없으면 자기도 모르게 출구를 찾으며, 이룰 수 없는 소원을 '머리에서 떨쳐내듯' 이 사건을 의식에서 억압하고, 고통스러운 경험을 가능한 한 빨리 잊으려 하리라 상상할 수 있다. 다만 우리가 이 사건의 동인을 더 이상 기억하지 않는데도 이 사건은 여전히 우리를 '화나게 하고' 괴롭히고 희미한 불쾌감이 남을 것이다. 이와 마찬가지로 병적인 영역에서도 사건의 내용은 기억되지 않지만 이를 통해 생성된 정동과 그 결과는 특히 의식혼탁의 형태로 지속된다. **브로이어**Breuer[70]와 **프로이트**는 매우 기이한 이 과정을 다루는 데 몰두하고, 상실된 기억을 다시 일깨워 그 정신적 작용을 제거하려 했다. 특히 유년기의 성적 경험이 히스테리의 일반적 원인으로 간주되었다. 억압된 기억이 의식을 독특하게 분리시킴으로 인해, 즉 일부 정신영역을 다른 정신영역의 맥락에서 제외시킴으로 인해 정신질환이 생긴다고 여겨졌다.

이러한 견해는 정도가 지나친 점이 있지만 정동을 통해 기억상이 실제로 억압될 수 있다는 사실은 의심할 바 없다. 의식이 깨인 상태에서는 전혀 볼 수 없는 기억상이 히스테리 환자의 몽롱상태나 최면에서는 생생하게 나타나는 것이 관찰되는데, 대개 이러한 기억상은 흥미진진한 사건이다. 이러한 기억상은 매우 효과적으로 장식되기는 하지만, 때로는 실제 사건과 일치하며 때로는 단지 꿈이나 상상일 뿐이다. 심지어 히스테리성 결손현상 전체를 억압된 기억상으로 분류할 수도 있을 것이다. 팔다리를 만져 깜짝 놀라게 하거나 다치게 할 경우 마비나 무감각이 생기는 이유는 이때 동반되는 정동으로 인해 환자의 의식내용에서 팔다리의 정신감각 전체가 억압되기 때문이다. 환자는 팔다리가 있다는 것을 완전히 잊으므로, 어떤 자극도 팔다리에서 의식으로 들어올 수 없으며 어떤 의지동기도 팔다리로 전달할 수 없다.

정동과 인과관계가 있다고 여겨진 임상 질병형태로는 먼저 갑작스러운 정동 직후에 생성되며 '감정정신병Emotionspsychosen, emotional psychoses' 이라고 불리는 사례를 들 수 있을 것이다. 유감스럽게도 나 자신의 관찰 경험으로는 감정정신병의 특징을 정확히 규정할 수 없었는데, 이 감정정신병은 급속히 진행되는 까닭에 정신과 의사의 손에 넘겨지는 일이 매우 드물기 때문이다. 하지만 큰 사고 뒤에 이런저런 사람이 갑작스럽게 헛

소리를 하거나 이유 없이 달아나거나 주위사람을 공격한다는 말을 자주 들으며, 이럴 경우 대개 죽음이 임박해 있다. 이러한 사례는 섬뜩한 인생 상황에서 시야를 흐리게 하고 행위를 마비시키는 공포Grauen, horror, 전체 군중을 아무 분별없이 자멸을 향해 달려가는 짐승 떼로 돌변시키는 공황Panik, panic 현상을 연상시킨다. 급속히 치명적으로 진행되는 사례에서는 대체로 정동 이외에 중증의 다른 손상, 특히 오랜 불면증, 극도의 정신적·신체적 과로, 허기, 추위, 모든 종류의 궁핍도 작용했다는 것을 고려해야 한다. 따라서 이러한 '불안섬망Angstdelirien, anxious delirium'은 뇌피질 파괴의 심각한 확산에 기인한다고 여겨야 할 것이다.

반면 실제로 강한 정동만 작용한 경우 정신장애는 히스테리성 정신이상형태의 특징을 띤다. 이러한 형태에는 대체로 의식혼탁이 동반되며, 특징적 마비현상 및 경련현상도 자주 수반된다. 한 젊은 아가씨가 불륜관계를 즐기다 적발되자 일반적 무도병 증상을 보이며 며칠 동안 히스테리성 흥분상태에 빠지는 것을 나는 보았다. 철도사고를 겪은 적이 있는 한 남성환자는 누가 철도라는 말을 하거나 장난감 기관차나 비슷한 종류의 그림을 보여줄 때마다 격렬한 불안성 섬망성 흥분상태에 빠졌다. 정동만 작용하는 정신장애에는 구치소에서 생기는 정신장애 대다수도 속한다. 이러한 정신성 질환의 특수한 형태는 앞에서 언급한 외상성 신경증이다. 이러한 정신성 질환에는 예기신경증Erwartungsneurosis, expectancy neurosis(예기불안Erwartungsangst)[71]도 속하는데, 다양한 신체적 현상이 동반되는 이러한 불안상태는 고통스러운 경험에 대해 다소간 분명히 의식되는 기억 역할을 하며 특정한 계기마다 규칙적으로 나타난다. 다양한 형태의 강박장애도 유사한 정동에서 생기는 경우가 드물지 않다.

그 밖의 형태의 정신장애에서는 정동과 정신이상의 인과관계가 훨씬 느슨하다. 물론 호소망상은 대개 법률분쟁에 수반되며, 다른 파라노이아 질환의 발달에서도 외적 과정이 종종 결정적으로 작용하는 것으로 보인다. 하지만 호소망상과 파라노이아 질환에서는 인생경험을 정서적으로 가공하는 특별한 방식이 이미 병적이라는 견해를 고수해야 한다. 경험은 망상에 재료와 내용을 제공할 뿐이며, 경험이 망상을 야기하지는 않는다. 금고형에서 생성되는 것이 관찰되는 질환에는 금고형과 망상 사이에 실제로 인과관계가 있다고 가정된다. 끝으로 조울병에서 각 발작은 다른 계기에도 생기지만 정서적 흥분에 후속되는 경우가 드물지 않다. 이때 발작의 임상특색은 발작을 유발하는 정동의 특색과 전혀 관계가 없다. 슬픈 일을 계기로 조증 기분장애가 생길 수 있고, 기쁜 일을 계기로 우울 기분장애가 생길 수도 있다. 나의 남성환자 중 한 사람은 딸의 장례식에 조증을 보였으며, 한편 다른 여성은 딸이 행복하게 약혼했다고 기뻐하며 착란성 불안상태와 고통스러운 환각에 빠져드는 것이 관찰되었다. 이 여성의 경우 이미 오래전에도 비슷한 질환을 보였었다. 우울증환자에서는 사랑하는 가족의 돌연한 방문으로 상태가 악화되거나 심각하게 재발되기도 한다.

정동의 결과상태는, 특히 수면장애는 영양공급의 전반적 악화를 수반하며 신경성 탈진의 임상상을 유발할 수 있다. 혈압변동을 근거로 가정되는 바에 따르면 이러한 임상상은 동맥경화를 발병시키는 작용을 할 수 있다. 매우 고된 작업을 하며 잦은 정동을 겪는 사람은 일찍 기력이 소진하여 특히 동맥경화에 걸리기 쉽다고 한다. 조울병과 외상성 신경증에서도 동맥경화의 비율이 높은 이유는, 이러한 질환들에서는 정동이 계속되기 때문일 수 있다. 하지만 조울병과 사고신경증 모두에서 다른 유해요인, 특히 알코올과 매독이 작용할 수 있음도 간과해서는 안 된다. 알코올과 매독은 정동보다 더 중요한 동맥경화의 원인임이 틀림없기 때문이다.

과로Überanstrengung, overexertion.[86] 정신활동과 정동은 우리 뇌피질의 생명과정에서 생겨난다. 이러한 과정에서 생겨나는 생명감정은 우리 건강의 가장 중요한 기반이 된다. 하지만 이러한 과정이 과잉되면 우리 정신건강을 손상시킬 수도 있다. 물론 이러한 과정에서 처음부터 지성기능과 정서기능의 근본적 차이를 지적해야 한다. 단순한 정신작업을 약간 동안 계속하면 피로해진다. 이러한 작업으로 피곤함Müdigkeit, tiredness이 점점 더 심해지면 마침내 활동을 중단하고, 수면을 취하여, 소진된 신경조직을 보충하기에 유리한 조건을 조성해야 한다. 반면 정동은 실제로는 피곤함을 느끼는데도 피로Ermüdung, fatigue의 경고신호를 물리친다. 따라서 정동의 영향을 받으면 탈진할 때까지, 우리 정신생활의 신체적 기반이 직접 손상될 때까지 작업활동이 계속될 수 있다. 이러한 일은 어느 정도는 우리가 매우 '관심Interesse, interest'을 기울여 실행하는 모든 정신작업에서 일어난다. 이러한 정신작업에서는 정신기능이 피로로 인해 감소하더라도 반복되는 강한 의지노력을 통해, '동기Antrieb, motivation'를 통해 잠시 회복될 수 있다. 이러한 상황에서는 탈진의 초기 단계에서 작업활동이 명확히 저하되면서도 정동의 영향으로 정신적 흥분성이 상승하는 징후가 분명히 나타나는 것이 관찰된다.

따라서 건강을 위협할 수 있는 것은 무엇보다도 **정서적 흥분**을 동반하는 작업이다. 처음부터 작업활동에서 감정이 강조될수록, 작업자의 정서적 흥분성이 강할수록, 각 사례에서 휴식필요 징후가 지워져 실제로 과로가 발생할 위험이 높아진다. 이러한 과정이 빈번하거나 습관적으로

86) 마나세인(Manacéine), 현대문명에서의 정신과로(Le surmenage mental dans la civilisation moderne). 1890.

진행되면 과로의 결과가 일상적 휴식으로는 완전히 해소되지 않는다. 정서적 흥분성이 지속적으로 상승하고 피곤함이 느껴지지 않고 만성 탈진의 결과 정신기능이 현저히 저하된다. 이러한 장애가 병적으로 확산될 때 생기는 임상상은 신경쇠약Neurasthenie, neurasthenia이다. 가장 가벼운 형태의 신경쇠약은 자신의 정신기능에 고도의 과제를 부과하는 인생상황(시험) 등에 자기 자신에게서 관찰할 수 있을 것이다.

실제 생활에서는 위에 설명했듯 이행단계가 있기는 하지만 근본적으로 정신적 과로와 정서적 과로를 어느 정도 구분할 수 있다. 정신적 과로는 특히 학생, 대학생, 학자에서 보이는 반면, 정서적 과로는 다양한 종류의 정서적 흥분과 의무에 과중하게 시달리는 간호사, 의사, 정치가, 전쟁의 군대지휘관에서 관찰된다. 과도한 지성작업은 청소년과 병적 소인의 인간에게만 심각한 위험을 띨 수 있다. 이렇게 생기는 신경쇠약 현상은 적절한 휴식을 취하면 대체로 손쉽게 다시 사라진다. 반면 정신적 과로에 지속적 · 정서적 긴장, 심한 책임감, 더욱이 신체적 고단함과 방탕이 동반되면, 대개 더욱 심각하고 오래 지속되는 정신적 변화가 발생한다. 이러한 활동은 인간의 기력을 급속히 소진시키고, 정신기능과 저항력을 지속적으로 저하시키며, 인간을 둔감하게도 민감하게도 만든다. 이러한 변화는 구식 정신병원의 감독직원들에서 가장 여실히 관찰된다. 이 감독직원들은 수년간의 병원업무 후에 거의 예외없이 전체 인격의 지속적 손상 징후를 보인다. 이러한 변화는 한편으로는 히스테리 형태로, 다른 한편으로는 특히 동맥경화 등의 노인성 질환 형태로 정신질환을 발생시키기에 적합한 토대가 될 것은 틀림없다.

구금Gefangenschaft, imprisonment. 구금에서는 일련의 정신적 원인 전체가 한꺼번에 발견되며, 관찰경험에 따르면 이러한 구금에서는 정신장애가 생기는 경우가 드물지 않으며[87] 자유로운 생활에서보다 약 10배 더 많은 것 같다. 하지만 대다수의 사례에서는 다소간 심한 병적 소인이 이미 존재하는데, 이러한 소인은 때로 선천성 퇴행으로 인한 것이고, 때로는 다양한 인생운명(혼외출생, 나쁜 교육, 질병, 정신적 외상, 알코올 중독)을 통해 후천적으로 습득한 것이다. 여기에 감옥생활의 불량한 위생환경(단조롭고 부족한 식사, 불충분한 운동, 신선한 공기 부족), 격렬한 정서적 흥분, 자유상실의 고통, 모든 독자적 의지충동Willensregungen, urges of will의 철저한 제한, 끝으로 고독과 격리가 더해지는데, 특히 이러한 고독과 격리를 통해 수감자는 자신의 생각에 골똘히 몰두하기에 충분한 시간이 생겨 교육 정도와 도덕적 자기훈육 성향이 낮을수록 미래에 대해 더욱 불안에 떨고 범죄에 대해 더욱 후회하게 된다.[88]

구치소에서는 특히 부랑자나 거지의 경우 처음 며칠 동안 진전섬망이 관찰되는 경우가 종종 있다. 이럴 경우 갑작스러운 금주가 유해한 작용을 한다고 가정하기 쉬울 것이다. 하지만 알코올 중독자 요양원의 관찰 경험에 따르면 금주는 마땅하다. 구금에서 생기는 위에 언급한 다른 해로운 영향이 진전섬망에서 중요한 역할을 하는 것이 틀림없다. 하지만 구치소 미결수에게 본래 특징적인 정신이상은 **간저**Ganser[72]가 설명한 바에 따르면 동문서답을 하는 정신성 몽롱상태와 기억공백이다. 이러한 증

87) 구치(Gutsch), 정신의학 일반 학회지(Allgemeine Zeitschrift für Psychiatrie), XIX, 1; 키른(Kirn), 같은 책 XLV, 1; 뤼딘(Rüdin), 같은 책 LVIII, 447; LX, 852; 스킬라(Skliar), 월간 정신의학(Monatsschrift für Psychiatrie), XVI, 441; 지페르트(Siefert), 금고형의 정신이상(Die Geistesstörungen der Strafhaft). 1907; 빌만스(Wilmanns), 감옥정신병에 관하여(Über Gefängnispsychosen). 1908.

88) 로이스(Leuss), 교도소에서(Aus dem Zuchthause). 1903; 아우어(Auer), 구금심리학을 위하여(Zur Psychologie der Gefangenschaft). 1905.

상은 임박한 위험에 대한 정서적 흥분에서 직접 발생하는데, 종종 자살 시도, 히스테리 발작 또는 갑작스러운 분노발작Tobsucht, tantrum으로 시작하며 의도적 가장Verstellung, pretence으로 보이는 경우도 자주 있다. 이러한 가장은 **프로이트**가 말한 억압이라는 생각이 든다. 수감을 통해 전체 인생상황이 갑자기 폭압적으로 침해되고, 뒤이어 굴욕과 공포에 시달리게 되자, 고통스러운 기억, 사건, 작용을 차단하려고 자신도 모르게 애쓰며 다소간 뚜렷한 의식혼탁이 이미 그러한 소인이 있던 인격에 나타나는 것이다. 그 밖에 조발성 치매 사례도 관찰되는데, 이는 종종 긴장증성 형태를 띠며, 때로는 치매가 오랫동안 잠행성으로 지속된 후 갑자기 환각성 흥분상태로 나타난다.

금고형은 적막한 독실에서 환각성 임상상을 가장 자주 생성하는데, 이는 특히 급성으로 발생하며 급속히 진행하는 형태로서, 대개 피해망상이고, 드물게는 과대망상이며, 주로 환청, 격렬한 불안상태, 자살충동을 수반한다. 강한 내적 긴장, 심한 압박감, 단조롭고 불명확한 표상의 집요한 반복으로 인한 사고의 어려움, 인생에 대한 염증에 두통, 현기증, 불면증, 소화불량, 식욕감퇴까지 더해져 병적 변화가 시작된다. 정신증은 때로 매우 빨리 생기지만, 수개월 후에 발병하는 경우가 더 많으며, 때로는 수년 후에, 심지어 정신질환 없이 수많은 금고형을 치른 후에 발병하기도 한다. 독실구금이 정신병을 가장 자주 발생시키는 것으로 보이며, 구금을 중지하면 항상 그런 것은 아니지만 매우 자주 질병증후가 급속히 사라진다. 수년간의 교도소 형벌은 정신건강을 심하게 해치는 작용을 한다. 죄수는 주위사람, 특히 간수에게 속수무책으로 의지하여, 사소한 경험을 선입견에 사로잡혀 해석하고, 불신을 감추지 않고, 조금 남은 권리를 악착같이 지키려다 망상에 빠지게 된다. 적막한 독실에서는 감각이 더욱 예민해지고, 일상생활의 단조로움 때문에 모든 사건이 특별한 중요성을 띠게 되며, 비몽사몽 상태로 외롭게 긴 밤을 지새우면서 생기는 몽환적 지각이 망상을 형성하는 역할을 하는 경우가 많다.

나는 수많은 감옥정신병Gefängnispsychosen, prison psychoses을 임상적으로 자세히 관찰한 결과 감옥정신병은 단일 임상군이 아님을 알게 되었다. 먼저 정신성 정신장애 영역에 속하는 임상군을 분류해야 하는데, 이는 대개 가벼운 의식혼탁이 동반되는 임상상이다. 이러한 임상상은 다인실이나 환자병동으로 이송되면 다소간 빨리 호전된다. 다음으로 발견되는 수많은 사례는 구금상태가 아닌 경우에 관찰되는 긴장증과 유사한 특징을 완전히 보여주며, 독특한 치매로 귀결되는 것도 긴장증과 동일하다. 이러한 사례에서는 급성으로 발병하기 이미 오래전에 잠행성이나 가벼운 흥분상태로 시작되는 치매가 선행하는 경우가 상당히 많은 것으로 보이며, 아니면 어린 나이에 범행을 시작한 습관성 범죄자에게 오랜 금고형 후에 환각성 긴장증성 임상상이 생긴다. **뤼딘**의 설명에 따르면 또 다른 임상군을 이루는 것은 알코올 중독자, 드물게는 파라노이아 환자, 중간백치환자, 특히 뇌전증환자다. 대체로 이러한 환자들에서는 불안 및 섬망환각과 함께 격렬한 흥분상태가 때때로 나타나거나, 단순한 민감성 기분장애('교도소정신병Zuchthausknall, prison psychosis')가 생겨나며, 적은 수의 사례에서는 생생한 환청과 함께 오랫동안 고수되며 정신적으로 가공되는 피해망상이 발견된다. 가끔은 체질적 흥분도 관찰된다.

이 모든 임상상은 구금의 독특한 산물로 여겨져서는 안 되며, 감옥 밖에서 관찰되는 결과로도 별 어려움 없이 분류될 수 있다. 하지만 생생한 환청이 나타나고 어느 정도 납득이 되는 망상, 즉 조롱받고 처형되고 독살된다는 망상이나, 역으로 무죄 판결되고 사면받았으나 불법적으로 구금되어 있다는 망상이 반복되는 것이 특징이다. 다음으로 불복종, 선동, 특정 인간에 대한 적대행위의 경향과, 끝으로 불평하면서 형사소송을 재개해달라는 항고서한과 신청을 작성하는 경향이 특징으로 추가된다. 따라서 구금에서 생기는 특별한 정신적 인상이 다른 잘 알려진 임상상에 특정한 색조를 부여할 수 있다고 가정할 수 있다. **빌만스**Wilmanns[73]는 불신에 가득 찬 피해망상이, 건강하기는 하지만 정신이 침체되어 있고 사직당국의 압박에 지속적으로 고통받는 범죄자들에게 널리 퍼져 있는 망상과 매우 유사함을 시사하고 있다. 그 밖에 특히 오래 지속되는 금고형에서는 더욱 독특한 파라노이아 임상상이 생길 가능성도 고려해야 한다. 이와 관련하여 유념해야 할 사항은 일부 범죄자는 명료히 입증된 범죄행위를 절대 시인하지 않을 뿐 아니라, 나이 많은 교도소 죄수는 오랜 세월이 지난 후에 종종 이전의 자백을 철회하고, 해당 사건에 관해 멋대로 지어낸 설명을 하며, 재심리를 받기 위해 이러한 주장을 집요하게 고수한다는 사실이다. 이러한 행동은 불쾌한 기억을 억압하고 기억을 변조하려는 것으로서, 여기에 피해망상도 가세하곤 한다. 만성 환각성 질환도 나타나는 것으로 보이는데, 이러한 질환은 아마도 구금의 산물일 것이다. 수년 동안 고조된 자기과신과 상승된 과민성만 보이던 한 교도소 죄수에게, 암실구류, 포박, 식사 및 침대 박탈 등의 수많은 엄한 징계처벌이 내려진 후, 갑자기 환청과 피해망상이 발생하여 몇 년간 변함없이 지속되고 있는 것을 나는 본 바 있다. 다른 사례에서는 환각성 흥분상태가 영향망상Beeinflussungsideen, delusions of influence과 함께 잠시 뒤 다시 사라지며, 망상이 더 이상 가공되지도 않고 교정되지도 않는다. 이 경우 그전에도 그 뒤에도 치매의 징후는 발견되지 않았다고 나는 확신한다. 경증의 이러한 사례는 감옥 자체에서 종료되는 경우도 자주 있을 것이다. 이러한 사례가 정신적으로 생성되는 독특한 임상상인지 판단하는 일은 추후 연구에 맡겨야 할 것이다.

끝으로 수년 동안 자유를 상실하면 눈에 띄는 질병현상이 생기지 않더라도 일반적 · 정신적 변화가 생기는 사실을 간단하게 설명하겠다. 일상생활과의 접촉이 끊기면 관심이 빈곤해지고 사고범위가 제한되어 세상물정에 어두워지는데, 이는 강의나 독서로도 막을 수 없다. 하지만 무엇보다도 독자적 의지충동의 말살, 국가권력에 대한 무기력으로 인해 정동이 둔감해지고 활동력을 서서히, 하지만 확실히 상실한다. 독일 교도소와 강제노동소의 옛 재소자의 독특한 본성이 상당 부분 열등한 소인에 기인한다 할지라도, 자유박탈의 엄청난 압박 때문에 이들 모두에게 정신적으로 빈곤하고 둔감하고 의욕 없는 인격이라는 공통된 특징이 다소간 뚜렷하게 생겨난 것으로 생각된다. 우리 정신병원에서 자유와 자립적 활동을 점점 많이 허용하여 이러한 위축에 대처하기 전에는 정신병원 재소자도 이러한 교도소 수감자와 비슷한 처지였다.

전쟁Kriege, wars **및 재해**Katastrophen, catastrophes. 전쟁에서는 정신이상의 정신적 원인이 매우 풍부하다.[89] 따라서 전쟁시기에는 대체로 군대에서 정신질환환자가 막대하게 증가하기 마련이다. 이러한 관찰경험의 근거는 부분적으로는 우연한 원인, 특히 두부손상과 급성질환(티푸스!)의 비율 증가이지만, 일반적으로는 신체과로, 불면증, 심각하고 계속적인 정서적 흥분, 또한 알코올 남용으로 인한 지속적 손상이다. 전장 자체에서는 주로 히스테리성 흥분상태가 발생하며, 나아가 중증의 신경쇠약질환

89) 1870~71년 프로이센-프랑스 전쟁에서 독일군의 위생보고서(Sanitätsbericht über die deutschen Heere im Kriege gegen Frankreich 1870/71), 제VII권; 아브토크라토브(Awtokratow), 정신의학 일반 학회지(Allgemeine Zeitschrift für Psychiatrie), LXIV, 286.

과 외상성 정신병, 또한 뇌진탕성 정신병Gehirnerschütterungspsychosen, post concussion psychosis, 알코올성, 감염성 정신장애, 뇌전증, 특히 전쟁에서 자주 걸리는 매독 탓에 진행마비도 발병한다. 이러한 손상으로 인해 정신이상이 오랜 시간 뒤에 발생하는 경우가 매우 많으며, 그런 후에는 대체로 잠행성으로 악화된다. 한편 이미 잠재된 정신장애가 전쟁 임무가 과중해지면 발생하기도 하는데, 장교들에서는 진행마비와 동맥경화의 발병이 촉진된다고 하며, 일반병에서는 조발성 치매와 중간백치가 생긴다고 한다. 전쟁에서 발생하는 정신장애는 동일한 유해요인에 의해 다른 상황에서 생성되는 정신이상 형태와 차이가 없지만, 전쟁의 강렬한 인상이 병적 망상과 정동의 내용과 특색이 된다.

광범한 집단의 정서와 상상력을 사로잡는 엄청난 사건에서 생기는 정신질환에서도 이 사건의 강렬한 인상이 특징을 이룬다. 충분히 이해할 수 있다시피, 이러한 사건에서도 병적 소인이 있는 열등한 사람이 손상에 가장 빠르고 가장 많이 영향받는다. 정치적 불안, 민중항쟁, 지진, 재난에서는 갑작스러운 정동의 영향을 받으면, 흥분하기 쉬운 사람에게 히스테리성 장애나 불안상태가 나타나며, 나아가 조울병 발작, 신경쇠약질환이 발생하고, 부상이라도 입으면 외상성 정신병이 생긴다. 동시에 이러한 임상상 모두에는 재난 당시 모든 대중의 사고세계를 지배하던 사건이 반영되기 마련이다.

정신적 전염psychische Ansteckung, mental infection. 끝으로 '정신적 전염'이라 비유적으로 불리는 과정도 언급해두어야 하는데, 이는 정신장애가 '전염Ansteckung, infection'을 통해 확산된다는 말이다. 하품, 웃음, 헛기침, 기침, 구토 등의 일부 단순한 불수의운동이 모방을 통한 이러한 운동표상 생성으로 야기될 수 있으며, 심지어 기절(예방접종 때의 군인들), 떨림과 경련(여학생들)도 모방을 통해 유발될 수 있다는 것은 매우 널리 알려진 사실이다. 이 모든 모방에서 연결고리 역할을 하는 것은 정서적 흥분과 이로 인해 깨어나는 모방본능Nachahmungstrieb, imitative instinct이다. 사건과 영향이 사고와 감정을 격렬하게 흥분시키는 경우에는 의지가 약한 인간에게 모방행위를 유발시킨다. 무모한 자뿐만 아니라 자살자도 특히 인상적인 수단을 선택하면 모방자가 곧 생기곤 한다. 감정적 표상이 강하게 나타나는 종교적 · 정치적 분야에서는 열광적으로 구호를 외치면 매우 강렬한 열정을 불러일으킬 수 있다. 끝으로 감정충동Gefühlsregungen, (stirring of) emotions을 통한 상호영향은 모든 교육과 교양의 기반이다. 유행과 풍속은 모방본능의 작용으로 인간 간에 차이가 없어지는 덕분에 생긴다. 알코올, 아편, 모르핀 등 기호품의 엄청난 확산에도 정신적 전염은 막대한 역할을 한다.

어떤 모범이 흥분에 미치는 영향은 군중의 태도를 관찰해보면 매우 분명하게 드러나는데, 이들은 선동하는 말과 행동에 사주되어 혼자라면 결코 행하지 않을 행위를 저지를 수 있다. 각자의 행동을 저지시켜줄 책임감마저 전반적 흥분의 저항할 수 없는 급류에 가차 없이 쓸려나간다. 끝으로 의학의 역사를 살펴보면 특히 종교적 특징의 대규모 정신적 유행병[90]이 광범한 집단을 사로잡아 불합리한 사고와 행동을 하도록 했다. 오늘날에도 다양한 명칭의 손쉽게 흥분하는 민족집단과 종교교단에서 이와 매우 유사한 과정이 관찰된다. 키에프 지역에서의 최근의 이러한 유행병

90) 헤커(Hecker), 중세의 대규모 민중질환(Die großen Volkskrankheiten des Mittelalters), 히르시(Hirsch) (편), 1865; 세르기(Sergi), 유행병(psicosi epidemica), 1898; 바이간트(Weygandt), 정신적 유행병학 논고(Beitrag zur Lehre von den psychischen Epidemien), 1905; 비구루 및 자켈리어(Vigouroux et Jaquelier), 정신적 유행병(la contagion mentale), 1905.

은 **시코르스키**Sikorski[91)][74]가 상세히 설명했다. 한 사례에서는 종교적 과대망상에 빠진 사내에게 처음에는 분명히 정신질환이 있는 몇몇 사람이, 하지만 나중에는 무식하고 쉽게 속는 큰 무리가 몰려들었다. 이들 모두는 교단창시자의 신적인 사명, 그가 행한 기적, 그에게서 나오는 천국의 향기를 믿었다. 두 번째 유행병에서는 한 여자농부가 주역할을 했는데 그녀가 세계종말을 임박했다고 예언하자 네 그룹으로 나뉘어 25명이 생매장되었다. 두호보르파[75]의 무모한 캐나다 이주[92)]도 이러한 현상에 속한다. 물론 대형 정신적 유행병이 실제 정신이상인 경우는 제한되어 있다. 참여자 대부분은 강한 정서적 흥분상태에 있으며, 우리가 아는 바에 따르면, 이러한 흥분상태가 분별력을 흐리고 자제력을 없앤다.

다른 한편 자주 접촉하며 사는 몇 사람이 서로 영향을 받아 동시에 또는 연달아 정신질환에 걸리는 경우(감응정신병induziertes Irresein, induced insanity,[93)] 공유정신병folie à deux)도 드물지 않다. 나는 종교적 흥분과 환각에 빠져 발병한 남매 셋을 여드레 동안 연달아 정신병원에 입원시키기도 했다. 이 경우 정신장애는 먼저 주위사람에게 정서적 흥분을 생성시켜 질병을 일으키는 우연한 원인으로 작용할 수 있다. 이러한 정신장애는 대부분 히스테리 발작 또는 조울병 발작이다. 임상현상은 서로 동일

91) 시코르스키(Sikorski), 정신의학 일반 학회지(Allgemeine Zeitschrift für Psychiatrie), L, 778; 같은 책 LV, 326.

92) 스피츠카(Spitzka), 범죄인류학 및 범죄학 논총(Archiv für Kriminalanthropologie und Kriminalistik), XIV, 1.

93) 레만(Lehmann), 정신의학 논총(Archiv für Psychiatrie), XIV, 1; 야코벤코(Jakowenko), 정신의학 저널(Wjestnik Psychiatrii), 1887; 베르너(Werner), 정신의학 일반 학회지(Allgemeine Zeitschrift für Psychiatrie), XLIV, 399; 아스트(Ast), 같은 책 LXIII, 41; 볼렌베르크(Wollenberg), 정신의학 논총(Archiv für Psychiatrie), XX, 1; 쇤펠트(Schönfeldt), 같은 책 XXVI, 202.

할 수도 동일하지 않을 수도 있다. 하지만 일부 정신장애가, 때로는 전체 임상상이 일종의 암시를 통해 지속적으로나 일시적으로 한 사람에게서 다른 사람에게 옮겨질 수도 있다('강요정신병folie imposée'). 오직 이러한 사례만 진정한 정신적 전염이라고 말할 수 있다. 이 사례에서는 먼저 히스테리성 장애의 전염이 고찰된다. 하지만 특히 종교적 편집증환자[76]와 불평가, 또한 그 밖의 파라노이아 환자, 나아가 신체적으로 쉽게 흥분하는 자와 병적 사기꾼에서는 가까운 주변의 몇 사람을 자신의 망상으로 완전히 끌어들여 자신의 주장과 태도가 정당함을 완벽히 설득하는 것이 드물지 않게 관찰된다. 영향을 받는 사람에게는 영향을 주는 환자에 비견될 수 있는 정신질환이 발병하지 않은 것으로 보인다. 이는 영향을 받는 사람이 망상을 독자적으로 계속 꾸며내지 않는다는 관찰경험과 부합된다. 영향을 받는 사람은 대체로 병적 소인이 있고 정신적 저항력이 매우 작으며 지적 능력이 제한된 사람으로 주로 여성이다. 이들은 영향력 있는 인격이 자신에게 강제하는 내용을 분별없이 수용하며, 이 압도적 영향에서 벗어나자마자 다시 원래 생활방식으로 돌아간다. 이러한 방식으로 오늘날에도 망상에 사로잡힌 교주의 위대한 사명을 믿으며 교주를 위해 희생을 바치는 작은 교단이나 교파가 형성되는 일이 드물지 않다. **그로만** Grohmann[77]은 이러한 교파에 관해 설명한 바 있으며, 스스로를 성서의 비유에 나오는 '천국의 결혼식 만찬 주최자'로 여기고 전령을 통해 몇몇 바이에른 도시에 두 번이나 초대장을 보냈으며 일련의 추종자를 보유한 한 구두장이를 나 자신도 본 바 있다. 추종자 중 한 사람은 오늘날에도 우체부로 일하고 있는데, 이 환자가 정말로 글도 잘 쓰고 말도 잘하며 어떤 신학자보다 현명하다고 장담했다. 이 추종자에게는 하느님 왕국의 기사 신분과 이에 따른 신분깃발 및 인장, 빛의 칼로 어깨를 두드리는 기사서 임식, 두 천국의 신부 기사단 입단, 하느님왕국 통화로 4만 3000굴덴의 기사단연금, 신탁유증, 모르겐타우성의 기사 아나클레투스라는 이름이 약속되었다. 정신병원에서는 독립심 약한 환자가 동료 환자의 말에 영향받는 일도 종종 있다.

끝으로 외부에서 받아들인 것과 동일한 망상이 접촉이 끊긴 후에도 독자적으로 발달되는 진정한 정신장애(감염정신병folie communiquée)는 매우 드물게 목격된다. 이러한 사례야말로 **쇤펠트**Schönfeldt[78]가 적절히 설명했듯이 엄밀한 의미에서 정신적 전염에 의한 정신이상이라고 부를 수 있을 것이다. 하지만 혈족일 경우에는 내적 원인으로 동일한 질환이 생길 가능성을 항상 고려해야 한다. 가족의 여러 구성원에게는 개인적 접촉이 없더라도 조울병, 파과증, 긴장증, 파라노이아 장애가 발병하는 일이 매우 많으므로, 이러한 정신장애가 동시에 발생했다고 해서 정신질환에 전염되었다고 추론할 수는 없다. 우리는 정신장애의 발생이 가까운 주변사람의 정서적 균형에 동요를 일으키는 작용을 부인하지는 않겠지만, 질환의 원인을 자체에 품고 있는 사람만 독자적으로 발병한다고 가정해야 할 것이다.

최근 **최면술**Hypnose, hypnosis 및 **심령술**Spiritismus, spiritism[94] 치료 뒤에 생기는 정신장애 관찰경험이 더욱 주목받고 있는데, 이러한 관찰경험에 따르면 이러한 치료는 정신적 전염과정과 어느 정도 유사하다. 이러한 치료에 수반되는 흥분, 신비스러운 과정에 이어지는 미신적 해석은 천성적으로 신경이 민감하고 의지가 허약한 사람에게는 매우 위험하다. 정신질환자에서 단순히 최면술이나 심령술의 영향을 받은 망상만 나타나는

94) 헤네베르크(Henneberg), 정신의학 논총(Archiv für Psychiatrie), XXXIV, 3; XXXVII, 673.

수많은 사례에서는 정신적 전염이 있었다고 말할 수는 물론 없다. 최면술이나 심령술의 영향에서 생기는 망상의 내용에는 텔레파시 작용을 설명하려는 세간의 시도가 반영되어 있을 뿐이기 때문이다. 반면 특히 자기최면 상태의 발생은 자살에까지 이른 사례에서 내가 체험했듯이 매우 심각한 결과를 초래할 수 있다. 일반적으로 최면술이나 심령술 치료에서는 히스테리성 흥분상태 및 몽롱상태에 빠지고, 미신적 표상이 계속 전개되며, 나아가 정서적 흥분성이 조장되고, 최면술사나 영매에 철저하게 의지한다. 이러한 치료에서도 소인이 중요한 역할을 하는 것이 틀림없다. 심령술이나 최면술에 특히 민감하게 반응하는 사람만이 애초부터 열성적으로 이런 치료를 찾아다니기 마련이므로 더욱 그러하다. 부언하자면 의사를 통한 정말로 전문적인 최면 치료에서는 내 경험에 따르면 모든 위험이 완벽하게 배제될 수 있다.

B. 내적 원인(소인)

병적 소인에 대한 고찰과 함께 병인론 연구의 두 번째 분야로 들어서는데, 이 분야에서는 **환자의 인격 자체**에 내재한 원인을 다룬다. 질병의 생성을 완벽하게 이해하기 위해서는 특정한 정신적 인격의 발생사 전체를 되돌아보며, 그 독특한 형성에 기여한 모든 내적·외적 작용을 탐구하지 않으면 안 된다. 명료한 개관을 위해 이러한 영향을 일반적 영향과 개인적 영향 두 가지 종류로 대별하는 것이 보통인데, 인간의 많은 그룹에 영향이 미치면 일반적 영향이라 하고, 이러한 그룹의 일부 구성원에게만 영향이 미치며 그리하여 주변사람에 비해 이 일부 구성원에게 특별한 속성이 생기면 개인적 영향이라 한다.

1. 일반적 소인

사실은 두 가지 상이한 상황을 사람들은 일반적 소인이라 총칭한다. 첫째 상황은 어떤 그룹 사람들의 특별한 소인이나 특별한 생활환경 등으로 인해 **정신적 · 신체적 저항력이 저하하는 것**이다. 둘째 상황은 이러한 소인이나 생활환경에 따라 **정신질환의 외적 원인의 비율이 높아지거나 낮아지는 것**이다. 엄밀히 말하면 첫 번째 상황만이 진정한 소인이지만, 편의를 위해 두 번째 상황 고찰도 덧붙이는 것이 적절하다.

연령Lebensalter, age.[95] 정신적 인격 형성에 결정적 영향을 미치는 인류학적 속성 가운데 가장 중요한 것은 연령과 성별이다. **신생아**neugeborenes Kind, newborn infant의 뇌는 아무것도 씌어 있지 않은 백지와 비슷하다. 나중에 고도의 기능을 발휘할 수 있는 일반적 소인은 이미 있으며, 특정한 방향으로 계속 발달하도록 이끌 개인특성persönliche Eigenart, personal characteristic도 존재하겠지만, 의식 내용은 아직 매우 빈약하며, 각 정신과정의 연결은 완전히 제한되고 그 결과 기억능력도 크게 제약된다. 의식내용과 욕동운동을 지배하며 외부세계와 분리된 확고한 **정신적 인격**psychische Persönlichkeit, mental personality이 아직 존재하지 않는다.

물론 이러한 부족은 매우 손쉽고 빠르게 순식간에 해소되고, 어린이 뇌는 외부인상을 가공하여 인생체험의 핵심으로 만들어야 하는 엄청난 작업을 역시 손쉽고 빠르게 해결한다. 욕동적 존재로부터 자아의식이 있는 인격으로의 이러한 놀라운 발달은 어린 신경조직의 비범한 감수성과 발달능력 덕분에 가능하다. 어린이 정신의 일반적 특성도 이러한 능력과

95) 안조렐라오비치(Angiolella-Obici), XII. 이탈리아 정신의학학회 총회, 실험정신의학저널(congresso della società freniatrica italiana, Rivista di freniatria sperimentale), XXXI, 105.

밀접한 관련이 있다. 어린이 정신에서는 주의력이 자극되기 쉬우므로 주의산만성도 손쉽게 상승하고, 피로해지기 쉽지만 숙달능력이 뛰어나며, 기억력이 신뢰할 수는 없지만 탁월하고, 상상력이 활발하여 몽상을 즐기고 외부세계를 '동화처럼 생생하게 움직이게 하는' 경향을 품고 있다. 그 밖에 정동은 격렬하지만 비지속적이며 행위는 유약하지만 욕동적이다. 이러한 유년기의 특성은, **졸트만**Soltmann[79]의 연구를 통해 우리가 알게 된 바에 따르면, 생리적으로는 신경계에 억제력이 형성되지 않는 것으로 표출된다.

어린이 정신생활에 역시 나타나는 어린 두뇌의 낮은 저항력은 정신질환 경향을 명확히 초래할 것으로 예상할 수 있다. 성인에게는 심각한 영향을 미치지 않는 일부 유해요인, 특히 가벼운 고열질환이 유년기에는 뚜렷한 정신적 변화를 유발할 수 있다는 일상생활의 관찰결과는 이러한 견해의 증거가 될 수 있다. 다만 어린이의 조직의 무한한 활력 덕분에 장애를 빠르고 완벽히 해소할 수 있다. 게다가 성인기 정신이상의 가장 중요한 원인이 되는 손상(알코올, 성교, 지속적 정서긴장)이 유년기에는 거의 없다. 따라서 유년기에는 저항력이 적은데도, 거의 모든 관찰자의 보고에 따르면 정신장애가 비교적 드물다.[96)] 기초 통계 자체가 부실하여 정확한 수치 제시는 불가능하다.

96) 에밍하우스(Emminghaus), 유년기 정신장애(Die psychischen Störungen des Kindesalters). 1887; 모로(Moreau), 어린이 정신질환(La folie chez les enfants), 갈라티(Galatti) 독역. 1889; 아일랜드(Ireland), 어린이 정신질환, 백치, 중간백치, 정신이상(The mental affections of children, idiocy, imbecillity and insanity). 2판, 1900; 만하이머(Manheimer), 유년기 정신장애(Les troubles mentaux de l'enfance). 1899; 인펠트(Infeld), 정신의학 연감(Jahrbuch für Psychiatrie), XXII, 326; 치엔(Ziehen), 유년기 정신질환(Die Geisteskrankheiten des Kindesalters). 1902~1904.

하지만 이러한 상황을 올바르게 평가하기 위해서는, 출생 전이나 유아기에 이미 일련의 질병과정이 시작되며 이는 임상적으로 충분히 발달된 정신장애를 생성시키지는 않지만 경증형태부터 중증형태까지의 정신쇠약상태를 무수하게 발생시킨다는 사실을 고려해야 한다. 이러한 사례 가운데 극히 소수만 발달장애이고, 대부분은 다양한 종류의 피질질환이며, 이는 피질이 다소간 광범위하게 손상된 후에 치료되기는 하지만 계속적 정신발달을 방해한다. 피질에서 단순한 뇌염성, 뇌공동성, 수두성, 매독성, 결핵성 변화 이외에 다양하고 세밀한 변화가 발견되는데, 그 원인은 대부분 아직 매우 불명료하다. 감염이나 자가중독이 종종 어떤 역할을 한다고 추측할 수 있을 것이다. 갑상선활동 결손으로 인한 발달장애인 크레틴병이 특히 한몫을 할 것이다. 그 밖에 피질질환은 장의 독작용 탓이라고도 생각되어왔는데, 잘 알다시피 소화장애는 어린이에게 뇌자극현상을 손쉽게 유발하기 때문이다. 유년기에 치매를 일으키는 질환 일부는 파과증과 근본적으로 동일하다. 어린이 쇠약상태의 임상상이 발달기 쇠약상태의 임상상과 광범위하게 일치하며, 그 밖에 발달기 쇠약상태는 유년기에 시작된 질병상태의 연장인 경우가 종종 있기 때문이다.

유년기에는 백치와 중간백치 이외에 특히 고열질환에서의 섬망과 무도병성, 뇌전증성, 히스테리성 장애가 관찰된다. 나아가 이따금 경증의 지속적이거나 변화무쌍한 기분장애와 흥분이 조울병의 최초 징후로 발견된다. 그 밖에 특히 흥분성 상승, 불안증, 의지박약성과 불안정성, 병적 냉정성, 거짓말과 사기 경향 등의 정신병질 인격을 형성시키는 다양한 형태의 병적 소인도 나타나며, 강박관념Zwangsvorstellungen, compulsive ideas과 공포증Zwangsbefürchtungen, phobia이 발견되는 경우도 드물지 않다. 때로는 성장이 진행됨에 따라 이러한 장애의 일부 또는 전체가 다시 해소되며, 이러한 경우 장애는 정신생활 성숙이 불균일하게 이루어져 일시적으로 균형이 저하된 것으로 가정해야 할 것이다. 끝으로 유년기에 벌써 일종의 가족성 신경계 질환과 드물게는 소아마비 사례가 시작되기도 한다.

정신적 인격의 형성이 계속됨과 동시에 다양한 새로운 질병원인이 나타나면서 정신장애도 점점 다양해진다. 이때 외인성 정신이상의 발생은 근본적으로 각 인생단계에서 이 외적 원인의 비율에 따라 결정되지만, 내인성 정신질환은 주로 일부 연령단계에서 발병한다. 내인성 정신질환에서는 먼저 발달기[97] 동안의 강한 신체적 · 정신적 변화가 고찰된다.

발달기 본래의 특징적인 정신질환은 일부 형태의 조발성 치매, 특히 **헤커**Hecker80가 '청소년정신병Jugendirresein, insanity of youth', 파과증Hebephrenie, hebephrenia이라 명명한 조발성 치매다. 이러한 임상상의 특징은 어리석고 비약적이고 불안정한 성격을 보이고, 기분이 돌연히 바뀌고, 온갖 계획과 상상을 떠올리고, 성적으로 흥분하고, 신경과민이 고조되는 현상으로, 건강한 사람에게 '청소년기Flegeljahre, adolescence'에 생기는 여러 변화들이 병적으로 왜곡된 것으로 보인다. 하지만 청소년기 변화와의 유사성뿐만 아니라 이와 대비되는 뚜렷한 상이성도 나타나는데, 먼저 이 '청소년정신병'은 뇌피질의 심각한 손상에 기인하며 이러한 손상으로 종종 심한 치매에 이르게 된다는 사실이다. 또한 조발성 치매가 반드시 발달기에만 발병하는 것이 아니라는 사실이다. 다양한 질병형태를 총칭하는 조발성 치매에서 나중에 일부 질병군을 제외하는 것을 고려하더라도 말이다. 하지만 18~25세 사이에 이러한 질병이 가장 빈번하게 발생하므로 이 연령이 무슨 이유에선가 이러한 질병이 발생하기에 매우 유

97) W. 빌레(W. Wille), 사춘기 정신병(Die Psychosen des Pubertätsalters), 1898.

리한 조건을 제공하는 것이 틀림없다는 생각을 하지 않을 수 없다.

발달기에는 조발성 치매 이외에 경증 또는 중증의 흥분상태 및 우울상태 형태의 조울병이 처음 시작된다. 조울병의 발생은 잘 알다시피 발달기에는 격정범죄Leidenschaftsverbrechen, crime of passion, 두부손상, 반항 등으로 빈번하게 표출되듯 정서가 쉽게 흥분하는 것과 관계가 있을 것이다. 발달기에는 그 밖에 뇌전증성 및 히스테리성 현상, 또한 다양한 형태의 퇴행정신이상, 특히 병적 불안상태도 더욱 분명하게 나타난다.

끝으로 이 시기에는 약간의 외적 유해요인도 영향을 미치기 시작하는데, 부모의 보호에서 벗어나 점차 독자적으로 생활하기 때문이다. 온갖 유혹과 시련이 아직 미숙한 인격에 들이닥치고, 생존투쟁에서 생기는 온갖 손상이 처음으로 영향을 미친다. 이때 개인의 소인의 불완전성이 점점 강하게 나타난다. 생존투쟁에 적합지 않은 정신장애자는 독특한 방향으로 발달하고 인생의 자극을 부적절하게 가공하고 저항력이 약하여 점점 도태된다. 이제 남성에게는 알코올이, 여성에게는 생식활동이 특히 위험해진다. 급성질환, 격렬한 정동, 때로는 두부손상이나 과로가 정신장애를 일으킬 수도 있다. 하지만 정신질환 비율은 아직 그리 높지 않다.

통계적으로 정신장애가 가장 빈번하게 발생하는 때는 20~40세의 **원기왕성한 시기**다. 분명히 그 원인은 완전히 발달한 신체적 · 정신적 인격이 특별히 취약해서가 아니라 외부에서 인격을 공격하는 질병원인이 많기 때문이다. 이 시기에 저항력이 가장 강하지만 유해요인은 저항력보다 훨씬 빠르게 늘어난다. 부모에게서 독립하여 아내와 자녀를 돌보면서 생활의 고난이 커진다. 갈수록 무거워지는 책임감에서 심각한 고투와 걱정이 생긴다. 부푼 기대는 실망으로 바뀌고 생존투쟁에서 계속해서 전심전력하다 보면 기력이 소진하여 둔감해질 위험이 있다. 여기에 가혹한 노동으로 인해 질병에 걸리기 일쑤이고, 여성의 경우에는 성생활이라는 치명적 과정을 거쳐야 하며, 특히 음주와 사랑으로 방탕하게 살다가 악성 매독에 걸린 결과 파멸에 이르게 된다. 따라서 이 연령기에 일련의 다양한 형태의 정신이상이 가장 널리 확산된다. 진행마비와, 특히 남성에서는 알코올 중독이, 반면 여성에서는 갈수록 빈번해지는 몇몇 조울병 발작이 확연히 눈에 띄게 나타난다. 치매형태는 드물어지지만, 파라노이아성 질환은 이 연령기에 자주 일어난다. 진성 파라노이아도 이 시기에 시작되곤 한다. 반면 정신생활의 경쾌한 활발성에 수반되는 히스테리성 장애는 약간 감퇴한다. 퇴행정신이상의 여러 발현형태들도 정신생활의 피영향성이 높을 때에만 동반되므로 약간 약화된다.

정신이상 비율이 어떤 연령기에 가장 높아지는지는 지역마다 다른데, 조울병과 조발성 치매가 많이 생기는 지역에서는 발달기에, 진행마비와 알코올 중독이 많이 생기는 지역에서는 성년기에 그 비율이 최고에 이른다. 조울병과 조발성 치매는 18~25세에 가장 자주 시작되고, 알코올 중독은 대개 25~40세에, 진행마비는 30~45세에 발생하곤 하기 때문이다. 정신이상의 각 연령별 분포를 보여주는 그림 II는 하이델베르크 대학병원의 자료인데, 이 대학병원에서는 조울병과 조발성 치매의 비율이 비교적 높았다. 그 결과 이 그림에서는 15~25세에 막대가 급속히 높아지며, 이는 발달기가 정신이상 발병에 미치는 강한 영향의 징표다.

25세를 넘으면, 더 나아가 35세 이후에는 명확히 정신이상 비율이 다시 감소한다. 일반적으로 이제 확고한 지위를 얻었으므로 이와 함께 걱정과 흥분도 없어진다. 성숙한 연령에는 방탕의 유혹에도 빠지지 않으며, 여성에게는 생식활동의 위험이 감퇴한다. 게다가 무엇보다도 이 장년기는 말하자면 이미 '병독에 감염되어' 있어서, 위험에 빠진 대다수는

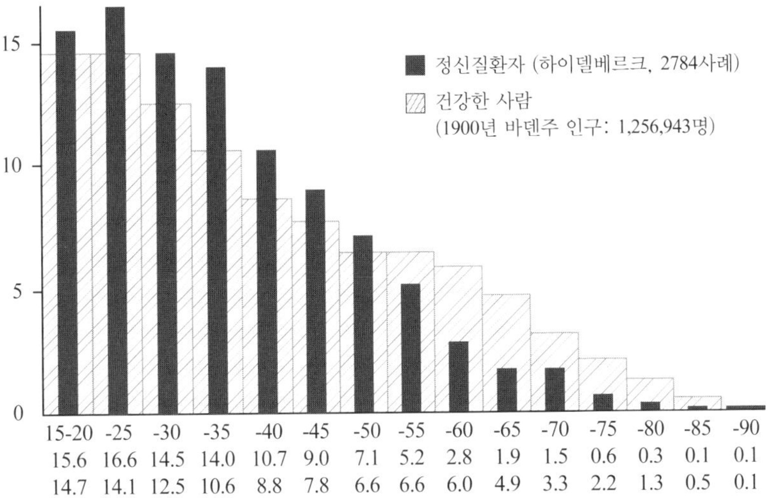

그림 II. 정신질환자 및 전체 인구의 연령별 분포

일찍이 도태되었다. 그림 II는 이러한 상황을 분명히 보여준다. 이 그림에서는 하이델베르크 지역 정신질환자들의 발병 연령별 분포가 바덴주 전체 인구의 연령별 분포와 비교되었다. 일반적으로 성인만 대학병원에 입원하므로 비교는 15세 이상으로 제한해야 했다. 이 그림에서는 한편으로는 20~25세에는 강한 발병 위험이, 다른 한편으로는 50세 이후에는 최초 발병자의 감소가 나타난다. 50세까지는 질환자 비율이 인구 비율보다 높다가 그 이후에는 낮아진다.

하지만 활기가 손상되면 소진된 뇌의 저항력이 침해되어 말하자면 후천적 소인이 생길 수도 있다. 30~45/50세 사이의 환자에서 정신질환자 비율이 인구 비율보다 높은 것은 주로 매독성, 변성 매독성, 알코올성 질환의 표출이라고 여겨야 한다. 그 밖에 연령 자체도 질병이 될 수 있으며,

누구라도 결국은 어느 정도 연령에 굴복할 수밖에 없다.98) 노인의 수용능력, 정신적 활발성은 감소한다. 노인은 점차 환경과 시대를 낯설게 느낀다. 특히 최근 일에 관한 기억력은 신뢰할 수 없으며, 모든 새로운 자극을 받아들이지 않으므로 시야가 좁아지고, 계속하여 상실되는 표상을 새로이 습득한 표상으로 보충할 수 없으므로 표상이 빈약해진다. 정서분야도 약간 황량해지며, 감정충동이 매우 가깝거나 직접적인 관심으로만 제한된다. 이러한 정신변화는 특정한 신체변화에 기인하는 것이 틀림없다. 이는 여성의 폐경기를 떠올리거나, 남성의 경우에도 여성에서만큼 뚜렷하게 나타나지는 않지만 갱년기를 생각하거나, 그 밖에 노화하는 신체의 장기 전체의 눈에 띄는 퇴화를 고려해보면 알 수 있다. 이러한 퇴화 가운데 특히 혈관변화, 동맥경화가 중시되었다. 이는 노년기의 동반현상일 뿐만 아니라, 그 훨씬 전부터 특히 알코올 중독과 매독의 영향으로 매우 악화될 수 있다. 다른 한편 노년기에는 피질조직 자체에서 혈관변화의 단순한 결과로 여길 수 없는 일련의 다양한 질병과정이 관찰된다. 그림 II에서 막대의 높이는 40~55세 사이에 천천히, 그 후에는 상당히 갑작스럽게 낮아지는데, 이는 갱년기에 이르면 많은 수의 정신장애자가 사망한다는 징표다. 고연령대에서는 정신장애가 드물게 나타날 뿐이다. 50세부터는, 특히 55세부터는 정신장애자 비율이 동일 연령의 건강한 인구 비율에 훨씬 못 미친다. 이 연령까지 건강을 유지한 사람은 앞으로도 건강할 전망이 높으며, 이는 알코올 중독과 매독에만 걸리지 않는다면, 활기가 손상되더라도 노년기의 정신건강에 미치는 영향은 상당히 작다는 징표다.

갱년기의 임상특징으로 생각해도 좋은 사실은, 먼저 이 시기에는 원

98) 프리트만(Friedmann), 노년기 변화와 그 치료(Die Altersveränderungen und ihre Behandlung). 1902.

래의 병적 소인 탓에 생긴다고 여겨지는 정신장애가 다시 자주 시작된다는 것이다. 이러한 정신장애에는 먼저 조울병이 속하는데, 첫 발작이 발달기 훨씬 전에 일어난다. 잠행성 진행 비율이 높은 우울상태는 갱년기에 활력과 인생에 대한 기쁨이 침체되는 것과 긴밀한 관계가 있을 것이다. 다음으로 이 연령기에는 치매로 이어지는 일련의 독특한 정신이상형태들이 시작된다. 물론 우리는 이러한 형태들을 지금도 조발성 치매라고 총칭하고 있기는 하지만 말이다. 이러한 정신이상형태들로는 무모한 망상과 환각을 동반하는 파라노이아성 증상과, 다른 한편으로는 '후기긴장증'이 있다. 끝으로 노인성 및 초로성 피해망상도 언급해두어야 하는데, 여기에는 현재로서는 상세히 구분할 수 없으며 점점 악화되는 다른 몇몇 질병형태가 속한다.

본격적인 노년기가 시작되면 정신장애는 점점 더 **정신쇠약**geistige Schwäche, psychasthenia과 공통된 특징을 보인다. 기억력 및 기명력 감소, 새로운 인상의 파악 및 가공 불능, 착란과 지리멸렬Zerfahrenheit, incoherence, 정동의 피상성, 건강염려증, 야간의 안절부절증, 급속한 치매경향이 이에 속하는 임상상의 현저한 특징이며, 이러한 임상상 가운데서는 단순하며 다소간 고도의 노인성 치매Altersblödsinn, senile dementia 이외에 노인성 우울상태, 섬망성 흥분, 노년기 정신병, 동맥경화성 치매가 우선 눈에 띈다. 드물게는 조울병의 마지막 발작도 관찰된다. 이 모든 증상에서 뇌현상, 현기증, 실어증 및 실행증, 뇌졸중, 경련, 마비 등의 비율이 높은 사실에 주목할 만하다.

성별Geschlecht, sex. 남성과 여성의 정신질환 소인 문제에 관해서는 통계수집을 기초로 자주 상이하게 답변되어왔다. 이러한 보고의 부실한 통계를 검토하느라 더 이상 수고하지 않고, 일반적으로 남녀 간 정신이상 비율에는 현저하고 확실한 차이가 전혀 없다고 언급해두겠다. 하이델베르크 대학병원 정신질환 환자 중에서 남성은 평균 약 53%였다. 정신이상 비율에 남녀 간 차이가 거의 없다는 사실이 눈길을 끄는 이유는, 자살과 범죄에서는 여성의 비율이 현저히 적기 때문이다. 여성은 연약한 소인이 있고 지성 형성이 미약하며 감정생활이 강하게 드러나므로 정신이상의 신체적·정신적 원인에 대해 남성보다 저항력이 작다는 것은 의심할 수 없다. 이러한 차이가 상쇄되는 것은, 여성은 비교적 보호된 지위를 차지하며 남성만큼 심하게 위험에 노출되지 않기 때문이다. 생존투쟁이 초래하는 모든 유해요인은 가족을 부양할 의무가 있는 남성을 주로 덮친다. 결혼하지 않은 여성에게는 생계유지의 고난이 훨씬 심한 경우가 자주 있지만 말이다. 다양한 방면의 방탕의 작용은 더욱 유해한데 그 위험에도 주로 남성이 노출된다. 남성은 사회적·경제적으로 독립된 지위에 있기 때문이다. 알코올과 매독은 여성보다 남성에게 훨씬 손상을 입히는데, 여성은 교육과 관습을 통해 단조롭고 규칙적이고 안정된 생활을 하도록 강요되는 까닭이다. 이러한 강제가 깨지고 여성의 격정이 자유롭게 풀리는 매춘부들의 경우에는 여성의 약한 저항력으로 인해 정신이상, 퇴행, 자살의 비율이 놀랄 만큼 높아진다.[99)] 물론 매춘부들의 경우에도 병적 소인의 작용을 중요하게 함께 고려해야 할 것이다.

여성의 정신이상 비율은 **성생활 과정**Vorgänge des Geschlechtslebens, processes of sexual life과 밀접한 관계가 있다. 성병과 생식활동의 작용은 이미 앞에서 다룬 바 있다. 하지만 여성의 이러한 특성은 그림 III에서 특히 특징적으로 드러나는데, 이 그림은 다양한 연령대의 정신질환자에서 성

99) 폰 외팅겐(v. Oettingen), 도덕통계(Moralstatistik). 3판, 1882, 767.

별 비율을 보여준다. 이 그림에서 알 수 있는 바에 따르면 15~25세의 성적 발달기에는 여성이 남성보다 정신질환 위험이 훨씬 높다. 그 후 30~45세에는 알코올과 매독(진행마비) 및 기타 생존투쟁의 손상으로 인해 남성의 정신이상 비율이 더 높다. 하지만 45~60세의 갱년기에는 다시 여성의 발병 비율이 비교적 높다. 여성은 잘 알려진 폐경기 위험에 처하며, 외로움과 무력감에 빠지는 경우도 종종 있다. 60대에는 이러한 위험이 약간 감소하는 것으로 보인다. 그 이상 연령 정신질환자에서는 여성이 더 많은 현상에는 여성이 더 장수한다는 사실 이외에 다른 원인이 있

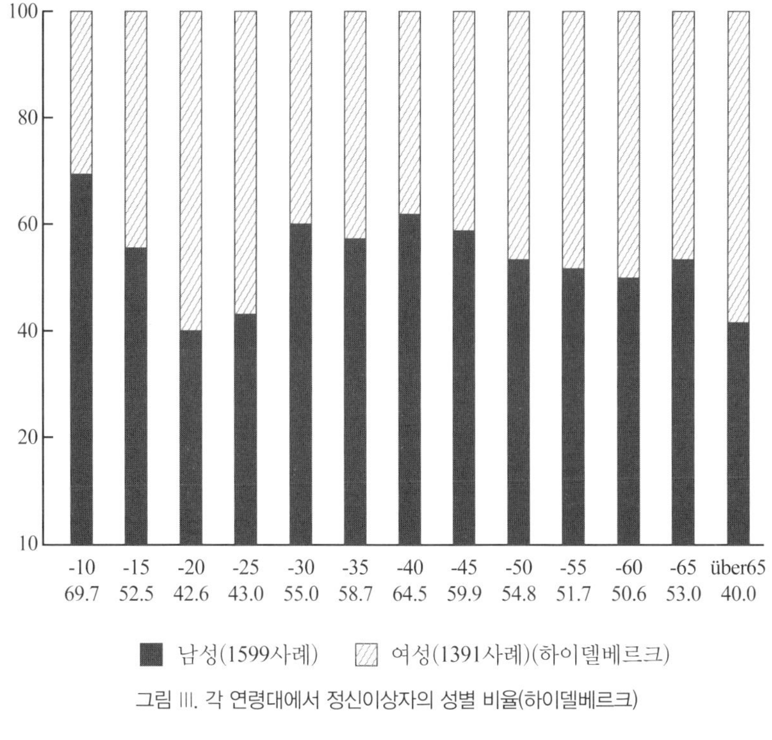

그림 III. 각 연령대에서 정신이상자의 성별 비율(하이델베르크)

을 것이라고 생각되지 않는다.

성별에 따라 질병원인이 상이하므로 성별에 따라 우세한 질병형태도 달라진다. 그림 IV에는 하이델베르크 대학병원의 관찰결과에 따라 주요 형태의 정신이상에서 성별 비율을 보여주는데, 이에 따르면 남성은 주로 알코올 중독이나 이와 관련된 뇌전증과 진행마비에 걸리며, 반면 조발성 치매는 남성과 여성에서 거의 비슷하게 발병한다. 노인성 정신질환에서 여성이 많은 이유는 앞서 시사했듯 여성이 장수하기 때문일 것이다. 반면 여성에서 조울병 비율이 높은 것은 정서적 흥분성이 쉽게 상승하는

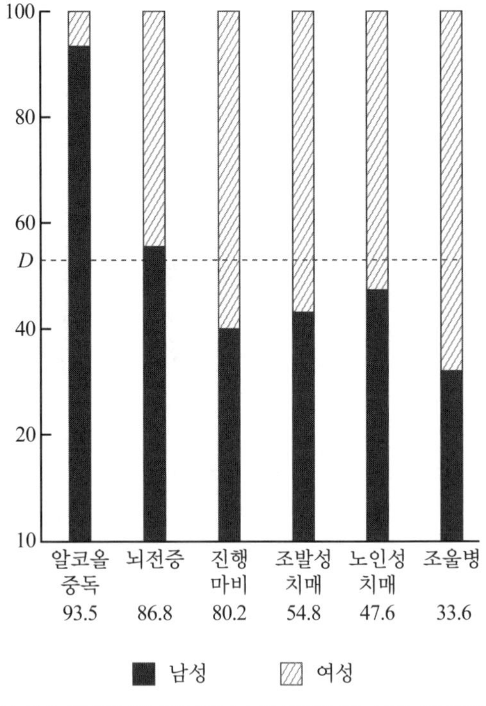

그림 IV. 주요 형태의 정신이상에서 성별 비율(3185 사례, 하이델베르크)

이차적 성적 특성에 따른 것으로 보인다. 성생활의 주기적 변화기에, 또는 발달기와 갱년기에 이러한 질환이 시작되는 경우가 많다. 여성에서 히스테리성 현상 비율이 높은 것은 정동이 특히 격렬한 것과 관련이 있는 것 같은데, 이러한 히스테리성 현상도 특히 발달기에 나타나곤 한다. 반면 남성에서는 직업활동의 영향으로 모르핀 중독, 외상성 신경증, 다음으로 알코올과 매독의 영향으로 동맥경화가 자주 발견된다.

민족Volksart. 각 민족의 정신질환 경향[100)]에 관해서는 통계가 부실한 데다가 분석 자체에 어려움이 많아 확실한 판단을 하기 어렵다. 먼저 대부분의 나라에서는 정신질환자 집계가 매우 부실하여, 비교가 전혀 불가능하다. 다음으로 정신이상의 비율을 결정하는 다양한 영향의 작용, 즉 민족, 생활습관, 기후, 영양, 일반 건강상태 등의 역할을 구분하는 것이 불가능하다. 그리하여 여러 국가의 정신장애 비율을 판단할 때 대개 매우 일반적 인상에 의존하게 되며, 그 밖에 이러한 인상 역시 일련의 매우 다양한 원인의 공동작용으로 생기게 되는데, 이러한 다양한 원인 가운데 민족성은 아마도 외적 생활조건의 영향에 묻혀버리고 말 것이다. 물론 이렇게 민족성 자체도 외적 생활조건을 통해 함께 생겨나지만 말이다. 그렇지만 내가 생각하기에는 민족의 특별한 소인이 그 정신질환에서도 특정하게 표출되고 있으며, 정신이상의 비율과 형태는 민족성을 깊이 이해하는

100) 셀바티코 에스텐세(Selvatico Estense), 정신의학, 신경학, 인류학, 철학 조사연구(Ricerche e studî di psichiatria, neurologia, antropologia a filosofîa), 모르셀리 기념논문집(Morselli-Festschrift). 1906; 맥퍼슨(Macpherson), 정신과학 저널(Journal of mental science). 1905, 451; 크레펠린(Kraepelin), 신경의학 중앙지(Centralblatt für Nervenheilkunde). 1904, 433; 부샨(Buschan), 뇌와 문화(Gehirn und Kultur). 1906; 지올리(Sioli), 독일 인류학 학회 39차 총회 기념논문집(Festschrift der 39. Versammlung der Deutschen anthropologischen Gesellschaft). 1908.

데 더없는 보고가 될 것이라는 사실을 오늘날 더 이상 의심할 바 없다.

정신질환이 가장 잘 알려져 있는 곳, 즉 백인이 사는 지역에서 정신질환도 가장 자주 발생하는 것으로 보인다. 일본에서만 이와 비슷한 비율을 보인다. 반면 아프리카와 오스트레일리아에 사는 거의 모든 자연민족, 미국의 인디언과 흑인에 관한 보고에 따르면 정신장애는 매우 드물며, 페르시아, 에티오피아, 아라비아, 인도, 중국 등에서도 정신질환은 유럽에서보다 훨씬 적게 생긴다. 이러한 보고는 종종 매우 단호하게 들어오지만, 앞서 언급한 이유로 수용하는 데 신중을 기해야 한다. 생활환경 전체가 우리와 전혀 다른 민족의 통계인 것이다. 다양한 민족이 가능한 한 섞이지 않고 거의 비슷한 조건에서 함께 사는 곳에서만 신뢰할 수 있는 결과를 얻을 수 있을 것이다. 예를 들어 유럽의 유대인[101)]에서나 미국의 흑인에서 그러하다. 우리가 아는 바에 따르면 유대인은 적어도 독일과 영국에서는 정신성 신경성 질환에 걸릴 소인이 게르만 민족보다 강하다. 흑인은 함께 사는 백인보다 정신질환 발병이 훨씬 적었으나, 노예생활에서 해방된 후 특히 북부주에서 정신이상 비율이 빠르고 꾸준히 증가했다고 보고된다. 1870년에는 흑인 백만 명당 정신질환자가 367명이었으나, 1880년에는 912명, 1890년에는 980명에 이르렀다. **화이트** White[102)]의 보고에 따르면 남부 주에서 건강한 인구에 대한 정신질환자 비율은 흑인에서는 1227명당 1인이지만 백인에서는 456명당 1인이며, 좀 더 발달한 북부주에서는 542명당 1인, 또는 520명당 1인이다.

101) 필츠(Pilcz), 빈 임상 리뷰(Wiener klinische Rundschau), 1901, 47 및 48; 정신의학 연감(Jahrbuch für Psychiatrie), XXVI, 294; 지헬(Sichel), 신경학 중앙지(Neurologisches Centralblatt), 1908, 351.

102) 화이트(White), 신경질환 및 정신질환 저널(Journal of nervous and mental diseases), 1903, 257.

민족과 정신장애의 관계를 이해하는 데 더 중요한 것은 각 민족별 정신장애 형태 고찰이다. 다수의 환자에서 임상상의 비율을 조사하여 민족별 차이로부터 각 민족의 특징을 통찰할 수 있을 것이다. 물론 이 경우에도 부실한 자료로 인해 비교가 힘들 수 있다. 비교를 위해서는 먼저 비교되는 환자가 거의 동일한 조건에서 선택되어야 한다. 예를 들어 동일한 원칙에 따라 환자를 입원시키는 정신병원의 수용자만 서로 비교될 수 있다. 다음으로 진단이 일관되어야 하므로, 동일한 관찰자가 진단을 내리는 것이 가장 좋다. 또한 이러한 비교는 다수의 환자에 근거해야 하는데, 이는 정식 정신질환자 구호시설이 있는 민족에서만 가능하다.

다양한 민족에서 각 정신질환 형태의 비율에 관해 우리가 보유한 대다수의 관찰결과는 유감스럽게도 이러한 엄격한 기준을 아직 충족시키지 못하고 있다. 하지만 각 민족별로 뚜렷한 차이가 존재하는 것은 확실하다. 이러한 민족별 차이가 손쉽게 이해되는 경우는 외적 원인, 즉 알코올, 아편, 해시시, 코카인 남용이나, 말라리아, 크레틴병, 수면병 병원체로 인해 생기는 질환에서다. 이때 각 민족의 특별한 소인이 이러한 외적 유해요인에 대한 저항력이 크거나 작은 것으로 나타나며, 이러한 신체적 저항력은 각 민족의 정신적 특성과는 상관없을 수 있다. 게르만족이 알코올을, 중동 민족이 해시시를, 중국인이 아편을 좋아하듯, 어떤 민족이 이런저런 기호품을 좋아하는 경향이 있는 경우에만 이를 민족성의 영향으로 여길 수 있다. 진행마비도 민족의 정신적 특성과 전혀 관계없는 신체적 조건에 따라 발생하는 것으로 보인다. 진행마비는 터키인, 페르시아인, 에티오피아인, 말레이시아인, 오스트레일리아 원주민, 아프리카 흑인 등 수많은 민족에서는 매독이 널리 퍼졌는데도 매우 드물다. 알코올 남용이 없는 것도 한 원인일 수 있겠지만, 이것만으로는 매우 기이한 차이가 확실히 설명되지 않는다.

다음 그림들은 다양한 민족에서의 질병형태 분포에 관한 두 가지 사례를 보여준다. 첫 번째 그림은 내가 자와의 보고르[81] 정신병원에서 유럽인과 원주민을 돌보면서 수행한 정신장애 연구의 결과다. 그림에서 보다시피, 조사된 원주민 가운데는, 부언하자면 당시 정신병원에 입원한 나머지 환자 가운데도, 알코올 중독자나 진행마비환자나 매독환자가 없지만, 이들과 비교되는 유럽인에서는 이런 환자가 있다. 두 번째 그림은 **소칼스키**Sokalski의 보고에 따라 작성되었는데, 소칼스키도 우파[82]의 바시키르인에서는 동일한 정신병원에 입원한 러시아인에서보다 알코올 중독과 진행마비가 현저히 드물다는 것을 발견했다.

그 밖에 이 그림들에서는 일반적으로 외적 원인을 알지 못하는 질환의 양태가 어떠한지도 자세히 살펴볼 수 있다. 이러한 질환으로는 무엇보다도 조발성 치매를 들 수 있는데, 자와 원주민 환자의 대부분인 77%가 조발성 치매에 속한다. 유럽인에서도 조발성 치매는 72%로 가장 비중이 크지만, 다만 유의해야 할 점은 이 유럽인 식민지 주민은 청년들, 특히 군인들이 대다수이므로 본토 주민과 비교하면 안 된다는 것이다. 조발성 치매의 압도적 비율은 시리아(45%)에서는 **볼프**Wolff[83]에 의해서도, 트란스카스피아[84](65%)에서는 **우르슈타인**Urstein[85]에 의해서도 확인되었고, 바시키르에서도 마찬가지다. 이를 통해 말하고자 하는 바는 조발성 치매 비율이 이곳들에서 높다는 것이 아니라, 전체 정신질환에서 알코올 중독과 진행마비 비율이 감소하는 대신 조발성 치매비율이 높아지고 있다는 것이다. 지금까지 보고된 관찰경험에 따라 판단하자면 조발성 치매는 일본과 인도에서 미국까지 전 지구상에 퍼져 있으며, 나 자신도 유럽 민족 이외에 중국인과 아르메니아인에서도 조발성 치매를 보았다. 조울병도 전

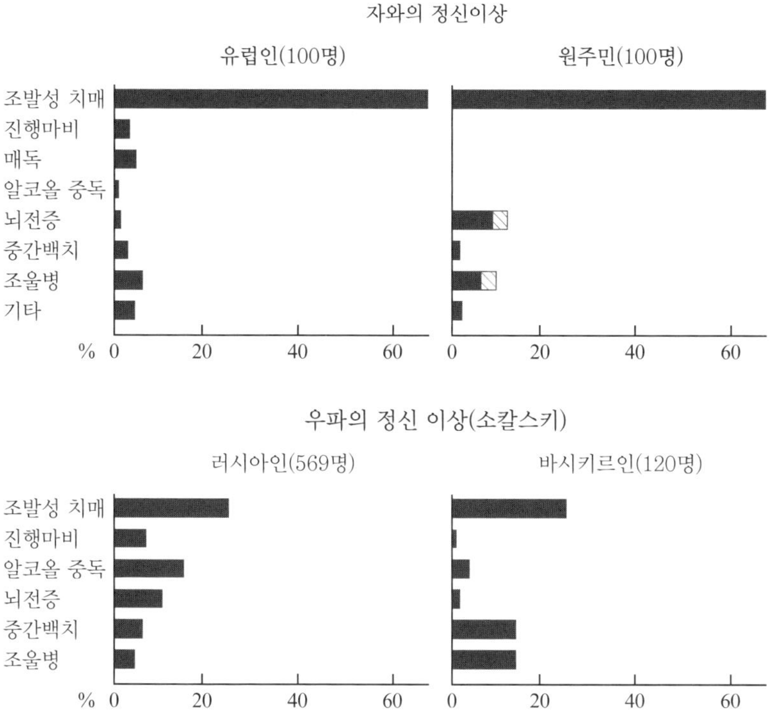

그림 V.

세계에 퍼져 있는 것으로 보이며 뇌전증과 히스테리도 분명히 그러하다. 따라서 이러한 질환 모두는 인류 발달사에서 매우 오래전에 생긴 것으로 보인다. 뇌전증과 히스테리는 심지어 동물에서도 반복하여 보고되고 있다. 하지만 동물의 발작이 인간의 질환과 일치하는지는 매우 의심스럽게 여길 수밖에 없다. **덱슬러**Dexler[103)][86]의 설명에 따르면 동물에서는 개홍역 Staupe, canine distemper 이후에 광견병과 감염성 뇌질환 이외에 진정한 정

103) 덱슬러(Dexler), 월간 정신의학(Monatsschrift für Psychiatrie), XVI, 별권, 99; 신경학 중앙지(Neurologlisches Centralblatt), 1907, 98; 마인처(Mainzer), 같은 책 1906, 438.

신병은 발생하지 않는 것으로 보이며, 뇌전증성 장애도 인간에서와 다른 종류의 뇌질환에 기인하는 것 같다.

덜 뚜렷하기는 하지만 환자 구성에서의 차이는 매우 가까운 민족 사이에도, 심지어 같은 민족의 다른 부족 사이에도 발견된다. **필츠**는 이를 증명하려 노력했으나 쉽게 납득할 수 있듯 그러한 관찰경험을 충분히 확보하기 어려웠다. 그의 설명에 따르면 유대인은 아마도 근친결혼을 선호하는 까닭에 조울병, 신경과민, 공포증 등 유전성 퇴행에 기인한다고 여겨지는 장애들이 눈에 띄게 나타나며, 진행마비, 조발성 치매, 중증형태의 백치도 드물지 않지만, 반면 알코올성 장애는 매우 뒤로 밀려난다. 정신병질 현상의 상이성은 자살통계[104]에서 가장 설득력 있게 설명되는데, 그 비율을 비교적 손쉽게 수적으로 비교할 수 있는 자살은 부족별로, 나아가 민족별로 눈에 띄게 차이를 보인다. 작센인은 엄청나게 높은 자살 경향을 보이며 덴마크인만 이에 버금갈 수 있는데, 잘 알다시피 작센인의 이러한 자살 경향이 연령대로나 성별로나 점차 감소하여 로만인과 슬라브인보다 적어지려 하고 있다.

따라서 각 민족별로 정신장애 분포가 매우 다양하다고 가정해야 하겠지만, 완전히 새로운 형태가 다른 곳에서는 전혀 발견되지 않는 경우도 있는 것으로 보인다. 물론 분포가 한정된 외적 질병요인에서 발생한 질환, 즉 기호품 중독, 수면병, 말라리아 정신병, 각기병 등은 이 경우에서 제외된다. 말레이시아인의 이른바 '라타Latah'는 경악으로 유발되어 명령자동증Befehlsautomatie, command automatism이나 욕설증 발작으로 표출되며 히스테리와 매우 유사성을 보인다. 다른 민족들에서 다양한 명칭

104) 모르셀리(Morselli), 자살(Der Selbstmord), 쿠렐라(Kurella) 역. 1881; 뒤르켐(Durkheim), 자살론, 사회학 연구(Le suicide, étude de sociologie). 1897.

으로 보고되는 약간의 유사한 상태도 마찬가지다. 역시 말레이시아인에게 자주 나타나는 '아모크Amok'는 고유한 질병이라고 말하기 힘들다. 이는 갑작스럽게 또는 짧은 기분장애 뒤에 시작되는 몽롱상태로서, ('미쳐서 mata glap') 눈앞에 아무것도 보이지 않게 된 환자는 길을 막는 모든 사람을 가차 없이 단도로 찌르지만, 나중에는 아무 기억도 남지 않거나 불명료한 기억만 남는다. 내가 자와에서 진찰한 아모크 환자 중에 여러 명은 틀림없는 뇌전증환자였다. 나머지 환자에서는 뇌전증을 입증할 수 없었지만, 임상상으로 보아 뇌전증일 가능성이 매우 높았다. 그 밖에 한번은 말라리아 발작이 유사한 상태를 발생시켰다. 그림 V에서 나는 이러한 사례를 빗금을 그어 뇌전증에 추가하였는데, 부언하자면 이러한 뇌전증은 그러잖아도 말레이시아인에게 드물지 않다. **판 브레로**van Brero[87]가 말레이시아에서 보고한 코로Koro는 페니스가 몸속으로 수축한다는 '강박관념 Zwangsvorstellung, compulsive idea'인데, 나는 이를 최근 순환성 우울증이 있는 한 유럽인 환자에서 관찰했다.

민족에 따라 각 임상상이 매우 다르게 형성되는 것으로 보이지만, 우리는 이에 관해 아는 바가 거의 없다. 자와에서 원주민 환자의 전체 임상상에 따라 판단할 때 사례의 대다수는 조발성 치매라고 부르는 질병군이었음을 나는 추호도 의심할 수 없었으나, 유럽인에게 생기는 조발성 치매와의 차이도 뚜렷했다. 유럽인에게 종종 발견되는 초기의 우울증은 거의 입증할 수 없었다. 질병은 대체로 착란성 흥분으로 시작하여 매우 빨리 무분별한 치매로 이어졌다. 환청은 적은 수의 사례에서만 발견되었고 망상도 드물고 내용이 매우 빈약했다. 뚜렷한 긴장증성 현상, 특히 거부증성 혼미는 예외적으로만 관찰되었다. 이러한 차이는 조울병에서도 볼 수 있었다. 우울증은 완전히 결여되거나 조증 발작에 비해 매우 약하게 나타났다. 이외에도 주기적 착란성 흥분상태의 소규모 질병군이 발견되었는데, 이 질병군이 조울병에 속하는지 나에게 확실치 않아 보였으므로 그림 V에서 빗금을 그어 추가했다.

이러한 차이를 가능한 한 많은 민족에서 계획적으로 조사하는 일은 매우 보람 있는 임무일 것이다. 이러한 일은 이미 정신의학에서 시작되고 있다. 특히 동유럽 유대인의 순환성 정신질환은 긴장증성 특징, 상동증Stereotypie, stereotypy, 기이성Verschrobenheit, eccentricity이 혼합되어 있을 뿐만 아니라 잠행성 혼합상태인 경우도 빈번하다는 특징이 있는 것이 종종 관찰된다. 따라서 이 질환을 진단하기 매우 어려워질 수 있다. 그 밖에 하이델베르크에 비해 뮌헨에서는 우울상태가 조증보다 훨씬 압도적인 것으로 보인다. **가우프**Gaupp[88]의 관찰에 따르면 이러한 경향은 튀빙겐에서는 더 심하다. 정신질환자의 자살경향도 민족에 따라 달라진다. 이는 작센에서 가장 심하다. 보고르에서는 원주민의 자살위험은 거의 고려치 않았는데, 자살률은 유럽인 환자에 비해 3분의 1에 미치지 않았기 때문이며, 아테네에서도 불안해하는 환자를 여유롭게 치료할 수 있는데, 독일에서 그런다면 비참한 자살이 생길 것이다. 환자의 폭력행위와 안절부절증과 관련해서도 비슷한 차이가 존재한다. 바이에른의 환자는 작센 환자보다 훨씬 공격을 감행하기 쉽다. 팔츠[89]의 환자는 매우 안절부절하는 것이 특징인데, 이에 반해 나는 그라나다[90] 정신병원에 근무할 때 200명의 환자가 한 번도 눈에 띄게 흥분하는 것을 본 적이 없다. 유감스럽게도 현재로서는 이런저런 차이에 관해 일반적 인상만 얻을 수 있을 뿐이다.

기후Klima, climate. 기후[105]라고 총칭하는 다양한 영향은 정신이상의 비

105) 라시(Rasch), 정신의학 일반 학회지(Allgemeine Zeitschrift für Psychiatrie), LIV, 745; 모레이라 및 페이소투(Moreira et Peixoto), 브라질 정신의학 논총(Archivos Bra-

율과 형성에 대체로 중요한 역할을 하지 않는 것으로 보인다. 이러한 영향으로 대개 생활환경 전체에 격심한 변화가 일어나기는 하지만 그 변화의 작용을 따로따로 구분할 수 없기 때문이다. 하지만 모든 생명체는 태양, 대기, 습도에 태곳적부터 의존해왔으며 오늘날 인간도 예전만큼은 아니지만 여전히 이에 영향받고 있다고 가정할 수 있다. 이에 대한 확실한 증거는 무엇보다 자살과 범죄가 계절과 기후와 관련이 있다는 분명한 관찰경험이다. 그 밖에 정신질환자의 흥분상태는 겨울보다 여름에 훨씬 격렬하게 진행된다는 인상을 받고 있다. 순환성 사례에서는 우울증이 겨울에 생기는 경우가 드물지 않다는 것이 관찰된다. 이탈리아에서는 갑작스러운 욕동적 흥분상태가 독일에서보다 더 자주 발생하는 것으로 보이며, 반면 에스토니아 환자들은 독일환자들과 근본적인 편차가 눈에 띄지 않았다. **모레이라**는 브라질에서 기온변동과 정신장애 비율에 상관관계가 없음을 발견했다. 최근에 **라시**Rasch와 **플렌**Plehn[91]은 열대기후가 유럽 이민자에게 미치는 영향에 관해 보고했다. 이들의 결론에 따르면 수년이 흐르면서 점차 무기력, 무관심, 기억감퇴, 정서적 저항력 상실, 신경과민과 민감성('열대성 흥분상태Tropenkoller'), 자만, 피해의식, 끝으로 활동력 감퇴가 나타났다. 이러한 발달이 생기는 주요한 이유는 생활방식이 변화한 기후 환경에 적응하지 못하기 때문이다. 풍부한 육류섭취 습관 고수, 더위에 무기력해져 충분한 신체운동 소홀, 성적 방종, 열대지역에서 위험이 배가되는 음주는 유럽인의 열대기후 적응을 심각하게 방해한다. 여기에 열대병, 열사병, 일사병, 이질, 말라리아, 흑수열Schwarzwasserfieber, blackwater fever[92]이 더해진다. **플렌**은 특히 중증 말라리아의 후유증으로

sileiros de psychiatria), II, 222; 판 브레로(Van Brero), 열대병 편람(Handbuch der Tropenkrankheiten) I. 1905.

욕동적 폭력 경향이 심한 정서과민 지속상태를 보고한다. 중증 말라리아 질환 후 생기는 이러한 사례에서 음주 후 다른 뇌전증 징후 없이 뇌전증성 흥분상태가 나타나는 것을 나는 최근에 관찰하였다.

일반 생활환경allgemeine Lebensverhältnisse, general living conditions. 한 민족이 처한 생활환경 전체가 정신이상의 비율에 지속적 영향을 미칠 것임이 틀림없다는 것은 의심할 바 없을 것이다. 일반적 저항력뿐만 아니라 특별한 질병원인의 유포도 이러한 생활환경에 따라 달라지기 때문이다. 따라서 아닌 게 아니라 다양한 환경에서 사는 민족들 사이에는 정신질환 경향과 관련하여 광범위한 차이가 존재하는 것으로 보인다. 일련의 이러한 관찰경험을 우리는 이미 언급한 바 있는데, 자연민족에서는 정신이상이 드물고, 노예해방 이후 미국 흑인의 정신건강이 악화되고 있으며, 선진국에서는 진행마비 비율이 높고, 각 민족이 선호하는 기호품에 따라 다양한 위험에 처하며, 유럽인에서는 임상상이 풍부하게 나타난다는 것 등이다. 이러한 관찰경험이 시사하는 바는, 문명발달과 함께 정신질환의 위험이 증가하며, 새로운 질환형태가 발생하고 오래된 질환형태의 다양성이 커진다는 것이다. 다른 한편으로 일부 형태는 더욱 감퇴하는 것으로 보이는데, 특히 미개한 민족에서 아직 자주 발생하는 정신적 유행병이 그러하며, 이러한 정신적 유행병은 유럽에서는 중세 이후로 매우 희귀해졌다.

이제 우리는 그 답변이 문화민족 전체의 생존에 중대한 파급력을 미칠 문제에 직면해 있다. 다름 아니라 문명의 발전이 실제로 정신건강의 상실을 동반하는가, 그렇다면 그 원인을 무엇이라고 생각해야 하는가라는 질문이다. 첫 번째 질문에 관해서는 오늘날 전문가 사이에 현저한 의견차이가 존재한다. 반박할 수 없이 확실한 사실은 거의 모든 문화민족에서는 **정신병원에서 돌보는 정신질환자가 놀랄 만큼 급속히 증가**하고 있다는 것이다.[106] 이탈리아의 식민지 에리트레아[93]에서는 정신질환자 수용소를 건설할 필요가 아직 생기지 않았다. 인도에서는 인구 3억 400만 명 중에 단 4300명이, 다시 말해 7만 명당 1명이, 자와에서는 원주민 5만 명당 1명이 정신병원에 입원해 있다. 이에 반해 독일에서는 단 500명당 1명이 입원할 자리를 정신병원에 준비해두어야 한다. 현재 보고된 집계에 따르면 인구 1만 명당 작센에서는 25.0명, 프로이센에서는 26.0명, 영국에서는 40.8명, 베른주에서는 56.1명, 취리히에서는 97.0명이 정신병원에 입원해 있다. 이러한 집계는 부실한 출처에서 나왔을 가능성이 매우 높다 할지라도 열거한 나라들 사이에 차이가 있음을 시사하며, 또한 협소한 까닭에 더욱 면밀하게 조사되었을 군소 지역에서도 환자 수가 놀랄 만큼 많음을 알려준다. 그림 VI은 정신병원에서 돌보는 정신질환자의 인구당 비율을 보여준다. 네덜란드에서는 인구 1만 명당 정신병원 입원자가 1850년 5.16명에서 1899년 14.12명으로 많아졌고, 프로이센에서는 1875년 5.7명에서 1900년 16.9명으로 늘어났다. 1869~1903년 사이에 영국에서는 24.0명에서 34.1명으로, 바이에른에서는 4.0명에서 17.1명으로 증가했다. 정식 정신질환자 구호시설이 있는 모든 나라에서 유사한 관찰결과를 제공한다.

물론 이 모든 수치에서는 간호 및 간병이 필요한 정신질환자의 증가만이 입증되고 있으며, 질환사례의 엄청난 증가 자체는 아직 드러나 있지 않다. 환자 대 인구의 비율이 일정하게 유지되더라도, 환자의 정신병원

106) 포케(Vocke), 주간 정신의학 및 신경학(Psychiatrisch-Neurologische Wochenschrift), 1906, 427; 하클(Hackl), 독일에서의 정신질환자 증가(Das Anwachsen der Geisteskranken in Deutschland), 1904; 그루나우(Grunau), 1875~1900년 동안 공공 정신병원에서의 치료 성공 및 사망률에 관하여(Über die Frequenz, Heilerfolge und Sterblichkeit in den öffentlichen Irrenanstalten von 1875–1900), 1905; 가우프(Gaupp), 주간 뮌헨 의학(Münchner medizinische Wochenschrift), 1906, 26, 27.

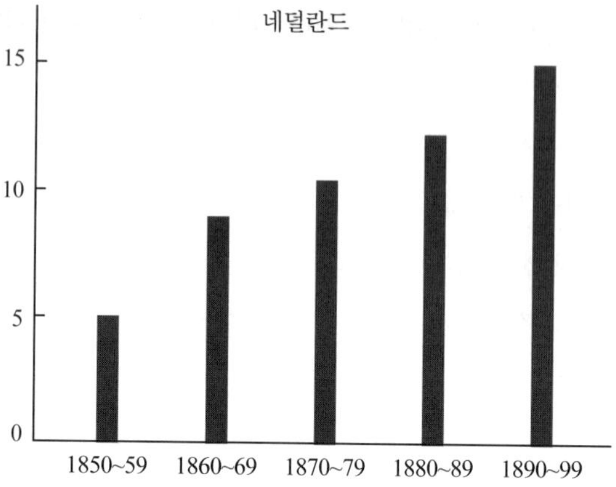

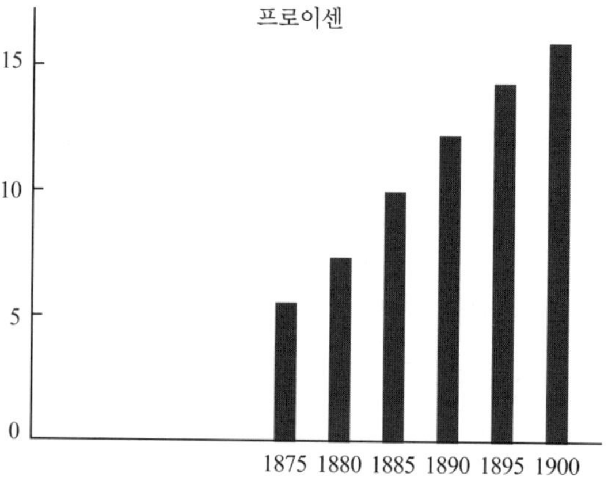

인구 1000명당 병원에서 돌보는 정신질환자 수

그림 VI.

입원 필요성이 증가하는 것은 여러 원인 때문이다. 이러한 원인으로는 무엇보다 정신이상에 대한 이해 발전을 들 수 있는데, 이러한 이해 발전은 집계에서 질환의 수치를 상승시킬 뿐만 아니라 많은 환자를 정신병원으로 인도하여, 자살이나 사고로 죽거나 다른 일반병원, 감옥, 강제노동소로 들어가지 않게 해준다. 또 다른 원인으로는 정신의학의 발달에 발맞춘 정신병원 시설의 점진적 개선을 꼽을 수 있는데, 이러한 개선을 통해 정신질환자 수용소에 대한 뿌리 깊은 선입견이 갈수록 감소하고 그리하여 특히 입원수속절차가 간편한 곳에서는 환자의 정신병원 입원이 촉진된다. 끝으로 환자의 입원 필요성은 교통 개선, 인구 증가, 산업 발전, 특히 대도시 성장으로 인해서도 상승할 수 있다. 정신병원 수가 많아질수록, 정신병원에 더 빨리 갈 수 있을수록, 환자를 입원시켜야겠다는 생각이 가족에게 떠오르기 쉽다. 나아가 교통수단의 증가로 환자가 가출하기 쉬워지고 인구밀도 상승으로 환자가 갖은 유해성과 충돌에 노출되므로, 환자감시가 갈수록 어려워지고 환자가 더욱더 부담스럽고 위험하게 느껴진다. 환자는 돌보는 사람의 힘을 완전히 소모시키므로 매우 방해가 되는 가족으로 여겨지고 아무도 간병이나 감시를 맡으려 하지 않으며, 밀집하여 거주하는 대도시에서 빈곤한 주민이 정신질환자를 집에서 돌보는 일은 장애와 위험이 많은 탓에 거의 불가능하다. 이러한 모든 이유로 대도시 생활의 발달과 함께 정신질환자를 정신병원에 맡기려는 경향이 갈수록 강해짐이 틀림없다.

도시와 시골이 정신병원 수용자 수에 미치는 영향에 관한 고찰에서는 이러한 상황이 특히 잘 조명된다. **화이트**가 지적하는 바에 따르면 미국 북부에서는 정신이상 비율이 인구밀도와 비슷하게 증가한다. 북동부와 서부 해안에서는 인구밀도가 낮은 내륙 주들에서보다 정신질환자가 훨씬 많이 발생한다. 독일에서도 도시환자의 정신병원 입원이 시골환자의 입원보다 현저히 많다. **포케**Vocke[94]의 설명에 따르면 매년 인구 1000명당 정신병원 입원환자 비율이 뮌헨에서는 오버바이에른의 다른 지역에서보다 3.4배 높다. 물론 **가우프**가 밝혀냈듯이 뮌헨 환자 가운데 4분의 1~5

분의 1만이 뮌헨에서 태어났고, 1905년에 뮌헨 대학병원에 입원한 70명의 히스테리 환자 가운데 10명만이 뮌헨 출신이었다.

대도시 정신질환 발생비율이 높은 사실을 바탕으로 정신질환의 원인을 더욱 깊이 통찰할 수 있다. **포케**가 알아낸 바에 따르면 최근 20년 동안 뮌헨 정신병원의 남녀 환자 비율은 계속 변화하였는데, 이러한 변화는 뮌헨 출신 환자를 더 많이 입원시키면서부터 시작되었다. 그전에는 비율이 5:4였으나 1883~1892년에는 4:3이었고 1893~1903년에는 3:2였다. 여성은 뮌헨 인구의 53%를 차지하는 데 반해, 병원 입원환자의 40%만을 이루었다. 시골주민을 위해 마련된 가베르제 병원[95]에서는 남녀 비율이 1883~1892년에는 5:4, 1893~1903년에는 5:5였다. 이로부터 알

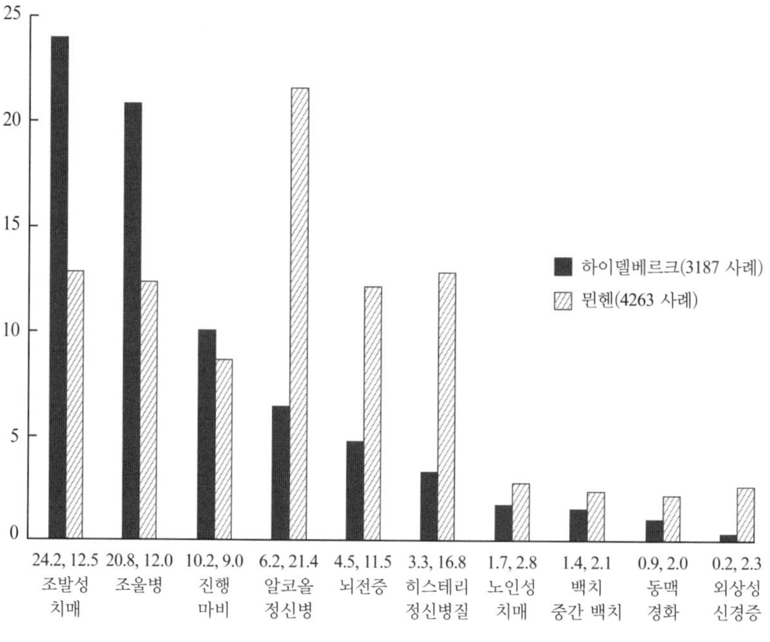

그림 VII 하이델베르크 병원과 뮌헨 병원의 질병형태 비교

수 있는 사실은 대도시의 악영향이 주로 남성에게 미친다는 것이다. 무엇보다 알코올 중독자, 뇌전증환자, 진행마비환자, 사회적대적 정신병질자가 증가를 주도했다.

이러한 상황은 그림 VII에서 시도된 바와 같은 하이델베르크 대학병원과 뮌헨 대학병원의 환자 비교를 통해 매우 분명하게 드러난다. 물론 이러한 상이성이 생긴 매우 중요한 원인은 뮌헨 대학병원에는 자발적 입원이 가능한 탓으로 여길 수도 있지만, 그렇더라도 시골환자의 특성과 대비되는 대도시환자의 특성이 포케의 설명과 일치함을 알아챌 수 있다. 알코올 중독자, 정신병질자, 뇌전증환자가 대다수를 이루며, 그 수가 매우 많아 진행마비환자 비율마저 감소한다. 이 모든 환자에서는 대도시에서 조장되는 알코올 남용이 중요한 원인으로 작용하고 있다. 나아가 알코올 남용은 매독과 더불어 동맥경화, 선천성 또는 조기에 획득된 후천성 정신지체, 또한 노인성 치매 비율 상승에도 영향을 미친다. 끝으로 대도시에서의 직업활동은 외상성 신경증의 빈도 증가도 야기하며, 이는 알코올의 영향이 없어도 그러하다.

도시와 시골의 차이를 밝혀주는 또 다른 자료는 아래 표다.

1875~1900년 기간 중 정신병원에 입원한 정신질환자

구분	환자 전체	진행마비	뇌전증	진전섬망	1897년 인구 (단위 1000명)	1사례당 인구수
베를린	138,417	21,976	22,708	13,139	1,677	348
헤센네사우	67,021	4,631	4,725	613	1,757	688
라인 지방	137,975	9,444	7,545	1,471	5,106	973
슐레지엔	105,726	8,830	9,819	3,559	4,415	1,123
베스트팔렌	51,699	2,023	2,391	189	2,701	1,364

이 표에서는 대도시 베를린이 정신병원 환자 수에 미치는 놀라운 영향을 즉시 알 수 있다. 베를린과 헤센네사우는 인구가 거의 비슷하며, 헤센네사우에 있는 대도시 프랑크푸르트와 비스바덴도 집계에 함께 포함되었는데도, 베를린의 환자 수는 헤센네사우 환자 수의 2배다. 시골주민이 더 많은 베스트팔렌과 슐레지엔에서는 매우 발달한 산업 때문에 악영향이 예상되는데도 정신병원 입원이 필요한 환자가 베를린의 3분의 1~4분의 1에 그칠 뿐이다. 이는 뮌헨의 입원환자 비율이 오버바이에른의 다른 지역의 입원환자 비율보다 3.4배 높은 것과 비슷하다. 좀 더 자세히 살펴보면 베를린에서 발생하는 진행마비환자 수는 인구가 3배 더 많은 라인 지방과 비슷하며, 인구가 절반 더 많은 베스트팔렌의 10배에 이른다. 이러한 차이는 뇌전증에서도 비슷하며 진전섬망에서는 더 큰데, 다만 정신병원 보고서들은 진전섬망 빈도에 관해 유용한 정보를 제공하고 있지 않다.

그림 VIII에서처럼 지난 25년 동안 인구 1만 명당 발생한 정신질환자 평균을 계산하면 이러한 상황은 더욱 분명해질 것이다. 이 그림에서 명료히 드러나는 바에 따르면, 베를린에서는 대도시도 포함되어 있는 다른 지방보다 2~4배 많은 정신질환자가 발생할 뿐만 아니라, 지금까지는 매우 불완전하게 알려져 있었는데 환자 구성도 근본적으로 차이가 있다. 정신병원 입원 정신질환자 가운데 진행마비환자, 뇌전증환자, 진전섬망환자를 합하면 베를린에서는 41%, 헤센네사우에서는 14%, 라인 지방에서는 13.4%, 슐레지엔에서는 21%, 베스트팔렌에서는 8.8%에 이르며, 진행마비환자만 따지면 베를린에서는 15.9%, 헤센네사우에서는 6.9%, 라인 지방에서는 6.8%, 슐레지엔에서는 8.4%, 베스트팔렌에서는 3.8%다. 알코올 중독이 통계에서 따로 다루어졌다면 차이는 더욱 뚜렷했을 것이다. 어쨌든 대도시에서는 특히 진행마비, 뇌전증, 알코올 중독, 다시 말해 근본

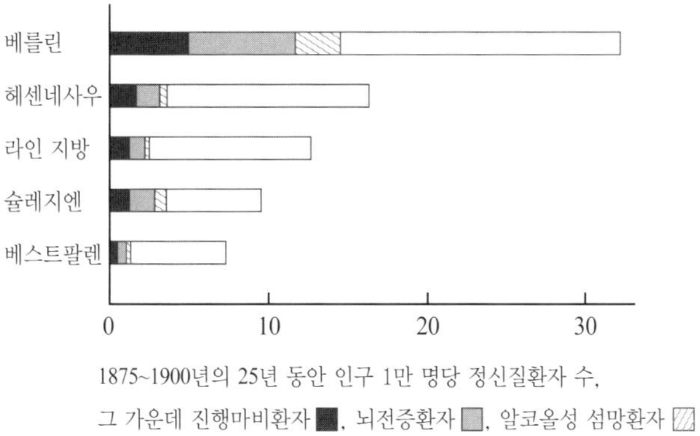

그림 VIII. 프로이센 여러 지방에서의 진행마비환자, 뇌전증환자, 알코올성 섬망환자와 다른 정신질환자의 비교

적으로 매독과 알코올이 영향을 미치는 질병의 비율이 높다고 결론지을 수 있다. 매독과 알코올이 동맥경화의 주요 원인이며, 자손에 매우 치명적 영향을 미쳐 이들에게도 정신지체, 뇌전증, 매춘, 정신병질을 생성시킨다는 사실을 고려하면, 대도시는 정신질환자의 입원 필요성을 상승시킬 뿐만 아니라 정신질환의 치명적 온상으로 곧바로 간주되어야 할 것이다. 시골보다 훨씬 높은 이 문화중심지에서의 자살률도 그 증거다.

정말로 알코올과 매독만이 대도시 생활에서 특히 조장되어 정신장애를 증가시키는 원천이라면, 문화를 탓할 일이 아니라 진정한 문명화가 미흡함을 개탄해야 할 것이다. 하지만 현대생활의 다른 동반현상, 특히 생존투쟁의 격렬함, 지속적 전력투구, 촌각을 아끼는 작업의 분망함, 풍부하고 흥미진진한 오락, 부족한 수면시간 및 수면심도 등이 전반적 신경과민 증가의 원인이라는 주장도 계속 제기되고 있다. 이러한 손상이 특히 저항력이 약할 경우에는 신경성 탈진상태 및 흥분상태를 생성하여 심각한 장애의 토대를 제공할 수 있다는 것을 인정해야 마땅할 것이다.

특히 순박한 환경에서 분망한 대도시로 이주한 사람은 어느 정도 적응할 때까지 대도시의 위험과 유혹에 훨씬 쉽게 노출된다. 질환자 가운데 이주자가 많다는 것이 그 증거다.

반면에 이러한 생존투쟁은 능력을 단련시키며, 우리의 사회적 발전은 건강환경의 지속적 개선, 빈자와 병자 구호, 편리한 여행과 휴양, 노동자의 경제력 상승으로 해악을 끼쳤다기보다는 해악을 없앴다고 주장될 수 있다. 다만 상해보험법이라는 방대한 사회보장은 그 부작용을 통해 생활지원제도가 정신장애를 불러일으킬 수 있음을 매우 잘 보여준다. 이는 상해 후 노동불능에 대해 연금으로 보상을 해주며 정상으로 회복되면 연금을 중단시키는 법률인데, 많은 수의 상해 부상자들을 치유할 수 없는 고질병에 빠뜨리는 예상치 못한 부작용을 낳았다. 보상이 계속되는 동안 자신의 힘으로 상해결과를 극복하려는 동기뿐만 아니라 이를 위한 모든 시도가 연금 상실을 우려하여 애초부터 억압된다. 우리 눈앞에서 펼쳐지고 있는 이러한 외상성 신경증은 일반 생활환경에 기인하는 다른 장애들의 전형이라 할 수 있다. 광범위하게 퍼진 강박장애는 특히 일반 생활환경에 기인하는 것으로 생각된다. 지속적 책임감은 교육과 생활을 통해 줄기차게 육성되어 정신질환자를 괴롭히는 의심과 염려의 출발점이 되며, 종종 이러한 책임감은 자신감 상실로 이어져 중요한 행위를 회피하고 불안감 때문에 단순한 작업활동도 망설인다. 이러한 질병은 순박한 환경에서 사는 민족에게는 전혀 알려져 있지 않은 것으로 보인다. 자와의 원주민에서 나는 죄책망상이나 자책감을 목격한 적이 없다. 따라서 책임의식에 수반되는 일련의 병적 사고나 감정이야말로 우리 문명의 진정하고 직접적인 산물이라고 여겨야 할 것이다.

하지만 우리가 순종하는 이러한 책임감 육성이 우리의 저항력에 해로운 영향을 미쳤을 가능성도 있는 것 같다. 수많은 민족이 매독에 수없이 감염되어 있으면서도 변성 매독에는 전혀 또는 거의 걸리지 않는 반면, 이들과 함께 사는 유럽인은 변성 매독으로 인해 파멸하는 사실은 유럽인이 무슨 이유에서인지 이에 더 취약해졌음을 시사한다. 진행마비가 늦게 발견된 사실은 이 질환이 지난 세기에야 점차 나타났으며, 아울러 매독에 대한 우리의 저항력이 저하되었다는 생각이 들게 한다. 물론 우리는 변성 매독질환에 대한 우리의 취약성의 원인이 무엇인지 모른다. 하지만 어떤 질병에 가축은 쉽게 걸리지만 비슷한 야생동물은 끄떡없는 것을 생각해보면, 이러한 취약성은 전체 문화발전으로 인해 신체가 나약해진 부분현상일 가능성을 고려하게 된다. 우리는 나중에 이 문제를 상세히 다룰 기회가 있을 것이다.

끝으로 우리의 문화가 정신장애를 촉진하는 또 다른 상황을 언급해두어야겠다. 대부분의 정신질환자는 세심한 구호를 받지 못하고 파멸하지만, 문화민족은 희생적 친절성을 발휘하며 훌륭한 제도를 조직하여, 무능하고 영락하고 열등한 정신장애자들을 보존하고, 환자들을 간호 및 간병하며 보호하고 있다. 이러한 연민행위의 결과 많은 수의 질병소인이 그 보유자와 함께 사라지지 않고 다음 후손에 유전될 가능성이 생긴다. 이로 인해 자연도태의 효과가 현저히 약화된다. 이에 대한 보완책은 공동생활에 무용한 인간을 정신질환자 수용소, 만성질환자 수용소, 백치 수용소, 강제노동소, 감옥 등에 격리하는 것이다. 물론 이러한 조치를 지속적으로 겪게 되는 사람은 퇴행한 소인을 후손에 전파할 기회가 어차피 거의 없었을 것이지만 말이다.

임상 질병형태가 지난 수십 년간 약간 변화했다는 견해가 종종 표명되어왔다. 치매성 진행마비가 많아지고, 기존 진행마비형태가 드물어지며, 완화되는 경향이 증가했다고 한다. 한편 순환 정신이상circuläres Irresein, circular insanity이 예전보다 자주 관찰된다고 한다. 우리 자신도, 진행마비의 토대인 것이 확실해 보이는 매독에 관해 내리는 우리의 진단도, 끊임없이 변화하므로 이러한 문제에 관해 확실한 판단을 하기 어렵다. 변화가 일어났을 가능성은 확실히 있다. 여성과 어린이에서 진행마비가 많아지는 것이 관찰되지만, 진행마비성 발작은 드물어지는 것으로 보인다. 그러나 상당히 확실하게 밝혀진 이러한 사실에도 해석의 여지는 여전히 남아 있다.

직업Beruf, occupation. 일부 직종에 종사하면 정신장애에 걸릴 위험이 높아지는 것은 대개 이 직종에 수반되는 유해성의 빈도와 작용이 크기 때문이다. 시인이나 배우 등의 일부 예술직종을 선택하는 경우에만 정신장애의 원인이 정서적 민감성이나 흥분성에 있다고 추론할 수 있을 것이다. 그 밖에 **무직**Berufslosigkeit, inoccupation(부랑자, 습관성 범죄자) 상태도 대개 인격의 불완전하거나 병적인 발달로 인해 야기될 수 있을 것이다. 관찰경험에 따르면 감옥, 교도소, 강제노동소 재소자Insassen, inmates 가운데 증세가 다소간 뚜렷한 정신질환자가 상당수 발견되는데, 비율은 2~4%로 변동하지만 남성에서 현저하게 높다. 재소자 중 가장 비율이 높은 것은 알코올 중독자인 것 같으나, 이들이 정신질환자로 여겨지는 경우는 제한되어 있다. 프로이센에서 알코올 중독자는 교도소 재소자의 40% 이상에 이른다고 한다. 대체로 알코올 중독은 열등한 소인을 토대로 발생했겠지만, 이 열등한 소인 자체도 외부의 악영향을 받는다. 정신지체자, 정신병질 사기꾼, 히스테리 환자도 종종 형무소에 들어오며, 뇌전증환자도 특히 잔혹범이나 성범죄자 사이에 드물지 않다. 이 모든 정신이상자에서 숙취와 알코올 중독이 대체로 부수적으로 중요한 역할을 한다. 그 밖에 특히 개선의 여지가 없는 절도범 가운데는, 젊은 나이에 종종 감옥에서 불안성 착란과 환각을 동반하는 급성 정신장애가 발생하여 감정생활과 의지가 심각하게 손상된 파과형 또는 긴장증성 정신지체자가 약간 발견된다. 역으로 대담한 범죄자가 장기 금고형을 치르다 조발성 치매가 발병하여 정신병원을 전전하거나 무해한 부랑자가 되는 경우도 드물지 않다.

하지만 부랑자Landstreicher, vagrants107)야말로 매우 독특한 인간그룹이다. 이들은 거의 예외없이 정신적으로, 종종 신체적으로 열등하며, 상당히 많은 수가 증세가 뚜렷한 정신질환자다. 선천성 정신지체와 정신병질 소인 이외에 특히 알코올 남용이 중요한 역할을 한다. **본회퍼**는 부랑자 사례의 63%에서 알코올의 영향을 발견했다. 12%는 뇌전증이다. 틀림없이 정신질환이 있는 부랑자와 이들과 매우 비슷한 매춘부 가운데 대다수는 조발성 치매 증상을 보이지만, 이는 이미 어릴 적부터 있던 치매를 토대로 발생하는 경우가 상당히 많다. 급성 정신장애 직후에 부랑자로 전락하는 일이 가끔 있으며, 한편 치매가 매우 잠행성으로 진행되어 마침내 병적인 것이 인식될 때에는 이미 고도로 발달된 경우가 많다. **빌만스**가 밝혀낸 바에 따르면, 그가 조사한 조발성 치매가 있는 52명의 부랑자 가운데 32명은 조발성 치매로 인해 급격히 나락에 빠졌으며, 이 52명이 정신병원에 들어오기 전까지 받은 처벌을 합치면 무려 1682번에 이른다. 다른 정신장애 가운데서는 진행마비 또는 가벼운 조증흥분이 부랑자가 되게 한다. 본회퍼는 자신이 조사한 190명의 매춘부 가운데 21%가 선천성 정신지체자이고, 23%가 뇌전증환자, 히스테리 환자, 정신병질자임을

107) 본회퍼(Bonhöffer), 총체적 형법학 학회지(Zeitschrift für die gesamte Strafrechtswissenschaft), XXI, 1902; XXIII, 106; 빌만스(Wilmanns), 부랑자 정신병리학(Zur Psychopathologie des Landstreichers), 1906.

발견했는데, 25세 이후에 매춘에 뛰어든 창녀는 대개 알코올 중독의 영향을 받고 있었다. **뮐러**Müller도 매우 비슷한 결론을 내렸다.

개전의 여지가 없는 범죄자, 부랑자, 창녀 가운데 상당한 수에서는 정신이상 증세가 뚜렷하지는 않지만, 애초부터 그들의 운명을 특정한 방향으로 몰아갈 병적 결함과 특성이 정신적 소인에서 엿보인다. 이러한 소인에서는 쾌락중독과 노동기피, 경솔함과 의지박약, 뚜렷한 냉정성과 가차 없는 이기주의가 결합되어 있어, '타고난 범죄자geborene Verbrecher, born criminals'라고 불러도 틀린 말은 아니다. 끝으로 매우 드물게, 특히 일부 성범죄자, 방화범, 독살범에서는 강력한 범죄본능verbrecherische Triebe, criminal instincts도 발견된다. 이러한 종류의 명확하게 병적인 인격부터 단순한 습관성 범죄자까지 다양한 이행단계가 이어진다.

부언하자면 특정한 직종과 결합하여 정신이상의 비율을 높이는 것은 정신적 또는 신체적 원인이다. 잘 알다시피 대다수의 정신장애는 가시적·외적 유해요인에 의해 생성되지 않으므로, 이러한 외적 유해원인은 주로 정신적 균형의 전반적 약화를 초래하는 작용을 할 뿐이다. 특정한 질환에 대한 개인의 저항력과 소인이 직업의 위험보다 훨씬 더 중요한 역할을 한다. 수면부족은 제빵공이나 대형 신문사의 식자공에게 큰 손상을 입힌다고 한다. 정신적 과로는 학자 또는 어린 학생들에게 위험한 작용을 미칠 수 있으며 다른 토대에 잠재되어 있던 정신이상 발병을 촉진시킬 수도 있다. 학교에서 특히 두각을 나타내던 젊은이에게 원인을 밝혀낼 수 없는 파과증이 발병하는 경우가 눈에 띄게 자주 있다. 정서적 흥분성은 전장의 군인, 증권사 직원, 예술가, 여성교육자에게 악영향을 미친다. 야간감독 및 신체적 노고에 수반되는 심한 정서적 긴장과 지속적 책임감은 간병인에게 위험을 끼친다. 관찰경험에 따르면 이는 정신병원직원에게 매우 심한 위협이 된다. 정신질환자들과의 진 빠지고 소모적인 교류 때문이든, 종종 그러하듯 이미 정신병질 소인이 있는 사람이 간병직에 몰려들든 말이다. 반면 곤경, 빈곤, 양식 걱정, 건강 악화의 불행은 주로 손노동을 하는 대중을 괴롭힌다. 신체적 과로, 철야, 막중한 책임감을 느끼는 데다 아마도 기차의 계속되는 덜컹거림에 지쳐 철도청 직원은 정신건강이 손상된다. 마도로스, 웨이터, 매춘부는 방탕, 알코올, 매독의 영향에 노출되어 있으며, 대학생, 상인, 특히 여행자도 이에 고통받는다. 알코올 산업에 종사하는 사람들, 즉 농부, 포도주 상인, 화주 양조업자, 리큐어 제조업자, 술집 주인, 웨이터는 알코올 중독 위험이 높은데, 이는 수명을 단축시킬 뿐만 아니라 알코올성 정신장애를 초래한다. 의사, 약사, 간호사와 그 가족의 직업병은 모르핀 중독과 모르핀코카인 중독이다. 또 다른 직종에서는 열방사, 두부손상, 다양한 종류의 중독(납, 수은) 등 기타 우발적 원인에 주로 노출된다. 물론 이러한 위험의 임상상은 본질적으로 지배적 원인의 종류에 따라 결정된다. 따라서 이에 관해서는 해당 인과관계에 대한 앞에서의 설명을 참고하면 된다.

육군과 해군의 상황을 짧게 언급할 필요가 있다.[108] 매년 육해군 부대에서 정신장애로 인해 제대하는 비율(육군에서는 현재 병력 1000명당 0.6명, 해군에서는 약간 더 높음)이 서서히 증가하고 있다. 거기에다 군대에서의 자살경향도 동연령의 남성 자살률에 비해 1.5배 높으며, 해군에서는 그 비율이 더 낮다. 자살은 특히 입대 직후에 발생하며, 하사관이 되면 다시 많아진다. 하지만 일반적으로 이러한 현상은 군복무가 직접 질병을 일으

108) 조머(Sommer), 정신의학 일반 학회지(Allgemeine Zeitschrift für Psychiatrie), XLIII, 13; 슈티어(Stier), 같은 책 LIX, 1; 일베르크(Ilberg), 평화기 군대의 정신장애에 관하여(Über Geistesstörungen in der Armee zur Friedenszeit), 1903.

키는 작용을 하기 때문에 생긴다고 여겨지지 않는다. 그보다는 자살자와 정신질환자는 근본적으로 부적합한 소인이 있거나 정신질환을 이미 앓고 있음이 밝혀진다. 이들은 먼저 병역의 특별한 임무를 감당할 수 없는 정신지체자와 열등한 자로서, 낯선 상황에서 군사교육에 의한 압박을 받으며 절망적 기분이나 병적 흥분에 빠지는 것이다. 다음으로 뇌전증환자로서, 신경과민 때문에 좌초하며, 병적 숙취상태에서 복무위반을 저지르거나 몽롱상태에서 탈영한다. 특히 잠행성으로 진행되어 거의 눈에 띄지 않는 형태의 조발성 치매도 중요한 역할을 한다. 끝으로 알코올 중독도 언급해두어야 하는데, 하사관 자살의 상당한 비율이 다양한 형태의 알코올 중독의 영향일 것이다. 장교는 명예심, 사회적 의무, 방종, 엄격한 복무규율로 인해 종종 자신의 신체건강을 철저히 무시하게 되므로, 이들에게는 특히 소규모 부대에서의 음주관습으로 인해 촉진되는 알코올 중독과 매독이 가장 큰 위험이 되는데, 매독의 속발질환인 진행마비로 수없이 많은 장교들이 희생되고 있다.

혼인상태Zivilstand, civil status. 통계 집계에 따르면 혼인상태에서는 미혼상태에서보다 정신이상 비율이 현저히 낮은 것이 틀림없어 보인다. 물론 **하겐**Hagen[96]이 정확히 지적한 대로, 언뜻 눈에 띄는 이러한 차이는 미혼자의 평균 연령기의 위험이 기혼자의 평균 연령기의 위험과 상이하기 때문에 생긴다. 앞에서 살펴보았듯이 정신질환은 혼인기 이후보다 그 이전에 훨씬 자주 발생하는 것이다. 또한 불완전한 정신발달로 인해, 정신장애를 이미 앓고 있거나 (특히 여성에서는) 치료받은 전력이 있어 미혼인 경우가 많으리라는 것도 의심할 바 없다. 끝으로 결혼을 하면 생식활동으로 인해 위험이 생기기도 하고, 걱정도 많아지기는 하지만, 공동생활의 만족과 안정감이 커지고, 특히 방탕의 유혹이 적어지므로 정신질환에서 어느 정도 보호해준다고 말할 수 있다. 사별하거나 이혼한 사람은 가장 위험한데, 혼인의 걱정과 위험은 다 겪으면서도 안정시키는 효과는 누리지 못하기 때문이다.

2. 개인적 소인

지금까지의 일반적 소인 고찰에서는 다양한 인간그룹이 그들의 일반적 소인에 따라 유해요인에 저항력이 낮거나, 아니면 독특한 소인이나 생활환경에 따라 위험에 노출되는 비율이 높아지거나 낮아지는 상황을 고찰하였다. 이제 흔히 개인적 소인으로 총칭되는 다양한 질병원인을 유사한 관점에 따라 살펴보겠다.

유전Erblichkeit, heredity.[109] 특정한 인격을 분석하다 보면 그 기원으로, 개인의 인생을 넘어 부모의 인생으로 거슬러 올라가게 되며, 이를 통해 유전의 영향에 관한 최초의 매우 중요한 질문에 해답을 얻으려 한다. 부모와 조부모의 특성은 자손에게 신체적으로뿐만 아니라 특히 정신적으로도 종종 놀랄 만큼 똑같이 전해지므로 정신질환 소인도 대거 유전되는 것은 놀랄 일이 아닐 것이다. 신경조직이야말로 특히 유전의 영향을 받는 것으로 보이기 때문이다. 엄격한 의미에서의 유전과 근본적으로 구

109) 상송(Sanson), 정상유전 및 병리유전(l'hérédité normale et pathologique), 1893; 리보(Ribot), 유전(Die Vererbung), 쿠렐라(Kurella) 역, 1895; 오르샨스키(Orschansky), 건강한 상태와 병적 상태의 유전(Die Vererbung im gesunden und im krankhaften Zustande), 1903; 그라스만(Graßmann), 정신의학 일반 학회지(Allgemeine Zeitschrift für Psychiatrie), LII, 960; 터너(Turner), 정신과학 저널(Journal of mental science), 7월호 1896; 파르구하르존(Farguharson), 같은 책, 7월호 1898; 바르다(Warda), 월간 정신의학(Monatsschrift für Psychiatrie), IV, 388, 189; 헨레(Hähnle), 신경학 중앙지(Neurologisches Centralblatt), 1904, 843; 조머(Sommer), 가계연구 및 유전학(Familienforschung und Vererbungslehre), 1907.

분해야 하는 것은, 먼저 감염을 통해 병원균이 직접적으로 태아에게 옮겨지는 경우와, 다음으로 부모의 질병이나 만성질환으로 인해 간접적으로 태아가 손상되는 경우다. 후자의 사례는 매우 많아 보인다. 부모의 질환은 태아에게 직접적으로 전염되거나, 아니면 부모의 전반적 건강을 손상시켜 간접적으로 태아 발달에 치명적 영향을 미칠 수 있다. 우리가 아는 바에 따르면 부모의 매독은 태아에 전염될 뿐만 아니라, 태아에게 눈에 띄는 매독질환이 생기지 않는 경우에도 기형과 발달장애를 일으킬 수 있다. 결핵, 그 밖에 말라리아, 통풍, 당뇨병, 악성 종양, 요컨대 일반 영양공급 장애를 일으키는 모든 질병도 이처럼 태아손상을 일으킬 수 있는 것 같다. 습관성으로 신체로 흡수하는 독소도 마찬가지인데, 이 중에서 알코올이 가장 좋지 않은 영향을 미친다.

대체로 유전성 소인 규명에는 이러한 직간접적 과정이 포괄된다. 하지만 유전 문제를 학문적으로 이해하기 위해서는 내인성 특성의 유전을 태아손상과 엄격히 구분해야 하며, 유전에서 전염이 고려되는 경우는 그리 많지 않지만 전염과도 당연히 구분해야 한다. 유감스럽게도 개념적 구별은 쉽지만 개별사례 적용은 어렵다. 지금까지 우리에게는 정신질환 생성에서 유전의 역할에 관해 엄청나게 보고되고 있지만 그 비율은 편차가 매우 커서(0.4~90%), 태아손상 비율과 유전 비율을 구별하여 알 수 없다. 물론 이러한 통계에서는 대개 이미 선대에 정신장애를 일으켰으며 태아를 손상시키는 원인만이 유전과 함께 고려되었다. 정신장애를 일으키며 태아를 손상시킬 수 있는 원인으로는, 결핵, 납중독 등에서 드물게 생기는 정신질환 사례를 제외하면, 오직 알코올과 매독만이 고려될 수 있다. 따라서 알코올과 매독으로 인해 선대에, 당연한 말이지만 그것도 바로 선대에 정신질환이 야기된 경우에만, 유전 때문인지 태아손상 때문인지 판단하기 어려울 수 있다. 다른 모든 사례에서는 선대와 후대의 정신질환 사례 사이에 어떤 관련이 있다면 유전이라고 가정해도 좋을 것이다.

이러한 관련이 가장 명백하게 드러나는 경우는 부모와 자녀에게 정신질환이 발생하는 때다. 하지만 관찰경험에 따르면 특성이 중간세대에는 표출되지 않은 채 유전될 수도 있으므로, 부모뿐만 아니라 먼 선조도 고려해야 한다. 엄밀히 말하면 각 개인은 끝없이 이어온 선조 전체의 산물이며, 이 선조들의 영향은 대가 멀어질수록 약해지겠지만, 때로는 갑자기 더 강하거나 더 약하게 표출될 수도 있다. 이처럼 먼 조상으로 돌아가는 '격세atavistisch, atavistic'유전은 같은 조상의 후손끼리 결혼할 때 특히 나타나는 것으로 보인다.

잠재적 유전경향의 규칙적 발생은 **멘델**Mendel[97]의 식물 연구에서 증명된 바 있는데, 이러한 사실 때문에 우리는 유전 문제를 다루면서 방계도 고려해야 한다. 한 가계의 병적 소인이 정신질환자의 직계조상에서는 잠재하고 있다가 환자 자신에게만 발생하지만, 방계에서도 나타날 수 있기 때문이다. 이처럼 '방계kollateral, collateral'에서 나타나는 병적 소인은 직계 선조에서, 특히 부모에서 정신장애가 나타나지 않았는데도 환자 자신과 그 남매에게 정신장애가 발병할 때 가장 선명하게 표출된다. 하지만 부모의 남매나, 아니면 조부모의 남매, 심지어 그 자손에게 정신장애가 발병할 때도 방계유전이 정도는 약하지만 증명될 수 있다. 환자와 그 직계 조상과의 대가 멀어질수록 이러한 동시발병 비율이 얼마나 약해지는지는 별도의 연구가 필요하다.

다른 방향으로 유전연구를 확장해야만 이러한 사실을 제대로 밝힐 수 있을 것이다. 한편으로 명확한 사실은 감염, 중독, 두부손상 등 단순한 외적 손상으로 인해 생성된 정신장애에서 유전은 이러한 원인을 어떤 식으로든 촉진시키는 경우에만 어떤 역할을 할 수 있다는 것이다. 다른 한편으로 한 가계의 정신병질 소인은 정신장애의 발생을 통해서뿐만 아니라 다른 발현형태를 통해서도 드러날 수 있을 것이다. 이러한 발현형태로는 정신건강에서 조금씩 벗어나 뚜렷한 정신이상으로 넘어가는 장애들, 즉 신경과민, 불안상태 및 강박상태, 체질적 기분장애, 경증의 히스테리성 장애, 정신지체형태, 틱증후군, 나아가 특이한 성격, 괴상함, 범죄경향, 의지박약, 알코올 중독, 모험심, 허위, 내적 이유의 자살을 들 수 있다. 끝으로 엄밀한 의미의 뇌질환과 신경질환, 종양, 뇌졸중, 척수질환도 신경조직의 병적 소인의 징후로 중요하게 여겨졌다.

이러한 관점에서 출발하여 가족사에 관해 어느 정도 신뢰할 만한 보고가 존재하는 정신질환자 상당수를 면밀하게 조사하면 매우 일반적으로 밝혀지는 사실은, 사례의 70~80%에서 가까운 친척 가운데 방금 열거한 장애가 한 가지 또는 여러 가지 관찰되었다는 것이다. 물론 통계의 정확성이 상이할 뿐만 아니라, 고려되는 장애가 넓게도 좁게도 파악되고, 끝으로 가공되는 환자 구성도 다르므로 수치에 매우 편차가 많을 수 있다. 그 밖에 순수히 통계적 결과를 정확히 평가하기 위해 언급해두어야 할 사실은, 동일한 가계에서 정신병질 특성이 동시발병했다 할지라도 두 장애 사이에 유전관계가 증명되는 것은 아니라는 것이다. 정신적으로 건강한 사람의 친척에는 이러한 정신병질 현상을 전혀 또는 거의 찾아볼 수 없음이 판명되는 경우에만, 이러한 유전관계의 개연성이 높아지는 것이다. 이와 관련하여 최근 왕성한 연구[110]를 수행한 사람으로는 특히 **디엠**

110) 콜러(Koller), 정신의학 논총(Archiv für Psychiatrie), XXVII, 268; 바그너(Wagner), 주간 빈 임상학(Wiener klinische Wochenschrift), 1902, 1135; 디엠(Diem), 종족생물학 및 사회생물학 논총(Archiv für Rassen- und Gesellschaftsbiologie), 1905, 215.

Diem[98]을 꼽을 수 있으며. 건강한 사람과 정신질환자의 정신병리적 유전에 관한 **칼무스**Kalmus의 연구도 나와 있다. 그전에 이미 **예니 콜러**Jenny Koller[99]가 370명의 건강한 사람과 정신질환자를 비교하여, 건강한 사람 가운데는 사례의 59%에서, 정신질환자 가운데는 사례의 76.8%에서 정신병질 장애를 발견한 것을 이어받아, 디엠은 후속연구에서 조사대상을 1193명의 건강한 사람으로 확대하고 콜러와 동일한 관점에서 출발하여 그 조사결과를 수많은 정신질환자에게서 수집한 관찰결과와 비교했다. 다음 표는 부르크횔츨리[100]에서 1850명의 정신질환자를 입원시키며 알아낸 관찰결과를 기초로 한다. 또한 각 경우 가운데 '가장 명백한' 장애만을 고려했으며, 이 가계에서 동시에 관찰되는 모든 장애를 조사하지는 않았다.

건강한 사람(1193명)과 정신질환자(1850명)의 가계에 나타나는 정신병질 장애

구분	모든 친척 가운데		부모 가운데		격세 가운데		방계 가운데	
	건강한 사람	환자	건강한 사람	환자	건강한 사람	환자	건강한 사람	환자
정신질환자	7.1	38.3 (5.4)	2.2	18.1 (8.2)	4.0	10.9	1.0	9.3
신경질환	8.2	2.0 (0.2)	5.7	1.0 (0.2)	1.3	0.2	1.2	0.8
알코올 중독	17.7	16.0 (0.9)	11.5	13.3 (1.2)	4.9	1.8	1.3	0.9
졸중	16.1	4.1 (0.3)	5.9	3.2 (0.5)	9.7	0.7	0.5	0.2
비정상 성격	10.4	14.9 (1.4)	5.9	12.8 (2.2)	3.7	0.7	1.0	1.5
자살	1.1	1.0 (1.2)	0.4	0.5 (1.5)	0.6	0.3	0.1	0.2
총계	66.9	78.2 (1.2)	33.0	50.3 (1.5)	29.0	15.2	5.0	12.7

이 표에서는 모든 수치가 조사대상자 전체에 대한 퍼센트 비율로 표시되어 있는데, 여기서 먼저 밝혀지는 사실은 정신적으로 건강한 사람의 친척에서도 매우 현저한 수의 정신병질 장애가 나타난다는 것이다. 심지어 모든 친척 가운데 나타나는 정신병질 장애의 비율은 건강한 사람에서 66.9%(약 70%), 정신장애자에서 78.2%(약 78%)로 차이가 매우 적어, 유전의 작용이 의심스러워 보일 정도다. 70% 대 78%를 건강한 사람을 1로 삼아 대비하면 괄호 안에 추가한 바대로 1:1.2가 될 것이다. 하지만 이 조사결과를 좀 더 자세히 살펴보면 부모 가운데 나타나는 정신병질 장애의 비율은 건강한 사람에서는 33.0%, 정신장애자에서는 50.3%로, 이 두 비율을 비교하면 1:1.5가 된다. 따라서 여기에서는 이미 인과관계가 존재한다고 결론지을 수 있다. 방계유전에 대해서도 동일한 결론을 내릴 수 있지만, 조부모에서나 부모의 남매에서 유래하는 격세유전은 디엠이 수집한 통계에서는 질병을 일으키는 역할을 전혀 하지 않는다. 이미 **콜러**의 관찰경험에서도 부모 측 정신병질 장애가 건강한 사람에서는 28%, 환자에서는 57.3% 입증될 수 있었으며, 이 두 비율을 대비하면 1:2였지만, 전체 친척 가운데 나타나는 정신병질 장애를 고려하여 두 비율을 대비하면 1:1.3에 그쳤다.

유전관계를 더 깊이 고찰하려면 가계에서 발견되는 각 장애들을 고찰해야 한다. 우리가 곧바로 알게 되는 사실은 정신질환 자체를 유전성 질병으로 여겨야 하며, 부모 가운데 발생한 적이 있었으면 특히 그러하다는 것이다. 부모 가운데의 정신질환 비율은 건강한 사람보다 환자에서 8배 높다. 남매 가운데의 정신질환도 건강한 사람보다 환자에서 9배 많이 관찰되지만, 다른 가계구성원 중에서의 정신질환 비율은 이렇게 높지 않다. 신경질환과 졸중은 전혀 유전적 영향을 미치지 않는 것으로 보이나,

특히 부모 가운데의 자살과 비정상 성격, 또한 남매 가운데의 비정상 성격은 유전적 영향을 미치는 것으로 보인다. 끝으로 알코올 중독은 오로지 부모 가운데 발생하는 경우만 고려되어야 할 것이다. 부모가 차지하는 압도적 위상은 모든 증명 가능한 유전성 질병에 관해 디엠이 작성한 집계에서도 드러난다. 이 집계에서는 부모 가운데의 유전성 질병 비율은 건강한 사람에서 22.8%, 정신질환자에서 44.0%이며, 남매 가운데의 유전성 질병 비율은 건강한 사람에서 18.8%, 정신질환자에서는 30.4%다.

이렇게 볼 때 양친이 정신질환자이며 자녀를 생산할 때 이미 정신질환을 앓고 있었을 경우(누적유전gehäufte Vererbung, cumulative heredity), 유전이 훨씬 강력하게 작용하는 것은 놀라운 일이 아니다. 하지만 정신이상이 발병하기 전에 생산된 아이에게도 일찍부터 존재하는 병적 소인이 유전되었을 수 있다. 일반적으로 유전에서는 아버지의 영향이 어머니의 영향보다 커 보인다. 아버지는 아들에게 더 많은 것을 유전시키며, 어머니는 딸에게 더 많은 영향을 미친다. 하지만 여성은 남성보다 병적 소인을 약간 더 쉽게 유전받는다. **오르샨스키**Orschansky[101]의 보고에 따르면 결혼하여 태어난 맏아이는 그 뒤에 태어난 아이보다 부모의 질병상태로 인해 더 위험에 처하는데, 혈기왕성한 연령에는 생기 넘치는 인격이 그 이후보다 훨씬 강한 영향을 태아에게 미치기 때문이다. 하지만 방금 설명한 규칙에 관하여 연구자들의 견해가 엇갈리는 경우가 많다는 사실을 감추어서는 안 될 것이다.

유전관계와 관련하여 특별한 위상을 차지하는 것은 혼외자außerehelich Geborene, children out of wedlock다. 혼외자는 1세 이하 사망률이 적자의 거의 두 배이며, 일찍 죽는 수가 이렇게 많은데도 나중에 교도소와 강제노동소나 사창가나 사생아집단에서는 훨씬 비율이 높다. **볼테**Bolte는 내인성 정신병질자와 신경증환자에서도 혼외자 비율이 높은 것을 발견했다. 이러한 양상의 원인은 복합적으로 보인다. 먼저 혼외자의 부모, 특히 어머니가, 일부 시골 지역을 제외하면, 열등한 계층 출신일 때가 종종 있다. 부모가 나중에 결혼하여 혼외자가 적자가 되지 않는 경우는 특히 이러한 신분차이 탓이다. 다음으로 혼외자가 수정될 때는 대개 음주 후인데, 알코올이 자녀에 미치는 악영향에 대해서는 이미 앞에서 언급한 바 있다. 끝으로 혼외자는 어릴 적부터 대체로 가족의 보호를 받지 못하므로 많은 위험과 유혹에 노출되며, 혼외자가 인생에서 얻게 되는 불리한 지위는 이러한 이유만으로도 어느 정도 설명될 것이다.

정신질환의 각 형태가 유전성 소인에 영향받는 정도는 매우 다양하다. 유전성 소인의 작용이 가장 강하게 나타나는 때는 내적 원인으로 생기는 장애에서다. 여기에 속하는 장애로는 조울병, 뇌전증성 및 히스테리성 정신장애, 그 밖에 신경과민, 강박장애, 충동 정신장애impulsives Irresein, impulsive insanity, 성적 탈선, 다양한 형태의 정신병질 인격, 끝으로 편집증을 들 수 있다. 유전의 작용에 비교적 덜 영향을 받는 장애는 본질적으로 외적 손상에 의해 야기되는 감염정신병, 진행마비, 이와 유사한 피질질환, 노인성 및 동맥경화성 정신지체이며, 유전에 중간 정도 영향받는 장애는 조발성 치매, 백치, 만성 중독이다. 그리하여 유전성 병인이 있는 사람은 일반적으로 체질적 · 지속적 또는 간헐적 발작을 앓는 경향을 보임이 밝혀진다. 이러한 장애는 그 외적 현상으로만 파악할 경우 비교적 사소하게 보인다. 이는 병적 과정이 국한적으로 진행되기보다, 인간이 독특하게 발달하여 남달라지는 것처럼 보이기 때문이다. 각 정신질환에서는 유전성 퇴행이 질병현상의 비약성과 일과성을 상승시키고, 정신성 특징을 강하게 부각시키고, 다양한 질병증후 발달에 불균형을 야기시킨다. 일부 현저한 질병현상이 발생하고, 분별력이 있으면서도 수치감과 혐오감을 급속히 상실하며, 처신과 행위에서 욕동성과 기이성을 보이고, 음험함과 잔인성을 띠는 경향이 생기는 것 역시 유전성 퇴행의 징후로 간주되곤 하는데, 이러한 견해는 다소간 정당하다.

정신병질 유전의 중증형태에서만 어린 시절부터 병적 상태가 나타난다. 대체로 한 질병소인만, 정신생활의 한가지 미약한 저항력만 유전되며, 이러한 유전된 소인의 토대에서 해로운 영향이 치명적 효력을 발휘하면 그제야 실제로 정신장애가 일어난다. 그래서 유전성 병인이 있는 사람에게 정신장애가 시작되는 시기가, 내적 · 외적 이유에서 정신적 균형이 심하게 동요되는 인생기, 특히 발달기와 갱년기이기 마련인 것이다. 이러한 관찰경험과 대조적으로 유전성 병인이 없는 '건장한' 사람에서는 일반적으로 정신장애가 매우 결정적인 유해요인을 통해 생성되었다가 치료를 통해 사라지거나 거의 중증의 만성 정신질환이 생기게 되는데, 물론 이러한 양극단 사례 사이에는 다양한 이행단계가 있을 것이 틀림없음은 두말할 필요도 없다. 그 이유는 유전성 소인이 정신이상의 각 임상형태를 생성할 때 매우 다양한 영향을 미치기 때문이다. 유전과 특정한 정신적 임상상의 관계는 처음에는 단지 통계상의 관계에 불과하며, 따라서 유전성 소인이 없어도 다른 종류의 해로운 영향이 누적되어 정신장애가 생기는가 하면, 역으로 유전성 병인이 매우 강한 사람도 외인성이고 비주기성이며 치료 가능한 정신장애를 앓을 수 있다는 것 역시 자명하다.

정신장애의 임상형태 및 진행은 개별사례에서 유전이 유래한 선조의 임상상과 매우 똑같이 반복된다(**동질**gleichartig, homogeneous 유전). 여러 세대가 동일한 방식으로 잇따라 자살로 생을 마감하거나, 선조와 후손에서 동일한 질환이 동일한 계기, 동일한 연령에 발생할 수 있다. 남매, 특히 쌍생아[111]가 완전히 동일하거나 유사한 방식으로 발병하는 경우도 매우 많은데, 가끔은 세부증상도 놀랄 만큼 일치하며, 때로는 상호 독립적이고, 때로는 상호 영향을 미친다. 이는 대개가 조울병이거나 조발성 치매다. 그 밖에 **지올리**Sioli102의 면밀한 연구에 따르면 정동성 형태의 정신이상과 편집증은 어느 정도 상호 배타적으로 유전되는 것으로 보인다.[112] **포르스터**Vorster도 조발성 치매와 조울병은 다양한 임상적 변화를 보이더라도 동일한 기본형태로 유전되는 경향이 매우 높음을 발견했고, 다양한 상태증상을 보이는 이런저런 질병군을 이어주는 유전관계를 이러한 질병군의 임상적 상관성의 증거로 여겼다.

2000 사례의 유전성 소인 연구를 통해 **필츠**는 이러한 관계를 상세히 살펴볼 수 있었다. 포르스터의 발견에 따르면, 알코올 중독으로 인한 유전성 질병은 주로 알코올 중독, 뇌전증, 중간백치였으며, 자살 또는 '정동 정신장애affektive Geistesstörungen, affective mental disorder'로 인한 유전성 질병은 조울병이라 총칭하는 질병형태였다. 뇌전증이 있거나, 다른 주기성 질병형태에서 발견되는 편두통이 있으면 선조가 뇌전증환자인 경우가 종종 있었다. 진행마비, 동맥경화, 노인성 치매, '멜랑콜리아'의 경우에는 뇌졸중환자가, 조발성 치매와 도덕적 정신지체의 경우에는 성격이상자Charakteranomalien, character anomalies가, 조발성 치매와 파라노이아의

111) 헤르펠트(Herfeldt), 정신의학 일반 학회지(Allgemeine Zeitschrift für Psychiatrie), LVII, 25; 수카노프(Soukhanoff), 의료심리학 연감(Annales médico-psychologiques), 1900, II, 214.

112) 지올리(Sioli), 정신의학 논총(Archiv für Psychiatrie), XVI, 113, 599; 포르스터(Vorster), 월간 정신의학(Monatsschrift für Psychiatrie), IX, 161; 트레넬(Trénel), 의료심리학 연감(Annales médico-psychologiques), 1900, 1, 96; 필츠(Pilcz), 오베르슈타이너 기념논문집(Obersteiner-Festschrift), 1907.

경우에는 정신병질자가 가족력에 있었다. 노인성 치매에서는 진행마비나 동맥경화가, 단순한 정신지체에서는 조발성 치매가 유전되었다. 매우 특이한 것은 척수매독과 진행마비가 진행마비환자의 조상에서뿐만 아니라 조발성 치매환자의 선조에서도 나타난다는 것이다. 끝으로 언급해두어야 할 사실은 알코올성 정신병의 일부 형태는 후손에서 동일하게 반복되는 경향을 보인다는 것이다.

이러한 관찰경험을 통해서도 결론지을 수 있는 사실은 대체로 볼 때 동질유전이 우세하다는 것이다. 특히 조울병, 뇌전증, 알코올 중독에서 그러하며, 정도가 덜하기는 하지만 동맥경화에서도 그러하다. 진행마비에서는 상황이 이만큼 명료하지 않은데, 진행마비는 선조의 진행마비뿐만 아니라 동맥경화나 노인성 치매에도 잠재되어 있을 수 있는 것으로 보인다. 진행마비의 원인이 매독임이 의심할 바 없이 확실하지만, 진행마비는 (예를 들어 혈관계의?) 더 많은 부수적 불완전성이 유전되어 생길 수 있을 것이다. 훨씬 난해한 것은 조발성 치매에 관한 보고다. 조발성 치매가 성격이상, 정신병질, 단순한 정신지체와 유전관계가 있음을 고려할 때, 이러한 증상들은 조발성 치매가 충분히 형성되지 않은 형태일 가능성이 있다. 하지만 조발성 치매는 일반적 정신병질 소인이 있는 토대에서 특별한 종류의 병적 변화와 관계없이 발생한다고 생각할 수도 있을 것이다. 끝으로 조발성 치매가 척수매독과 진행마비에서 유래하는 것은 유전관계가 아니라 선조의 매독으로 인한 태아손상 때문일 것이다. 매독이 있는 부모의 자손에게 중간백치와 뇌전증이 생기는 것도 마찬가지 원인에서다. 알코올 작용으로 뇌전증과 선천성 정신지체가 생기는 것도 같은 이유로 설명된다. 하지만 알코올 중독자 자녀도 음주벽에 빠지는 까닭은 특별한 개인특성이 유전되었을 뿐만 아니라 가정교육도 잘못된 탓으로 생각해야 할 것이다.

물론 매우 불충분하기는 하지만 지금까지 보고된 관찰경험을 바탕으로 정신장애 영역에서 유전의 작용을 살펴보면 다음과 같은 사실을 일반적으로 알 수 있다. 먼저 매우 많은 수의 사례에서는 병적 특성이 정말로 유전되어, 선천성 장애가 생기거나 아니면 잠재성 소인으로 잠복하다가 외적 자극이 있거나 인생의 전환기에 발병한다. 이러한 경우 유전된 질환은 선조의 질환과 근본적으로 동일한 특징을 지니지만, 정신질환 이외 질병의 유전에서도 그러하듯, 특히 질병현상의 강도 등에서 미세한 편차가 있을 수 있다. 반면 병적 소인 및 상태의 유전에서 부모의 질환이 반복되는 것이 아니라 전혀 다른 종류의 손상이 생기기도 하며, 이는 매우 다양한 형태를 띨 수 있다. 이른바 '전환umwandelnd, transforming' 또는 '다형polymorph, polymorphic' 유전의 이러한 사례에서는 질병과정이 매우 다양할 것이며, 이러한 질병과정 대부분은 중독 또는 질환이나 정신적 육성의 해로운 영향으로 인한 일반적 태아손상으로 파악해야 할 것이다. 하지만 그 밖에 신체적으로나 정신적으로 정말로 유전되는 어떤 특성이 단지 기초만을 형성하며, 이러한 기초에서 인생의 운명에 따라 나중에 이런저런 질환이 발생할 수도 있다.

발달장애Entwicklungsstörungen, developmental disorders. 다음 세대의 발달에 결정적으로 해로운 영향을 미칠 수 있는 원인으로는 무엇보다 태아손상을 들 수 있다. 부모가 질병에 걸리면 신체상태 전체에 심각한 변화가 일어나게 되어, 직접적으로나 때로는 간접적으로 생식세포의 성장을 약화시키고, 이는 후손에게 치명적 영향을 미친다. 우리가 동물실험에서 생성시킬 수 있는 바와 같은 실제 기형과 발달지체가 생기는 것 이외에, 태아물질에도 변화가 생겨 생존능력이 약하고 열등하고 퇴행한 태아가 발생할 가능성도 있을 것이다. 이러한 변화를 일으킬 수 있는 요인으로는 먼저 알코올과 매독을 들 수 있는데, 이것들이 자녀의 생명력과 건강에 미치는 심각한 영향은 널리 알려져 있다. 숙취상태에서 수정이 이루어지면 후손에게 뇌전증도 초래할 수 있다. 정도가 약하기는 하지만 결핵, 당뇨병, 모르핀 중독, 수많은 다른 종류의 만성질환도 비슷한 작용을 한다. 부모가 영양이 불량하거나 고령이거나 너무 어리거나 나이 차이가 많거나 출산이 빈번하거나 수정 시기에 결정적 정동이 있으면 자녀의 정신적 소인에 영향을 미치게 될 것이다.

임신이 진행되는 동안에는 산모의 질병과 정동, 산모의 신체에 가해지는 충격이 해로운 영향을 미칠 수 있다. 그 밖에 태아에게는 산모와 독립적으로도 질환이 생길 수 있다. 백치의 원인에 관한 연구에 따르면 백치의 극히 일부만 발달장애에서 생기고, 대부분은 널리 확산된 태아 뇌피질질환에서 발생한다. 이 문제에 관해 가능한 한 판단을 해보자면, 대사물질로 인한 중독 또는 감염 때문이라는 생각이 든다. 이러한 질환 일부는 어떤 중대한 변화도 남기지 않지만, 다른 일부에서는 수두증Hydrocephalie, hydrocephalus, 공뇌증Porencephalie, porencephalia, 소뇌회증Mikrogyrie, microgyria, 소두증Mikrocephalie, microcephaly, 그 밖에 뇌의 심각한 손상을 쉽게 알아볼 수 있는 비슷한 손상증상이 발견된다.

태아 발달 종결과 함께 분만이 이루어지는데, 이 역시 자녀의 정신건강에 위험을 일으킬 수 있다. 난산으로 분만이 지연되어 오랜 시간 질식이 발생하면 뇌조직을 심각하게 손상하여 백치가 생길 수 있다. 그 밖에 골반직경과 두개골 크기의 불균형이나 겸자 사용으로 인해 두개골이 심하게 변위하면 자녀의 뇌가 찢기거나 출혈이 일어나며 이 역시 다소간 심각한 정신지체를 초래할 수 있다.

퇴행Entartung, degeneration. 유전 가능한 특성이 발생하여 생명이 추구하는 일반적 목표달성을 어렵게 하거나 불가능하게 하면 이를 퇴행이라고 부른다. 단순한 질병이나 만성질환과의 차이는 퇴행의 작용이 각 개체에 제한되지 않으며, 다음 세대에까지 악영향을 미쳐 종족 전체를 약화시킬 수 있다는 것이다. 가장 이해하기 쉬운 실례는 혼혈결혼을 통해 생성되며 부모에게서 유전받는 형태의 퇴행이다. 우리는 이러한 퇴행을 **유전성**erblich, hereditary 퇴행이라고 총칭한다. 유전성 퇴행은 우선 선조의 병적 소인의 전승을 통해 생길 수 있다. 이러한 소인은 우연한 영향을 통해, 특히 부모 모두에게 유사한 특성이 동시에 있으면, 후손에게 본질적으로 강화되어 가문을 몰락시킬 수 있다. 이러한 관찰경험을 기초로 **모렐**Morel[113]은 유전성 퇴행 진행의 일반적 순서를 다음과 같이 설명했다. 1세대: 신경과민 기질, 도덕적 무능력, 방탕. 2세대: 발작과 중증 신경증 경향, 알코올 중독. 3세대: 정신장애, 자살, 정신적 무능력. 4세대: 선천성 치매형태, 기형, 발달지체. 그리하여 이러한 종류의 전승은 퇴행한 가족 전체의 파멸을 필연적으로 가져올 것이다.

하지만 이렇게 복잡다단하고 단지 대략적 윤곽만 알려진 상황에 그렇게 단순한 법칙을 적용할 수는 없다. 특히 악화시키는 영향 이외에 이와 반대되는 경향도 언제나 작용하며 장애를 상쇄시키고 건강하게 발전하려 애쓴다는 사실도 고려해야 한다. 그렇지 않다면 인류 전체는 오래전에 멸망했을 것이다. 아닌 게 아니라 인류는 매우 열악한 상황에서만 그러한 내리막길에 처한다. 수많은 퇴행한 가문에서는 건강한 혈족과의 혼혈결

113) 모렐(Morel), 인간 종의 신체적 · 도덕적 · 지적 퇴행에 관한 논문(Traité des dégénérescences physiques, morales et intellectuelles de l'espèce humaine). 1857; 페레(Féré), 신경병증 가족(la famille neuropathique). 1894.

혼을 통해 후손에서 병적 소인을 다시 사라지게 하고 있다. 그렇지만 어떤 가문에서 일부 구성원에게 때때로 탁월한 재능이 나타나기도 하지만 다른 구성원에게 선천성 쇠약상태가 자주 나타나면 유전성 질병이 심각함을 시사할 것이다. 모렐의 이론에 나오는 영향에 따라 가족이 퇴행하는 사례를 잘 보여주는 것은 **졸라**Zola103의 연작소설 루공 마카르 총서다.

현재 이론이 분분한 문제로 여겨지는 것은, 병적 소인의 작용 없이 부모가 근친결혼[114]을 하기만 해도 흔히들 생각하듯 자녀에게 퇴행을 초래하는가 하는 것이다. 동물에서는 계속적 동종교배가 가능할 뿐만 아니라 특정한 뚜렷한 속성을 얻기 위해 필요하기도 하다. 물론 그러면 점차 번식력과 전반적 생명력 감소가 나타난다. 이종교배를 하면 번식력과 생명력은 개선되지만, 탁월한 특성 형성은 약화된다. 인간에서의 관찰경험은 근본적으로 질병소인 유전에 제한되어 있다. 하지만 수많은 근친결혼을 연구한 **마예**Mayet가 발견한 바에 따르면 부부에서 질병소인을 입증할 수 없었는데도 백치와 중간백치 자녀가 쉽게 태어났다. 부부에서 질병소인이 입증할 수 있는 경우에는 동종 소인이 현저하게 강화되므로 질병사례가 증가한다. 선천성 청각 및 발화장애와 색소성 망막염이 있으면 근친결혼의 불행한 영향은 매우 분명하다. 따라서 근친결혼을 하면 정신병질 가문에서도 질병소인의 비율이 늘어날 것으로 가정해도 좋을 것이다. 특히 여러 유대인 가문과 일부 귀족가문 및 왕실의 사례는 이를 입증한다.[115] 반면 근친결혼한 부모 모두가 완전히 건강하면 자녀의 발

114) 파이퍼스(Peipers), 정신의학 일반 학회지(Allgemeine Zeitschrift für Psychiatrie), LVIII, 793, 1901; 페르(Feer), 소아과 연감(Jahrbuch der Kinderheilkunde), LXVI.
115) 브라셰(Brachet), 프랑스 왕들의 정신병리학, 루이 XI세와 그 선조들(Pathologie mentale des rois de France, Louis XI et ses ascendants), 1903.

달에 질병을 일으키는 작용을 할 가능성이 거의 없다. 오히려 이를 통해 소중한 특성이 강화되어 매우 재능 있는 인간이 태어날 것으로 가정할 수 있다. 물론 근친결혼은 위에서 언급한 이유 때문에 오랫동안 계속되어서는 안 된다.

특히 너무 다른 이민족의 혼혈결혼에서 종종 알 수 있듯이, 부모가 지나치게 상이하면 후손에게 결정적으로 해로운 영향을 미치는 것으로 보인다. 이러한 경우에는 **다윈**Darwin[104]이 밝혔듯 격세유전이 매우 쉽게 일어난다. 조상에게 태고에 오랜 세월 동안 확고해진 유전 경향이, 부모에게 나타나는 개인적이고 상호 강화 작용이 불충분한 특성을 압도한다. 그래서 혼혈아에게 열악한 소인이 생기는 것이다. 동일한 종족이라도 신분이 비슷하지 않은 부모에서는, 이민족 부모에서보다 강도가 약하기는 하겠지만, 오래전 세대의 유전적 영향이 계속 작용할 수 있을 것으로 생각할 수 있다.

유전성 퇴행은 뚜렷한 정신질환의 발생으로 드러날 뿐만 아니라, 특히 정신적 소인의 불균일성으로, 즉 한 분야에서는 현저히 무능한데 다른 분야에서는 탁월한 재능을 보이는 것으로도 일반적으로 표출된다. 눈부신 지성기능을 발휘하면서도 잔인함과 냉정성이나 허약함과 의지박약을 내보이고, 탁월한 예술적 능력을 과시하면서도 정신적 어리석음에 젖어 있고 정리된 생활을 못 하며, 상상력이 풍부하면서도 행위는 지나치게 제한되어 있다. 이러한 방식으로 둘로 분열되어 조화를 못 이루는 수수께끼 같은 인격이 생기며, 인격의 발달과 역량이 유망한 단초를 보이는 데도 이해할 수 없는 결함 때문에 위축된다. 이러한 특성에서 천재적 특성까지 점진적 이행단계가 있으며, 천재적 특성에서는 부모의 소인이 조화롭게 합쳐져 어떤 능력을 특별한 수준으로 드높였지만 그러면서도 취약한 허점을 드러내지 않는다. 방계유전이 나타나는 곳에서는 일반적으로 상황이 다르다. 혼혈아에서와 마찬가지로, 오래전 세대에 강하게 나타났던 특성, 즉 교활성, 가차 없는 이기주의, 행위의 욕동성이 강하게 부각된다.

유전성 퇴행의 신체적 동반현상(유전징후stigmata hereditatis)이란 유전성 병인이 있는 사람에게 꽤 자주 나타나는 일부 변이를 말한다. 이러한 변이로는 골격, 두개골, 치아, 턱, 구개, 귀,[116] 눈, 성기의 기형, 비대칭, 백색증Albinismus, albinism, 홍채반점Irisflecke, iris freckles, 모반Muttermale, moles, 피부의 약간의 변화, 모발의 결여와 과다, 기이한 분포, 그 밖에 일련의 신경성 장애, 떨림, 근육경련, 말더듬, 사시, 중얼거림, 야뇨증Bettnässen, bed-wetting, 안구진탕Nystagmus, 반추증Wiederkäuen, merycism 등을 들 수 있다. 퇴행증후 또는 변이증후(이 역시 퇴행증후로 해석된다)는 엄청나게 다양하다. 이러한 증후를 전반적으로 알아보기 위해 주로 백치환자에서 얻은 사례를 그림 IX~XVI에 모았다. 그림 X은 정신병질자, 그림 XVI은 우울증환자, 그림

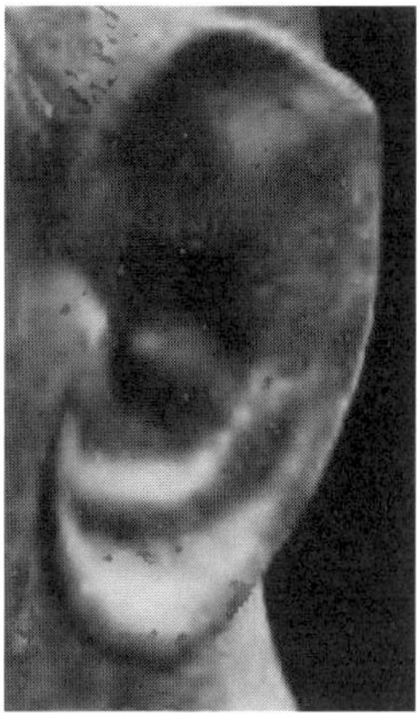

그림 IX. 평평한 귓바퀴와 다윈 결절

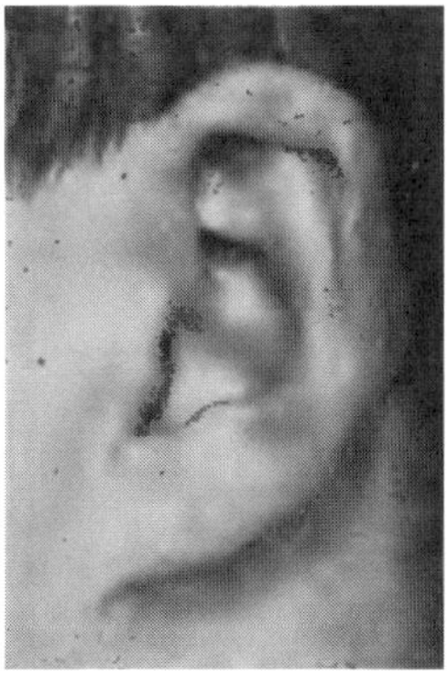

그림 X. 말린 귀와 자라난 귓불

116) 빈더(Binder), 정신의학 논총(Archiv für Psychiatrie), XX, 514.

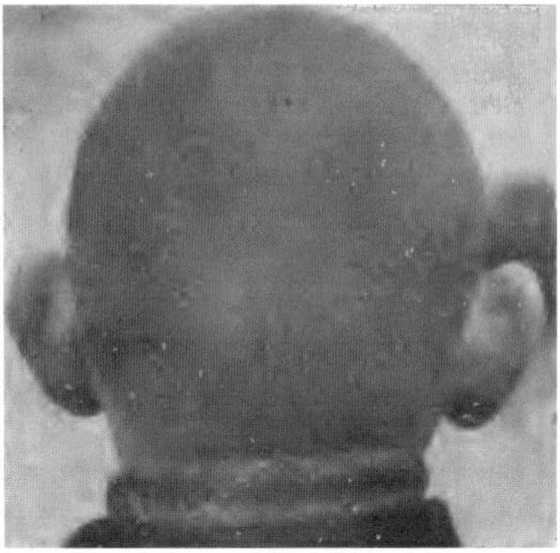

그림 XI. 손잡이 모양 귀

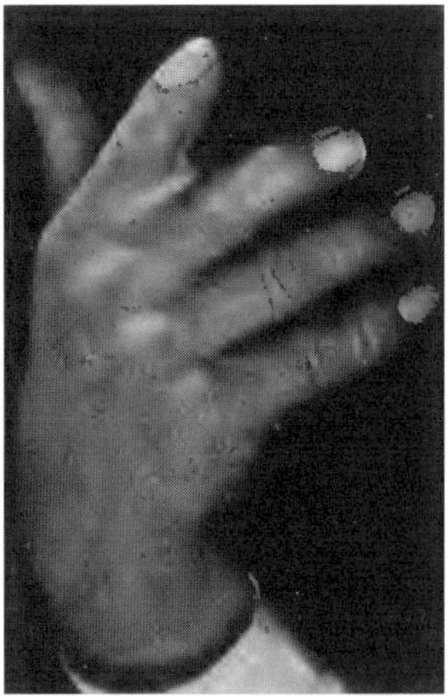

그림 XII. 기형인 집게손가락과
가운뎃손가락 사이에 갈퀴막 형성

XII는 경조증환자의 것이다. 수많은 귀기형 가운데 그림 IX에서는 이른바 마카크원숭이귀를 보여주는데, 이는 귓바퀴가 넓고 평평하며, 가장자리에 매우 분명하게 다윈 결절Darwinsche Spitze, Darwin's tubercle이 있고 귓불이 눈에 띄게 두껍고 살이 많다. 이와 달리 그림 X에서 보여주는 귀에서는 가장자리가 매우 심하게 안으로 말리고 귓불도 자라나 있다. 그림 XI은 난쟁이 백치환자와 손잡이 모양의 튀어나온 귀를 보여준다. 그림 XII가 보여주는 손에서는 두 번째 손가락과 세 번째 손가락이 기형이며 그사이에 갈퀴막이 형성되어 있고, 그림 XIII에서는 네 번째와 다섯 번째 손가락, 특히 네 번째 손가락이 나머지 손가락보다 현저하게 덜 자라 있다. 그림 XIV는 두 발의 기형을 보여주는데, 첫 번째와 두 번째 발가락이 붙어 있고 나머지 발가락은 다 자라지 않았다. 그림 XV는 매우 흔하며 다양한 치아기형의 한 사례를 보여준다. 위아래턱 각각에 앞니가 단 두 개밖에 없는데 아래의 앞니들은 다 자라지 않았고 위 앞니들은 이 끝이 톱니 모양이다. 나머지 이도 매우 부실하게 자랐다. 끝으로 그림 XVI은 한 여성 사진을 보여주는데, 이 여성은 정신장애가 진행되면서 수염이 무성하게 자랐다.

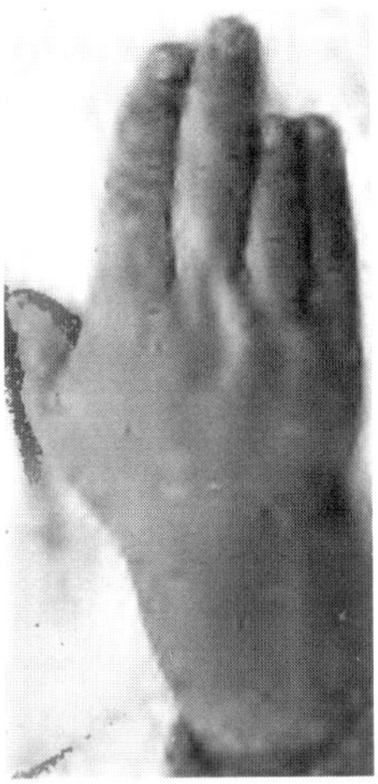

그림 XIII. 넷째손가락 및 새끼손가락의 발달지체

퇴행증후의 원인에 관해서는 아직 잘 밝혀져 있지 않다. 퇴행증후 일부는 격세유전과 동물유사성에서, 다른 일부는 발달지체에서 생긴다고 파악된다. 이러한 해석이 옳다면 이러한 변이들과 정신적 퇴행과의 관련이 어쨌든 이해될 수 있을 것이다. 신체 형성 결함이 눈에 띄게 드러나는 경우에는 정신적 인격을 담당한다고 여겨지는 뇌조직 형성에도 결함이 있을 것으로 상상할 수 있는 것이다. 신체장애가 특정한 병적 과정에 의해 야기되면 이러한 추론을 확실하게 할 수 없다. 이러한 때에는 신체장애가 신경계의 일부에 생기는 경우에만 뇌조직 장애를 가정해도 좋다. 하지만 신체발달이 완벽할 때에도, 심지어 탁월한 신체특성을 보이는 경우에도 정신적 퇴행이 발견될 수 있음을 강조해두고자 한다.

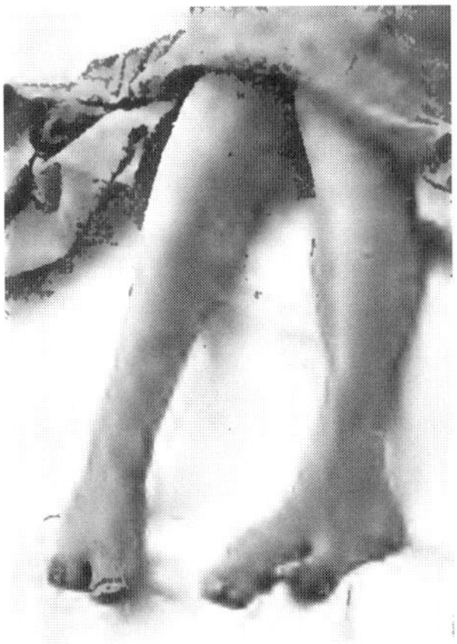

그림 XIV. 두 발 기형

두 번째의 매우 자주 발견되는 퇴행 원인은 질병과 독소로 인한 태아

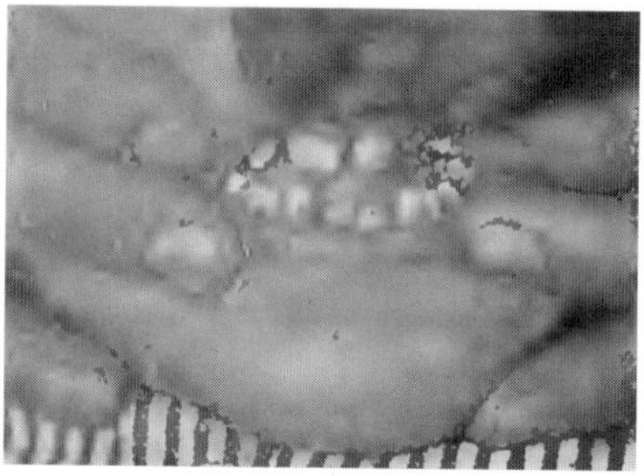

그림 XV. 치아 기형

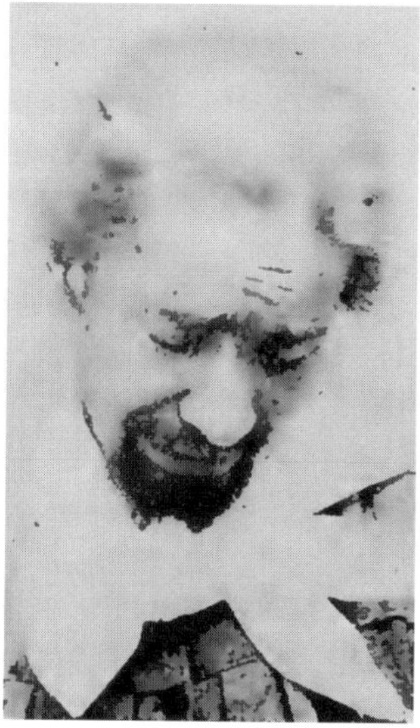

그림 XVI. 수염이 자란 여성

손상이다. 질병 가운데는 매독과 결핵이, 독소 가운데는 알코올이 중요한 역할을 한다. 이 원인들이 작용하여 먼저 기형이 생기고 생존능력이 약화되며, 다음으로 신체적·정신적 소인이 열등해지는데, 이러한 소인의 독특성은 원인의 종류에 따라 어느 정도 결정되는 것으로 보인다. 정신의학 분야에서는 무엇보다도 매독과 알코올에 의한 태아손상이 원인이 되며, 이러한 손상은 특히 경증이나 중증의 선천성 정신지체로 표출된다. 그 밖에 뇌전증, 나아가 선천성 의지박약과 이로 인한 습관성 범죄경향, 부랑생활, 매춘이 특히 알코올 중독자의 후손에서 관찰된다. 태아손상의 작용은 그 영향이 미치는 첫 세대와 함께 사라지지 않으며, 이후의 후손에게도 고통을 주는 것이 확실하다. 먼저 태아손상 전부터 이미 존재하면서 태아손상을 촉진시켰을 유해한 특성이 이와 유사하게 열등한 혈통과의 혼합으로 더욱 강화되면서 유전되기 때문일 것이다. 거기에 개인에게 손상을 입히는 인생운명이 더해질 것이다. 끝으로 병적으로 변화한 태아에게서 태어난 자손도 열등한 태아를 생성하여 이러한 종류의 악화를 유발할 것이며, 이러한 악화는 반대작용을 하는 영향을 통해야 비로소 제거될 수 있으리라 예상해도 좋을 것이다.

이제 우리는 획득형질erworbene Eigenschaften, acquired traits의 유전에 관한 중요한 문제를 다루려 한다. 예를 들어 알코올이 후손에게 미치는 영향을 보면 획득형질도 유전된다고 생각하기 쉽지만, 태아손상이 여러 세대에 계속 작용하더라도 유전과정과 동등해질 수는 없는 것으로 보일 수 있다. 그러나 일반 생활환경으로 인해 생성되는 퇴행현상에서는 상황이 다르다. 시대의 변화에 따라 생존투쟁의 형태도 바뀌며, 이러한 형태가 우리의 정신과 신체적 속성에 미치는 영향도 달라진다. 사육자가 자신의 의지대로 가축의 생활조건을 바꾸는 것과 마찬가지로 시대는 우리를 육성하며 우리는 그 영향에서 벗어날 수 없다. 민족 육성의 추진력은, 첫째 외적 상황의 압박으로서 이는 개인에게 주위 상황에 적응하도록 강요하며, 둘째 대중의 일반적 의지경향으로서 이는 좀처럼 바뀌지 않는 특정한 목표를 지향한다. 따라서 첫째, 우리가 생존투쟁에서 살아남을 수 있게 해주는 특성, 둘째 우리가 발전하려고 노력하는 방향과 일치하는 특성이 지속적으로 육성된다.

이러한 육성은 오래전부터 있었으며 오늘날에도 진행되고 있다는 사실은 의심할 바 없이 확실하다. 이러한 사실을 설명하려면, 각 개인이 습득한 능력이 소인의 형태로 후손에게 전승되어 점차 고착되고 강화될 수 있다고 가정해야 할 것이다. 물론 **조머**가 강조했듯 오직 인간에서만, 또한 의지를 통해 습득되어 신체에 체화된 특성만 유전될 수 있을 것이다. 우리가 매일 체험하는 바에 따르면, 굳건한 의지로 신체를 단련시키면 근육이 변화한다. 특정한 신체과정이 '용이해지듯' 숙달된 정신과정도 쉬워진다고 상상할 수 있을 것이다. 우리의 뇌에는 우리가 숙달을 통해 스스로 습득할 수 있는 습관과 유사한 종류의 수많은 습관이 미리 형성되어 있는데, 이를테면 특정한 운동들을 통합하거나 감각지각을 운동표상과 연결하는 습관이다. 이러한 습관의 일부는 특히 좌뇌에서 지배적 위상을 차지하며, 의지기능에서 생성되는 징후도 분명히 보인다.

따라서 유기체 전체에 저항력과 생기가 많은지 적은지 등의 일반적 속성뿐만 아니라 숙달을 통해 습득되는 특별한 능력도 어느 정도 태아 형성에 영향을 미칠 가능성이 높게 추론된다. 물론 그러한 작용을 정확하게 밝혀내기는 어렵다. 유전이란 도대체가 수수께끼 같다는 말로 이러한 어려움을 피해갈 수도 있을 것이고, 아니면 **볼프**가 입증한 대로 예컨대 상실된 팔다리가 다시 형성되려면 신경계가 반드시 형성에 영향을 미쳐야 한다고 언급할 수도 있을 것이다. 나아가 인생에서 습득된 것만이 유전될 수 있음이 확실하다고 주장할 수도 있을 것이다. 끝으로 생식세포가 소인에 의해 이미 형성되어 있다 할지라도 생식세포에는 그 계속적 발달을 위해 필요한 물질이 평생 동안 계속해서 신체에서 공급되므로, 생식세포는 신체에서 진행되는 과정에 긴밀하게 관여되어 있다.

따라서 개인의 운명이, 특히 개인의 의지와 노력의 신체적 표출이 장래 세대의 태아에 영향을 준다면, 우리의 생활환경이 우리 종족의 정신건강에 미치는 작용을 세 가지 주요 관점에서 고찰할 수 있을 것이다. 먼저 대개 가장 중시되는 측면인 **생존투쟁 격화**Verschärfung des Daseinskampfes, intensification of the struggle for existence를 살펴보아야 할 것이다. 우리의 생활이 이전 시대와 매우 다른 형태를 띠고 있다는 사실은 부인하기 힘들 것이다. 농업사회에서 산업사회로의 이행, 이에 수반되는 수공업의 몰락, 증기와 전기를 통한 산업의 재편, 분업 진행, 개인에게 수많은 관계를 맺게 하는 교통의 놀라운 발달, 인구의 급속한 증가, 대도시 성장과 경쟁 심화는 민족의 대부분에게 해결해야 할 과제를 증가시키면서 활동의 분산, 생활의 분망함과 불규칙성을 야기시킨다. 특히 도시나 상업지역의 급박한 분주함 속에서 개인은 지속적으로 의지긴장이 고조된 상태에서, 실적을 계속 높여야 한다는 무거운 책임감에 시달리며 작업하지 않을 수 없다.

이러한 생활조건에서 먼저 능력을 계속 발전시키려는 동기가 생긴다. 반면 과로하게 되는 경우도 종종 있으며, 과제와 능력에 맞게 휴식할 수 없으면 기력이 일찍 소진된다. 하지만 더욱 치명적인 것은 점점 더 가중되는 책임감과 인간관계 등으로 인해 야기되는 **내면적 자유의 상실**Verlust der inneren Freiheit, loss of inner freedom로 보인다. 이러한 자유상실은 역량과 능력을 발휘해야 하는 영역이 넓어질수록 개인에게 더욱 민감하게 느껴진다. 직접적 생존욕구만 채우면서 천하태평하게 살아가는 자연인간의 염려도 걱정도 없는 생활은 우리에게 영원히 상실되었다. 우리의 사고, 감정, 행위는 숙고, 고려, 억제, 요구에 지속적으로 지배되며, 공동생활을 위해 개인의 자유를 희생한다. 감정Seelenregungen, emotions이 전통과 관습에 의해 제한받고, 의지가 강하고 독립적인 인격을 발달시켜야 한다는 교육원칙, 의무, 법칙에 의해 구속받으면 좋지 않을 것이라는 것은 분명하다. 자신의 의지대로 자유롭게 활동할 수 있는 여지가 제한될수록, 결단을 남에게 맡기고 우유부단해지며, 인생의 과제를 행위로 옮겨야 할 때면 치명적 압박을 느끼게 된다.

바로 이러한 상황이 불안상태Angstzustände, anxiety states의 빈번한 발생과 어떤 관계가 있을 터인데, 이러한 불안상태는 각자의 역량과 행위능력을 매우 심각하게 저하시키며, 우리의 교육 전체가 의지의 독립적 발달보다는 일종의 훈육을 지향하고 있기 때문에 더욱더 그러하다. 의지의 실패를 단적으로 보여주는 사례는 앞서 언급했듯 최근 수십 년간 독일에서 번창 중인 외상성 신경증으로서, 여기서는 노동을 더 이상 감당할 수 없다는 인위적으로 고착된 감정에서 만성 정신질환이 바로 생기는 것이 관찰된다. 의지의 활력과 닥쳐오는 과제 사이에 불균형이 생길 때마다 유사한 과정이 반복될 수 있다. 무능하다는 감정이 생기면 의지가 약한 사람은 새로이 노력을 집중하여 숙달을 통해 능력을 상승시켜야겠다고 생각하는 것이 아니라, 의지가 마비되어 임무를 회피하고 실패를 거듭할수록 점점 더 활동을 제한하게 된다. 불안으로 인한 이러한 의지마비가 피곤함으로 위장되는 경우도 드물지 않다. 다른 경우에는 작업을 하기는 하지만, 자신의 능력에 대한 신뢰는 부족한데 책임감은 상승하여 작업을 만족스럽게 종료하지 못하고, 끝없는 반복에서 안정을 찾으려는 쓸데없는 노력에 의지가 소모된다. 불안하게 고조된 긴장 때문에 보통은 저절로 진행되는 일에 의지가 지나치게 끼어들어 일을 지체시키거나 심각하게 방해하는 일도 자주 있다.

의심증Zweifelsucht, folie du doute, 숙고벽, 공포증, 예기신경증, 신경과민, 노동불능의 개별사례에서 발견되는 이러한 과정은 위에서 언급한 우리의 일반적 생활환경의 변화와 어떤 관계가 있을 것이라는 생각이 든다. 내가 아는 바로는 우리에게 엄청나게 퍼진 불안상태는 자연민족에게는 전혀 없으며, 자연민족은 책임감에서 생겨난 자책이나 죄책망상도 거의 모른다. 물론 우리에게는 자신감 부족으로 의지가 마비되거나 쓸데없는 노력에 기운을 소모하며 불안해하는 사람이 항상 있어왔으나, 이러한 불안상태의 형성과 직장생활이 종종 긴밀한 관계에 있다는 사실 등을 정확히 알게 된 지는 수십 년에 불과하다는 것은 우연한 일이 아니다. 불안상태가 오늘날만큼 빈번했다면, 과거 정신과 의사들이 이 사실을 간과했을 리 없기 때문이다. 오늘날에도 불안상태에 관해 가장 정확한 지식은 프랑스에서 보고되는데, 이는 프랑스에서 문화적 퇴행의 징조가 가장 뚜렷하기 때문이다.

대도시 형성 등의 자본주의 생산방식의 치명적 동반현상은 프롤레타리아의 발생이다. 공장노동자와 대도시주민이 겪는 빈곤의 압박은 여러 이유에서 시골주민이 겪는 것보다 가혹하다. 시골주민에게는 공기, 햇빛, 수면 등 근본적인 생활조건이 그토록 열악하지도 않고 알코올이나 매독의 위험에 노출되는 경우도 훨씬 적기 때문이다. 대도시의 끔찍하게 비참한 주거환경은 모든 방면에서 해로운 영향을 미친다. 전망 없는 비참한 생활은 결국 희망뿐만 아니라 발전에 대한 소망과 용기도 앗아간다. 이것도 민족을 악화시키는 작용을 하는 원인이다.

우리의 발전에서 주목해야 할 두 번째 측면은 **정신적 특성만 일방적으로 육성**einseitige Züchtung seelischer Eigenschaften, one-sided cultivation of mental qualities하는 것이다. 체력과 강건함은 수많은 직업, 특히 수공 직업에서 아직도 매우 중요하며, 여성에게는 신체상태가 중요한 역할을 한다. 그런데도 우리의 교육 전체는 주로 지식과 윤리교육만 지향한다. 이처럼 문명의 기반을 이루는 정신능력만을 높이 평가하는 것은 신체와 그 기능을 무시하는 단점이 있다. 분업에서는 정신적 육성의 일방성이 더욱 조장되어, 마침내 편협한 목표와 우매한 세계관을 갖춘 계급이 형성되고, 이들에게는 자신들의 행위가 목표 자체가 되는데, 왜냐하면 이들에게는 민족공동체와의 관련뿐만 아니라 이 공동체의 역량 평가에 대한 적절한 기준도 상실되었기 때문이다. 이러한 상황이 우리의 정신생활에서 정신적이고 고상한 특성만 중시되는 현실에 더해져 목석 같은 탁상공론가와 책벌레, 허황된 예술가와 세상물정 모르는 몽상가가 판치는 세상이 펼쳐지고 있다.

지금까지 고찰한 문화의 영향보다 훨씬 심각한 것은 이러한 영향에 '길들여져Domestikation, domestification' **자연을 등지는 것**Abkehr von der Natur, turning away from nature이다. 우리가 조성한 생활조건이 점점 더 자연에서 멀어진다. 우리는 사계절과 밤낮의 변화에 좌우되지 않게 되었고, 적어도 대도시에서는 햇빛과 신선한 공기를 풍족히 누리기를 어쩔 수 없이 포기했다. 우리는 신체적으로 힘든 일을 회피하고, 이동하는 데 다리를 거의 사용하지 않으며, 인공적이고 자극적인 양념을 사용한 요리를 즐기고, 잠을 몰아내려 하다가 수면제로 잠을 불러오려 한다. 우리의 욕구는 점점 다양해지고 많아지는데, 우리는 이를 스스로 충족시키려고 전혀 노력하지 않고 우리를 둘러싸고 있는 사회에 속수무책으로 의존한다. 국가 공동체는 우리의 생명, 건강, 법적 권리를 위협할 수 있는 모든 위험에서 우리를 보호해준다. 우리가 돈을 벌거나 선조가 물려준 재산이 있으면, 우리는 감각이 원하는 모든 향락을 손쉽게 즐길 수 있으며, 풍요롭고 유복한 생활에 대한 욕구 증가는 한없이 계속되다가 수중의 돈이 떨어져서야 중지된다.

이러한 발전의 크나큰 위험은 **나약화**Verweichlichung, effeminacy다. 가축이 길들여져 자연 생활조건에서 살지 않으면서 전반적 신체 저항력과 유능성을 상실하듯이, 인위적 조건에서 성장하고 세심하게 보호되며 특히 대도시에 사는 문화인간에게는 활력과 생기가 다소간 현저히 상실되며, 생존투쟁이 쉬워지면 특히 그러하다. 이와 관련하여 **팔베크**Fahlbeck[117)] 105

117) 팔베크(Fahlbeck), 스웨덴 귀족계급(Der Adel Schwedens), 1903.

의 스웨덴 귀족계급의 운명 연구는 매우 소중한데, 이 계급에게는 사회적으로 높은 지위를 누리는 도시생활로 인해 몇 세대 지나지 않아 생식력이 떨어지고 자녀가 조기사망하고 미혼경향이 생겼다. 경쟁에서만 의지가 생긴다. 따라서 큰 전쟁을 겪은 뒤에는 패전한 경우에도 민족이 발전한다. 소망을 손쉽게 달성하고 모든 노력이 빠르게 성공하면 의지단련이 불가능해진다. 따라서 경제번영기는 민족의 발전에 위험할 수 있으며, 강인한 의지로 자수성가한 남성의 후손이 의지자극이 없어서 몰락하는 경우가 드물지 않다. 이럴 때 생기는 퇴행 그룹은 의지가 박약한 한량, 천박한 향락가, 양심 없는 난봉꾼이다. 이런 퇴행 그룹이 많이 발생하는 것은 민족 노화의 특징으로서, 이러한 민족은 지나치게 세련된 욕구와 유복한 생활로 인해 생존투쟁에서 모든 노력을 목표에 집중하는 경향과 능력을 잃었다.

문화퇴행의 일반적 동반현상은 **자연적 개체보존본능 및 종보존본능 약화**Abschwächung der natürlichen, lebens- und arterhaltenden Triebe, attenuation of the natural instincts of self and species preservation다. 관찰경험에 따르면 우리 신체의 부위와 기능은 사용하지 않으면 퇴화한다. 인간에서는 후각과 후각피질은 생활욕구에 아무 역할도 하지 못하므로 발달하지 않았다. 음식을 연하게 요리하므로 치아도 약해지고, 자녀에게 모유 수유를 포기하는 곳에서는 유선乳腺도 사라지고 있다. **개체보존본능**Selbsterhaltungstrieb, instinct of self-preservation도 당당하게 원초성을 유지하고 어떠한 상황에도 신뢰할 수 있는 행위를 하려면 항상 자극이 필요하다. 공동체생활은 개체보존본능을 지속적으로 점점 더 약화시킨다. 공동체생활이 제공하는 신체와 생명 보호 덕분에, 우리 자신의 힘으로 극복해야 할 거의 모든 위험이 생활에서 사라진다. 직접적 생존투쟁에 모든 노력을 집중하여 생존투쟁의 가치를 계속해서 매우 생생하게 느껴야 할 필요가 거의 완전히 사라진다. 게다가 개인생활은 최고의 보물로서의 중요성을 상실했다. 개인의 인생을 훨씬 뛰어넘는 더 높은 목표를 우리는 추구하며, 이를 추구하느라 생활에서 순진한 기쁨을 누리는 일은 계획적으로 뒤로 밀려난다.

공동생활은 개인에게 자신의 경향과 소망을 일반적 관심에 대거 종속시키고, 심지어 다른 사람의 생명을 지키기 위해 자신의 생명을 희생하라고 요구한다. 종교적 세계관은 신봉자들에게 자아포기와 단념을 요구하고, 현세를 내세의 장엄한 생활형태의 초라한 전 단계로 여기며, 종종 현세도피와 자책으로 이끌어오면서, 개인생활의 가치를 감소시키는 데 효과적으로 기여한다. 이 모든 영향의 공통된 결과는 개체보존본능의 약화이며, 이는 우리 문화발전의 명백한 동반현상이다. 자살은 동물에게는 없으며 자연민족에게는 매우 예외적 사건에 속하지만, 문명화의 진행과 더불어 자살률도 특히 대도시에서 놀랄 만한 정도로 증가하고 있다. 문화민족에서는 삶에 대한 의지가 모든 것을 극복하는 원초적 힘을 상실했다. 관찰경험에 따르면 수많은 사례에서는 매우 사소한 계기가 우리 생활의 확고한 기반을 동요시켜 자살을 유발시킨다. 이보다 더 심각하고 치명적인 퇴행은 생각하기 힘들다.

동물에서 지배적인 본능은 식욕Hunger이다. 문화인간의 정리된 일상에서는 식욕이 들어설 자리가 거의 없다. 식욕은 느끼기도 전에 대부분 충족된다. 식욕은 음식공급이 필요하다는 경고로 여겨지지 않은 지 오래되었다. 급한 일로 바쁘면 특히 아침에 등교하는 학생의 경우에 식욕을 억누른다. 향락가는 식욕을 느끼는 대신 값비싸고 풍요롭고 인공적인 음식을 점점 더 탐낸다. 자연적 본능이 계획적으로 위축되고 음식의 특정한 선택, 상태, 조리방법에 의존하여 완전한 예속에 빠질 수도 있는데, 건강한 식욕이 생길 때에야 이러한 예속에서 벗어날 수 있다. 나약화 등을 통해 조장되는 이와 같은 까다롭고 변덕스러운 식욕은 특히 히스테리에서 발견되는데, 문화생활의 히스테리에서는 자연적 본능 감퇴가 매우 중요한 현상을 이룬다. 또한 불안한 의심에 시달리는 신경과민, 예기신경증에서도 이러한 까다로운 식욕은 드물지 않다.

문화생활을 통해 매우 심각한 변화를 겪는 것은 수면욕Schlafbedürfnis, sleep requirement이다. 일에 대한 동기가 강해서든, 건강을 해치는 '야간유흥Nachtleben, nightlife'을 밤늦게 즐기기 위해서든 피곤함을 억눌러야 하는 경우가 종종 있어, 수면욕은 수면이 필요하다고 알려주는 신뢰할 수 있는 경고이자 징후로서의 역할을 상실하고 있다. 낮과 저녁의 정신적 긴장은 밤에도 계속되어 깊은 수면을 취하지 못하게 하며, 신체활동 부족, 도시의 조명과 소음, 밤늦은 식사, 흥분시키는 오락도 야간수면의 질을 떨어뜨린다. 그리하여 수면장애는 다양한 정신병질 상태의 가장 빈번하고 중요한 동반현상이 된다. 피로가 시작된 뒤 입면하는 자연적 자명성이 우리의 생활조건의 인공화로 인해 놀랄 만큼 상실되었다. 수많은 인간이 특별히 고안한 조건에서나, 다소간 우려스러운 의약품이나 기호품의 도움을 받아 입면한다.

끝으로 **종보존본능**Arterhaltungstrieb, instincts of species preservation도 확고한 신뢰도를 상실한 지 오래되었다. 민족의 많은 집단이 규정이나 사정에 의해 독신을 강요받는 것 이외에 생존투쟁의 압박 때문에 늦은 결혼이 규칙으로 굳어지고 있다. 특히 신체적으로 건강한 사람일수록 그러한데, 병역의무를 다하느라 결혼을 미루게 되는 것이다. 물론 남성은 매춘을 이용하여 성욕을 손쉽게 만족시킬 수는 있으나 이를 통해 원기를 보강할 수는 없다. 결혼 자체도 성적 자연선택을 근거로 해서가 아니라 외적 조건을 고려해서, 그나마 가장 나은 경우에는 정신적 특성을 고려해서 이루어지는 경우가 너무 많다. 이러한 모든 상황은 종보존본능을 약화시키고 우리 종을 악화시켜 위험에 빠뜨릴 수 있다. 이는 한편으로는 자위와 무분별한 성적 탈선을 조장하며, 다른 한편으로 여성에서는 모성본능을 말살하여, 피임약이나 피임법에 대한 자연스러운 혐오도 더 이상 없다.

마지막으로 앞에서 이미 언급한 문화해악, 즉 **자연도태의 제한과 전도**Einschränkung und Verkehrung der natürlichen Auslese, limitation and reversal of natural selection를 다시 지적해두어야 하겠다. 우리 문명의 가장 눈부신 성과인 인간애Menschenliebe, philanthropy에는 어두운 이면이 감추어져 있다. 인간애의 발로로 인해 무용하고 허약하며 특히 정신적으로 열등한 병자들이 생명을 유지하며 생식에까지 이르는 것이다. 심지어 여기에서 생기는 부담은 유능한 사람들에게 돌아가 이들의 생존투쟁을 힘들게 한다. 유능한 자들에게는 이러한 부담 이외에 진보와 안보를 위한 투쟁에서 극복해야 하는 모든 위험이 닥친다. 사고, 직업병, 전쟁에는 주로 유능한 사람이 희생되며, 반면 허약한 사람은 살아남는다.

여기서 언급한 모든 상황을 살펴보면, 우리 문화발전은 정신의학적 의미에서의 민족개선과 전혀 상반된 목표를 추구하고 있다는 인상을 받지 않을 수 없다. 계획적으로 의지를 발달시키지 않고 인생의 과제만 증가시키고, 신체는 무시하고 정신기능만 일방적으로 육성하고, 끝으로 유복한 생활과 생활조건의 인공화를 통해 종종 나약화가 시작되는 것은, 우리 종족에게 오히려 심각한 위험이 될 것이며, 이러한 작용이 더 많은 민족집단에서 유전 가능한 특성으로 표출될 것은 의심할 바 없다. 우리에게는 대부분의 자연민족에서보다 태아손상이 훨씬 많으며, 우리의 연민은 자연도태 작용을 약화시키고, 한 번 생긴 퇴행은 유전되는 경향이 있음도 고려하면, 우리에게서 정신장애 증가를 예상할 수밖에 없는 이유를 이해할 수 있다. 아닌 게 아니라 정신장애가 우리 문화발전에서 필수적인 것은 아니지만 실제적인 동반현상이라는 것은 더 이상 의심할 수 없다.

교육Erziehung, education. 교육이 정신적 인격발달에 미치는 영향은 직접적으로 손쉽게 이해할 수 있는 것으로 보인다. 물론 교육이 인간의 본성에 얼마나 깊이 개입하여 이를 변화시킬 수 있는지 우리는 아직 모른다. 이 점에 대한 견해는 비관론, 회의론, 낙관론에 따라 다양하게 엇갈린다. 단순한 관찰경험에 따르면 이렇게 이론이 분분한 것은 실제로 상황이 다양하기 때문인 것으로 보인다. 한편으로 애초부터 개인특성을 결정짓는 선천적인 일반특성이 있다. 그 근거로는 여러 가지를 들 수 있지만, 예를 들어 매우 어린 남매 사이에도 소인 차이가 놀랄 만큼 분명하게 드러나는 경우가 종종 있으며, 이러한 차이는 후일의 다양한 인생운명을 통해서도 결코 없어지지 않는다. 그래서 어떤 사람은 구제할 길 없이 정신질환을 앓게 되지만, 어떤 사람은 어린 시절부터 사고와 행위에서 신뢰할 수 있는 객관성을 보이며 이는 평생 동안 계속된다. 이러한 상이성은 유전의 영향 때문이든 그 밖의 다른 전제조건 때문이든 이미 소인에 고착된 매우 근본적인 차이인 것으로 보인다.

하지만 다른 한편으로 부인할 수 없는 사실은, 어린 시절의 교육은 이미 주어진 소인의 계속적 발현과 인생운명 형성 전체에 결정적 역할을 할 수 있다는 것이다. 이를 알 수 있는 것은, 혼외자나 버림받은 아이가 범죄, 자살, 정신이상에 관여할 비율이 높을 뿐만 아니라 유년기의 인상에 따라 인간 유형이 형성된다는 사실에서다. 도시와 시골에서 자란 사람의 차이, 해변, 산악, 국경에서 성장한 사람의 특성은 이들이 나중에 전혀 다른 환경에서 살게 되더라도 없어지지 않는다. 물론 이 모든 경우에도, 범죄자, 학자, 예술가 가족에서와 마찬가지로 유전의 영향과 교육의 영향을 구별하기는 어렵다.

교육의 일반적 임무는 신체를 발달시키는 것 이외에 먼저 어린이에게 경험을 수집하고 가공할 수 있는 **지성**Verstand, intellect을 형성시키고 일관된 윤리적 원칙에 따라 행동을 실행하는 확고한 **성격**Charakter을 육성하는 것이다. 교육은 이 두 가지와 관련하여 생존투쟁이 요구하는 능력과 저항력을 충분히 길러주지 못하고 있다. 지성 형성을 소홀히 한 사람은 판단력 부족과 미신에 시달리며, 독자적 지위를 얻을 때 생기는 난관 극복에 어려움을 느낀다. 다른 한편 수면, 영양섭취, 체육교육 저하를 통해 어린이 뇌가 과로해도 심각한 손상이 초래될 수 있다. 원래부터 극심한 흥분성이나 급속한 피로를 보이는 어린이의 경우 더욱 그러하다. 지나친 엄격함과 고통으로 자유로운 인격발달에 방해를 받은 사람은 편협하고 내성적이 되며, 호의와 인간애의 정동이 철저히 억압되어 의지를 **도덕적으로**sittlich, morally 형성하지 못하게 된다. 끝으로 나약한 굴복을 일삼아 유약해지면 순간적 변덕과 욕망에 휩쓸려 헤어나지 못하게 되어, 완결되고 일관되고 자립적으로 형성된 인격발달에 지장이 생긴다.

교육의 영향을 받은 뒤에는 인생경험이 시작되어, 이 영향을 가꾸어 다듬기도 하고 때로는 망가뜨려 없애기도 한다. 부상, 질병, 온갖 중독, 탈진작용, 과로, 정동, 방탕 등 앞서 열거한 모든 신체적·정신적 원인이, 바로 정신질환을 유발하지 않더라도 개인을 변화시키고 미래를 결정하는 작용을 할 수 있다. 이 시기에는 다양한 신분, 직종, 그 밖의 사회그룹이 그 구성원들에게 인생관 전체, 윤리관, 생활방식, 심지어 모든 외모까지 특유하게 형성시키는데, 이러한 사실은 개인의 소인이 인생운명을 결정할 뿐만 아니라, 역으로 인생운명도 개인특성이 특별하게 전개되는 데 영향을 미친다는 것을 보여준다. 물론, 교육 등이 평생 동안 정신이상의 빈도와 형성에 미치는 영향을 더욱 정확히 판단할 수 있는 단서는 현재로서는 전혀 없다.

개인특성persönliche Eigenart, personal characteristic. 소인뿐만 아니라 인생 운명을 통해 야기된 인간 속성의 총합인 개인특성[118]도 정신이상 생성에서 매우 중요한 역할을 하며, 특히 경증 정신장애의 경우 그 대부분을 유발한다는 사실은 의심할 수 없다. 개인특성이 임상상의 특별한 형성에 미치는 영향에 대해서는 잘 알려져 있지 않다. 단순하게 파괴적인 질병과정에서는 개인특성이 나타날 여지가 적을 것이다. **조머**는 신경쇠약성 우울성 진행마비가 질환자의 기질을 통해 독특한 특색을 얻는다고 생각하지만 말이다. 부언하자면 진행마비에서는 놀랄 만큼 동일한 정신장애가 반복해서 나타나 이 환자나 저 환자나 매우 비슷한 것이 관찰되는데, 이는 인격이 질병과정에 완전히 뒤로 밀려나는 징후다. 오직 망상의 세부내용에서만 인생경험의 일부 영향이 나타난다. 정도가 약하기는 하지만 동맥경화와 노인성 치매에도, 또한 열성 섬망과 감염성 쇠약상태에서도 그러하다. 중독에서는 개인특성이 이보다 분명하게 드러난다. 단순한 숙취상태, 즉 흥분과 마비의 혼합현상은 사람에 따라 매우 다르다는 것을 우리는 안다. 대체로 특수한 소인에 기인하는 병적 숙취상태에서는 개인특성이 더욱 분명하게 나타난다. 만성 알코올 중독에서는 어떤 사례에는 폭력성이 보이고 어떤 사례에는 의지박약이 보이면서 어느 정도 성격의 다양성이 표출되는 것 같다. **본회퍼**는 그 밖의 알코올성 정신장애 형성도 정신적 특성에 매우 영향을 받는다고 가정하였으나, 이는 나에

118) 틸링(Tiling), 신경의학 중앙지(Centralblatt für Nervenheilkunde), XXVI, 561; XXIX, 92; 나이서(Neißer), 개성과 정신병(Individualität und Psychose), 1906.

게는 불확실해 보인다. 내적인 원인에 따라 진전섬망이 생길지 알코올성 망상이 생길지 달라질 수 있지만, 이 경우에는 정신적 인격과 관계없이 신체적 과정과 특성이 작용하는 것으로 보인다.

조발성 치매현상이 얼마나 개인특성에 영향받는지는 현재로서는 매우 불명료하다. 조발성 치매에서 관찰되는 임상상은 매우 다양하여 개인특성이 함께 작용할 가능성이 시사되지만, 이에 못지않게 많은 수의 증상은 동일한 특징을 지녀 질병과정 표출에서 개인특성이 사라진 것으로 보인다. 개인특성이 사라진 동일한 임상상이 아마도 확산되고 있다고 보는 것이 옳다고 나는 우선은 여기고 싶다. 물론 취리히학파에서는 연상검사를 통해 질병현상과 개인의 견해 및 경험과의 밀접한 관계를 발견하려 노력하고 있지만, 현재로서는 설득력 있는 성과가 없다. 다른 한편 어떤 환자에서는 어릴 적에 나타난 일부 특징이 나중에 임상상에서 강하게 표출되는 경우가 종종 관찰된다. 이 경우 어릴 적 특징이 나중에 발생할 질환의 첫 번째 가벼운 징조일 가능성이 있다고 생각할 수 있다. 이와 비슷한 양태는 조울병에서 종종 매우 뚜렷하게 발견된다. 조울병 발작은 오래전부터 나타났으며 약화된 형태로 평생 동안 계속되는 특성(지속적인 가벼운 기분장애나 흥분상태)의 단순한 고조로 여겨지는 경우가 드물지 않다. 물론 조울병 발작이 평소 행동과 눈에 띄게 대조될 수도 있지만, 조울병의 특성은 기분이 특정한 특색을 보이는 것이 아니라, 기분변동에 따라 다양한 특색이 손쉽게 생길 수 있는 것이라는 사실을 잊지 말아야 할 것이다. 이보다 중증의 흥분상태 및 우울상태에서는 대개 개인적 특징이 크게 눈에 띄지 않지만, 앞서 설명했듯이 고도의 퇴행이 극심한 폭력성, 혐오스러운 행위, 갑작스러운 동기, 상동증으로, 특히 잠행성 혼합상태 발달로 표출된다.

개인특성이 직접 임상상의 특징을 결정하는 질병분야는 정신성 신경증, 독특한 질병상태, 끝으로 정신병질 인격이다. 이 증상들에서는 기질과 질환이 거의 일치한다. 질병현상이 상당히 갑자기 또는 격렬히 나타나는 경우에도 이전에 존재한 특성과의 관련성이 대개 발견된다. 대체로 보아 아마 파라노이아도 여기에 속할 것이다. 파라노이아는 꼭 그렇지는 않지만 대개는 원래부터 존재한 소인이 계속 발달한 것이라는 증거가 많다.

끝으로 오늘날 우리가 아는 바에 따라 정신이상을 일으키는 각 원인군의 비율을 설명하고자 한다. 뮌헨 대학병원의 관찰결과를 보여주는 그림 XVII은 이를 이해하는 데 도움이 될 것이다. 첫 번째 막대는 신체질환, 특히 감염질환이나 단순한 국부 뇌질환을 통해 생성된 사례를 표시한다. 두 번째 원인군은 비율이 훨씬 높은데, 이 원인군에는 매독 및 변성 매독

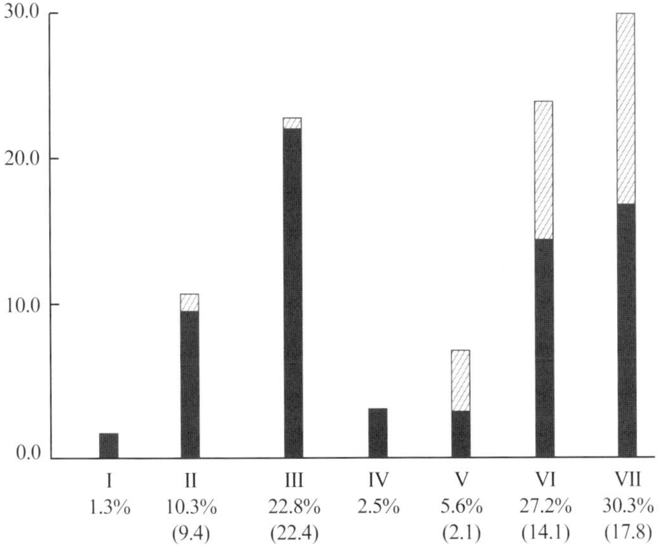

그림 XVII. 4,079 사례의 질병원인에 따른 분류(뮌헨)

으로 발생한 정신병이 포괄되어 있다. 그 대부분은 진행마비이며, 여기에 매독성 뇌질환도 빗금으로 추가되었다. 세 번째 원인군은 비율이 그보다 높은데, 이 원인군에는 중독이 포괄되어 있다. 주로 알코올성 중독이며, 거기에 빗금으로 표시된 모르핀 중독, 코카인 중독, 헤로인 중독이 약간 추가되었다. 물론 시골주민에서는 이 세 번째 원인군이 훨씬 줄어들 것이다. 네 번째 막대는 정신성 원인에서 발생하는 정신장애를 포괄하며, 여기에는 주로 외상성 신경증이 속하고, 감옥정신병 사례도 일부 속한다. 물론 정신성 원인의 영향이 이렇게 낮은 비율로 그치지는 않을 것이다. 특히 히스테리 환자와 정신병질자의 수많은 흥분상태도 여기에 합산할 수 있을 것이다. 하지만 이러한 흥분상태에서는 정신병질 소인을 주요 원인으로 간주해야 한다고 나는 생각했다.

마지막 세 원인군에서는 인과관계가 더욱 불명료해진다. 다섯 번째 원인군은 그 생성에서 일반적 인생운명이 중요한 역할을 하는 것으로 보이는 질환인 노인성 및 초기노인성 정신병과 동맥경화를 포괄하는데, 노인성 및 초기노인성 정신병은 빗금으로 표시했다. 노동, 궁핍, 잘못된 생활방식, 정동이, 다음으로 알코올과 매독이, 끝으로 소인이 얼마나 합세하여 작용하는지는 오늘날에는 판단하기 어렵다. 여섯 번째 원인군은 생성원인이 근본적으로 알려지지 않은 질병형태다. 여기에 속하는 것으로는 빗금으로 표시된 조발성 치매와, 다음으로 뇌전증, 백치, 중간백치 등이 있다. 뇌전증, 백치, 중간백치의 상당수는 아마도 부모의 카켁시아 상태로 인한 태아손상 때문에, 그 밖의 사례는 출생 전이나 직후의 감염 때문에 생기는 것 같다. 마지막 원인군은 오늘날 알고 있는 바에 따르면 근본적으로 유전으로 인해 생기는 질병형태를 표시한다. 이는 한편으로는 주로 정신병질자와 히스테리 환자고, 다른 한편으로는 빗금으로 표시된 조울병환자다. 적어도 정신병질자와 히스테리 환자에서는 태아손상과 어떤 인과관계가 있는 것으로 보인다.

이 짧은 요약이 우리에게 가르쳐주는 사실은 정신이상의 가장 중요한 원인은 첫째는 매독이 개인과 후손에 미치는 작용을 통해, 둘째는 유전성 퇴행을 통해 생긴다는 것이다. 우리의 정신건강에 대한 이러한 모든 위협에 우리는 무력하지 않다. 우리가 그 영향을 명료하게 인식하면 그 치명적 영향을 퇴치할 수단과 방법을 찾게 될 것이다.

역주

1. 파울 율리우스 뫼비우스(Paul Julius Möbius, 1853~1907)는 독일의 신경학자이자 정신의학자다.
2. 표상(Vorstellung)은 의미가 매우 다양한 철학 개념으로, 일반적으로 (a) 정신적 과정 또는 상태 및, (b) 그 (잠재적) 내용을 가리킨다. 이렇듯 넓은 의미에서 표상은 모든 종류의 의식내용 내지 정신활동을 말하지만, 좁은 의미로 철학자마다 다르게 사용되기도 한다.
3. 테오도어 마이네르트(Theodor Meynert, 1833~1892)는 오스트리아의 정신의학자이자 신경병리학자다.
4. 에밀 테오도어 코허(Emil Theodor Kocher, 1841~1917)는 스위스의 의학자로서, 1909년 노벨 의학상을 수상했다.
5. 후베르트 폰 그라샤이(Hubert von Grashey, 1839~1914)는 독일의 정신의학자다.
6. 리하르트 토마(Richard Thoma, 1847~1923)는 독일의 병리학자다.
7. 마르틴 라이히아르트(Martin Reichardt, 1874~1966)는 독일의 정신의학자다.
8. '단순한(grob)' 뇌질환이란 뇌에 식별 가능한 구조적 손상이 있는 질환 또는 뇌기능 장애를 일으킨다고 알려진 현저한 생화학적 이상이 있는 질환을 가리킨다. 이와 대조되는 '세밀한(fein)' 뇌질환은 이러한 이상을 증명할 수 없는 뇌질환을 말한다.
9. 프란츠 요제프 갈(Franz Joseph Gall, 1758~1828)은 독일의 신경해부학자, 생리학자로서, 골상학의 창시자다.
10. 프란츠 니슬(Franz Nissl, 1860~1919)은 독일의 정신의학자이자 신경병리학자다.
11. 코르비니안 브로트만(Korbinian Brodmann, 1868~1918)은 독일의 신경해부학자이자 정신의학자다.
12. 에두아르트 히치히(Eduard Hitzig, 1838~1907)는 독일의 신경학자이자 정신의학자다.
13. 블라디미르 베츠(Wladimir Betz, 1834~1894)는 우크라이나의 해부학자이자 조직학자다.
14. 카를 베르니케(Carl Wernicke, 1848~1905)는 독일의 신경학자이자 정신의학자다.
15. 파울 플레이지히(Paul Flechsig, 1847~1929)는 독일의 신경해부학자, 정신의학자, 신경병리학자다.
16. 버나드 잭스(Bernard Sachs, 1858~1944)는 미국의 신경학자다.
17. 콘스탄틴 폰 모나코(Constantin von Monakow, 1853~1930)는 러시아계 스위스 신경병리학자다.
18. 조제프 쥘 데제린(Joseph Jules Déjérine, 1849~1979)은 프랑스의 신경학자다.
19. 오스카어 포크트(Oskar Vogt, 1870~1959)는 독일 신경학자다.
20. 에른스트 지메를링(Ernst Siemerling, 1857~1931)은 독일의 신경학자이자 정신의학자다.

21. 구스타프 프리치(Gustav Fritsch, 1838~1927)는 독일의 해부학자이자 심리학자다.
22. 프리드리히 골츠(Friedrich Goltz, 1834~1902)는 독일의 심리학자다.
23. 폴 브로카(Paul Broca, 1824~1880)는 프랑스의 해부학자, 병리학자, 인류학자다.
24. 후고 리프만(Hugo Liepmann, 1863~1925)은 독일의 신경학자다.
25. 루트비히 브룬스(Ludwig Bruns, 1858~1916)는 독일의 신경학자다.
26. 헤르만 오펜하임(Hermann Oppenheim, 1857~1919)은 독일의 신경학자이자 정신의학자다.
27. 에른스트 율리우스 리하르트 에발트(Ernst Julius Richard Ewald, 1855~1921)는 독일의 생리학자다.
28. 이를 처음 설명한 러시아의 정신의학자이자 신경학자인 세르게이 코르사코프(Sergei Korsakow, 1854~1900)의 이름을 따서 명명되었다.
29. 알로이스 알츠하이머(Alois Alzheimer, 1864~1915)는 독일의 정신의학자이자 신경병리학자다.
30. 카를 베스트팔(Carl Westphal, 1833~1890)은 독일의 정신의학자이자 신경학자다.
31. 로타르 폰 프랑클호흐바르트(Lothar von Frankl-Hochwart, 1862~1914)는 오스트리아의 신경학자다.
32. 프리드리히 슐체(Friedrich Schultze, 1848~1934)는 독일의 신경학자다.
33. 하인리히 쉴레(Heinrich Schüle, 1840~1916)는 독일의 정신의학자다.
34. 기욤 뒤피트랑(Guillaume Dupuytren, 1777~1835)은 프랑스의 외과 의사다.
35. 알렉산더 필츠(Alexander Pilcz, 1871~1954)는 오스트리아의 신경학자이자 정신의학자다.
36. 람베르토 다디(Lamberto Daddi)는 이탈리아의 생리학자다.
37. 빌헬름 바이간트(Wilhelm Weygandt, 1870~1939)는 독일의 정신의학자다.
38. 구스타프 아샤펜부르크(Gustav Aschaffenburg, 1866~1944)는 독일의 정신의학자다.
39. 알프레트 골트샤이더(Alfred Goldscheider, 1858~1935)는 독일의 신경학자다.
40. 에드바르트 플라타우(Edward Flatau, 1868~1932)는 폴란드의 신경학자이자 정신의학자다.
41. 에르네스토 루가로(Ernesto Lugaro, 1870~1940)는 이탈리아의 정신의학자다.
42. 헤르만 에밍하우스(Hermann Emminghaus, 1845~1904)는 독일의 정신의학자다.
43. 요하네스 브레슬러(Johannes Bresler, 1866~1942)는 독일의 정신의학자다.
44. 오토 호이브너(Otto Heubner, 1843~1926)는 독일의 내과 의사이자 소아과 의사다.
45. 펠릭스 플라우트(Felix Plaut, 1877~1940)는 독일의 정신의학자다.
46. 장 알프레드 푸르니에(Jean Alfred Fournier, 1832~1914)는 프랑스의 피부 및 성병 전문의다.
47. 프레더릭 워커 모트(Frederick Walker Mott, 1853~1926)는 영국의 생화학자다.
48. 발터 슈필마이어(Walther Spielmeyer, 1879~1935)는 독일의 신경병리학자다.
49. 에르네스트 뒤프레(Ernest Dupré, 1862~1921)는 프랑스의 정신의학자다.

50. 게르하르 헨리크 아르메우에르 한센(Gerhard Henrik Armauer Hansen, 1841~1912)은 노르웨이의 의학자다.
51. 훌리아노 모레이라(Juliano Moreira, 1872~1933)는 브라질의 정신의학자다.
52. 한스 베르거(Hans Berger, 1873~1941)는 독일의 정신의학자다.
53. 독일의 의학자 카를 아돌프 폰 바제도(Karl Adolf von Basedow, 1799~1854)가 밝혀낸 병이다.
54. 조지프 스미스(Joseph Smith, 1805~1844)는 예수 그리스도 후기성도 교회(몰몬교)의 초대 회장이다.
55. 푸블리우스 코르넬리우스 타키투스(Publius Cornelius Tacitus, 56~117)는 고대 로마의 역사가다.
56. 에른스트 뤼딘(Ernst Rüdin, 1874~1952)은 스위스의 정신의학자다.
57. 데지레 마글르와르 부르네빌(Désiré Magloire Bourneville, 1840~1909)은 프랑스의 정신의학자다.
58. 카를 본회퍼(Karl Bonhoeffer, 1868~1948)는 독일의 정신의학자이자 신경학자다.
59. 오토 묑케묄러(Otto Mönkemöller, 1867~1930)는 독일의 정신의학자다.
60. 로베르트 조머(Robert Sommer, 1864~1937)는 독일의 정신의학자다.
61. 메멜 지역은 독일 제국 최북단 지역으로, 오늘날 리투아니아 서부의 클라이페다주를 말한다.
62. 존 워녹(John Warnock)은 영국의 정신과 의사로 카이로 정신병원에 근무했다.
63. 크리스티안 지벨리우스(Christian Sibelius, 1869~1922)는 핀란드의 정신의학자다.
64. 독일의 계몽주의자 프리드리히 니콜라이(Friedrich Nicolai, 1733~1811)는 엉덩이에 거머리를 붙여 환각 증세를 치료했다는 논문을 1799년 발표한다. 요한 볼프강 폰 괴테(Johann Wolfgang von Goethe, 1749~1832)는 『파우스트』 1부 발푸르기스의 밤 장면에서 니콜라이를 '항문환상가'라고 조롱한다.
65. 블라디미르 치시(Wladimir Tschisch, 1855~1922)는 러시아의 정신의학자다.
66. 지크문트 프로이트(Sigmund Freud, 1856~1939)는 오스트리아의 정신의학자로 정신분석의 창시자다.
67. 영국의 의학자 토머스 에디슨(Thomas Addison, 1793~1860)이 처음 보고한 병이다.
68. 막스 프리트만(Max Friedmann, 1859~1925)은 독일의 정신의학자다.
69. 빌헬름 그리징어(Wilhelm Griesinger, 1817~1868)는 독일의 신경학자이자 정신의학자다.
70. 요제프 브로이어(Josef Breuer, 1842~1925)는 오스트리아 생리학자이자 철학자로서, 프로이트와 함께 정신분석의 창시자로 여겨진다.
71. 예기신경증(Erwartungsneurose, expectancy neurosis)이란 특별한 이유 없이 말하기, 걷기, 쓰기, 읽기, 삼키기, 배뇨, 수면 등 일상활동에 실패를 겪은 후 이를 제대로 할 수 없을 것이라는 예기로 인해 발생하는 장애를 말한다. 예기불안(Erwartungsangst)이라고도 한다.

72. 지크베르트 간저(Sigbert Ganser, 1853~1931)는 독일의 정신의학자다.
73. 카를 빌만스(Karl Wilmanns, 1873~1945)는 독일의 정신의학자다.
74. 이반 시코르스키(Ivan Sikorski, 1842~1919)는 러시아의 정신의학자다.
75. 두호보르파는 러시아 정교회의 분파로서, 러시아 제국 시절에 양심적 병역 거부 때문에 탄압을 받았고, 그리하여 일부가 캐나다로 이주했다.
76. 크레펠린은 파라노이아(Paranoia)를 편집증(Verrücktheit)이라고도 부른다.
77. A. 그로만(A. Grohmann)은 정신과 의사가 아니었으나, 1890년경 취리히에 신경질환자 치료소를 세웠다.
78. 막시밀리안 쇤펠트(Maximilian Schönfeldt, 1861~1912)는 독일의 정신의학자다.
79. 오토 졸트만(Otto Soltmann, 1844~1922)은 독일 소아신경학의 창시자다.
80. 에발트 헤커(Ewald Hecker, 1843~1909)는 독일의 정신의학자다.
81. 보고르는 오늘날 인도네시아 자와섬의 자와바랏주에 있는 도시다.
82. 우파는 오늘날 러시아 바시키르 공화국의 수도다.
83. 오토 볼프(Otto Wolff, 1867~1937)는 독일의 정신의학자다.
84. 트란스카스피아는 오늘날 러시아 자카스피주다.
85. 마우리치 우르슈타인(Maurycy Urstein, 1872~1940)은 폴란드의 정신의학자다.
86. 헤르만 덱슬러(Hermann Dexler, 1866~1931)는 독일의 동물병리학자다.
87. 피터 코르넬리스 요하네스 판 브레로(Pieter Cornelis Johannes van Brero, 1860~1934)는 네덜란드의 정신의학자다.
88. 로베르트 가우프(Robert Gaupp, 1870~1953)는 독일의 정신의학자이자 신경학자다.
89. 팔츠는 오늘날 독일 라인란트팔츠주의 남부에 해당한다.
90. 그라나다는 오늘날 스페인 안달루시아 지방에 있는 그라나다주의 주도다.
91. 알베르트 플렌(Albert Plehn, 1861~1935)은 독일의 정신의학자다.
92. 흑수열은 헤모글로빈뇨증이 특징인 열대열 말라리아의 합병증이다.
93. 에리트레아는 오늘날 북동아프리카에 있는 국가다.
94. 프리드리히 포케(Friedrich Vocke, 1865~1927)는 독일의 정신의학자다.
95. 2006년까지는 가베르제병원이라고 하였으나 오늘날에는 인잘차흐병원(Inn-Salzach-Klinikum)이라고 부르는 분산 건축방식('별동 방식') 정신병원이다. 가베르제(Gabersee)는 독일 남부의 바이에른(Bayern)주에 있는 소도시다.
96. 프리드리히 빌헬름 하겐(Friedrich Wilhelm Hagen, 1814~1888)은 독일의 정신의학자다.
97. 그레고어 멘델(Gregor Mendel, 1822~1884)은 오스트리아의 식물학자다.
98. 오토 디엠(Otto Diem, 1875~1950)은 스위스의 정신의학자이자 신경학자다.
99. 예니 토만콜러(Jenny Thomann-Koller, 1866~1949)는 스위스의 산부인과 의사이자 소아과 의사다.
100. 부르크휠츨리는 스위스 취리히주 정신의학 대학병원을 말한다.
101. 이사크 그리고예비치 오르샨스키(Isaak Grigorjewitsch Orschanski, 1851~1923)는 러

시아의 정신의학자다.

102. 에밀 지올리(Emil Sioli, 1852~1922)는 독일의 정신의학자다.

103. 에밀 졸라(Émile Zola, 1840~1902)는 프랑스의 소설가다.

104. 찰스 다윈(Charles Darwin, 1809~1882)은 영국의 생물학자다.

105. 폰투스 팔베크(Pontus Fahlbeck, 1850~1923)는 스웨덴의 정치학자이자 정치가다.

II

정신이상의 현상

정신이상 질병과정에서 야기되는 임상현상 전체를 질병과정의 증상Symptome, symptoms이라 부른다. 여기에서는 이러한 증후 가운데 정신적 변화로 생기는 것만 상세하고 일반적으로 살펴보겠다. 각종 신경자극증상 및 마비증상, 혈관운동장애 및 영양장애 등 다양한 신체적 질병현상은 그 본성상 신경의학의 영역에 속하므로 건너뛰겠다. 정신적 국소증상에 관한 설명도 뇌질환 교과서에서 대개 취급되므로 생략하겠다. 이러한 모든 장애는 특별한 정신질환과정의 진단을 위해 종종 매우 중요한 의미가 있지만 정신이상 그 자체의 현상은 아니므로, 나중에 임상 질병형태들을 서술하면서 상세히 고찰하겠다.

대체로 정신적 생명현상은, 첫째 **경험소재의 수용, 명기, 정신적 가공**die Aufnahme, Einprägung und geistige Verarbeitung des Erfahrungsstoffes, reception, imprint and mental processing of experience, 둘째 **정서적 균형의 동요**Schwankungen des gemütlichen Gleichgewichts, fluctuations in emotional equilibrium, 셋째 **의지동기와 행위의 유발**Auslösung von Willensantrieben und Handlungen, triggering of motivations and acts, 이 세 가지 주요 방면에서 표출

된다. 따라서 이 세 가지 영역에 나타나는 정신기능의 기본장애들을 찾아내고, 이 장애들이 다양하게 결합하여 각 임상상이 생겨나는 양상을 살펴보겠다. 이때 가장 다양한 현상을 분석대상으로 제공하는 것은, 감각인상을 수집하여 저장하고 이를 가공하여 표상과 개념을 생성하며 끝으로 고도의 지성기능을 형성시키는 일군의 정신과정이다.

A. 지각과정 장애

외부 감각자극의 지각은 일반적으로, 첫째 **말초 및 중추 감각영역 전체의 구조 및 기능**Bau und Leistung des gesamten peripheren und zentralen Sinnesgebietes, structure and performance of entire peripheral and central sensory area, 둘째 전달된 인상을 수용하는 **의식의 상태**Zustande des Bewußtseins, state of consciousness, 이 두 가지 조건에 영향받는다. 말초 또는 중추 감각영역을 병적으로 변형시키는 장애가 생기면 외부세계를 지각하는 능력 역시 다소 심하게 약화될 수 있다. 외부자극을 수용하는 기관들이 기능하지 못하게 되거나(시각장애Blindheit, blindness, 청각장애Taubheit, deafness), 자극 전달을 불가능하게 하는 방해가 발생하면, 특정한 종류의 감각표상Sinnesvorstellungen, sensory ideas, sensory data이 경험내용에서 결손되고 만다. 이를 통해 정신적 인격의 총체적 형성이 얼마나 제한받는지는 이러한 감각이 일반적·정신적으로 얼마나 중요한지와 다른 감각을 통해 대치될 수 있는지에 따라 결정된다. 청각은 특히 이전 세대의 정신경험을 전달해주는 음성언어와 밀접한 관계를 맺고 있기 때문에 정신발달에서 가장 중요한 역할을 하는 것으로 보인다. 극도로 고된 교육을 거친 끝에 시각 및 청각 상실을 촉각을 이용해 그런대로 보정할 수 있었던 드문 사례(로라 브리지먼Laura Bridgeman,[1] 헬렌 켈러Helen Keller[2])가 알려져 있기는 하지만, 교육받지 못한 청각 및 발화 장애인은 평생 정신지체 상태에 머물러 있으며, 청각장애가 일반적 뇌질환의 동반증상이 아닌 경우에도 정신지체 상태에서 벗어나지 못한다. 반면 시각장애자는 시각결손으로 인해 정신발달에 그다지 심한 방해를 받지 않는 게 보통이다.

환각Sinnestäuschungen, hallucinations. 훨씬 많은 임상적 · 정신의학적 관심을 기울여야 하는 경우는, 지각과정의 장애가 감각의 완전한 결손 때문이 아니라 감각경로 영역에서의 병적 과정 때문에 야기되므로 이 장애로 인해 감각경험이 결손되는 것이 아니라 그 내용이 변형되고 **변조**Verfälschung, distortion되는 때다. 각 감각기관은 독특하고 '특정한spezifisch, specific' 방식으로 자극에 흥분한다. 따라서 일반적이지도 않고 해당 감각에 적절하지도 않은 자극이 인상을 생성하면, 자극원의 본성에 관해 **환각**Täuschung, hallucination이 발생한다. 그러므로 눈과 귀에 전기가 통하면서 느끼는 섬광과 소음, 고삭신경Chorda tympani을 기계적으로 자극하여 느끼는 미감도 엄밀히 말하면 이상지각Trugwahrnehmung, fallacious perception으로 여겨야 한다. 생리학적 관찰경험과 면밀한 숙고를 토대로 이러한 것들이 이상지각이라는 사실을 즉시 알아채기 때문에 의식내용이 더 이상 변조되지는 않지만 말이다. 반면 정신질환자는 특히 의식혼탁이 심한 경우에는 눈의 충혈로 인한 주관적 빛현상을 보고 화재가 닥친다고 여기거나 귀에 이명이 울리면 급류가 흐른다고 생각하기 쉬우며 그리하여 환각이 진정되지 않고 실제로 발생한다. 이처럼 말초에서 야기되는 환각은 자극을 수용하는 감각기관에서 발생하여 단순하고 복합적이지 않은 감각의 특징을 띠므로 **기본환각**elementare Sinnestäuschung, elementary hallucination이라고 한다. 이러한 협의의 환각은 앞으로 논의할 지각환각Wahrnehmungstäuschungen, perceptual hallucinations 및 상상환각 Einbildungstäuschungen, imaginative hallucinations과 대비시킬 수 있을 것이다.

감각신경로를 따라 대뇌피질로 계속해서 나아가면, 감각기관이 전달한 각 지각요소가 결합되어 총체적 인상을 생성하고, 이러한 감각표상이 의식에 도달하는 장소에 이르게 된다. 이러한 중추의 해부적 위치를 아직 확실히 알지 못하지만, 특히 이른바 '정신맹Seelenblindheit, psychic blindness(시각실인증visual agnosia)'에 관한 임상 및 실험 관찰경험에 따르면 적어도 인간과 고등동물에서는 이른바 중추 감각영역, 즉 대뇌피질에 있는 감각신경로 종착 부위가 바로 그곳이라고 여길 수 있을 것이다. 이 부위에서도 혈액공급의 변화, 독소 등의 **비감각적 자극**nicht sinnliche Reize, non-sensory stimuli이 흥분상태를 야기할 수 있음은 더없이 명료하며, 이는 감각인상을 통한 자극상태와 매우 비슷한 흥분상태로서, 특정한 순간에 해당 대뇌부위의 흥분성이 상승해 있을수록 이러한 흥분상태는 야기하기 쉬워진다. 따라서 이러한 상황에서는 감각적 자극을 통해 생겨난 감각표상이 아니라, 해당 감각영역의 상위 부위에서 생리적이나 병적 흥분상태를 통해 발생한 다소 복합적인 감각표상이 의식으로 들어올 수 있다. 그렇다 하더라도 이러한 감각표상이 외부 대상과 관련되므로, 감각자극의 실제 근원에 관한 환각을 토대로 지각과정이 변조된다고 여길 수 있다.[1)]

1) 요하네스 뮐러(Johannes Müller), 상상환시현상에 관하여(Über die phantastischen Gesichtserscheinungen). 1816; 폰 크라프트에빙(von Krafft-Ebing), 감각섬망(Die Sinnesdelirien). 1864; 칼바움(Kahlbaum), 정신의학 일반 학회지(Allgemeine Zeitschrift für Psychiatrie), XXIII, 1; 하겐(Hagen), 같은 책 XXV, 1; 칸딘스키(Kandinsky), 환각 영역의 비판적 임상적 고찰(Kritische und klinische Betrachtungen im Gebiete der Sinnestäuschungen). 1885; 파리시(Parish), 이상지각에 관하여(Über die Trugwahrnehmung). 1894; 베르체(Berze), 정신의학 연감(Jahrbuch für Psychiatrie), XVI, 285; 우토프(Uhthoff), 월간 정신의학(Monatsschrift für Psychiatrie), V, 241, 1899;

이러한 종류의 환각은 아마도 '지각중추Perzeptionszentren, perception centers'에서 발생하므로 **지각환각**Perzeptionsphantasmen(Wahrnehmungstäuschungen), perceptual hallucinations이라 부를 수 있으며, 보통의 지각과 가장 유사하다. 물론 건강한 인간에게는 이러한 환각이 입면 직전 종종 나타나더라도 (입면환각hypnagogische Halluzinationen, hypnagogic hallucinations) 생생함을 띠는 일은 매우 드물다. 반면 병적 상황에서는 이상지각이 감각적으로 매우 분명해져서 변조를 교정하려면 다른 감각의 도움을 빌려야 한다. 눈을 감으면 시야에 떠오르는 상처럼 이 이상지각은 일반적으로 의지와 기타 사고과정에 좌우되지 않으므로, 이질적이고 독자적이고 외부에서 유입되는 것처럼 의식에 느껴지고 이 이상지각이 주관적으로 생성된다는 사실은 의식에 철저히 감춰진다. 그러한 까닭에 이러한 환각은 상당히 균일하고 거의 바뀌지 않는 내용을 담고 있다(**칼바움**Kahlbaum[3]의 불변환각stabile Halluzinationen, stable hallucinations). 동일하고 때로는 무의미한 말이 반복되고, 동일한 냄새를 자주 지각하고, 특정한 무늬, 꽃, 짐승 등을 보게 된다. 이러한 환각은 중추의 흥분상태에서 비롯하므로, 외부자극 감각기관의 활동과 연결되어 있지 않고 감각신경과 그 첫 번째 단말인 신경핵Nervenkerne, nuclei이 완전히 제거되더라도 관찰된다. 환각의 근원부위가 중추임을 특히 명료하게 시사하는 것은 반측 시야결손halbseitiger Gesichtsfeldausfall, half-sided visual field loss이 있더라도 그 공백이 이상지각을 통해 보완되는 사례다. 이 경우 대뇌피질의 질병과정이 실제 시각인상을 제거함과 동시에 환상을 생성하는 것으로 보인다. 보존

노먼(Norman), 정신과학 저널(Journal of mental science), 1903, 454; 탄치(Tanzi), 신경 및 정신병리학 저널(Rivista di patologia nervosa e mentale), VI, 12; 골트슈타인(Goldstein), 심리학 논총(Archiv für Psychiatrie), XLIV, 584.

된 반측 시야에 환시가 나타나는 드문 사례에서는 양측 후두 대뇌피질에 변형이 발견되었다. 양측 피질맹doppelseitige Rindenblindheit, bilateral cortical blindness의 신속한 발생 시 생생한 빛감각의 돌연한 출현도 관찰되었다.

지각환각이 발생하려면 무엇보다 감각중추의 흥분성이 상승해야 하는 것으로 보인다. 이를테면 망막의 환경 적응과정과 유사하게, 외부 감각자극이 약화되거나 배제되면 흥분 가능성이 상승하는 것 같다. 건강한 사람도 어둡거나 조용한 곳에 있을 때 가장 자주 생생한 시각상이나 청각적 이상지각이 나타나는 것을 볼 수 있게 된다. 알코올 중독자는 밤이 닥치면 시각 및 환각영역의 환각에 훨씬 심하게 시달리는 것이 매우 흔히 목격된다. 때로는 수건으로 눈을 가리기만 해도 시각상이 생겨날 수 있다. 다른 환자들에게도 환시는 주로 밤에 나타나는 게 예사다. 적막하고 외로운 감방에서는 환청이 매우 자주 생긴다. 중증 난청 또는 청각장애자에서는 뚜렷하고 고질적인 환청이 생기는 경우가 적지 않다. **란시부르크**Ranschburg[4]는 청각장애가 있는 우측 귀에서 주로 환청이 일어나는 한 여성환자를 관찰한 바 있다. 시신경 또는 안질환, 수정체 또는 각막혼탁으로 인한 시각장애자는 때로 매우 생생한 환시를 겪으며, 수술 후 암실에 있으면 환시가 자주 생긴다.

해당 감각영역에 주의가 집중될 경우, 특히 정동을 통해 이 감각영역의 긴장이 계속 고조될 경우, 환각은 나타나기 더욱 쉬워진다. 따라서 환자의 마음이 진정되거나 대화, 정신작업이나 신체작업, 환경 이전을 통해 기분이 전환되자마자 종종 환각이 사라지는 일이 관찰된다. 일부 환자는 최대한 실제 인상을 차단하여 방해받지 않고 환각을 추구하려 하는 반면, 일부 환자는 생생한 지각을 생성하여 환각에서 벗어나고자 한다. 예컨대 내가 아는 한 기술자는 간단한 도구로 작은 벨을 만들어 자신을 괴롭히는 음성을 뒤덮으려 했다.

하지만 다른 한편 외부자극이 환각 생성을 촉진하는 경우도 매우 흔하다는 사실을 부인하기 어렵다. 이는 외부자극이 강해지면 환각이 약해진다는 사실과 모순되어 보이지만 사실은 그렇지 않다. 분명하고 명료한 지각은 주의를 사로잡아 감각영역의 자체적 흥분을 억제하지만, 환각 생성을 촉진하는 자극은 선명한 인상을 전달하지 못하고 특정한 감각영역에 주의를 돌리게 하여 이 감각영역의 자체적 흥분을 강화시킬 뿐이다. 이 문제에 관해서는 매우 다양한 관찰경험이 알려져 있다. 환각은 해당 감각원이 차단되자마자 사라질 수도 있으므로, 감각기관에서 시작된 희미한 자체적 흥분이 환각의 생성을 자극했다고 가정하지 않을 수 없다. 그래서 환청환자가 음성을 더 이상 듣지 않으려고 귀를 틀어막는 일이 종종 관찰된다. 이러한 행동을 하는 것은 외부 지각과 마찬가지로 환청도 차단할 수 있으리라 생각하기 때문인지는 아직 확실치 않지만 말이다. 환각은 감각기관이 자극된 상태에서 야기되는 경우가 많은 것 같다. 이와 관련하여 **네겔리**Nägeli의 보고는 매우 유용하다. 네겔리는 뜨거운 에틸알코올로 각막에 화상을 입은 후 눈을 붕대로 싸매고도 감각적으로 매우 분명하고 뚜렷한 환시를 상당히 오랜 시간 경험할 수 있었다. **후도베르니히**Hudovernig[5]는 한 여성환자의 좌측 귀에 박혀 있던 솜뭉치가 처음에는 웅웅거리는 소음을 야기하더니 급기야 이 소리가 음성Stimmen, voices으로 발전한 사례를 보고하고 있으며, **피크**Pick[6]는 오랫동안 청각장애가 있었지만 환청은 없었던 귀에서 귀지덩이를 제거하자 다른 쪽 귀의 편측환청이 이 귀로 옮겨오는 현상을 발견했다. 후도베르니히의 경우에는 병적 자극이, 피크의 경우에는 외적 흥분의 재발이 민감한 중추 감각영역에 자체적 흥분을 야기한 것 같다.

리프만이 보여준 대로 알코올성 섬망환자의 경우에는 격렬한 질병현상이 끝난 후에 감은 눈을 살짝 누르기만 해도 이 질병에 걸리면 여느 때나 나타나는 이상지각과 비슷한 다채로운 형태의 환시를 분명하게 생성할 수 있다. 다만 이러한 환시는 환자의 사고세계와 관련이 적은 듯하며, 아마도 안절부절하는 안구운동과 머리운동의 영향을 받지 않으므로 변동하지도 않는 것 같다. 피부감각 영역에서도 비슷한 현상을 관찰한 **본회퍼**는 자신의 관찰경험에 따라 환각에서 암시Einreden, suggest의 역할을 중시한다. 본회퍼의 관찰경험에 의하면 알코올 중독자들은 의사가 시키면 백지에서도 글과 숫자를 읽고, 바닥에 동물이 있다고 손으로 가리키면 동물이 움직이는 것을 보며, 귀를 막은 손에서 파리가 웅웅거리는 소리를 듣고, 건네준 전화기에서 호출음을 듣고, 움켜쥔 손에 물건을 쥐어주는 척하면 그 물건이 어떤 것인지 설명한다. 이 경우 의사가 말하는 대로 환자가 주의를 감각영역에 집중하면 기대했던 지각이 발생하기는 하지만, 환하게 빛나는 종이에 비친 그림자, 바닥의 얼룩, 이명 등의 모호한 인상이 대개 환각자극의 외적 단서가 된다는 것은 명백하다. 마찬가지로 알코올성 망상에서 들리는 독특한 리듬의 음성은 경동맥 박동의 박자에서 생겨나는 것 같다. 다른 환자들의 경우에도 특히 환청은 물방울이 똑똑 떨어지는 소리, 바람이 윙윙거리는 소리 등 나직한 소음 때문에 발생하는 일이 매우 많다. **베흐테레프**Bechterew[7]의 관찰에 따르면 최면상태에서 생기는 이상지각은 최면 유도장치의 붕붕거리는 소리 탓에 자주 발생했다. 그 밖에 고질적 환청에서는 중이의 만성질환이나 청신경의 전기반응 편차가 적지 않게 발견된다.[2)] 단순한 지각과민증

2) 욜리(Jolly), 정신의학 논총(Archiv für Psychiatrie), IV, 495; 부콜라(Buccola), 실험 정신의학 저널(Rivista di freniatria sperimentale), XI, 1, 1885; 레틀리히 및 카우프만(Redlich

Hyperästhesie, hyperesthesia이 나타날 뿐만 아니라, 전기를 연결하지 않은 귀에서는 역설적 반응도, 특히 단순한 지각과민증 공식을 뒤집는 가장 심각한 형태의 지각둔감증도 때때로 확인된다. **욜리**Jolly[8]는 이러한 지각둔감증의 경우 청신경을 전기로 자극하여 종종 환청을 야기할 수 있음을 보여주었다.

편측einseitig, unilateral 지각환각이 생성될 때 종종 감각기관의 상태가 중요한 역할을 하는 것 같다. 감각중추에서 반측환시가 발생할 경우 이는 반맹성hemiopisch, hemianopic 제한을 보일 것으로 흔히들 예상하지만 결코 그렇지 않다. **세글라**Séglas[9]는 좌측 눈을 가리면 좌측 환시가 사라진다고 보고한다. 좌우측 시각영역이 각 눈의 좌우측에 있는데도 말이다. 그 밖에 안구운동을 통한 이상지각의 이동, 프리즘이나 안구 측면 압박을 통한 이상지각의 증폭도 관찰되어왔다. 이러한 현상은 실제 시각상이 매우 불명료할지라도 이상지각에 영향을 미침을 시사할지도 모른다. 그러나 보이는 것의 공간적 위치를 눈근육운동으로 알아내는 익숙한 습관이 환시를 외부에서 생긴 것으로 여기도록 영향을 미쳤을 수도 있으며, 최면 환시에서 관찰되었듯, 환시가 일어날 때 실제로 본 대상을 프리즘으로 증폭하면 망막과 관계없이 생성된 이상지각에 영향을 미칠 수도 있다. **세필리**Seppilli[10]의 관찰에 따르면 이러한 정신적 영향 덕분에 오페라안경을 쓰고 보면 환시가 확대되거나 축소되고, 심지어 환시가 거울에 나타날 수도 있다. 하지만 색안경을 쓰더라도 환시가 색채를 띠지는 못하는 것 같다.

편측환청[3)]은 앞서 언급했듯 해당 청각기관이 병적 상태일 경우 드물

und Kaufmann), 주간 빈 임상학(Wiener klinische Wochenschrift), 1896, 33.

3) 로버트슨(Robertson), 정신과학 저널(Journal of mental science), 1901, 4월호, 277; 세

지 않게 관찰된다. 하지만 환청이 계속해서 진행되면 다른 쪽 귀로 옮겨가는 일이 잦으므로 이에 너무 큰 중요성을 부여하지 말아야 한다. 이 경우에도 언제나 결정적으로 중요한 것은 의심할 바 없이 중추 감각영역의 양태다. 두 귀가 전달하는 이상지각의 내용이 매우 상이한 경우가 많다. 악의적 음성은 좌측 귀에서 더 자주 들리는 것 같다. 상이한 종류의 환청은 상이한 피질영역에서, 예컨대 양측 뇌에서 발생한다고 여기고 싶은 생각이 들기 쉽다. 하지만 **세글라**는 이러한 견해의 근거가 박약함을 설득력 있게 입증했다. 세글라는 먼저 언어는 좌뇌에서만 나타나므로 언어적 내용의 환청도 우뇌에서는 생성될 수 없음을 시사한다. 그런 다음 두 종류 음성뿐만 아니라 훨씬 다양한 종류의 음성이 병존하며 그 음성이 귀뿐만 아니라 배, 가슴 등 다른 모든 신체부위에서도 생기는 사례가 드물지 않음을 논거로 제시한다. 따라서 환시에서와 마찬가지로 환청에서도 이상지각의 국소화는 실제 감각의 혼합을 통해서가 아니라 복잡한 정신과정을 통해 정해진다고 추론할 수 있다. 말초 자극은 함께 작용하는 경우가 있더라도 이후의 일반적 가공을 위한 단초 역할을 할 뿐이다. **베흐테레프**는 단순히 쓰다듬는 것만으로도 한 남성환자의 환청이 다양한 신체부위에서 생기게 할 수 있었다.

외부자극 없이 지각이 생기기도 하지만, 실제 자극이 있어도 지각이 발생하지 않는 경우도 가끔 관찰된다. 이는 주의력이 부족하거나 다른 곳으로 전환되어 또는 의식이 혼탁하여 외부인상에 유의하지 않는 경우를 말하는 것이 아니며, 감각기관 장애 또는 대뇌로의 전달 장애로 인하여 외부인상이 결손되는 경우를 말하는 것은 더더욱 아니다. 파

글라(Séglas), 의료심리학 연감(Annales médico-psychologiques), 1902, I, 353; 루가로(Lugaro), 신경 및 정신병리학 저널(Rivista di patologia nervosa e mentale). 1904, 228.

악능력에는 아무 장애가 없는데도 어떤 인상 또는 지각영역 전체가 마치 지워져 없어진 듯한 경우다. 굳이 명칭을 붙이자면 '음성 환각Negative Sinnestäuschungen, negative hallucinations'이라 할 수 있다. 이러한 음성 환각은 항상 정신성으로 생성되며 최면상태 또는 히스테리에서 관찰된다. 가장 유명한 예는 히스테리성 시각장애나 청각장애로 이어지는 히스테리성 무지각증Anästhesie, anaesthesia이다. 반측환시도 여기에 속할 수 있다. 세글라는 편측환시를 프리즘을 통해 증폭하여 이상지각이 다른 눈에도 보이지만 파악되지는 않음을 증명하는 데 성공했다.

대체로 외적 경험의 변조는 한 감각영역으로만 확산되기 마련이다. 하지만 때로는 상이한 종류의 장애 사이에 어떤 관계가 존재한다. 좌측 환시가 있는 **세글라**의 한 여성환자는 그뿐 아니라 좌측 신체에 감각이 없었다. 위에서 언급한 **란시부르크**의 환자는 좌측 귀로 매우 드물게 음성을 들었으나 그 후로는 들을 때마다 항상 좌측 어깨에 감각이 동반되었다. 환각은 **청각**Gehör, hearing과 **시각**Gesicht, vision영역에서 가장 자주 발생하며, 드물게는 미각, 후각, 촉각이나 흔히 체감Gemeinempfinden, cenesthesia이라 총칭하는 모호한 지각영역에서도 생긴다.

에스퀴롤의 뒤를 이어 수많은 연구자들은 병상관찰의 편의를 위해 환각을 두 종류로 세분한다. 하나는 외부자극원이 전혀 존재하지 않는 **환각**Halluzinationen, hallucinations이며, 다른 하나는 실제 지각에 다른 성분을 첨가하여 변조한 것으로 간주할 수 있는 **착각**Illusionen, illusions이다.[4] 각 사례에서는 이러한 구분이 매우 힘들거나 전혀 불가능한 경우가 적지 않다. 특히 접촉감각(후각, 미각, 피부감각)에서는 외부자극 원인(구강 또는

4) 설리(Sully), 착각(Die Illusionen). 국제 과학 총서(Internationale wissenschaftliche Bibliothek). 1883.

비강에서의 용해과정, 혈액공급 변화, 체온변동 등)의 존재를 확실하게 배제하는 게 거의 불가능하며 체감장애에서는 더더욱 불가능하다. 앞서 시사했듯, 시각에서는 망막 자체의 빛, 청각에서는 귓속 소음 등의 아마도 입증할 수 없는 자극이 이상지각 형성의 원료가 된다고 말할 수 있다. 하지만 다른 사례에서는 다양한 생성방식이 매우 명료하게 구분된다. 겁에 잔뜩 질린 소년이 우뚝 솟은 나무줄기나 흘러가는 안개를 유령으로 여기거나(「마왕」[11]), 환자가 종소리, 펜으로 끼적거리는 소리, 기차의 기적소리, 개 짖는 소리, 마차가 삐걱거리는 소리를 욕설이나 비난으로 들으면 이는 틀림없이 '착각'이라고 말할 수 있으며, 반면 알코올 중독자에게 흔히 나타나는 환시, 조용한 감방에서 죄수를 괴롭히거나 기쁘게 하는 "음성Stimmen, voices"은 환각이라고 부를 수 있다. 두 형태 사이에는 이행형태가 있을 수 있다. 착각이란 근본적으로 건강한 감각지각에 미혹적 성분이 첨가되어 다양하게 바뀌는 혼합형태이기 때문이다. 이때 잊지 말아야 할 사실은, 건전한 지각도 감각지각을 계속해서 이상없이 재현하는 게 아니라 원래부터 무의식적 지각오류를 상당히 포함하고 있다는 점이다.

환각이든 착각이든 이 형태군 전체의 공통 특징은 완벽한 **감각적 분명성**sinnliche Deutlichkeit, sensory clarity이다. 대뇌의 흥분상태는 보통 지각과정에서의 흥분상태와 완전히 일치하므로, 이를 통해 생성되는 이상지각이 일반 감각인상에 아무 차이 없이 편입된다. 환자는 보고 듣고 느낀다고 믿을 뿐만 아니라 **실제로**wirklich, actually 보고 듣고 느낀다.

반면 비유적 의미로 환각이라 불리기는 하지만 **감각적 생생함을 띠는 표상**에 지나지 않는 상상환각은 그 양태에서 감각인상과 여러모로 편차를 보인다. 다시 떠오르는 이전 인상은 대체로 감각지각만큼 직접적 분명성을 띠지 못하며, 그만큼 생생하지도 선명하지도 못하여 감각지각과 언제나 분명히 구분되기 마련이다. 하지만 이와 관련해서도 중요한 개인별 차이가 존재한다. 일부 관찰자는 기억상Erinnerungsbilder, memory images의 색채와 형태를 정확하게 표출할 수 없다고 말하지만, 다른 관찰자, 특히 미술가들은 때로는 이 기억상에서 직접적 지각의 감각능력이 거의 저하되지 않는다고 단언한다. 바로 이것이 색채, 형태, 음조에 관한 기억의 생생함에 나타나는 잘 알려진 개인별 차이다. 이때 개인의 감각적 소인도 중요한 역할을 한다. 시각표상이 정신활동을 지배하는 경우에는 청각표상이나 운동표상이 사고의 본질적 도구가 되는 경우보다 훨씬 다양하고 선명하게 세부사항을 보여줄 수 있음은 당연하다.

병적 상황에서는 분명하게 떠오르는 표상과 기억상이 때로 고도의 감각적 분명성을 띠어 환자들은 이것들을 특별한 종류의 실제 지각으로 여긴다. 상당히 많은 연구자는 모든 이상지각을 탁월한 감각적 생생함을 보이는 상상표상Einbildungsvorstellungen, imaginative representations으로 여겨야 한다는 견해를 보이기도 한다. 다만 환각환자에게는 환각에서 모든 표상군이 아니라 특정한 표상군만 중요한 역할을 하는 것 같다는 사실과, 이러한 특정한 표상군과 동시에 보통의 희미하고 불분명한 표상들도 항상 함께 진행된다는 사실은, 어떤 표상이 지각에서 구체적 분명성을 띠려면 또 다른 특별한 원인이 더해져야 함을 시사한다.

이러한 양태에 관해 가장 먼저 떠오르고 널리 인정받는 설명은 **뇌의 감각부위에서 역행성 흥분**이 동시에 이루어진다는 가설이다. 우리가 앞에서 살펴본 바와 같이, 뇌의 감각부위의 흥분상태는 감각적 지각형태를 취해야 한다. 모든 감각인상은 이러한 흥분을 매개로 해서만 의식으로 들어올 수 있기 때문이다. 따라서 바로 이 뇌 부위의 흥분을 통해

지각이 감각적 특성을 얻게 된다면, 이 뇌 부위가 이전 인상을 생생하게 재생하는 과정에 많든 적든 참여한다고 추정하게 된다. 이러한 견해는 감각적으로 최고로 분명한 환각Sinnestäuschungen, hallucinations과 최고로 희미한 기억Erinnerungen, memories 사이에 무한히 많은 이행단계가 있다는 사실을 잘 설명할 수 있을 것이며, 이러한 양태는 뇌의 감각부위도 강하게든 약하게든 함께 흥분한다고 가정해야만 가장 자연스럽게 설명될 수 있을 것이다. 보통의 사고에서도 칼바움이 '**재지각**Reperzeption, reperception'이라고 부른 역행성 자극이 매우 약한 강도로 항상 진행될 수 있지만, 이 과정이 병적으로 오래 지속되거나 감각부위의 흥분성이 상승된 상태에서만 기억상이 감각적 지각만큼 생생해질 수 있다. 따라서 재지각의 강도와 감각부위의 민감성 사이에는 특정한 관계가 있다고 말할 수 있을 것이다. 감각부위의 민감성이 클수록, 기억상은 훨씬 손쉽게 감각적으로 분명한 특징을 띨 것이고 역행성 자극파장이 훨씬 약해도 유발될 수 있을 것이며 표상진행에 훨씬 영향받지도 않을 것이다. 기억상이 감각적으로 가장 명료해지는 사례는, 방금 언급했듯 국소의 자극과정에서 생겨나 환자에게 외부에서 들어온 듯 기이하게 느껴지는 지각환각Wahrnehmungstäuschungen, perceptual hallucinations일 것이다.

반면 기억상이 가장 희미해지는 사례는, 본래의 환각이 아니라 단지 매우 생생한 망상일 뿐임을 분명하게 인식할 수 있는 경우들이다. 환자의 말을 들어보면 언뜻 이상지각을 겪고 있는 듯하지만 잘 살펴보면 그 인상이 사실은 감각인상이 아니라 '내적innerlich, inner' 인상에 지나지 않으며, 다만 집요하게 분명성을 띠기에 보통의 표상과 구분되는 경우가 있다. 이럴 경우 재지각은 매우 강하게 발달하였으나 감각부위의 민감성은 상승하지 않았다고 추정해야 할 것이다. 이렇게 추론하는 근거는,

방금 언급했으며 **정신환각**psychische Halluzinationen, psychic hallucinations(바일라르제Baillarger[12]), **가성환각**Pseudohalluzinationen, pseudohallucinations[5)](하겐) 또는 **통각환각**統覺幻覺Apperzeptionshalluzinationen, apperceptional hallucinations(칼바움)이라 불리기도 하는 이 상상환각Einbildungstäuschungen, imaginative hallucinations군은 대개 여러 개 또는 모든 감각영역을 서로 관련시켜 포괄하며 그 밖의 의식내용과 항상 밀접한 관계를 맺고 있는 반면, 이와 상반되는 것으로 분류한 지각환각은 납득할 수 있다시피 대체로 단 한 감각영역에만 속하며 표상진행에 전혀 영향받지 않는 양태를 띤다는 사실 때문이다.

환각의 파악을 설명하는 데 유용한 것은 흔히 **'이중사고**Doppeldenken, double thinking'라고 부르는 독특한 장애다. 이 장애의 본질은 환자의 생각이 '들리는'[6)] 것이다. 표상이 떠오르자마자 생각한 단어의 분명한 환청이 생긴다. 이러한 동시 환각은 책을 읽을 때 가장 자주 발생하며, 드물게는 글을 쓸 때도 생긴다. 다시 말해 언어표상이 약간의 강도로 의식에 들어올 때 발생한다. 때로 이러한 언어표상은 단순한 사고를 할 때도 생겨나며, 소음 등 하찮은 지각에 수반되기도 한다. 이러한 언어표상은 유발과정에 선행할 수도 후행할 수도 있다. 음성이 앞서 들리거나 뒤에 들리며 이따금 동시에 들리기도 한다. 말을 나직이 또는 크게 따라하거나 때로는 받아쓰면 대개 환각적 음성이 사라진다. 그 밖에 다른 경우에도 환청은 항상 존재한다. 내가 아는 한 환자는 듣는 태도가 산만한 지인들

5) 루가로(Lugaro), 신경 및 정신병리학 저널(Rivista di patologia nervosa e mentale), 1903, 1 및 2.
6) 클링케(Klinke), 정신의학 논총(Archiv für Psychiatrie), XXVI, 147; 될켄(Döllken), 같은 책 XLIV, 425; 프로프스트(Probst), 월간 정신의학(Monatsschrift für Psychiatrie), XIII, 401.

에게 이중사고를 이용해 무언가 읽어주어 지인들을 즐겁게 하고 있다고 믿었으며 틈틈이 지인들의 의견도 들었다.

이중사고는 실제로 듣는 게 아니라 일종의 내면적 말하기인 것 같다. 이 경우 단어소리상Wortklangbild, word sound image을 통해서가 아니라 말운동표상Sprachbewegungsvorstellung, speech movement representation[13]을 통해 생각이 표현된다. **크라머**Cramer[14]는 수화Fingersprache, sign language에서는 음담패설을, 구화Lippensprache, lip-reading[15]에서는 찬사를 '듣는' 청각 및 발화장애 환자를 기술한다. 다른 신체부위로 말을 듣는 것도 말운동표상의 지각일 수 있다. 일부 환자는 이때 발어기관Sprachwerkzeug, organ of speech에서 감각을 느낀다고 말하기도 한다. **할베이**Halbey[7)][16]의 보고에 따르면 환시가 있는 한 남성환자에게는 들은 설교 내용이 속기 문자로 눈앞에 떠오른다.

이러한 현상을 설명하려면 먼저, 환각으로 인해 중추 감각영역의 민감성이 상승했다고 가정해야 한다. 언어적 환각이 생성될 때 민감성이 상승한 부위로는 좌측 측두엽의 두 번째 뇌이랑에 있는 단어소리상 처리 피질영역만이 고려될 수 있을 것이다. 그 증거로는 감각실어증sensorische Aphasie, sensory aphasia이 있는 매독환자가 토막난 무의미한 음절들을 환청하는 것을 살펴본 **피크**의 관찰 등을 들 수 있다. 다음으로, 재지각의 직접적 영향을 받아 사고과정 후에 비정상적으로 생생하게 계속되는 일련의 단어표상이 생성된다는 사실이나, 흥분이 말운동표상으로 확산된다는 사실을 고려해야 할 것이다. 이때 결정적으로 중요한 것은 이러한 표상 가운데 어떤 것이 습관적으로 선호되며, 따라서 더 쉽게 소리로 표

7) 할베이(Halbey), 정신의학 일반 학회지(Allgemeine Zeitschrift für Psychiatrie), LXV, 307.

현될 수 있는가 하는 점일 것이다. 그러므로 생각이 들리는 일은 환자가 사고할 때 사용하는 언어로만 이루어진다. 생각을 실제로 발음하면, 다시 말해 흥분을 운동경로로 유도하면 장애가 사라지는 이유는, 생각이 들리는 것은 어차피 내면의 말하기인데 이 내면의 말하기가 이제 수의적 표현운동과 겹치기 때문이라고 설명할 수 있을 것 같다. 다른 형태의 의지집중도 생각이 들리는 현상을 막을 수 있다. **쾨펜**Köppen[17]은 이러한 현상이 관심을 집중하여 일하는 동안에는 사라지지만 아무것도 하지 않을 때는 재발하는 한 남성환자에 관해 보고하고 있다. '생각을 보이게' 하는 경우 과민한 시각영역에 단어소리상을 통해 문자상이 일깨워진다.

블로일러Bleuler[8)][18]가 '장외extracampine'환각이라는 명칭으로 자세히 설명한 환시형태도 상상환각으로 분류할 수 있다. 이는 시야 밖에서 일어나는 시지각이라고 주장된다. 환자는 뒤에 날아다니는 새나 등에 있는 칼을 본다. 내가 기억하는 한 남성환자는 등 뒤에서 자신의 몸을 볼 수 있었다. 이는 생생한 시각표상을 동반하지만 감각적 지각의 특징을 띠지는 않는 상상에 불과한 것으로 보인다.

정신질환자들은 거의 감각적 생생함을 띠는 상상표상Einbildungsvorstellung을 실제 지각과 선명하게 구분하기 어려운 탓에 감각인상과 자신의 표상에서 생겨난 요소들을 혼합하여 경험을 변조하는 치명적 잘못을 저지르게 된다. 앞서 다루었던 착각형태들과 대비시켜 **통각착각**統覺錯覺Apperceptionsillusion, apperceptional illusion(파악변조/파악환각)[19]이라 부를 수 있는 이러한 과정은 범위를 좁히면 일상 상황에서도 매우 자주 나타난다. 오자誤字를 못 보는 경우가 흔히 거론되는 예다. 이미 아는

8) 블로일러(Bleuler), 주간 정신의학(Psychiatrische Wochenschrift), 1903, 261.

형태나 소리를 빠르게 파악할 수 있는 이유는 신속히 수용한 일반적 인상을 기억상을 통해 즉시 강화하고 보완하기 때문인데, 이는 대체로 올바르게 진행되지만 때로는 틀릴 수도 있다. 특히 생생한 정동이 우리 주변을 명료하고 사실적으로 파악하는 것을 방해하는 경우에는 건강한 사람의 지각도 선입견의 영향을 받는다는 사실은 누구나 안다. 아무리 침착하고 자연과학적인 관찰자도 대상에 접근할 때 이미 품고 있는 견해에 자기도 모르게 따르고 있지 않다고 항상 확신할 수는 없으며, 주지하다시피 정동이 생기면 사건 전체를 매우 상이하게 조명하여 나중에는 실제와의 편차가 도무지 이해되지 않는 경우도 종종 있다. 반면 정신질환자는 파악변조 생성에 매우 유리한 조건을 갖추고 있다. 정서적 흥분은 강하고, 표상은 매우 생생하고—뒤에서 자세히 살펴보겠지만—지성에 의한 경험의 정리 및 수정이 불가능하다. 그래서 종종 환자의 파악에서 감각인상이 매우 진기한 형태를 취하여, 본래의 환각이 존재하지 않은 경우에도 외부세계를 변조하여 바라볼 수 있는 요소를 제공한다. 한 여성 환자가 외부 소음을 자신의 아이가 죽도록 고문당하며 외치는 절규나 '지옥불이 활활 타는 소리'로 여기는 것이 여기에 속한다.

이러한 종류의 경험변조가 생기기 가장 쉬운 경우는 감각이 제공한 인상이 명료하고 선명하지 않고 **불분명하고 모호한** 때다. 일상생활에서 불분명한 지각을 가장 자주 오해하며, 자기도 모르게 자신의 표상을 가미하여 보완하고 해석하듯, 정신질환자들에서도 감각인상의 분명성이 어떤 원인으로 인해, 특히 정신상태 전체의 장애로 인해 약화되면 파악환각이 중요한 역할을 한다.

파악변조는 다른 감각영역들의 인상을 통해 유발될 수도 있다. **칼바움**은 이러한 과정을 **반사환각**Reflexhalluzination, reflex hallucination이라고 명명했다. 각 감각의 지각은 상호 다양하게 연결되어 있으므로 생생한 인상은 다른 감각영역도 쉽게 함께 자극할 수 있다. 고양이의 야옹 소리를 들으면 고양이의 시각상이 떠오르는 것도 근본적으로 이에 속한다. 이른바 '공감각audition colorée'에서는, 즉 특정한 소리나 냄새의 색 등을 볼 경우에는 각 감각의 상호관계가 훨씬 직접적으로 드러난다. 고통스러운 시술을 지켜볼 때 구경꾼의 불쾌한 감각, 가수의 쉰 목소리를 들을 때 후두의 괴로움, 민감한 부위가 만져지려 할 때의 간지러움, 눈에 보이지 않게 주먹질이 날아온다는 지각이 감각적 분명성을 띠게 된다. **모울리 볼**Mourly Vold[20]은 꿈에서도 자극을 다른 감각영역의 표상으로 변환시키는 일이 다양하게 진행되고 있음을 입증했다.

질병상태에서도 비슷한 과정이 종종 중요한 역할을 한다. **모라비치크**Moravcsik[21]는 소리굽쇠 음향이나 손풍금 소리로 환시를 유발할 수 있었다. 특히 보통 상황에서도 감각인상에 매우 자주 뒤따르는 운동감각이 종종 이러한 방법으로 생성되는 것 같다.[9)] 그래서 어떤 환자들은 주변에서 하는 말을 혀에서 느끼고, 눈길이나 손길이 닿으면 신체에 독특한 긴장감 또는 무력감을 느낀다. 역으로 **율리우스부르거**Juliusburger[22]는 마비된 눈을 리듬에 맞추어 오른쪽으로 움직이려 할 때마다 방울 종에서 멜로디가 울리는 것을 들은 언어 및 시각장애 소년에 관해 보고하고 있다. 때때로 그러한 관계는 기이한 형태를 취한다. 환자들은 자신이 수프로 '채워지거나', 이웃 여자에 의해 '꿰매지거나', '뜨개질되고' 있다고 느낀다. 부언하자면 대체로 이런 모든 현상에서는 감각자극이 다른 경로로

9) 그라머(Gramer), 정신질환자의 근육감각에 나타난 환각과 임상적 의미(Die Halluzinationen im Muskelsinn bei Geisteskranken und ihre klinische Bedeutung), 1889.

단순히 전달되는 것이 아니라 상상이 개입하고 있다. 상상은 오랫동안 잠재되어 있다가 다소 명료한 의식적 숙고를 거쳐 원래 인상에서 연관감각들이 생기도록 중개한다.

환각의 매우 현저한 특성으로서, 한편으로 환각의 생성방식을 드러낼 뿐 아니라 다른 한편으로 질병현상으로서의 환각의 중요성을 특징짓는 것은, 환각이 막강하고 저항할 수 없는 **위력**Macht, power으로 환자의 전체 의식내용을 곧바로 장악한다는 것이다. 정신적으로 완전히 건강한 사람에게도 분명한 이상지각이 예외적으로 발생할 수 있으며, 한편 정신장애의 초기나 말기에는 이것이 환각임을 깨닫는 일이 드물지 않은 것은 사실이다. 하지만 지속적 환각이 건전한 판단을 압도하면 잠시 후 환자는 모든 이성적 반론을 물리치고 이상지각이 진리임을 고집하기 위해 더없이 불합리하고 진기한 가정을 일삼는 것이 거의 항상 관찰된다. 그뿐 아니라 예컨대 이상지각의 병적 본성을 확실히 깨닫기 시작하는 회복기에조차 이상지각이 발생하자마자 환자가 이에 휩쓸리는 일이 계속해서 일어난다.

이러한 독특한 현상은 병적 환각에 직면하여 실제 인식과 명백한 검증을 못 하기 때문에 생긴다고도 설명할 수 있으며, 따라서 이 현상이 이상지각의 감각적 분명성 때문에 발생한다고 손쉽게 단정할 수는 결코 없다. 오히려 관찰경험에 따르면 환각의 위력은 일상의 감각적 속성이 감퇴할수록 줄어들기보다는 커짐이 입증된다. 그러므로 이러한 현상은 환자가 자신에게 친숙한 사고범위와 아마도 무의식적으로 심층적 관련을 맺기 때문에, 환각과 환자의 병적인 염려 및 소망이 내적으로 일치하기 때문에 발생한다고 설명해야 할 것이다. 특히 정동과 기분은 특정한 일련의 표상이 떠오르는 것을 북돋고, 실제 지각에 영향을 미치는 것과 마찬가지로 환각에도 내용과 특색을 부여한다. 조발성 치매 최종상태에서 매우 자주 관찰되는 바에 따르면, 환각은 빈번한 주기적 기분변동에 수반되어서만 발생하며, 반면에 그 중간기에는 완전히 사라진다. 환각이 사고와 행동에 미치는 압도적 영향이 감퇴하려면, 치유가 되거나 치매가 진행되어 정서적 활기가 사라져야 한다. 두 경우 모두 환각은 처음에는 지속되지만, '환자가 더 이상 주의를 돌리지 않으므로', 환각은 영향을 미치기를 그친다. 음성의 내용을 어떻게든 가공하려 하지 않고 계속해서 음성에 귀 기울이는 치매환자가 수없이 많은데, 이는 환각의 위력은 환각이 환자의 정신활동에 일으키는 반향에 좌우된다는 증거다.

바로 이러한 견해는, 환각이 대체로 또는 매우 자주 환자들의 망상적 사고, 정동, 행동의 근본 **원인**Ursache, cause을 이룬다는 통설이 틀렸다는 명확한 증거다. 물론 환자들은 환각이 질병현상의 근원이며 원인이라고 노골적으로 이야기하는 경우가 적지 않으나, 환각도 정신질환의 다른 현상과 마찬가지로 뇌에서 생성되었음은 의심할 바 없다. 아닌 게 아니라 환자들은 환각에 대해서는 실제 지각에 대해서와 전혀 다른 태도를 보인다. 건강한 사람이라면 "황제님이시구나"라는 행인의 말을 자기를 두고 한 말로 생각하지도, 자신을 실제로 황제로 여기지도 않을 것이다. 하지만 환각이 은밀한 희망과 모호한 예감의 사슬로 옭아맨 정신질환자에게는 이러한 환각적 지각이 더없이 심층적이고 압도적인 인상을 주어서 그 말이 실제로 말해졌을 뿐만 아니라 실제적 진리를 담고 있다는 확신을 곧바로 불러일으킨다. 마찬가지로 어떤 사람이 "네 아내를 죽여!"라는 실제로 내려진 사주를 단순히 실행에 옮긴 것뿐이라도 우리는 이 사람을 용서할 수 없다고 여기겠지만, 정신질환자의 경우에는 환각의 강박력에 영향받았음을 당장 인정하는 게 일반적이다.

물론 환각이 다양한 방식으로 생성될 수 있음은 부인할 수 없다. 앞서 이미 설명한 바와 같이, 일부 형태의 환각은 감각경로의 시작영역에서, 반면 다른 형태의 환각은 고도의 정신기능을 수행하는 대뇌 부위에서 발생한다. 따라서 환각이 독자적 영향력을 미치며 정신활동에 개입하는지 역으로 정신활동에서 발생하는지에 따라, 환각의 일차적 생성과 이차적 생성을 구분할 수도 있을 것이다. 하지만 관찰경험에 따르면 이른바 이차적 환각이 사고, 느낌, 행동에 훨씬 강력한 위력을 미친다. 따라서 환자에게 강박적 영향을 미치는 것은 환각이나 그 내용 자체가 아니라, 이 환각이 다름 아니라 환자 자신의 산물이라는 단 한 가지 상황이다. 그러므로 방금 언급한 임상적 차이를 제외하고는, 각 사례에서 망상, 기분, 환각 가운데 무엇이 먼저 나타나는지 판별하는 일을 그다지 중시할 필요가 없다. 압도적 대다수의 사례에서, 특히 지속적 망상과 동시에 환각이 발생할 경우, 이 모든 질병현상은 공통의 원인의 결과이며 동일한 병적 상태의 다양한 징후에 지나지 않음이 분명하다.

이상지각의 내용과 형태는 각 감각영역에서 엄청난 다양성을 보여준다. **환시**Gesichtstäuschungen, visual hallucinations 가운데는 야간의 '**환상**Visionen, visions', 빛나는 모습, 신 예수, 천사, 죽은 사람, 꽃, 또는 무섭게 찌푸린 얼굴, 악마, 손그림자 놀이, 야생동물 등이 가장 자주 나타난다. 이러한 현상들은 때로 초감각적 계시로, 때로 환각적 위장으로 여겨지지만, 기이하고 진기한 형태, 그 신속한 교체, 이상지각의 다양한 모습을 보면 열성 섬망을 앓을 때 꾸는 생생하고 뒤숭숭한 꿈과 유사하다. 밝은 대낮에 발생하는 환시는 훨씬 드물며 실제에 훨씬 가깝다. 이에 속하는 것으로는 휙 스쳐 지나는 쥐나 요괴, 수없이 기어가는 해충, 공중에 날아다니는 나비, 새, 솜털, 바닥의 동전, 철사, 팽팽한 실, 활발하게 움직이는 혼잡한 군중 등의 알코올성 섬망환자의 환시가 있다. 일부 환자에게는 검은 개, 창문 안을 들여다보는 사자의 머리, 담요에 비치는 얼굴, 어두운 그림자, 나무에 목매단 사람, 피, 시신의 얼굴 등 몇 가지 모습이 보인다. 이따금 환상은 실제 사물을 가리거나 어른어른 비치게 한다. 음식에 곰팡이가 피어 있고, 눈을 뒤룩거리는 작은 머리들이 잘려져 있고, 구더기가 우글거린다. 주변사물의 모습이 완전히 달라져, 왜곡된 상이나 죽은 사람 얼굴이 보이고 움직이거나 변화하기도 하는데, 옆에서 보면 특히 그러하다. 환시에는 **사람을 혼동**하는 일부 사례도 포함된다. 환자는 모르는 사람을 친척이라고 믿거나 친척을 모르는 사람이라고 말하며 이 사람들이 항상 얼굴과 모습을 바꾸고 찌푸린 얼굴을 하고 있다는 주장 등을 편다. 일반적으로 환시는 다른 감각, 특히 촉각을 통해 비교적 손쉽게 환시임을 밝혀낼 수 있으므로, 건강한 사람이라면 그런대로 양호한 상황에서는 이것이 환시임을 계속해서 깨달을 수도 있다. 혼란과 격렬한 정동, 즉 불안 또는 정신쇠약 악화로 인해 환각을 선입견 없이 검토할 수 없는 경우에만, 시지각의 단순하고 기이한 변조마저 실제 감각경험으로 용인되고 가공된다.

이와 관련하여 훨씬 더 해로운 것은 '음성Stimmen, voices'이 들리는 **환청** Gehörstäuschungen, auditory hallucinations인데, 실제 환청가라면 이러한 음성이 무엇인지 거의 항상 곧바로 이해한다. 환청이 심각성을 띠는 이유는 **언어**Sprache, language 교육이 우리 사고에 미치는 근본적 영향 때문으로 보인다. 우리는 대개 말로 사고하므로, '음성'은 의식의 전체 내용과 긴밀한 관련을 맺고 있으며, 그뿐 아니라 음성은 종종 환자의 정신을 움직이는 힘의 언어표현에 지나지 않으므로, 다른 모든 감각적 환각, 특히 주변의 실제 대화 자체보다 훨씬 더 강렬하고 인상적인 위력을 환자에게 미친다. 환자는 처음에는 대개 등 뒤에서, 자신과 관련되어 있으며 자신의 모든 행위에 잔소리를 하고, 자신의 과거사를 솔직히 까발리고, 자신을 모욕하거나 위협하거나 행복하게 하는 온갖 종류의 말을 듣는다. 특히 분명하지 않은 대화, 나지막한 말, 모호한 소음이 내용을 이룬다. 마차가 "삐걱삐걱 매우 기이하게 울리며 이야기를 늘어놓고, 돼지는 꿀꿀거리며 이름과 이야기와 놀라운 증언을 하고, 개는 멍멍거리며 욕하고 비난하고, 수탉도 꼬끼오 울며 그렇게 하고, 거위와 오리도 꽥꽥거리며 이름과 상투어 몇 마디와 보고서 나부랭이를 지껄인다." 강철 펜의 윙윙거림, 종소리, 마루청의 삐걱거림에서 환자에게 외침이 들려오고, 벽에서, 환자가 누워 있는 침대에서, 심지어 환자 자신의 귀에서, 머리에서, 하복부에서 음성이 들린다. 음성들은 높이와 음색이 여러 가지이므로 여러 사람이 말한다고 여겨지는 일도 드물지 않다. 때로는 각 구성원이 명확히 구분되며 서로 대화를 나누기도 하는 한 무리가 말하기도 하고, 때로는 몇몇 사람이나 단 한 사람이 말하기도 한다. 자신의 친척, 배신한 연인, 사악한 이웃, 끝으로 신과 악마의 음성이 가장 많이 들리는 편이다. 음성은 멀리서, 공중에서 들리는 듯 나직하고 속삭거리거나 쉿쉿거리고, 또는 바닥에서 들리는 듯 먹먹한 경우가 많고, 큰소리로 외쳐 다른 모든 소리를 뒤덮는 경우는 훨씬 드물다. 음성들은 실제 지각과 완벽히 동일할 수 있으므로 환자들은 이를 이 음성들에 대한 믿음의 근거로 삼는다. "의사 선생님의 말이 실제로 말해지고 있다면, 제가 역시 듣고 있는 다른 사람들의 말도 실제일 것이 틀림없습니다." 환자들은 의사에게 이렇게 말한다. 음성들이 제법 길고 관련 있는 문장들을 말하는 적은 드물며, 대부분 짤막하고 관련 없는 언급을 할 뿐이다. 음성 이외에 큰소리로 탕탕 쏘는 듯한 소음, 종소리, 불명확한 외침이 이따금 들리며, 드물게는 쾌적한 음악, 노래 등도 들린다. 대개 환자는 처음에는 그러려고 하지 않을지라도 들은 내용을 세세하게 말할 수 있다. 환자들이 내용을 말하지 못하는 경우는 대체로 환청이 감각적 특성의 지각Wahrnehmungen, perceptions이 아니라, 종종 낯선 암시에서도 생기는 강렬한 사고Gedanken, thoughts이기 때문이다.

바로 이러한 사례에서는 음성이 **초자연적**übernatürlich, supernatural 근원에서 생기며 환시를 동반하는 경우가 드물지 않다. 신 또는 그리스도가 환자에게 임무나 약속을 부여하거나 환자에게 인격의 비밀을 해명해준다. 이럴 경우 전 과정이 일반적으로 약간 몽환적이고 초감각적이다. 열성 섬망을 앓거나 심한 착란환자에게는, 동일한 상황에서 나타나는 환시가 그러하듯, 환청 역시 신속한 교체와 불명료한 혼란을 보여준다.

앞서 시사했듯, 감각적 지각과 유사한 일반적 환청은, 환자 자신조차 실제로 들린다고 생각지 않고 암시 또는 인위적 영향으로 여기는 이른바 '내적 음성', '속삭임', '세계언어', '생각', '전화', '전보' 등과 구분되어야 한다. "이것은 듣기이면서 예감입니다."라고 한 남성환자는 말했다. 이러한 환청에서는 자신의 사고과정의 근원이 대체로 매우 분명히 드러난다. 건강한 사람에게 '들리는' '내면의 음성'이나 '양심의 음성'과 유사하지만 단지 병적 형태로 발전한 과정인 것으로 보인다. 때로 이러한 내면의 말은 환자의 의식 속에서 대화의 형태로 계속되어, 멀리 있는 사람들과 정중하고 조용한 환담을 나눈다는 망상이 생기기도 한다. '양심의 음성'은 환자의 모든 행위에 잔소리를 하기도 하고, 환자를 격려하기도 하고, 환자에게 명령이나 금지를 내리기도 한다. 앞서 설명한 '이중사고'에서처럼 이 사례들에서도 자신의 생각이 주변에 알려져 있다는 표상이나, 심지어 이 생각이 낯선 영향으로 인해 생성되거나 영향받는다는 망상이 발생하기 쉽다. "제 마음은 훤히 들여다보입니다."라고 한 환청환자가 말한 바 있다.

앞서 시사했듯, 환청의 **내용**Inhalt, content은 대수롭지 않은 경우가 아주 드물며, 또한 무의미하고 단조로운 경우가 대부분이다. 대개 음성은 듣는 사람의 행복 및 불행과 밀접한 관계를 맺고 있으니, 환자를 화나게 하고 괴롭히며, 드물게는 기쁘게 하고 북돋운다. 그리하여 음성은 행동에 위력적 영향을 미칠 수 있다. 끝없는 비난, 욕설, 비웃는 잔소리, 학대받는 친척의 한탄 때문에 환자는 불신과 흥분에 사로잡혀, 자신에게 고통을 준다고 오인하는 사람을 격노하여 격퇴한다. 무시무시한 위협에 불안과 혼란에 빠져 추적자에게서 벗어나기 위해 쉴 새 없이 도주한다. 강제적인 명령을 들으면 초자연적인 위력에 복종해야 한다고 믿으며 더없이 불합리하고 때로는 부자연스러운 행동을 저지른다.

우리는 표상의 감각적 원료를 주로 시각과 청각에서 끌어오므로, 시각과 청각의 이상지각보다 **그 밖의 감각영역**의 환각들은 직접적 중요성이 덜하다. 불안에 떠는 환자는 그를 죽이려 하는 독성 연무의 냄새나 그를 위협하는 악마의 유황 악취를 느끼며, 자신의 음식에서 인육, 대변, 비소, 칸타리스Canthariden, cantharides 등 식욕을 떨어뜨리는 온갖 유해한 것을 맛본다. 이러한 이상지각은 대개 환자의 사고범위에서 발생하며, 종양이나 골종양이 후각에 미치는 압력이나 해마 부위의 피질질환으로 인해 일어나는 환취처럼 감각영역의 국소적 장애에서 생기는 경우는 훨씬 드물다. 대체로 이러한 환각은 일반적 · 정신적 변화의 표출이다. 피부감각 및 근육감각과 체감영역에 나타나는 환각도 마찬가지다. 이러한 환각은 사고와 의지를 억제하는 가운데 순환성 우울상태에서 종종 더없이 고통스러운 형태로 나타난다. 여러 신체부위에 온갖 종류의 통증과 지각착오가 생기며, 피부, 복부, 심지어 뼈에서도 경직감과 변화감을 느낀다. 감전되었다든지, 신들렸다든지, 변신했다든지, 몸이 석화되거나 피가 말라붙었다든지, 머리, 입, 위, 항문이 사라졌다든지 하는 망상의 경우, 이는 지각의 단순한 변조가 아니라, 대개 너무 모호하여 환청이나 환시만큼 의식내용에 영향을 미치지 못하는 감각들을 병적으로 가공한 것이다.

환각은 매우 다양하므로 우리는 그 생성방식이 매우 다양할 것이 틀림없다는 견해에 도달하게 되었다. 이러한 견해는 환각의 종류가 임상 **질병형태**에 명확히 영향을 받는다는 관찰경험을 통해 분명히 확인된다. 열성 섬망과 감염섬망에서는 다양한 감각영역이 협력하여 혼란스럽고 진기한 체험을 하는 듯 현혹하며 다채롭게 바뀌는 몽환성 이상지각이 생겨난다. 알코올성 섬망의 환각도 유사한 양태를 보이지만, 이 경우 대개 각 체험의 관련성이 더 명료하게 나타난다. 나아가 청각, 피부감각, 근육감각 이외에도 특히 시각과 관련된 환각들이 매우 감각적 분명성을 띨 뿐만 아니라, 서로 긴밀히 연결되어 '직업섬망Beschäftigungsdelirium, occupational delirium'에 소재를 제공할 수도 있다. 끝으로, 동종의 이상지각이 대량으로 발생하여, 아마도 환자의 불안한 안절부절증을 반영하듯, 떠올랐다 사라지고 번지는 등 다양한 생생한 운동을 하는 것도 주목할 만하다. 열성 섬망에서와 마찬가지로 알코올성 섬망에서도 환각은 불분명하게 파악된 인상에서 생겨나는 경우가 많으며, 암시를 통해 야기되거나 영향받을 수 있다. 알코올성 섬망의 환각과 매우 유사한 것은 코카인에 의해 생성되어, 시각, 청각, 체감에 동시에 확산할 수 있는 환각이다. 이 독소의 특징은 수많은 동종의 미세한 세부사항, 짐승, 벽의 구멍, 점 등을 지각하는 독특한 '현미경적mikroskopisch, microscopic' 환시다. 반면 역시 다양한 감각영역이 협력하는 일이 많은 뇌전증성 섬망에서는 주로 감정이 생생히 강조되는 환각이 나타나, 피, 불, 무서운 모습, 천상의 현상을 보거나 위협, 총소리, 전쟁 소음, 약속, 천사의 음악을 듣는다.

이 모든 사례에는 다양한 감각의 환각이 결합되어 있으므로 대뇌피질에 질병과정이 널리 분포되어 있다고 가정해도 좋을 것이다. 이러한 가정의 또 다른 근거는 이들 사례에서는 다소 심각한 의식혼탁이 생기는 경우가 잦다는 사실이다. 물론 다른 한편으로는 환각형태가 임상적 상이성을 분명히 보여주므로, 각 질병과정의 특성이 장애 자체의 상이성을 통해서든, 장애의 확산과 분포의 상이성을 통해서든 분명하게 나타남도 알 수 있다. 조울병, 노인성 치매, 조발성 치매, 히스테리 등 많은 일부 다른 질병에서는 여러 감각의 매우 유사한 복합적 환각이 포함된 더 많은 일시적 섬망상태가 생긴다. 방금 언급한 질병과정과 섬망환각 형태의 특성이 얼마나 상응하는지는 아직 충분히 알려져 있지 않다. 일반적으로 조발성 치매의 흥분상태에서는 환청이 중심을 이루며, 조울병의 흥분상태에서는 환청 이외에도 환시와 특히 체감환각이 중요한 역할을 한다고 가정된다. 히스테리에서도 심하게 변장한 인물, 죽은 친척, 긴 칼을 든 남자 등 대개 독특하고 흥미로운 특징의 환시가 우세하다.

매우 한정된 사례군에서만 환각이 단 한 감각영역에 제한되거나 다양한 감각의 협력이 인식되지 않는 임상형태가 나타난다. 이를 매우 잘 보여주는 예는, 대개는 위협을 일삼으며 드물게 장래를 보장하는 내용의 환청만 생기기 일쑤인 일부 알코올성 망상과 알코올성 정신쇠약상태다. 이와 유사한 양태를 보이는 것은 일부 매독성 뇌질환, 특히 감전된 듯한 느낌이 가세하는 일부 척수매독 정신병이다. 뇌전증성 정신장애에서도 간간이 환청이 관찰된다. 방금 언급한 질병에서는 여러 사람이 말을 주고받을 뿐 환자에게 직접 말을 거는 경우는 거의 없는 종종 제법 길고 서로 관련된 대화가 들리지만, 순환성 우울상태에서 환자는 불안을 일으키는 내용의 몇 가지 짧은 잔소리를 듣는다.

우리가 당분간 조발성 치매로 총칭하는 대규모 질병군에서 환청은 가장 자주 일어난다. 환청이 없는 상태가 지속되는 경우는 매우 드물다. 환청이 최초의 증후 가운데 하나를 이루는 경우가 잦으며, 오랫동안 통틀어 나타나는 유일한 환각이 되는 경우도 종종 있다. 하지만 상당히 많은 사례에서는 환청 이외에 피부감각과 특히 체감의 환각, 또한 환취Geruchstäuschungen, olfactory hallucinations 및 환미Geschmackstäuschungen, gustatory hallucination도 발생한다. 이 경우 이중사고와 생각이 들리는 기이한 장애가 가장 자주 나타난다. 환각의 내용은 앞서 언급한 질병형태들과 달리, 종종 처음에만 흥분이나 기쁨을 일으키며 나중에는 대수롭지 않거나 무의미해진다. 이러한 관찰경험이 보여주는 바에 따르면, 이러한 장애의 원인이 되는 질병과정이 환청의 생성을 매우 촉진하며 이 경우 정서적 영향은 아무런 결정적 중요성도 지니지 않는다. 우리는 여기서 환청이 언어적 형태로 나타나며 여기서 논의되는 여러 질병들에서는 언어표현의 장애가 엄청나게 자주 발생한다는 사실을 상기할 수 있을 것이다. 그러므로 환청과 언어표현 장애, 이 두 가지 증후가 서로 긴밀한 관계를 맺고 있으리라고 추정할 수 있다.

의식혼탁Trübungen des Bewußtseins, clouding of consciousness. 경험습득을 위해서는 다양한 부위의 감각영역에서 진행되는 과정 이외에 또 다른 상황, 즉 우리 의식의 양태가 매우 중요하다. 외적 자극이 우리의 내면에 어떤 독특하고 자세히 설명하기 힘든 상태 변화를 생성하면 우리는 이를 직접 파악하고 표상, 감정, 동기 등으로 구분한다. 내적 경험의 이러한 가장 일반적 사실을 **페히너**Fechner[23]의 견해에 따라 우리는 **의식**

Bewußtsein, consciousness이라고 부른다. 외적 인상이 정신과정으로 바뀌는 곳에서는 어디에나 의식이 존재한다. 의식이란 이러한 변화발생의 한 표현에 지나지 않기 때문이다. 의식의 존속은 일반적으로 대뇌피질의 기능에 좌우될 뿐만 아니라, 의식의 각 현상은 우리 신경조직의 지금까지 알려지지 않은 특정한 과정과 연결되어 있을 가능성이 매우 높다.

감각기관의 속성이 외적 자극을 감각적 흥분으로 변환시키는 일을 좌우하듯이, 대뇌피질의 상태도 생리적 흥분을 의식과정으로 변환시키는 데 결정적 영향을 미친다. 이러한 변환이 각 사례에서 어느 정도 발생하는지를 인식하는 일은 아직까지는 종종 지극히 어렵다. 다른 사람의 내적 경험을 직접적으로 통찰할 수 없으며 다른 사람의 외적 태도에서 역추론해야 하기 때문이다. 우리는 오로지 이러한 태도만 보고 이를 정신과정의 표현으로 간주해야 할지 말아야 할지 개연성 있게 추정한다.

신체과정을 정신과정으로 변환하는 일이 완전히 없어진 상태를 우리는 **무의식**Bewußtlosigkeit, unconsciousness이라고 부른다. 어떤 자극이든 의식역Schwelle des Bewußtseins, threshold of consciousness을 넘어 정신적 인상을 불러일으키려면, 이 자극이 약간의 강도를 띠어야 하고, 그 강도가 특정 값 이하로, 이른바 **역치**Schwellenwert, threshold value 이하로 떨어지지 않아야 한다. 하지만 역치 크기는 우리 대뇌피질의 상태에 따라 심하게 바뀐다. 주의를 집중하였을 때는 최젓값에 도달하지만, 깊은 실신에 빠지면 무한대에 이를 수 있어, 때로는 아무리 강한 자극을 가해도 의식과정을 유발할 수 없다. 따라서 역치의 크기에 따라 의식의 **밝기**Helligkeitsgrade des Bewußtseins, brightness degree of consciousness를 다양하게 구분할 수 있다. 의식의 명료도가 어느 정도 이하로 떨어지면, 외적 및 내적 자극이 있어도 미약하고 불명료한 정신적 형상만 생성되는 다소 심한 '**몽롱상태**

Dämmerzustand, twilight state'가 생겨난다. 이러한 종류의 의식혼탁은 뇌전증과 히스테리에서, 건강한 생활과 종종 매우 선명히 대조되는 일시 장애의 형태로 관찰된다. 반면 지속적 몽롱상태는 조울병에서 정신신체적 역치가 대단히 높아지는 일부 혼미형태로 관찰된다.

외적 자극 및 내적 자극에 대한 역치는 불균일하게 변동할 수 있는 것처럼 보인다. 외적 인상은 영향을 미치기 매우 어려운 반면, 내적 흥분은 생생한 의식과정을 유발할 수 있다. 섬망이라고 흔히 부르는 상태에서 바로 그러하다. 역으로 치매에서는 외적 자극이 비교적 쉽게 감각을 생성하는 데 반해, 내적 과정은 의식에 거의 나타나지 않는다. 이는 역치가 상승해서가 아니라 정신신체적 흥분이 지속적으로 저하하기 때문이다. 바로 이러한 점에서 치매는 몽롱상태와 구분된다.

건강한 사람에게도 친숙하며 가장 빈번한 몽롱상태는 수면이다. 건강한 사람의 경우 야간의 각 시기에 입면하게 하려면 얼마만큼의 자극이 필요한지 확인하여 수면심도의 변동, 즉 수면 시 의식의 밝기를 시험을 통해 정확히 추적하는 데 성공했다. 그림 XVIII은 건강한 '수면심도곡선 Schlaftiefekurve, sleep depth curve'의 한 예로서, 이 그림에서 가로축은 12시부터 7시까지의 밤시간을 나타내며, 세로축은 강철 공이 상아 받침대에 떨어질 때 생성되는 소리 크기를 그램-센티미터로 표시한다. 보다시피, '출면값'은 일반적으로 입면 후 처음에는 빠르게 증가한 후 역시 빠르게 하락하고, 변동을 거듭하며 아침에 최젓값에 도달한다. 아침 노동자들은 입면한 지 한 시간 후에 가장 깊은 수면에 도달하며 몇 시간 지나지 않아 수면심도가 대단히 얕아진다. 반면 저녁 노동자들은 아침 노동자들보다 수면심도가 계속해서 현저히 얕으며, 가장 깊은 수면에 훨씬 늦게 도달한다. 그런 후 수면심도가 천천히 얕아지며 입면할 때까지 일정한 수준

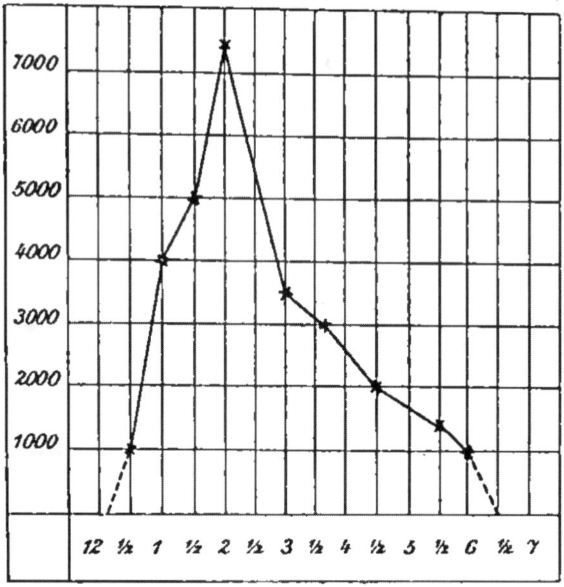

그림 XVIII. 정상적 수면심도 곡선

을 유지한다.

수면장애Störungen des Schlafes, sleep disorders는 정신질환자에게 대단히 자주 발생하지만, 이에 관해 정확한 사실을 아직 잘 모르는 실정이다. 수면장애는 입면, 수면심도, 출면과 관련될 수 있다. 입면은 대체로 수면욕, 즉 피곤함으로 시작된다. 이러한 수면욕은 흥분상태에서, 특히 수면이 매우 불충분하고 기력이 심하게 탈진했는데도 지속적으로 상쾌한 기분을 느끼기 일쑤인 조증환자에서, 완전히 결여될 수 있다. 건강한 사람도 한도를 훨씬 넘어 고되게 일을 계속하면 처음에 강렬히 느꼈던 피곤함이 사라지고 불면이 시작될 수 있다는 관찰경험이 생각날 것이다. 야간이면 안절부절증이 생기거나 고조되는 두 질병형태인 알코올성 섬망과 노인성 치매에서도 역시 수면욕이 결여되는 듯 보이는 데, 물론 노인성 치매에서는 주간에 수면욕이 종종 더욱 강화된 형태로 나타난다. 피로 없는 수면욕 고조는 종종 신경증환자에서 발견된다. 이 환자들은 실제로는 정신능력을 마비시키는 불안에 시달리고 있으며 이 불안이 수면욕의 징후처럼 보이는 것이다. 조발성 치매의 여러 단계에서도 매우 높은 수면욕 고조가 관찰된다.

다른 한편 심한 피곤함을 느끼면서도 수면욕이 발생하지 않을 수 있다. 이러한 일은 잠자고 싶다는 열렬한 소망과 그 실패에 대한 불안이 수면을 방해하는 신경성 불면증nervöse Schlaflosigkeit, nervous insomnia이라는 질병형태로 주로 나타난다. 우울상태도 매우 유사한 양태를 보인다. 이 경우 극도의 정서적 긴장이 피곤함을 몰아낼 수도 있지만, 종종 환자는 극심한 피곤함과 수면욕을 느끼는데도 수면을 이루지 못한다. 입면이 지연되거나, 오랜 헛된 기다림이나 돌연 놀라 깨기를 반복한 후에야 이루어지는 경우가 많다.

정신질환자들의 수면심도의 양태에 관해서는 매우 불확실한 내용만 말할 수 있을 뿐이다. 일반적으로 입면이 지연되는 것은 수면심도가 매우 얕을 뿐만 아니라 이 수면심도에 뒤늦게 도달하기 때문이라고 추측된다. 하지만 조증환자는 짧은 시간 동안 매우 깊이 잠자는 경우가 흔하다. 일부, 특히 젊은 정신병질자Psychopathen, psychopaths들은 오랫동안 매우 깊은 수면을 취하는 경우도 있지만, 불안증 및 우울증에 더 많이 시달리는 다른 정신질환자들은 대체로 작은 소음에도 깜짝 놀라 일어난다. 수면이 짧게 지속된 후 매우 빨리 얕아지는 경우도 많다. 환자들이 빨리 깊이 입면하지만 금방 다시 출면하여 새로 입면하지 못하고 몇 시간 동안 누워 있는 것이다. 이와 대조를 이루는 것은 아침에도 깊은 수면에 빠져 아주 서서히 사라지는 극심한 피곤함과 오랜 시간 싸워야 하는 환자들이다. 매우 가파른 수면심도 곡선을 그리는 아침 노동자들의 낮잠도 이와 유사하게 '노곤한' 형태를 띠는 것 같다. 저녁 노동자들은 얕은 수면을 잠깐 취한 후 상쾌하게 출면하지만, 매우 빨리 깊이 입면하는 사람은 깊은 수면에서 출면하는 데 상당히 오랜 시간이 걸리며 상쾌한 기분이 생기지 않는 듯 보인다.

출면장애는 실제 생활에 상당히 중대한 영향을 미친다. 이는 건강한 사람에게는 대개 거의 갑작스럽게 일어난다. 특히 깊은 수면에서 출면할 때 팔다리나 머리가 먼저 약간 무겁게 느껴질 수 있다. **구덴**[10]이 설명했듯, 명료한 분별력과 행위능력이 동시에 돌아오는 것이 아니라 분별력이 먼저 행위능력이 나중에, 또는 행위능력이 먼저 분별력이 나중에 돌아오는 방식으로 출면과정이 지연된다. 전자의 경우 출면하는 사람은 처음에는 아직 몸이 마비된 듯 느끼며 팔다리에 대한 지배력을 매우 서서히 회복한다. 후자의 경우 출면하는 사람은 얼마 동안 분별이 안 되고 착란에 빠져 매우 위험한 행위를 저지를 수도 있다. 이렇게 '잠에 취한 schlaftrunken, half asleep' 상태는 매우 깊은 수면에서, 즉 입면한 지 한 시간 이내에 갑작스럽게 출면할 때, 일반적으로 깊은 수면을 취하는 젊은이들이 특히 심하게 과로한 후 가장 쉽게 발생한다. 전쟁 중인 병사 등이 겪는 정서적 긴장 고조, 나아가 생생하고 불안한 꿈, 끝으로 알코올성 중독은 잠에 취한 상태를 촉진하며, 불편한 누운 자세, 침실의 더위, 상황의 신속한 이해를 힘들게 하는 낯선 주변환경도 역시 그러하다. 정도가 심각하게 잠에 취한 상태는 정신병질 소인이 있는 사람들에서, 특히 뇌전

10) 구덴(Gudden), 정신의학 논총(Archiv für Psychiatrie), XL, 989.

증환자와 히스테리 환자에서 관찰된다.

수면 중에도 외적 역치와 내적 역치의 관계가 변동하여 내적 역치가 낮아질 수 있는 것 같다. 그 증거는 **꿈**Traum, dream이라는 현상이다. 물론 꿈은 깊은 수면에서는 결여되거나 흔적 없이 사라질 수 있지만 말이다. 꿈은 몽롱상태와 유사성을 보이는 경우가 많다. **데 상크티스**De Sanctis[11)][24]의 지적에 따르면, 뇌전증환자나 히스테리 환자의 꿈은 이 환자의 섬망과 동일한 내용을 지닐 수 있다. 꿈에서도 피, 불길, 떠오르는 괴물을 지각하고 천국의 현상을 보거나 관능적 체험을 하며, 섬망에서도 연극 같은 사건에서 죽은 사람들과 위협과 경고를 일삼거나 또는 감동을 주는 몇몇 인물들이 등장한다. 데 상크티스는 이러한 종류의 꿈은 깨어 있을 때 나타나는 장애와 유사할 수도 있다고 생각하는데, 이러한 주장은 설득력이 있다. 이러한 장애는 때로는 주기적으로 꿈과 정확히 동일한 형태로 반복된다. 환자가 잠자리에서 일어나 눈을 감거나 멍하니 뜨고서 온갖 단순한 활동을 벌인 후 다시 잠자리에 눕는 몽유상태는 꿈과 동일한 의미를 지니는 것이다. 수면 중 잠꼬대를 늘어놓거나 불안에 질려 깨어나는 등의 가벼운 장애는 건강한 사람에서도, 특히 어린이나 코 호흡 장애자에서도 관찰된다.

우울상태에서는 깨어 있을 때의 기분장애 때문에 불안에 질려 경악하는 꿈을 꾸기 일쑤다. 망상도 꿈속에서 계속될 수 있다. 특히 야간에 사악한 세력이 영향을 미친다는 말을 자주 들을 수 있다. 환자들은 야간에 성교를 했다고 이야기하며 적들이 자신들의 "성기를 뽑아 가고" 신체를 변화시켰다고 하소연한다. 물론 이러한 말이 얼마나 실제 꿈체험에서 나

11) 데 상크티스(De Sanctis), 꿈(I sogni), 1899, O. 슈미트(O. Schmidt) 역, 1901.

온 것인지는 불확실하다. **필츠**는 파라노이아 환자가 꿈에서 망상을 보지 않음을 알아내기조차 했다. 하지만 환자가 꿈과 실제를 혼동하는 경우는 전혀 드물지 않다. 내가 기억하는 한 남성환자는 거의 매일 의사를 볼 때마다 의사가 꿈속에서 자신에게 다시 부당한 짓을 저질렀다고 비난했다. 치매가 진행됨에 따라 정신적 활기가 상실되면 꿈의 빈도와 생생함도 약화된다.

파악장애Störungen der Auffassung.[25] 외적 자극의 영향이 증가하려면 약간 시간이 필요하다. 시험을 통해 알고 있듯, 감각지각의 최고의 명료성은 몇 초가 지난 후에야 도달된다. 이 과정이 상당히 지연될 수도 있다. 그리하여 평소의 상황이라면 파악이 어려울 이유가 전혀 없는데도, 환자는 그들에게 잠시 나타나는 자극을 전혀 파악하지 못하거나 불충분하게 파악할 수 있을 뿐이다. 하지만 감각지각의 증가 둔화가 매우 현저하면, 잠시 뒤에 시작되는 감소가 파악 진행을 완전히 방해할 수 있다. 지각이 완전한 분명성과 강도에 도달하기 전에 다시 저하하는 것이다. 물론 처음부터 매우 강렬한 몇 가지 인상은 파악될 수 있지만, 연결고리와 동반사건이 불명료하고 모호한 형태로 의식에 전달되기 때문에, 이 인상들은 거의 관련성을 맺지 못한다. 이 파악장애의 가장 뚜렷한 형태는 노년기 정신병과 코르사코프 정신병이지만, 특히 섬망성의 일부 다른 질병에서도 그 가벼운 징후를 발견할 수 있을 것이다.

외적 자극을 파악하기 위해서는 지각이 증가하여 약간의 강도에 이르러야 할 뿐만 아니라 경험내용에 편입되어야 한다. 우리가 매일 수용하는 대다수의 인상은 그 자체로 상당히 불분명하고 모호하다. 이 인상은 준비되어 있는 기억상 속에 말하자면 반향을 일으켜 감각적 자극을 강화해야만 비로소 활용 가능한 명료한 경험이 된다. **분트**Wundt[26]가 '통각統覺

Apperzeption, apperception'이라 부른 이러한 과정을 통해 즉시 각 지각이 전체 경험과 연결되어, 수많은 다른 표상과의 관련성뿐만 아니라 해당 인상에 대한 '이해Verständnis'도 형성된다. 이때 부정확하게 파악된 인상은 기억상이 떠올라 보완되는데, 이 과정은 익숙한 인상에 대한 파악의 민감성을 고도로 상승시키는 동시에 지각변조의 위험도 내포한다. 일상의 착각을 관찰해보면 감각경험이 기억내용의 개입에 항상 얼마나 많이 영향받는지 가장 잘 알 수 있다.

어떤 인상Eindurck, impression이 우리 내면에 일깨우는 유사한 기억은 무엇보다 이전에 경험한 동종의 기억상Erinnerungsbilder, memory images에 담겨 있다. 하지만 각 지각Wahrnehmung, perception은 수많은 개별인상으로 구성되므로, 한편으로 이러한 개별인상은 특정한 음조나 색상 등의 단순한 기억을 자극할 수 있을 것이며, 다른 한편으로 전체 인상의 더욱 복합적인 부분에는 훨씬 복잡한 표상이 연결될 것이다. 그리하여 우리는 어떤 그림의 윤곽에서 나무나 동물을, 연속되는 음조에서 유명한 멜로디를 인식한다. 이때 일깨워진 표상들은 특정한 개별기억이거나 일반 개념일 수 있다. 어떤 그림이 개인적 체험을 눈앞에 불러오기도 하고, '저녁 분위기의 경치'처럼 보이기도 한다. 하지만 결국 이전 경험의 자극은 다른 감각영역으로 확산된다. 개의 시각상은 개의 짖는 소리, 냄새, 털가죽의 부드러움, 주둥이의 차가움의 표상을 일깨우고, 이 경우에도 항상 개인적 개별기억이 일반표상과 혼합된다. 이 표상에서 사고체계가 생길 뿐만 아니라 다양한 종류의 언어상징도 연결될 수 있으므로, 지각하는 사람의 정신적 활기와 경험의 풍부성에 따라 다소 명료한 표상의 그물망이 매우 광범하게 확장될 수도 있다.

어떤 인상의 순수한 감각적 이해는 다양한 방면에서 계속될 정신적 가공의 토대가 된다. 이전의 유사한 지각과의 일치가 밝혀지면, 표상과 사고과정이 계속해서 생겨나서, 파악된 인상의 의미와 가치를 더욱 깊이 파고들어, 이 인상이 다른 경험 및 우리 자아와 긴밀하고 계속적인 관계를 맺도록 중재한다. 우리는 어떤 그림이 표상하는 경치, 그림이 재현하는 지역뿐만 아니라, 그림의 아름다운 속성, 특정 화가의 저작권, 기법, 햇수, 상업적 가치도 인식하며, 세세한 언어음을 파악할 뿐만 아니라 이 언어음이 속하는 언어, 그 의미, 발음과 표현방식의 특징, 숨은 뜻도 알게 된다. 감각인상의 직접적 파악과 다른 감각에 속하는 경험과의 연결이 본질적으로 중추 감각부위에서 이루어진다고 여겨도 된다면, 정신기관의 광범위한 영역이 참여해야만 생성되는 복잡한 정신과정을 이해하기 위한 전제조건이 마련된다.

지각과정에서 이전의 정신경험이 개입을 중단하면 즉시 이 지각과정은 불명료해지고 내용이 없어진다. 몇 가지 강렬한 인상이 의식에 밀려들 수 있지만, 표상과 개념의 관련성에 계속적 · 정신적 가공에 필요한 결과를 낳지 못하므로, 고착되지도 이해되지도 못한다. 특별한 부차상황, 예상 등이 지각을 통해 특정한 표상을 얻도록 자극하지 않는 한, 전혀 알려지지 않았거나 이해하기 힘든 것에 대해 우리는 아무것도 알아채지 못한다. 거꾸로 세운 풍경화와 외국어의 세부 내용은 그 감각인상 자체가 똑바로 세운 그림이나 모국어의 인상 못지않게 생생하게 작용하더라도 완전히 간과될 수 있다. 우리는 한 음절, 심지어 두 음절의 의미 있는 단어들을 그보다 글자수가 훨씬 적은 무의미한 음절들보다 훨씬 빨리 읽는다.

파악장애의 가장 빈번한 형태는 외적 자극의 역치 상승으로 인한 의식의 반응능력 감소다. 감각을 생성하기 위해 자극이 강렬해야 할수록, 외부세계가 우리 내면에 그려주는 상은 더 모호하고 결함을 띤다. 환자는 자신에게 작용하는 인상 가운데 다소 제한된 일부만 파악하며, 주변에서 일어나는 일을 더 이상 알아채지도 이해하지도 못한다. 분별력이 사라지는 이러한 상태를 우리는 **분별불능**Unbesinnlichkeit, unthoughtfulness이라고 부른다. 이 경우 처음에는 일시적으로 또는 특별히 강한 자극을 통해 억지로 지각이 이루어질 수 있으나 혼미 정도가 심해지면 외부 사건과의 관련이 점점 더 약화된다. 이러한 경우 환자는 몇 가지 인상을 매우 잘 파악할 수 있지만 이를 가공하여 전체적 직관을 형성하지 못한다. 따라서 주변환경이나 자신의 위치를 떠올리지 못하며, 모든 사건이 이해할 수 없고 신비스럽고 불가사의하게 보인다. 이러한 파악장애의 점차적 발달은 단순히 피로하여 입면으로 이행하는 과정뿐만 아니라 심하게 정신적으로 탈진한 병적 상태에서도 발견된다. 에테르나 클로로포름 같은 마취제를 통해 의식이 외부세계와 강제적으로 매우 빠르게 차단될 수 있다. 심리검사에 따르면, 약간의 수면제를 통한 지각의 약화도 이와 매우 유사하다고 판단할 수 있다. 알코올, 파라알데히드, 트리오날을 복용했을 때의 심한 파악장애는 지금까지 이보다 더 정확히 입증되었다. 우리의 임상경험에 따르면, 파악장애는 그 밖에 열성 섬망, 중독성 섬망, 진전섬망 및 뇌전증성 및 히스테리성 몽롱상태에도 존재하며, 조울병의 다양한 상태, 특히 우울성 및 조증성 혼미와 극도의 조증성 흥분에서도 자주 발견된다.

전체 감각경험은 정신발달의 초기에는 단순지각 단계에 머무른다. 외부세계의 영향이 지속적 기억흔적을 남기지 않는 동안에는, 미래의 인생경험을 과거의 정신경험과 연결시키는 심리적 관계의 그물망 역시 아직 짜여 있지 않다. 종종 정신발달지체에서는 이러한 상태가 변하지 않고 계속된다. 이러한 정신적 몽롱상태의 개명이 진행될 가능성은 영원히 차단된다. 의식에 어떤 명료한 파악도, 어떠한 체계적 정리도, 분류도 가능하지 않은 몇 가지 모호한 표상과 모호한 감정이 불분명하게 혼합되어 있다. 정신발달이 얼마나 달성되는지에 따라 경험에 대한 더 심층적이고 객관적인 이해도 형성된다. 이러한 이해의 불완전성과 불충분성은 우리가 정신지체Schwachsinn, mental retardation로 총칭하는 상태의 특징을 이룬다.

들어오는 자극을 동일 감각영역의 이전의 유사한 경험이나, 다른 감각영역의 분류된 기억과 연결시키지 못하는 더 많은 국소적 장애에서는 **실인증**Agnosie, agnosia이라고 불리는 현상이 발생한다. 이 경우 다른 감각부문에서는 지각이 아무 어려움 없이 진행되는 데 반해, 한 감각영역에서는 지각장애가 없음에도 외부세계의 인식이 심하게 약화된다.

주의력장애Störungen der Aufmerksamkeit, attention disorders. 우리의 내적 시야에는 그때그때 제한된 수의 정신적 심상만 존재하는 사실을 우리는 '의식의 좁은 통로Enge des Bewußtseins, narrow passage of consciousness'라고 한다. 정신적 사건 전체가 연속으로 이 좁은 통로를 통과하는 동안, 우리의 내면에서는 정신과정이 지속적으로 명멸하고 부침한다. 무의식의 어둠에서 내적 체험이 처음에는 아직 불분명하고 희미하게 떠올라 잠시 후 최고의 명료성과 강도에 도달한 다음 다시 가라앉으며 그런 뒤 다음 체험에 자리를 양보한다. 이러한 과정은 그 발달의 최고점에 이르면 **주의력**이라고 하는 내적 의지활동의 방향에 결정적 영향을 미친다. 우리의 감각기관은 생생하게 떠오르는 인상에 관심을 돌리며, 주의력 집중이 필요한 과정을 강화하는 표상이 생겨난다. 정도와 방향이 매우 다양한 이러한 주의력 '집중Anspannung, concentration'은 의지행위라는 속성이 분명히 인식되는 일부 신체현상들, 즉 눈과 귀의 신경감응감각뿐만 아니라 분명한 운동, 즉 호흡, 맥박, 혈압의 변화를 동반한다.

그러나 주의력의 활동은 정신과정 생성을 강화할 뿐만 아니라 의식과정의 계속적 형성에도 명확한 영향을 미친다. 표상이 증가하고 사라지는 데는 약간의 시간이 필요하다. 한 감각지각이 다음 감각지각의 강도에 미치는 영향에 관한 관찰경험에 따르면 일련의 표상의 각 부분은 약 2초 가량의 시간적 간격을 두고 연속될 때 최고의 분명성에 도달한다고 가정된다. 따라서 표상 또는 주의력 집중이 완전히 전개되기 위해서는 이 정도 시간이 필요할 것처럼 보인다. 하지만 실제로 각 지각과 표상은 훨씬 빠르게 연속된다. 이는 의식의 좁은 통로가 단 하나의 정신적 심상이 아니라 다수의 심상을 전개시키지만, 그 가운데 항상 단 한 심상만 그때그때 가장 밝게 조명되고 다른 심상들은 전개과정에서야 파악되거나 아예 다시 사라지기 때문이다. 우리는 내적 **시점**Blickpunkt, point of view을 가지고 있다는 표현을 흔히 쓰지만 사실은 내적 **시야**Blickfeld, field of view를 가지고 있으며, 이 시야에서는 내적 지각이 최고의 분명성을 보이는 단계부터 무의식 단계에 이르기까지 다양한 차이가 존재한다.

주의력을 통한 인상 생성의 강화는 인상 감퇴를 지연시키는 작용을 하는 것이 틀림없다. 그리하여 인상은 그 뒤에 생성되는 정신적 심상에 영향을 미치며, 이 심상에 대한 내적 관계에 따라 심상전개를 억제할 수도 촉진할 수도 있다. 이러한 방식으로, 원래는 **수동적**passiv, passive이고 목표 없는 주의력이 **능동적**aktiv, active이고 선택적인 주의력으로 변한다. 외적 인상의 강도가 아니라 주의력을 통한 인상 촉진 또는 억제가 내적 경험을 위해 훨씬 더 결정적으로 중요해진다.

어린이의 의식은 우연한 환경에 철저히 의존한다. 어린이는 그때그때 가장 강렬한 자극을 지각하며 사물의 내적 관련성을 고려하지 않는다.

자극이 덜 강렬해도 이를 연쇄적 경험의 본질적 부분으로 부각시키는 일반표상이 어린이에게 없기 때문이다. 반면 성인의 지각과정은 개인의 인생경험에서 서서히 발달하는 특별한 경향에 점점 더 지배받는다. 몇 가지 인상에 주로 주의하는 연습을 하여, 인상에 대한 우리 표상의 반응 능력을 계속 강화함으로써, 약간의 유사한 기억만 불러일으켜도 내면에 생생한 반향이 일어나게 한다. 다른 한편으로 일상적 자극에는 주목하지 않고 이러한 자극이 정신과정의 진행에 어떤 영향도 미치지 못하게 하는데 **익숙해진다**. 이처럼 특정한 '관점Gesichtspunkt, point of view'이 형성되어, '관심Interesse, interest'에 어떤 방향이 설정되면 역치가 극심하게 변동될 수 있으며, 그리하여 어떤 대상의 극도로 미세한 변화도 더없이 선명하게 파악하면서 동시에 매우 강한 자극에 전혀 주목하지 않을 수도 있다.

병적 상태에서는 주의력의 양태에 다양한 장애가 나타날 수 있다. 정신적 반응 능력이 전체적으로 저하되어 있는 모든 상태, 모든 악화된 치매상태에서는 **주의력 둔화**Abstumpfung der Aufmerksamkeit, dulling of attention도 발견된다. 빠르고 생생하게 지각을 강화하는 기억상이 지각에서 생겨나지 않으며, 환자의 경험과 아무 관계를 맺지 못하므로 환자가 자발적으로 사건을 계속해서 추적하도록 자극하지도 않는다. 치매성 진행마비 환자의 주변에서 흥미로운 과정이 진행될 수 있으나 환자는 요구나 질문을 이해할 수 있더라도 이 과정에 관심을 보이지 않는다. 조발성 치매에서 대체로 질병의 첫 번째 단계에 매우 자주 관찰되는 뚜렷한 주의력 장애는 이와 약간 다르다고 판단할 수 있다. 이 경우에도 특히 혼미상태의 환자는 주의력을 자극하려는 모든 시도에 전혀 반응하지 않으며, 바늘로 찌르거나 각막을 만져도 아무런 의지운동을 보이지 않는다. 다만 이는 주의력이 둔화되어서가 아니라 주의력을 병적으로 억제하기 때문임을 손쉽게 확인할 수 있다. 환자들은 주변에서 진행되는 일을 매우 잘 지각하지만 이러한 지각을 통해 사고와 행동이 영향받지 않으려 자기도 모르게 저항한다. 머리나 시선을 돌린다든지, 시선을 맞춘다든지, 호흡, 맥박, 동공이 눈에 띄게 변화한다든지 하는 주의집중의 외적 징후가 더 이상 나타나지 않을 수도 있다. 다른 의지영역에서의 거부증성 과정과 철저히 일치하는 이러한 장애를 **주의력 차단**Sperrung der Aufmerksamkeit, blocking of attention이라고 부르고자 한다.

일부 조울병 혼미상태에서 관찰되는 **주의력 억제**Hemmung der Aufmerksamkeit, inhibition of attention는 이와 외관상 유사하지만 본질상 상이하다. 이 경우에도 환자와 정신적 관계를 맺기가 어렵지만, 이는 외적 인상을 경험내용과 연결시킴으로써 주의력의 선택적 활동을 자극하는 내적 반향이 환자에게 결여되어 있기 때문일 뿐이다. 표상이 떠오르는 일이 어려워지지만 이는 정신활동의 황폐화 때문이 아니라, 지각이 내면생활에 광범위한 영향을 미치지 못하게 하는 억제 활동 때문이다. 하지만 조발성 치매에서의 관찰경험과 달리, 주의력 집중의 외적 징후는 유지되는 게 일반적이다. 환자들은 이해하지 못하면서도 질문하듯 주변을 둘러보고, 나타난 사물을 살펴보며, 소음 등이 들리면 고개를 돌린다. 이러한 장애와 정반대로 **주의력의 생생한 고조**gesteigerte Lebhaftigkeit der Aufmerksamkeit, increased liveliness of attention는 조울병의 조증 단계에서 자주 관찰된다. 이 경우 외적 인상에 대한 민감성이 높아지며, 모든 자극이 빠르고 명확하게 파악되고, 모든 사소한 것이 주목된다. 환자는 마주치는 모든 일에 '관심을 보이며', 어떤 것도 무관심하게 지나치지 못한다.

주의력 둔화로 인해서든 주의력 억제로 인해서든 정신적 연결이 어려워지면, 이로 인해 곧바로 주의력이 지각에 미치는 결정적 영향이 상실된다. 이 경우 각 인상이 아직 주의력을 환기할 수 있고 주의력에 의해 강화될 수 있더라도, 이러한 환기와 강화는 그 순간을 넘어 지속되지 못하여 다음 지각 선택에도 여파를 미친다. 환자는 한번 나타난 인상에 아마 상당히 오랜 시간 집착하겠지만, 새로운 강력한 자극이 나타나면 당장 이에 유혹될 수 있다. **주의력의 이러한 유약성**은 특히 진행마비, 노인성 치매뿐만 아니라 앞서 언급한 조울병 혼미 형태, 일부 감염성 정신쇠약 상태에서도 관찰된다. 이러한 환자는 어떤 의미에서는 아무 경험이 없는 탓에 주의력에 방향을 설정해줄 수 있는 어떤 표상이나 기억도 생겨나지 않는 어린이와 비슷하다. 정신발달이 지속적으로 어린이 단계에 머물러 있는 정신쇠약상태에서는 주의력도 평생 동안 의존성과 유약성을 띠게 된다.

흔히 **주의산만성 상승**erhöhte Ablenkbarkeit, increased distractibility이라고 일컫는 주의력장애는 본질적으로 다른 방식으로 생성되는 듯하다. 이는 내적 또는 외적 동인으로 주의력의 방향이 자주 바뀌는 것을 말한다. 주의력의 유약성은 본질적으로 파악과정에 영향을 미칠 수 있는 표상의 결여로 인해 야기되는 반면에, 주의산만성은 정신과정이 상당히 일과성을 띠기 때문에 발생하는 것 같다. 그 증거는 이 경우 주의력을 같은 방향으로 유지시키려 애쓰는 순간에도 주의력이 한 인상에서 다른 인상으로 옮겨간다는 사실이다. 그뿐 아니라 이러한 장애는 흥분성 상승 징후를 동반하는 상태에서 주로 발견된다. 따라서 주의산만성이 상승하면 각 인상이 빠르게 다시 퇴색하여, 다음 지각에 방향을 설정해줄 수 없으리라고 상상할 수 있을 것이다. 지각은 긴밀한 연쇄를 이루지 못하고, 내적으로 연결되지 않은 각 과정의 느슨한 연속으로 그친다. 주의산만성 발생이 표상 출현으로 인한 것인지 외적 자극으로 인한 것인지에 따라, 내적 주의산만성과 외적 주의산만성을 구분할 수 있으며, 외적 주의산만성이 내적 주의산만성에 가세하는 일도 자주 있으나 항상 그렇지는 않다.

이러한 장애 가운데 가장 경증은 피로할 때 약간의 안절부절증의 징후와 더불어 흔히 나타나는 주의산만Zerstreutheit, distraction 상태에서 관찰된다. 이 경우 수용된 감각이 거의 지속되지 않고 빠르게 감퇴하며 내적 관련성을 상실하는 것이 관찰된다. 아무리 애를 써도 일련의 사건을 계획대로 추구할 수 없으며, 우연하고 부차적인 일에 유혹되어 임무를 단편적으로만 파악하게 된다. 만성 신경성 탈진에서는 이러한 무능력 상태가 상당히 오랜 시간 지속되며, 중증의 정신질환이나 신체질환을 앓은 뒤 회복기에도 그러하다. 주의산만성 상승은 진행마비의 흥분상태와 감염성 정신장애에서, 특히 주의산만성 상승은 주의력이 생생히 민감해질 수 있는 조증에서 매우 뚜렷이 표출된다. 이 경우 야유를 하거나 한마디 말을 건네거나 어떤 사물을 보여주기만 해도 즉시 주의력의 방향이 바뀌는 일이 종종 있다. 물론 이러한 다양한 질병에서 항상 동일한 주의력장애가 발생하는지는 당분간 두고 봐야 한다.

일부 형태의 정신병질 소인에서는 주의산만성 상승이 지속적 특성으로 발견된다. 이러한 장애가 정신발달 전체에 계속 영향을 미칠 것이 틀림없음은 분명하다. 어떤 사람의 주의산만성이 상승할수록, 계획적인 선택에 의해서가 아니라 우연히 나타나는 자극에 의해서 파악이 영향받을수록, 이 사람은 관련 있고 일관된 표상내용을 습득하기 더욱 어려워진다. 다양한 지각이 단편적이고 두서없이 연속될 뿐, 주도적 일반표상의 통제에 따라 형성되는 내적 연계는 결여된다. 따라서 파악은 항상 세부사항에만 고착되며 전체를 조망하지 못하고, 피상적이고 일과적이 되어 현상의 깊은 관련성을 전혀 천착하지 못한다. 그래서 각 인상의 파악에는 본질적 장애가 나타나지 않지만, 지각의 불안정성과 **관찰**beobachten, observe의 철저한 불가능성 때문에 외부세계의 심층적 이해와 더 높은 정신발달이 불가능해진다.

주의산만성 상승에 반대되는 일은 외부 또는 내부의 각 과정이 주의력을 **사로잡아**Fesselung der Aufmerksamkeit, captivating of attention 다른 지각을 불가능하게 만드는 것이다. 이 경우에 속하는 것은 한 방향에만 주의력을 집중하기 때문에 반어적으로 학자의 주의산만Zerstreutheit des Gelehrten, absent-mindedness of scholars이라고 불리는 현상이다. 일부 질병상태에서도 이런 과정이 나타나는 것 같다. 특히 우울증 환자들은 때로 슬픈 망상에 사로잡혀, 파악기능 자체는 현저한 장애를 보이지 않는데도 외부세계의 인상에 무관심해진다. 일부 섬망상태 및 혼미상태에서는 생생한 내적 과정을 통해서도, 즉 주의력을 철저히 요구하는 환각과 상상표상을 통해서도 부분적으로 파악이 심각하게 약화될 수 있는 것 같다. 긴장증성 혼미에서는 그러하지 않은 것 같으며, 부연하자면 이 경우에는 파악기능도 대개 전혀 장애를 보이지 않거나 비교적 사소한 장애를 보인다.

B. 지성활동 장애

우리는 감각이 제공하는 경험소재를 주의를 기울여 명료히 파악하며, 이러한 경험소재는 모든 계속적 정신작업과 인간의 전체 표상내용의 토대가 된다. 따라서 상술한 바와 같이 환각, 의식의 혼탁, 끝으로 인상의 계획적 선택 불능으로 인해 발생하는 감각지각의 장애들은 의식내용과 정신인격의 형성에 지대한 결과를 초래하지 않을 수 없음을 누구나 잘 안다. 외부세계의 정보가 변조되어 불완전하게 지각에 들어올수록, 인간의 의식에서는 주변, 자기 자신, 주변에서의 자신의 위상에 관해 더욱 결함이 많고 신뢰할 수 없는 직관이 형성된다. 이러한 장애는 경험소재의 수집력을 약화할 뿐만 아니라, 거의 예외 없이 또 다른 장애가 가세하여 경험소재의 계속적 **가공**에 병적 영향을 미치기도 한다.

기억력장애Störungen des Gedächtnisses, memory impairments. 모든 정신활동의 가장 일반적 토대는 **기억력**Gedächtnis, memory[12]이다. 어떤 인상이든 일단 의식에 들어왔다 사라진 후에도 흔적을 남기며 서서히 약해지는 이 흔적 덕분에 우연한 표상연결을 통해서나 의지의 노력을 통해서, 즉 회상Besinnen, remembering을 통해서 인상을 재생하기 쉬워진다. 이 지속적 흔적은 일단 생겨난 지각을 상당히 오랫동안 인간의 경험내용에 배치하고 인간의 기억력에 제공하는데, 원래의 인상이 더욱 명료하게 파악되었고 그 밖의 의식내용과 다방면으로 관계를 맺었을수록, 다시 말해 이 인상이 인간의 **관심**Interesse, interest을 더욱 자극했을수록, 그 흔적은 일반적으로 더 강렬하고 오랫동안 유지된다. 나아가, 이전 인상이 확고히 고착되려면 반복을 통해서 고도로 강화되어야 한다. 우리에게 떠오르는 엄청난 수의 표상과 우리가 매일 실행하는 표상연결의 대부분은 우리에게 매우 친숙하므로, 이러한 표상들은 애써 회상하려 하지 않아도 어떤 자극만 나타나면 우리 내면에 저절로 생겨난다.

따라서 기억력장애를 고찰하려면 두 가지 다른 기능을 구분하고 이 기능들이 제각기 약화되어 있지 않은지 살펴보아야 한다. 첫 번째 기능은 **베르니케**가 **기명력**Merkfähigkeit[13]이라고 부른 기능으로, 이는 새로 나타

12) 리보(Ribot), 기억력과 그 장애(Das Gedächtnis und seine Störungen), 1882; 솔리에르(Sollier), 기억력의 제문제(les troubles de la mémoire), 1892.

13) 크레펠린(Kraepelin), 월간 정신의학(Monatsschrift für Psychiatrie), VIII, 245, 1900; 란

난 특정한 경험소재를 명기하고 고착시키는 기능이다. 일반적으로 볼 때 가능한 한 최고로 명료하게 파악한 인상에서, 더욱 정확히 말하면, 특정한 관점에 따라 선택적 주의력을 기울여 관찰한 인상에서 기명력은 최고에 달한다. 그러므로 어떤 조건이 인상의 강도 및 선명도와 정신활동에서 인상의 반향을 약화시키기에 적합하다면 이러한 조건은 기명력을 저하시킬 것이다. 이에 속하는 조건으로는 한편으로는 파악의 곤란성, 다른 한편으로는 주의산만성과 무관심이 있다. 따라서 모든 뚜렷한 의식혼탁에서 기명력장애가 관찰된다. 경증 장애는 피로로 인한 단순한 주의산만, 코호흡 장애, 숙취상태에서 이미 나타나며, 나아가 조증흥분, 끝으로 악화된 치매, 진행마비, 뇌전증성 정신지체, 백치상태와, 외부세계에 대한 관심 둔화를 동반하는 조발성 치매 최종상태에도 드러난다. 하지만 가장 중증의 기명력장애는 **코르사코프 정신병**Korssakowsche Krankheit, Korsakoff's psychosis과 노인성 치매Altersblödsinn, senile dementia에서, 특히 노년기 정신병Presbyophrenie, presbyophrenia에서는 정신적 활기와 파악기능이 그럭저럭 유지되고 있더라도 발견된다. 코르사코프 정신병, 노인성 치매, 노년기 정신병 환자들에 관한 지금까지의 검사결과에 따르면, 이 환자들에서는 지각이 극도로 천천히 생성되므로, 자극이 아주 잠시만 지속하는 경우에는 파악기능도 현저하게 저하된다. 동시에 의식과정의 퇴색도 비교적 빨리 진행된다. 바로 이러한 사실이 상술한 환자들의 경험 재생능력 부족의 주원인인 것 같다.

조증환자에서도 주의산만성 상승이 보여주듯 표상의 퇴색이 빠르게 진행되는 것 같다. 그런데도 기명력장애가 비교적 적은 것은 주의산만성

시부르크(Ranschburg), 같은 책 IX, 241, 1901.

상승 전에 지각이 충분히 빠른 속도로 생성되기 때문인지도 모른다. 건강한 생활에서의 꿈의 기억도 확고성이 매우 약하다는 것은 굳이 언급할 필요가 없을 것이다. 꿈의 기억은 원래 고도의 생생함에 도달하지 못하며 대체로 급속히 감퇴한다. 특히 꿈에서 들은 말과 대화는 우리가 비몽사몽 상태에서 몇 번이고 반복하여 명기하려 하더라도 대개 실제로 기억할 수 없다.

대체로 심각한 의식혼탁은 시간적으로 상당히 명확히 한정되는 것이 보통이므로, 기명력도 특정 시기에만 저하되거나 정지할 수 있다. 그리하여 기억공백이 발생하며, 이로부터 해당 시기 동안 의식이 정지했음을 역추론할 수 있다. 사실 엄밀히 말해서 **기억상실**Amnesie, amnesia은 의식상실이 선행했음을 상당히 확신하게 하는 거의 유일한 근거다. 다만 우리는 꿈을 망각했다가도 우연한 인상을 통해 간혹 다시 상기하는 것을 일상에서 경험하는데, 이에서 알 수 있다시피 인상과 표상의 흔적이 손쉽게 재생할 수 있을 만큼 확고히 기억에 고착되지 않아도 정신활동이, 즉 의식이 존재했을 수 있다. 뇌전증, 많은 섬망, 심한 숙취, 최면에서의 의식장애도 이와 매우 유사하다고 판단할 수 있을 것이다. 정신활동에 대한 기억이 전혀 존재하지 않거나 그 기억을 나중에 전혀 일깨울 수 없는데도 임상에서 관찰해보면 정신활동의 징조를 자주 명백히 찾아볼 수 있기 때문이다. 이러한 견해를 입증하는 특히 중요한 근거는, 기억력 장애가 약화되자마자 사건에 대해 어떤 기억이 일단 떠올랐다가 나중에야 빨리 사라지는 일이 가능한 사례나, 특히 히스테리 환자나 때로는 뇌전증환자의 기억공백을 메울 때 그러하듯 최면을 통해 기억을 일깨우는 일이 가능한 사례인데, 이러한 사례들은 때때로 관찰된다.

아무 의식장애도 틀림없이 없었을 시기에 대한 기억이 나중에 어떤 병적 과정으로 인해 지속적으로 또는 일시적으로 지워질 수도 있다. 이러한 '**역행성 기억상실**retrograde Amnesie, retrograde amnesia'[14)]은 뇌전증성, 히스테리성, 자간성eklamptisch, eclamptic,[27] 진행마비성 발작 후나 두부손상, 목매달기 시도, 중독 후에 관찰된다. 환자는 해당 사건뿐만 아니라 그 이전의 몇 시간, 며칠, 심지어 몇 주 동안 일어난 사건도 기억하지 못한다. 어떤 사례에서는 나중에 서서히 암시를 통해서 또는 암시 없이도 기억이 적어도 부분적으로는 떠오르지만, 다른 사례에서는 영원히 사라진다. **지벨리우스**가 일산화탄소 중독 후의 뚜렷한 역행성 기억상실에서 확인할 수 있었던 바에 따르면, 이는 매우 짧은 의식상실 후에는 대체로 기명력장애를 수반하지만, 상당히 오랜 의식상실 후에는 기명력장애 없이 발생한다. 지벨리우스는 상당히 오랜 의식상실 후에는 최초에 생기는 명기과정 장애가 다시 해소되므로 의식상실 직전에 습득한 기억상만 지워진 상태가 되는 것이라고 가정한다. 역행성 기억장애가 매우 자주 또한 특정한 손상 후에 거의 항상 관찰된다면, 이는 새로운 인상을 우리 기억내용에 확고히 주입하는 데 우리가 흔히 생각하는 것보다 훨씬 오랜 시간이 필요하다는 증거다. 여기서 생각나는 바는, 수많은 새로운 인상을 수용한 직후보다, 예컨대 음악회 직후보다, 정신을 조용히 집중하는 시간을 거친 후에 대개 인상을 분류하고 재현하기가 훨씬 쉽다는 사실이다. 나중에 언급하겠지만, 어떤 체험을 하고 상당히 오랜 시간이 지난 후에야 연상을 통한 기억변조가 뒤따른다는 사실도 체험이 효력을 발하는 데 오랜 시간이 걸림을 시사한다.

이러한 관점에서 보면 갑작스러운 심각한 뇌손상이 새로운 인상의 파

14) 파울(Paul), 정신의학 논총(Archiv für Psychiatrie), XXXII, 251, 1899.

악 및 명기를 불가능하게 할 뿐만 아니라 아직 충분히 고착되지 않은 최근의 경험도 약화하거나 파괴하는 이유가 설명될 수 있을 것이다. 물론 이러한 설명은 매우 오래전 일에 대한 기억상실은 설명하지 못한다. **콘라트**Konrad는 정신적 흥분을 겪은 후 당시까지 전 인생경험을 망각한 사례를 보고하는데, 이는 전혀 다른 과정에 기인함이 틀림없다. 이러한 모든 사례는 정신성 장애 때문으로 보인다. 우리가 아는 바에 따르면, 생생한 정동을 겪으면 정신활동의 전 영역이 의식과정과의 관련성에서 분리될 수 있다. 잘 알려진 그 예는 히스테리마비hysterische Lähmungen, hysterical paralyses와 감각장애Empfindungsstörungen, sensory disturbances다. 이러한 마비와 감각장애에서는 운동을 수행하고 있으며 감각을 이용하고 있음이 증명되는데도 환자가 한쪽 팔, 우측 옆구리, 눈을 가지고 있다는 사실을 '망각vergessen, forget'한 듯한 양태를 보인다. **프로이트**와 그 제자들이 주장하는 바에 따르면 '억압Verdrängung, repression'을 통해 강렬한 감정적 체험을 '망각'하는 일은 히스테리 환자가 아닌 사람들에게도 매우 흔한 현상이다. **융**Jung[28]은 단어연상 검사를 반복할 때 한 연상을 다른 연상으로 대체하는 동기는 대개 또는 매우 자주 감정적 '**콤플렉스**Komplex, complex'를 억압하려는 작용으로 인해, 즉 어떤 개인적 체험에 대한 기억으로 인해 생긴다는 것을 입증하려 하기도 한다. 나는 이러한 견해가 너무 지나치다고 여기지만, 파악과 명기를 방해하는 강한 정동이 기억을 변화시킬 뿐 아니라 억압하는 데 영향을 미칠 수 있음을 인정해야 한다고 생각한다. 특히 매우 오래전까지 소급되는 역행성 기억상실은 그렇게 설명할 수밖에 없을 것 같다.

현재의 인상에 대한 기명력과 과거의 인상에 대한 기억의 확고성은 본질적으로 다르다. 기억의 확고성은 예전 시기의 기명력뿐만 아니라 기억 반복의 빈도 및 기억력의 집요성에 따라 일반적으로 좌우된다. 기억의 확고성은 대개 학교에서 배운 내용이나 개인적 기억 등 이전에 습득한 지식을 아직도 얼마나 확실히 활용할 수 있는지에 따라 판단하는 것이 보통이다. 관찰경험에 따르면 기명력이 감퇴하면 대개 기억의 확고성이 저하되고 **기억력 약화**Gedächtnisschwäche, poor memory가 발생하지만, 그 역은 아니다. 일시적으로 의식이 혼탁하면 기억력 약화 없이도 기명력이 둔화된다. 그 밖에도 특히 노년에는 기명력장애가 매우 심한 반면 기억력 약화는 훨씬 덜한 불균형 상태가 관찰된다. 이러한 경우 새로운 인상의 파악은 적절한 정신적 관심 없이 습관적으로 진행되어 재생능력이 계속 제한되지만, 반면에 지난 시절의 기억은 새로운 습득을 통해 더 이상 억압되지 않고 놀랄 만큼 생생하고 충실하게 표상진행에서 반복된다. 이러한 관찰경험과 일치하는 사실은 우리가 작업할 때 주로 사용하는 표상연결Vorstellungsverbindungen, connections of representations의 약 70%가 청소년 시절에 생긴다는 것이다. 노년기의 병적 장애에서는 치매가 진행되면서 이전의 기억도 점점 더 퇴색하기는 하지만, 기명력장애가 종종 매우 현저하게 나타난다. 마찬가지로 진행마비에서도 먼저 기명력장애가 매우 심각하게 발생한 후 나중에야 기억력 약화도 급속하게 심화된다. **코르사코프 정신병**Korssakowsche Geistesstörung, Korsakoff's psychosis에서 기억 약화는 특정 시기까지만 소급되며, 그 이전 인생기에 습득한 지식은 장애 없이 고착되어 있다.

여기서 잠깐 언급해야 하는 사실은 시간적으로 제한된 기억공백 이외에 주지하다시피 **특정한 표상군**bestimmte Gruppen von Vorstellungen, certain groups of representations 상실도 관찰된다는 것이다. 이러한 상실의 대표적 예는 어롱증(청각실어증)과 정신맹(시각실인증)이다. **볼프**는 어떤 종류의 감각적 기억상이 사라진 반면 일반표상은 존속하는 듯 보이는 사례들을 설명했다. 그 밖에도 **리거**Rieger[29]는 심각한 뇌손상 사례를 연구하며 국소성 표상결손의 매우 기이한 예들을 관찰했다. 이러한 관찰경험의 해석은 매우 어렵다. 일반적인 상황에서도 개인에게는 다양한 표상군에 대한 기억이 매우 상이하게 발달되어 있다는 사실은 주목할 만하게 보인다. 먼저, 장소, 수, 이름, 색상, 음조, 형태에 대한 기억은 상호 무관한 듯 보인다. 다음으로, 각 감각영역 및 언어표현형식에서 제공하는 표상의 다양한 구성요소는 확고한 고착성이 제각기 상이할 수 있으므로, 결국 일반장애도 주어진 표상의 특수한 구성에 따라 독특한 제한적 결손현상을 초래할 수 있음을 일부 관찰경험에서 알 수 있다.

기억의 확고성과 충실성이 전혀 손실되지 않았음을 알 수 있는데도 환자가 기억력 약화로 느끼게 되는 기억상의 독특한 퇴색은 환자에게 때로 매우 고통스럽다. 환자들은 아무것도 '표상할vorstellen' 수 없다고, 이전의 친숙한 경험, 사람, 장소를 떠올릴 수 없다고 하소연한다. 이러한 장애는 순환성 우울증을 겪을 때나 그 이후에 뚜렷이 발견되며 아마도 이러한 우울증에 나타나는 사고억제Denkhemmung, thought inhibition를 수반할 수 있다. 정신병질자에게도 비슷한 하소연을 듣는데, 이 역시 은밀하고 불안한 사고억제에 기인할 수 있을 것이다. 종종 이러한 환자들에서는 '낯설다'는 감정이 관찰된다. 외적 인상에 '친숙성'이 결여되어 있다고 느끼는 것인데 이 감정도 사고억제와 관련되어 있을 것 같다. 지각이 내면에 아무런 반향도 일으키지 못하므로 정신활동과도 아무런 관련을 맺지 못한다.

기명력장애를 살펴보는 것보다 학문적으로나 실제적으로 더욱 중요한 것은, 다양하고 현저한 기억력장애에서 정신질환자의 기억상과 과거 경험의 내용 일치 정도, 즉 **기억의 충실도**Treue der Erinnerung, faithfulness of memory를 고찰하는 일이다. 보통 상황에서의 아무리 단순한 기억상도 결코 지각과 완전히 일치할 수 없으며 기억에 보존하기 위해 다른 의식내용에 편입하자마자 현저한 변화를 겪기 마련임을 우리는 여러 시험과 일상경험에서 잘 알고 있다. 어렸을 때 엄청나게 크다고 생각했던 것이 오랜 세월이 흐른 후 성인이 되어 다시 보면 얼마나 작아 보이는지 생각해보라. 성인이 되면 일반적 척도만 커지는 것이 아니라 기억상도 자기도 모르게 커져서 이 기억상과 실제와의 불일치에 매우 놀라게 되는 것이다. 그러나 여러 시기의 여러 사람 또는 같은 사람의 동일한 체험을 단순히 서술할 때도[15] 기억이란 현실의 충실한 모사가 결코 아님을 알 수 있다. 이때 기억재현에 대한 내적 확신감은 원래 기억상과 일치하는지에 좌우되지 않는다는 사실이 매우 중요하다. 아마도 실제 기억의 흔적은 불확실하게 여겨지는 반면, 완전히 자의적으로 창작된 특징이 신뢰할 만한 기억이라는 느낌을 동반할 수 있다. 심지어 매우 명료하게 기억에 떠오르는 세부사항이 실제와 일치하지 않음이 입증되는 경우도 드물지 않다. 이러한 관찰경험에 따르면 '기억과다증Hypermnesie, hypermnesia', 즉 기억능력의 병적 상승을 추정할 때 신중을 기해야 한다. 감정이 매우 강조되어 개개의 사건이 아주 확고하게 명기되고 괴롭도록 분명하게 다시 떠오를 수 있을지라도, 눈에 띌 만큼 세세한 기억은 대개 변조된 것이라고 여겨야 한다. 매우 한정된 영역에서만, 특히 이름, 숫자, 시간을 기억할 때나 그 밖의 사소한 정신적 자질에서만 정말 기이할 만큼 고도의 기억력이 나타난다. 대단한 계산 능력자들[16]은 한 번만 듣고도 보통 사람보다 네 배에

15) 슈테른(Stern), 진술 심리학(Zur Psychologie der Aussage). 1902; 진술 심리학 논고, 학술지(Beiträge zur Psychologie der Aussage, Zeitschrift).

16) 비네(Binet), 대단한 계산능력자와 체스선수의 심리학(Psychologie des grands

서 일곱 배 더 많은 숫자를 시각표상이나 청각표상으로 기억할 수 있다.

정신적 인격의 병적 변화를 통해 과거의 기억도 나중에 매우 자주 변조된다. 이러한 변조는 정서적 영향을 통해, 특히 자기애 충동을 통해 이루어진다. 상상력이 활발하고 자기과신이 뚜렷한 사람에서는 과거의 체험이 자기도 모르게 근본적으로 변화하여 점차 자신의 인격이 중요하게 부각된다. 어두운 그림자는 사라지고 자신의 탁월함이 점점 더 환하게 빛난다. 이처럼 자신도 모르게 자기찬미를 하려 할 때는 효과적인 이야기를 창작하거나 마음대로 윤색하여, 뮌히하우젠[30]식의 허풍스러운 이야기에서처럼, 마침내 화자 자신조차 이 이야기를 거의 사실로 여기게 될 수도 있다. 주지하다시피 도데는 이 과정을 「쾌활한 타르타랭」[31]에서 매우 우아하게 서술했다. 어린이들은 상상력이 활발하고 자기 비판력이 발달하지 않았으므로 변조하는 줄 의식도 못하면서 체험을 창작하거나 개작하기 마련이고 외부 작용의 영향을 받기 매우 쉽다. 따라서 어린이들은 재판의 증인으로서는 전혀 도움이 안 된다. 대부분 거짓으로 밝혀지는 어린이들의 이야기의 작위성은 정신적 · 도덕적 성장이 시작되며 사라지는 일이 드물지 않지만, 뚜렷이 병적인 거짓말쟁이들은 자신도 구분할 수 없을 만큼 거짓과 진실이 뒤섞인 말들을 계속한다.

다른 환자들에서도 종종 기억의 변조가 관찰된다. 우울증환자에게는 자신의 모든 전력이 우울한 경험과 나쁜 행위로 점철된 듯 보인다. 피해망상과 과대망상이 이전 시간에 어두운 그림자를 던져, 환자는 어린 시절부터 주변사람이 적대적 태도를 보이고, 높은 사람이 특별히 주목하고, 자신이 인간 능력의 다양한 영역에서 탁월한 능력을 발휘할 징후가

calculateurs et joueurs d'échecs), 1894.

있었음을 발견한다.

대체로 이는 단지 '기억착오Paramnesie, paramnesia'이고, 실제 체험에 자신의 망상을 **부분적으로**teilweise, partially 혼합한 것이며, 어떤 의미에서는 착각Illusionen, illusions과 유사한 과정일 뿐이다. 하지만 때로는 과거의 원형과 전혀 일치하지 않는 가짜 회상을 완전히 자의적으로 창작하여 **'기억의 환각**Halluzinationen der Erinnerung, hallucinations of memory'(**설리**Sully[32])을 만들어내기도 한다.[17)] 따라서 우리는 결코 일어나지 않은 일을 꿈속에서 분명하게 떠올릴 수 있으며, 나아가 최면에서도 암시를 통해 그러한 기억변조를 생성할 수 있고, 때로는 뇌전증성 또는 히스테리성 몽롱상태에서도 기억변조가 가능하다. 공상성 치매환자들은 매우 진기한 기억변조를 하기 일쑤다. 이들은 환상적인 여행, 경이로운 체험, 자신들이 견뎌낸 치열한 전투, 자신들이 겪은 끔찍한 부상에 관해 이야기하며 중간에 질문이나 말참견을 받으면 종종 앞뒤가 맞지 않는 말을 늘어놓는다. 대체로 이러한 체험은 수년 전에 겪은 일이지만 몇백 년 또는 몇천 년 전으로 거슬러 올라가기도 한다. 진행마비환자의 경우에도 자의적으로 창작한 체험을 서술하는 '작화증Konfabulieren, confabulation'이 때때로 매우 심하게 나타나며, 특히 **코르사코프 정신병**Korssakowsche Geistesstörung, Korsakoff's psychosis 및 이와 많은 점에서 매우 유사한 노년기 정신병에서 그러하다. 코르사코프 정신병 및 노년기 정신병에서는 심한 기명력장애가 야기하는 기억공백이 최근까지 계속되는 기억변조를 통해 저절로 또는 어떤 자극

17) 크레펠린(Kraepelin), 정신의학 논총(Archiv für Psychiatrie), XVII 및 XVIII; 베르(Behr), 정신의학 일반 학회지(Allgemeine Zeitschrift für Psychiatrie), LVI, 918; Bernard-Leroy, l'illusion de fausse reconnaissance. 1898; Coriat, 미국 신경 · 정신이상 저널(American Journal of neurology and psychiatry), 1904, 577; Albes, De l'illusion de fausse reconnaissance. 1906.

을 계기로 순조롭게 보충된다.

대체로 이러한 기억변조는 실제 흔적을 남기지 않은 과거를 떠올리고 싶은 욕구에서 비롯된 것으로 보인다. 따라서 대개 일상의 과정도 설명된 방식으로 진행되었을 수 있다고 언급된다. 다른 환자들에서는 기분과 망상에 따라 진기한 체험을 모든 가능한 세부사항으로 장식하여 이야기하려는 경향이 나타난다. 때로는 근본적 기억공백의 경우에도 강하게 암시만 주면 옹색하나마 '면피작화Verlegenheitskonfabulationen, confabulations out of embarrassment'가 생성될 수 있다. 환자들은 일반적인 말을 늘어놓으며 자신의 약점을 드러내지 않고 무능력을 얼버무려 감추려 한다.

일부 경우에 기억변조는 자의적으로 생성되는 것이 아니라, 어떤 우연한 외적 인상에 연결된다(연상형assoziierende Form, associating form). 환자들은 주변의 개인이나 대상을 실제 기억상과 관련시키지 못하면서도 이전에 본 적이 있거나 들은 적이 있다고 믿는다. 그러므로 환자가 파악변조나 기억에 의한 지각변조로 인해 대상을 오인하는 것이 아니라 이 경우에는 반대의 과정이 발생한다. 대개는 몇 개월, 드물게는 몇 년 전에 원래 사건이 일어났다고 오인하는 철저히 창작된 기억이, 완전히 선명히 파악된 지각에 수반되는 것이다. 이 경우 이전 체험은 대개 몇 시간, 때로는 며칠 후에야 떠오르지만 그런 뒤 빠르고 완벽히 분명성을 띠기 일쑤다. 원래 기억상이 꿈에서 유래하여 현실이 몽상의 실현처럼 보이는 때도 종종 있다. **베르**Behr가 시사하는 바에 따르면 일부 '예지몽Wahrträume, prophetic dreams'[33]은 이러한 착각에서 생기는 것으로 설명할 수 있다. 이러한 장애가 몇 주나 몇 달 동안 자주 발생하는 경우도 드물지 않으므로, **나이서**Neißer[34]는 이러한 장애가 흥분과정에서 연유하는 것으로 생각한다.

여기서 아직 고찰해야 할 마지막 형태의 기억변조를 가장 잘 설명한 사람은 **잔더**Sander[35]다. 건강한 생활에서도 특히 어린 시절에나 약간의 피로 상태에서는, 언젠가 똑같은 방식으로 체험한 적이 있는 것 같은 표상이 갑자기 떠오르는 일이 때로 생긴다. 그뿐 아니라 명료히 알아낼 수는 없지만 이제 무언가 일어나리라는 것을 어렴풋이 예감한다. 아닌 게 아니라 곧이어 들이닥치는 사건은 예감을 실제로 실현시키는 것처럼 보인다. 이러한 방식으로 우리는 잠시 동안 말하자면 망연한 방관자가 되어, 사물의 실제 경과보다 자신의 표상진행이 모호하고 어렴풋이 선행하는 것을 전체 현상이 갑자기 사라질 때까지 지켜본다. 대개 이러한 현상에는 극도의 불안감과 긴장감이 수반되기 일쑤다.

이러한 장애는 때로 병적인 상황에서 특히 뇌전증환자의 경우 발작과 관련하여 매우 뚜렷이 관찰된다. 앞서 언급한 연상형 기억변조와 구분되는 점은, 기억처럼 보이는 현상을 자신을 포함한 **전체상황과 동일시**하는 것이다(동일시형identifizierende Form, identifying form). 연상형 기억변조에서는 개개 인상이 예전부터 직접적으로나 대개는 간접적으로 친숙한 것으로 파악되지만, 동일시형 기억변조에서는 세세한 전체상황을 자신이 과거에 겪은 완전히 동일한 체험의 충실한 모사로 오인한다. 이러한 동일시형 기억변조가 몇 주, 몇 개월, 심지어 몇십 년 계속되는 매우 드문 경우에는 환자의 마음속에 자신이 이중생활을 반복하여 영위하고 있다는 표상이 약간 불가피하게 생기기 마련이다. **피크**는 기억의 다중화가 생긴 사례를 설명하기도 했다. 이러한 장애의 이유는 전혀 알 수 없다. 특히 꿈에서 연유한 실제의 모호한 기억이 종종 전반적 윤곽만 파악되는 현재의 상황과 일말의 유사성을 빌미로 간혹 잘못 관련되기 때문일 가능성이 있지만, 다른 경우에도 기억변조가 매우 자의적으로 빈번히 일어나는 것을 고려하면 이러한 설명은 근거가 박약하다. 불길한 예감은 모호한 의식내용을 분명하게 파악하려 헛되이 애쓰느라 생기는 것일 공산이 가장 크다.

지남력장애Störungen der Orientierung, orientation disturbances. 인생사건을 계속적이고 정신적으로 가공하다 보면 우리가 처한 각각의 일반 상황에 관해, 또한 과거사건으로부터의 발달에 관해 지속적으로 설명할 수 있게 된다. 현재 주변환경과의 관계나 과거사건과의 관계를 명료하게 파악하는 것을 **지남력**Orientierung, orientation이라고 한다.[18] 물론 이는 매우 복잡한 정신기능으로서 그 형성에 다양한 분야의 정신활동이 관여하고 있다. 먼저, 우리 인생의 모든 동시적 과정 및 연속적 과정에서 기억력을 통해 우리 의식에 계속 생성되는 부단하고 포괄적인 연관에서 우리 경험의 **시간질서**zeitliche Ordnung, temporal order가 생겨난다. 이러한 방식으로 우리의 기억 전체가 연속되는 일련의 사건으로 정리되며, 그 종점은 현재 순간이고 그 출발점은 다소 먼 과거다. 이 일련의 사건 가운데 가장 최근의 요소만이 더욱 완벽하고 명료하게 우리 기억의 내용을 이루고, 과거로 거슬러 올라갈수록 세부사항이 더욱더 가물가물해지고 일련의 사건이 매우 의미 깊게 기억되는 소수의 사실로 급속히 축약되며, 이러한 사실에 이런저런 추억이 다소 느슨하게 연결된다. 바로 이러한 이정표적 사실들은 일반적 사건들과, 특히 시간 계산과 특정한 관련을 맺으며, 과거의 우리 경험에 대략적이나마 시간질서를 부여한다.

다음으로, 우리가 있는 **장소**Ort, place에 관한 명료한 인식도 부분적으로는 기억력의 기능과 관련되어 있다. 한편으로 우리는 이전에 얻은 기억상을 이용하여 현재의 주변환경을 세세하게 재인식할 수도 있고, 다른

18) 핀치(Finzi), 신경 및 정신병리학 저널(Rivista di patologia nervosa e mentale), IV, 8, 1899.

한편으로 선행 사건을 통해 지금까지 전혀 몰랐던 주변환경을 명료하게 이해하게 되었을 수도 있는데, 이는 선행 사건에 장소변화가 분명하게 예정되어 있고 우리가 이 변화를 예견했을 경우에 그러하다. 물론 장소 지남력에서는 그 밖에 종종 상황파악도 중요한 역할을 한다고 여겨야 할 것이다. 인생상황에서는 우리가 어디로 가는지, 어떤 사정으로 우리의 기대가 빗나갔는지 예견하지 못하는 때가 있는데, 이럴 상황마다 지각은 어떤 방식으로든 이전의 경험과 새로운 인상을 연관시켜 즉시 우리에게 실제 상황을 설명해주는 것이 일반적이다. 물론 현재의 주변환경이 기억상과 쉽게 일치하지 않으며, 다소 복잡한 숙고와 결론을 통해서만 주변환경을 이해할 수 있는 경우도 종종 있다. 인간에 관한 지남력에서도 기억, 파악, 판단이 함께 작용함에 틀림없으므로, 장소에 관한 지남력에서와 동일한 원리가 적용된다.

이러한 설명에서 우리 환자들의 지남력이 매우 다양한 장애를 통해 약화될 수 있음을 알 수 있다. 따라서 지남력장애의 세 가지 주요 형태를 일반적으로 구분하기 위해서는 그 원인이 파악력Auffassung 약화인지, 기억력Gedächtnis, memory 약화인지, 판단력Urteil, judgement 약화인지를 살펴보는 것이 좋을 것이다. 각 사례에서는 이러한 장애 몇 가지가 결합하여 작용할 수도 있을 것이다. 또한 장애의 범위가 지남력의 전 영역을 포괄할 수도 있고 일부 관계에 제한될 수도 있으므로 전체적 지남력장애와 부분적 지남력장애를 구분할 수도 있다.

환자의 불명료한 파악으로 인한 정신기능 약화는 종류가 매우 다양할 수 있으며 그럴수록 장애의 증상도 매우 상이해질 수 있다. 먼저 외부 인상을 가공할 수 있을 만큼 환자의 정신적 활기geistige Regsamkeit, mental activeness가 충분하지 못하여, 다음으로 사고억제Denkhemmung, thought inhibition를 통하여, 끝으로 지각을 변조하든 변조하지 않든 의식혼탁 Trübung des Bewußtseins, clouding of consciousness을 통하여, 주변환경 파악이 방해될 수 있다. 정신적 활기 부족 사례는 조발성 치매에서 매우 빈번하다. 이러한 **무감동성**apathisch, apathetic 지남력장애에서 환자는 지각에 아무 어려움이 없는데도 들리거나 보이는 것의 의미에 관해 생각해보려고 하지 않아, 여러 주가 지난 후에도 자신이 어디에 있으며 주변에 있는 사람이 누구이며 시간이 얼마나 흘러갔는지 신경 쓰지 않는다. 조울병에서 발견되는 사고억제의 작용은 외견상으로만 이와 비슷하다. 이 경우에는 사고작업이 방해받아 주변환경의 관련성을 파악하지 못하고 **당황**Ratlosigkeit, perplexity하는 상태가 생긴다. 환자들은 세부사항을 지각하지만 이를 재구성하여 자신의 상황을 떠올리지 못한다. 마찬가지로 외부인상을 파악하고 가공하는 데 자주 엄청난 어려움을 겪는 심한 조증흥분도 지남력장애로 판단할 수 있을 것이다. 국소감염, 뇌전증, 숙취상태에서 관찰되는 다양한 형태의 의식혼탁도 다소 뚜렷한 지남력 약화를 야기한다. 섬망상태는 감염이나 중독에서, 또한 뇌전증이나 히스테리에서 독립적 임상상으로 나타나는데, 이러한 상태에서는 불명료한 파악으로 인해서뿐만 아니라 실제 이상지각으로 인해서도 주변환경을 혼탁하고 변조되어 떠올리게 된다. 굳이 원한다면 이러한 모든 형태의 지남력장애를 **혼미성**stuporös, stuporous, **섬망성**deliriös, delirious, **환각성**halluzinatorisch, hallucinatory으로 구분할 수 있지만, 각 사례에서 장애는 결코 단일 원인으로 발생하지 않으며 항상 여러 원인의 협력에 기인한다는 점에 유념해야 할 것이다.

그 좋은 예는 진전섬망Delirium tremens에서의 지남력장애다. 이 경우에는 환각 및 파악장애가 존재한다. 그러나 환자들이 분별력이 있으면서도 전체상황을 완전히 불명료하게 파악하는 불균형 상태가 매우 두드러진다. 그 부분적 이유는 지남력에서 특히 중요성을 띠는 시각인상의 파악보다 음성언어의 파악이 훨씬 덜 방해받기 때문일지도 모른다. 환자들은 자신들의 상황에 관해 자세히 설명을 받으면 이 설명을 매우 잘 이해하면서도 상황을 명료하게 파악하지 못한다. 내적 섬망체험이 설명하는 말의 작용을 급속히 다시 억압한다. 그뿐 아니라 이 말의 내용과 실제 지각 전체의 내용이 고착되지 않고 매우 빨리 망각된다. 특히 최근의 체험 및 시간상황에 관한 뚜렷이 불명료한 파악은 이러한 사정 때문에 생긴다.

진전섬망에 **코르사코프** 정신병Korssakowsche Krankheit, Korsakoff's psychosis이 뒤따르는 사례들에서는 **기억상실성**amnestisch, amnestic 지남력 장애라고 부를 수 있는 증세가 점점 더 전면에 나타난다. 파악장애, 환각, 섬망이 완전히 또는 극히 일부만 남기고 사라질 수 있기 때문이다. 따라서 환자들은 주변환경이나 상황에 대해서는 명료하게 파악하지만 시간에 관해서는 전혀 알지 못한다. 그들은 언제 정신병원에 들어왔는지, 언제 면회가 있었는지, 심지어 언제 점심을 먹었는지도 모른다. 그들에게는 인상이 너무 희미하게 고착되는 나머지 확고히 분류되는 일련의 사건으로 연결되지 못하여, 과거를 돌이켜보더라도 현재와의 시간적 거리를 가늠하지 못한다. 단조롭고 심심하게 몇 주를 보낸 후 최근의 의의 깊은 사건을 '어제 일'처럼 기억하는 것과 마찬가지로, 이 환자들에게는 기억에 아무런 지속적 흔적을 남기지 않은 몇 개월이 며칠처럼 여겨진다. 또는 최근의 상이 매우 빨리 퇴색하여 아주 먼 과거처럼 여겨져, 환자들은 막 들어온 새로운 주변환경에 처해진 지 이미 몇 개월 되었다고 믿는다. 하루 시간의 변화는 자기도 모르게 시간을 잘못 가늠하지 않게 해주는 우리 몸에 익숙한 기준이지만, 환자들에게는 시간적 거리를 가늠할 수 있는 어떤 흔적도 남기지 않는다. 다른 한편 기억변조의 발생으로 인해 시간적 거리 가늠은 특히 어려워진다.

베르니케가 노년기 정신병Presbyophrenie, presbyophrenia이라고 부른 노인성 치매Altersblödsinn, senile dementia의 형태에서는 기억상실성 지남력장애가 훨씬 뚜렷하게 나타날 수 있다. 이 경우 매우 심한 기명력장애가 아마 상황파악의 곤란을 수반하며 대개 순간적 인상의 정신적 가공조차 불가능하게 만들므로, 환자들은 세부사항을 별다른 어려움 없이 이해하면서도 주변환경을 명료히 떠올리지 못한다. 진행마비환자의 잘 알려진 시간적 지남력장애도 본질적으로 기억상실성에서 유래한 것이다. 이 환자들에서는 시간표현을 하거나 시간표현에서 모순을 인식하는 능력이 없는 경우와 최근 체험의 시간질서를 명료하게 파악하는 능력이 없는 경우를 구분해야 한다. 이 환자들에서는 기억력 약화와 그리 심하지 않은 기명력장애 이외에 정신적 활기 상실도 중요한 역할을 한다.

기억공백으로 인해 발생하는 시간과 주변환경에 대한 불명료한 파악도 기억상실성 지남력장애의 특수형태로 여길 수 있다. 수면이나 실신에서 깨어나자마자 우리는 전체상황을 명료히 파악하여 이전 체험과 다시 연관시키고자 하는 생생한 욕구를 느낀다. 그사이에 결정적 변화가 진행된 데다가, 처음에 상황파악이나 사고가 계속해서 약간 방해받기까지 하면, 대개는 매우 간단한 이 임무의 해결이 자못 어려워질 수 있다. 이러한 까닭에 심한 의식혼탁과 이로 인해 야기된 기억공백이 오랫동안 지속된 상태 뒤에 한동안 지남력 결손이 계속되는 경우를 매우 자주 보게 된다. 이 경우 기억력장애가 완료된 후에도 환각과 섬망의 후유증이 함께 작용할 수도 있다.

끝으로 **망상성**wahnhaft, delusional 지남력장애는 지금까지 설명한 형태와 전혀 다른 역할을 한다. 이 경우에는 인상 자체는 올바르게 파악하고 명기하지만 이를 정신적으로 가공하는 데 빠지므로, 불명료한 파악에 이르지는 않지만 시간과 주변환경에 관해 잘못된 견해를 품게 된다. 이때 의식적 숙고도 필요없으며, 환자들은 눈으로 본 모습과 주변사람의 말에 대해 막무가내로 반대하는 태도를 취할 뿐이다. 그러나 착각 또는 환각이 망상성 해석에 특별한 자극을 줄 수도 있다. 이러한 망상성 해석의 사례로는 잦은 인물 오인, 자신이 감옥, 지옥, 흉가에 있다는 우울증환자의 말, 날짜와 연도가 아직 도래하지 않았다고 집요하게 우기는 파라노이아 환자의 고집을 들 수 있다.

표상 및 개념 형성 장애. 가장 단순한 표상에는 단일 감각영역의 구성요소만 포함된다. 그러나 정신발달이 진행됨에 따라 점점 더 복잡한 형상이 생겨나며, 이러한 형상의 각 부분은 매우 다양한 영역의 감각경험에서 유래한다. 이때 각 감각마다 전달하는 비율은 아마 매우 다를 것이다. 표상형성에서 어떤 지각군이 다른 지각군보다 훨씬 더 중요하다고 여겨질 뿐만 아니라, 이 과정에서 개인의 소인에 따라 때로는 감각경험의 이 영역이, 때로는 저 영역이 선호된다. 어떤 사람의 표상활동에서는 눈에서 수용되는 인상이 우세하지만, 다른 사람에게는 청각 또는 운동감각에서 공급되는 인상이 특히 중요하게 여겨진다. 모든 감각영역이 완전히 결손되면 표상도 독특한 편협성을 보일 수밖에 없으며, 전체 표상이 오로지 촉감과 운동감으로만 구성되어야 하는 사례도 발생할 수 있다. 부언하자면 이러한 극단적인 사례에서도 표상활동이 고도로 발달할 수 있다.

감각인상이 불완전하게 형성되고 지속성이 부족하면 우리 표상활동의 복합적 형태발달을 극도로 약화시킬 것임이 틀림없음은 명백하다. 지각의 각 구성요소가 상호 간 및 이전 경험과 밀접한 관계를 전혀 맺지 않고, 산산이 흩어져 어떤 방면에서도 연관되지 않고 아무 차이 없이 혼합되어 급속하고 완벽하게 다시 사라진다. 가장 중증의 선천성 및 후천성 치매에서는 실제로 이러한 상태를 추정하지 않을 수 없다. 이러한 증세에서는 종종 각 지각이 밀접히 연결되는 일이 전혀 없다. 연쇄적 경험의 부분들이 서로 연결되지 않고, 각 인상은 생기자마자 이용되지 않은 채 급속히 망각된다.

표상형성이 더욱 풍성하고 다양해짐에 따라 표상구조도 필연적으로 점차 복잡해진다. 서로 연결된 구성요소의 수와 다양성이 증가하여 마침내 이러한 정신적 형상의 전체 범위는 당장에 가늠할 수 없고 다양한 측면을 고찰해야만 완벽하게 알아낼 수 있다. 동시에 구성요소들 자체도 점점 더 감각적 개별성을 상실한다. 이 구성요소들이 각 인상에서 생긴 것이 아니라 반복되는 지각에서 발생한 것이기 때문이다. 각각의 경험의 우발성 및 부차성이 약해지고, 본질성, 영원한 반복성이 더욱 뚜렷이 표출되고 고착된다. 이러한 방식으로 원래 기억상이 실제 표상이 되며, 이 표상들은 더 이상 특정 감각경험의 단순한 잔향이 아니라, 의식 전체에 어떤 방식으로든 영향을 미친 바 있는 전체경험의 일반적 표현이다.

표상활동 발달의 이러한 지점에서 **언어적 명칭**sprachliche Bezeichnungen, linguistic designations이 정신활동 발달에 영향을 미치기 시작한다. 사물표상Dingvorstellungen, thing representations은 범위와 다양성이 매우 크기 때문에, 사고과정 어디서나 일련경험의 전체기억을 모든 방면에서 의식으로 불러들일 수 없다. 오히려 사고할 때는 이러한 정신적 형상 가운데 가장 강렬히 발달한 구성요소가 항상 가장 먼저 떠오른다. 특별한 이유로 인해 다른 측면의 표상이 전면에 부상하는 경우를 제외하면 말이다. 이러한 과정이 자주 반복되면 축약된 사고절차에서 더욱 강하게 형성된 부분이 계속하여 전체표상을 실제로 대리한다.

물론 전체표상의 어떤 구성요소든 이러한 대리를 맡을 수 있다. 이 경우에도 틀림없이 매우 광범위한 개인적 차이가 존재한다. 아마도 처음에는 때로는 이 감각영역에서 때로는 저 감각영역에서 나온 사실적 기억상이 대리 역할을 떠맡을 것이며, 감각적 상상력이 발달되어 있을수록 이러한 양태는 더 오랫동안 뚜렷이 지속될 것이다. 하지만 일반적으로는 사실적 기억을 그 기억에 대한 언어기호sprachliche Zeichen, linguistic signs가 점점 더 대체한다. 각 표상이 방대해질수록, 각 표상의 내용이 일반적이 될수록, 감각적 특색이 퇴색하고, 표상 안에서 항상 동일한 형태로 반복되는 언어적 명칭의 중요성이 커진다. 따라서 최고로 발달된 형태의 지성활동은 답답한 사물표상의 외부에서 대부분 진행되며, 감각적 기억의 영역은 이따금 피상적으로 다룰 뿐이다. 바로 이렇게 해야만 임의로 사고하고 우리의 경험내용에서 표상들을 뜻대로 끌어오는 것이 훨씬 쉬워지고, 비로소 가능해지는 것처럼도 보인다. 최면환각의 예가 보여주듯, 실제 외부인상과 유사한 순수한 감각적 기억상이 떠오르는 일은 일반적으로 우리의 의지에 좌우되지 않는다. 반면 우리는 실제 외부인상과 관련된 말운동표상을 언제든지 임의로 불러올 수 있다. 언어가 정신발달을 엄청나게 촉진하는 이유는 본질적으로 기억상을 내면의 의지행위와 연관시키는 데서 찾아야 할 것으로 생각할 수 있다.

병적 상황에서는 여기서 설명한 발달과정이 어떤 지점에서 정지할 수 있다. 정신적 소인이 불완전할 경우 표상형성이 감각적 기억상 단계에 머문다. 환자들은 개별경험에 집착하여 동종의 다양한 인상에서 공통점을 추출하지 못한다. 또한 더 많은 일련의 경험에 관해 짧고 완결된 표현을 찾지 못하며, 비본질적인 것을 본질적인 것과, 일반적인 것을 부분적인 것과 구분하지 못한다. 그러므로 사고 전체가 감각적으로 직접 주어진 것의 영역을 넘어 더 넓게 내다볼 수 있는 드높은 시점으로 고양될 수 없다. 그 필연적 결과 인생경험 전체가 가장 가까운 협소한 범위에 제한되고, 추상적 사고작업의 기초로 사용될 수 있는 일반적 개념을 형성하지 못하게 된다.

기존의 지식이 새로운 경험축적에 미치는 중요성을 고려할 때, 일반표상 형성에 결함이 있으면 표상내용 증대에 매우 불리한 영향을 미칠 것이 틀림없다. 이전의 경험은 다른 비슷한 인상을 예리한 시선으로 보게 한다. 새로운 것이 알려진 것과 연관되어 기존의 사고범위에 편입되면 새로운 것은 훨씬 쉽게 수용되고 고착된다. 표상내용이 풍부할수록, 새로운 것을 확충하고 수용하는 능력이 더욱 증대한다. 정신활동과 외부세계와의 관계가 점점 더 풍요롭고 다양해지기 때문이다. 따라서 표상 자체가 불완전하게 발달하면 새로운 인상에 대한 민감성도 저하하게 된다. 새로운 인상은 경험내용과 연관되지 못하고 확고하게 편입되지 못하여 빠르고 쉽사리 다시 사라진다. 사고과정이 감각으로 제한될 뿐만 아니라 대개 시야가 협소해지고 표상이 빈곤해지며 기억력이 둔해진다.

물론 이러한 모든 장애가 뚜렷한 형태로 나타나는 사례는 병적 기반이 어릴 적부터 존재하는 경우만이다. 후천성 정신지체에서는 이전의 경험내용이 새로운 인상수용 및 새로운 표상형성 불능을 오랫동안 거의 철저히 감출 수 있다. 물론 후천성 정신지체가 계속 진행되면서 표상형성 및 개념형성 장애가 점점 더 분명하게 나타나는 것을 볼 수 있을 것이다. 진행마비, 조발성 치매, 노인성 정신지체에서 공통적으로 관찰되는 사실은 표상범위가 협소해지고, 구체적이고 일상적이고 명백한 것에 밀려 일반적 · 개념적 사고과정이 감퇴한다는 것이다. 새로운 인상이 수용되지도 않고 가공되지도 않으며, 지난 시절의 기억은 아직도 놀랄 만큼 확고하고 충실하게 고착되는데도 최근의 경험은 빠르게 망각된다.

표상연결 형성 능력 부족 못지않게 정신활동에 해롭기 마련인 것은, 다양한 경험을 무모하고 경솔하게 연결시키려 드는 정신적 형상의 병적 활발성이다. 이 경우에는 일말의 유사성이나 부분적 일치성만 있어도 두 가지 표상을 긴밀하게 연결시키려 든다. 연결고리 부족은 언제나 준비되어 있는 추측으로 보충하고, 모순은 다소 제멋대로인 변형을 통해 지운다. 예를 들어 정신질환이 있는 한 건축기사는 방대하고 자세한 설계도를 나에게 보여주며, 어떤 건축장식들을 다양하게 배열하여 음악 작품에 비유될 수 있는 형태로 재현함으로써 눈과 귀를 동시에 예술적으로 자극하는 생각을 설명했다. 물론 이렇게 임의로 생각을 연결하면 개념을 형성할 때 상관된 것을 선택하거나 비본질적인 것, 관계없는 것을 배제하는 일이 완전히 불가능해진다. 이렇게 되면 개념은 고급 정신작업의 기반으로 이용될 수 있는 선명함과 명료성을 잃게 될 것이 틀림없다. 개념이 **모호하고 불명료한** 정신적 형상이 되므로, 이 개념을 이용할 경우 사고과정이 직접적 감각경험의 영역에서 벗어나자마자 불확실한 가치에 대해 편파적이고 기이한 판단만 하고 불분명하고 불안정한 유추를 하게 될 수 있다. 여기서 설명하는 장애의 임상상으로는 열광과 꿈에 빠지는 경향, 사실 및 세부사항에 대한 감각 부족, 실행 불가능한 계획과 망상에 정신작업 능력을 낭비하는 것 등을 들 수 있다. 이러한 특성은 어떤 정신병질 인격의 특징을 이루며, 편집증환자나 파라노이아 상태에서도 발견된다.

표상연결 장애. 준비된 표상의 상호연결은 적어도 그 일반적 특징이 알려져 있는 특정한 법칙에 따라 진행된다. 먼저 표상연결을 외적 표상연결äußere Vorstellungsverbindungen, outer connections of ideas과 내적 표상연결innere Vorstellungsverbindungen, inner connections of ideas이라는 양대 군으로 구분할 수 있다 외적 표상연결에서는 두 표상의 연결이 순수히 외적이고 우연한 관계를 통해 매개되는 반면에, 내적 연상에서는 표상 자체의 내용에서 사실적 관련이 생겨난다.

양대 군은 연결사슬의 종류에 따라 하위형태로 세분된다.[19] 외적 표상연결은 먼저 동일한 인상의 빈번한 접촉을 통해 생성될 수 있다. 이러한 일은 이를테면 두 가지 지각이 종종 또는 자주 긴밀한 공간적·시간적 관계를 맺을 때 발생한다. 집과 창문, 번개와 천둥은 이러한 조건을 충족시킨다. 이와 매우 유사하면서도 더욱 외적인 관련성이 언어연습을 통해서도 형성될 수 있다. 특정한 단어연결 및 문장연결이 잦은 반복을 통해 고착되어, 연결의 각 구성요소가 다른 구성요소를 의식으로 불러온다. 이러한 연결에 속하는 것으로는 복합어, 관용어, 인용문을 들 수 있다. 이러한 연결에는 이전 세대의 사고작업이 담겨 있으며, 예전에는 언어적 관련성과 사실적 관련성이 일치했다. 하지만 예전의 내적 연결은 오래전에 감퇴하고 현재는 단순하고 생각 없는 언어습관이 이를 대신한다. 각 구성요소가 분리된 상태로는 완전히 무의미하기 일쑤이며, 결여된 요소를 기계적으로 보완해서만 유의미한 전체가 될 경우 특히 그러하다.

언어습관을 통한 외적 표상연결은 정신의학에서 특히 중요한 **소리연**

19) 아샤펜부르크(Aschaffenburg), 연상에 관한 실험 연구(Experimentelle Studien über Assoziationen), 심리학 논문집(Psychologische Arbeiten), I, 2; II, 1; IV, 2; 판 데르 플라츠(van der Plaats), 자유 단어연상(Vrije Woordassociatie), 박사학위논문 1898; 클라파레드(Claparède), 사고 연상(l'association des idées), 1903; 판 에르프 탈만 키프(Van Erp Taalman Kip), 정신과 및 신경학 논문집(Psychiatrische en neurologische Bladen), 1903, 1; 1906, 81; 1908, 93, 293; 바우만(Bouman), 자유 단어연상 연구(Onderzoekingen over vrije Woordassociatie), 학술원 논고(Verhandl. der Akademie der Wissensch), in Amsterdam, XII, 1, 1905.

상Klangassoziation, sound association으로 이행한다. 소리연상에서는 언어적으로 동일한 소리를 기초로만 두 표상이 연결된다. 몇몇 문자가 종종 각운형태로 일치하기만 하면 내용과 전혀 관계없이 연결고리가 형성된다. 여기에서도 그 과정의 특성이 가장 명료하게 나타나는 예는 연상되는 동일 소리가 언어적 내용 없이 완전히 무의미한 경우다. 언어표현형태 가운데 어떤 요소가, 이를테면 단어소리상이나 말운동표상 가운데 무엇이 소리연상에서 연결을 담당하는지 선불리 단언할 수 없다. 그러나 소리연상은 어떤 발화충동이 생기는 경우 조증흥분상태에서 대체로 발견되며, 알코올에 취해 있을 때나 빠르게 산책한 후에도 나타난다는 사실은 주목할 만하다. 이러한 관찰경험은 소리연상에 말운동표상이 참여하고 있다는 증거가 될 것이다. 알코올에 취해 있을 때면 파악력이 저하되는데도 연상검사에서 각운을 만드는 시간이 단축되는 듯 보이는 사실도 그 방증이 될 것이다.

내적 표상연결에서는 먼저 상위분류, 동위분류, 하위분류에 따른 연결이 발견된다. 표상의 발달과정은 감각적 개별경험에서 시작하여 유사한 인상의 편입을 거쳐 점점 일반적 표상의 단계에 이르는 방식으로 진행된다. 이 발달의 각 단계는 모두 당연히 가깝게든 멀게든 서로 연결되어 있으므로, 우리 사고과정은 예전에 형성되기 시작할 때 그러했듯 특수한 것에서 일반적인 것으로 나아가는 단계를 언제나 반복할 수 있다. 하지만 이 도정은 일반적인 것에서 특수한 것으로 진행할 수도 있으며, 끝으로 우리는 내적으로 일치하는 경험의 상호연결을 처음부터 가능하게 한 과정을 지속적으로 재생할 수도 있다. 모든 이러한 연결에서는 감각적으로 가장 단순한 형태에서 가장 복잡하고 일반적인 형태에 이르기까지 우리 표상의 상호관계를 표현하는 모든 ('분석적analytisch, analytic') 판단의 심리학적 기반이 형성된다.

반면 내적 연상의 다른 형태는 새로운 요소로 우리 표상을 풍부하게 하는 ('종합적synthetisch, synthetic') 판단의 전 단계로 여길 수 있다. 우리는 이러한 표상연결을 술어적prädikativ, predicative 연결이라고 부를 수 있을 것이다. 이러한 표상연결에서는 주어진 표상에 어떤 특징이 부가되는데, 이러한 특징은 개념정의에 필수적으로 포함되는 것이 아니라, 표상의 구성요소 전체 가운데 다소 제한된 수의 개별경험을 부각시킨다. 현재의 인상에서도 기억에서도 이러한 제한된 판단을 내릴 수 있다. 그러므로 술어적 연상에는 대개 선행하는 표상을 어떤 방향에 따라 자세히 규정하는 특성, 상태, 활동이 포함되어 있다. 표상이 생길 때는 의식에 떠오르지 않았던 표상의 어떤 구성요소들이, 오래전부터 있던 것이든 최근에 생긴 것이든 관계없이, 더욱 명료히 조명된다. 예를 들어 개라는 표상에서는 언어적 명칭 이외에 이 동물의 전반적 윤곽이 우리 마음속에 나타난다. 아마도 우리는 개가 동물이며 검은색이고 달린다는 사실도 어렴풋이 의식하게 될 것이다. 주요 표상의 이러한 불명료한 구성요소들이 사고과정이 계속 진행됨에 따라 뚜렷하게 표출될 수 있다. 그러나 개가 동물이라는 구성요소만이 개라는 표상의 **필수** 부분이다. 개는 검은색이고 달린다는 구성요소 및 이와 유사한 수많은 다른 구성요소에 들어 있는 상세한 정의는 모든 개에 예외없이 들어맞지는 않는다. 개라는 표상에는 동물이라는 표상이 뒤따르므로 이는 상위분류에 따른 연상이다. 반면 개는 검은색이고 달린다는 연상에는 술어적 정의가 들어 있다.

연상검사는 어떤 말을 불러주면 처음 떠오르는 표상을 연결시키는 방식으로 진행되는데, 이를 통해 밝혀지듯 개인의 표상연결은 매우 다양한 형태를 띤다. **바우만**Bouman은 연상에서 병렬, 술어적 연상, 단어보충, 소리연상, 언어적 기억 중 무엇이 우세하게 나타나는지에 따라 다양한 표상연결 유형을 구분하며, **융**과 **리클린**Ricklin[36]은 술어적 연상 유형의 특징을 설명하면서, 이러한 유형에서는 주의산만성도 뚜렷이 감소한다고 말한다. 소리연상 습관의 현저한 증가는 외국어로 연상하는 경우 생겨나며, 그렇지 않으면 이러한 증가는 어린 시절에 다국어로 교육을 받았음을 거의 항상 시사한다. 하지만 각 연상검사에서는 이처럼 상당히 잘 구분할 수 있는 개인적 연상습관 이외에 수많은 우연한 사건, 특히 적응현상도 영향을 미칠 수 있다. 곧바로 떠오르는 연상형태, 예컨대 각운, 어떤 특성이나 활동, 외국어 등은 때로 더 많은 수의 유사한 연결을 초래할 수도 있다. 끝으로 피검사자의 전반적 상태도 연상에서 중요한 역할을 한다. 밤을 새워 피로하거나 신체적으로 흥분하거나 알코올에 취해 있으면 앞서 시사했듯 언어적 연상 및 소리연상을 하는 경향이 높아진다. **융**의 말에 따르면 자극어를 통해 감정적 표상 콤플렉스가 생겨나면 피검사자는 연상을 다음 검사까지 지연시키고, 무의미한 연상을 하고, 자극어를 따라 하고, 자극어를 이해하지 못하고, 말실수를 저지르고, 외국어로 말하고, 그 밖의 다른 일탈행동을 한다. 융은 그 근거를 설명할 때 임의적 해석이 심하므로 나는 융의 견해가 지나치다고 생각하며, **슈니츨러** Schnitzler[37]도 융의 방식대로 재검사를 해보았지만 융의 견해가 옳음을 확인할 수 없었다.

정신질환자들의 일련의 연상은 교육 수준에 차이가 없는 한 일반적으로 건강한 사람의 연상과 두드러진 편차가 없다. 이는 특히 언어가 연상검사 결과에서 압도적 역할을 차지하기 때문이라고 설명할 수 있다. 말로 표현되는 것은 주로 언어습관의 표출이며, 언어습관은 대개 정신질환에 그다지 영향받지 않는다. 하지만 치매환자의 경우에는 검사에서 상당한 사고 빈곤과 단조성을 드러내며, 종종 무의미한 대답을 하고, 자극어를 따라 하고, 이해하지 못하고, 대답하지 못하고, 똑같은 대답을 고수하는 것을 볼 수 있다. 연상이 특징적 변화를 보여주는 유일한 정신질환은 조증흥분처럼 보인다. 대개 조증흥분에서는 특히 각운, 인용, 단어보충 등의 소리연상 경향이 매우 분명하게 드러나며, 이 소리연상은 결국은 다른 모든 형태의 연상을 억압할 수 있다. 조증흥분은 표상의 언어적 구성요소들을 앞에 내세우는 발화충동과 어떤 관계가 있는 것으로 보인다.

사고과정 장애. 앞에서 설명한 외적 및 내적 연상규칙에 따라 표상연결이 진행되려면 우리 생각이 계획 없이 흘러가야 한다. 하지만 정연한 사고에서 우리는 특정한 사고과정에 따른다. 다시 말해 우리의 지성활동은 계속적 연결 방향을 결정짓는 일반표상에 따라 진행된다. 이러한 주도표상Leitvorstellung, dominant representation 일명 '상위표상Obervorstellung, higher-level representation'은 **리프만**이 상세히 설명했듯 실제 상황이나 과정의 전체상일 수도, 발췌 요약된 표상일 수도 있다. 이 주도표상의 지속적 영향을 받으며 떠오르는 표상 가운데 주도표상과 긴밀한 관계를 맺고 있는 구성요소들만 특히 강하게 자극을 받는다. 그리하여 수많은 가능한 연관 가운데 사고과정의 일반적 목표가 정하는 특정한 방향으로 향하는 연결만이 이루어진다. 지속적으로 결정적 기준을 제시하는 최상위표상 이외에 그 하위의 주도표상이 존재하는 경우도 종종 있다. 이 하위의 주도표상은 사고과정 진행의 각 단계에서 번갈아 나타나며 최상위표상에 합류한다. 그리하여 우리 사고의 내적 일관성과 완결성이 생성된다. 다시 말해 우리의 정신적 개성 전체의 발달사에서 생겨난 관점에 따라 우리의 표상진행을 조종할 수 있는 정신적 자유가 형성된다. 물론 사고과정에 일관성을 얻으려면 의지의 노력을 기울여야만 한다. 이 의지의 노력이 예컨대 계획적 정신작업에서 주도표상을 확실히 고착시킬 수 있게 해주기 때문이다. 보통은 단시간 내에도 주도표상이 자주 바뀌기 마련이다.

질병상태에서는 주도표상의 강력한 형성을 통해 이루어지는 사고과정의 일관된 발전이 다양한 방식으로 장애를 겪을 수 있다. 우리는 먼저 사고과정의 발전을 방해하는 과정을 살펴보겠다. 물론 우리는 표상진행을 판단할 때, 환자의 언어표현에만 의존하는데, 이 환자는 실제 양태를 매우 불완전하게 떠올려 전달하는 것이 틀림없지만 말이다. 사고과정 발달장애 가운데 가장 단순한 종류는 **표상의 고착**이다.[20] 이는 우선 동일한 언어적 명칭과 표현을 자신도 모르게 반복하는 것을 말한다. 피로한 상태에서는 짜증나게도 항상 동일한 말을 입에 올리거나 펜으로 쓰게 되는 일이 자주 생기며, 선행 표현의 의도에 어긋나는 잦은 말실수가 통상 이러한 일과 함께 일어난다. 뇌질환, 특히 동맥경화에서 이러한 장애의 병적인 형성이 관찰된다. 환자들은 한 번 사용한 명칭을 반복해서 말하며, 사물들에 방금 듣거나 말한 잘못된 이름을 붙이거나, 올바른 말과 고착된 말을 뒤섞는다. 특히 피로한 상태에서는 이러한 장애가 급속히 매우 심해져 더 이상 올바른 대답을 들을 수 없고 앞서 한 말이 돌아가며 또는 단조롭게 반복될 뿐이다.

비언어표상 가운데서는 특히 오직 운동표상만 고착될 수 있다. 환자는 사물을 보여주면, 얼마 전에 다른 사물을 사용한 방식에 따라 사물을 잘못된 방식으로 사용한다. **나이서**는 이러한 장애를 **보속증**Perseveration이라고 적절히 일컬었다. 고착이 뚜렷하게 나타나는 노인성 치매의 일부 사례에서 **슈나이더**Schneider[38]는 자극된 표상의 발달이 엄청나게 지연됨

20) 죌더(Sölder), 정신의학 연감(Jahrbuch für Psychiatrie), XVIII, 479, 1899; 하일브로너(Heilbronner), 월간 정신의학(Monatsschrift für Psychiatrie), XVIII, 별권, 293.

을 증명했다. 어떤 그림을 보여주면 다른 그림을 한두 장 더 보여준 다음에야 그림의 명칭을 말하므로 꾸준히 현저한 지연이 진행되고 있다고 추정할 수 있다. 아닌 게 아니라 보속증에서는 환자가 처음에는 새로운 지각을 전혀 이해하지 못하고 있다가 다급해지자 기존행동을 단순히 반복하는 듯한 인상이 종종 든다. **하일브로너**Heilbronner[39]는 뇌전증 후 몽롱 상태에서 어려운 임무를 해결할 때 고착이 더욱 심해지는 것을 발견했으며, 다른 사람의 요구를 충족시킬 수 없으면 의지동기가 이전에 거쳤던 경로로 퇴행한다고 간주한다. **포크트**도 자극이 작업을 쉽게 해주는 작용을 하는 데서 알 수 있듯이 각 의지행위는 반복하려는 경향이 있다고 시사한다. 따라서 보속증은 고착되는 표상의 집요성 때문에 초래되는 것이 아니라, 표상이 새로 나타나지 못하고 결손되어 공백이 생기면, 방금 완료된 과정을 자기도 모르게 반복하여 이 공백을 보충하기 때문에 야기되는 것이다. 대개 고착과 함께 발생하는 말착오Paraphasie, paraphasia에서는 단어발견이 어려워 공백이 생겨난다.

보속증은 조발성 치매에서 뚜렷한 형태로 발견되는, 동일한 표상을 '죽도록 쫓아가는' 경향과 엄밀히 구별해야 한다. 이처럼 동일한 표상을 추구하는 경향은 **의지과정의** 일반적 **상동증**Stereotypie, stereotypy의 결과에 지나지 않는다. 이러한 현상의 징후는 때로는 어린이들에게도 생긴다. 상동증은 동일한 언어표현을, 때로는 그 자체만, 때로는 일련의 거의 관련 없는 생각에 끼워 넣으며, 욕동적으로 무한히 계속해서 반복하는 것이다. 이 상동증 표상의 내용은 매우 우연한 것이며, 고착에서와 달리 선행 내용에 의해 결정되지 않는다. 오히려 한 표상이 다른 표상에 의해 언제든 교체될 수 있으며, 그러면 이 다른 표상도 집요하게 고착되거나, 아니면 일련의 다양하고 계속 반복되는 표상들이 상당히 긴 사고과정으로 뒤죽박죽 삽입된다. 따라서 상동증에서는 각 표상의 독특한 특성이 아니라 정신활동의 전체상태가 결정적 역할을 하는 것으로 보인다. 상동증은 단호한 의지방향이 없을 때 생긴다고 가정해도 좋으므로, 주도표상이 미흡하게 형성되어 사고과정이 지리멸렬해지면 동일한 표상이 욕동적으로 반복되는 일이 대개 수반된다는 사실이 놀랍지 않을 것이다. 이는 다음 예에서 분명하게 알 수 있다.

"사촌 오빠, 그렇지 않았어요, 사촌 오빠, 그렇지 않았어요, 그렇지 않았어요. A 스파이는 S 스파이에요, A 스파이는 S 스파이에요, 단 하나밖에 없는 스파이에요, A 스파이는 S 스파이에요, 사촌 오빠, 저는 타우버비쇼프하임에서처럼 오빠의 단 하나밖에 없는 아이를 위해 기도했으니까요. 사촌 오빠, 사랑하는 사촌 오빠, 나의 단 하나밖에 없는 사촌 오빠, 그 아이가 어떻게 살았는지 말씀 드릴게요. 얼마나 선하게, 얼마나 악하게 살았는지를요, 사촌 오빠, M, R, I, S. 브랜디에 취하면 화주를 마시고, 중독은 중독으로 달래면서요. 나는 혀를 때로는 이렇게 때로는 이렇게, 금방 뒤로 뺐다가 금방 앞으로 내밀어요. 사촌 오빠(다섯 번 반복), 그것은 굉장했어요, 오빠, 구리로 만든 뱀 같았어요, 사촌 오빠, 진정한, 진정한, 진정한 의지 때문에 구멍이 숭숭 나 있었어요." 등등.

한편 매우 다양한 상황에서 **동일한 표상을 습관적으로 재생하는 것**은 특정한 사고과정에서의 동일한 표상을 빈번하게 반복하는 것과 다른 의미를 지닌다. 후자에서는 상동증 표상의 내용이 경우에 따라 바뀔 수 있으나, 전자에서는 이전 경험이 경직되어 거의 변하지 않고 표출된다.

전체적 정신형성은 표상연결이 빈번한 반복을 통해 점점 더 고착되는 것을 기반으로 한다. 따라서 이전에 수행한 사고작업의 결과는 언제든지 손쉽게 사용할 수 있으며, 일단 기반을 닦으면 즉시 이를 기초로 계속 작업할 수 있다. 그뿐 아니라 과거 세대의 경험내용과 사고내용 전체도 모든 사고작업을 위해 준비된 도구로서 모국어의 관용어를 통해 전승된다. 표상진행에서 이러한 특정한 관용어의 중요성은 개인의 독창적 능력에 따라 매우 다양할 수 있지만, 절대 과소평가할 수 없다. 우리는 항상 작업할 때, 우리의 개입 없이, 심지어 의지와 상반되게, 특정한 자극어에서 매우 불가피하게 의식에 떠올라 진행되는 수많은 확고한 생각연결과 상투어를 이용한다는 것을 누구나 알고 있다. 나는 상당한 수의 습득된 연상 가운데 약 70%가 거의 2년이 지난 후에도 완전히 동일한 형태로 반복되어 나타났음을 입증할 수 있었다.

질병상태에서는 70%를 훨씬 넘는 경우도 틀림없이 자주 있을 것이다. 특히 새로운 인상을 수집하고 가공하는 능력이 정신이상으로 인해 없어지면, 건강했던 시절의 표상의 잔영들이 점점 경직되어 계속 반복되기 일쑤다. 그리하여 노인들에서, 진행마비에서, 다양한 형태의 기타 치매에서, 표상진행이 위축되어 계속적으로 반복되는 일련의 개별사고로 바뀌고 새로운 정신작업활동을 더 이상 포함하지 못하는 것이 관찰된다. 그리하여 의식과정에 대체로 고도의 단조성이 생겨난다. 이와 함께 표상내용이 항상 현저히 빈곤해지는 것도 당연하다. 확실하고 불변하게 연결되지 못한 표상은 속수무책으로 사라진다. 그 결과 전에는 성숙하게 발달한 인격이 다양한 언어로 표현되었으나 이제는 몇 가지 빈약한 사고만 근근이 변주되는 데 그친다.

한 노인성 치매환자의 아래 구술은 그러한 사실을 보여줄 수 있을 것이다.

“우리는 종일 아무것도 먹지 않았어. –커피도 빵도–커피도– 아내는 무언가 구한다면 요리를 하겠지만 종일 아무것도 얻은 게 없어, 커피도 빵도. -그래서는 안 돼. 여자는 무언가 먹을 게 있어야 해. -그래서는 안 돼, 남자는 그만 먹어야 해, 아이들이 먹어야 해. -이봐, 이봐, 이봐, 그건 너무 심해. 아이들이 먹을 게 더 이상 없어, 감자 같은 게 없어. -아비가 감자를 먹어치웠어, 어미는 먹을 게 없어, 아이들도 먹을 게 없어. -그렇게 하루하루가 계속되었어, 아이들은 아무것도 먹지 못했어, 감자와 커피 같은 걸. -오 하느님, 우리는 끝났어, 아무것도 먹을 게 없어, 아무것도, 아무것도 그래서는 안 돼. -어디에도 커피와 감자가 없어. -아무것도 없어. -커피, 커피, 커피와 같은 게." 등등.

사고과정의 단조성과 밀접한 내적 관계를 맺고 있는 것은, 단조성과 겉보기에 상당히 달라 보이는 장애인 **우원증**Umständlichkeit, circumstantiality 이다. 우원증이란 표상진행이 형성될 때 사고과정의 본질적이고 필수적인 부분뿐만 아니라 상당수의 부차적이고 우연한 동반표상도 매우 분명하게 생성되는 것을 말한다. 그래서 한편으로는 표상연쇄의 종결 및 설정한 목표의 도달이 계속 연기되고 지연되며, 다른 한편으로는 부차사건이 주요 사건과 마찬가지로 전면에 나타나므로 전체 사고과정을 개관할 수 없게 된다. 이러한 장애는 각 사고과정의 중요성에 따른 표상정리의 불완전성에 기인한다. 그러므로 사고가 직선적으로 진행되지 않고 모든 사소한 부차상황도 취급한다. 그러나 세부사항에 대한 주도표상이 완전히 사라지지는 않으므로 결국은 목표에 도달하는 것이 보통이다.

우원증의 가장 단순한 형태는 건강한 범주에서는 교육을 제대로 받지 못하여 표상을 그 중요성에 따라 정리하는 능력이 부족한 사람에서 발견된다. **폰 덴 슈타이넨**von den Steinen[40]은 중앙 브라질의 자연민족에서 이를 뚜렷이 관찰했다. 개념적 사고가 덜 발달할수록 일반표상에서 감각적 구성요소가 강하게 나타나며, 사고과정에서 개별적인 것과 부차적인 것에 집착하는 경향이 커진다. 따라서 교육받지 못한 사람들에게서는 간략하고 사실적인 대답을 듣기 매우 어려우며, 이 사람들은 이야기에서 비본질적인 것을 배제하지 못하고 어떤 과정을 이야기하려면 처음부터 세세하게 설명해야 하고 눈으로 본 것과 단지 생각하거나 짐작한 것을 분명히 구분하지 못한다. 그 밖에 노년기의 우원증도 잘 알려져 있다. 이 경우에는 사고과정이 점차 경직된 결과, 어떤 계기로 인해 자극을 받자마자 일련의 표상이 매우 습관적으로 상당히 오랫동안 진행된다. 이렇게 연속되는 기억상, 애호하는 사고, 일반적인 인생경험은 억압될 수 없고 우선 처리되어야 하므로, 어디서나 그때그때 사고과정의 각 부분에 연결되어, 사고과정의 신속하고 단호한 진행을 방해한다.

병적 노인성 치매에서 가장 심하게 발달하기 일쑤인 이러한 장애와 매우 유사성을 보이는 것은 뇌전증환자의 우원증이다. 이러한 뇌전증환자는 시야가 협소해져 먼 목표 지점을 계속 명료하게 주시하는 것이 불가능하다. 이들은 개별적이고 눈앞에 있는 사실만 이용하여 마치 더듬더듬 길을 찾고 있는 듯하다. 따라서 그들은 무언가 목표에 도달하려 한다면 동일한 표지Merkzeichen, mark를 만날 때마다 항상 동일하게 우회해야 한다. 매우 방대한 인생기록에서 발췌한 다음 대목이 한 예를 보여준다.

"다른 사람에게 들은 이야기나 달력에서 읽은 것을 믿기 전에 먼저 확인을 하기 위해 직접 살펴보아야 하며, 어떤 것이 아름답다거나 어떤 것이 아름답지 않다고 말할 수 있거나 믿기 전에 조사하고 직접 겪어보고 살펴보아야 하며, 모든 것을 조사하고 직접 겪어보고 살펴본 후에야 비로소 어떤 것이 아름답다거나 아름답지 않다거나 좋지 않다고 말할 수 있습니다. 그러므로 어떤 일에 관해 알려주거나 정확히 확인하고자 할 경우 또는 어떤 것이 올바르다거나 어떤 것이 올바르지 않다고 진실에 맞게 말하고자 할 경우 모든 사람은 삼위일체 하느님과 독일 제국의 황제이자 프로이센의 국왕이신 빌헬름 2세 폐하 앞에서 책임을 지는 자세로 그렇게 철저하게 조사해야 한다고 저도 생각합니다. 군인들이 저에게 알려준 이야기를 이제 다시 계속해서 쓰고자 합니다."

사고과정 장애의 마지막 독특한 종류는 내적 관련성 부족이 특징이다. 각 부분이 특정한 관점에 따라 선택되고 연결되어 주도표상에 종속되지 않고 거의 두서없이 병립하며, 말이 일관되게 진전되지 않고 뒤죽박죽 섞인 표상들이 목표 없이 열거된다. 여기에서 특정한 내용을 도출하는 것은 불가능하며, 사고범위의 다양성만 입증될 뿐 모든 것이 완결되거나 종결되지 않은 채 암시적이고 단편적이다. 우연성, 특히 외적 인상의 영향이 떠오르는 표상들에서 종종 나타난다.

여기서 말하는 사고과정 장애의 임상형태에서는 의미가 본질적으로 상이한 두 가지 주요 형태를 구분할 수 있을 것이다. 첫 번째 임상형태에서는 각 부분이 느슨하고 종종 외적이기는 하지만 어떤 관련을 맺고 있다. 물론 이러한 관련을 환자의 말에서 항상 알아챌 수 있는 것은 아닌데, 왜냐하면 환자들은 사고과정의 극히 일부만을 재현하기 때문이다. 이러한 장애는 본질적으로 주도표상의 일과성, 신속한 교체, 완전한 정지로 인해 생긴다. 그 결과 사고과정에서 종종 방향전환이나 궤도이탈이 나타난다. 부차표상이 계속 떠오르면서, 계획적 사고에서와 달리 우연한 감각지각이 주도표상의 방향지시력을 통해 억압되기는커녕 오히려 주의력을 이리 끌었다 저리 끌었다 하여, 사고과정이 접어든 경로에서 진전되는 것을 방해한다. 그 특징적 장애는 **주의산만성 상승**erhöhte Ablenkbarkeit, increased distractibility이다. 파악 자체에는 그다지 심하게 장애가 없는 경우에도 단순한 질문에 대해 짧은 대답을 들을 수 있을 뿐이다. 더 힘든 사고작업 기능이 요구될 경우에는 환자들을 충분히 오랫동안 임무에 '집중시키기'가 불가능하다. 자극받은 표상들이 곧바로 다른 표상에 밀려 감퇴하기 때문이다. 우리는 사고과정에 나타나는 이러한 형태의 병적 무관련성, '본류에서 끝없이 벗어나는' 표상진행의 이러한 무계획적 이탈성을 **사고비약**Ideenflucht, flight of ideas이라고 부른다.[21)]

리프만은 사고비약을 주의력장애로 분류했는데, 이는 타당함이 분명하다. 주의력은 떠오르는 표상을 의식이 주시할 수 있도록 하는 임무뿐만 아니라, 떠오르는 표상선택에 영향을 미치는 주도표상들을 고착시키는 임무도 맡으며, 아마도 이 두 과정은 동시에 진행될 것이다. 따라서 부주의Unaufmerksamkeit, inattention와 주의산만성은 항상 연결되어 있다. 다만 주의력은 결국 의지기능이며, 대개 외부의 의지행위의 징후를 동반한다. 따라서 의지가 이완되기 때문이든, 개별동기가 바뀔 때마다 의지충동이 분출되기 때문이든, 의지긴장을 지속적이고 균일하게 유지하는 능력이 약화되면 언제나 사고비약이 발견된다. 주도표상 정지의 징후는 건강한 생활에서도 찾아볼 수 있다. 즉 아무것도 하지 않으며 생각을 흘러가는 대로 놓아두고, '명상Nachdenken, meditation'할 때 생각을 특정한 경로로 이끄는 속박에서 벗어나는 경우에도 발견할 수 있다. 이러한 현상은 감각적 기억상에 밀려 일반표상이 감퇴하는 실제 꿈에서 더욱 분명하게 나타난다. 꿈에서는 생각을 계속 추적할 수도 없고 떠오르는 표상을 고착시킬 수도 없다는 사실이 매우 괴롭게 느껴진다. 그래서 꿈의 상에서는 수많은 놀라운 전환이 일어나고 전체 의식내용이 급격하고 두서없이 변화한다. 아마도 꿈의식의 이러한 독특성은 바뀌는 상들에 실제 체

21) 아샤펜부르크(Aschaffenburg), 심리학 논문집(Psychologische Arbeiten), IV, 235; 리프만(Liepmann), 사고비약에 관하여(Über Ideenflucht), 1904.

험 같은 특징을 부여하며, 이러한 상들은 상상력의 창조물들보다 훨씬 더 사고과정에 영향받지 않는다.

꿈에서의 이러한 경험이 사고비약에 속하는지는 불확실해 보일 수 있다. 반면 피로할 때는 경증의 사고비약을 드물지 않게 맛볼 수 있다. 이 경우에도 우리는 사고과정에 대한 지배력을 어느 정도 상실한다. 우리는 목표를 주시할 수 없으며 다양한 방면으로 이탈하고 있음을 점점 자주 깨닫고 출발점으로 돌아오려면 억지로 노력해야 한다. 마침내 우리는 동일한 사고대상에 오랫동안 머물러 있을 수 없으며, 이와 동시에 우리 임무에 관한 이해도 점점 더 사라진다. 매우 유사한 과정이 알코올의 영향 아래서 진행된다. 술 취한 사람이 종잡을 수 없는 허튼소리를 한다는 것은 잘 알려져 있다. 취한 사람은 설명을 이해하지 못하고 자신의 생각과 말에 한순간도 머무르지 못하며, 다른 사람이 그를 출발점으로 이끌어 맥락을 잃지 않게 하려 해도, 계속 되풀이해서 실마리를 잃는다.

사고비약이라는 명칭을 들으면 대개 각 생각이 빠르게 연속되는 것을 떠올린다. 표상이 성급히 형성되고, 새로운 표상이 대량으로 생성되며, 누락된 수많은 연결고리를 그때그때 말하지 못하기 때문에 무관련성이 생긴다고 생각한다. 이러한 견해는 자세히 살펴보면 근거 없음을 알 수 있다. 먼저, 사고비약은 표상의 풍부함을 전혀 보이지 않으며, 눈에 띄게 사고가 빈약한 경우에도 발견된다. 다음으로, 연상검사에서 표상연결이 절대로 촉진되지 않고 오히려 분명하게 지연되며, 사고비약 환자는 때로 매우 천천히 말하기도 한다. 반면 각 표상이 매우 일과적이며 빠르게 나타났다 다시 사라지고 계속해서 순간순간 전환되므로 다양한 분야를 취급할 수 있다는 말은 옳다. 진행의 이러한 일과성과 다양한 표상의 다채로운 교체 때문에 아마도 조증환자가 건강한 사람보다 더 빨리 생각하는 듯 보이는 것 같다.

사고비약에서의 사고과정의 방향은 먼저 세세한 외부인상을 통해, 다음으로 떠오르는 표상을 통해, 끝으로 이러한 돌파구가 없는 경우에는 연속되는 부분들의 연상관계를 통해 결정된다. 지속적 주도표상이 내적 계획에 따라 연결을 규정하지 않으므로, 표상의 매우 다양한 구성요소가 새로운 의식과정을 자극하는 데 영향을 미칠 수 있다. 우리가 아는 그러한 예는 꿈, 일부 중독섬망, 특히 아편도취상태 등 주로 각 감각적 기억상을 통해 생각연결이 매개되는 것처럼 보이는 상태다. 이 상태에서는 생생한 상상표상이 다양하게 연속해서 연합하여, 추상적 표상의 확고한 기틀에서 분리되어 따로따로 발달한다. 그 결과 느슨하게 연속되는 일련의 순수한 망상이 나타나는데, 이 망상은 내적 관련성도 없고, 일반적 인생경험을 통해 설명될 수도 없다. 이러한 인생경험은 우리 의식에 선명하게 나타나 진기한 체험의 수많은 모순과 내적 허위를 분명하게 인식시켜 주는데 말이다.

사고비약의 이러한 섬망형태는 경조증성 **우원증**Weitschweifigkeit, circumstantiality과 유사하며, 이러한 증세의 환자는 언제나 부차표상, 기억, 착상으로 생각이 전환되고, 첨언, 삽입, 윤색의 유혹에 굴복하며, 항상 샛길로 빠지고, 듣는 사람이 끊임없이 개입하지 않으면 본론으로 돌아오지 않는다. "아프세요?"라는 질문에 대한 대답의 일부에서 한 예를 볼 수 있다.

"— — M시에는 어머니의 오빠가 아직 살고 있어요. 부유하고 명망 높은 신사이지요. 그분은 두 번째 부인을 얻었어요. 저는 당신하고 생각이 달라요. 제 남매들은 항상 제 물건을 훔쳤어요. 저는 다 뺏겼어요. 저에게 남편이 있었는데 남매들은 남편을 좋아하지 않았어요. 저는 가장 나이가 많았지만 가장 키가 작았어요. 열두 살부터 마흔여덟 살까지 저는 열심히 일해야 했어요. 그때 가장 고생하며 살았어요. 남편은 저를 마리아 아인지델른 수도원으로 순례를 보내려 해요. 정말 멍청이지요. 제가 그 사실을 알았더라면 저는 거기에 가기는 하겠지만, 2000마르크를 내고 가지는 않을 거예요. 저는 마리아 아인지델른 수도원에 가고 싶었어요. 그래서 이곳에 제단이 나타난 거예요. 저는 천국의 사과와 제단을 맛보고 싶었어요. K 박사는 케이크를 먹고 달콤한 포도주를 마셨지요. 저에게는 검은색 포도송이가 있어요. 농익어 터져서 땅에 떨어진 것을 제가 깨끗한 수건에 싸서 짜내어 오지항아리에 담았어요. 그래서 달콤한 포도주가 생겼어요. 토요일의 일이었어요. 일요일에는 케이크도 준비되었어요. 아침 일찍 제가 반죽을 하고 K시의 제빵사 S가 구웠어요. 굽는 데는 돈이 들지 않았어요. 제가 빵집에서 제 케이크를 들고 온 것이니까요. K 박사는 말했어요. 박사의 부인은 그렇게 굽지 못한다고. 그녀는 천치라고요." 등등.

우원증에서는 어떤 사고방식의 영향이 분명히 나타나는 경우도 종종 있는데, 이러한 사고방식은 우연히 자극되기는 하지만 어떤 목표를 지향하지는 않는다. 이러한 사고방식이 영향을 미치면 일련의 유사한 표상들이 어떤 다른 부차연상에 의해 중단될 때까지 열거된다. **아샤펜부르크**가 예로 든 매우 기이한 조증환자는 한번은 아는 사람을 열거하며 589명의 이름을 연속으로 적었다. 이 환자는 다른 한번은 49개의 지명을 나열했는데 그중에는 다음 지명군이 발견된다.

코부르크 – 고타 – 아이제나흐 – 가슈타인 – 엠스 – 마인츠 – 메이얀스 – 마요네즈 – 바닷가재 – 대구 – 수오리 – 공작 – 수칠면조 – 에르푸르트 – 아폴다[41] – 여기에서는 도시 이름이 무계획적으로 열거되다가 유사한 소리에 의해 나열이 중단되면서 동물 이름이 열거되더니 돌연 도시 이름 나열로 되돌아가는 것을 분명히 알 수 있다. 이 글에서 연결사슬은 여전히 주로 표상내용이다. 글로 쓸 때는 소리가 중요한 역할을 하지 않기 때문인 것 같다. 하지만 언어연습('코부르크-고타')과 유사한 소리('메이얀스-마요네즈')의 영향이 약간 엿보인다. 언어표상이 사고과정에 미치는 영향이 커질수록 내용적 관련성 대신에 **언어적으로** 습득한 연상, 습관적 단어연결, 관용어, 끝으로 순수한 소리 유사성에 따른 표상연결이 생겨난다. 이러한 장애는 좁은 의미에서의 '사고비약Ideenflucht, flight of ideas'이라고도 부를 수 있으며, 표상의 내용적 구성요소를 통해 유발되는 '내적innerlich, inner' 사고비약에 대비시켜 '언어적sprachlich, verbal' 사고비약으로 여길 수도 있을 것이다.

일반적으로 언어적 사고비약은 사고내용을 언어형태로 포착하려는 경향이 강할 때 발생하는 것이 분명하다. 특히 발화충동이 생길 때 그러한데, 물론 이러한 발화충동은 주로 또는 오직 글의 형태만으로 표출될 수 있다. 외적으로 시달리는 환자에서도 사고비약이 발견되는 경우가 드물지 않다. 이들은 항상 다양한 일을 생각해야 하며 온 세상사를 걱정해야 한다고 호소한다. 대개 이러한 사고비약은 언어형태가 아니다. 하지만 외적으로 시달리는데도 사고가 언어형태로 전개되는 내적 발화충동도 틀림없이 존재한다. 건강한 사람의 관찰경험에서 알려진 바에 따르면 특히 피로가 겹친 정서적 흥분상태에서는 입면에 방해될 정도로 말을 하거나 편지를 쓰고 싶은 내적 충동이 생긴다. 외적 의지억제가 동반되는 내적 발화충동이 질병상태에서, 특히 조울병에서 생기면, 언어적 사고비약이 실제 언어표현 없이 발생하기도 한다.

언어적 사고비약에서 이러한 특별한 종류의 연상연결에는 말운동표상의 우세가 확실히 드러난다. 유사한 소리의 연결 경향에서는 단어소리상도 주요한 역할을 할 수 있을 것이다. 이와 달리 보충어나, 관용어나, (듣기를 통해서가 아니라 주로 말하기를 통해 습득하는) 외국어를 자주 사용하는 경우에는 언어적으로 습득한 표상연결의 우세가 훨씬 뚜렷이 엿보인다. 자기도 모르게 따라 하게 되는 각운에서도 마찬가지일 것이다. 그 밖에 운동성 흥분을 동반하는 일련의 모든 상태에서도, 즉 숙취상태나 육체적 과로 후나 야간 보초근무 후에도, 이와 동일하게 순수히 언어적 연상이 나타나는 징후가 발견된다. 발화충동이 글로 표현되든, 내적 또는 외적 말로 표출되든, 뚜렷한 언어적 사고비약은 이러한 발화충동이 있는 질병에서만 관찰됨을 생각할 때, 특히 **아샤펜부르크**가 강조한 것처럼, 이러한 형태의 사고비약 생성에서는 말운동표상이 매우 중요한 역할을 하는 것을 매우 확실히 알 수 있다. 중증의 조증흥분에서는 발화충동이 사고과정을 완전히 휩쓸어버린다고 말할 수 있다. "벽에 박힌 못이", 한 환자는 못을 가리키면서 이렇게 입을 연다. 하지만 그런 뒤 이렇게 말을 잇는다. "자신의 치욕을 귀담아 듣고 있어요." 마침내 말의 형태도 사라지고 제각기 갈라진 말 조각이 연속된다. 조증환자의 다음 구술은 내용적 관련성이 완전히 해체된 한 예다.

"물결 – 주둥이 – 매머드흑백 – 머릿가죽을 벗기다 – 싹둑싹둑 – 싹둑, 덜컹, 윙윙 – 오르소바와 그라디스카 – 품프 – 데브리엔트 – 케르소바 – 코우소 – 오데사 – 카르멘 – 위대한 남자 – 에르네스틴 – 지그, 재그, 꿈틀 – 디클루스 – 레빗 – 트리어 – 트레비란 – 트리비테스 – 트레비안다 – 데미몬데 – 만데크 – 사슴오물 – 요드 – 물 – 아폴리나리스 생수 – 에든버러 – 그리스 – 아우뮐러 – 아벨 – 바벨 – 바빌론 – 호스 – 벽 – 호흡기 – 곰의 적 – 슈발로프 – 레히베르크 – 키케로 – 마누타 – 만투아 – 칼라카우아 – 젠델바허 골목 – 나우플리아 – 고귀한 – 아드리아 – 벨트해협 쪽으로 빛 – 그린다흐 – 타거른바

흐 – 뒤에 – 젠델마이어 – 바다 – 초원 – 링스아이스 – 좌향좌 – 잘 들어, 그 나쁜 놈이 어머니를 살해했어 – 까맣게 되다 – 그래, 훌륭해 – 카카오 – 볼거리 – 황제와 제국 – 조로아스터 – 한자 – 38개의 머리 – 니케아 – 콘스탄츠 – 화형 – 후스 – 처남 – 오물 – 테리아크 – 세계멸망 – 한자 – 까지" 등등.

몇 대목(물 – 아폴리나리스 생수, 니케아 – 콘스탄츠 – 화형 – 후스)[42]에서는 떠오르는 표상의 내적 관계를 알 수 있다. 하지만 관련을 엿볼 수 있다 해도 대개 유사성은 중개 역할을 하고 있을 뿐이다. 일련의 단어를 상당히 천천히 늘어놓았으므로, 일부 연결고리를 말하지 않았을 수도 물론 있다.

이제 사고과정이 느슨해진 두 번째 형태로서 **지리멸렬**Zerfahrenheit, incoherence을 사고비약에 대비시키고자 하는데, 지리멸렬은 넓은 의미의 조발성 치매의 특징이다. 이러한 장애의 근본원인을 아직 잘 모르므로 그 본질을 정확히 규정하기 상당히 어렵다. 이러한 장애는 간신히 유지된 발화의 외적 형태에서 일련의 표상의 내적 · 외적 관련성이 거의 완전히 사라지는 것을 말한다. 사고비약에서와 달리 지리멸렬성에서는 사고과정이 각 부분의 관계를 어디에서도 보여주지 않으며 매우 다양한 표상이 완전히 두서없이 연속된다. 사고비약에서는 사고의 비약을 그런대로 따라가 항상 새로운 표상에 도달할 수 있었으나, 반면 지리멸렬성에서는 연속되는 표상 사이의 연결고리를 어디에서도 알아챌 수 없다. 사고비약에서는 표상진행이 계속 바뀌어 결코 도달할 수 없는 목표를 지향하며 항상 새로운 원칙을 세웠으나, 지리멸렬성에서는 방향성에 따른 사고과정의 진전이 전혀 일어나지 않으며 동일한 일반경로에서 수도 없이 갑작스레 길을 잃으며 무계획적으로 떠돌아다닌다. 유사한 표현이 불명료하고 모순된 형태를 띠면서 반복되는 경우도 종종 있다. 내적 · 외적 영향을 통한 주의산만성은 지리멸렬성에서도 매우 높지만, 새로 떠오른 표상은 방향전환을 야기하는 것이 아니라 지리멸렬한 사고과정으로 관련 없이 삽입될 뿐이다. 표상이 이렇게 뒤죽박죽된 와중에도 질문을 통해 일련의 완벽히 정연한 대답을 얻어내는 것이 종종 어렵지 않다. 한 여성 긴장증환자의 다음 구술은 이러한 독특성을 자세히 설명하는 데 도움이 될 것이다. 괄호 안의 내용은 의사의 질문이다.

(왜 여기에 있습니까?) "나는 황후니까요. 사랑하는 부모님도 여기 있고 모든 것이 여기에 있고 나에게 허락이 내려졌거든요. 나는 속기도 배웠어요. 그런데, 다비드, 어떻게 지내요? 그래요, 그렇군요, 예비군으로 복무하는군요. 과대망상이지요. 황후니까요. (여기가 마음에 드십니까?) 아, 그럼요. 아주 마음에 들어요. 폐하께서 허락을 내리셨으니까요. 그래요, 우리 다시 좋은 친구로 지내기를 바라요. 오 하느님, 오빠 카를 다비트 1세와 올가 폰 뮌히하우젠과. 아, 한 번만 편지하게 해주세요. (왜 여기에 있습니까?) 미쳐서요, 과대망상이지요. (무엇이라고요?) 낡은 술통이에요, 하이델베르크의, 상인 대학생이, 우리 빌리를 위해, 상인은 그래도 돼요. 예 그래요, 계속할게요. 나는 죄를 짓고 싶지 않아요. 누구에게도 그렇게 하라고 요구하지 않았어요. 오 하느님, 당시 밤에 우리가 함께 있었을 때, 그래요. (무슨 일이 있었습니까?) 아무 일도 없었어요. 전혀 아무 일도. 하일브론에서 (웃는다) 전혀 아무 일도. 제발, 모든 것을 말 그대로 받아들이세요. 예 그래요. (나이는 어떻게 됩니까?) 1872년 7월 22일생이에요. (퇴원하고 싶으십니까?) 모르겠어요. 그가 오면 여기 있을 거예요. 하지만 그를 따라다니지는 않을 거예요. (웃는다) 저는 항상 이를 갈아야 해요. (이를 다다닥거린다) 다시 한 번 볼을 쓰다듬어도 좋아요. 저는 반대하지 않아요. (시곗줄을 잡는다) 시곗줄은 아무것도 아니에요. 이제 시계를 한 번 보고 싶어요. 저는 자유를 누리고 싶어요. 친척에게는 모든 것이 허용

되고 있거든요. 아담과 이브에게는, 하지만 시계는 금으로 만든 게 아니에요. 제가 말한 것은 모두 사실이에요. 친척에 관해 말한 모든 것은. 저는 처음부터 끝까지 다 말했어요. 하지만 모든 것을 단박에 먹을 수는 없어요. 친척도 죄가 없어요. 제가 모든 죄를 지었던 거예요." 등등.

여기에서는 호칭, 소리, 시각인상을 통해 관심이 전환됨을 쉽게 알 수 있다. 일부 표현의 반복이 엿보인다. 한 남성 긴장증환자의 긴 구술에서 발췌한 아래 예에서 반복은 더욱 뚜렷하게 나타난다.

"당신이 떠나자 상인의 아내가 와서 그녀는 부유하고 나는 가난하다고 말합니다. 그녀는 내가 포도나무라고 생각합니다. 그래서 거기로 가서 포도나무에 기도합니다. 가톨릭교인들은 기도란 '철광석'이라고 생각합니다. 그 아내는 실제로 의도한 행위를 의식하지 않고 행동합니다. 교인들은 왈츠 템포로 움직입니다. 그들은 들으면서 듣지 않습니다. 모든 것이 뒤죽박죽되어 있으니까요. 어떤 사람은 프랑스어로, 어떤 사람은 라틴어로 말합니다. 저는 하이델베르크 전역에서 가장 악한 죄인으로 여겨지지만 가톨릭교회가 생각하는 그러한 인물이 아닙니다. 교회는 저를 너무 이상화하여 숭배합니다. 가라앉은 배를 타고 미국으로 달아난 귀부인은 악수를 통해 철과 염료를 얻었습니다. 피에 젖은 악수, 철철 솟는 피를 통해서가 아니라 철로 된 악수를 통해서였습니다. 제 힘은 철에 의존합니다." 등등.

이보다 약 여덟 배 길이인 전체 서술에서는 유사한 방식으로 수없이 여러 번 철, 금, 강철, 황동, 인, 은, 돈, 전기, 힘, 온도계, 손목, 해조류, 화분식물, 뿌리, 종교, 그 밖의 다른 표현이 반복되지만, 바로 연속해서는 아니고 매우 다양한 대목에서 나타난다. 천천히 늘어놓는 말들은 언뜻 보면 어떤 의미가 있는 것 같지만, 면밀히 살펴보면 완전한 지리멸렬성이 분명하게 드러난다. 일부 환자들은 그야말로 기상천외한 표상연결을 과시한다. 매우 신중하고 분별 있는 한 여성환자는 침착한 어조로 이렇게 말했다. "저 위에 진짜 셔츠 단추가 있어요. 그 단추는 제가 손을 대야 준비되지요. 하사정신이 그 폐물에 담겨 있어요. 그 폐물은 서랍정신으로 들어갈 만큼 둥그렇지 않아요. 저는 6년 동안 혼인의무를 다했어요. 그들은 제 입에서 아이들을 꺼내고 있어요."

지리멸렬성에서는 사고비약에서보다 소리에 따른 표상연결이 훨씬 덜 나타난다. 하지만 사고과정에서 언어적 소리의 영향이 **"말장난** Wortspielerei, play on words"의 형태로 표출되는 경우도 드물지 않다. 말장난에서는 일부 단어나 관용어를 곡해하고 왜곡한다. 이는 우리가 뒤에서 다룰 매너리즘Manieriertheit, mannerism이라는 장애의 결과로 간주할 수 있다. 한 여성환자는 여러 시간 동안 "배은망덕이 세상의 칭송"[43]이라고 읊조린다. 다른 남성환자는 수프와 치즈를 받으면 '브뤼 치즈Fromage de Brüh'라고 말하고,[44] '카터토니Katertonie'한[45] 자신을 깨워줄 청어 샐러드를 요청하고, 자신은 카타토니Katatonie한 게 아니라 '미체토니Miezetonie'하다[46]고 말하고, '두쇠르Douceur' 이야기가 나오자 아직 '두죄르douze heures'가 아니라고[47] 대답했다. 이 남성환자는 말소리와 관계없이 이러한 말장난도 했다. "당신은 몰트케[48] 장군 같군요. 아무 말도 하지 않는 걸 보니까요.", "저는 여기 온 지 이 곱하기 아홉 달이 되었어요, 이제 니더코멘[49] 할 수 있도록 부인과 병원에 보내주세요." 이러한 말은 뇌종양 환자에서 관찰되는 '유치상쾌Witzelsucht'를 연상시킨다.

흥분이 고조되면 소리와 리듬이 환자의 말을 완전히 지배할 수 있다. 물론 그 결과는 사고비약에서와 전혀 다른 특징을 띤다. 특히 한 표상에서, 한 소리연상에서 다른 표상으로 느닷없이 전환하지 않는다. 그 대신 균일한 소리와 말이 똑같은 형태로 반복되어 표현의 단조성과 무내용성이 분명하게 드러난다. 아래의 엉터리 압운이 한 예를 보여준다.

"사랑하는, 사랑하는 나의 구세주여 – 단지 주님만을 구원하소서 – 가장 사랑하는 주님, 제가 어떻게 혼자 있을 수 있으며 – 어떤 것으로 보일 수 있을까요 – 사랑하는 손길은 – 나라일 뿐이며 – 사랑하는 하느님 – 저는 곧 다시 깨어나 – 어머니만 다시 돌려주시면 – 사랑하는 하느님 – 저는 무엇을 원할까요 – 오래된 선물 이외에 – 주님 안에서만 – 어머니는 완전히 살아 있습니다 – 사랑하는 하느님 – 저는 기다릴 수 있습니다 – 저는 어머니 이외에 아무것도 가지고 싶지 않습니다 – 사랑하는, 사랑하는, 사랑하는 저의 – 결코 생각일 수 없습니다 – 생각을 추측할 수 없습니다 – 손만이 최고의 의무입니다." 등등.

마침내 환자들의 언어표현들이 일련의 음절, 문자, 소리로 해체될 수도 있다. 사고비약의 가장 심한 형태에서는 동일소리 사슬의 교체가 진행되며 또한 발화되는 언어형상의 대부분이 실제 단어인 반면에, 지리멸렬성에서는 동일한 구성요소들이 아주 미미하게 바뀌며 완전히 무의미하게 반복되어 아래 예에서와 같이 '소리장난Klangspielerei, play on sounds'을 펼친다.

"엘리오, 엘리오, 엘리오 알토멜리오, 알토멜리오 – 셀로, 엘보, 델보, 헬보 – ㅍ, ㅍ, ㅍ, 사랑하는 주님 – ㅍ, ㅍ, ㅍ – 사랑하는 주님 – ㅔ, ㅔ, ㅍ – 낡고 새로운 – ㅍ, ㅣ – ㅍ, ㅍ – 가톨릭교회 – ㅂ, ㅔ, ㅍ – 가톨릭교회 –, ㅂ, ㅔ, ㅍ"가 수없이 여러 번 단조롭게 반복된다.

이 경우 사고과정은 말소리를 통해 새로운 표상으로 진전하지 않고 동반되는 사물표상 없이 말소리에 집착한다. 이러한 특징을 보이는 것은 특히 무의미한 각운이다.

표상의 내적 관련성을 이완시키거나 파괴시키는 모든 장애의 공통적 결과는 매우 빈번한 증후인 착란Verwirrtheit, confusion의 발생이다. 이러한 현상의 생성방식은 앞서 설명했듯 매우 다양하다. 사고관련성의 이완이 주로 주도표상의 일과성에 기인하면, 주의산만성이 상승하고 외적·언어적 연상 성향이 높아지는 **사고비약성 착란**ideenflüchtige Verwirrtheit이 생겨난다. 매우 다양한 표상이 아무런 연결고리 없이 두서없이 떠오르면, 종종 상동증과 말장난 징후를 동반하는 **지리멸렬성 착란**zerfahrene Verwirrtheit, incoherent confusion이 생성된다. 그 밖에 섬망상태의 특징인 **몽환성 착란**traumhafte Verwirrtheit, dreamlike confusion을 구분할 수도 있을 것이다. 이 경우에는 파악장애가 생기고 지각이 급속히 퇴색할 뿐만 아니라 순수히 감각적인 표상 구성요소들이 강렬히 나타나 어떤 역할을 한다. 이것들은 다채롭고 진기한 체험을 사실인 것처럼 보여주고 우리가 그 내적인 모순을 파악할 수 없게 하는 것이다.

느슨하게 연결된 일련의 새로운 사고가 대량으로 난데없이 나타나면 '조합성kombinatorisch, combinational' 착란이 일어나는 것처럼 보인다. 우리는 갑자기 생겨난 표상들을 정리하고 개관할 수 없으므로 머리가 어지럽다. 이러한 형태의 착란이 발견되는 질병형태에서는 질병이 계속 진행하면서 급속히 생겨난 상상들이 가공되어 지속적 망상을 형성한다. 이는 우리가 처음에는 혼란스럽게 여겨지는 새로운 관념을 점차 우리 사고범위에 편입하여 사고범위의 내적 일관성과 관련성을 회복시키는 것과 유사하다. 한 남성환자는 예감과 추측의 이러한 혼란스러운 쇄도를 '정신과 훈족의 전투'[50]라 말했다. 이 경우에는 상상력이 생생하게 작용하여 기억변조가 발생하는 것도 발견된다. 그 밖에 대량의 환각이 **혼미성**stuporös, stuporous 착란의 원인으로 간주되는 경우도 종종 있는데, 이는 건강한 사람이 새롭고 수수께끼 같은 감각인상이 얽히고설킨 상태에 빠지면 지남력을 잃는 것과 유사하다. 그러나 늙은 환각환자에게는 수많은 환각이 생겨도 생각이 완전히 정리되어 있음을 볼 수 있다.

외적 인상의 이해와 정신적 가공을 어렵게 하는 정신적 억제도 '**혼미성**' 착란이라고 부를 수 있는 독특한 형태의 착란을 생성할 수 있는 것처럼 보인다. 물론 이러한 착란에서는 틀림없이 혼미와 사고비약이 결합되는 경우가 종종 있다. 끝으로 다양한 형태의 착란 생성에서 중요한 역할을 하는 것은 정동Gemütsbewegungen, affects이다. 정동이 사고의 명료한 관련성에 막대한 영향을 미친다는 사실은 당황이나 당혹의 가벼운 정동에서 불안, 분노, 절망의 강렬한 감정변동에 이르기까지 건강한 사람의 경험에서도 알 수 있다. 정서적 균형이 심하게 동요되는 질병상태에서는 이러한 영향이 비교할 수 없이 강력해짐은 물론이다. 따라서 다양한 질병상태에서 강도가 바뀌며 나타날 수 있는 정동으로 인해 사고과정이 매우 자주 억제되고 방해받는 것 같다.

강박관념Zwangsvorstellungen, compulsive ideas. 1867년 **폰 크라프트에빙** von Krafft-Ebing[51]은 의식에 강박적으로 떠오르는 표상을 강박관념[22)]이라고 일컬었다. 뒤이어 **그리징어**는 이 명칭을 좁은 의미로 사용하여 의식에 나타나는 경우 강박으로 느껴지는 표상을 지칭했다.

22) 베스트팔(Westphal), 주간 베를린 임상학(Berliner klinische Wochenschrift), 1877, 46; 빌레(Wille), 정신의학 논총(Archiv für Psychiatrie), XII, 1; 뢰벤펠트(Löwenfeld), 같은 책 XXX, 679; 바르다(Warda), 같은 책 XXXIX, 239; 마이네르트(Meynert), 주간 빈 임상학(Wiener klinische Wochenschrift), 1888, 5-7; 투체크(Tuczek), 주간 베를린 임상학(Berliner klinische Wochenschrift), 1899, 6; 프리트만(Friedmann), 주간 정신의학(Psychiatrische Wochenschrift), 1901, 40; 월간 정신의학(Psychiatrische Monatsschrift), XXI, 214.

사고의 일반흐름에서는 특수한 원인으로 인해 항상 새로이 자극받지 않는 한 어떤 개별표상도 오랫동안 고조되어 있을 수 없다. 앞선 상의 생생함이 퇴색하기 시작하자마자 새로운 인상과 표상이 의식에 끊임없이 떠올라 우세하게 나타난다. 일반적으로는 이러한 싸움에서 각 표상이 살아남으려면 우리가 임의로 그 표상을 고착해야 한다. 그러나 리드미컬한 분절군, 시행군, 인용군, 멜로디군 등, 그 강렬한 형태 때문에 한동안 반복해서 우리에게 떠오르는 어떤 표상군도 있다. 우리는 이러한 표상들에서 벗어날 수 없으며, 매우 짜증나기는 하지만, 이 표상들의 위력이 약화될 때까지 항상 반복해서 이 표상들로 돌아가야 한다.

강박관념에서 일종의 정신운동성 적응의 강박력을 통해 야기되는 결과는, 매우 다양한 형태로 표상의 불쾌감이 강조되는 데 기인한다. 가장 단순한 경우는 어떤 무서운 사건, 역겨운 인상에 대한 고통스러운 기억이 떠오르는 것인데, 이러한 기억은 우리 사고과정을 집요하게 지배할 수 있으며 아무리 열심히 노력해도 몰아낼 수 없다. 우리가 경험한 사실이 고통스러울 만큼 분명하게 우리의 정신적 눈앞에 반복해서 나타나며, 우리는 이러한 과정을 다시금 숙고하고 세부를 생생히 그려보고 다양한 방향으로 파고들게 된다. 때로 그러한 기억상은 특정한 계기에만 떠오르지만 우리 의지를 압도한다. 피 흘리는 동물에 대한 기억이 고기를 먹을 때마다 나타나 육식에 대한 혐오를 자극할 수 있으며, 창문이 열려 있으면 추락이라는 표상이 일깨워져 창문을 다시 닫게 된다.

또 다른 부류의 강박관념을 형성하는 것은 대조관념Kontrastvorstellungen, contrasting ideas이다. 어떤 사고범위가 내용상 불쾌감을 자극하므로 이를 불안에 질려 회피하면 바로 이러한 이유로 그 사고범위가 특별한 위력을 얻게 된다. 유령 이야기와 무시무시한 이야기가 겁 많은 사람에게 신비롭고 매력 있게 느껴지듯, 불경한 생각이 종교적 소인의 사람에게, 특히 그가 이러한 생각을 가장 두려워하는 예배 시간에 떠오를 수 있다. 심지어 이러한 두려움 자체가 불경한 생각을 불러오며 그러한 생각에 강박력을 부여한다. 다른 경우에서는 음란한 성적 표상과 상들이 종종 종교적 생각에 수반되어 떠오른다. 항상 환자는 마주치는 사람의 성기를 생각하거나, 벌거벗은 모습을 떠올리거나, 그리스도나 성모마리아와 같은 인물에게 성적인 생각을 품게 된다. 금기에는 건강한 사람도 매력을 느끼는데, 이러한 매력에 이끌린 나머지 정신질환자에게도 고통스러운 정동을 야기하는 표상들이 강박적으로 나타난다. 매우 특별한 경우는 어떤 죄를 저질렀다는 표상에서 세부사항이 생생히 떠오르는 것이다. 환자는 이런저런 기회에 중요한 문서를 부주의하게 폐기했거나, 저녁 식사 때 성체 한 조각을 떨어뜨렸거나, 실수로 다른 사람에게 돈을 덜 내어주었을 수 있으며, 판단을 내릴 때 양심껏 처리하지 않고 있고, 라이터를 부주의하게 다루어 방화범이 되었다고 계속 생각하게 된다. 뒤이어 세부 과정에 대한 끝없는 숙고, 자기변명과 자기책망이 이어진다. 때로 이러한 강박관념은 매우 진기한 형태를 띠기도 한다. 아마도 환자들은 마주치는 여성이나 아이들을 성폭행했고, 남색이나 동성애에 빠졌고, 전철기를 잘못 조정하여 기차가 탈선하게 했다고 생각한다. 보통 강박관념에서는 그 강박관념이 근거 없으며 병적이라는 사실을 명료히 의식하지만, 이러한 형태의 강박관념에서는 고통스러운 표상의 적절한 교정이 때때로 실패할 수 있다. 환자는 자신에게 불안을 안겨주는 행위를 저지르지 않았다고 자신하지 못한다. 심지어 그 일이 실제로 일어났다고 믿고서 그 과정을 세세히 그려볼 수도 있다. 물론 본격적 망상에서 관찰되는 것처럼 절대적으로 확신할 수는 없지만 말이다. 나의 한 여성환자는 절대 혼자 있지 못하고 항상 주변에 다른 사람이 있어야 했다. 자신에게 떠오르는 강박관념 가운데 아무것도 저지르지 않았다는 것을 이 사람에게 확인받기 위해서였다.

강박관념이 끊임없이 생겨나는 이유는, 우리 문화생활의 모든 습관이 불안한 인간에게 자신의 작업활동을 끊임없이 불신하게 하고 지속적 긴장을 조성하여 전반적 불안감과 책임감을 부추기기 때문이다. 무언가 소홀히 하지 않았는가 하는 염려와, 실수나 잘못을 저지를 가능성이 없는지 하는 괴로운 의심에서 사고와 행동이 지나치게 꼼꼼해진다. 그래서 환자들은 어떤 임무도 완수하지 못하고 수없이 여러 번 반복하며, 어떤 행위를 제대로 수행했는지, 무언가 게을리하지 않았는지, 누구에게 피해를 입히지 않았는지 계속 새로이 확인해야 한다. 나의 한 남성환자는 다른 사람에게 정확성을 명확하게 보증받지 못하면 지불을 하지 못했다. 또 다른 환자들은 모든 사건을 기록하고 모든 세부사항을 반복해서 기억해내지 않으면 안 되었다. 그러나 이 모든 조치는 기껏해야 일시적으로 환자를 안정시키고 불안감을 몰아낼 수 있을 뿐이다. 최종적 확실한 해결에 도달하려면 자신감 부족에서 생기는 의심을 없애야 한다. **프리트만** Friedmann[52]이 적절히 지적한 바에 따르면 의심은 그 본성상 '미완' 표상에 속하며, 이러한 표상의 의지자극활동은 실제로는 종결될 수 있으나 원칙상으로는 종결될 수 없다. 치밀한 면밀성은 우리에게 모든 작업활동에 더욱더 완벽을 기하게 하여 모든 발전의 기반이 되지만, 이와 동시에 '의심증Zweifelsucht, folie du doute'이 정신활동을 지배하게도 한다. 우리 문명은 면밀성Gewissenhaftigkeit, conscientiousness을 계획적으로 육성한 덕분에 발전했는데, 강력한 의지가 면밀성을 적절히 제한하지 않자마자, 면밀성이 모든 활동을 억제하게 된다.

인간 사이의 관계에서 생성되는 책임감에 '의심증'이 합쳐지면, 일반적 사고습관에서도 숙고벽과 질문벽이 생기며, 물론 어떤 정신기능을 극단까지 발휘하려는 욕구가 병적으로 고조될 때도 그러하다. 모든 건강한 사람은 주변사람의 이름을 아는 것을 중시한다. 병적 '명칭강박 Namenzwang, onomatomania'에서는 다른 사람의 이름을 기억해내려는 욕구가 고통스러울 만큼 강하여 환자는 이를 충족시키기 위해 방대한 색인을 작성하고 마주치는 모든 사람의 이름을 알아내려 한다. '계산벽 Zahlenzwang, arithmomania'은 수열에 통달하기 위해 어렸을 적 연습해야 하는 산수로 인해 생겨난다. 계산벽이 있는 환자는 자신에게 제시되는 사물을 무의미하게 헤아리거나 숫자만 보면 강박적으로 계산하려고 한다. '표현강박Ausdruckszwang'은 동일한 사고의 모든 세부사항을 아주 조금 변형시켜 새로운 형태로 만들려 하지만 만족스러운 해결을 찾지 못하는 병적 경향을 말한다. 그리하여 사고의 모든 발달을 막는 반복이 기이할 만큼 빈번하게 일어난다. 또 다른 형태로는 이전 경험을 정확하게 되도록 문서로 재현하려 하는 '기억강박Erinnerungszwang', 자신과 전혀 상관없는 과정이나 사실 확인에 전념하는 '조사강박Nachforschungszwang'도 있다. 어린아이의 무절제한 어리석은 질문을 연상시키는 '질문벽Fragesucht, folie du pourquoi'이 있는 환자에게는 쓸모없고 무의미한 질문이 끝없이 연속하여 떠올라 자신을 불안하게 하고 긴장시키며 환자는 이에 저항할 수 없다.

방금 설명한 형태의 강박관념들에서는 내용 자체는 아무래도 상관없는데, 이러한 형태의 강박관념들 역시 '미완' 표상인 까닭에 자극적 작용을 한다. 어떤 강박관념에서든 불확실하다는 감정이 생기므로 환자는 긴장하지 않을 수 없고, 환자에게 각 임무가 떠오를 때마다 즉시 일련의 다른 임무가 또 생각나므로 이러한 불확실하다는 감정은 결코 제거할 수도 없다. 이름도, 숫자도, 표현형식도, 기억도, 질문도 끝이 없으며, 이러한 집요한 충동에 한번 빠지면, 종결과 안정에 도달할 수 없다. 강박관념의 깊숙한 근원은 불쾌감으로서, 우리에게 그 진상을 해명하라고 충동하지만, 불쾌감이 사고의 흐름을 방해하는 경우 이를 억제할 수 있는 능력이 정신적 인격에게 없기 때문에, 이 불쾌감은 정신적 인격의 하인이 아니라 주인이 된다.

뚜렷한 형태의 강박관념들은 다소 분명하게 불안에 질린 기분의 영향에서만 생겨난다. **베스트팔**이 주장한 정신과정에 따라 강박관념은 순수한 '사고장애Denkstörung, thought disorder'라고 아직도 종종 가정되지만 나는 아직 건강한 범주에서 벗어나지 않은 리드미컬한 강박관념의 경우를 제외하고는 이러한 주장이 옳다고 절대 확신할 수 없다. 내용은 아무래도 상관없어 보이는 리드미컬한 강박관념도, 생생한 정서적 욕구에서 생겨나며 이 정서적 욕구가 지성적 숙고에 저항하고 있다. 강박에 굴복하면 모든 강박사고를 동반하는 내적 불안이 어떤 한도 내에서 완화된다. 노골적으로 저항하면 불안이 현저히 고조되기 마련이다. 물론 강박이 계속 진행되면 고통스러운 내용의 강박관념에서는 이에 대한 불안도 나타난다. 환자는 고통받고 억압받는다고 느끼며 강박을 억누르려 하지만, 무기력하다는 고통스러운 경험 때문에 불안이 고조되어 새로이 반복되는 결과가 대개 생긴다.

강박관념은 대개 유전성 소인에서, 다시 말해 어렸을 적부터 자기 확신이 거의 없고 골똘히 생각하고 활달하지 않고 불안에 떨고 모든 작업활동에 지나치게 꼼꼼했던 정신병질자에서 발견된다. 이러한 경우 강박관념은 평생 동안 부침하며 지속된다. 하지만 순환성 우울상태 진행에 따라 발생했다가 우울상태가 완치된 후에는 흔적없이 사라지는 경우도 드물지 않다. 조발성 치매 초기에도 강박관념에 속하는 장애가 종종 관찰된다.

상상력장애Störungen der Einbildungskraft, disorder of imagination. 이전에 습득한 경험내용이 우리에게 완전히 가치 있는 것이 되려면, 우리가 그 임의의 표상과 기억을 의식이 주시할 수 있도록 고양하여 다양하게 연결시킬 수 있어야 한다. 우리는 이러한 능력과 이에 포함된 일련의 기능을 일단 **상상력**Einbildungskraft, imagination이라고 일컬어도 좋을 것이다. 물론 상상력을 발휘하려면 한편으로는 이전의 정신과정의 재생 가능한 흔적이 반드시 있어야 하지만, 다른 한편으로는 상상력을 활용하여 우리는 단순한 기억의 잔재로부터 새로운 정신적 형상을 구성하고 감각경험을 초월하여 창조적 정신작업을 수행할 수 있다. 그리하여 감각적 상상력은 미술과 음악 창조의 기반이 되며, 발명가나 연구자의 발견작업과 철학자의 사고과정도 개별적으로 습득된 경험 구성요소의 임의적 연결에서 시작된다.

잠복한 표상을 자유롭게 이용하거나 연결하는 일이 질병상태에서는 매우 어려워질 수 있다. 정신적 마비가 단순한 피로에서 가볍게 나타나거나 마취제나 수면제 중독에서 발생하거나 특히 진행마비, 노인성 정신이상, 기타 뇌질환으로 인한 중증치매에서 발병하는 경우 특히 그러하다. 중증치매에서는 상상력 고갈에 대개 기억력 감퇴가 수반된다. 표상이 제공되지 않을 뿐 아니라 거의 완전히 상실된다. 주로 뇌전증성 정신지체나 크레틴병 등에서처럼 이러한 상실이 덜 확산된 경우에는 단순한 **'답답성**Schwerfälligkeit, slowness'이 발생한다. 환자는 표상내용을 이용할 수 있으나 이를 위해서는 엄청나게 오랜 시간과 생생한 자극이 필요하다.

답답성과 외적으로 유사한 것은 특히 우울상태 및 조울병 혼합상태에서 발견되는 **사고억제**Denkhemmung, thought inhibition다. 일부 히스테리성 및 뇌전증성 몽롱상태도 사고억제로 분류할 수 있다. 답답성에서는 정신기능이 지속적으로 느려지고 서툴러지는 데 반해, 사고억제에서는 정신기능이 강한 저항으로 인해 잠정적으로 어려워진다. 사고억제는 건강한 생활에서 상상력의 활동에 중요한 영향을 미친다고 알려져 있는 기분의 변화에 대개 동반된다. 외적 인상의 가공이 어려워지며, 신속히 떠오르는 기억상에 대한 반응이 없기 때문에 완전히 속수무책에 빠질 수도 있다. 환자들은 아무것도 회상할 수 없고 이전 경험과 연관시키지 못하며 가장 가까운 친척의 이름도 말하지 못하는 경우가 종종 있고, 그들에게는 도무지 아무것도 떠오르지 않는다. 생각이 마치 정지하고 있는 것 같다. 그러한 환자들은 치매가 있다는 인상을 뚜렷이 줄 수도 있다. 하지만 이러한 장애를 사고억제라고 일컫는 이유는 어떤 조건에서는 이 모든 심한 장애가 별안간 사라질 수 있기 때문이다. 그 밖에 환자들에게는 자신들이 맞서 싸워야 하는 저항이 분명하게 느껴진다. 이들에게는 정신적 활기가 부족하지 않으며, 치매환자들처럼 둔감하고 무관심하지 않지만 아무리 노력을 기울여도 사고에서 구속과 부자유를 극복할 수 없다.

우리가 조발성 치매라 총칭하는 질병형태의 특징인 병적 '**무관심** Interesselosigkeit, indifference'에서는 상황이 전혀 다르다. 여기에서는 정신의 활발성 자체에는 본질적으로 장애가 없지만, 반면 사고작업의 동력이 거의 완전히 결여되어 있다. 특정 자극에 대해 환자들은 어려움 없이 어떤 표상이나 불러올 수 있지만, 자발적으로는 정신활동을 하지 않으며 자신에게 일어난 일에 관해 아무 설명도 하지 않고 숙고하지도 않고 미래상을 떠올리지도 않는다. 이러한 방식으로 정신활동이 점점 더 정체되고 오래된 표상의 재생이 일어나지 않지만, 경험내용의 수축, 일종의 불용성 위축도 점차 진행된다. 하지만 조발성 치매환자에게는 완전히 사고가 결여되어 표상도 빈약하리라 예상했는데 그보다 훨씬 많은 표상이 떠오른다는 점에서, 진행마비환자와의 차이가 드물지 않게 확인된다. 이로부터 유추할 수 있는 사실은 진행마비에서는 특히 정신적 활기가 완전히 상실됨에 틀림없다는 것이다.

상상력이 병적으로 자극되면 상상표상이 생생하게 발현되어 거의 감각과 비슷한 강도를 띨 수 있게 된다. 이러한 현상은 특히 다양한 종류의 섬망상태에서 관찰되며, 이는 대체로 뚜렷한 파악장애에 수반된다. 순환성 우울증환자와 정신병질자가 어떤 불안상태에 빠져 자신의 염려를 극도로 분명하고 상세하게 그려내는 것도 상상력이 병적으로 자극된 탓으로 여길 수 있다. 이는 건강한 사람의 정동에서 관찰되는 것과 매우 유사하게 상상력이 자극된 것으로 보인다.

조증성, 진행마비성, 긴장증성 흥분상태도 상상력을 고조시키는지는 여전히 의심스럽다. 어쩌면 조증은 상상력 고조와 관련 있다고 가정할 수 있을지 모르지만, 조증에서도 실제 사고의 풍요성은 증가하지 않고 오히려 감소하기조차 한다. 물론 일부 환자는 너무 많은 생각이 그들에게 밀려든다고 주장하고, 순환성 우울상태에서도 때때로 그렇게 말한다. 하지만 이는 내적 과정의 비약성과 일과성이 상승하기 때문이지 표상생성이 증가하기 때문은 아니라는 여러 증거가 있다.

경험의 합리적 가공을 넘어서 상상력 활동에 지속적으로 탐닉하는 행동은 수많은 정신병질 인격에서 발견된다. 여기에 속하는 사람으로는 먼저 상궤에서 벗어나는 계획을 추구하며 현실의 확고한 기반을 완전히 잃고 오로지 성공만을 염원하지만 그 어려움이나 수단의 불완전성을 직시하지 못하는 병적 발명가나 모험가를 들 수 있다. 임의로 생각해낸 상황에 습관적으로 빠져들어 그 상황을 매우 세세하게 그려보는 몽상가도 이와 유사하다. 끝으로 상상력이 만들어낸 변화무쌍한 형상들에서 만족을 느끼고 항상 새롭고 대담한 착상과 윤색에 이끌려 진실과 허구가 뒤섞인

이야기를 꾸며내는 병적 거짓말쟁이와 사기꾼도 기억해두어야 할 것이다.[23]

상상표상의 고도의 생생함은 대체로 내적 및 외적 원인으로 인해 사고세계의 피영향성이 높을 때 생겨난다. 이러한 생생함은 정신적 형상의 활발성 상승의 표출이기 때문이다. 건강한 범주에서 이러한 현상은 어린이와 여성의 정신활동에서 발견된다. 병적 피암시성과 자기암시성은 많은 정신병질 상태, 특히 히스테리 소인의 동반현상이다. 히스테리 소인에서 이러한 동반현상은 생생한 인상과 암시를 위해 사고와 감각을 이용하고, 곧바로 떠오르는 상상이 지배력을 발휘하는 데서 표출될 뿐만 아니라 모든 신체적 후속현상이 정동의 중계를 통해 유발되는 데서도 특히 드러난다. 히스테리 소인에서는 **본회퍼**가 '병적 착상pathologischer Einfall, pathological idea'[24]이라고 말한 장애도 드물지 않게 발견된다. 병적 착상이란 행동에까지 영향을 미칠 수 있는 과대망상이 때로 외적 계기에 의해 자극되거나 촉진되어 떠오르는 것을 말한다. 환자는 자신의 소망을 충족시키는 상황을 몽상하며 부자로 행세하거나 거창한 직함을 사칭하거나 사업체의 매입 또는 인수에 관한 협상을 시작하거나 제복을 입고 나타나거나 귀족 연인에게 서신도 보내고 답신도 자신이 직접 쓴다. 물론 대개는 현실과 모순된다는 어렴풋한 느낌이 아직 존재하며, 환자들은 때로는 역할에서 빠져나오기도 하고, 환자들을 이런 행동에서 구해낼 수도 있다. 상상의 행복한 생활에 이렇게 빠져드는 현상은 특히 감옥에서 심한 외적 압박을 받는 죄수에서 가장 자주 관찰된다. 체포, 공소장 송달, 예

23) 델브뤼크(Delbrück), 병리적 거짓과 정신병적 사기꾼(Die pathologische Lüge und die psychisch-abnormen Schwindler), 1891.

24) 본회퍼(Bonhöffer), 주간 독일 의학(Deutsche medizinische Wochenschrift), 1904, 39.

리한 심문 등의 불쾌한 사건은 종종 상상의 외적 계기가 된다. 하지만 더 깊은 원인이 되는 것은 히스테리 소인에서 가장 뚜렷하게 직시할 수 있듯이 의지가 약간 불안정하고 피영향성이 높기 때문이다. 대부분 이 장애는 발작적으로 발생하며, 대개 매우 경증의 의식혼탁이 수반된다.

판단 및 추론 장애 Störungen des Urteils und der Schlußbildung. 지성영역에서 가장 고도로 복잡한 기능은 판단과 추론이다. 판단과 추론은 지각, 기억, 표상의 형성 및 연결의 사전작업을 기초로 하므로, 이러한 과정 가운데 일부가 약화되면 판단과 추론에서 도출되는 정신작업의 최종결과를 대체로 거의 지속적으로 침해할 수 있다. 그뿐 아니라 표상의 합리적 가공 자체가 약간 병적 장애에 빠져 정신활동 전체에 대체로 매우 치명적 역할을 할 수도 있다.

인간의 인식이 생겨나는 데는 주로 두 가지 방법이 있다. 하나는 경험을 직접 수용하는 것이고 다른 하나는 자유롭게 독자적으로 창안하는 것이다. 물론 이 두 가지 방법은 종종 병행한다. 아무리 엄밀한 경험과학도 기존의 직관과 기대의 영향에서 완전히 자유로울 수 없으며, 반면 상상도 독자적 창조작업을 하면서 원래는 경험에서 유래한 세부사항을 항상 다룬다. 하지만 지성 발달사를 살펴보면 개인에서나 인류에서나 알 수 있는 사실은, 지성이 성장할수록, 세상을 정확히 모사하는 인식과 경험을 자유로이 변형하여 생겨난 인식이 점점 선명히 분리된다는 것이다. 이 두 가지 인식을 현실을 반영하는 거울로 여길 수 있다면, 전자는 우리 **지식**Wissen, knowledge의 내용을 이루고 후자는 우리 **믿음**Glaube, belief의 내용을 이룬다. 민족심리학의 연구결과에 따르면 인식의 두 가지 상이한 근원은 원래 본질적으로 동일한 가치를 지니는 것 같다. 자연민족은 자유롭게 창안하여 윤색한 전설을 감각경험과 마찬가지로 철저히 사실이며 확실하다고 여긴다. 어린이도 경험한 것과 꾸며낸 것을 완벽하게 구분하지 않는 것이 때로 분명히 관찰된다. 하지만 나중에는 특히 항상 새로운 경험을 통해 인식의 지속적이고 확실한 교정이 가능한 분야들에서, 앞에서 시사한 분리가 점점 더 진행된다. 물론 이러한 분야들에서도, 우리의 파악 및 사고습관의 불완전성 또는 우연한 착오과정으로 인하여 현실과 직관의 편차가 발생할 수도 있다. 우리는 이를 **오류**Irrtümer, errors 라고 부른다. 오류는 경험과 합리적 숙고를 이용하여 퇴치된다. 오류가 지배하는 것은 부정확한 지각 및 사고과정의 증명력에 따르기 때문이며, 이러한 부정확한 증명력이 의심되고 그 원인이 되는 착오과정이 적발되면 오류 자체도 사라진다.

반면 경험이 아무런 결과도 제공하지 않거나 기껏해야 매우 불확실하고 논란이 많은 결과만을 제공할 수 있는 우리 인식의 거대한 분야는 여전히 믿음에 맡겨져 있으며, 믿음은 이 분야를 신화나 전설로 보완한다. 이 분야에서는 자연의 생생한 의인화가 경험과학을 통해 합리적으로 해체되는 일이 매우 느리게 진행되었으며, 이러한 의인화는 자연민족, 어린이, 순박한 민중의 여러 미신에서 오늘날에도 존속한다. 이러한 믿음 가운데 일부는 지식의 초기단계를 이룰 뿐이며 경험의 확실성을 위해 기꺼이 희생되지만, 다른 믿음원칙들은 어떤 지식에도, 외부에서 들어온 어떤 증명에도 의심되지 않는 위력을 보여준다. 이는 우리에게 '더없이 소중하며', 우리가 '모유와 함께 흡수한' 진리가 된다. 이러한 인식이 우리 사고에 미치는 영향력은 경험을 통한 매우 명백한 증명에 근거하는 게 아니라 우리 인격 전체를 사로잡는 절실한 **감정적 관계**Gefühlsbeziehungen, emotional relations에 기초한다. 우리가 종종 옹호하며 애호하는 모든 학설에서 어느 정도 감정이 작용하지만, 특정한 분야들에서는 전승, 교육, 습관에 확고히 뿌리박은 직관이 매우 높은 감정적 가치를 지니기 때문에 경험의 영향에 대해 특별한 저항력을 보인다. 직관이 경험에 의해 바뀌는 것보다 경험이 직관에 의해 훨씬 쉽게 변색되며, 그리하여 종종 직관은 '**선입견**Vorurteil, prejudice'의 특성을 띤다.

정서에 근거하는 이러한 확신 모두는 **일반적 인생관심사**allgemeine Lebensinteressen, general interests of life와 긴밀히 관련되어 있다는 공통점이 있다. 자연민족은 선한 것이든 악한 것이든 주변환경의 힘과 위력에 항상 좌우된다는 감정에 사로잡혀, 해와 번개와 천둥, 땅과 바다, 동물과 식물과의 관계를 자유롭게 상상한다. 은폐된 것, 설명할 수 없는 것, 신비스러운 것에 대한 불안감과 예속감은, 위험이 닥치든 행운이 찾아오든, 미신의 온상이 된다. 어떤 경우에든 선과 악, 적과 친구를 엄밀히 구분하는 것으로 보아 관계를 창안할 때의 감정이 결정적 역할을 한다는 것을 분명히 인식할 수 있다. 바로 그러하기 때문에 이러한 전승이 매우 강인하게 대대손손 물려 내려와, 그 불합리성에도 불구하고 아직도 민중에게 원래처럼 사랑과 신뢰를 받는 것이 분명해 보인다.

자연민족이나 어린이에게 외부세계를 설명하도록 도와주는 수단은 임의의 유추willkürlicher Analogieschluß, arbitrary conclusion by analogy다. 이러한 방식으로 얻은 인식은 **프리트만**[25]이 확실하게 입증한 바대로 자연과학의 수단으로 검증한 경험과 동일하거나 훨씬 더 높은 정도의 확실성을 원래부터 가진다고 여겨진다. 임의의 착상, 일말의 매우 외적인 관계가 즉시 실제 표현으로 용인되고 더없이 단순한 내적 모순에도 불구하고 고착된다. 현자의 머리털에서 현자의 지혜를 얻으며, 적의 그림을 없애서 적을

25) 프리트만(Friedmann), 망상에 관하여(Über den Wahn). 1894; 월간 정신의학(Monatsschrift für Psychiatrie), I, 455.

죽이고, 마법으로 질병과 죽음이 생겨났다 사라지며, 전지전능한 물신을 숨겨서 금지된 행위의 목격자가 되지 못하게 한다. 그러므로 원시의 사고는 공포와 희망, 소원과 기대에만 이끌리며, 고도의 정신발달의 동력이 되는 **의심**Zweifel, doubt을 품지 않는다. 오늘날 비전문가가 매우 어려운 문제를 전문지식에 개의치 않고 자신만만하게 엉터리로 판단하듯이, 자연민족의 생각에도 확실하다는 직접적 감정이 동반된다. 믿음의 이러한 순진한 확실성 대신에 지식의 확실성이 나타난 것은 길고 험난한 인식 도정을 거친 후이며, 물론 이러한 지식의 확실성은 그 불가분한 동반자인 의심을 한 번도 완전히 떨쳐버리지 못한다.

직관Anschauungen, intuitions은 직접적이고 확고할 뿐만 아니라 지성활동에서 발생하지도 않는데, 이러한 직관의 원천은 우리 시대에도 아직 마르지 않았다. 직관을 원천으로 무엇보다 미신이 생겨난다. 자연민족의 상상력이 미신과 유사함은 굳이 증명할 필요가 없다. 그 밖에도 고등교육을 받은 사람들에서 나타나는 정치적 · 종교적 확신도 미신에 속한다. 세부적으로는 지성을 통해 가공된 경험이 이러한 신념의 내용에 종종 영향을 미치지만, 이러한 신념의 본질적 기반은 언제나 믿음이기 때문이다. 더 높은 권력과 사회에 대한 인간의 입장에 결정적 영향을 미치는 것은 정서적 욕구다. 그렇기 때문에 항의나 증거를 제기해도 이를 수용하지 않고 이러한 신념을 열정을 다해 옹호하기 마련이며, 이러한 신념은 특정한 국가, 지역, 신분에서 동일한 특색을 띠는데, 이는 순수히 합리적 확신에서는 찾아보기 힘든 현상이다. **베르니케**가 '지배관념überwertige Ideen, overvalued ideas'이라고 부른 표상도 감정이 생생히 강조되어 유지되는 표상에 속한다. 지배관념이란 한편으로는 교육과 습관을 통해 가슴에 새겨져 '피와 살Fleisch und Blut, flesh and blood'로 변한 일반적 인생관을, 다른 한편으로는 어떤 정서자극 체험으로 생성되었으며 그 감정적 색조 때문에 사고와 행동에 지속적으로 결정적 영향을 미칠 수 있는 표상군을 말한다. 대체로 생활환경 전체에 격심한 변화를 초래할 수 있는 체험들을 가리킬 수 있다. 이러한 체험으로는 상해와 이에 따른 외상성 신경증으로 인한 작업의 어려움, 불평가의 첫 유죄판결을 들 수 있다.

지금까지의 설명은 우리가 **망상**Wahnbildung, delusion이라고 일컫는 매우 기이하고 중요한 질병과정에 대한 이해를 어느 정도 도와줄 수 있을 것이다. 망상은 증거를 통해 교정할 수 없는 병적으로 변조된 표상이다. 바로 이러한 특성은 망상이 경험에서 직접 나오는 게 아니라 **믿음**Glaube, belief에서 유래함을 시사한다. 물론 망상이 실제 지각이나 환각에서 생기는 경우도 드물지 않다. 망상이 환각에서 시작되는 경우, 환각이 외부에서 생기는 것으로 여겨지더라도 망상이 내면상태에서 근원한 것이라는 사실은 명백해 보인다. 망상이 자연적 감각인상에서 생기는 경우에도 망상표상의 본래의 원천은 자신의 상상에 기인한 병적 해석이다. 건강한 생활에서도 사소하고 다의적인 단초만 실제로 생기면, 광범위한 개연성을 추론하거나 충분한 이유가 없는데도 우연히 함께 일어난 사건들의 인과관계를 추측하려는 유혹이 닥친다. 질병상태에서는 표상들에 관계가 생기자마자 사물들에 관계가 있다는 확신이 저항할 수 없이 강력하게 밀려올 수 있다. 그리하여 쉽게 맺을 수 있는 **심리적**psychologish, psychological 고리를 근거로 현상들의 **사실적**sachlich, factual 관련성을 추측한다. 의미 없는 외부과정이 은폐된 사건의 심오한 상징이 될 수 있으며, 매우 객관적인 사실에 은밀하고 동떨어진 의미가 혼입된다. 새의 비상이 하느님이 보낸 미래에 대한 신호가 되고, 우연히 목격한 몸짓이 위험 경고가 되고, 밤톨을 몇 개 발견한 것이 장래의 세계지배를 약속하게 된다.

망상이 정서적 과정에서 근원한다는 사실은 망상이 대개 **환자 자신**das eigene Ich des Kranken, the patient's own self과 긴밀한 관련을 맺고 있는 상황에서도 엿볼 수 있다. 자신의 인격에 관한 표상군, 즉 자의식은 일반적 상황에서도 우리 사고와 감정의 중심을 형성한다. 따라서 망상적 상상은 이러한 핵심에서 생겨나서, 신비스러운 관련과 임의적 관계의 망을 자신의 행복과 불행에 직접 연결시킨다. 그러므로 망상의 생성은 대체로 생생한 감정을 항상 동반하며, 이 감정은 환자가 치매를 앓으면서야 점차 감퇴한다. 환자에게 처음부터 관심 없는 망상은 없으며, 망상은 적어도 처음에는 자신의 생활상황의 형성과 항상 긴밀히 관련되어 있다.

따라서 망상에는 특히 환자와 주변환경과의 정서적 관계가 표현되어 있다. 환자가 떠올리는 망상이 변형되는 이유는 한편으로는 염려Befürchtungen, apprehensions 때문이며, 다른 한편으로는 소원Wünsche, wishes과 희망Hoffnungen, hopes 때문이다. 건강한 사람이 자신의 정서적 욕구에 따라 장밋빛이나 어두운색의 세계상을 만들어내듯, 환자의 경험도 기분에 결정적으로 영향을 받는다. 과거도 기분에 따라 완전히 다르게 보일 수 있다. **블로일러**가 말한 바에 따르면, 망상에서 종종 전혀 이해할 수 없는 특별한 내용은 상징으로서의 의미만을 지니며, 이 상징에서는 환자의 감정적 콤플렉스가 드러난다. 이 경우 임의로 해석되는 일도 종종 있기는 하지만, 망상의 보통 내용이 놀랄 만큼 동일한 형태로 반복되면서, 즉 불치병이 걸렸다든지, 중독되었다든지, 법정에 섰다든지, 아내에게 배신당했다든지, 돈이 많다든지, 귀족 부모에게서 태어났다든지, 높은 명예를 얻었다든지 하는 관념이 나타나면서, 인간의 일반적 염려와 소망이 나타난다. 불쾌한 기억을 억압하고 기대에 벅찬 기억을 창안하는 데서도 소망이 사고의 원천임을 쉽게 인식할 수 있다.

망상의 가장 중요한 특성은 모든 결정적 증거에 대한 **저항력**Widerstandsfähigkeit, resistance인데, 이러한 특성도 망상의 발생조건을 통해 어느 정도 설명된다. 망상은 경험에 근거하지 않으므로 경험을 통해 의심되려면, 망상이 더 이상 망상이 아니라 회복기에 접어들어 망상의 여파만 엿보이는 기억으로 변해야 한다. 질병이 절정에 이르면 망상은 어떤 합리적 지식보다 강력한 영향력을 통해 뒷받침된다. "저는 더 이상 그렇게 생각하고 싶지 않지만," 남편과 아이들이 물에 던져졌다고 호소하는 한 여성환자는 나에게 이렇게 말했다. "그 생각이 끊임없이 갑작스레 머리에 떠올라요."

따라서 대체로 망상은 그 내적 발생원인이 작용하는 한, 아무리 명백하고 불가피해 보이는 이의를 제기해도 이에 개의치 않고 고착됨을 알 수 있다. 망상이 포기되거나 다른 망상으로 대치되더라도 이는 우리의 설득이나 사실의 진실성 덕분이 아니라 정신상태가 바뀌었기 때문이다. 환자는 궁지에 몰리면 간혹 일시적으로 또는 부차적인 사항에서 몇 가지를 인정하기는 하지만, 이러한 태도전환의 피상성은 망상욕구가 기존의 형태나 새로운 형태로 매우 빨리 다시 분출하는 데서 대개 드러난다. 환자가 망상을 실제 지각과 연결하는 경우에도, 경험의 근거가 나중에 무너지더라도 병적 창작은 변하지 않고 지속된다. 환자에게 그의 망상이 틀렸다고 설득하는 일이 때로 가능하지만 그러면 환자는 즉시 다른 근거를 댄다. 자신은 그 일을 확신한다고 무턱대고 주장하기라도 한다. "그것이 사실임을 저는 가슴 깊이 느껴요." 자신의 모든 운명이 찬송가 책에 예언되어 있다고 생각하는 한 남성환자는 가슴을 가리키며 말했으며, 그런 상상은 나도 할 수 있다고 이의를 제기하자 환자는 이렇게 대꾸했다. "선생님은 그걸 느끼지 못해요!"

점차 발달하는 망상형태의 시초를 이루는 것은 대개 관계망상Beziehungswahn, delusions of reference의 시기인데, 관계망상이란 주변의 과정을 중요하지 않거나 우연한 사건으로 파악하지 않고 자신과 어떤 식으로든 관계짓는 경향을 뜻한다. 모든 사건이 특별하고 수수께끼같이 보이며, 인간의 태도가 의도적이고 의미심장하고 섬뜩하게 여겨진다. 환자는 자신을 중심으로 느끼며, 어디에서든 일상적인 것 뒤에 숨은 의미가 있음을 예감한다. 이러한 추측의 발생은 특히 불신의 근원인 불안감의 지원을 받는다. 독방수감자나 난청환자는 상황상 불신에 빠지기 쉽다. 한편으로는 고용주, 상사, 연적이, 다른 한편으로는 그렇잖아도 행위에 높은 중요성이 부여되는 고위 인사들이 망상의 주요 단초가 된다. 주변사람에 대한 내적 입장 변화의 감정은 **베르니케**가 '**증상전가**Transitivismus, transitivism'[26]라고 부른 현상에서, 즉 다른 사람들이 변화했으며 특히 정신질환에 걸렸다는 생각에서 표출되는 경우가 드물지 않다. 외적 관계가 이러한 매우 특징적이고 완전하게 변화하는 것은, 외부세계의 인상이 이제 순수하게 합리적으로 파악되지 않고 병적으로 정서적으로 가공됨을 시사한다. 주변 과정이나 사람에 대한 내적 관심이 표현되거나 주변이 우리와 관계를 맺게 될 때 감정이 강조되기 때문이다.

망상이 계속 진행하면서 처음에는 모호했던 예감이 구체적 형태를 띠게 된다. 아무 내용 없는 관찰 후에 번개같이 이런저런 망상적 확신이 치솟을 수 있다. 그 밖에 환자는 종종 새로운 경험과 표상을 서로 조화시키고 이전 경험과 어느 정도 일치시키려고 노력하기도 한다. 그러한 정신적 가공에서 생겨난 망상은 '망상적 설명Erklärungswahn, delusional

26) 피크(Pick), 주간 프라하 의학(Prager medizinische Wochenschrift), XXX, 259.

explanation'이라고 불렀으며, 특히 **베르니케**는 이러한 망상적 설명에 상당한 의미를 부여했다. 베르니케는 망상적 설명을 망상에 대한 건전한 반응으로 여긴다고 말할 수 있다. 베르니케의 이러한 견해는 매우 느리게 발달하는 보기 드문 일부 망상형태에서만 약간의 타당성이 있는 것 같다고 나는 생각한다. 망상은 계속 가공될 때도 망상 자체가 생성될 때와 대체로 동일한 영향을 받으며, 처음부터 존재하는 망상방향의 의도에 따르기 때문이다.

우리는 이러한 모든 관찰을 통해 망상은 주로 **감정충동**Gefühlsregungen, (stirring of) emotions의 발생으로 촉진된다는 견해에 도달한다. 아닌 게 아니라 주지하다시피 건강한 생활에서도 감정은 사실적 인식에 가장 위험한 방해가 된다. 분노, 불안, 열광의 영향을 받으면 합리적 경험과 아무 공통점이 없는 오인, 염려, 희망이 사물의 관찰에 혼입된다. 가벼운 기분 변동, 즉 비애, 기대, 공포, 불신, 동경도 현실의 영상에 특정한 특색을 가미한다. 따라서 질병상태에서 생생한 감정충동에 엄청나게 빈번하게 망상이 동반되는 것은 놀라운 일이 아니다. 특히 우울성 및 불안성 기분장애는 건강한 사람에서와 마찬가지로 표상과 사고과정 변조에 강렬한 영향을 미치기 일쑤다.

그러나 망상의 형성조건은 감정충동만이 아니다. 우리가 판단할 수 있는 한, 망상에서 감정만으로 모든 과정이 설명될 만큼 감정이 항상 그렇게 격렬하게 강한 것은 결코 아니다. 먼저 섬망상태에서는, 예를 들어 알코올성 섬망에서는 분위기 변동이 약간의 쾌활성 또는 은밀한 불안의 한도를 넘지 않아도 수많은 진기한 망상이 관찰된다. 이 경우 환자는 섬망체험을 현실과 더 이상 구분하지 못하는 것으로 보인다. 다만 우리가 생생한 환각 때문에 망상이 나타난다고 여기려 한다면 잘못 생각한 것이다. 관찰경험에 따르면 환자는 다음날에는 환각체험의 비현실성에 대해 추호도 의심하지 않게 되면서도, 당장에는 엄청나게 놀라지도 단호하게 거부하지도 않고 매우 불합리한 환각을 용인하는데, 이는 질병 동안 의식상태 전체가 변화를 겪어 망상의 교정이 불가능해졌음을 시사한다. 여기서 꿈을 예로 들어 설명해보겠다. 꿈에서 우리가 상황을 망상적으로 파악하는 이유는 강렬한 감정이나 생생한 상 때문이 아니라, 깨어나자마자 명료하게 직시되는 모순을 꿈에서는 발견하여 교정하지 못하기 때문이다. 섬망에서나 꿈속에서와 같이 미친 듯한 현상이 만약 실제로 일어난다면, 우리는 즉시 이를 익살극이라고 알아챌 것이다. 꿈속에서도 모순이 눈에 띄는 때가 간혹 있지만, 이를 완벽히 명료하게 파악할 수 없다고 우리는 분명히 느끼고 있다. 따라서 섬망상태에서는 생생한 환각과 상상력이 망상에 풍부한 소재를 제공하기는 하지만, **의식혼탁** Bewußtseinstrübung, clouding of consciousness이 독특한 망상의 중요한 전제조건임이 틀림없다.

끝으로 지적해두어야 할 사실은 진행마비, 노인성 치매, 조발성 치매에서도 망상이 나타나는데 이 경우에는 감정이나 심한 의식혼탁이 중요한 역할을 하지 않는다는 것이다. 이러한 질병들에서의 망상은 많은 공통적 특징이 있는 것이 분명하다. 이들 질병에서 악화되는 **정신쇠약** geistige Schwäche, psychasthenia이 망상의 발생을 특히 촉진한다고 가정된다. 물론 우리는 망상 없는 많은 쇠약상태도 알고 있다. 선천성 정신지체는 망상으로 발달할 경향을 거의 보이지 않으며, 망상 없이 진행되는 진행마비, 조발성 치매, 노인성 치매도 많다. 따라서 망상 발생의 근본원인은 정신쇠약 그 자체 때문이 아니라 이에 동반되는 흥분상태가 각종 망상적 상상을 환자의 내부에 분출시키기 때문일 것이다. 아닌 게 아니라 망상은 조증성 또는 우울성 기분장애를 겪을 때 거의 항상 가장 풍부하게 생성된다는 것을 어렵지 않게 확인할 수 있다. 감정변동의 이러한 역할이 특히 분명해지는 경우는 일시적 망상이 나타나는 때인데, 이 경우 망상은 항상 다소 분명한 정서적 흥분에 동반된다.

불안한 추측, 미신적 관련성의 예감, 공중누각, 미래에 대한 꿈은 건강한 사람에게도 자주 나타나는 현상이지만 이러한 현상은 광범위한 파급력이 없으며, 어떻게 생겼는지 차분히 숙고하면 사라진다. 하지만 이러한 현상이 환자들에게는 처음부터 의심할 수 없는 확실성을 띨 뿐만 아니라 교정할 수도 없고, 심지어 면밀히 검토하거나 증명할 욕구도 느끼지 못하게 하며 지속적으로 자리잡는다. 우리는 떠오르는 모든 상상을 우리 현실경험의 척도로 측정하여 우리 지식의 확고한 구조에 모순 없이 편입될 수 있는 것을 창안Erfindung, invention이라고 부르는 데 익숙해 있다. 반면에 환자는 그의 상상이 그 밖의 독특하거나 낯선 경험과 모순된다는 것을 전혀 느끼지 못하거나, 무시하거나, 점점 더 개연성이 없고 용인할 수 없는 가정을 통해 은폐하기도 한다. 그리하여 떠오르는 망상에 저항하거나 이를 교정하거나 억압할 필요성과 가능성이 사라진 것으로 보인다. 특히 정신쇠약상태에서 대개 관찰되는 망상의 철저한 불합리성이 그 증거다. 환자가 분별이 있다면 아무 숙고를 하지 않아도 이러한 망상이 근거가 박약함을 명료히 알 수 있을 것이다.

이러한 무능력의 원인을 예전에는 각 표상의 독특한 특성에서 찾았다. '편집광Monomanien, monomanias' 학설은 평소에는 정신적 건강이 완벽히 유지되는 상황에서 '고정관념fixe Idee, fixed idea'이 정신활동에 제한적 장애를 일으킨다고 가정한다. 바로 이러한 가정에서 출발하여, 어떤 특별히 확실한 개입을 통해 매우 드물게 나타나는 듯한 망상을 제거하여 질병 자체를 없애려 하는 어리석은 치료 노력이 생겨난다. 이러한 시도는 아무리 성공한 경우에도 한 가지 망상을 다른 망상이나 여러 망상으로 대치할 뿐이다.

따라서 위에서 설명한 바대로 망상의 형성은 대개 **정신상태 전체의 일반장애**allgemeine Störung des psychischen Gesamtzustandes, general disorder of the entire mental state에 기인한다는 견해를 고수하고자 한다. 망상은 잠재적 희망과 염려를 상상표상으로 변환시키는 감정변동에 자극받는다. 하지만 이러한 표상이 **망상**Wahn, delusion이 되고 마침내 검증조차 무력하게 만드는 위력을 얻는 일은 우리의 판단력이 정지할 때 생기며, 이러한 정지는 첫째, 열정적 · 정서적 흥분을 통해, 둘째 의식혼탁을 통해, 셋째 지성쇠약을 통해 야기된다.

망상의 교정은 우리 자아와 긴밀한 관련이 있는 표상들에서 감정이 강하게 강조됨으로써 특히 어려워진다. 인간의 사고 분야 가운데 자아인식이 가장 심하게 환각에 빠져 있다는 널리 알려진 사실이, 망상의 양태를 통해서도 더욱 확실하게 확인된다. 남의 눈의 가시는 보면서 제 눈의 들보는 보지 못하듯 종종 환자들은 다른 환자의 망상을 손쉽게 정확히 인식하지만, 완전히 동일한 자신의 망상에서는 이러한 당연해 보이는 인식에 도달하는 게 전혀 불가능하다. 그렇지만 이처럼 '부분적partiell, partial' 망상을 일으키는 정신장애도 일반적 정신장애라고 불러야 마땅할 것이다. 이는 예컨대 처음에는 심장에서 가장 떨어진 부위에서 발생하는 울혈현상도 심장병으로 인한 순환장애라고 부르는 것과 마찬가지다. 그러니까 정동을 통해 상상표상이 생성된다면 이 상상표상은 자연스럽게 우선 자신의 인격상태 및 자신과 가장 가까운 관계에 관련된다. 이러한 상상표상은 멀리 떨어진 중요하지 않은 경험보다 훨씬 신속하고 확고하고 설득력 있게 우리 내면에 고착된다.

망상의 생성에 관해 지금까지 위에서 표명된 견해에 따르면 뇌에 망상의 엄격하게 제한된 발원지가 있다고는 오늘날뿐만 아니라 원칙적으로도 주장할 수 없다는 사실은, 더 이상 자세한 설명이 필요없다. 우선 망상 자체는 상상표상이다. 자주 반복되는 형태가 역시 관찰되는 꿈표상 등의 모든 다른 표상이 상상표상인 것과 마찬가지다. 하지만 망상은 정신적 인격 전체의 순간적 또는 지속적 양태를 통해, 환자의 정신활동에서 특별한 위상을 차지하며 독특하게 형성된다. 망상은 국소적 질병과정의 결과라기보다 뇌기능 전체의 일반적·병적 변화의 징후다. 아닌 게 아니라 망상은 국소감염에서보다는 대뇌피질 전체의 기능을 침해하는 것임이 틀림없는 일반장애(알코올성 질환, 조발성 치매, 진행마비, 조울병)에서 더 자주 나타난다.

망상의 상이한 생성방식에 따라 다양한 임상양태가 생겨난다. 정동은 일반적으로 변화하기 쉬운 과정이므로, 이를 기초로 발생하는 망상은 기분장애의 강도와 특색에 따라 생겨나고 사라지고 종종 뒤바뀐다. 이 기분이 오랜 시간 동안 단조로운 경우에만 동일한 망상이 강인하게 고착된다. 섬망망상deliriöse Wahnbildungen, delirious delusions은 일반적으로 꿈의 망상과 유사하다. 각각의 지속적 근본특징을 유지하며 다채롭고 진기하게 바뀌는 상들이 종종 다양한 형태로 반복된다. 사고과정의 관련성의 대소에 따라 망상들도 두서없이 분산되어 병립할 수도 있고, 논증, 추론, 일관된 특색 등 어떤 정신적 가공을 보여줄 수도 있다. 정서적 흥분이나 의식혼탁이 사라지면 완전한 쾌유에는 아직 이르지 못하더라도 이로부터 생겨났던 망상이 대개 교정된다.

정신쇠약geistige Schwäche, psychasthenia이 중요한 역할을 하는 망상들에

서는 전혀 다른 양태를 보인다. 정신쇠약에서도 망상 형성력은 정동을 통해 생겨나지만, 병적 망상은 기분변동이 약해짐에 따라 즉시 사라진다. 병적 망상이 점점 감퇴할 수 있지만 합리적으로 교정되기 때문이 아니라 망각되기 때문이다. 이러한 현상은 진행마비, 조발성 치매, 노인성 정신장애에서 관찰된다. 이 경우들에서는 이전의 망각된 망상이 후일 기분변동의 영향 때문에 일시적으로 새로이 나타나는 경우도 드물지 않다. 망상이 지속적으로 고착되거나 심지어 계속 가공되는 경우도 종종 있다. 파라노이아성 정신지체 형태와 일부 형태의 진행마비에서 알 수 있는 바에 따르면 선천성 치매에서 생겨나는 지속적 기분변동은 매우 풍부한 망상을 자극할 수 있다. 진행마비에서 망상은, 특히 과대망상은, 설득에 쉽게 영향받고 급속히 무한히 고조될 수 있다. 조발성 치매에서 이러한 피영향성은 예외적으로만 엿보인다.

오랫동안 고착되는 망상도 중요한 차이를 보인다. 한편으로 이러한 망상은 점차 퇴색하여 마침내 점점 사라진다. 조발성 치매와 진행마비에서 그러하다. 다른 한편으로 이러한 망상은 감퇴하기는 하지만 교정되지 않고 더 이상 영향받지도 않은 채 '잔유망상Residualwahn, residual delusion'으로 지속적으로 유지된다. 또는 단조로운 방식으로 계속해서 제시되어, 발달하지도 퇴화하지도 않고 말하자면 관용구처럼 굳어진다. 이러한 진행도 일종의 치매인 것으로 보이지만 이러한 사례의 임상적 위상은 종종 아직 불확실하다. 어떤 사례에서는 망상이 점차 변화하여 더욱 불합리하고 관련성이 없어지며 새로운 구성요소들을 수용하는 동안 다른 구성요소들이 서서히 감퇴하는데, 이러한 사례도 임상적 위상이 모호하다. 이러한 사례는 우리가 조발성 치매의 파라노이아 형태라고 잠정적으로 일컫는 임상상들을 대량으로 형성한다.

끝으로, 수십 년간 진행되면서 심한 정신쇠약 없이 눈에 띄지 않게 다소 일관되게 발달하는 사례를 고려해야 한다. 이러한 질병형태는 좁은 의미에서의 파라노이아이며, 망상이 종종 상당히 빈약하게 정신적으로 가공되어 일종의 변조된 세계관이 생성된다. 병적으로 변화된 표상내용이 **경험내용의 지속적 구성요소**dauernde Bestandteile des Erfahrungsschatzes, constant components of experience가 되어 외적 인상의 계속적 가공 전체에 중요한 영향을 미친다. 외부세계에 대한 환자의 입장이 갈수록 특정한 방향으로 옮겨간다. 예전에 얻은 직관과 함께 정신적 인격이 철저히 변화한다. 망상이 바로 이처럼 **완전히 통합**vollständige Einverleibung, complete incorporation되고 자아를 중심으로 정리되어, 망상의 각 구성요소가 내적으로 관련되고 정신적으로 가공된다. 따라서 특히 이러한 경우를 '망상체계Wahnsysteme, delusion systems'라고 부른다. 간혹 이와 유사하며 내적으로 관련된 망상이 짧은 기간이나마 진행마비, 조발성 치매, 알코올 중독자, 조울병환자, 뇌전증환자에서도 관찰되기는 하지만 말이다. 망상의 계속된 발달은 고조된 자기과신, 불안상태 또는 분노 어린 흥분을 통해 유발되는 것처럼 보이며, 그렇게 생성된 상상이 교정되는 게 아니라 고착되어 널리 유포된다. 나의 관찰경험에 따르면 이 경우에도 망상이 계속 진행되면서 대개 분명한 판단력 약화가 나타난다.

병상관찰에 따르면 망상은 세부적으로 일련의 다양한 형태로 형성되며, 이러한 형태는 환자들에서 종종 눈에 띄게 균일하게 반복되어 나타난다. 일반적으로 먼저 **열등망상**Kleinheitsideen, delusions of inferiority과 **과대망상**Größenideen, grandiose delusions, 즉 우울성 망상과 팽창성 망상을 구분하는 게 보통이다. 다양한 형태의 **우울성 망상**depressiver Wahn, depressive delusion에서 건강한 생활과 가장 근접한 것은 **죄책망상**Versündigungswahn, delusion of sin이다. 실패하자마자, 사고가 나자마자 자신의 행위방식에 원인이 있다고 생각하며 이런저런 일을 다른 방식으로 했어야 한다는 생각에 괴로워하는 사람이 많은 것이다. 병적 우울상태에서는 이러한 죄책망상이 환자의 모든 말과 행위에서 생겨날 수 있다. 환자는 끊임없이 다른 사람에게 해를 끼치고, 속이고, 불행하게 만든다고 믿으며 자신의 끔찍한 행동에 대해 용서를 구한다. 자신의 과거도 망상을 통해 부정적으로 본다. 매우 사소한 모든 행위가 환자에게는 끔찍스러운 비행으로 여겨지며 환자는 자신이 소름 끼치는 범죄를 저질렀다고 때로는 단지 일반적인 말로만, 때로는 특정한 이야기를 통해서도 자수하고, 자신을 사악하고 타락하고 몰인정한 놈이라고 여기고, 신에게 버림받고 저주받았다고 생각한다. 따라서 죗값을 치르기 위해 무시무시한 처벌을 염려하면서 동시에 소망하기도 하고, 이제 경찰에 소환되어 처형되고 화형되고 처형장에 끌려가고 산 채로 매장되기를 기대한다. 이러한 망상은 특히 순환성 우울상태에서, 때로는 진행마비와 조발성 치매에서 발견된다.

이러한 망상과 매우 유사한 것은 이 망상과 함께 자주 나타나는 일반적 종류의 어떤 염려, 가난해진다든지, 노동능력이 없어진다든지, 불행을 견뎌야 한다든지, 가족에게 사고를 불러온다든지 하는 생각이다. 어떤 끔찍한 일이 일어나고 있다든지, 가족이 병이 들어 죽었다든지, 무엇인가 무시무시한 일이 닥칠 것이라는 유사한 망상도 주지하다시피 일시적 '예감Ahnungen, premonitions'으로 일상생활에서 자주 발견된다. 그 가장 심각한 형태는 이른바 **허무망상**nihilistischer Wahn, nihilistic delusion에 이르게 한다. 모든 것이 파괴되고 몰락했으며, 세계는 더 이상 존재하지 않는다. 모든 것은 오래전에 사멸했고, 환자 자신도 더 이상 살아 있지 않으며, 이름도 없고, 허무하고, 허무보다 못하다.

또 다른 매우 대규모 임상군은 **피해망상**Verfolgungswahn, persecutory delusion으로 총칭하는 망상이다. 건강한 생활에서는 주변 어디에서나 비열하고 적의 어린 동기가 있다고 보고 자신의 불행을 다른 사람의 질투와 증오 탓으로 돌리려 하는 의심 많고 불신에 찬 동인들에서 그 징후가 발현된다. 대개 이에는 자신의 인격을 매우 과대평가하고 다른 사람의 업적을 시기하여 잘못 판단하는 일이 수반된다. 환자들에게 그 출발점이 되는 것은 기분장애, 내적 불쾌감, 은밀한 불안의 시기다. 예감과 추측이 고조되며, 일부 지각은 의심스러워 보이고, 무언가 특별한 일이 생긴다. 환자는 주변의 과정을 점점 불신하며 바라보고, 중요하지 않은 발언, 체험, 우연한 몸짓을 망상적으로 해석하고, 자신의 지각을 새롭고 선입견 없는 관점에서 가공하기 시작한다. 신문기사, 대중가요, 설교에 은밀한 조소와 협박이 담겨 있고, 사랑과 우정의 모든 약속이 환자를 함정으로 더욱 확실히 유혹하기 위한 공허한 가식이다. 이러한 발달은 편집증과 조발성 치매뿐 아니라 조울병에서도 자주 관찰된다.

일반적으로 피해망상에는 대체로 수많은 환각이 특히 청각영역에서 동반된다. 따라서 환자는 도저히 빠져나올 수 없는 비밀스러운 적대감과 위험스러운 위협에 포위되어 있다고 생각한다. 모든 것이 단합하여 자신을 공격하고 자신이 불안해하는 것을 즐기는 듯하다. 다른 사람에게 기밀이 전달되고 있으며 자신이 스파이에게 염탐되고 있는 확실한 징후가 어디에서나 즉시 발견된다. 환자는 모든 사람의 관심의 대상이며, 사람들이 자신을 기이하게 바라보고, 등 뒤에서 소리지르고, 서로 쑥덕거리고, 자신에게 침을 뱉는다. 음식과 음료에 무언가 넣은 것처럼 기이한 맛이 나며, 분명히 독, 대변, 정액, 인육이 섞여 있는 것으로 보인다. 섭취 후에는 위통, 머리 발열, 성적 흥분이 발생한다. 자신의 방에서 다른 사람의 활동 흔적이 발견되며, 사물이 사라지고 더럽혀지고 망가지고 전에 닫혀 있던 창문이 갑자기 열리고 문 열쇠가 잠기지 않는다.

피해망상의 독특한 형태는 **질투망상**Eifersuchtswahn, delusional jealousy[27]이다. 환자는 결혼 관계의 냉각을 알아채고, 열렬한 눈빛과 비밀스러운 징후를 목격한다. 편지에서는 은밀한 밀회 요구가 발견된다. 불시에 집에 돌아오자 아내가 당황해하고 무언가 숨기려 하며 야릇하게 헛기침을 한다. 방 안에는 아직 불이 켜지지 않았다. 밖에서 누군가 문 밖으로 나가며 창문에 인기척이 지나간다. 막내아이가 아버지를 닮지 않았다. 바로 이러한 불충분한 증거가 질투망상의 특징이며, 이를 기준으로 삼으면 종종 상당히 어렵다고 여겨지는 건전하거나 정당한 질투와의 구분이 가능하다. 질투망상은 알코올 중독자와 코카인 중독자 및 노인성 정신장애에서 가장 빈번하게 나타난다. 흥분성 상승에 따른 성적 불능은 질투망상 생성에 중요한 역할을 하는 것 같다.

정신쇠약이 진행되면 피해망상은 매우 진기한 형태를 띤다. 적대적 영향이 개연성뿐만 아니라 가능성을 넘어서는 형태를 취한다. 자신의 신체에 미치는 영향력이 다양한 방식으로 상상되어 매우 부각된다. 이러한 영향력은 잠 속에서 또는 초감각적 방식(**텔레파시**Telepathie, telepathy)으로 변화를 초래하는 것을 말한다. 마법에 걸리거나 귀신 들렸다는 가정은 중세의 마녀재판에서 매우 큰 풍속사적 의미를 띠었는데, 바로 이러한 생각을 망상환자는 하고 있다. 이러한 망상은 병적인 기본감정, 자신에게 떠오르는 기이한 생각과 말, 자신의 신체에서 울리는 음성지각, 생생한 꿈에 의해 뒷받침된다. 약간 다른 망상 형성과정 때문에 환자는 각

27) 빌레, 불(Villers, Bull), 벨기에 정신의학회(de la société de médecine mentale de Belgique), 1899; 쉴러(Schüller), 정신의학 연감(Jahrbuch für Psychiatrie), XX, 292.

종 기계, 전화, 갈바니 전지, 무선 전보, X선, 눈에 보이지 않는 적과의 교감관계를 통해 매개되어 마술적 · 자기적 · 전기적 · 물리적 · 최면적 원거리 영향을 받는다고 가정하기 쉽다. 이러한 망상이 때로는 매우 상세하고 지나칠 만큼 정밀하게 형성된다. 특히 자주 나타나는 망상은 성적 영향력이다. 성기에 전기를 통하여 자극하고, 성기를 거세하고, 정액을 빼내고, 신비스럽게 성교하여 야간 마취상태에서 출산에까지 이르게 한다는 것이다. 피해를 입히고 영향을 미치는 가해자는 상사, 이웃, 친구, 배우자, 연인 등의 특정 인물이거나 성직자, 프리메이슨, 사회민주당 등 매우 특이한 목표와 수단을 가진 어떤 파당이다. 신체변화 관념은 더욱 발달하여 역시 풍속사적으로 중요한 망상인 **동물형태로의 변모**(늑대인간 Wehrwölfe, Werewolves),[53] 사멸, 특히 다른 성별의 인물로의 변신, 무생물로의 변화로 나타난다.

망상의 이러한 마지막 형태는 신체 약화를 외부의 영향력 탓이 아니라 심한 불치병 탓으로 돌리는 **건강염려망상**hypochondrische Idee, hypochondriac delusion으로 이어진다. 수습의사가 방금 배운 일부 질환의 징조가 자신에게서 발견된다고 믿듯이, 건강염려망상에서는 자신의 몸에서 무해하고 매우 정상적인 현상이 매독, 광견병, 다양한 중독, 심한 울혈, 성적 방탕 등의 결과로 여겨진다. 수습의사에게는 척수매독, 진행마비, 결핵이 가장 빈번히 나타나는 건강염려망상이다. 그 밖에도 순환성, 진행마비성, 파과형, 노인성 우울증 등의 정신병질 상태가 그러한 망상 형성에 유리한 온상이 된다. 치매의 시작과 더불어 특히 각종 병적 감각의 영향 아래 이러한 망상은 종종 매우 불합리한 형태를 띤다. 살아 있는 동물이 신체에 들어가 있고, 벌레가 피부 아래 있으며, 입과 항문이 막혀 있고, 내장이 상하거나 제거되어 있으며, 사지가 마비되고, 호흡과 혈액이 중독되어 있으며, 머리가 비어 있고, 혀가 부패하고 하복부가 수축하여 작은 덩어리가 되어 있다. 신체 전체가 악취를 풍기며 쇠 따위로 만든 수탉으로 변화해 있다.

과대망상도 자신의 신체를 직접 대상으로 삼을 수 있다. 결핵환자의 기대에 벅찬 환희나 음주자의 자기기만은 능력이 상승했다는 감정이 실제 거동과 모순을 이루는 자의식 장애의 일상적 사례를 보여준다. 마찬가지로 허약한 진행마비환자도 신체의 힘, 훌륭한 폐, 남성으로서의 능력을 자랑하고, 음악적 발성을 할 수 없고 다리로 서지도 못하면서 아름다운 음성과 체조 솜씨가 있다고 떠벌린다. 건강염려망상과 내용적으로 유사한 것은 자신의 대변은 황금이며, 소변은 라인강 포도주 등이라고 생각하는 과대망상이다. 이따금 우울한 내용의 망상도 활용 방식에 따라 과대망상적 의미를 지니게 된다. 어떤 환자들은 곧 죽어서 천국에 갈 것이라고 이야기하며, 자신이 매우 장엄하게 처형되는 것을 보러 오라고 초대한다. 어떤 환자들은 이미 3만 번 머리가 잘렸으며 끔찍한 머리 질병을 앓고 있고 매일 50킬로그램씩 스트리크닌Strychnin을 주입받고 있다고 자랑하는 것을 우리는 미소 지으며 듣는다. 이 환자들은 엄청난 위험을 겪으면서도 자신의 능력과 중요성을 매우 긍정적으로 보는 것이다.

심각한 정신장애를 앓으면서도 정신적으로 건강하다는 관념이 매우 빈번히 나타난다. 이 경우에는 **질환 인식 능력이 부족**Mangel des Krankheitsbewußtseins, lack of disease awareness한 것이다.[28] 우리가 정신병원에서 만나는 환자 가운데 극소수만이 자신이 정신적으로 장애가 있다고 여긴다. 대부분은 자신이 완전히 건강하다고 여기며, 매우 현명하고 유

28) 피크(Pick), 정신의학 논총(Archiv für Psychiatrie), XIII, 518.

능하다고 생각하는 사람도 적지 않다. 조증, 특히 경조증환자에서는 운동동기가 손쉽게 유발되면서 엄청난 정신적 발랄성을 느낀다. 진행마비 환자도 기분이 고조되면 종종 인생의 어느 때보다 더 건강하다고 느낀다. 파라노이아 환자는 상상력이 답답한 숙고를 통해 방해받지 않으므로 특히 은총받은 인간으로서 정신의 가장 고상하고 위대한 행동을 완수할 소명이 있다고 느낀다. 이러한 환자들은 종종 격분하며 정신장애가 있는 것은 자신이 아니라 주변사람들이라고 말한다. 결국 환자는 정신능력이 상승되었다는 느낌에서 세계적 천재, 위대한 발명가, 세계 개혁가를 자처하며 자신에게는 어떠한 어려움도 없고 어떠한 해결 불가능한 문제도 없다고 생각한다. 환자는 모든 언어를 이해하고 자연의 모든 비밀을 알며 인생의 깊은 수수께끼를 손쉽게 밝혀낸다. 우리가 때로 꿈에서 매우 어려운 임무를 놀랄 만큼 능숙하게 극복하지만 잠에서 깬 후 우리의 몽상이 철저히 불합리했음을 깨닫는 사실이, 절로 연상된다!

환자의 외적 상황, **사회적 신분**gesellschaftliche Stellung, social status, 재산이 과대망상을 통해 변화하는 것도 이와 비슷하다. 그는 왕가 혈통, 제후 자녀, 왕위 상속자이거나 최소한 세속적 · 종교적 상류층과 매우 가까운 관계이며, 초지상적인 권세와 연고가 있어 성모마리아와 예수그리스도나 하느님 자신과 교류한다. 기분이 계속해서 더욱 빈번하게 고조되면 비스마르크, 왕, 황제, 교황(또는 황제 겸 교황)이 된다. 자신이 성자, 그리스도, 그리스도의 신부, 하느님, 삼위일체 및 최고신의 화신이다. 다른 한편으로 환자는 자신의 옷, 말, 성을 자랑한다. 자신에게 거대한 영지, 수십억의 수백만 배에 이르는 엄청난 거금이 있으며, 독일, 유럽, 5대주, 전 세계가 그의 소유다. 이러한 권세와 부유의 표상에 매우 자주 다양한 계획이 수반되며 사용 가능한 수단을 이용하여 이를 실행하려 한다. 이러한 계획은 각종 잡다한 사물의 단순 구매부터 거대한 건축, 화려한 축제, 바다 전체 간척, 지구 관통 굴착, 달탐사와 우주여행에까지 이른다. **'과대망상** Großenwahn, grandiose delusion'이 이렇게 다양한 내용으로 표출되는 데는 개인의 경험이 영향을 미친다. 전반적 방향은 원인이 되는 질병상태에서 미리 결정된 것으로 보이지만 개인의 표상내용에 따라 망상은 발달하고 윤색되어 개인의 견해, 관심, 소망을 때로 매우 정확하게 보여준다. 하지만 동일한 질병을 앓는 환자의 망상은 종종 놀랄 만큼 유사성을 보여주며, 이는 인간의 지향과 사고가 일반적으로 단조성을 띤다는 증거다.

과대망상과 열등망상을 표상활동의 대립적 · 상호배타적 경향으로 여겨서는 절대 안 되며, **두 망상은 매우 자주 결합되기도** 한다. 두 망상은 종종 두서없이 병립하기도 하지만 때로 두 표상범위의 어떤 내적 관련성이 발견된다. 피해망상환자는 자신을 향한 적대의 원인이 자신의 특별한 장점, 막대한 재산에 대한 천부적 권리, 왕위 계승권에 있다고 오인하며, 역으로 왕가의 후예, 막대한 재산의 소유자라고 망상하는 환자는 자신의 권리를 인정받지 못하는 원인이 비밀스러운 적과 선망자의 음모 탓으로 돌려야 한다고 믿고서, 자신이 정신병원에 억류되어 있는 것은 유산을 노리는 친척의 공작이거나 행운을 풍요롭게 만끽하기 위해 기꺼이 극복해야 하는 신이 내린 시련이라고 여긴다. 부언하자면 대체로 이러한 결합은 두 사고범위가 상호 논리적으로 발달한 것이 아니라, 두 사고범위가 나중에 연결된 것이라고 생각해야 한다. 각 망상은 원래는 환자의 내적 상태에서 독자적으로 생겨나기 때문이다. 조발성 치매에서는 과대망상과 피해망상이 함께 나타나면 정신쇠약이 심하게 진행되었음을 뜻한다.

표상진행속도Schnelligkeit des Vorstellungsverlaufs, speed of stream of ideas **장애.** 표상과 개념의 연결에는 시간측정에서 알 수 있듯이 그리 길지 않은

시간(약 0.5~1.0초 이상)이 걸리며, 이 시간은 동일한 사람에서도 표상과 개념이 접합되는 난이도에 따라 바뀐다. 이 시간은 정신과정이 긴밀한 관계인지 소원한 관계인지 역추론할 수 있게 해준다. 건강한 범주에서도 여러 사람들 사이의 표상연결의 속도는 최고 세 배까지 변동하는 매우 현저한 차이를 보이지만, 아직까지는 이러한 지속적 개인적 특성에 대한 특정한 이유를 찾아내지 못하고 있다. 이러한 관찰경험에 따르면, 각 사례마다 건강한 시절의 기준값이 제공되지 않는 한, 병적 편차가 있는지 판단하기가 당연히 어려워진다. 필요한 측정에는 각종 어려움이 뒤따라 측정방법을 완벽히 잘 알아야만 이를 극복할 수 있는 사정까지 겹친다. 우리 사고과정의 시간적 진행장애에 관한 지식이 상당히 불충분한 이유는 바로 이 때문이다. 하지만 그래도 이제는 환자에 관한 수만 개의 유용한 측정기록을 사용할 수 있다.[29] 먼저 확실한 사실은 수많은 원인에 의한 표상진행의 **둔화**Verlangsamung, slowdown는 건강한 사람에서도 초래될 수 있다는 것이다. 우선 피로는 항상 사고과정을 지연시켜 마침내 완전한 정신적 마비에까지 이르게 한다. 신체피로와 정신피로는 공통적으로 이러한 작용을 한다. 약간의 중독, 특히 알코올, 에테르, 클로로포름, 클로랄 등의 중독과 정도가 약하기는 하지만 담배중독도 유사한 작용을 한다. 일부 불쾌한 정동도 표상진행을 지연시키는 것 같다.

질병상태에서 사고과정의 둔화는 간단한 시계로, 또는 측정 없이도 증명할 수 있다. 특히 혼미상태와 조울병의 일부 혼합상태에서는 장애가 매우 분명하게 나타나기 일쑤다. 하지만 때로는 표상연결이 아니라 본질적으로 대답발생이 심하게 둔화된다는 사실도 고려해야 한다. 내가 아

29) 라이스(Reis), 심리학 논문집(Psychologische Arbeiten), II, 587; 아샤펜부르크(Aschaffenburg), 같은 책 IV, 235.

는 순환성 억제사례들에서는 검사를 통해 확실하게 증명할 수 있듯 표상진행은 약간 지연되거나 전혀 지연되지 않지만 말운동생성이 매우 심하게 어려워진다. **프란츠**Franz가 발견한 바에 따르면 우울증환자에서 복잡한 기능을 위한 정신적 반응시간의 지연은 단순한 기능을 위한 정신적 반응시간의 지연보다 비교적 적다. 특히 조발성 치매 최종상태에서는 대체로 표상연결의 어려움이 적지만, 거부증Negativismus, negativism으로 인해 어려움이 훨씬 큰 것처럼 보일 수 있다. 진행마비에서는 정신적 반응시간의 지연이 상당히 현저해지기 일쑤이며, 마비가 계속 진행되면 측정이 완전히 불가능해진다. 선천성 정신지체에서도 표상진행의 둔화가 관찰된다. 연상시간의 지연이 더불어 대체로 측정값의 변동도 증가하는데, **부콜라**Buccola[54]는 이 값을 주의력 역량계Dynamometer der Aufmerksamkeit, dynamometer of attention라고 적절히 일컬었다. 통상적으로 정신과정은 느린 작업을 할 때는 훨씬 균일하게 진행되는 것이 일반적인 데 반해, 선천성 정신지체에서는 정신기능이 감퇴할 뿐만 아니라 불규칙적이 되며, 정신기능의 내적 능력값의 저하도 종종 증명될 수 있다.

표상진행의 **촉진**Beschleunigung, acceleration은 그 둔화보다 어쨌든 매우 드물게 일어난다. 숙달을 통해 정신적 반응시간이 점차 단축되는 경우를 제외하면, 건강한 생활에서는 주로 일부 형태의 정서적 흥분이 사고과정의 신속한 진행을 유발할 수 있는 것 같다. 그 밖에는 지속적이고 균일한 사고작업을 통해 자극함으로써만 정신활동을 쉽게 하는 데 영향을 미칠 수 있다고 말할 수 있을 것이다. 약물 중에서는 지금까지는 모르핀, 카페인, 차의 방향유만이 지성기능을 자극하는 작용을 하는 것 같다. 정신질환에서는 정신적 반응시간의 확실한 단축이 전혀 증명된 바 없다. 일반적 견해에 따르면 이러한 촉진현상을 특히 가벼운 형태의 조증환자, 이른바 경조증에서 예상할 수 있을지도 모른다. 경조증에 분명히 나타나는 '사고비약'이란 명칭에서 이미 신속한 사고연결이 떠오르기 때문이다. 아닌 게 아니라 **마리아 발리츠카야**Maria Walitzkaja는 조증환자에서 연상시간이 일반적 지속 시간의 절반으로, 심지어 3분의 1로 단축되는 것을 발견했다. 그러나 표상연결이 이렇게 현저히 촉진된다는 가정은 주로 **아샤펜부르크**가 수집한 매우 광범위한 관찰경험과 상당히 모순된다. **프란츠**도 아샤펜부르크와 동일한 결과에 도달했다. 대체로 사고비약에서는 심지어 사고과정의 둔화가 증명되기도 한다. 사고비약에서는 조기 반응으로 인해 매우 명백하면서 피하기 힘든 오류가 유발되어 이러한 반대되는 관찰경험들이 퇴색되어왔다고 나는 믿어 의심치 않는다.

정신작업능력geistige Arbeitsfähigkeit, mental work ability **장애**. 각 정신과정의 시간적 진행은 실제 정신능력에 관해서는 매우 불완전하게 알려줄 뿐이다. 정신적 소인 전체에 각각의 측정을 통해서는 전혀 알아낼 수 없는 근본적이고 널리 분포된 장애가 존재할지도 모른다. 하지만 장기간[30]에 걸쳐 다양한 상황에서 작업활동을 연구하면 일련의 편차를 통찰할 수 있으며, 이는 특히 선천성 정신지체 형태의 더욱 정확한 이해를 위해 더없이 중요하다. 이러한 연구에서는 평소에는 매우 모호하고 막연한 표상만 얻을 수 있었던 **각 인격의 어떤 근본특성**gewisse Grundeigenschaften der einzelnen Persönlichkeit, certain basic characteristics of individual personalities까지 이해하게 된다.

먼저, 건강한 사람에게 작업활동은 약간의 지속적 흔적을 남겨 나중에 동일한 작업을 쉽게 해준다는 사실이 밝혀진다. 이처럼 작업을 쉽게

30) 크레펠린(Kraepelin), 작업곡선(Die Arbeitskurve), 철학연구(Philosophische Studien), XIX, 459.

해주는 능력은 지속적으로 생겨나 매우 점차적으로 사라지는데, 이러한 능력을 우리는 **숙달**Üben, practice이라고 부른다. 숙달의 영향력은 사람마다 매우 상이하다. 병적 영역에서는 영향력의 변동이 훨씬 더 크다. 후천성 정신지체 형태와 진행마비성 치매에서는 숙달능력이 완전히 없어져 있으므로 이를 제외하겠다. 치매의 경우를 보면 **숙달능력**이 거의 유일하게 환자의 미래 전체를 결정한다는 사실이 즉시 납득된다. 정신발달불능은 본질적으로 숙달능력의 부족 탓인 것이다. 물론 숙달을 통해 작업이 쉬워지는 것 이외에, 숙달의 지속적 흔적이 기억력에 고착되는 **확고성**Festigkeit, firmness도 중요하다. 습득한 숙달성이 빠르게 사라진다면, 정신발달을 위해 매우 불확실한 보조수단 역할만 할 수 있기 때문이다. 이와 관련해서는 건강한 사람에서 이미 매우 상당한 차이가 발견된다. 병적 정신발달에서는 빠르게 습득한 숙달성이 급속히 사라지는 것이 발견된다. 약간의 표면적 · 정신적 활기가 정신적 재능의 심층적 불완전성을 감추어버리는 선천성 정신지체 형태에서 특히 그러하다.

민활성Anregbarkeit, stimulability은 숙달능력과 긴밀한 관계를 맺고 있는 것 같다. 정신작업을 연속으로 수행하면 곧바로 이러한 작업활동이 쉬워지지만, 이러한 손쉬움은 작업이 끝난 후 급속히 사라지는 점에서 숙달과 구분된다는 것이 밝혀졌다. 작업활동 동안 다소 쉽게 성과를 높일 수 있으면 민활성이 있다고 말한다. 일상생활의 관찰경험에서 잘 알려져 있다시피, 각자가 정신작업에 익숙해지는 속도는 매우 다양하다. 정신질환자 가운데서는 억제환자 및 혼미환자가 민활성이 최젓값에 이르는 사례이며, 반면 조증환자에서는 민활성이 최댓값을 보인다. 특히 글에 관한 자세한 연구에서 밝혀진 바에 따르면 조증에서는 글을 쓰는 동안 운동 속도와 필압이 비정상적으로 급속히 증가한다. 선천적 정신지체를 앓는 억제환자 및 혼미환자 또한 조증환자에서 현저하게 눈에 띄지는 않지만 지속적 인격적 특성으로 나타나는 것은, 민활성의 상이한 양태에 따라 둔감성 정신지체stumpfer Schwachsinn, dull mental retardation와 흥분성 정신지체erregbarer Schwachsinn, excited mental retardation로 구분되어온 두 가지 상반되는 정신장애다. 아마도 흥분성 정신지체나 둔감성 정신지체 상태의 이해를 위해 중요한 것은 자극의 지속성과 내적 동요가 다시 진정되는 속도일 것이다. 유감스럽게도 이러한 상황에 대해서는 지금까지 아무것도 알려진 바가 없다.

정신적 인격의 또 다른 근본특성은 **피로**Ermüdbarkeit, fatigability다. 피로로 인해 작업활동의 수준은 시간이 길어질수록 점점 더 저하되며, 아마도 양적으로만 그런 것이 아니라 질적으로도 그러하다. 따라서 피로가 상승하면 더 길고 힘든 작업활동을 할 수 있는 능력이 매우 민감하게 약화된다. 정신질환자에게 이러한 장애는 널리 퍼져 있다. 먼저 신경성 탈진을 겪을 때와 다양한 형태의 신체질환 후 회복기에서 이러한 장애를 볼 수 있다. 다음으로 알코올 중독, 노인성 뇌질환, 진행마비, 특히 동맥경화에서 종종 피로 상승이 목격된다. 끝으로 피로는 정신병질 소인의 빈번한 동반현상이다. 정신병질 소인이 있을 경우 민활성 고조에 수반되는 피로가 전혀 인식되지 않아 환자에게 큰 피해를 입힐 수 있다. 그러면 정신작업능력의 집중이 허용 정도를 초과하기 쉽기 때문이다.

피로는 **휴식**Erholung, rest, 특히 **수면**Schlaf, sleep을 통해 해소된다. 회복이 진행되는 속도도 병적 장애에 영향을 받는 것 같다. 우울증환자, 신경증환자, 회복기환자는 정신적·정서적 또는 신체적 고통의 결과를 엄청나게 느리게 해소하므로, 이들에게는 **회복능력**Erholungsfähigkeit, recovery ability, 정신적 탄력성이 감소해 있다고 여겨야 할 것이다. 이때 본질적으로 중요한 역할을 하는 것은 틀림없이 잠의 양태다. 정신이상에서는 종종 수면시간뿐만 아니라 특히 **수면심도**Schalftiefe, depth of sleep에 심한 장애가 일어나는 것 같다. 단순한 과로상태에서는 잠이 완만하게 진행되어 최대심도에 느리게 도달하는 것이 이미 증명되었다.

정신의학 분야에서 병적 피로만큼 빈번하게 마주치는 것은 **주의산만성**Ablenkbarkeit, distractibility 상승이다. 주의산만성은 정신쇠약상태에서, 특히 진행마비와 노인성 치매에서 주도표상의 지속적 결여를 통해 생겨날 수 있으며, 반면 조증흥분에서는 일과적으로 나타날 뿐이다. 주의를 전환시키는 영향에 대해 민감성이 상승하는 형태를 띠며, 정신병질 소인의 매우 일반적 동반현상이다. 주의산만성은 **적응능력**Gewöhnungsfähigkeit, adaptation ability 저하와 함께 발생한다. 건강한 사람의 경우 주의를 전환시키는 영향은 오랫동안 작용하면 점점 영향력을 상실하며, 건강한 사람은 이러한 방해에 적응하고 이를 무시하는 법을 터득한다. 신경과민이 고조되면 적응능력이 거의 현저히 저하되어, 어떤 방해가 주의를 전환시키는 작용이 약화되기는커녕 갈수록 강화된다. 결국은 매우 사소한 자극들이 제삼자에게는 도저히 이해되지 않을 만큼 엄청난 방해 작용을 미칠 수 있다.

자의식 장애 Störungen des Selbstbewußtseins, self-consciousness disorder. 우리의 신체적·정신적 인격에 관해 떠올리는 표상의 총합을 자의식Selbstbewußtsein, self-consciousness이라고 부른다. 이러한 표상군은 우리 정신활동의 지속적 배경을 이루며, 따라서 우리의 정신과정 전체진행에 결정적 영향을 미친다. 이러한 표상군은 한편으로 각 순간의 인상을 연결하여 우리 전체상황을 통합하여 보여주며, 다른 한편으로 일련의 우리 인생경험을 연결하여 연속적 생활사를 엮음으로써 그때그때의 특정한 자아를 그려준다.

자의식은 확고한 정신적 형상이 아니며 인생경험을 통해 계속 변화한다. 질병과정은 자의식을 지속적으로 변조할 수 있다. 망상은 처음부터 이러한 변조를 하는 데 특히 적합해 보이지만, 우리가 아는 바에 따르면, 일부 질병에서는 자의식을 본질적으로 변화시키지 않는 망상이 뚜렷이 나타난다. 이러한 질병에는 특히 대부분의 알코올성 정신장애가 속한다. 다른 한편 진행마비, 조발성 치매, 조울병에서는 심한 자기변조가 관찰되므로, 이러한 자기변조는 진행마비, 조발성 치매, 조울병의 특성인 의지장애Störung des Willens, disorder of will와 어떤 관계가 있다고 생각할 수도 있다. 우리는 의지충동Willensregungen, urges of will도 정신적 인격구성에서 특히 중요한 역할을 한다고 여기기 때문이다.

독특하고 매우 고통스러운 인격의식장애는 종종 순환성 우울상태에서 관찰된다. 이러한 장애는 신체에서 또한 정신과정진행에서 생겨나는 감각의 일반적 변화인 것처럼 보인다. 신체가 자기것이라는 느낌이 상실된다. 신체가 환자에게 자동인형처럼, 조각상처럼 생각되며, 목소리, 거울에 비치는 얼굴이 낯설어 보인다. 표상이 희미하고, 지각이 현실감을 일깨우지 않는다. 내적 활동감 상실이 가장 뚜렷이 나타난다. 행동이 의욕을 의식하지 않고 기계적으로 진행되며, 사고가 자신의 개입 없이 생겨났다 사라진다. 환자는 자신이 냉담한 방관자이며, 자신의 지각 및 행동과 내적 관련성도 없고, 고통받고 행동하는 자아가 아니라고 느낀다. '이인증離人症, Depersonalisation'[31]의 이러한 고통스러운 상태는 본질적으로 순환성 우울증의 특성인 내적 억제를 보여준다고 가정해도 좋을 것이다.

31) 피크(Pick), 정신의학 논총(Archiv für Psychiatrie), XXXVIII, 22; 외스터라이히(Oesterreich), 심리학 및 신경학 저널(Journal für Psychologie und Neurologie), VII, 253.

특히 병적 기분을 통한 자의식 변조는 독특한 특성을 띤다. 조증환자에서는 인격이 고양되어 과대망상이 나타난다. 하지만 이 과대망상은 대체로 고조된 자의식을 자못 익살스럽게 표현한 것이다. 반면 순환성 우울상태에서는 자신이 악하고 타락했다고 생각될 뿐만 아니라, 신체적으로 변화하고 돌처럼 굳어 죽었다고도 종종 느끼며, 역사적 인물로 변신했다고 믿고, 악마나 동물이 되었다고 여긴다. 진행마비환자에게도 과대망상이나 열등망상을 통해 그의 신체가 다양하게 변화한 것처럼 보인다. 이 환자는 자신을 기분 특성에 따라 무한대로 성장하거나 무한소로 수축할 수 있는 새로운 존재로 느낄 수 있다. 조발성 치매에서도 이와 무척 유사하지만 이렇게 격심하지는 않은 변화가 관찰된다. 하지만 조발성 치매에서 변화는 매우 드물며, 진행마비나 조울병과 달리 대체로 일부 형태의 외적 영향의 표상에 수반되지만, 자신의 인격변화가 이러한 외적 영향의 결과로 해석될 필요는 없다.

끝으로 중증치매에서는 자의식이 완전히 소멸된다. 조발성 치매와 특히 진행마비의 최종상태에서는 신체적 · 정신적 인격의 표상군이 완전히 붕괴되는 것처럼 보인다. 노인성 치매와 일부 기질성 뇌질환organische Hirnerkrankungen, organic brain diseases에서는 사고빈약, 난데없는 기분변동, 장난기, 현재에 대한 이해력의 완전한 상실, 오랫동안 잊었던 기억의 회상과 함께 유치증, 정신적 소아증이 종종 발생한다. 반면 노년기 정신병Presbyophrenie, presbyophrenia에서는 강한 기명력장애로 인해 인생의 사건들이 기억에서 즉시 흔적 없이 사라지지만, 자의식은 보존되는 게 보통이다. 마찬가지로 뇌전증성 치매에서도 고도의 정신적 빈약성과 심각한 기억장애에도 불구하고 환자는 대체로 명료하고 정연한 인격의식을 소유하고 있다. 우리가 편집증으로 분류하는 정신이상형태에서는 자의식

장애가 비교적 적다. 자신의 능력을 망상적으로 과대평가하면서 기억변조를 통해 과거부터 이러한 평가를 받았다고 여기고 이러한 평가를 외적 신분을 재해석하는 단초로 삼는 것으로 장애는 대개 제한된다.

일부 질병에서는 자의식의 변화가 있든 없든 내적 통일성이 상실된다. 우리는 꿈에서 두 편으로 나뉘어 대화를 나눌 수 있으며, 심지어 상대방의 어떤 명료한 표현에 깜짝 놀라기도 하는 현상을 잘 알고 있다. 깨어 있을 때는 인격의 통일성이 유지되어 우리 내면의 모든 사고와 감정충동을 동시에 개관할 수 있지만, 꿈에서는 인격이 해체되어 있는 것 같다. 자의식의 이러한 '분할Teilung, division' 또는 '분열Spaltung, splitting'의 최초의 단초를 찾아볼 수 있는 사례는, 환각이 외적 근원에서 생기는 낯선 현상으로 환자에게 닥쳐오는 경우다. 음주자에게 그를 조롱하는 대화나 위협적인 계획을 모의하는 것이 들리는 경우 이러한 환각은 자신의 생각과 염려가 환각적으로 표현된 것일 뿐이라는 사실을 자신은 전혀 알아채지 못한다. 그 자신이 두 편의 역할을 하고 있지만 이를 전혀 모르는 것이다. 특히 조발성 치매에서는 자의식의 분열이 매우 분명하게 나타난다. 환자는 자신의 신체에 깃들인 낯선 힘과 적에 관해 말하며, 자신의 생각 및 행위를 신체에 깃들인 상대의 생각 및 행위와 매우 분명하게 구별한다. **베르니케**는 병적 장애를 설명하며 이러한 '개성 붕괴Zerfall der Individualität, decline of individuality', '연상해체Assoziationslösung, disruption of association'를 상세히 다루었다. 베르니케는 내적 통일성 상실의 기반을 이루는 '해체Sejunktion, sejunction', 즉 관련성의 다양한 분리Trennungen, separations가 해부적으로도 있을 것이라고 생각한다. 동시에 지속적 자극현상, 특히 환각은 신경전류가 확산에 방해를 받아 국소에 정체된 탓으로 여겨진다.

어떤 히스테리성 장애를 설명하기 위해서는 자의식이 분열되었다는 가정이 먼저 생각난다. 감각 없는 신체부위에 작용하는 자극도 정신적으로 활용된다는 사실과, 마비된 팔다리도 우회적으로 운동할 수 있다는 사실이 증명될 수 있으므로, 이 경우 각 신체영역이 인격의식과의 관련에서 배제되는 것으로 보인다. 이러한 견해를 더욱 발전시킨 것은, 일부 인생경험도 생생한 불쾌감의 영향 아래 의식적 기억에서 '억압될verdrängt, repressed' 수 있지만, 이러한 억압을 통해 역시 강렬하고 지속적이며 불행한 영향을 정신활동에 미친다는 **프로이트**의 가정이다. 히스테리성 기억상실을 고려할 때 이러한 억압현상이 존재한다는 사실은 의심할 바 없다. 하지만 억압된 기억이 수년간, 심지어 수십 년간 독재적 영향을 미친다는 것은 임상적 또는 일반심리학적 관찰경험에 비추어봤을 때 전혀 믿을 수 없다. 물론 **프로이트**의 추종자들은 어떤 감정적 표상들, 이른바 '콤플렉스Komplex, complex'가 의식의 문턱에서 막강하게 부차적 통제를 하고 있다고 생각하기에 이르렀다. 내 생각으로는 우리 정신활동의 중앙권력인 의식이 반항적 신하인 콤플렉스에 의해 남몰래 본질적으로 제한받는다는 사실은 아직 증명되지 않은 것 같다. 도대체 이 콤플렉스의 위력은 어디에서 유래하는 것이란 말인가?

인격이 과거와 맺는 시간적 관련에서 길든 짧든 어떤 인생기의 흔적이 사라지면 장애가 일어날 수 있다. 이 인생기에 지속적 발달이 일어나지 않았으면 나중에 자의식은 변화하지 않은 채 이전의 관점에 머무르며, 그 중간기간은 추론 또는 기억변조를 통해 보충된다. 의식혼탁, 수면, 실신, 몽롱상태, 섬망에 기인하는 기억공백에서는 추론을 통해, 코르사코프 정신병에서처럼 기명력장애로 인한 기억상실에서는 기억변조를 통해 중간기간이 보완된다.

이른바 '**이중의식**doppeltes Bewußtsein, double consciousness' 사례들은 본

질적으로 다른 증상을 보여준다. 이중의식에서는 각 상태마다 동종의 상태체험에 관한 기억만 유지되어 있는 다양한 상태가 거의 규칙적으로 번갈아 나타난다. 따라서 다양한 인격이 뒤죽박죽 개입한다고 말할 수 있는데, 여기에서 각 인격은 전체경험의 일부만 사용할 수 있다. 대체로 이러한 인격 중 하나는 이전 발달 단계에 속하며, 따라서 다른 인격이 통달하고 있는 각종 지식과 능력을 소유하지 못하기 마련이다. 심지어 특별한 사건이 부각되는 특정한 연령으로 되돌아간 뒤에는, 이중의식에서도 완전히 다른 종류의 소아증Puerilismus, puerilism이 생성될 수 있음이 때로 입증된다. 적절한 사람에게 최면암시를 통해 인위적으로 생성할 수 있는 이러한 소아증 현상은 히스테리의 영역에 속하며, 프랑스인들은 이를 '**최근기억상실**Ekmnesie, ecmnesia'이라고 부른 바 있다. 이러한 종류의 매우 기이한 예가 **프린스**Prince55와 **윌슨**Wilson[32]에 의해 최근 설명되었다. 한 예에서는 완전히 상이한 연령대, 지식, 능력, 특성을 가진 세 인격이, 다른 예에서는 심지어 열 개의 인격이 때로는 저절로, 때로는 외부영향에 의해 교대로 나타났다.

C. 감정생활 장애

의식의 문턱을 넘어서는 모든 감각인상은 우리의 내면에 지각 이외에도 우리 정신상태에 독특한 변화를 생성하는데 우리는 이를 **감정**Gefühl, emotion이라고 부른다. 감정은 지각과 달리 외부세계의 모사가 아니며, 자아가 외부의 영향에 맞서 취하는 입장을 직접 특징짓는다. 실제로 바

32) 프린스(Prince), 인격 분열(The disassociation of a personality). 1906; 윌슨(Wilson), 정신과학 저널(Journal of mental science), 1904, 699.

로 이러한 정신상태에서 의지충동Willensregungen, urges of will도 생겨난다. **분트**[33]의 설명에 따르면 세 가지 대립적 감정성향, 즉 쾌감Lust, pleasure과 불쾌감Unlust, displeasure, 흥분Erregung, excitement과 (억제Hemmung, inhibition 라고 말하는 게 더 좋을 듯한) 진정Beruhigung, calming, 끝으로 긴장Spannung, tension과 이완Lösung, relaxation을 구분할 수 있지만, 이 대립적 감정성향들은 단독으로가 아니라 항상 다양하게 혼합되어 정신과정에 동반된다. 이처럼 혼합된 감정은 적절히 선택된 사례에서 내적 경험을 이용해서뿐만 아니라 다양한 종류의 감정이 호흡, 맥박, 혈압에 미치는 것 같은 독특한 영향을 활용해서도 가장 간단한 구성요소로 분석할 수 있다.

감정은 모든 내적 변화의 가장 민감한 징후이므로, 정신장애에서 먼저 가장 현저한 장애를 보여주는 것은 바로 감정이 강조되는 환자의 '정서생활Gemütsleben, emotional life'이다. 이러한 질병현상의 판단은 어떤 독특한 어려움에 부딪힌다. 건강한 양태와의 단계적 편차 측정을 도와줄 수 있는 확고한 규준이 감정영역에서는 지성영역보다 훨씬 적게 주어져 있기 때문이다. 감각경험의 변조, 논리적 사고 원칙 위반은 비전문가에게도 즉시 병적 현상으로 인식된다. 하지만 감정표출의 생생함은 다양한 상황의 건강한 사람에서도 이미 광범위한 개인적 차이를 보이므로, 감정영역에서 병적인 것의 구분은 종종 상당히 어려워진다. 비전문가는, 즉 법의학 사건에서 판사는, 정서생활의 결정적 장애보다는 지성의 결여를, 특히 망상을 질병이라고 여기는 경향이 항상 훨씬 강하다.

정서적 흥분성 저하 및 상승 Herabsetzung und Steigerung der gemütlichen Erregbarkeit, Decrease and increase of emotional excitability. 감정영역에서 가

33) 분트(Wundt), 생리심리학(Physiologische Psychologie), II, 284, 5판. 1902.

장 단순하면서도 가장 빈번한 일탈은 **감정의 강도 저하**Herabsetzung der Gefühlsstärke, decrease in emotional strength다. 건강한 사람의 정서에서는 그가 주변과의 여러 관계에 보이는 내적 관심이 기분의 지속적이고 약하거나 강한 변동에 반영되지만, 이러한 감정이 저하되면 외부세계의 인상에 대해 **무관심**Gleichgültigkeit, indifference하고 **무감동**Teilnahmlosigkeit, apathy해진다. 이러한 장애는 대부분의 정신지체 형태의 일반적 동반현상이다. 이때 아마도 외적 경험은 상당히 잘 파악되고 합리적으로 가공될 수 있으나, 환자에게 어떤 주목할 만한 정서적 반향을 일깨우지 못한다. 지성장애와 감정장애 사이의 이러한 현저한 불균형은 조발성 치매에서 가장 뚜렷하게 나타난다. 조발성 치매에서는 가장 심각한 질병상태에 이르러서야 파악과 표상활동 등의 이성적 능력도 심각하게 손실되는 게 보통이다. 반면 진행마비에서는 질병에 의해 지성기능이 비교적 심하게, 정동은 약하게 손상된다.

감정 저하는 대체로 정서생활의 모든 분야에 균일하게 확산되는 것이 아니라, 처음에는 환자의 내적 관계를 **제한**Einschränkung, restriction시킨다. 환자를 내적으로 감동시키는 과정의 범위가 협소해지지만, 어떤 방면에서는 감정의 생생함이 예전과 같거나 심지어 상승할 수도 있다. 물론 환자에게 가장 손쉽게 사라지는 감정은, 자아의 변화로 인해 직접 생기는 것이 아니라 자아 밖의 외부세계의 상황과 연관되는 감정들이고, 다음으로 감각적 특성을 잃고 어떤 일반적 표상과 원칙에 동반되면서 고도의 정신기능 및 도덕기능을 통해서만 일깨워지는 감정들이다. 사고범위가 가장 단순하고 명백하고 개인적으로 중요한 것에 제한되듯, 감정이 그 감각적 단순성을 유지하면서 자신의 행복 및 불행과 가장 직접적이고 명백한 관련을 맺고 있는 인상에만 관련된다. 다시 말하면 환자의 관심은 본질적으로 자신의 인격의 상태에만 제한되어, 전적으로 이기적이 되며, 정신활동이나 고귀한 예술적 향유하는 기쁨도, 예의, 도덕, 종교의 고상한 요구에 따르는 감정도 상실한다. 다른 사람의 운명에 대해서는 냉담하고 무관심하며, 일반적이고 고상한 노력은 환자 내면의 이해나 관심을 자극할 수 없다. 건강한 사람에게는 주변에 대한 배려, 가족, 민족, 인류 전체와 자신의 임무와의 관계에서 동인 또는 억제가 생겨나지만, 환자에게는 이러한 동인이나 억제가 아예 없다. 이러한 변화의 결과는 매우 눈에 띈다. 환자는 자신의 친척, 사업, 작업, 의무에 아무 감정이 없으며, 수치심을 잃고, 개인적 교제를 할 때 배려가 없으며, 자신의 직접적 요구 충족만을 생각하고, 자신의 상황을 전혀 생각지 않으며, 미래에 대한 계획이나 걱정도 없다.

이러한 변화가 건강한 노년기에는 경미한 형태로, 병적인 노인성 정신지체에서는 훨씬 심각한 형태로 진행되는 것이 관찰된다. 정서적 민감성과 열광능력이 퇴색하지만, 자기애 발동 및 소유와 감각적 향락에 대한 기쁨이 생생하게 나타난다. 그 밖에 정서적 치매 징후는 종종 진행마비와 특히 조발성 치매의 최초의 현저한 현상이며, 조발성 치매가 진행됨에 따라 치매 증후는 점점 더 선명히 표출된다. 끝으로 정서적 반응능력 결여도 일부 뇌전증성 및 선천성 정신지체 형태에서 중요한 역할을 한다. 이러한 정신지체 형태에서는 정서생활이 위축하면서 감각적 향락 추구에서 약간의 기민성이, 이기적 이득 추구에서 전문적 능숙함이 신장하므로, 주변사람은 환자의 심각한 정신적 · 정서적 무능력을 종종 알지 못하기 십상이다. 건강한 범주에서는 정서가 메마르고 이기적인 천성을 타고나서 다른 사람의 감정에 냉담한 태도를 취하고, 냉정함을 잃고 인간애를 발동하는 법이 없으며, 철저히 사리사욕에 따라서만 계획적이고 타

산적으로 행동하는 사람이 여기에 속한다.

저급하고 감각적인 감정과 고상하고 일반적인 (논리적 · 도덕적 · 예술적 · 종교적) 감정의 매우 중요한 차이를 이루는 것은 저급한 감정이 고상한 감정보다 순간적 강도가 매우 크지만 **재생능력**Erneuerungsfähigkeit, renewability은 몹시 적다는 사실이다. 감각적 향락 또는 통증은 잠시 매우 생생한 흥분에 빠뜨릴 수 있지만 기억에서 빠르게 퇴색하는 반면, 은은하지만 지속적인 도덕감정은 열정적 정동에 의해 압도되지 않는 한 우리 사고와 행동에 평생 동안 거의 끊임없이 동반되며 영향을 미친다. 바로 이러한 고상한 감정이 우리의 기분에 균일한 안정성을 제공하고, 우리의 정신적 인격에 확고성 및 내적 완결성을 부여할 수 있는데, 이러한 안정성과 확고성 및 완결성은 건강하고 완전히 성숙한 남성의 특성이라고 흔히들 간주한다. 그 밖에 고상한 감정은 일순간의 급속한 감정충동을 완화시키므로, 이러한 완화 작용이 없다면 갑자기 격정이 맹렬히 폭발하여 매우 짧게 지속하기 마련이다.

그러므로 이러한 방면에서도 정신지체의 임상상에서 고상한 감정의 결여가 나타날 것임이 틀림없다. 고도의 둔감성이 모든 감정충동을 덮어버리지는 않으므로, 한편으로는 기분의 불균일성에서, 다른 한편으로는 외부의 우연한 사건에 대한 종속성과 **피영향성**Beeinflußbarkeit, influenceability에서, 지속적이고 고상한 감정의 결여가 드러나는 것이 관찰된다. 기분에 확고한 근거가 없으면 행복한 자기만족을 느끼던 환자가 한 사소한 일, 한 단어, 음성의 어조만으로도 분노 또는 절망에 빠질 수 있다. 이러한 현상은 특히 진행마비에서 매우 분명하게 나타나기 일쑤다.

감정이 돌연히 격앙되는 증상은 다양한 형태의 선천성 및 후천성 정신지체에서 발견된다. 건강한 사람의 관찰경험에서 이미 우매한 사람의 격정 폭발, 노인의 변덕과 신경과민이 널리 알려져 있다. 일부 형태의 선천성 정신지체뿐만 아니라 특히 조발성 치매 최종상태도, 광범위한 정서적 둔감성 이외에 급속히 생성되어 잠시 지속하는 매우 격렬한 흥분을 대개 보여준다.

감정충동의 특별한 생생함은 먼저 어린이와 여성의 정신활동의 특성이다. 이러한 생생함은 한편으로는 순간적인 원인에 의한 기분의 피영향성을, 다른 한편으로는 감정 격앙의 일시성과 불안정성을 상승시킨다. 일부 형태의 정신병질 소인에서는 생생한 감정이 생겼다 사라지는 일이 용이한 것이 매우 눈에 띈다. 이러한 정신병질 소인은 병적인 유약성과 민감성을 연상시키는데, 이러한 특성이 있으면 한편으로는 불쾌하거나 고통스러운 인상에 의해 철저히 동요되어 무분별한 자살시도까지 하며, 다른 한편으로는 고상한 감정의 자극을 받을 때마다 활활 타올랐다가 곧 다시 꺼지는 열광에 빠진다. 이러한 소인은 히스테리의 독특한 임상상에서도 관찰된다. 히스테리에서는 감정이 강하게 강조된 표상들이 의지에 영향을 미칠 뿐만 아니라, 임의의 개입에서 일반적으로 벗어난 신체과정에도 광범위한 영향을 미친다. 강한 정동은 호흡과 혈액순환, 혈압, 심장기능, 혈관긴장, 장과 방광과 모발 근육, 분비선 분비, 운동의 안전성과 능력, 감각의 명료성과 강도에 영향을 준다. 히스테리에서 자기도 모르게 나타나는 감정작용은 모든 방면으로 예상치 않게 확산되지만, 그 특별한 본성은 최면의 영향과 유사한 작용을 통해 어느 정도 설명할 수 있다.

일부 흥분상태에서는, 특히 진행마비와 조증에서는, 정서적 흥분성의 일반적 상승이 일시적 증후로 관찰된다. 진행마비와 조증에서도 그때그때 정서의 생생한 특색에 휩쓸려 고상한 감정이 이를 전혀 진정시키거나 완화시키지 못하므로, 격심한 표현운동에서 엿보이는 강렬한 감정변동에 기분변동이라는 중요한 현상이 수반된다. 이는 감정이 심하게 격앙되며 종종 기분이 돌변하는 숙취의 경험을 연상시킨다. 언제나 다양한 감정의 색조가 손쉽게 갑자기 바뀔 수 있으므로, 이러한 감정의 생성조건은 서로 매우 유사할 것이 틀림없음이 분명히 나타난다. 감정표출의 강도가 외적 자극을 통해 더욱 상승하는 게 보통인데, 이러한 현상은 건강한 생활에서도, 특히 군중에 미치는 정서적 영향에서 잘 알려져 있으며, 숙취상태에서도 비슷한 사례가 관찰된다. 대체로 우리는 기분 조성에도 종종 매우 놀랄 만큼 영향을 미칠 수 있다. 긴장증성 흥분에서만 환자의 거부증 때문에 그러한 시도가 방해를 받는다.

병적 기질krankhafte Gemütsarten, pathological temperaments. 인생경험에 대한 내적 입장의 표현으로서의 감정의 중요성은 개인의 기질에 가장 명료하게 표현될 것이다. 동일한 사건이 당사자의 특성에 따라, 소인에 근거한 특정한 감정강조 성향에 따라 매우 다양한 정신상태를 초래한다. 감정혼합은 무진장 다양하므로, 기질의 모든 다양한 형상을 특징짓는 것은 불가능해 보인다. 병적 영역에서는, 쉽게 납득할 수 있듯, 어려움이 더 크다. 따라서 우리는 일부 형태를 간추려 살펴보는 것으로 만족해야 한다.

불쾌감은 일반적으로 쾌감보다 격심하게 느껴지므로, 우리 정신활동에 훨씬 강한 영향을 미치며, 병적 기분에서도 훨씬 중요한 역할을 한다. **불쾌감에 대한 민감성**Unlustempfindlichkeit, sensitivity to displeasure이 고조되면 인생의 모든 사건에서 불쾌하고 고통스러운 것만 찾아내며 사소한 결점이나 장애 또는 각종 우울한 전망 때문에 즐거운 일을 기쁘게 즐기지 못하게 된다. 과거는 슬픈 기억의 연속이 되고, 미래는 걱정과 재앙의 원천이 되며, 현재는 힘들고 고되게 짊어진 부담이 된다. 특히 자신의 행복과 불행이 비관적 관찰의 중심이 되며, 신체상태의 사소한 장애가 불신에 가득 찬 자기 관찰자에게 위협적인 불행한 질환의 징조로 보인다. 건강한 생활에서는 슬픈 경험 후에 뒤따르는 낙담이 다시 소생한 삶의 의욕에 밀려나지만, 병적 비관론에서는 즐거운 인상도 불쾌한 기분장애의 압박을 없애지 못하고 심지어 고조시키기까지 한다. 이러한 사례의 일부는 조울병과 긴밀한 연관이 있다. 우울한 기분은 대개 우유부단성에 수반된다.

불쾌감이 병적으로 강조되는 상황에 내적 긴장의 감정이 동반되면, 기분은 **불안증**Ängstlichkeit, anxiousness을 띠게 된다. 그리하여 환자에게는 내적 안정과 자유, 자신의 힘과 능력에 대한 자신감이 결여된다. 모든 행위에는 그 결과에 대한 두려운 예상과 그 정당성과 적합성에 관한 의심이 뒤따른다. 불안증에서도 모든 가능한 의심의 매우 비옥한 토양이 되는 것은 환자의 신체상태다. 그리하여 고통스러운 자학과 번민이 생기고 책임감이 고조되어, 자신만만한 삶의 의욕이 조심스레 발동할 가능성을 없애버린다. 이러한 기질은 강박관념, 공포증, 예기신경증이 특별히 발달하는 기반이 된다.

불쾌감에 대한 민감성 고조가 흥분으로 이어지는 것은 신경과민 천성reizbare Naturen, irritable natures군의 특징이다. 우리에게 행동하도록 부추기는 불쾌한 인상들은 분노와 격분을 일으킨다. 이러한 정동은 심한 의지집중 상태에 있거나 전력을 다해 활동 중이거나 그렇게 활동한 후이거나 격렬한 정동 후에 특히 쉽게 생성된다. 병적 신경과민에서는 인생경험의 불쾌감을 강조할 뿐만 아니라 정서적 흥분도 즉시 야기하여 불쾌감 방출을 독촉하며 정서적 흥분을 억압하면 내적 갈등이 계속된다. 흥분이 이처럼 완화되지 않으므로 정서적 균형이 지속적으로 동요되고, 때로 격렬한 감정분출과 함께 욕동적 안절부절증과 불안정성이 발생하여 때로는 절망의 특색을 띠기도 하고 때로는 분노의 특색을 띠기도 한다. 절망적 형태는 선천성 신경과민증에서 가장 빈번히 관찰되며, 병적 분노Iracundia morbosa는 주로 뇌전증 및 히스테리 소인에서 발견된다.

그러나 외부세계에 대한 병적 민감성이 있으면 항상 열정적 분출만 하는 것이 아니라 때로는 일종의 차단도 한다. 그리하여 **내향성**Verschlossenheit, introvert이라고 하는 기질이 발생한다. 대개 내향성은 건강한 사람의 반항심에 수반되는 분노에 찬 감정과 연결되어 있는 게 아니라, 자신의 불완전성을 다소 분명하게 의식하며 삶의 인상들을 조심스레 멀리하는 것을 뜻한다. 낯선 사람과 교제하고 친숙하지 않은 주변환경으로 나와 특별한 요구에 응하고 어려움에 맞서는 일은 환자에게 즉시 극복할 수 없는 방해로 여겨지며, 환자는 전술적 결심을 통해 이 방해에 맞서지 못하고 완전한 고립을 통해 이를 모면할 수 있을 뿐이다. 이러한 장애는 일부 '기인Songerlinge, eccentrics'들의 태도를 이해하는 열쇠가 된다. 조발성 치매의 발생과정에서도 무척 유사한 내향성이 자주 보고되는데, 이는 종종 지나친 경건성과 수도원으로 은둔하려는 경향과 연결된다. 하지만 조발성 치매에서는 불쾌감에 대한 민감성 고조가 내향성의 (유일한) 원인이 아니며 거부증적이고 기이한 성향도 중요한 역할을 한다.

인생의 자극이 주는 쾌감강조는 행복하고 **'낙천적인' 천성**에서 발견되는데, 이런 사람들은 항상 기분이 들떠 있고, 모든 사건에서 좋은 면만 찾아보며, 무슨 시도를 하든 최대의 희망을 걸고, 무언가 듣지도 못하고 보지도 못한 행운을 확실히 기대하며 평생을 보낸다. 이러한 낙천적 천성이 언제나 자신만만해하며 다양한 목표들을 추구하는 생생한 활동충동과 연결되면, 이러한 기질과 조울병의 긴밀한 관계가 특히 분명하게 드러난다. 뚜렷한 조울병 발작이 완전히 결여되어도 그러한 관계가 존재한다고 가정할 수 있으며, 따라서 내적으로 불안정성을 띠는 지속적이고 지나친 쾌감강조는 우유부단성에 따르는 근거 없는 압박감과 마찬가지로 조울병의 전 단계를 이루는 것으로 보인다.

다른 독특한 종류의 감정생활은 **열광자**Schwärmer, enthusiasts에서 관찰된다. 열광자에서는 일부 감정방면이, 특히 다소 은밀한 감각적 특색을 지닌 종교적 또는 사회적 감정방면이 과도하게 발달하여 사고와 행동을 지배한다. 도취적 경향에 열정적으로 몰두하면 모든 외적 고통과 불쾌감을 상쇄할 수 있는 엄청난 강도의 쾌감이 생긴다. 이러한 기질의 기반을 이루는 것은 대개 히스테리 소인이다. 열광자와 유사한 사람으로는, 한편으로는 거침없이 열광하며 일방적 목표를 추구하고 어떤 저항이든 격노하여 증오하며 퇴치하는 광신자Fanatiker, fanatics가 있으며, 다른 한편으로는 진기한 것, 기이한 것, 흥분시키는 것에 대한 한없는 쾌감과 자신의 발명재능에 관한 발랄한 기쁨에 젖어 모든 신중한 숙고를 멀리하는 일부 병적 사기꾼Schwindler, swindler이 있다. 광신자와 사기꾼에서도 대체로 히스테리성 특징을 증명할 수 있다.

히스테리성 특징으로부터 병적 **경솔성**Leichtsinn, carelessness으로의 이행은 손쉽게 이루어지는데, 병적 경솔성이란 인생의 피상적 오락에 대한 감수성은 매우 높지만 진지한 일을 심각하게 받아들이지 못하고 인생을 본질적으로 즐거운 연극으로 간주하는 것이다. 병적 경솔성에서는 본질적으로 정동이 전반적으로 피상적일 것이다. 진지한 인상이나 진지하게 혼합된 인상만이 우리 정신활동을 심도 있고 지속적으로 형성시킬 수 있으며, 오로지 그러한 인상만이 기분에 일관성과 연속성을 부여할 수 있다. 따라서 심도가 결여되고 정동이 급속히 사라지면, 지침이 되는 진지한 감정의 위축이 가장 첨예하게 표출된다. 그러므로 어떤 정신지체 형태의 동반현상인 병적 경솔성에는, 대개 고상한 감정의 불완전한 발달,

이기심, 의지의 불안정성이 동반된다.

고상한 감정의 불완전한 발달, 이기심, 의지의 불완전성의 공통적 특성은 생생하게 고조된 자기과신이다. 자신의 독특성과 역량이 환자에게는 매우 훌륭해 보이며 매우 중요하게 여겨진다. 다른 사람의 고통에 대한 동정심 발동이 이들에게 매우 불완전하게 발달되어 있으므로 특히 그러하다. 따라서 환자는 자신의 인격을 한없이 과대평가할 뿐만 아니라, 어떤 경미한 실제적 또는 추정된 피해도 심각한 모욕으로 느끼지만, 자신이 다른 사람의 권리에 개입하는 일은 전혀 무해하며 허용되는 행위라고 오인한다. 감정강조의 이러한 이기적 편협성은 많은 정신병질 인격에서 발견된다. 이러한 편협성은 호소망상Querulantenwahn, querulous delusion과 이와 유사한 형태의 편집증의 발달에도 유리한 온상을 제공한다.

병적 정동krankhafte Gemütsbewegungen, pathological affects. 일반적으로 병적 정동은 주로 합리적 논증이 부족하며 그 강도와 지속성이 크다는 점에서 건강한 사람의 정동과 구분되지만, 그 특색은 대체로 다른 잘 알려진 감정혼합 중 하나와 일치한다. 물론 건강한 생활에서도 그 원인을 설명할 수 없는 기분이 생겼다가 사라지는 것이 관찰되며 우리는 그 기분을 제어하고 몰아낼 수 있다. 병적 기분은 대체로 이처럼 제어하고 몰아내려는 모든 시도에 반발하지만 말이다. 다른 한편 병적 정동은 때로 특정한 외적인 계기로 생기지만, 건강한 사람의 감정 격앙과 달리 다시 퇴색하지 않고 독자성을 띠며 외견상의 계기가 없어진 후에도 퇴조하지 않는다.

불쾌한 병적 정동에서 가장 빈번한 형태는 불쾌감과 내적 긴장이 결합된 것으로 여길 수 있는 **불안**Angst, anxiety이다. 불안은 다른 어떤 감정과도 달리 신체상태 및 정신상태 전체를 침해하기 일쑤다. 내적 긴장이 신체자세, 표현운동, 경련성 근육신경감응에 나타나거나, 한탄과 절규, 격렬한 격퇴 및 도피 시도, 주변 및 자신의 생명에 대한 공격으로 방출된다. 여기에 건강한 사람의 관찰경험에서 널리 알려진 불안의 신경성 동반현상, 즉 현기증, 지각착오, 마비감과 이것들이 심장기능(심계항진), 혈관신경(창백화, 혈압상승), 호흡, 수의근(떨림, 오한), 끝으로 발한, 배뇨와 배분에 미치는 영향이 가세한다. 호흡과 심장박동의 영향이 환자에게는 심장부위의 압박과 협착으로 매우 생생하게 느껴지며(협심증 Präkordialangst, stenocardia), 머리에서의 불쾌한 긴장감각은 드물다. 처음에는 대개 불안의 대상이 없다. 환자는 이유도 모르고, 염려해야 할 아무 이유도 없다는 것을 종종 잘 알면서도 불안을 느낀다. **헤커**가 시사한 바에 따르면 모호한 불안은 향수병, 파악변화, '낯섦', 심한 허기, 마취감 등, 그 원래 의미를 항상 그리 쉽게 이해할 수 없는 매우 독특한 형태를 취할 수 있다. 물론 모호하고 불안한 예감은 점차 응축하여 다소 명료히 상상되는 염려로 변화한다. 그러나 최고도의 불안에서는 의식이 다소 심하게 혼탁해지는 게 보통이다. 매우 강렬한 정서적 흥분으로 인해 매우 불명료하고 혼란스러운 표상만 생긴다.

대체로 불안이 환자를 덮치면 발작이 일어나지만, 적어도 분명한 완화와 악화를 보여주며, 특히 악화는 밤에 일어난다. 불안한 긴장이 며칠, 몇 주, 심지어 몇 달 동안 완전한 강도를 유지하는 일은 매우 예외적이다. 불안은 순환성 기분장애의 우울상태에서 가장 빈번하게 생기지만, 이러한 불안이 전혀 생기지 않는 사례도 수없이 많다. 그 밖에 뇌전증환자의 몽롱상태에서, 알코올성 섬망환자에서, 긴장증성 질병의 초기에, 때로는 진행마비환자의 가장 고통스러운 형태에서도 불안은 관찰된다.

끝으로 불안상태의 널리 확산된 특수한 임상군을 이루는 것은 공포증, 일명 "**포비아**Phobien, phobias'라고 부르는 장애다. 공포증이란 그러는 게 옳지 않은 줄 잘 알면서도 일상 사건이나 활동에 강박적으로 수반되는 염려를 일컫는다. 이러한 염려가 경미한 형태로 건강한 사람에서 나타나는 경우도 드물지 않지만, 병적 특성을 띠게 되는 때는, 먼저 이러한 염려가 집요하고 끈질기게 생겨나 모든 이성적 숙고를 막는 경우와, 다음으로 그 결정적 영향 때문에 상상력이 지나치게 자극될 뿐만 아니라 특히 행동까지 변화되는 경우다. 불쾌한 인상, 위험과 불편에 대한 예상, 개인적 태도의 불안감, 행동의 책임감은 공포증이 생기는 가장 중요한 원천이다.

공포증의 내용은 매우 다양하고 종종 매우 개인적이다. 그 내용은 일부 특정한 체험으로 인해 생겨날 수도 있지만, 인간의 생활경험과 일치하는 일반적 방면에서 훨씬 빈번하게 표출된다. 따라서 불안이 어떤 외부인상에 수반되는지, 외부에서 닥치거나 자신의 건강상태로 인해 생기는 어떤 위험을 뜻하는지, 자신의 행위에서 발생하는지에 따라, 공포증을 몇 가지 임상군으로 구분할 수 있다. 여기에 추가되는 것은, 인간의 일반적 교제관계나 특수한 생활상황에서 나타나는 염려('상황공포증 Situationsphobien, situational phobias')다. 끝으로 매우 일상적 활동 실행에서 생겨나 그 진행을 방해하거나 불가능하게 만들 수 있는 불안('기능공포증 Funktionsphobien, functional phobias')도 고려해야 할 것이다.

널리 확산되어 있으며 우스꽝스럽지만 근절하기 어려운, 거미, 개구리, 쥐에 대한 공포를 연상시키는 것은, 빈대나 집게벌레가 침대에 있다거나, 돼지가 문 앞에 있을지 모른다는 불안이다. 그 자체로는 전혀 무해한 다른 인상, 즉 골무나 솜 한 뭉치도 불안을 야기할 수 있다. 또 다른 형태는 편지를 개봉하거나, 거울에서 자신의 얼굴을 보는 데 대한 불안이다. 나는 어떤 특정 인물이 눈앞에 있으면 근거 없는 불안에 빠지는 부인을 알고 있다. 처음에는 하녀가 있으면 그랬으나 나중에는 그녀가 매우 사랑하는 여동생이 있으면 그러했다. 매우 키가 큰 한 여성환자는 키 큰 사람만 보면 불안해했다.

일어나기 힘들지만 발생 가능한 각종 위험에 대한 공포는 건강한 사람에게도 잘 알려져 있다. 벼락을 맞거나, 떨어지는 사물에 다치거나, 술취한 사람에게 기습당하거나, 지나가는 말에 밟히거나, 전차에 치일지 모른다는 불안이 때로는 개인적 체험 후에, 때로는 저절로 생기는 것이 관찰된다. 병에 걸리거나, 미친개에 물리거나, 결핵에 걸리거나, 매독에 전염되는 데 대한 염려도 중요한 역할을 한다. 이러한 종류의 환자 대부분은 심지어 심한 정신질환에 걸리는 것도 염려한다. 이러한 모든 병에 대한 염려가 터무니없다는 반증은 당장 주어지지 않고 오로지 의사의 관찰 경험과 숙고를 통해서만 주어지므로, 합리적 숙고가 불안에 의해 강박적으로 제압되고 있음이 그다지 분명하게 드러나지 않는다. 하지만 예컨대 환자가 개에 물리지 않았으며 개와 스쳤을 뿐인데도 광견병에 걸릴지 모른다는 공포에서 벗어날 수 없을 때 등에는, 불안의 불합리성이 환자에게 종종 명료히 의식된다.

대개 가장 고통스러운 공포는 환자가 자신의 행동을 통해 위험을 초래할지 모른다고 생각하는 공포다. 건강한 사람의 경험에서도 장전된 소총이나 매우 날카롭게 연마한 칼을 서투르게 다룰 때 이 무기로 재앙을 일으킬지도 모른다는 생각으로 인해 불쾌감이 엄습하는 것이 잘 알려져 있다. 이러한 불쾌감은 실제로 그런 위험이 전혀 없을 때에도 찾아든다. 환자들에서는 그러한 염려가 매우 다양한 형태를 취한다. 어떤 바늘이나 유리조각을 음식에 집어넣어 다른 사람을 죽일지도 모른다는 불안이 특히 빈번하게 나타난다. 병원균이나 독소를 의복이나 손에 묻혀 널리 퍼뜨릴지 모른다는 공포도 비슷한 역할을 한다. 화장실을 정액으로 오염시켜 여성을 임신시킬지도 모른다는 매우 진기한 생각도 이와 유사하다. 유가증권에 대한 책임감이 지나치게 확대되면 환자는 어디서나 유언장이나 지폐를 파기하는 것을 두려워하고 손에 들어오는 모든 종잇조각을 길에서든 화장실에서든 유가증권이 아닌지 검토하느라 전혀 휴식을 취하지 못한다. 자기도 모르게 범죄행위를 저지르는 데 대한 공포는 특별한 임상군을 이룬다. 일부 환자는 준비되어 있는 칼을 붙잡아 누군가를 살해해야 하며, 우연히 마주친 여성을 성폭행하고, 아이를 음란하게 어루만지고, 사람을 습격하여 물어뜯고 다리에서 밀어야 한다는 망상에 고통받는다.

공포증 생성의 비옥한 온상은 특히 공공장소에서 다른 사람과 교제할 때 엄습하는 불안감과 당혹감의 발동이다. 우리는 낯선 사람과 마주하여 그들의 관심이 우리에게 쏠리는 것을 느끼자마자, 우리 외모가 어떤 인상을 불러일으키는지 생각하게 된다. 이때 사소한 결점이라도 의식되면 고통스러운 굴욕감이 야기되어 우리의 자신감을 매우 혹독하게 마비시킨다. 병적 소인에서는 낯선 사람의 시선이 자신에게 쏠린다는 생각만 해도 고통스러운 감정이 야기될 수 있다('시선공포증Phobie du regard'). 자신이 눈에 띄거나 서투르게 행동하고, 예절을 지키지 못하고, 악의적으로 판단받고 있다는 망상은 태도에 매우 좋지 않은 영향을 미칠 수 있으며 완전한 대인기피증을 야기할 수 있다. 나의 한 남성환자는 인사하는 것을 못 보고 지나치고 아는 사람들과 모였을 때 예전 만남과 대화를 기억하지 못하여 불손하다고 오해받는다는 염려에 시달렸다. 특히 의복의 불완전성, 청결성 부족에 대한 염려, 즉 무언가 눈에 띄는 것, 불쾌한 냄새가 의복에 배어 있다는 생각이 아무 근거 없이 떠오르고, 이러한 생각은 아무리 억압하려 노력해도 오히려 강력한 위력을 발휘하여, 구김 없고 안정된 태도를 망가뜨릴 수 있다. 일부 환자는 말을 걸 때마다 때에 맞지 않게 얼굴이 빨개져 눈길을 끌거나 오해를 살 것이 틀림없다고 염려하며, 이러한 불안 때문에 실제로 얼굴이 빨개지기도 한다. 사교 모임에서 갑작스럽게 몸이 좋지 않아져 욕지기, 배뇨욕을 느끼거나 설사나 코피가 날지 모른다는 염려에서도 상황은 비슷하다. 이러한 증상을 야기시키는 것은 종종 이전의 불쾌한 경험과 연결되어 환자에게 사교 모임 참가를 완전히 불가능하게 하는 생생한 망상들이다. 떠오르는 염려를 극복하려 시도하며 환자는 주의를 염려에 집중시키지만 오히려 염려를 강화할 뿐이다. 환자가 염려에 빠져들수록, 염려가 환자의 정신활동에서 차지하는 영역이 넓어진다.

우리가 어떤 특별한 시도를 하려 하면, 모든 것이 원하는 대로 진행될까 하는 의심이 가볍게 찾아들어 어떤 내적 불안감을 일으킨다. 우리는 기차여행공포, 무대공포, 시험공포라는 용어를 쓰며, 이러한 정동은 종종 어떤 침착한 숙고보다 훨씬 강렬함을 알고 있다. 환자들에서는 정동이 매우 격렬하게 나타나 정신능력을 심하게 손상시킬 뿐만 아니라, 건강한 사람의 관심을 전혀 끌지 못하는 계기에서도 정동이 종종 생겨난다. 가장 잘 알려진 예는 **폐소공포증**Platzangst, claustrophobia 또는 **광장공포증**Agoraphobie, agoraphobia으로 이는 혼자 호젓한 광장이나 인적 없는 거리를 걷지 못하는 감정이다. 그러려고 시도할 때마다 불안이 치밀어 실신성 발작에 이를 수 있다. 이와 유사한 것은 어린이에게 빈번하게 나타나는 밤에 대한 불안, 혼자 있거나 군중 사이에 있거나 사람이 운집한 공간(연극극장)에 머무는 데 대한 불안이다. 일부 환자는 갑작스러운 방문에 놀라지 않도록 문이 닫힌 방 안에 있어야 편안하다고 느끼지만, 다른 환자는 갑작스러운 위험에 대비해서 출구가 완전히 열려 있지 않으면 불안해진다. 특별한 생활상황에 수반되는 이러한 염려의 또 다른 형태로는 건강한 사람에게도 잘 알려져 있으며 탑이나 벼랑에서 느끼는 고소공포, 다리를 건널 때 생기는 다리공포, 특히 기차여행을 할 때 몸에 이상이 생기면 속수무책이고 마음대로 내릴 수도 없다는 염려로 표출되는 여행공포가 있다. 의상공포도 여기에 속하는데, 이러한 불쾌한 감정은 새옷을 처음 입는 날 생기며, 환자들에서는 강도가 매우 심해서 새옷으로 바꿔 입는 게 거의 불가능한 경우도 있다. 조용히 앉아 있는 것이 불안하여 쉴 새없이 뛰어다니고 돌아다니게 되는 '착석공포증Kathisophobie, cathisophobia'은 내용이 매우 모호하다. 나의 한 남성환자는 걷는 도중 한 걸음 나아갈 때마다 무언가를 잃는다는 불안한 망상에 갑작스럽게 휩싸였다.

지금까지는 어떤 특별한 시도를 할 때 생기는 불안을 설명했는데, 이러한 형태와 대비되어 독특한 위상을 차지하는 것은, 일상적 활동에서 발생하는 염려다. 일반적으로 이러한 염려의 계기가 되는 것은 어떤 일시적 불안장애이며, 이에 강제로 압박을 받으면 환자는 상상력을 펼치고, 평소에는 자기도 모르게 진행되는 과정에 자신의 의지를 개입시킨다. 그리하여 불안한 예상이 떠오르고 뒤이어 방해가 생겨나는데, 이 방해는 점차 강화되어 해당 진행과정을 더없이 혹독하게 훼방하고 심지어 완전히 불가능하게 만들 수도 있다. 본래의 공포증과 달리 이러한 예상에서는 불안이 근거 없다는 사실이 항상 명료하게 인식되지 않는다. 더욱이 이러한 예상은 내용도 없으며 그 작용만 종종 불안감, 서툶, 정신쇠약, 통증, 불쾌감 등으로 느껴질 뿐이다. 이러한 '예기불안Erwartungsangst, anticipatory anxiety'의 가장 흔한 형태는, 건강한 생활에서도 다른 사람의 주의가 자신에게 쏠릴 때 나타나는 억제Hemmungen, inhibitions다. 당황하면 운동이 서투르고 어색하게 되듯, 또한 노래하거나 놀이할 때 다른 사람이 들으면 방해된다고 느끼듯, 일부 사람은 단순한 활동을 할 때, 특히 글을 쓸 때, 누군가 자신의 손을 보면 방해를 받는다. 나의 한 남성환자는 야외에서는 기민하고 아무 어려움 없이 움직였지만, 문을 열고 들어올 때, 계단을 오를 때, 방에서 돌아다닐 때는 기이할 만큼 불안감을 보였다. 수치심 발동도 강력한 위력을 발휘하여 다른 사람이 눈앞에 있거나 낯선 사람이 보고 있다는 생각만 해도 자연적 욕구의 충족이 불가능해지기도 한다.

입면 전에 불안한 긴장이 확산되어 내내 기다리던 잠을 쫓아버리기도 하며, 이와 마찬가지로 정신성 발기부전 사례의 대부분은 실패에 대한 불안한 염려에 근거한다. 또 다른 예는 당황하여 말을 더듬는 것이며, 이는 병적으로 발달하면 지속성 말더듬증Sprachstottern, stuttering이 될 수 있다고 종종 간주된다. 삼키는 행동도 부적합한 부차운동이 불안하게 개입하면 마찬가지로 방해를 받아 완전히 불가능해질 수 있다. 이와 유사한 불안한 방해가 대개 경련성 운동 및 긴장이 나타나는 가운데 쓰기, 걷기, 배뇨 시에도 관찰되므로, 쓰기더듬증Schreibstottern, 걷기더듬증Gehstottern, 배뇨더듬증Harnstottern이라는 용어를 썼던 것도 틀렸다고 할 수 없다. 다른 사례에서는 불안이 경련성 불안감으로 드러나지 않고 정신쇠약과 마비감으로 표출된다. 종종 독서에 대한 불안에서는 이마부위에 빠르게 확산되는 격렬한 눈통증을 통해, 특정 음식에 대한 불안에서는 위부위의 압박감, 메스꺼움, 구토를 통해 정서적 흥분이 표출된다.

이 모든 병적 불안상태의 공통 특성은 불안의 계속적 발달과 이에 기인한 정신적 자유 및 때로는 행동의 제한이다. 불안에 강제로 압박을 받으면 각 사례에서 환자는 저항을 하기는 하지만, 특정한 가능성을 떠올리고 이를 생생히 그려보고 가능하면 회피하려 한다. 불안과의 싸움에서 이렇게 지속적으로 굴복하다 보면 자신감이 없어지고, 정서적 흥분이 고조되어 이제 모든 저항을 더욱 확고하게 진압한다. 이때 환자는 점차 불안의 원래 계기를 더 이상 두려워하지 않고 불안한 긴장 자체를 두려워하게 되는 것이 매우 일반적이다. 불안에 대한 불안, '공포증에 대한 공포증Phobophobie, phobophobia'이 발생하며, 이러한 불안한 생각을 처리해야 한다는 고통스러운 강압에 시달린다. 환자가 불안을 퇴치하려 더욱 절망적으로 노력하면 오히려 불안은 증대하며, 의지가 불안에 맞서 물러서지 않도록 저항해야 한다는 외적 강박이 격렬한 흥분상태를 유발하기 마련이다.

공포증Zwangsbefürchtungen, phobia은 강박관념Zwangsvorstellungen, obsessive compulsive ideas과 매우 유사하며, 두 현상은 종종 동일한 환자에서 발견된다. 그 일반적 기반은 난관과 위험을 통해 긴장을 고조하도록 자극받기는커녕 이에 굴복하는 의지의 나약성 및 허약성이다. 따라서 두 증상은 특히 퇴행정신이상의 영역에서, 드문 사례에서는 조울병환자의 우울성 기분장애에서도 관찰된다.

우리는 긴장을 일으키는 불쾌감을 불안Angst, anxiety이라고 명명한 바 있는데, 이를 의지를 억제시키는 불쾌감이라 할 수 있는 단순한 **낙담**Niedergeschlagenheit, dejection, 즉 무능감을 야기시키는 정신적 고통과 대비시켜도 좋을 것이다. 이러한 기분장애의 기본정조를 이루는 것은 자신의 내면에서 생기며 인생의 모든 사건에 영향을 미치는 슬픔이다. 따라서 과거는 나쁜 경험이나 심지어 실패의 연속으로, 현재는 잿빛으로 음울하게, 미래는 희망 없이 보인다. 뚜렷한 죄책망상과 피해망상으로 응축될 수 있는 각종 답답한 생각과 예감이 떠오른다. 하지만 환자는 자신의 내부의 황량함과 공허함을 가장 고통스럽게 느낀다. 기쁨도 고통도 느끼지 못하며 외부세계의 인상은 가슴에 아무 반향도 일으키지 못한다. "나는 영사기 같아요." 한 여성환자가 나에게 말했다. "아름답다는 것을 잘 알지만 그것을 느끼지 못해요." 인생에서 누리는 건전한 만족이 고통스러운 염세감에 밀려났다. 예전의 애착은 사라지고 가장 가까운 인간관계도 정서 경직 가운데 없어진 것 같다. 심지어 예전 행복의 근원에서 이제 우울성 기분장애가 가장 많이 생기기까지 한다. 정서가 더욱 강하게 북받칠수록 불쾌감이 더욱 생생히 강조되기 때문이다. 즐거운 인상들이 기분장애만 고조시킬 뿐이다. 건강한 사람에서는 외적 행복이 정신적 고통을 완화시키지만, 기분장애가 있으면 이와 반대로 즐거운 사건이 감정을 병적으로 변화시켜 강조하는 것이다. 나는 우울성 기분장애에 빠진 한 소년이 기분이 들뜨는 음악을 들으며 비통한 울음을 터뜨리는 것을 본 적이 있다.

감정의 이러한 변화는 일부 형태의 순환성 우울상태의 특징이며 대체로 사고 및 의욕의 억제와 동시에 발생한다. 환자들은 자신들의 상태를 매우 고통스럽게 느낀다. 내면적으로 사망하여 냉정하게 되었다고 느끼며, 도덕적으로 황폐하거나 신체적으로 변화했다는 망상을 종종 떠올린다. 사실은 환자들은 전혀 감정이 없지 않으며 때로는 연인과의 교제에서 열정을 분출시키고 강한 자살경향을 분명하게 보여준다. 이럴 경우에는 억제가 돌연히 흥분으로 전환되어, 정동의 모든 생생함이 외부로 표출되는 것이다.

흥분Erregung, excitement을 일으키는 불쾌감은 조울병에서도 종종 관찰되며, 이는 때로 독자적 조울병 발작으로, 때로는 다양한 특색의 조울병 발작들 사이의 이행단계로 나타난다. 기분장애에서는 흥분하면 금방 우울해졌다가 금방 불안해지거나 화가 치밀며, 이에 따라 기분장애는 한탄과 탄식으로, 염려로, 또는 분노폭발로 표출된다. 특히 분노를 빈번하게 터뜨린다. 환자는 짜증을 내고 기분이 언짢아지고 모든 일에 불만족스러워하며 자신 및 주변사람을 마땅찮게 여기고 온갖 사소한 일에 화를 내며 종종 그러는 게 옳지 않은 줄 잘 알면서도 터무니없이 불평하다가 마침내 지극히 하찮은 계기로 격렬하게 분노를 분출시킨다. 나는 이와 유사하며 자기과신 고조 및 유치상쾌가 수반되는 기분장애를 매독성 뇌질환환자에서 여러 번 관찰했다. 히스테리 환자의 일부 정동도 분노성 신경과민 때문에 불쾌감과 흥분이 뒤섞인 것을 보여준다.

뇌전증환자의 기분장애는 특수한 임상군을 이루는 것 같다. 뇌전증환자에서는 인생에 염증을 보이는 단순한 낙담이 관찰된다. 때로는 낙담이 억제 감정과 동시에 발생하는 것 같다. 하지만 '향수병적' 특색도 띠어 모호한 동경과 내적 불안이 수반되어 자살시도, 음주, 또는 정처 없는 방랑을 할 수도 있다. 분노가 매우 격렬하게, 갑작스럽고 세차게 분출되는 일은 더 빈번해진다. 본래의 몽롱상태에서는 불안한 긴장이 우세하며, 종종 강한 신경과민이 동반되는 일도 있다. 기이하게도 이 모든 불쾌한 기분에는 황홀한 성적 쾌감이 혼입될 수 있다.

병적 **쾌감**krankhafte Lustgefühle, pathological feelings of pleasure에 관한 논의는 일부 약물이 기분에 미치는 영향에 관한 일부 관찰경험을 단초로 삼을 수 있을 것이다. 주지하다시피 특히 알코올은 특정한 색채의 뚜렷한 쾌감, 즉 능력, 열광, 모험욕을 고조시키는 감정을 불러일으킨다. 알코올 작용이 계속 진행되는 동안 신경과민, 소란스러운 안절부절증, 무계획적 행동충동의 발생에서 점점 분명하게 드러나듯, 운동동기 유발의 용이성이 들뜬 기분의 근원으로 여겨질 수 있을 것이다. 병적 영역에서 생생한 쾌감이 심한 신경과민 및 강한 운동충동과 결합되는 상태, 즉 조증흥분상태도 조증 기분장애의 근원으로 가정할 수 있을 것이다. 조증흥분상태와 숙취상태의 유사성은 종종 강조되었으며, 심리검사에서 증명된 바에 따르면 두 상태는 근본적 차이에도 불구하고 외면적 현상 이상의 유사성을 보인다. 조증에서도 운동과정 유발이 용이해져 숙취상태와 동일한 현상으로 임상적으로 표출된다. 두 상태에서는 장애가 거의 또는 전혀 의식되지 않는다. 취한 사람은 기껏해야 기분이 약간 들떴다고 느낄 뿐이며, 약간 조증흥분을 보이는 환자는 자신이 무척 발랄하고 유능하며 심지어 여느 때보다 건강하다고 여길 수 있다. 두 사례에서 기분은 매우 들떠서 **쾌활성**Lustigkeit, jolliness을 보이며, 자기과신이 매우 고조되어 있다.

숙취상태의 고조된 기분Gehobene Stimmung, elevated mood은 알코올 남용이 지속되면 알코올의 다른 작용과 마찬가지로 환자의 지속적인 특징이 된다. 하지만 약간 취한 사람에게 의지는 자극되었다가 항상 급속히 다시 사라지므로, 이러한 고조된 기분은 단골손님 모임에서 주고받는 기분좋고 가벼운 **유머**Humor 같은 형태를 띤다. 이러한 독특한 기분은 대체로 진전섬망에서, 은밀한 불안과 혼합되어 매우 분명하게 나타나며, 고등교육을 받은 음주자에서도 명백하게 드러나고 지속적인 금주를 통해서야 점차 사라진다. 행동력이 결여된다는 점에서 가벼운 숙취상태의 활발함Angeregtheit, stimulatedness과 구분된다. 권주가에서 찬미되는 바대로 걱정을 모조리 잊어버리고 순간의 향락에 거침없이 빠져드는 것은 음주자의 의지박약 및 도덕적 무능력과 밀접한 관계가 있다. 진정한 유머는 한편으로는 자기조소를, 다른 한편으로는 인생의 사소한 고통에 상처받지 않음을 내포하고 있듯이, 음주자의 유머도 자신의 무기력에 대한 애절한 감정에서 기인할 것이며 이러한 감정을 완화하기 위해 그때그때 알코올을 마셔 기분을 들뜨게 한다. 하지만 진정한 유머에서는 도덕적 자기극복을 추구하여 최고의 내적 자유에 도달하려 하는 반면에, 음주자의 유머에서는 의지가 박약하여 자신의 인격을 포기하고 쾌활하기는 하지만 굴욕적인 예속상태로 빠져든다.

일부 형태의 진행마비에서도 건강감Gesundheitsgefühl, feeling of health과 **행복감**Glücksgefühl, feeling of happiness은 분명하게 나타날 수 있으며, 이 경우 때로는 매우 과잉된 형태를 띤다. 환자는 더없이 행복하여 자신의 엄청난 황홀감을 말로 표현할 수 없다. 이처럼 넘치는 행복감은 마비현상이 더욱 분명해진 숙취상태의 말기 단계를 연상시킨다. 이러한 행복감에는 과대망상에도 불구하고 거리낌없는 행동도 결여되고 기민한 조증 기분의 특색인 발랄하고 직접적인 원기도 부족하다. 진행마비가 계속되는 가운데 치매성 진행마비환자의 행복감은 점점 위축되어 우스꽝스럽고 생각 없는 만족감으로 바뀌는데, 여기에는 알코올성 행복감의 최종 단계의 특징인 신경과민조차 흔적 없이 사라져 있다. 이러한 만족감과 유사한 것은 노인성 치매의 만족감인데, 물론 여기에는 종종 약간의 우둔한 즐거움이 혼합되어 있기도 하다.

노인성 치매가 진행됨에 따라 독특한 병적 쾌감도 관찰된다. 흥분상태에서는 어리석고 까닭없이 들떠서 거리낌없이 행동하며 웃음이 터지는 것을 참지 못하는 태도가 몹시 피곤한 어린이의 발작적 쾌활성을 연상시킨다. 노인성 치매의 이처럼 들뜨고 거리낌없는 행동은 조증의 원기발랄한 유쾌성과 달리 표상내용이나 주변의 과정과 아무 관계가 없으며, 진행마비환자의 기쁨에 넘친 흥분과 달리 실제 행복감도 동반되지 않는 것으로 보인다. 과대망상과 동시에 발생하는 들뜨고 거리낌없는 행동에서는, 매우 오만하고 자의식 강한 기분이 나타날 수 있으며, 이는 대체로 신경과민 고조와 동시에 생겨난다. 반면 치매가 계속 진행됨에 따라 종종 기대와 희망뿐만 아니라 동경도, 공포도, 후회도 없이 완전한 무욕상태가 생기기도 한다.

알코올과 그 효과가 알코올과 비슷한 코카인 이외에 특히 모르핀은 쾌적감Wohlbehagen, comfortable feeling이 들게 하는 데 적합하다. 대체로 모르핀의 이러한 효과를 진통 특성 탓으로 돌리지만, 이전에 통증이나 불쾌감이 없었을 때에도 모르핀이 쾌적감을 유발한다는 사실은, 그 효과가 불쾌감을 제거하는 데뿐만 아니라 오히려 쾌감을 생성시키는 데 있음이 틀림없다는 분명한 증거다. 그렇지 않다면 모르핀과 아편이 널리 알려져 있다시피 기호품이 되지도 못했을 것이다. 모르핀의 효과로 쾌적감이 느껴지는 것은 이로 인해 사고연결이 쉬워지기 때문일 것이다. 모르핀 중독자들은 주사 후 발랄하고 유능하다고 느끼며, 아편 흡연자들은 생생하게 자극된 상상력을 눈앞에 보여주는 듯한 다채로운 환상에 빠져 황홀해한다는 관찰경험이 그 증거일 것이다. 아마도 아편도취자의 몽환상태는 우리가 **황홀**Verzückung, rapture 또는 **엑스터시**Ekstase, ecstasy라고 흔히 말하는 상태와 유사할 것이다. 이러한 상태에도 행동을 쉽게 해주는 운동충동은 완전히 결여되어 있다. 오히려 정신활동은 최고의 행복감이 동반되거나 거의 항상 종교적 내용을 띠는 일부 몽환성 이상지각이나 사고과정으로 퇴행한다. 이러한 상태는 특히 뇌전증환자, 때로는 히스테리 환자에서 관찰된다.

흡연자의 쾌적감은 이와 약간 다른 양태를 보인다. 지금까지 수행된 검사결과에 따르면 담배에 기분을 진정시키는 효과가 있음이 증명된 것 같다. 그리하여 생생하게 떠오르는 표상이나 의지동기에 방해받지 않고 쾌적하게 명상하는 느낌이 생길 수 있다. 반면 그 진정효과가 정확하게 연구된 브롬으로는 실제로 쾌감을 전혀 생성하지는 못하고 단지 내적 긴장상태를 제거할 수 있을 뿐인 것 같다. 브롬은 기호품이 아니며 이전에 불쾌한 내적 흥분이 있을 경우에만 쾌적함을 유발할 수 있으므로 습관성 남용의 위험이 전혀 없거나 매우 적다는 사실도 이를 말해준다.

여기서 시사된 형태의 병적 쾌감은 그 다양성이 무궁무진하다. 이러한 상태의 다양한 종류를 올바로 특징짓고 그 근원을 추적하는 것은 언제나 매우 어려운 일이다. 그 생성방식은 전혀 일관되지 않고 다양한 근원의 감정이 혼합되어 있기 때문이다. 특히 다양한 특색의 감정이 동시에 존재하거나 매우 급속히 연속될 수도 있다. 따라서 진전섬망에서는 불안과 유머가 혼합되어 있다고 언급한 바 있다. 뇌전증성 몽롱상태에서는 엑스터시한 황홀감이 불안과 분노와 종종 결합된다. 조울병과 진행마비에서는 일반적으로 행복감, 분노, 절망이 두서없이 교체되며 나타난다.

때로는 병적 숙고와 망상도 기분에 영향을 미쳐, 기분장애가 원래의 장애가 아니라 망상의 결과일 수도 있다. 하지만 대체로 기분과 망상은 다양한 측면이 우리에게 다양한 방식으로 나타나는 일관된 과정일 가능성이 훨씬 크다고 나는 여긴다. 이러한 생각은 특히 파라노이아 환자의 고조된 자기과신에 들어맞는데, 이 자기과신은 세상에서 선택받은 위치에 있으며 탁월한 인격적 특성과 숭고한 인생의 임무를 타고났다는 망상과 대개 연결되어 있고, 또한 인생의 방해에 대해 대체로 고조된 민감성을 보인다.

체감 장애 Störungen der Gemeingefühle, disorders of cenesthesia. 체감[56]이란 자기보존과 불가분의 긴밀한 관계를 맺고 있는 감정충동Gefühlsregungen, (stirring of)emotions을 말한다. 체감들은 항상 생생한 의지충동Willensregungen, urges of will과 관련되어 있다는 공통 특성이 있다. 체감이 욕동활동에서 차지하는 결정적 중요성은 이러한 특성을 통해 명료하게 드러난다. 우리는 체감을 수많은 세대의 경험에서 생겨나 자기도 모르게 작용하는 행동동인으로 발달한 주의 및 경고로 여겨도 좋을 것이다. 일상생활에서 체감은 우리 신체의 그때그때의 욕구를 실수 없이 확실하게 알려주고, 상황에 적합한 행위를 하도록 명령한다. 이러한 행위의 실행은 대개 의식적 의지를 통해, 때로는 강한 극기상태에서만 저지할 수 있다. 이와 달리 체감 자체는 알려진 신체욕구를 어떤 방식으로든 해소해야만 확실하게 진정시킬 수 있다. 물론 오랜 경고에도 불구하고 체감에 따르지 않으면 체감이 다시 사라지는 것이 건강한 생활에서도 가끔 관찰된다. 우리는 전력을 다하여 계속 작업하면 **피곤함**Müdigkeit, tiredness을 극복할 수 있으며, 오랫동안 **허기**Hunger를 충족시키지 못하면 허기가 감소한다. 마침내 휴식욕구나 식욕에 따를 기회가 생기면, 우리는 기력 회복을 쉽게 만드는 피곤함이나 허기가 없어진 것을 몹시 아쉬워한다. 오랫동안 휴식한 다음에야 피곤함이 다시 찾아오며, 식사한 후에야 허기도 점차 다시 느껴진다.

우리 의식생활 전체에는 정신적 또는 신체적 작업 실행에서 생기는 쾌감Lustgefühl, feeling of pleasure이 수반된다. 그 이유는 오로지 활동을 통해서만 인격의 유지와 계속적 형성이 가능하기 때문일 것이다. 쾌감이 결여되면 권태Langweile, boredom가 생기는데, 이는 무위에서 유래하며 어떤 활동을 하도록 내몬다. 권태가 건강한 사람에게 얼마나 고통스러울 수 있는지는, 예컨대 죄수들처럼 아무 활동도 할 수 없게 되면 권태에서 벗어나려고 필사적인 노력을 하는 데서 알 수 있다. 정신이상의 경우에는 환자가 아무 일도 하지 않더라도 내면이 병적인 과정에 완전히 사로잡혀 있기 때문에 대체로 실제 권태는 전혀 없다. 따라서 권태가 생기면 이는 긍정적 징후로 여겨질 수 있지만, 낙담한 환자들이 종종 권태라고 일컫는 내적 불안감을 권태로 혼동해서는 안 되고, 조증환자의 격렬한 활동충동 역시 권태로 오인해서도 안 된다. 그 밖에 조발성 치매에 나타나는 권태의 완전한 결여는 눈에 거의 잘 띄지 않지만 매우 중요한 증후로 여겨야 한다. 조발성 치매에서는 활동욕구의 근원이 되는 의지충동이 상실되어 있다. 환자는 완전히 분별력이 있으면서도 모든 활동을 중단하는 것을 고통스럽게 느끼지 않고 수 주나 수개월 동안 누워 있을 수 있다. 외부의 자극이 있으면 당장 어려운 과제를 해결할 수 있음에도 그러하다. 내적 휴식을 취할 때 권태가 이렇게 결여되면 정신활동에 근본적 장애가 있음을 시사한다. 이는 치매가 진행되었을 경우에만 관찰된다.

아무 활동도 하지 않을 때의 권태와 전혀 다른 의미를 띠는 것은, 종종 권태라고 불리기도 하며 매우 오랫동안 계속된 작업 후에 경고증후로 나타나는 불쾌감이다. 이러한 불쾌감은 피곤함Müdigkeit, tiredness의 한 형태로서, 일반적으로 건강한 사람에서 이러한 피곤함은 실제 휴식욕구를, 즉 피로Ermüdung, fatigue 정도를 상당히 정확히 보여준다. 환자들에서는 피곤함과 피로가 전혀 별개의 것이 될 수도 있다. 많은 흥분상태에서는, 특히 조증환자에서는 고도의 기력소모, 즉 심한 피로에도 불구하고 피곤함이 지속적으로 전혀 느껴지지 않을 수 있다. 그런 뒤 안절부절증이 진정됨에 따라 치유환자에게 매우 강렬한 강도로 피곤함이 느껴지는 것이 관찰된다. 역으로 우울상태에서는 아무 일도 하지 않고 침대에만 누워 있는 환자의 경우처럼 실제 피로하다고 말할 수 없는 경우에도 피곤함이 지속적으로 느껴지기 일쑤다. 그러나 이러한 피곤함은 정신적 · 신체적 충동이 어려워졌다는 느낌이지, 완전한 원기회복의 시발점이 되므로 소중히 여겨지는 졸리는 느낌이 아니다. 피로 없는 피곤함과 피곤함 없는 피로, 이 두 장애는 종종 신경쇠약자와 특히 퇴행정신이상자에서 기이하게 통합되어 있는 것이 발견된다. 환자들은 지속적이나 발작적으로 별다른 이유 없이 힘이 없고 피로하고 작업능력이 없지만, 저녁에 잠자리에 들 때는 잠을 청하는 데 필요한 피곤함이 느껴지지 않기 때문에 휴식을 취하지 못한다.

건강한 영역에서든 병적 영역에서든, 식욕의 동반자인 허기Hunger에서도 거의 동일한 관찰경험을 얻을 수 있다. 먼저 흥분한 환자에게는 신체에 음식이 긴급히 필요한데도 허기가 나타나지 않는다. 음식을 거절한 직후에 허기는 완전히 사라진 듯 보이며, 금식을 그만둔 후에야 엄청나게 강렬한 힘으로 허기가 다시 찾아든다. 다른 한편 진행마비환자와 긴장증환자는 충분히 식사를 하고 게을러서 실제로 식욕이 있을 것 같지 않은데도, 무분별한 탐식Gefräßigkeit, voracity이 빈번히 나타난다. 끝으로 퇴행정신이상과 히스테리에서는 신체의 영양상태와 명백한 관련없이 지속적 허기 결여와 돌연하고 강렬한 허기가 동시에 관찰된다.

음식섭취와 밀접한 관계가 있는 **구토감**Ekelgefühle, feelings of nausea은 소화되지 않는 것이나 역겨운 맛이나 냄새가 나는 것을 먹지 않도록 경고한다. 이러한 구토감이 없어지는 심각한 장애는 대체로 널리 확산된 정신쇠약의 징후다. 더없이 구역질나는 것을, 심지어 자신의 배설물을 섭취하는 환자가 관찰되며, 구토감을 의식적으로 극복하겠다는 위험천만한 의도에서, 또한 순수한 탐식 때문에 못, 돌, 유리조각, 동물을 삼키는 경우도 종종 있다. 매우 흥분한 환자나 심각한 치매환자에서는 청결감이 드물지 않게 사라져, 오물이나 폐물을 만져도 불쾌감이 들지 않고 신체와 주변환경 전체를 깨끗이 유지하도록 자극받지도 못한다. 따라서 이러한 환자들이 거침없이 몸을 더럽히고 토사물을 들이마시고, 몸에 의도적으로 음식이나 자신의 타액이나 소변이나 대변을 바르는 것이 관찰된다![34] 치매환자에게 사라진 것이 종종 관찰되는 또 다른 경고증후는 **신체적 통증**körperliche Schmerzen, physical pains이다. 흥분상태, 특히 강렬하고 불안한 흥분에서는 완전한 분별력이 있는데도 심한 부상이 전혀 느껴지지 않는 때가 있다. 주지하다시피 전장의 군인들도 동일한 경험을 한다. 일부 환자가 통증이 있는데도 행동을 중지하지 않고 끔찍스러운 부상을 입을 수 있는 이유는 위와 같이 설명할 수 있다. 혀, 후두, 눈을 뽑아내고, 복부를 자르고, 후두에 구멍을 뚫고 이와 유사한 자해를 일삼는 일은, 통증을 통한 억제력이 있는 건강한 사람에게는 완전히 불가능할 것으로 보인다. 치매환자에서도 신체적 통증에 대한 이러한 둔감성은 빈번히 발견된다. 가장 놀라운 예를 보여주는 것은 진행마비인데, 물론 여기에서는 본질적으로 신경경로 손상도 함께 고려해야 할 것이다. 골절, 광범위한 화상, 욕창, 절개, 소작Ätzungen, cauterizations 등 모든 것을 이 환자들은 심한 통증 표현 없이 참아내기 마련이다. 히스테리 환자와 뇌전증환자에서 통증에 대한 민감성 상실은 본질적으로 다른 의미를 갖는다. 히스테리 환자와 뇌전증환자에서는, 최면을 통해 달성할 수 있는 바와 유사하게, 통증역치Schmerzschwelle, pain threshold만 현저히 높아진 것 같다.

우리는 끝으로 자기보존과는 관계가 없으나 종족보존과 관련이 있는 감정군을 고려해야 한다. 여기에 속하는 것으로는 우선 문명화된 공동생활을 통해 인위적으로 교육된 성적 **수치심**geschlechtliches Schamgefühl, sexual shame을 들 수 있다. 흥분한 착란환자에게는 성적 수치심이 완전히 감퇴할 수 있지만, 매우 심한 조증상태에서도 수치심의 분명한 징후가

34) 만하이머(Manheimer), 정신병질 상태에서의 실금증(Le gâtisme au cours des états psychopathiques), 1897.

관찰되는 경우가 드물지 않다. 성적 흥분이 고조되어 수치심을 제압하지 않는 한 말이다. 반면 조발성 치매에서는 종종 수치심이 급속히 사라지는 게 눈에 띄며, 성적 흥분이 없어도 그러하다. 그러한 환자가 무분별하게 노출을 하고 거리낌없이 성적인 이야기를 하고 모든 사람이 보는 앞에서 집요하게 자위행위를 하는 것을 볼 수 있다. 이러한 질병에서는 의도적으로 야비한 표현(욕설증Koprolalie, coprolalia)을 쓰고 수치심 없는 몸짓을 보이는 경향도 종종 관찰된다고 여기서 언급할 수 있겠다.

건강한 인간에서 성욕의 증가와 그 충족에는 생생한 감정이 동반되는데, 이 감정이 환자들에게는 결여되거나 고조되거나 잘못된 경로로 유도될 수 있다. 일부 퇴행정신이상에서, 특히 히스테리에서도 성적 냉담성은 관찰된다. 모르핀 중독자에서도 성적 감정은 점차 사라지기 일쑤다. 하지만 성적 흥분성 상승은 훨씬 빈번하게 나타난다. 이는 우선 일부 백치에서, 다음으로 조발성 치매에서 매우 뚜렷하게, 끝으로 조증성 및 진행마비성 흥분상태와 노인성 치매에서 발견된다. 최근에는 동성애, 사물성애, 가학성애, 피학성애 등 성교 이외에서 나타나는 성적 감정이 매우 주목받고 있다. 이 모든 장애는 성욕의 병적 방향과 긴밀하게 관계되어 있으므로 뒤에서 이 장애들을 병적 방향 자체와 관련하여 고찰하는 게 좋을 것이다.

D. 의욕 및 행동장애

정신활동에 영향을 미치는 모든 장애는 환자의 **의욕**Wollen, volition 및 **행동**Handeln, action에서 최종적으로 가장 중요하게 표출된다. 의지행위의 출발점이 되는 것은 우리 자신 또는 우리 주변에 변화를 일으키려 하는 특정한 장단기적 목적의 표상이다. 이러한 목적표상Zweckvorstellungen, representations of purpose에 동반되는 감정은 목적달성을 위한 동기Antriebe, motivations로 변환된다. 따라서 행동방향은 목적표상의 내용에 따라, 행동력과 그 지속성은 이에 동반되는 감정의 강도와 지속성에 따라 결정된다.

의욕과 행동의 병적 장애는 다양한 방식으로 의지과정의 다양한 지점을 공격할 수 있다. 의지동기의 **강도**Stärke der Willensantriebe, strength of motivations가 저하되거나 상승될 수 있으며, 의지동기의 **유발**Auslösung der Willensantriebe, triggering of motivations이 다양한 장애를 통해 어려워지거나 쉬워질 수 있다. 의욕의 **방향**Richtung des Wollens, direction of volition이 때로는 다양하게 바뀌고 때로는 한쪽으로 굳어지며 외적 또는 내적 영향으로 인해 병적으로 전환되는 것이 관찰된다. 수의행위의 진행Ablauf der Willkürhandlungen, course of voluntary acts이 다양한 방식으로, 특히 부차동기Nebenantriebe, minor motivations의 개입으로 인해 방해받을 수 있다. **병적 동기**krankhafte Antriebe, pathological motivations가 건강한 의욕을 강제로 억제하고, **욕동적** 의지충동triebartige Willensregungen이 무분별하고 무의미한 행위를 촉발할 수 있다. 자연적 욕동natürlicher Trieb, natural drive이 **병적 형태**krankhafte Formen, pathological forms를 띠는 것이 관찰된다. 하지만 납득할 수 있다시피 우리 환자들의 행동 전체는 **정신활동의 다른 영역**에서 진행되는 모든 장애에 영향받는다. 심지어 의지과정의 진행 자체가 아무 일탈을 보이지 않더라도 그러하다. 특별한 논의가 필요한 것은 **표현운동**Ausdrucksbewegungen, expressive movements인데, 잘 알다시피 환자들의 내적 체험을 주로 전달해주는 것은 표현운동이기 때문이다.

의지동기 저하 Herabsetzung der Willensantriebe, decrease of motivations. 상식적으로 가장 쉽게 이해되는 것은 단순한 피로로 초래되는 의지의 마

비다. 내적 저항이 증가하면서 처음에는 의지긴장이 상승하고, '노력 Anstrengung, effort'이 고조되고, 급기야 마비에 이르게 된다. 사고작업도 의지활동이므로 휴식욕구가 증가함에 따라 정신적 활기와 신속하고 풍부한 행동경향이 사라진다. 우리는 더 이상 정신활동을 할 기분이 아니며 우리가 강력한 행동을 하도록 자극받으려면 동인은 점점 더 강박적이 되어야 한다. 일부 독소도 유사한 작용을 한다. 매우 심하게 알코올에 취하거나, 클로로포름, 클로르알데히드의 영향을 받으면 종종 의지동기 상승이 선행한 후에 모든 동기가 사라진다. 이러한 약물은 동시에 파악과 사고를 더 심하게 마비시키는 반면, 모르핀과 담배는 주로 의지동기의 생성과 유발을 방해하는 독소처럼 보인다. 알코올, 모르핀, 또한 이 둘과 유사한 코카인에서는 지속적 남용으로 인한 의지마비Willenslähmung, paralysis of will가 매우 분명하게 나타난다. 그리하여 심각한 행동력 부족이 생겨난다. 약한 동기는 대개 행동에 파급력 있게 방향을 정해주지 못한 채 사라진다. 도덕적 요구, 가족과 자신의 행복에 대한 고려는 다른 경우에는 강렬한 동인이 되지만 무력한 의지에는 지속적 긴장을 일으키지 못한다.

완치되지 않은 정신장애의 최종상태에서 이와 매우 유사한 의욕 침체가 발생하는 것이 종종 관찰된다. 먼저 노인성 정신지체에서는 일반적 표상과 감정이 행동에 대한 영향력을 상실한다. 의지의 긴장력, 창조의 기쁨은 건강한 사람에게도 노년기에는 눈에 띄게 감소하기 마련인데, 노인성 정신지체에서는 완전히 마비된다. 눈앞에 보이는 것만 추구하려 하고 방해를 극복하는 일은 쉽게 포기된다. 그 대신 저급한 욕망에서 생긴 동력이 우세해진다. 탐욕, 인색, 탐식, 아마도 성욕만으로도 상당히 강한 의지동기를 유발할 수 있다. 또는 환자는 소원도 품지 않고 행동도 하지 않고, 주변사람이 이끌거나 밀치는 대로, 적합한 행동이나 저항에 자립적 의지결정의 흔적을 전혀 보이지 않으며 살아간다. 의지마비는 조발성 치매에서 가장 눈에 띄게 드러나는데, 왜냐하면 여기에서는 의지마비 이외의 일부 다른 정신기능은 비교적 잘 보존되어 있을 수 있기 때문이다. 특히 조발성 치매의 최종상태에서 감정의 둔화는 대개 다소 분명한 의지충동 파괴를 가져온다. 환자들은 자신의 동기를 숙고하거나 이에 몰두할 능력을 상실한다. 환자들은 혼자서 제멋대로 빈둥빈둥 앉아 있다. 내면에서 과정이 진행되지도 않고 외적인 영향이 행위를 유발하지도 않는다. 직접적 · 신체적 욕구, 특히 식욕에 따라서만 환자들은 운동한다. 하지만 참을성 있게 자극하고 예시해주면 유용한 활동을 하도록 만들 수 있다. 물론 자극이 중단되면 활동도 정지하지만 말이다. 이를 통해 분명하게 알 수 있는 사실은 환자에게는 작업과 행동능력이 아니라 이를 유발하는 동기가 상실된다는 것이다. 의지의 파괴는 진행마비에서 가장 광범위하게 진행된다. 정신적 · 정서적 반응능력이 사라짐에 따라 의지충동도 상실된다. 환자는 행위를 자극할 수 있는 어떤 고통과 욕구도 느끼지 않는다. 결국 모든 생명징후가 자기도 모르는 일부 반사운동reflektorische Bewegungen, reflex movements의 지속에만 제한될 수 있다.

의지는 마비에서 질병과정에 의해 파괴될 수도 있으나 어렸을 적부터 미발달 상태로 머물 수도 있다. 건강한 범주에서도 의지동기의 강도에서, 생각과 느낌을 행동으로 변환시키는 능력에서 엄청난 편차가 나타난다. 나태하고 답답한 천성으로부터 선천성 정신지체 및 백치의 둔감한 형태에 이르기까지 여러 이행단계가 있는데, 선천성 정신지체 및 백치에서는 의지동기가 생성되어 행동에 이르는 일이 힘들고 드물다. 물론 선천성 정신지체 및 백치에서도 욕망을 가장 강하게 자극하여 특히 의지표출 방향을 결정짓는 것은 허기 및 통증 등의 감각적 감정이다.

의지동기 상승 Steigerung der Willensantriebe, increase of motivations. 의지동기 상승의 일반적 징후는 **운동성**motorisch 흥분이다. 물론 흥분의 발생방식은 세부적으로는 매우 다양하다. 먼저 흥분이 단순히 표상 또는 감정에서 발생할 수 있다. 이러한 흥분으로는 건강한 사람과 병든 사람이 특정한 계기에 고통을 폭발시키는 것, 특정한 상황에서 성급한 의지행위를 갑자기 분출시키는 것을 들 수 있다. 이 사례들에서 행동은 특정한 심리적 전제조건의 필연적 결과인 것으로 보인다. 따라서 장애도 의욕의 영역 자체에 있는 것이 아니라 오로지 의욕을 발생시키는 영역들에 있을 뿐이다. 자연스럽고도 특별하게 생생한 의지동기를 유발하는 강력한 동인Beweggründe, motives이 존재함이 틀림없다

반면에 동인의 중요도에 비해 흥분의 격렬함이 심하면 실제로 의지동기가 상승한 것이라고 말할 수 있다. 아마도 많은 섬망환자에서 어느 정도 그러하다. 섬망환자에서는, 특히 알코올성 섬망환자에서는 대개 망상, 환각, 정동으로 충분히 설명되지 않으며 병적으로 의지가 자극되었음을 시사하는 분명한 **안절부절증**Unruhe, restlessness이 생겨난다. 섬망환자들은 침대에 머무르지 않고 문밖으로 나가며 뚜렷한 활동충동을 보인다. 물론 이는 환각과 관련이 있기는 하다. 하지만 이들은 종종 매우 허약하면서도 소명이라도 다하듯 어떤 일에 몰두하는 생생한 경향을 보이므로, 독자적 정신운동성 흥분에 휩싸여 있다고 가정할 수 있다.

의욕 및 행동장애의 또 다른 형태는 알코올 숙취상태의 관찰을 통해 설명할 수 있다. 알코올 숙취에서는 의지동기 상승의 결과 말과 표현운동이 생생히 깨어나 점차 고성방가로 이어지고, 결국 만취한 사람이 종종 공공질서와 법률을 위반하는 무분별한 행위로 치닫는 것을 보게 된

다. 코카인도 상당히 비슷한 장애를 일으키는 것 같다. 이 약물을 지속적으로 남용하면 의미 없는 안절부절증, 수다, 집필욕이 생겨나기 십상인데, 이러한 증상이 다른 원인에서 생긴다고는 해석하기 힘들다. 코카인 중독환자의 바로 이러한 흥분상태는 독특한 의지동기 상승으로 넘어가는 이행단계가 되는데, 이러한 의지동기 상승은 조증 증상의 특징이고 감염정신병과 진행마비에서도 종종 발생한다. 이처럼 의지동기가 상승하면 병적 활동충동을 보이며, 이는 가벼운 경조증 상태에서는 우선 불안정한 분주함, 왕성한 수다, 활발한 몸짓, 불필요한 물건의 수집과 구매, 다른 사람의 일에 대한 참견, 가능한 모든 계획의 추구, 무분별한 방종, 무의미한 유랑과 여행으로 표출된다.

흥분이 더욱 강해지면 행동동기가 점점 증가하고 다양해진다. 동시에 목적표상Zweckvorstellungen, representations of purpose이 피상적이 되므로 각 행위 간의 관련성이 느슨해진다. 환자는 더 이상 특정한 계획을 실행할 수 없으며, 원래의 의도가 새로 생겨난 동기에 밀려 즉시 감퇴해야만 모든 일을 시작한다. 결국 각 행위의 목적이 거의 인식되지 않으며, 일련의 행동력이 다채롭게 바뀌며 표출되는 것을 우리는 알아챌 수 있을 뿐이다. 환자는 지속적으로 외치고 지껄이고 노래하고 달리고 춤추고 옷을 벗고 옷을 찢어 조각을 다양하게 활용하고 대변을 바르고 칠하고 소변으로 씻고 닥치는 대로 모든 물건을 부수고 손이나 발로 차고 두드린다.

조증 활동충동과 전혀 다른 증상을 보여주는 것은 **긴장증성**katatonisch, catatonic 흥분이다. 조증 활동충동에서는 불합리한 행위에서도 정신적 원인이 대략적으로나마 인식될 수 있으며, 모든 동기가 항상 행위로 이어진다. 이 행위가 아무리 무의미하고 불합리하게 보일지라도 말이다. 반면 긴장증성 흥분에서는 본질적으로 특정한 효과가 전혀 없는 운동이 일어난다. 따라서 '**운동충동**Bewegungsdrang, urge to move'이라는 명칭은, 흔히 조증 활동충동에 사용되곤 하지만 긴장증성 흥분에 가장 적합하다. 긴장증환자에서는 조증환자에서보다 본래의 흥분이 종종 훨씬 적기는 하지만, 운동이 완전히 무계획적이며 이런저런 의도의 실현에 도움이 되지 않는다. 긴장증환자는 그저 얼굴을 찡그리거나, 팔다리를 비틀고 돌리거나, 위아래로 뛰거나, 공중제비를 넘거나, 구르거나, 손뼉을 치거나, 이리저리 뛰어다니거나, 기어오르고 껑충거리거나 무의미한 소리나 소음을 낸다. 이 운동은 더 이상 목적표상을 행위로 변환시키지 않으므로 본래의 의욕이라고 말하기 힘들다. 환자들 자신도 그러한 운동을 어떻게 하게 되는지 모르겠다고 단언하는 경우도 드물지 않다. 우리가 심한 신체적 긴장 후에 종종 겪게 되는 경험을 떠올려도 좋을 것이다. 그러한 경우 근육이 불안정해져 온갖 무의미한 운동으로 표출된다. 우리는 가만히 앉아 있지 못하고 벌떡벌떡 일어서며 손가락을 매만지고 자세를 바꾼다. 이러한 행위도 표상의 표현에 속하지 않는 동기에서 일어난다.

의지행위 방해 Behinderung der Willenshandlungen, obstruction of acts of will. 의지동기가 행동으로 변환되는 능력과 속도는, 동기의 강도 이외에 동기가 극복해야 하는 저항Widerstände, resistances의 강도에 따라서도 좌우된다. 경악과 공포는 우리의 의지를 실행하는 데 내적인 방해가 되며, 이러한 방해는 최대한 의지의 노력을 기울여야만 극복할 수 있다. 저항의 이러한 상승으로 인한 **정신운동 억제**psychomotorische Hemmung, psychomotor inhibition는 순환성 기분장애의 일부 우울상태에 나타나는 가장 중요한 기본장애다. 환자들은 아무리 단순한 결단도 내리지 못하고 어떤 행위든 힘들어 하며 아무 의견도 말하지 못하고 짤막한 단음절의 대답만 할 뿐이다. 그리하여 행동이 매우 뚜렷이 느려지고 약화된다. 확고하게 습득한 활동만을 종종 주저 없이 행하며, 격렬한 정동이 갑자기 저항을 극복할 수도 있다. 그 밖에 노력이 계속되면 억제가 점점 감소할 수 있음도 대개 입증된다. 의지행위 장애의 심한 사례에서는 독자적 의지행위가 거의 완전히 불가능할 수도 있다. 환자는 아무리 노력해도 아무 말도 못하며, 먹지도, 일어서지도, 옷을 입지도 못한다. 환자는 극복할 수 없는 엄청난 압박이 자신을 짓누르는 것을 대개 분명히 느낀다.

대체로 이러한 장애는 외적으로 유사한 몇몇 다른 상태와 함께 '**혼미**Stupor'로 총칭되지만, 이 가운데 가장 중요한 것으로서 긴장증성 혼미를 강조하고자 한다. 긴장증성 혼미에서는 이따금 매우 빠르고 힘차게 일어나는 행위에서 손쉽게 알 수 있듯 운동의 유발 자체가 전혀 어렵지 않다. 하지만 긴장증성 혼미에서 동기Antriebe, motivations는 즉시 역동기Gegenantriebe, counter-motivations를 유발하며, 이 역동기는 적어도 동기만큼 강하거나 심지어 훨씬 더 강한 경우도 종종 있다. 그리하여 모든 운동이 특히 외적 자극에 의해 생겨날 경우 발생 단계에서 억압된다. 의도했거나 요구했던 운동이 시작되는 것이 보이는 일도 드물지 않지만, 이 운동은 즉시 다시 중단되거나, 아니면 상반되는 운동으로 대체된다. 따라서 긴장증성 혼미에서 동기는 내적 저항을 통해 억제되는 것이 아니라 역명령Gegenbefehl, counter-command을 통해 소실된다. 정신이 억제된 환자들은 저항이 약화되거나 달성될 때까지 저항을 극복하려는 노력을 기울이지만, 긴장증성 혼미에서는 동기 자체가 처음부터 또는 매우 빨리 역동기로 바뀐다. 따라서 정신억제와 비슷한 상태를 긴장증성 혼미에서는 '**의지차단**Willenssperrung, blocking of will'이라고 말한다. 의지차단이 뚫리고 역명령이 멈추면, 곧바로 행위가 아무런 어려움 없이 일어난다. 모든 근육운동에서 항상 길항근Antagonist을 작동시키듯 긴장증성 혼미에서도 자극되는 운동표상 이외에 이와 상반되는 운동표상도 즉시 특별한 강도로 생겨나 운동의 유발을 저지한다.

이러한 의지차단을 통해, 건강한 사람에서는 임의의 명확한 개입 없이 습관적으로 생겨나는 수많은 표현이 발생 단계에서 소멸한다. 환자는 말을 걸어도 올려다보지 않고 인사에 답례하지 않으며 악수를 청해도 손을 잡지 않는다. 칼로 위협하거나 눈꺼풀을 찔러도 기껏해야 물러설 뿐 계획적인 격퇴운동을 하지 않는다. 매우 불편한 자세로 누워 있으면서도 안락하게 고쳐 누우려 하지 않고 얼굴에 내려앉는 파리도 쫓지 않고 몇 걸음만 떼면 그늘로 들어갈 수 있는데도 여러 시간 동안 작열하는 햇빛을 받고 있다. 눈 깜박임이나 잦은 침 삼키기를 그치고 배변을 참는 행동도 의지차단을 통해 자기도 모르는 자연스러운 동기를 억압하는 데 기인할 수도 있다. 환자의 전체 태도는 이러한 장애를 통해 매우 기이한 특징을 띠게 된다. 건강한 사람에게 자명하게 예상되는 의지표출이 멈추고, 행동이 부자연스럽고 강요된 듯 보인다.

의지차단이란 동기의 무력화가 아니라 상반되는 동기들이 균형을 이루는 상태를 말하므로, 의지차단에서는 행위실행에서 의지억제의 특성인 피곤한 무력감이 감지되는 것이 아니라, 영향력들의 길항활동에서 팽팽한 긴장이 엿보인다. 운동은 모든 관련된 근육군에 거의 균일한 방식으로 파급되는 과도한 긴장을 통해 일어나며, 그 결과는 길항근에서 한 근육군이 다른 근육군에 비해 약간이나마 우위를 보임으로써 생겨난다. 따라서 자세와 운동이 뻣뻣하고 긴장되어 보인다. 동기와 역동기의 변동이 관찰되는 경우도 드물지 않다. 금방 동기가 우세하다가 금방 역동기가 우세해진다. 시작된 운동이 갑작스레 정지하고 갑작스레 계속된다. 운동은 간헐적으로 지속되고 거북스럽고 서툴러진다. 아마도 이러한 모든 장애의 느낌 때문에 환자의 그 밖의 근육영역도 동시에 긴장하게 된다. 사소한 운동을 할 때도 팔다리 전체를 사용해야 한다. 그리하여 운동이 어색하고 무절제해진다.

의지행위 용이 Erleichterung der Willenshandlungen, facilitation of acts of will. 외부세계의 자극과 내적 체험은 마음속에 지속적으로 대체로 높은 정도의 의지긴장을 일으켜 다양한 표현으로 분출되게 한다. 이러한 작용의 일부는 임의의 영향력에서 벗어나지만 대부분은 의지노력으로 억제될 수 있다. 그러므로 새로 생겨난 동기가 행위로 쉽게 전환되는지는 이러한 억제의 생성에 좌우된다. 정신이 발달하면 일반적으로 억제가 증가한다. 어린이는 매우 급하고 돌연히 행동하지만 성인이 되어 자제력이 커지면 수많은 동기를 억압하여 행동으로 변하는 것을 막을 수 있다. 정서적 흥분성이 높은 여성의 특성은 이렇게 볼 때 어린이의 특성과 유사한 상태이기 십상이다.

동기가 강할수록, 동기를 발생시키는 정동이 격렬할수록, 억제의 저지력이 더 일찍 무력해짐은 물론이다. 다른 한편으로 어떤 영향력들은 의지동기 유발을 쉽게 하여, 동기의 행위 전환을 막는 저항력을 감소시킨다는 사실을 우리는 잘 안다. 이러한 사실은 각 정신운동 활동에도 어느 정도 적용되는 듯 보인다. 운동을 계속 실행하면 약간 흥분에 빠지게 되고 그러면 억제가 감소한다. 이미 앞에서 이러한 활동 자체를 통해 병적 의지억제도 점점 감소함을 시사한 바 있다. 조증환자 또는 긴장증환자에서는 안절부절증을 그대로 놓아두면 곧바로 흥분의 상승이 훨씬 분명하게 나타난다. 동기는 방해 없이 분출되면 점점 더 자제되지 않는다. 조증과 긴장증에서 '난동'에 대한 침대치료[57]는 이러한 동기를 막음으로써 놀라운 성과를 거두고 있다. 심리검사 결과에 따르면 수면을 못 하게 하면 의지억제도 없어지기 쉽다. 이러한 사실은 지속적 불면증이 정신질환자의 흥분을 상승시키는 듯하다는 관찰경험과 일치하며, 흥분이 상승하면 불면증이 생긴다는 역해석도 가능하다.

알코올의 작용을 통해서 의지억제는 가장 광범위하고 매우 심각하게 감소한다. 약간 취한 사람의 태도에서는 한편으로는 알코올의 작용으로 실제로 흥분이 일어남이 입증되지만, 다른 한편으로는 흥분하지 않아도 더없이 분별 없고 위험한 행위를 손쉽게 하므로 평상시의 동기를 제어할 수 있는 저항력이 상실되었음도 시사된다. 평생의 도덕교육에서 생긴 동인이 갑자기 그 위력을 잃고, 알코올이 자제력을 파괴하자 곧바로 모든 고려와 숙고가 중지된다. 알코올이 의지에 미치는 이러한 영향은 알코올 중독자에서도 모든 종류의 유혹에 대한 저항력이 약화된다는 점을 통해 지속적으로 입증될 수 있다. 비슷한 변화는 에테르나 코카인의 일회성 및 습관성 남용을 통해서도 생겨난다.

그 밖에 일부 형태의 병적 소인에서는, 특히 히스테리에서는 의지동기가 쉽게 유발되는 특성이 지속적으로 나타날 수 있다. 히스테리에서는 감정이 생생히 강조되어 합리적으로 행위를 준비할 수 없다. 따라서 절도, 사기, 자해 등 이해할 수 없고 부적절한 성격의 행위가 급하고 돌연히 생겨나는 경우가 드물지 않다. 이러한 행위에서도 환자는 한편으로는 건전한 의지충동과 다른 한편으로는 의지를 압도하는 욕동적 영향 사이에서 독특한 갈등을 겪는 경우가 종종 있다.

의지의 피영향성 상승erhöhte Beeinflußbarkeit des Willens, heightened influenceability of will. 우리 행동동인이 발생하는 근원은 두 가지로서, 하나는 외적 자극äußere Anstöße, outer impetuses이며 다른 하나는 확고한 일반적 의지방향Willensrichtungen, directions of will인데, 물론 의지방향의 내용도 원

래는 인생경험을 통해서 습득된 것이다. 건강한 인간에서는 어떤 계기로 인해 실제 행동이 일어나려면, 그 자신의 성격에 속하는 중요한 반대성향이 이를 방해하지 않아야 한다. 의욕이 외적 자극과 이처럼 상당히 독립되어 있으면 '**의지의 자유**Willensfreiheit, freedom of will'의 심리적 기반이 마련된다. 어린이만이, 또 정도가 경미하기는 하지만 여성과 그 밖에 '경솔한leichtsinnig, careless' 인간만이 확고한 '원칙Grundsätze, principles'을 습득하지 못하거나 습득할 능력이 전혀 없으므로 순간의 영향에 이끌린다. 병적 범주에서는 먼저 의지의 단순한 약화로 인해, 다음으로 의지동기의 손쉬운 유발로 인해, 끝으로 병적 동기의 발생으로 인해, 지속적 의지방향이 행동에 미치는 결정적 영향력이 약화되거나 없어진다.

먼저 첫 번째 사례는 행동력 저하와 동시에 발생하는 모든 형태의 선천성 또는 후천성 정신지체에서 나타난다. 행동에 강력한 동력이 존재하지 않으면, 행동은 성격의 일반적 특성이 아니라 우연한 영향력에 의해 결정된다. 그리하여 의욕이 모든 가능한 영향에 대해 속수무책의 종속성과 병적 유약성을 띠게 된다. 독자적 계획이 행동의 근거가 되지 못하므로 행동의 내적 일관성 및 정연성이 상실된다. 이러한 장애는 진행장애에서 가장 순수한 형태로 나타난다. 진행마비에서는 쉽게 조종되는 환자들에게 당장 모순되는 결단을 하게 하려면 말 한마디로 충분한 경우도 드물지 않다.

다음으로 의지의 피영향성이 고조되는 잠정적 **의지상실**Willenlosigkeit, lack of will 상태는 **최면**Hypnose, hypnosis[35]을 통해 생성할 수 있다. 주지하다시피 수많은 인간(80~90%)에서는 다양한 보조수단을 이용함으로써,

35) 포렐(Forel), 최면과 암시 심리치료(Der Hypnotismus und die suggestive Psychotherapie), 5판, 1907; 몰(Moll), 최면(Der Hypnotismus), 4판, 1907.

특히 입면하는 듯한 표상을 생생히 일깨움으로써, 의식을 변화시켜 정신과정이 최면술사의 의지에 거의 완벽하게 종속되게 할 수 있다. 이러한 상태에 최고도에 이르는 일이 그리 자주 있지는 않지만, 말이나 적절한 행위를 이용한 암시를 통해, 즉 표상, 감정, 동기의 강렬한 자극을 통해, 지각내용이 완전히 임의대로 자유롭게 생성되거나 변경될 수 있다. 나아가 자유롭게 창작된 세세한 기억이 영향받는 사람에게 이식되어 이 사람에 의해 계속해서 독자적으로 가공될 수 있으며, 끝으로 이 사람의 행위와 자기도 모르는 수많은 활동은 자신의 의지충동을 명령조로 속박하는 암시에 영향받게 된다. 최면에 걸린 사람은 최면술사의 허락 없이는 팔다리를 꼼짝달싹할 수 없으며, 최면술사가 시키는 자세를 유지하고, 최면술사의 지시에 따라 주저 없이 불합리하고 경우에 따라서는 심지어 범죄적인 행위를 저지른다. 일부 사례에서는 **명령자동증**Befehlsautomatie, command automatism이라는 부적절한 용어로 표현할 수밖에 없는 이러한 상태가 계속되어, 최면에서 깨어난 후에도 자신의 의지가 정신과정 진행을 다시 지배할 때까지 상당시간 지속된다(최면 후 암시posthypnotischer Suggestionen, posthypnotic suggestions). 하지만 때로는 각성상태가 완전히 되돌아와도 먼 시점에 (아마도 심지어 1년 후에도) 암시된 지각과 행위를 하도록 시켜지기도 한다(만기 암시Suggestion à échéance). 이 모든 사례에서 영향받은 사람은 명령에 따라 꼼꼼히 실행한 행위조차 자신의 결단의 결과인 것처럼 여긴다. 주어진 임무를 달성하려는 충동이 점점 뚜렷하게 대개 특정한 시간에 나타나지만, 외부의 자극을 통해 이러한 충동이 생성되었다는 것을 전혀 의식하지 못한다. 때로 최면 의지장애는 실제 최면 없이도, 어떤 깊은 의식혼탁 없이 깨어 있는 것처럼 보이는 상태에서도 도달될 수 있다.

이처럼 매우 논란이 많은 증상의 본성은 현재 여러 점에서 불가사의하지만, 이러한 현상을 적어도 심리학적으로 이해해보자면 의지는 한 의식과정을 억압하고 다른 의식과정을 촉진하며 계속적으로 우리 정신생활에 영향을 미치는데 의지의 이러한 주도적 영향이 일시적으로 제거되어 있는 상태라 가정할 수 있다. 최면상태와 꿈상태의 유사성은 바로 이러한 관점에서 매우 명백하므로, 최면과 꿈 사이에 더 깊은 유사성이 있다고 가정하기 위해 최면에서 수면으로의 이행 또는 그 역으로 이행을 그리 자주 관찰할 필요가 없을 것이다. 우리는 꿈에서도 모순투성이의 지각과 표상연결을 아무 분별없이 진짜 현실로 받아들인다. 기억을 꾸며내고 일상경험을 망각한다. 한편으로는 아무 주저 없이 무의미하고 뻔뻔스러운 행위를 저지르면서, 다른 한편으로는 아무리 단순한 의도를 실행하려 해도 매우 고통스럽게 계속해서 억제받는다고 여긴다. 다만 꿈에서는 우리 자신의 표상과 감정의 활동이 자기도 모르게 아주 일시적으로 외부자극에 의해 촉진되어 특정한 영향을 배제하고 자유롭게 펼쳐지는 반면, 최면에서는 외부 의지가 우리의 속박 풀린 정신생활에 개입하여 이제 주인 없는 지역에서 절대 권력자 행세를 한다고 말할 수 있다. 꿈꾸는 사람에게 외부에서 영향을 미쳐 즉시 최면을 거는 것은 특별히 유리한 상황에서만 성공한다. 잠자는 사람은 외부영향을 받으면 대개 깨어나기 십상이다. 반면 최면은 외부를 지각하더라도 지속된다. 최면이란 자기암시에 따르며 외부 도움 없이는 깨어날 수 없는 얕은 꿈에 지나지 않는다.

이처럼 일시적으로 의지가 배제되는 경우는 여러 질병상태에서 관찰된다. 특히 환자의 팔다리는 아무 저항 없이 어떤 위치로나 움직여, 다른 자극을 가할 때까지 자세를 유지하거나 근육피로가 극도로 심해지면 떨리며 아래로 처진다. 이러한 장애를 납굴증Flexibilitas cerea 또는 강경증Katalepsie, catalepsy이라고 한다. 환자에게 단순하고 규칙적인 운동을 시작한 뒤 이를 계속해서 반복하도록 하거나, 눈앞에서 생생하게 실행되는 몸짓(팔을 빠르게 들기, 손뼉치기)을 모방하게 하는 일(모방자동증 Nachahmungsautonomie, imitation automatism, 행동모방증Echopraxie, echopraxia)이 성공하는 경우는 드물다. 환자가 옆 사람이 하는 모든 행동을 모방하고 동일한 운동을 하며 옆 사람을 발맞춰 따라가는 일은 가끔 목격된다. 일러주는 말을 줏대 없이 따라 하거나 우연히 들은 말을 끼워 넣는 일은 더 자주 관찰된다(반향언어증Echolalie, echolalia). 부언하자면 이러한 질병상태에서 언제나 드러나는 바는 환자들이 기계적으로 행동하는 것 같으나 인상을 가공한다는 것이다. 환자는 불러주는 숫자를 반향언어적으로 따라 말하듯, 일러주는 계산문제도 욕동적 방식으로 해결하며, 또는 혀를 찌를 수 있도록 내밀라고 강하게 지시하면 그렇게 할 때마다 얼굴을 찡그려 가련하게 흐느낀다. 이러한 현상의 징후, 특히 납굴증 증가의 징후는 다양한 질병상태에서 종종 관찰된다. 나는 히스테리 환자, 뇌전증환자, 조울병환자, 진행마비환자와 알코올 중독자, 외상성 뇌농양 traumatischer Hirnabsceß, traumatic brain abscess, 반신마비Hemiplegie, hemiplegia가 나타나는 중증 수두증Hydrocephalus에서 이러한 징후를 보았다(당연한 말이지만 반부전마비에서는 마비되지 않은 쪽에서만 이러한 징후가 나타난다). 하지만 조발성 치매에서, 특히 긴장증이라고 하는 형태에서 모든 종류의 이러한 장애들이 훨씬 분명하게 발견된다.

의지동기가 병적으로 쉽게 유발되어도 피영향성이 고조되기 일쑤다. 생각을 행위로 전환하기 쉬워지면 모든 새로운 인상, 모든 착상이 곧바로 위력을 얻어, 의지에 막강한 영향을 미쳤다가 곧바로 다른 의지동기에 억압되곤 한다. 이러한 방식으로 의지의 **산만성**Ablenkbarkeit, distractibility이 상승하는 증후가 생겨난다. 의지의 산만성과 지금까지 설명한 장애들의 공통점은 지속적 의지방향이 무력해지는 것이다. 유약성과 의지상실에서 행동이 외부영향에 따라서만 결정되는 만큼이나, 의지의 산만성에서 의욕은 계속 바뀌는 내적 상태와 착상에 좌우된다. 이러한 의지의 산만성(이와 유사한 증후는 표상진행의 산만성에서 알아본 바 있다)은 특히 약간의 조증흥분상태 또는 섬망흥분상태에서 발견된다. 지속적 · 인격적 특성으로서 의지의 산만성은 그 밖에 정신병질 소인의 히스테리 형태와 이와 유사한 형태에 동반된다. 히스테리에서도 모든 동기는 매우 빠르고 손쉽게 행동으로 변환되므로, 새로운 결단에 의해 매우 빨리 다시 억압된다. 그리하여 환자의 활동은 **비지속성**Unstetigkeit, unsteadiness과 무계획성Planlosigkeit, aimlessness의 특징을 띠게 된다. 갑작스러운 결단과 변덕스러운 시도가 이어진다. 이러한 결단과 시도는 중도에 포기되고 새로운 자극에 의해 쉽게 억압된다. 좋은 의미나 나쁜 의미에서의 선례, 주변환경 전체가 미치는 영향은 크지만 매우 일시적이다. 이처럼 불안정한 인격으로부터 지속적 이행단계를 거쳐 손쉽게 흥분하는 인격으로 넘어가는데, 이 인격들은 열광적이기는 하지만 지속성 없이 모든 새로운 것을 파악하며, 목표에 도달하기 오래전에 열성이 이미 소진되므로 아무것도 완료하지 못한다.

의지의 피영향성 감소verminderte Beeinflußbarkeit des Willens, reduced influenceability of will. 의지차단Willenssperrung, blocking of will에 관해 논의하면서 모든 동기는 상반되는 동기에 의해 즉시 무효화될 수 있음을 살펴보았다. 그러나 의지차단은 훨씬 일반적 장애, 즉 의지의 모든 외적 영향에 맞서는 욕동의 저항, 칼바움이 **거부증**Negativismus, negativism이라고 말한 것의 부분현상에 지나지 않는다. 의지차단은 외적 인상을 차단하고,

모든 개인적 교류를 거절하며, 모든 요구에 저항하여 대개 상반되는 행위까지 실행하고(명령거부증Befehlsnegativismus, command negativism), 끝으로 자연적 욕구를 억압하는 데서 표출된다.

이러한 식으로 건전한 동인을 통해 요구되는 것과 모든 점에서 정반대를 추구하는 행동이 생겨난다. 환자는 진찰을 완고하게 거부한다. 혀를 내밀어야 할 때면 이를 악물고, 동공을 검사하려 하면 눈을 꼭 감고, 보살피려 들면 시선을 옆으로 돌린다. 인사에 답례하지 않고, 다가가면 물러나고, 숨고, 이불 밑으로 기어 들어가 몸을 감싸고, 손을 내밀지 않거나 손이 닿기라도 하면 다시 거두어들인다. 모든 질문에 침묵하거나(함구증Mutacismus, mutism) 질문과의 관련성이 매우 드문드문 엿보이는 다소 엉뚱한 말을 한다. 때로는 환자가 의도적으로 틀리거나 무의미한 대답을 하는 듯한 인상을 줄 수도 있다. 히스테리 환자에서도 외적으로 유사하게 관찰되는 이러한 장애를 '동문서답Vorbeireden, talk at cross purposes(논리착오Paralogie, paralogia)'이라고 한다. 다만 긴장증은 거부증성 일탈인 반면에, 히스테리는 정동으로 인한 억압현상이다. 환자는 동문서답을 통해 고통이 생각과 감정에 파고들지 못하도록 인위적으로 차단하며, 이러한 과정은 거짓말쟁이가 당황하여 핑계를 대고 자기방어를 하는 것과 크게 다르지 않다고 말할 수 있다. 환자는 외적 개입에 대해 매우 강력하면서도 거의 항상 순전히 수동적 저항을 감행하며, 옷을 입히지도 벗기지도 목욕을 시키지도 간호를 하지도 못하게 한다. 식사할 때도 매우 심하게 반항하며 모든 음식을 여러 시간 동안 손 대지 않고 식게 놓아두었다가 갑자기 자발적으로 탐욕스럽게 음식에 달려든다. 처량하게 물을 요구하다가도 물을 가져다주면 쏟아버린다. 특히 환자를 실내용 변기에 앉히면 기를 쓰고 대소변을 참지만, 이 변기에서 일어서거나 침대에 눕자마자 곧바로 배변을 한다. 언뜻 보면 기이하게만 여겨지는 일부 행위들은 익숙하고 자명한 행위방식에 욕동적 저항을 하는 거부증이 그 원인인지도 모른다. 환자는 셔츠를 뒤집어 입고, 신발에 양말을 껴 신고, 트인 쪽이 위로 향하게 모자를 쓰는 것이다.

내 확신에 따르면 환자의 이러한 거부증성 태도를, 합리적으로 파악되는 특정한 동인 탓으로 돌릴 수 없음이 틀림없다. 나중에 어떤 표상이나 환각을 불합리한 행동의 매우 불완전한 동력으로 언급하는 드문 경우를 제외하면, 환자 자신은 대개 이러한 행동에 대해 아무 설명도 하지 못하고 단지 그렇게 행동해야 했을 뿐이라고 말한다. 따라서 이러한 행동은 의지동기가 매우 직접적이고 병적으로 변화한 것인 듯 보인다. 그렇지만 이러한 행동장애는 자기도 모르게 보이는unwillkürlich, involuntary 행동장애일 뿐이며, 무의식적unbewußte, unconscious 행동장애는 아니다. 이러한 행동장애는 외적 영향을 정신적으로 가공하는 데서 생겨난다. 환자는 자신의 침대에서 빠져나와 다른 침대에 드러눕고, 술수나 무력을 써서 옆 환자의 음식을 차지하기 위해, 자신의 더 좋은 음식을 거부한다. 이러한 장애의 욕동적·정신적 생성은 그리 흔하게 발생하지는 않는 명령거부증 사례에서 가장 분명하게 볼 수 있다. 이러한 환자들은 일어서라고 말하면 누워 있고, 떠나가라 하면 돌아오고, 노래를 부르라 하면 바로 입을 다무는 등 청개구리처럼 행동한다.

매우 특이한 이러한 질병현상을 이해하는 데는, 거부증과 의지상실이 대체로 동일한 환자에서 발견될 뿐 아니라 약간의 트릭을 통해 매우 빨리 상호 전환되는 일이 드물지 않다는 관찰경험이 도움이 될 것이다. 강경증이 완고한 거부로, 반대로 거부증성 저항이 모방자동증Nachahmungsautonomie, imitation automatism으로 변화될 수 있는데, 이는 그

사이에 종종 갑작스럽고 직접적인 동기가 개입하기 때문이다. 그러므로 언뜻 매우 상이해 보이는 현상들이 근원을 캐보면 동일하다고 가정하게 된다. 모방자동증에서도 거부증에서도 지속적 목적과 의향이 행동 조정과 **방향 결정**richtunggebend, guiding에 미치는 영향이 감소되어 있는 듯 보인다. 그리하여 모방자동증에서는 외적 자극이, 거부증에서는 갑자기 떠오르는 착상이 의지에 영향을 미치게 된다. 어쨌든 건전한 의지충동의 약화를 통해서도, 아이들이나 일부 동물의 반항과 유사해 보이는 의지차단이 발생하기 쉬워진다.

아마도 이러한 욕동적 저항에서는 명령자동증Befehlsautomatie, command automatism에서와 마찬가지로, 고도의 신체발달을 통해 은폐되지만 질병이 생기면 다시 지배력을 행사하는 우리 정신생활의 심층적 특징이 선명히 떠오르는 것인지도 모른다. **블로일러**[36]가 적절히 시사한 바에 따르면, 거부증성 충동의 일반적 근원은 상반되는 정신과정들의 상호활동에서 찾아볼 수 있으며, 우리 의지의 지배는 이러한 상호활동을 통해서 비로소 가능해진다. 표상과 반대표상, 상반되는 감정충동들과 의지충동들은 서로를 일깨워 균형을 이루며, 따라서 한 표상이나 한 충동이 무조건 단독 지배력을 행사하는 경우는 매우 예외적이다. 감정의 영역에서는 기쁨의 눈물을 흘리거나 불행이 닥치면 히스테리성 웃음을 터뜨리는 데서 이러한 길항활동의 분명한 징후가 발견된다. 그러므로 우리 운동의 안전과 균형이 길항근군의 동시 긴장을 통해 이루어지듯 우리 사고 및 행동의 조정과 제어도 이러한 길항활동을 통해 달성된다고 가정할 수 있을 것이다. 이러한 고찰방식에 따르면 상반되는 정신과정의 동시 발생은 보호장

36) 블로일러(Bleuler), 주간 정신의학(Psychiatrische Wochenschrift), 1904, 249.

치로 여길 수 있으며, 이러한 보호장치가 없어지면 경우에 따라 의지를 상실하고 포기하거나 외부영향을 완고하게 차단하는 결과를 초래하기 마련이다.

여기에서 설명된 거부증은 긴장증에서 가장 빈번하게 나타난다. 이보다 적은 빈도이기는 하지만 거부증은 가끔 진행마비에서, 때로는 노인성 치매에서도, 즉 오늘날 의학지식에 따르면 대뇌피질의 심각한 손상으로 인한 정신이상 형태에서 예외없이 발견된다.

긴장증성 거부증은 불안증환자의 **반항**Widerstreben, reluctance과 혼동되어서는 안 된다. 불안증환자의 경우에도 외부 개입이 시작되자마자 반항이 일어난다. 하지만 불안한 반항은 특정한 감정이나 표상에서 생겨나는 것이다. 따라서 이러한 반항은 대체로 적합한 격퇴 및 보호운동, 도피, 퇴각, 은거, 심지어 자포자기적 공격으로 이어진다. 불안증환자의 경우에 우리는 상냥하게 설득하여 점차 저항을 이겨내게 할 수 있다. 이러한 반항은 환자가 신체적 영향을 받기 전에 시작될 수 있으며, 우리의 접근이 환자에게 수상하게 보일수록 더욱 커진다. 거부증환자의 경우에 설득은 아무 영향도 미치지 못한다. 거부증환자의 저항은 어떤 운동이 자극되자마자 어떤 위험이 생길 수 있는지와 전혀 관계없이 반드시 시작되기 때문이다. 반면에 거부증환자는 눈 등 매우 민감한 부위를 건드리더라도, 설령 우악스럽게 만지더라도 대체로 저항 없이 감수한다. 불안이나 특정한 숙고가 아니라 원래의 의지장애가 거부증환자의 태도의 기반을 이루기 때문이다. 따라서 불안증환자의 독자적 운동도 거부증환자의 독자적 운동보다 훨씬 자유롭고 적합하게 보이기 마련이다.

거부증과 가까워 보이는 것은 **고집**Eigensinn, stubbornness인데, 고집 역시 질병상태에서, 특히 중간백치, 뇌전증, 히스테리, 진행마비, 노인성 치매 등에서 가장 강하게 발달되어 나타나는 일이 드물지 않다. 고집에서도 결단이 완강히 고수된다. 시야가 넓은 관찰자에게는 조건변화로 인해 이러한 결단이 매우 해로워 보이는데도 말이다. 우리는 그러는 게 옳지 않은 줄 잘 알면서도 한 번 결정한 의지방향에서 벗어나지 못하는 경우가 종종 있다. 하지만 고집스러운 행동은 어떠한 숙고가 나중에 감퇴하더라도 원래대로 이러한 숙고를 출발점으로 삼기 일쑤다. 그렇지만 병적 고집은 대개 어느 정도는 표상과 정동을 통해 적어도 일시적으로 설득되고 영향받으며, 끝으로 이러한 고집은 대체로 화나고 분노한 기분에 동반되므로, 강제개입에 저항할 뿐만 아니라 이러한 개입을 힘껏 격퇴한다. 고집과 거부증의 이러한 차이는 고집스러운 환자가 아무리 이성적이고 유익한 조치에도 아주 집요하게 저항하는 사례들에서 매우 분명하게 드러난다. 고집스러운 환자는 전반적으로 완고하며 항상 욕설과 싸움을 일삼고 종잡을 수 없기는 하지만 적대적인 망상에 지배되는데, 이는 거부증환자의 경우 단지 저항만 할 뿐이며 격퇴하는 일이 드물고 공격하는 일은 더욱 드문 것과 정반대된다.

앞에서 살펴보았듯, 독자적 정신 인격이 형성될 때에는 우리를 우연한 영향에 좌우되지 않게 하는 어떤 지속적 의지방향이 생긴다. 이러한 의지방향이 너무 경직되면 의지가 완전히 **고착**Binding, fixation되며, 결정의 부자유가 야기되어 병적인 영역에 이를 수도 있다. 불평가Querulant, querulous person의 끈질긴 집요성이 한 예다. 마치 위대한 사상을 확신하는 선구자처럼, 불평가는 지독히 집요하게 재산, 명예, 자유를 희생시키며 의지를 관철하려 하지만, 합리적으로 숙고해볼 때 노력의 소모에 비해 목적은 너무 사소하다. 정신적 자유의 훨씬 심한 외적 제한은 융통성 부재, 생활습관의 경직성을 통해 초래된다. **고지식함**에 빠지면 더 높은 목표를 위해 세세한 규칙을 무시해야 하는 경우에도 고통스러운 자기수련을 위해 이러한 규칙을 엄격히 준수한다. 이러한 특성은 특히 뇌전증소인에서 병적으로 발생한다.

수의행위 진행장애 Störungen im Ablauf der Willkürhandlungen, Disturbances in the course of voluntary acts. 수의행위가 생성되려면 우선 행위가 추구하는 결과가 상당히 명료하게 표출된 목표표상Zielvorstellung, goal representation이 떠올라야 한다. 전체 과정의 이러한 첫 번째 단계, 즉 사고준비 단계부터 장애가 나타날 수 있다. 목표표상의 내용이 불명료하고 혼란스러우면, 이에 수반되는 행위가 목표를 잃고 모호해지며, 관련 없고 모순에 찬 동기가 혼합되어 나타난다. 이러한 장애는 심한 의식혼탁, 특히 매우 중증인 조증성 및 진행마비성 흥분에서 발견된다. 그 밖에 원래의 목표표상 이외에 이 최초의 표상을 억압하거나 이 최초의 표상과 혼합되는 다른 목표표상도 떠오를 수 있다. 먼저 최초의 목표표상을 억압하는 경우에는 의도된 행위 대신 다른 행위가 일어나지만 두 행위 사이에 어떤 유사성이 인식될 수 있다. 시계를 보려고 하다가 안경만 걸치고 마는 경우가 이에 속한다. 다음으로 다양한 개별행위가 혼합되어 나타나는 행위도 생길 수 있는데, 카드를 나눠주면서 앞면이 보이게 던지는 행위가 그 예다. 건강한 사람에게 이러한 장애는 심한 주의산만의 영향으로 매우 무관심하고 주의력 없이 실행되는 예외적인 행위이며, 오직 꿈에서만 빈번히 나타난다. 병적 상태에서, 특히 섬망 의식혼탁에서 이러한 장애는 자주 나타나지만 환자의 의도를 알 수 없으므로, 쉽게 납득할 수 있듯, 이러한 장애를 인식하는 것은 어렵다. 특히 뇌전증성 발작 후 혼란과 열성 섬망은 의지방향의 이탈을 촉진시키는 것처럼 보이며, 우리는 이러한 이탈을 의욕착오Parabulie, parabulia라고 부를 수도 있다.

목표표상이 떠오른 후에는 각 부분행위들이 표출되는 표상들이 연속 이어지는데, 이 부분행위들이 순서에 따라 진행되어야 추구하는 목표를 실현할 수 있다. 각 부분행위표상에는 이에 따르는 운동을 유발하는 의지동기도 포함되어 있다. **리프만**은 이러한 일련의 부분행위표상의 특징을 규정하기 위해 '운동공식Bewegungsformel, movement formula'이라는 명칭을 도입했다. 하지만 나는 이러한 부분행위표상을 '행위공식Handlungsformel, act formula'이라고 부르고 싶다. 장애의 관찰결과에 따르면 이러한 부분행위표상들은 단순한 운동의 진행이 아니라, 그때그때 훨씬 자동적으로 연결된 일련의 운동으로 구성된 개별행위들이기 때문이다. 그러므로 우리는 수의행위의 전체 과정을 의욕Wollen, volition 단계, 내적 행동inneres Handeln, inner action 단계, 운동Bewegung, movement 단계로 대별할 수 있으며, 각 단계마다 별개의 장애에 빠질 수 있다. 의욕은 행동에 앞서며, 내적 행동은 운동에 앞서지만, 부분적으로 그 시간은 중첩된다, 행위공식의 첫 단계가 나타나자마자 곧바로 운동이 시작될 수 있으며, 목표표상도 내적 행위의 진행 동안 비로소 더욱 선명하게 표출되고 확장될 수 있기 때문이다.

수의행위에 한정된 내적 행동장애들을 **리프만**은 '관념실행증ideatorische Apraxie, ideational apraxia'이라고 총칭했다. 관념실행증에서는 부분행위의 내용이 목표표상의 실현을 더 이상 내포하지 않을 만큼 변화한다. 일부 연결고리가 누락되고 관계없는 새로운 연결고리가 삽입되어, 결국 부분행동을 할 때마다 비슷한 행위로의 이탈이나 다른 구성요소의 개입이 일어날 수 있다. 그리하여 실 없이 바느질하고 빈 잔으로 마시는 등의 제각기 단절된 행위, 글을 쓰기 전 페이지를 돌리거나 넘기는 등의 불필요한 부차행위, 잉크에 연필을 담그거나 단 음식에 소금을 치는 등

행위를 방해할 수 있는 사소한 잘못이나 실수가 생겨난다. 행위 진행 중 이러한 내용적 장애는 건강한 사람에서도 자주 나타난다. 병적 영역에서는 제각기 단절된 행위가 특히 진행마비환자에서 발견되며, 부차행위와 행위지연은 긴장증에서 뚜렷하게 관찰된다. 각 행위가 실행되기는 하지만 잘못된 순서와 때로는 잘못된 수단을 이용하여 진행되면 다른 행동장애가 생겨날 수도 있다. 뇌질환자, 특히 동맥경화환자, 또한 진행마비환자에서 매우 자주 나타나는 이러한 장애로 인해 무엇보다도 관념실행증 연구가 시작되었다. 환자는 봉랍封蠟을 혀로 핥은 뒤 종이에 막대봉랍을 찍고, 인장을 촛불에 대고 이리저리 문지른 다음 다시 성냥갑에 쑤셔넣으려 한다.[58] 환자가 각 행위를 올바른 순서로 하지 못하는 것은, 처리해야 하는 물건을 모두 손에 들고 있는 데서부터 드러난다. 행동을 분류하여 이미 처리한 일을 배제하는 통찰력이 부족하기 때문이다.

행위의 마지막 단계는 행위공식의 진행에 따르는 운동의 유발이다. 이 과정도 매우 복잡하다. 아무리 단순한 운동이라도 일련의 근육이 다양하게 결합하여 협력해야 하기 때문이다. 다만 이러한 개개의 근육은 더 이상 의지의 영향을 받지 않는다. 주지하다시피 우리는 각 근육을 수의적으로 수축시킬 수 없다. 근육은 의지의 자극을 받아 전체 운동뿐 아니라 한정된 운동도 실행되도록 자동으로 중재하는 도구일 따름이다. 이러한 도구에서도, 리프만이 운동실행증motorische Apraxie, motor apraxia과 행동착오Parapraxie, parapraxia라고 부르는 장애가 시작될 수 있다. 일부 운동이 결손되거나, 고착에서처럼 다른 운동이 개입하거나 잘못 진행될 수 있다. 이러한 장애의 원인은 정신과정 영역에서가 아니라, 국소가 좁게 국한된 뇌변형에서 찾아야 한다. 따라서 이러한 장애는 단순한 피질질환에 동반되는 정신이상 형태에서만, 특히 동맥경화환자, 매독성 뇌질환, 진행마비에서만 발견된다.

기이성Verschrobenheit, eccentricity **및 상동증**Stereotypie, stereotypy. 우리의 운동은 경제성 원칙의 지배를 받기 마련이므로, 대개 노력과 수단과 시간을 최소로 소모하여 행위의 목표를 달성하려 한다. 이는 일반적으로 목표가 명료히 떠올라 눈앞에 확실히 보일 때만 가능하다. 행위의 실행이 부차동기의 영향을 받게 되어, 행위의 최종목표가 전혀 달성되지 못하거나 우회적으로 과도한 노력을 들여 눈에 띄게 느리게 달성되면, 잠정적으로 **기이성**이라 부르고자 하는 행위장애가 발생한다. 이 경우에는 기이한 부차동기가 행위의 습관적 진행에 개입하는 것으로 보이며, 이러한 개입은 의욕착오Parabulie, parabulia 장애로 분류할 수 있다. 의지차단Willenssperrung, blocking of will에서도 우리는 유사한 추정에 도달했었다. 굳이 구분하자면, 의지차단에서는 부수동기가 원래 자극된 동기와 상반되는 반면에, 의욕착오에서는 부수동기가 원래동기를 여러 방향에서 방해한다. 그러므로 의지차단은 의지방해Willensdurchkreuzung, thwarting of will라고 부를 수 있는 더욱 일반적 장애의 하위형태라고 말할 수 있다. 의지차단과 의지방해는 본질적으로 긴장증에 속한다.

부차동기는 다양한 방식으로 행위에 영향을 미칠 수 있다. 가장 단순한 사례로는 의지충동이 종종 반복하여 떠오르는 것을 들 수 있을 것이다. 건강한 생활에서 동기는 목적을 달성하자마자 다른 의지충동에 의해 억압되어 목적의식 있는 행위가 지속된다. 하지만 특정한 목표의 계획적 추구가 방해받으면서도 일반적 의지표출 충동이 존속하는 상황에서는, 한 번 유발된 동기는 그 생생한 흔적이 새로운 충동에 의해 지워지지 않는 한 계속 재생될 가능성이 크다. 이러한 동기는 부차동기로 변하는데, 이 부차동기는 확고한 목표에 따라 계속되는 의지작업에 의해 중단되지 않으며, 반복될수록 저항하기 어려워진다고 말할 수 있다. 일상생활에서 이러한 징후를 보여주는 것은, 아마도 습관적인 몸짓, 삽입어, 행위가 막히면 나오는 표현, 취한 사람이나 어린이의 다소 바보 같은 농담과 행동일 것이다. 이때 중요한 역할을 하는 것은 예전의 수의행위와 표현운동의 경직된 잔재인데, 이는 종종 '틱Tics'의 출발점이 되기도 한다.

의지가 자극되어 고착되는 뚜렷한 형태를 우리는 **칼바움**의 선례에 따라 **상동증**[37]으로 부르고자 한다. 상동증이 의지차단의 특징을 띠면 특정한 근육군에 지속적 긴장이 발생하며, 의지방해의 특징을 띠면 이 근육군에서 동일한 운동이 종종 반복된다. 의지차단의 특징을 띌 경우 환자는 모든 외적 영향에도 불구하고 동일한 자세를 한 주고, 한 달이고, 일년이고 거의 변함없이 고수한다. 동일하고 종종 매우 불편한 자세로 항상 동일한 구석에 서 있거나, 특정한 장소에 무릎 꿇고 있거나, 딱딱하게 굽은 팔을 붙들면 손쉽게 위로 들어올릴 수 있을 만큼 팔다리를 긴장시키고 고개를 들고 침대에 누워 있다. 어떤 환자는 침대 모서리를 이로 계속 물고 있고, 손가락을 펼쳐 귓불을 누르고, 남은 빵조각이나 떨어진 단추를 안간힘을 다해 움켜쥔다. 얼굴 표정도 마찬가지로 딱딱하고 가면 같고, 이마는 놀라서 위로 올리고, 눈꺼풀도 거의 들어올리고, 눈은 금방 크게 열었다가 금방 꼭 감고, 눈동자는 종종 옆으로 돌리고, 입술은 주둥이처럼 앞으로 내민다('입술 내밀기Schnauzkrampf, lip pursing').

운동상동증Bewegungsstereotypen, movement stereotypies(강박적 운동Zwangsbewegungen, compulsory movements)은 당연히 훨씬 다양한 형태를 보인다. 여기에는 공중제비 돌기, 리드미컬하게 두드리기, 성호긋기, 기이한 자세

37) 프라티니(Fratini), 실험 정신의학 저널(Rivista di freniatria sperimentale), XXXIII, 104.

로 서성거리기, 깡충거리기, 뛰어오르기, 떨어지기, 이리저리 구르기, 바닥에서 기어가기, 팔을 자주 멋부려 내뻗기, 몸을 굽혀 절하기, 몸을 위아래로 까불거나 좌우로 흔들기, 숨을 들이마시기, 휘젓기, 옷이나 머리카락을 잡아당기기, 이를 갈거나 부딪히기 등이 속한다. 이 모든 운동은 수없이 연속해서, 때로는 한 주나 한 달 동안 반복될 수 있다. 환자들이 이를 시작하지 못하게 막는 것은 대개 완전히 불가능하다. 환자들이 거침없이 온 힘을 다하며 자해를 하는 경우도 드물지 않다. 일상적인 운동과 습관적인 행위가 부차동기에 의해 변형되어, 건강한 생활에서도 병적 생활에서도 상동증이 되는 경향을 보여준다. 특히 언어도 이러한 경향을 보여주곤 한다. 환자는 속삭이고, 투덜거리고, 멋부린 표준독일어나 과장된 사투리로 말하고, 가성으로, 특정한 억양으로, 리드미컬하게 분절하며 입을 다문 채 일부 소리를 비틀거나 뒤바꾸고, 축소어나 독특한 수식어를 대량으로 사용하고, 구어에서든 문어에서든 동일한 단어와 표현을 수없이 반복하고, 일부 문장을 읊조리거나 재잘거리고, 멜로디를 넣어 울먹거린다. 우리는 이러한 기벽을 **매너리즘**Manieren, mannerism, 말하기 매너리즘, 먹기 매너리즘, 걷기 매너리즘, 인사 매너리즘 등으로 부른다. 그 종류는 엄청나지만, 여러 환자에서 종종 놀랄 만큼 일치하며 반복되고, 공통된 기본장애에서 생성됨도 명백하다. 이러한 기벽은 수많은 완료된 사례에서 이전 질병현상의 눈에 띄는 마지막 잔재로서, 종종 과거 상태를 손쉽게 역추론할 수 있게 해준다.

긴장증의 최종상태에서는 때로 지금까지 관찰한 형태와 본질적으로 동일하지 않은 형태의 상동증이 발견된다. 이는 대체로 **리드미컬한 운동**rhythmische Bewegungen, rhythmical movements으로서, 특히 앉거나 선 상태에서 몸을 좌우로 이리저리 흔들고, 고개를 끄덕이거나 부딪치고, 손뼉치고, 소리지르고, 씩씩거리고, 입김을 부는 것이다. 이러한 현상은 의지충동이 완전히 침체되는 징조다. 이는 중증의 백치에서도 관찰된다. 이는 일부 육식동물의 리드미컬한 유사운동을 연상시킨다. 따라서 이는 우리 신경계의 고도의 기능이 손상됨으로 인해 그 하위 습관이 운동에 독자적 영향을 미치며 표출된 것으로 짐작할 수 있다.

상동증에서는 의지행위가 진전되지 않는다. 환자는 활기차게 활동하지만 말하자면 끊임없이 원을 그리며 빙빙 돌 뿐 목표에 도달하지 못한다. 이와 달리 의지방해의 또 다른 형태에서는 의도하는 행위를 꾸미거나 **치장**Verschnörkelungen, ornamentations하는 부차동기가 생성된다. 이 행위는 결국 발생하기는 하지만 갖은 첨가와 변형을 거쳐 우회하며 생겨난다. 환자는 종종거리거나 점잔을 빼며, 경련하듯 움직이거나 껑충거리며, 까치발로나 몸을 뒤로 완전히 젖히거나 발을 질질 끌며 걷는다. 손을 뒤로 한참 뺐다가 갑자기 휘두르거나 불쑥 내밀며 악수를 하고, 상대방이 손을 내밀면 새끼손가락이나 손등만 대주며 손가락을 펼치거나 팔을 비비꼰다. 식사할 때는 스푼의 끝을 잡고, 채소를 자잘하게 자르며, 접시를 눈가에 대고 이리저리 문지르고, 포크로 여기저기 아무데나 쑤시고, 한입씩 삼킬 때마다 일곱까지 세거나 시행을 암송한다. 우유는 한 모금씩 홀짝홀짝 쉬엄쉬엄 들이마신다. 침구는 독특한 방식으로 배열하여, 이불은 요로, 베개나 매트리스는 이불로 사용한다. 옷은 뒤집어 입고, 기이하게 넥타이를 매고, 조끼 위에 셔츠를 입고, 재킷으로 머리를 감싼다. 환자의 '얼굴 찡그림'도 꾸며진 행위로 분류할 수 있을 것이다.

행위의 이러한 치장을 지나면 **쉴레**가 적절히 명명했듯 '의지의 일탈Entgleisungen des Willens, derailments of will'로 간주할 수 있는 장애로 넘어간다. 이 장애에서는 의도한 행위가 전혀 발생하지 않는다. 동기가 완료되기 전에 완전히 다른 방향을 취하기 때문이다. 환자는 식사를 하기 위해 스푼을 잡았다가 스푼을 몇 번 빙빙 돌리고서 다시 내려놓는다. 차를 마시려고 찻잔을 입에 댔다가 갑자기 찻잔을 탁자에 놓는다. 악수를 하려고 손을 내밀었다가 중간에서 상대방의 손을 피하며 호주머니에 집어넣는다. 한탄하는 환자는 볼에 눈물을 흘리면서도 얼굴을 씰룩거려 즐겁게 싱긋 웃는다('표정착오Paramimie, paramimia').

말할 때도 종종 인식할 수 있는 바는, 환자가 개시 상태에 머물러 있으며, 항상 새로이 말을 시작하려 하지만 결국은 목표를 완전히 잃어버리고 만다는 것이다. 환자는 어떤 문장을 시작하지만 갑자기 중단하며, 문장형태를 바꾸고 전혀 다른 생각을 펼치며 말을 이어가다가, 중간에서 처음으로 되돌아와 다시 새로운 문장을 시작한다. 이러한 방식으로 우리가 앞에서 지리멸렬Zerfahrenheit, incoherence이라고 배운 장애가 생겨난다. 이때 특정한 표상 또는 질문과의 연관이 대략적으로 인식되는 경우도 종종 있다. 환자는 어떤 관계 있는 표현을 계속 말하지만, 생각을 명료히 표현하지는 못한다. 이러한 '말 돌리기Drumherumreden, talking around'는 다음 예가 보여준다. 한 남성환자는 무슨 일이 있느냐고 묻자 이렇게 대답했다.

"저는 무슨 일이 있는지도 있었는지도 오랫동안 알아채지 못했습니다. 그러고서 훔베르트 이야기라는 것을 알았습니다, 아시겠어요, 의사 선생님, 그 상태가 지금까지 지속되었습니다. 아시겠어요, 저는 그 일이 어떠한지도 모릅니다. 그것은 독특합니다. 상당한 악의가 숨어 있습니다. 이는 조명하면 약간 심하게 부각됩니다. 사람들은 항상 그것 때문에 고통받습니다. 그러면 이 사건에 관심이 생기고, 사람에게 관심을 보이고 주의를 돌립니다. 이러한 일은 슬그머니 일어나니까요."

의욕을 방해하는 동기는 내용이 완전히 기이하고 어떤 목표표상과도 아무런 관련을 맺지 않을 수 있다. 환자는 갑자기 뒤에서 달려들어 옆 사람을 높이 들고, 욕조의 가장자리에 새처럼 내려앉고, 손가락으로 엉덩이를 잡고, 물구나무를 서며, 식탁에서 배변을 한다. 이러한 매우 위험할 수도 있는 착상이 욕동처럼 강력하게 실행된다. 다양한 동기가 이와 같이 혼합되어 긴장증성 행동이 독특하고 이해 불가능해지며, 각 의지표출 및 전체상황과의 내적 관련성이 완전히 결여되고, 정신은 거의 완벽히 명료한데도 전체활동과 말이 불합리하고 부적절해진다.

이러한 의지일탈에서는 결심 자체의 저돌적 실행을 통해 환자의 의도가 일탈에 이르는 듯한 인상을 종종 받는다. 약간만 우회하면 손쉽게 목표에 다다를 수 있는 상황에서 환자는 갖은 노력을 다하여 의지를 관철하려 한다. 긴장증환자는 닫힌 문을 무분별하게 밀어대며 활짝 열린 옆방을 통해 방에서 나갈 생각을 하지 않고, 손에 쥐어준 열쇠도 대개 사용하지 않으며 누군가 문을 열어줄 때까지 기다린다. 이러한 관찰경험에 따라 이러한 의지일탈에서는 우리가 추정하는 목적이 아니라 수단 자체가 의도된다고 추론할 수도 있다. 하지만 이러한 추론은 애초부터 거의 맞지 않는 것 같다. 행위공식의 첫 단계에서 의욕의 방향을 즉시 확정하고 원래의 목표표상을 억압했다는 추측이 이보다 훨씬 먼저 떠오른다. 환자는 첫 번째 의도에 집착하는 나머지 나중에 어떤 숙고를 해도 한 번 접어든 길에서 벗어나지 못하는 듯 보인다.

의지일탈에서 긴장증성 기이성을 파악해보면 이는 행동착오Parapraxie, parapraxia 현상과 어떤 관계가 있다. 행동착오에서도 동기가 일종의 일탈을 하여 무의미하고 이해할 수 없고 부적절한 말을 하게 되기 때문이다. 다만 행동착오에서는 행위의 실행만 실패할 뿐이다. 환자는 적합한 행위를 원하지만 실현할 수 있는 올바른 방도를 찾지 못한다. 반면 기이성에서 장애는 행동의 영역에 있는 것이 아니라 의지 자체의 영역에 있다. 행위는 동기에 나무랄 데 없이 순종하지만, 목표를 달성하기 전에 동기 자체가 억압되고 방해된다. 환자는 행동착오가 아니라 의욕착오Parabulie, parabulia를 보인다.

강박행위Zwangshandlungen, compulsive acts **및 강박적 억제**Zwangshemmungen, compulsive inhibitions. 우리가 강박행위라고 부르는 것은 건강한 사고 및 감정에서 생기는 행위가 아니라, 환자가 자신의 의지에 반해 의지의 생생한 내적 반항을 느끼면서도 실행하는 행위다. 이러한 장애의 이해를 위해 어떤 단서를 제공하는 것은 건강한 생활에서 흔히 겪는 경험, 즉 벼랑이나 다리에 서 있게 되면 스스로 몸을 던지거나 동반자를 밀어 떨어뜨리고, 엄숙한 곳에서 어떤 우스꽝스럽거나 부절적한 행위를 저지르고, 극장에서 갑자기 "불이야!"라고 소리치고 싶은 등의 생각이 떠오르는 일이다. 이는 실제로는 결코 실행되지 않는다. 이러한 행위를 저지르면 무슨 일이 일어날까 다소 명료하게 상상해보는 데 그친다.

병적 소인에서는 이러한 망상에, 행위가 실행될지도 모른다는 고통스러운 염려가 가세한다. 그러면 우리가 앞에서 설명한 바와 같은 염려는 각종 방어행위를 유발하며, 환자는 이러한 방어행위 실행에서 결코 벗어날 수 없다. 이러한 방어조치는 염려보다 훨씬 다양하다. 특히 불안증의 방해로 인해 악화된 행위가 끝없이 반복된다. 계산서를 항상 새로이 점검하고, 편지를 봉투에서 꺼내 처음부터 끝까지 다시 읽으며 모호하거나 혼동스러운 표현을 없애려 하고 돈을 지급하기 전에 여러 번 다시 센다. 이러한 방식으로 **자네**Janet[59]가 말하는 '과도조증Manie de l'au delà', 즉 아무리 보호하고 검토해도 충분하지 않은 과도벽이 생겨난다. 그 밖에 환자는 두려워하는 행위를 저지를 수 있는 일말의 가능성도 피하여, 자살하거나 자녀를 살해할까봐 칼이 놓인 것을 멀리하고, 자신을 결박하게 하고, 아무 짓도 저지르지 않았다는 문서를 모아서 암기한다. 한 여성환자는 남편이 귀가할 때까지 그녀가 아무 잘못도 저지르지 않았음을 보증해 줄 수 있는 누군가를 옆에 두기 위해 중병의 아이를 잠들지 못하도록 해야 했다고 나에게 이야기했다. 접촉공포 때문에 강박적 세탁과 청소를 엄청난 정도로 실행하며, 의복공포 때문에 낡은 옷을 다 해질 때까지 입고, 종이공포 때문에 쪽지와 쪼가리를 모을 수 있는 대로 모으며 거리에 버려진 종잇조각을 꼼꼼히 살펴본다.

환자들은 매우 자주 광범위한 방어조치 체계를 머리에서 짜내어 개발하여 안정을 얻으려 한다. 환자들은 행위에 방어운동과 방어주문을 삽입하여, 이를 종종 반복해야만 비로소 어떤 단계에서 다음 단계로 진행할 수 있다. 나의 한 남성환자는 양말, 장화, 바지를 착용할 때마다 발이 사라져서 의족을 달아야 할지 모른다는 생각이 들었으므로, 큰소리로 "의족은 안 돼!"라고 외쳐 착용을 마칠 때까지 불안을 극복해야 했다. 다른 여성환자는 무언가를 약속했다고 항상 염려한 나머지 지속적으로 생각에 잠기거나 속삭거리며 약속한 일이 없다고 반박해야 했다. 두드리기, 팔이나 머리로 격퇴하려 하기, 여러 번 반복하기, 대칭으로나 짝수 번 만지기, 무엇보다도 큰소리로 작은 소리로 주문을 말하는 것이 환자가 불안을 퇴치하기 위해 동원하는 가장 일반적 보조수단이다. 때로는 이 습관이 매우 굳어져서, 불안이 거의 사라졌는데도 환자는 아무 숙고도 하지 않고 기계적으로 이 습관을 계속한다.

환자가 자신의 확신과 의지에 반해 실행해야 하는 이 모든 행위는 단순한 압박이 아님을 손쉽게 엿볼 수 있다. 행위동기는 그 자체에서 생기는 것이 아니라 병적 염려의 결과 발생한다. 이는 말하자면 정당방위행위로서 그 우스꽝스러움과 불합리성은 환자에게 대개 분명하게 의식된다. 하지만 이 행동은 경험상 적어도 한순간은 안정을 가져다주므로 계속 반복된다.

하지만 행위동기가 염려와 관련없이 독자적으로 강박적으로 생겨나는 좁은 의미의 강박행위도 때때로 관찰되는 것처럼 보인다. 대체로 이러한 강박행위의 내용은 비교적 무해하여, 욕설, 비속어, 신성모독어를 외치거나 담에서 돌을 던지고 싶은 충동 등이다. 행위동기를 억제하면 몹시 불안감이 들며, 이 불안감은 강박행위를 실행하면 비로소 사라져, 동기에 굴복했다는 수치심으로 교체된다. 정말로 우려되는 강박행위에서는 저항하는 의지를 강박적으로 제압하는 일이 일어나지 않거나 매우 드물게 일어나는 것처럼 보이는데, 이러한 강박행위에서는 대체로 동기가 아니라 염려를 제압한다. 이러한 위험한 강박행위는 모두 정신병질 소인의 임상상에 속한다.

강박행위 또는 진정한 강박운동의 독특한 임상군을 이루는 것은 **틱** Tics이다.[38] 틱이란 단조롭고 외적 계기 없이 계속 진행되는 무의미한 운동, 경련, 팔 들기, 고개를 끄덕이거나 젓기, 얼굴 찡그리기, 불분명한 소리를 말하기 등이다. 호흡연축Atemkrämpfe, respiratory spasm, 습관성 구토, 잦은 배뇨욕, 주간 요실금도 틱으로 나타날 수 있다. 틱은 원래는 의미있는 수의운동, 때로는 위에서 설명한 방어행위로 생기지만 단순한 습관으로 굳어져 마침내 자기도 모르는 거의 무의식적이고 강박적인 운동이 되는 것처럼 보인다. 그러면서 틱은 과장되고 경련적인 특징을 띠게 된

38) 메이지 및 파인델(Meige und Feindel), 틱, 그 본질과 치료(Der Tic, sein Wesen und seine Behandlung), 기제(Giese) 역, 1903; 메이지(Meige), 심리학 및 신경학 저널(Journal für Psychologie und Neurologie), II, 53.

다. 틱은 매우 다양하게 형성된다. 여러 틱이 한 환자에서 나타날 수 있고 다양한 종류의 경련운동이 계속해서 삽입되어 정연한 활동이 불가능해질 수도 있다(**질 드 라 투레트**Gilles de la Tourette[60]의 '틱장애Maladie des tics'). 틱은 소아기에, 또한 모방을 통하여 가장 자주 발생한다. 모든 중증의 진행성 형태의 틱은 오로지 정신병질 소인에서만 생겨난다.

긴장증환자가 기이한 행위를 하도록 강박을 느꼈다고 말하는 것을 듣는 일은 전혀 드물지 않다. 긴장증환자는 이런저런 일을 하고 싶지 않았으나 그러지 않을 수 없었다. 그렇게 하도록 몰렸고, 그렇게 해야만 되었다. 하지만 이 경우 환자는 대체로 동기와 싸우지 않고, 내적인 저항 없이 굴복한다. 그리하여 강박행위의 본질적 특성인 내적 갈등과 패배감이 완전히 사라진다. 환자는 자신의 의지에서 행위가 생긴 것이 아니라 암시된 것이라고 생각해도 자신의 활동을 패배라고 느끼지 않는다.

강박관념과 공포증의 일반적 결과는 정신적 자유의 상실과 의지행위의 제한이다. 하루에 때로는 여러 시간 동안 지속되는 방어행위 때문에 모든 정돈된 작업활동이 거의 불가능해질 뿐만 아니라, 환자는 강박적 억제로 인해 직접적으로 활동에 심하게 방해를 받는다. 이와 관련하여 특히 의심증Zweifelsucht, folie du doute은 치명적 역할을 하기 일쑤다. 의심증은 정도가 심해지면 결국 모든 책임 있는 활동을 포기하게 만든다. 환자는 실수를 할까 염려하여, 편지를 뜯지도 쓰지도 않으며, 어디에도 서명하지 않고, 아무것도 지불하지 못한다. 주변에서 정확성을 명확하게 확인받지 못하면 아무 지시도 내리지 않고 아무 말도 하지 않는다. 그러한 강박적 억제의 가장 풍성한 원천은 물론 직업이다. 그 업무가 강박적 억제에 의해 어려워져, 진정한 직업불안, '직업공포Phobie du metier'가 발생할 수 있다. 어떤 다른 환자는 문손잡이를 잡거나, 악수를 하거나, 옷을 입고 벗거나, 화장실에 가는 데 가장 어려움을 겪는다. 나의 한 여성 환자는 배변을 하면서 몸에 더러운 것이 묻어 나중에 만지는 것마다 다 더럽히지 않을까 하는 생각에서 변기에 앉지 못했다. 또 다른 환자는 도로에서 불안에 사로잡히거나 옷을 갈아입을 수 없으므로 방이나 심지어 침대에 결박된다. 나의 한 남성환자는 집에서 가장 가까운 곳에만 외출했는데 그것도 집 문이 열려 있다는 것을 알 때만 그랬다. 대인 교제는 특히 어려움을 겪기 마련이다. 얼굴을 붉히거나, 서투르게 행동하거나, 만나는 사람의 이름을 알지 못하거나, 관찰되고 있다고 느끼거나, 음란한 생각에 빠질지 모른다는 공포 때문에 환자는 사교 관계를 유지할 수 없다. 환자는 대인기피증을 보이며 점점 자신의 세계에 틀어박힌다.

강박적 억제가 나타날 수 있는 가장 일반적 형태의 장애는 시작 anfangen, start 및 종료aufhören, stop 불능이다. 건강한 사람에게도 '모든 시작은 어려운데', 이러한 경험은 모든 일을 시작할 때 상승되는 의지긴장 Willensspannung, tension of will에서, 그러니까 '동기Antriebe, motivations'에서 감지된다. 그 결과 새로운 임무에 착수할 때마다 두뇌의 타성을 극복하려는 특별한 결심과 결단이 필요하다. 의지가 박약한 사람은 의지를 더욱 강하게 집중시켜야 할 필요성이 생기면 무능력하다는 느낌과 일에 대한 불안을 느끼며, 이러한 일이 매우 자주 일어나기 때문에 정신병질자는 방대해 보이는 임무에 착수하지 못하기 마련이다. 우리가 대체로 듣게 되는 변명은 자신이 과로에 시달리고 보호가 필요하다거나, 일이 수고할 만한 가치가 없고 성공이 기대되지 않으므로 나중에 착수해야 한다는 것이다. 생활환경의 임박한 모든 변화에 불안이 수반되는 경우도 드물지 않으며, 순수하게 합리적으로 볼 때 수리의 정당성과 필요성이 인정되더라도, 이러한 불안 탓에 수리 전반에 대한 강박적 저항이 발생한다.

이와 매우 유사한 억제가 활동에 어려움이 생기자마자 나타날 수 있다. 우리가 검사를 통해 아는 바에 따르면, 일이 어려워지면 의지긴장이 상승한다. 불안을 느끼면 이러한 의지긴장 상승이 저지되고, 노력을 더 기울이는 일 없이 일을 그만두고 포기하게 된다. 요구가 까다로워질수록 이처럼 의지가 후퇴하고, 방해가 생길 때마다 용기를 잃은 나머지 새로 시작하기를 반복하다가 빠르게 피로해지며 실패가 지속적으로 이어진다. 이것이 정신병질자들이 일을 못 하는 일반적 원인인데, 그 원인이 피로와 권태에 있다고 여기고 휴양으로 치료하기 일쑤다.

일이 끝날 무렵에도 의지긴장이 고조되기 마련이다. 건강한 사람에서 나타나는 이러한 '종결동기Schlußantriebe, stop motivations'는 환자에서는 '집착Kleben, adherence', 즉 종료 불능으로 불리는 현상으로 관찰된다. 일이 종결되어가는 전망이 보이면 우리는 열성을 다해 마지막으로 더욱 노력을 기울인다. 최대한 많은 일을 하고 싶은 소망이 강렬히 떠오르는데 자신감이 부족할 경우 충분히 많은 일을 하지 못했다는 불안이 생길 수도 있다. 이러한 불안에 빠지면 어떤 일을 종결하지 못하고, 무언가를 개선하고, 점검하고, 부가하려고 불안스러운 열의를 보인다. 이 모든 노력에도 만족스럽게 최종 처리에 도달하지 못하고, 중단하려 할 때마다 새로운 우려가 생겨나므로, 일은 결코 종료되지 못하고 수많은 노력을 쏟아부었는데도 미완으로 남는다.

욕동행위Triebhandlungen, acts of drive. 의지동기의 위력은 일반적으로 그 동력을 이루는 감정의 강도에 따라 달라진다. 우리에게 종종 명령조로 특정한 행위를 촉구하는 감각적 감정인 고통, 허기, 갈증, 성적 감정이 가장 강력하게 작용한다. 하지만 정동이 격렬할수록, 행위충동이 강렬할수록 숙고의 영향이 적어지고, 발생하는 행위를 억제하기 어려워진다.

잘 알다시피 건강한 사람에게도 매우 열정적 흥분으로 인해 다소 뚜렷한 의식혼탁이 생길 수 있다. 하지만 우리는 어린이의 특징이기도 한 매우 격렬한 정동을 완화시켜 우리 지성이 행위를 계속 지배하게 할 수 있다.

정신질환자에서는 생생한 감정과 결정적 의지장애의 빈도에 따라, 동기가 매우 강렬하고 목적표상이 불명료한 욕동행위의 활동범위가 훨씬 넓어진다('충동성Impulsivität, impulsivity'). 이러한 욕동행위는 다양한 종류의 흥분상태에서 발견된다. 조증환자의 활동충동도 이러한 관점에서 파악할 수 있다. 뇌전증환자의 일부 행위는 틀림없이 욕동행위로 분류할 수 있다. 명칭이 여러 가지이며 발작으로 시작되어 기분장애와 다소 심한 의식혼탁을 동반하는 정처 없는 방랑욕동[39](방랑벽Dromomanie, dromomania, 배회벽Poriomanie, poriomania, 둔주Fugues, 보행자동증automatisme ambulatoire), 그 밖에 성범죄(노출증Exhibitionismus, exhibitionism, 성폭행), 알코올 중독자의 음주가 이에 속한다. 많은 히스테리 환자의 다양한 병적 활동도 마찬가지다. 히스테리 환자에서도 무계획적 여행이 발견되는데, 상황을 꾸며내는 거의 무의식적 거짓말이 수반되는 일도 드물지 않다. 질병현상에 관해서든 기이하고 흥미로운 체험에 관해서든 지식, 고귀한 혈통, 엄청난 재산에 관해서든, 꾸며내고 속이려는 욕동은 히스테리 소인의 빈번한 동반현상이다. 그 밖에 매우 단조롭고 단순한 종류의 욕동행위는 많은 백치환자와 정신지체자에서 발견된다. 피부를 잡아당기고, 머리카락을 잡아뜯어 삼키고, 손톱을 물어뜯고, 엄지손가락을 빠는 것이

39) 하일브로너(Heilbronner), 정신의학 연감(Jahrbuch für Psychiatrie), XXIII, 107; 슐체(Schultze), 정신의학 일반 학회지(Allgemeine Zeitschrift für Psychiatrie), 1903, 795; 패트릭(Patrick), 미국 정신이상 저널(American Journal of neurology), 1907, 353; 뒤코스트(Ducoste), 신경학 논총(Archives de neurologie), 1907, 1 및 2.

이에 속하며, 자위도 욕동행위로 분류할 수 있을 것이다. 일부 욕동행위에서는 자연적 욕동과의 관계가 부분적으로 인식될 수 있지만, 일부 욕동행위는 광범위한 유포에도 불구하고 발생 경위를 전혀 알 수 없다. 강박행위와 이러한 환자들의 행동의 본질적 차이를 보여주는 상황은, 환자들에게는 동기가 생겨나면 그 순간 영혼상태의 강요된 표현이 아니라 자연스러운 표출로 느껴진다는 것이다.

긴장증환자의 위에서 언급한 의지분출Willensentladung, eruption of will도 욕동행위로 파악해야 가장 적절할 것이다. 이러한 의지분출은 쾌감 또는 불쾌감에서가 아니라 강렬한 원초적 운동충동에서 생기지만 말이다. 긴장증환자는 이 경우 명료한 근거 없이, 아무런 숙고 없이, 때로는 자신의 활동의 불합리성을 명료하게 감지하면서도 이런저런 일을 해야 한다는 의식에 지배된다. 때로는 팔다리가 눈에 보이지 않는 권력, 신, 악마, 전기의 영향을 통해 작동되고 있다는 망상도 떠오른다. 동기에 맞선 저항, 싸움은 있을 수 없다. 환자는 떠오르는 생각에 맹목적으로 따른다. 그리하여 수많은 잘못되고 기이하고 종종 자못 위험한 행위가 생겨나며, 이러한 행위는 그 다양성에도 불구하고 약간의 공통점도 보여준다. 이러한 행위에는 독특한 힘자랑, 공중제비 돌기, 껑충껑충 뛰기, 노래하기, 소리치기, 부수기, 옷 벗기, 욕동적으로 키스하기, 갑작스러운 공격, 대변 먹기, 자신의 목을 매달고, 입을 찢고, 눈을 파내고, 혀나 후두를 뽑아내려는 무분별한 시도가 속한다. 이러한 욕동행위는 모든 합리적 동인이 부족하다는 것 이외에 매우 빠르고 격렬하게 실행되어 모든 방해를 거침없이 극복한다는 것이다. 반면 강박행위에서는 건전한 저항이 생생하게 생기는 것을 약간만 지원해도 이 저항이 강박행위를 이겨내게 할 수 있다. 천성적 욕동과의 관계를 알아내기 어려운 일부 욕동행위도 있는 것처럼 보인다. 이에는 모든 것을 입에 집어넣고, 물건을 주면 핥거나 빨아대는 성벽이 속한다. **바그너**는 치매성 진행마비환자나 다른 치매상태에서는 어떤 물건이 입에 접근하기만 해도 빠는 운동이 유발될 수 있다는 사실을 지적한 바 있다. 욕동행위 가운데 욕동의 일탈을 보이는 일련의 사례도 언급해야 할 것이다.

병적 욕동krankhafte Triebe, pathological drives. 자기보존을 위해 가장 중요한 욕동인 식욕은 정신질환자에서 매우 자주 장애를 보인다. 거식증Nahrungsverweigerung, anorexia은 우울성 또는 불안성 기분장애가 생길 때마다, 그 밖에 긴장증성 혼미에서 매우 흔히 나타나는 현상이다. 이때 우울성 또는 불안성 기분장애 상태에서 거식증은 자연적 욕동이 일지 않기 때문이기도 하지만, 그보다는 죽고 싶다는 망상 또는 소망이 들기 때문이다. 반면에 백치환자나 진행마비환자나 긴장증환자는 엄청난 양의 음식뿐만 아니라 모래, 돌, 해초, 대변, 살아 있는 동물 등 도저히 먹을 수 없고 구역질나는 사물들을 종종 집어삼킨다. 이 경우에는 건전한 욕동의 단순한 상승이라고 말할 수 없을 것이며, 욕동이 종류와 방향 모두에서 일탈을 보이는 사례임에 틀림없다. 임산부와 히스테리 환자에서 갑자기 격렬하게 나타나는 잘 알려진 식욕도 마찬가지다. **베른슈타인**Bernstein[61]은 종이를, 나중에는 모래를 욕동적으로 먹어치워 정식으로 금단치료를 받아야 했던 여성환자에 관해 설명한 바 있다. 이 경우 다양한 '**중독**Suchten, intoxications', 즉 의약품 및 기호품에 대한 욕동적 욕망, 알코올 중독, 모르핀 중독, 코카인 중독, 담배, 씹는담배, 코담배 중독이 연상될 것이다. 대부분의 기호품에서는 쾌적한 기분이나 금단현상의 출현으로 욕망이 발생한다. 하지만 이러한 기분이나 현상이 아무런 역할도 하지 못하는 중독도 있다. 이러한 이유 없는 중독을 설명하기 위해서는 기호품

남용 성향은 대개 누구에게나 있는 성향이며, 다양한 기호품에서 생기면서 개인적 기질을 보여준다는 관찰경험이 사용된다.

자기보존욕동을 기이하게 부인하는 행위는 히스테리 환자에서 드물지 않게 관찰되는 자해욕동Trieb zur Selbstverletzung, drive to self-mutilation이다. 환자는 자신의 피부를 지져서 상처를 입히고, 인위적으로 성기나 직장에 출혈을 일으키며, 바늘, 못, 유리조각을 삼키고, 철사조각, 성냥개비 끝, 연필심으로 피부를 찔러 농양이 생기게 한다. 수년 동안 자못 자부심을 느끼며 이러한 자해를 저지른 환자들과 나는 알고 지냈다. 아닌 게 아니라 이러한 행위의 동력은 주목을 끌고 싶은 소망이다. 적지 않은 규모의 외과 수술을, 무엇보다도 복부 절개를 끊임없이 요구하는 수술 중독 환자에서도 마찬가지다. 이 경우 통증과 불안의 자연적 충동은 병적이고 욕동적인 동인에 밀려 완전히 감퇴한다.

최근 다양한 방면에서 상세하게 논의된 **성욕**Geschlechtstrieb, sexual drive의 분야에서는 일련의 병적 일탈이 훨씬 다양한 형태를 띤다. 성적 욕망의 단순한 저하는 우울상태, 모르핀 중독자, 일부 형태의 선천성 정신지체, 히스테리 소인에서 발견된다. 반면 백치나 선천성 퇴행 등의 다른 사례에서는 성욕이 매우 일찍 엄청난 강도로 생겨나 대개 자위를 하게 된다. **푹스**Fuchs는 생후 8개월부터 수없이 자위를 한 정신지체의 수두증 소년을 관찰했다. 푹스는 그 밖에도 한 소녀에 관해 보고하는데, 이 소녀는 유모의 유혹을 받아 2세 때부터 공공장소에서 수치심도 없이 자위를 했을 뿐만 아니라 다른 소녀들도 손으로 욕보이려 했고 소년들에게 그렇게 하라고 부추겼다. 성욕 증가는 조증성 및 긴장증성 흥분에도 상당히 분명하게 동반된다. 성욕 증가가 성폭행으로 직접 표출되는 경우는 드물며, 대개는 외설적 말, 음란한 욕설, 비난, 거의 거침없는 자위, 여성의 경우에는 수치심 없는 노출, 심한 불결성, 또는 물, 침, 오줌으로 계속 씻기, 머리를 빗고 풀어헤치기로 표현되고, 경증의 형태로는 치장과 미용, 도발적인 행동과 수줍어하거나 감상적인 태도의 교체, 악수, 편지쓰기, 야릇한 눈빛으로 드러난다.

이러한 단계적 차이 이외에도 엄청나게 다양한 종류의 성욕일탈이 있으며 이를 통해 부적절한 방법으로 성욕을 충족시키려 한다. 이러한 성욕일탈 가운데 가장 잘 알려진 것은 이른바 **성감도착**konträre Sexualempfindung, contrary sexual sensations,[40] 즉 성적 감정과 욕망을 인간의 신체적 소인과 정반대되는 방향에 쏟아 동성애에서 성적 만족을 찾는 장애다. 퇴행정신이상에서 대개 아주 어릴 적부터 나타나는 이러한 발현형태를 우리는 임상을 다루는 부분에서 상세하게 다시 논의할 것이다.

하지만 프랑스의 악명 높은 소설가 **마르키 드 사드**Marquis de Sade[41][62]의 이름을 따서 '**사디즘**Sadismus, sadism'이라고 불리는, 매우 독특한 성욕일탈에 관해서는 여기서 논의해야겠다. 사디즘이란 잔인한 행위를 할 때 성적 쾌락을 느끼는 것이다. **헤이블록 엘리스**Havelock Ellis[63]는 사디즘이 동물의 사랑싸움을 연상시키며, 가차 없이 성적 복종을 강요하는 수컷의 특성이 병적으로 과장된 것으로 여긴다. 사디스트는 첫째, 다소 심한 학대를 통해 성적 합일의 자극을 높이려 하거나, 둘째 성적 흥분을 위해 건

40) 헤이블록 엘리스 및 사이먼즈(Havelock Ellis und Symonds), 반대성감(Das konträre Geschlechtsgefühl), 쿠렐라(Kurella) 역, 1896; 라팔로비치(Raffalovich), 동성애와 단성(uranisme et unisexualite). 1896; 블로흐(Bloch), 성정신병질 병인론 논고(Beiträge zur Ätiologie der Psychopathia sexualis), I, 1902; II, 1903.

41) 뒤렌(Dühren), 마르키 드 사드와 그의 시대(Der Marquis de Sade und seine Zeit). 1900; 마르키 드 사드와 그의 시대에 관한 새로운 연구(Neue Forschungen über den Marquis de Sade und seine Zeit). 1904.

전한 전제조건이 결여된 상황에서도 잔인한 행동 자체만으로 관능적 쾌감을 일깨운다. 둘째 상황은 첫째 상황이 병적으로 더욱 발달한 단계인 것으로 보인다. 첫째 상황에서는 부수적이고 없어도 괜찮은 보조욕구였던 것이 둘째 상황에서는 중심욕구가 되었으며, 그리하여 원래의 중심욕구, 즉 성적 합일이 완전히 감퇴했다. 아닌 게 아니라 사디즘에는 건강한 범주에서도 엿보이는 경증의 변덕으로부터 희생자의 생명을 앗아가는 중증의 병적인 일탈까지 수많은 이행형태가 있다.

사디즘 행위로 가장 먼저 고려되는 것은 특히 벌거벗은 몸에 가하는 채찍질로서, 이는 성적 흥분을 보완하고 준비하는 데 종종 사용된다. 채찍질이 동침의 실제 대체물로 쓰이는 경우는 매우 드물며, 의심할 바 없는 병적 사례에서만 그러할 것이다. 꼬집고 물어뜯는 성향도 마찬가지다. '여성상해범Mädchenstecher, girl-stabbers'도 이따금 목격되는데, 이들의 찌르고 베는 행위도 성적 만족의 형태로 나타난다. 환자는 아름답고 젊은 여성에게 달려들어 때로 다양한 종류의 단도나 비수를 사용하여 여성에게 위험하지는 않지만 피가 흐르는 상처를 입히며, 이에서 강렬한 쾌락을 느끼고 사정에 이른다. 동물을 괴롭히고 죽이면서 성적 만족을 느끼려 하는 환자들은 한 단계 더 나아간다. 그다음 단계로는 성행위 전후에 희생자를 교살한 뒤 아마도 자르고 찢어서 토막내는 쾌락살인광이 있다. 이러한 사례에서는 말 그대로 '피 굶주림'도 때로는 나타나 희생자의 피를 빨고 인육을 먹을 수도 있다. **가르니에**Garnier[64]가 보고하는 한 남자는 성교할 때 여성의 살을 한 점 물어뜯고 싶은 욕망에 시달렸으며 급기야 자기 살을 물어뜯었다. 어떤 사례에서든 격렬한 성적 흥분에도 불구하고 실제 성행위가 전혀 없을 수 있다. 불행 중 다행으로 무척 드물게 존재하는 시체능욕자도 쾌락살인자의 변종으로 여길 수 있는데,

그 가운데는 프랑스의 **베르트랑**Bertrand[65] 하사가 악명을 떨쳤다. 하사는 저항할 수 없는 성적 욕망에 이끌려 갓 매장된 시신을 능란한 솜씨로 파내어 시간屍姦하고 토막냈다. **벨트뤼**Belletrud와 **메르시에**Mercier가 목격한 한 남성은 살아 있는 사람이 아무도 그를 상대해주지 않자 무덤을 파내어 파헤친 여성 시신의 성기에 키스를 하고 시신을 방에 가져다 놓고 시간했다.

폰 크라프트에빙이 '**마조히즘**Masochismus, masochism'이라고 설명한 중독에서는 고통을 당하며 성적 만족을 돋우거나 얻으므로 사디즘의 정반대라고 말할 수 있다. 마조히즘이라는 명칭은 자신의 소설에서 이러한 독특한 성적 일탈을 다루기를 좋아한 문필가 **자허마조흐**Sacher-Masoch[66]에서 따온 것이다. 사디즘과 마조히즘에서는 고통과 쾌락이 연결되므로 **폰 슈렝크노칭**von Schrenck-Notzing[67]은 이 두 증상에 '성학대증Algolagnie, algolagnia'(고통성애)이라는 공통 명칭을 도입하여, 사디즘은 성가학증tätige Algolagnie, active algolagnia, 마조히즘은 성피학증duldende Algolagnie, passive algolagnia으로 부르자고 제안하기도 했다.

마조히즘에서도 무엇보다 채찍질을 통한 성적 흥분이 발견된다. 하지만 사디즘에서와 달리 채찍질을 당하며 성적 흥분을 느낀다. 교육적 징벌의 달갑잖은 부작용은 특히 엉덩이를 때려주면 때리는 사람에게나 맞는 사람에게나 쾌감이 생기는 일이 드물지 않다는 것인데, 이러한 사실은 오래전부터 잘 알려져 있으며, 비슷한 방법을 통해 저하된 성적 능력을 회춘시킬 수 있다는 사실 역시 널리 알려져 있다. 자기 채찍질 고행이 생긴 것은 아마도 채찍질에 관능적 자극 효과가 있기 때문일 것이다. 성적 흥분이 정말로 거친 학대를 통해서만, 물어뜯기고, 찔리고, 밟혀서만 유발되는 사례들은 병적인 영역에 속한다. 이 경우 대개 원하는 학대행위를 실행할 수 있도록 사전에 상대방을 숙달시킨다.

쉽게 납득할 수 있듯, 성학대증이 병적 욕동으로 발달하여 정말 위험한 행위가 되는 경우는 정신지체가 형성되고 도덕적 둔감성이 커질 때뿐이며 비교적 드물다. 실행되거나 소망되는 학대행위는 종종 암시에 가까워, 바늘로 찌르거나 피부를 할퀴는 행위는 살해를 상징하고, 잇자국을 내는 것은 다 먹어치우겠다는 것을 상징한다. 사디즘적 욕동은 일반적으로 성적 희생자에 대한 무제한적 지배(욕하거나 더럽히거나 묶기)를 표현하는 행위로 분출되는 반면, 마조히스트는 상대방의 의지에 완벽하게 굴복하는 것을 최대한 강렬하게 느끼면서 (욕설을 듣고, 위협을 당하고, 무시를 받고, 구역질나게 더렵혀지고, 재갈이 물려지고, 오줌을 마시면서) 만족감을 느낀다. 이러한 환자들이 동침을 준비하거나 대체하기 위해 사용하거나 상대방에게 요구하는 방법은 균일성을 띠기도 하지만, 상상력이 활발히 동원된 덕분에 그 다양성이 매우 크다.

우리가 앞에서 반복해서 마주친 현상은 우리 환자들에서 원래 성적 흥분 생성을 돕던 과정이 마침내는 실제 성교 없이 **그 자체만으로** 원하는 만족을 유발시킬 수 있게 되는 일이다. 대체로 이는 어떤 방식으로든 성교의 표상을 생생하게 일깨우는 행위다. 먼저 정욕에 못 이겨 더듬고, 다른 사람의 성교를 엿보고, 배변을 구경하거나 심지어 먹어치우고, 그 밖에 음서를 읽고, 음화를 보거나 그리고, 끝으로 성적 모험을 머릿속에 그리거나 글로 표현하면 ('정신적 자위psychische Onanie, mental onanism') 이러한 효과를 낼 수 있다. 마지막 형태의 성적 분출에 관한 기이한 예는 다양한 사디즘 및 마조히즘 서적에서 찾아볼 수 있다. 이러한 행위 전체는 퇴행에 속한다. 하지만 역시 퇴행에서 가장 잘 번성하는 방종과 성적 포만감을 통한 '자극갈망Reizhunger, carving for stimulation'이 이러한 행위에서 약간의 역할을 하는 것 같다. 성기를 아동이나 다른 성의 성인에게 보여주어 성적 만족을 얻는 **노출증**Exhibitionismus, exhibitionism[42]은 약간 성격이 다른 것 같다. 노출증은 대부분의 이러한 일탈과 마찬가지로 주로 남성에게 발견된다. 종종 몽롱상태의 뇌전증환자나 노인성 정신지체자에서, 때로는 단순 정신병질자에서도 발생한다.

이러한 기이한 현상을 설명하기 위해 떠오르는 가설은, 성적 흥분성이 병적으로 고조되어 있으면 건강한 생활에서는 실제 성적 자극이 있어야만 도달할 수 있는 효과를 이에 동반되는 과정만을 통해서도 거둘 수 있으며, 이는 배가 고프면 식단을 훑어보거나 접시가 달그락거리거나 맛있는 음식을 보기만 해도 입에 군침이 도는 것과 마찬가지라는 것이다. 마침내는 자연적 자극이 아니라 부차적 자극만이, 또는 자연적 자극보다 부차적 자극이 훨씬 더 성적 만족을 가져올 수 있다.

자연적 자극이 부차적 자극으로 다양하게 발달하는 일은 매우 자주 나타나, 일부 특정한 신체부위 또는 의류가 처음에는 성적 흥분을 일으키다가 다음에는 동침할 때 주요한 역할을 하며 마침내는 그 자체만으로 매우 기이한 방식으로 성적 쾌감을 가져오는 경우도 생긴다. 이러한 장애는 '**페티시즘**Fetischismus, fetishism'[43]이라고 한다. 신체 가운데서는 손이나 발, 때로는 눈, 코, 입, 머리털, 특히 땋은 머리카락이 흥분을 일으키는 페티시 역할을 한다. 페티시스트는 해당 부위를 보거나 만지거나 애무만 해도 실제 동침보다 훨씬 많은 성적 만족을 느낀다. 의류 가운데는

42) 자이퍼(Seiffer), 정신의학 논총(Archiv für Psychiatrie), XXXI, 405. 1899.

43) 가르니에(Garnier), 성도착증과 동성애가 있는 페티시스트(Les fétichistes pervertis et invertis sexuels). 1896; 헤이블록 엘리스(Havelock Ellis), 분열증에 기초한 병적 성감각(Die krankhaften Geschlechtsempfindungen auf dissoziativer Grundlage), 옌치(Jentsch) 역. 1907.

신발이나 장화가 특히 애호되는데, 이는 **폰 크라프트에빙**의 견해에 따르면 신발이나 장화에 수반되는 마조히즘적 굴복 쾌락 때문이며, 나아가 손수건과 속치마, 끝으로 우단과 모피 옷감이 선호된다. 관찰경험에 따르면 성적 욕망에 사로잡힌 환자는 이러한 것을 대량으로 수집하며, 수집이 어려우면 약탈하거나(땋은 머리를 자르는 환자도 있다!) 훔쳐서 외로이 자위하며 만족을 느끼는 데 사용한다. 사디즘적 행위와 마조히즘적 행위가 페티시즘에서 생길 수도 있다. 환자는 빨래를 찢고 구기고 더럽히거나, 여자에게 달라붙어 잉크나 부식성 산을 옷에 붓거나, 오줌에 적신 수건을 몸에 두르거나, 더러운 걸레를 입에 쑤셔넣는다.

어린이에게 음란한 행위를 하여 성적 만족을 얻는 일은 정신적 건강과 질병의 경계영역에서 벌어진다. 이는 먼저 뇌전증성 몽롱상태에서, 다음으로 건강한 성교가 어려운 환자, 노인, 정신지체자에서 발견된다. 이와 성격이 비슷한 것으로는 짐승의 성기에 막대기를 쑤셔넣는 등 사디즘적 행위를 하는 일도 드물지 않은 **수간**Sodomie, sodomia이 있다. 동물에 병적 애착을 보이는 동물성애증Zoophilie, zoophilia과 성욕과의 관계는 아직 불명료하다. 대개 여성이 고양이, 개, 새를 애지중지하며 정성을 다해 돌보므로 동물성애증은 보육본능의 일탈이라고 생각할 수 있다.

수집욕Sammeltrieb, collecting passion도 이와 마찬가지로 때로 병적 형태를 띨 수 있는데, 그 원인으로는 우선 소유욕을 꼽을 수 있다. 하지만 때로는 잘라낸 머리카락, 손톱 따위의 아무 가치 없는 물건이 수집되기도 한다. 기회만 생기면 실제로 필요하지 않은 물건을 대량으로 구매하는 병적 '구매벽Oniomanie, oniomania'도 이와 매우 비슷해 보인다. 목걸이와 장갑을 수백 개, 양복, 모자, 외투, 장신구, 산책용 지팡이, 시계를 수십 개 사 모은다. 일부 사례에서는 구매벽에 모든 사람에게 선물을 하고 싶은 욕동이 수반된다. 하지만 욕동적 구매에는 또 다른 동인도 있다. 나는 여러 가게에서 대량으로 물건을 주문한 뒤에 물건을 열어보지도 않고 남편 몰래 헐값으로 되판 여성을 알고 있다. 그리하여 심한 곤경에 처하고 남편을 경제적으로 파멸시켰지만 이러한 욕동에서 도저히 벗어날 수 없었다. 이 여성이 나중에 말을 뒤집기는 했지만 이따금 털어놓은 바에 따르면 이러한 불합리한 행위의 동인이 된 것은 위험의 매력, 비밀스러운 장사에 수반되는 불안과 흥분이었다고 추론할 수밖에 없었다. 이는 도박꾼의 태도를 연상시키는데, 물론 도박꾼은 그나마 딸 수 있는 가능성을 일말이라도 기대할 수 있겠다.

때로는 비슷한 동인에서 **절도벽**Kleptomanie, kleptomania이 생길 수도 있다. 절도벽은 궁핍하지 않은데도 불필요하고 가치 없는 물건을 절도를 통해 탈취하도록 몰아넣는다. 절도벽은 주로 여성에게, 특히 임신이나 월경 중에 발생한다. 정신병질 소인, 무엇보다 히스테리 소인이 주요한 역할을 한다. 특히 최근의 수많은 백화점 절도범은 순간적 욕구나 매력적 유혹에 대한 저항력이 저하되어 생기는 것 같다. **듀포이**Dupouy가 보고하는 66세의 여성은 다른 사람이 절도하는 것을 목격하고 절도를 했다. 히스테리성 몽롱상태에서는 온갖 물건을 주머니에 집어넣고 감추려는 실제적 욕동이 실제로 발생한다. 절도벽의 일부 사례에서는 앞서 언급했듯, 손수건, 빨래, 의류, 장화를 대량으로 훔쳐서 페티시로 이용하려는 사람에서 성적 일탈과의 놀랄 만큼 긴밀한 관련성이 확인되었다. 절도할 때나 적발될 때 성적 흥분을 느끼는 것도 관찰되었다.[44]

44) 푀르스테를링(Försterling), 정신의학 일반 학회지(Allgemeine Zeitschrift für Psychiatrie), LXIV, 935.

방화벽Pyromanie, pyromania[45]은 먼저 뇌전증성 및 히스테리성 몽롱상태에서, 다음으로는 특히 다소 가볍거나 뚜렷한 정신지체를 겪는 발달기에 발생할 수 있으며, 어린이가 불장난을 좋아하는 경향과 어떤 관계가 있는 것 같지만, 자연적 욕동과는 아무 관련이 없는 듯 보인다. 동일한 범행이 여러 번 반복되고, 모든 이성적 동인이 결여되고, 화재가 발생할 때 만족을 느끼고, 뒤늦게 후회하고, 알코올의 유발 작용이 자주 목격되는 것은 이러한 상당히 수수께끼 같은 관찰경험이 병적 원인에서 생긴 것임을 시사하며, 월경도 종종 영향을 미친다. 방화벽에서는 뇌전증성 기분장애에서 목격되었던 향수병, 어디론가 떠나고 싶은 소망이 때로 중요한 역할을 한다. 내가 관찰한 한 젊은 환자는 여러 번 잇따라 연쇄 방화를 저질렀는데, 그중 한번은 다른 건물에 막혀 집의 전망이 가려지자 이 집에서 이사 나가도록 아버지를 다그쳐야겠다는 생각이 갑자기 떠올라서였다고 이유를 댔다. 다른 방화 사례에서 판단력이 취약하고 욕동적으로 행동하는 인간에게 우려되는 행위를 저지르도록 부추기는 것은 사소한 불이익에 대한 복수심, 장난을 치고 싶은 유치한 소망이다.

발달기 연령의 어린 소녀가 보모 일이 지겹다는 이유만으로 자신이 돌보는 아이를 살해하는 일도 드물게 관찰되는데 이 역시 비슷하게 판단할 수 있다. 나는 어린이를 여러 명 살해한 사례를 알게 되었는데 젊은 여성 범인은 처음에는 동물의 항문에, 마침내는 어린이의 항문에 손가락을 강제로 쑤셔넣어 사망에 이르게 했다. 이 경우에는 성욕과도 관련이 있는 것 같다. 최근 내가 관찰한 정신지체가 있는 또 다른 어린 소녀는 맡은 아이 여섯 명이 시끄럽게 떠들고 버릇이 없다는 이유로 두뇌에 긴 침을

45) 짐발(Gimbal), 의료심리학 연감(Annales médico-psychologiques), 1905, II, 353.

찔러 차례로 살해했다. 끝으로 거의 여성만 저지르는 일부 형태의 **독살** Giftmischerei, poisoning에 관해 언급하고 넘어가야 한다. 뚜렷한 동인 없이 가까운 주변의 수많은 사람을, 종종 자녀나 사랑하는 친척까지 포함해서 무차별로 독살하는 사례가 있다. 범인은 내적 만족을 느끼며 범행의 효과를 관찰하지만, 희생자가 사망하면 강렬한 슬픔을 느끼며, 그러면서도 범행을 계속하려는 충동을 이겨내지 못한다. 방화벽과의 심리적 유사성은 명백하다. 방화벽에서도 독살에서도 남몰래 눈에 띄지 않는 수단으로 강력한 효과를 거둔다.

욕동의 영역에서 모든 지속적 일탈은 선천성 퇴행을 시사하며, 이들은 모두 병적 소인의 부분현상일 뿐이다. 이러한 일탈은 특별한 개인적 특성을 이루며, 일탈 환자는 이러한 독특성을 곧바로 기이한 것, 병적인 것으로 여기지 않는다. 자신이 건강한 동료와 정반대된다는 사실을 경험과 숙고를 통해 알게 되더라도 그렇게 느끼지 않는다. 이러한 환자가 의기소침해지는 것은 자신이 병들었다는 감정 때문이기보다 자신의 예외적 위상과 이로 인한 굴욕과 위협 때문이다. 특히 변태성욕자는 특히 이러한 부적절한 형태의 성욕이 건전한 성생활과 가치가 같거나 더 높다고 평가한다.

이 점이 강박행위와 병적 욕동의 표출을 구분하는 경계선이다. 물론 이 경계선은 세부적으로 유동적이지만 말이다. 강박동기는 환자에게 항상 내적으로 낯선 것, 강요된 것으로 보이며, 강박동기를 실행하면 한순간 내적 압박에서 해방된 느낌이 들지만 그런 다음 패배감에 시달린다. 이와 달리 병적 욕동의 만족은 처음에는 단지 자연적 욕구의 충족을 의미하며, 건전한 욕동의 실행과 동일하거나 그보다 더 강한 쾌감을 일으킬 수도 있다. 교육 및 생활의 영향을 통해서야 비로소 이러한 원초적 욕망이 약해진다.

표현운동 장애 Störungen der Ausdrucksbewegungen, disorders of expressive movements. 병적 정신상태의 인식을 위해 가장 중요한 근거가 되는 것은 넓은 의미에서의 표현운동이다. 환자의 정신에서 벌어지는 과정을 이 표현운동에서 추론할 수 있기 때문이다. 이러한 증상을 정확히 설명하려면 모든 임상적 질병형태의 외적으로 식별 가능한 주요 특징을 묘사해야 할 것이다. 그러므로 여기 총론에서는 몇 가지 징후만 다루고 나중에 각론에서 자세히 설명하기로 한다.

조발성 치매환자는 실제로는 상황을 잘 파악하고 있을 때도 주변사람에게 신경 쓰지 않는다. 사귀기 어렵고, 의사를 거들떠보지 않고, 냉담하게 종종 딱딱하고 기묘한 자세로 누워 있고, 아무 대답도 하지 않고, 어떤 요구에도 따르지 않고, 단조롭고 무의미한 운동만 하고, 까닭없이 히죽이고 웃어대고, 갑자기 어떤 물건을 방으로 던지고, 홀을 쏜살같이 달리고, 문으로 무분별하게 달려나간다. 이 치매환자는 종종 아주 거부증을 보이고 구석에 웅크리고 있거나 서 있고, 알아들을 수 없는 말을 중얼거리며 친분을 맺고자 하는 모든 사람을 피한다.

조발성 치매에서는 운동 진행 동안 생기는 변화가 매우 눈에 띈다. 대체로 이러한 변화는 **우아함 상실**Verlust der Grazie, loss of grace이라 말할 수 있다. 운동의 우아함이란 일련의 각 과정이 경제성이라는 점을 아마 가장 잘 고려하여 진행된 결과다. 우아한 운동은 힘과 수단을 충분히 들이지만 최소로 줄여서 그 목표를 달성한다. 이와 달리 긴장증성 운동은 길항근이 지나치게 긴장한 나머지 뻣뻣하고 어색해지거나, 힘을 충분히 들이지 않아 맥없고 굼떠진다. 우아함은 행위에 직접 관여하는 근육을 움직이는 반면에, 긴장증성 운동은 더 크고 멀리 떨어진 근육들을 어색하게 무더기로 동원한다. 긴장증성 운동에는 곧바로 목표를 지향하는 단순한 자연성이 상실되고, 치장과 일탈만 나타나 멋부리고 기이한 특성을 띠게 된다. 긴장증성 운동에는 원만성Abrundung, smoothness, 즉 힘을 경제적으로 사용할 때 나타나는 속도의 완만한 증가와 감소도 결여되어 있다. 운동은 경련하듯 거북스럽게 띄엄띄엄 진행되며, 갑자기 차단되어 중단되기도 한다. 끝으로 표현운동의 내적 일관성innere Einheit, inner consistency 결여도 주목할 만하다. 환자가 팔과 얼굴로 더없이 활발한 몸짓을 보이면서도 몸통과 다리를 꿈쩍하지 않고 혀를 움직이지 않거나, 딱딱한 표정과 뻣뻣한 팔로 춤을 춘다. 또한 활발히 말하고 대답하고 들은 말을 이야기에 끼워 넣기는 하지만 주변을 둘러보지 않는다.

망상환자는 형형색색의 천조각으로 요란하게 꾸미고, 신비스러운 몸짓과 장비로 적의 영향에서 몸을 지키려 하고, 못마땅해서 물러서다가 이따금 격렬하게 울분을 터뜨리기도 한다. 특히 환청환자는 엿듣는 듯한 얼굴표정으로 구석에 서서 이따금 대답을 하려고 입술을 달싹이거나 토막난 말을 내뱉는다. 진행마비환자의 맥없는 얼굴에서는, 때로 왠지 멋쩍은 친절에서는, 또한 정신지체성 과대망상을 드러내는 환한 표정에서는 증세가 악화되었음을 알 수 있다. 나중에는 환자가 심한 치매에 걸려 주변에 대해 아무런 이해도 관심도 없이 둔감하게 누워 있는 것이 관찰된다.

우울증환자는 기진맥진하여 맥없이 슬픔에 잠긴 얼굴로 앉아서 종종 간신히 눈길을 들거나 손을 내밀거나 나직이 우물쭈물 대답을 한다. 불안증환자는 재앙이 닥칠 틈을 최소로 줄이려는 듯 웅크리고 앉아 이를 악다물고 두 눈을 질끈 감고 온몸이 뻣뻣해져서 모든 접근시도에 필사적으로 저항한다. 또는 손톱을 물어뜯고 얼굴을 쥐어뜯고 손을 비비며 쉴 새 없이 돌아다니고, 문으로 밀고 나가고 주변사람에게 큰소리로 한탄한다. 반면 조증환자는 활발한 표현운동으로 수다를 떨고, 웃고, 노래하며 분주히 돌아다니고, 호주머니에 온갖 잡동사니를 모으고, 가는 곳마다 말참견하고, 장난을 치고, 수없이 많은 편지와 시를 쓰고, 꽃과 리본으로 몸을 장식하고, 주의를 끌려고 애쓴다. 히스테리 환자는 의상과 헤어스타일, 수줍음과 자유분방함, 굴욕적 처량함으로 깊은 인상을 심어주려고 힘쓴다. 이들은 주변을 예리하게 관찰하고 매우 빨리 지배하며 꽃, 그림, 쿠션, 이불, 리본, 향수 등 생활의 온갖 작은 장식물을 주변에 모을 줄 안다. 끝으로 파라노이아 환자는 정신병원에서의 '구금Gefangenschaft, imprisonment'을 자못 품위 있게 견뎌내며 호주머니에는 직접 작성한 고위 신분증명서나 탄원서 사본이나 소송 서류를 넣고 다닌다. 더없이 다양하게 바뀌지만 종종 반복되는 이러한 증상들에서 경험 많은 정신과 의사는 첫눈에 장애의 종류를 대략 알아낼 수 있다. 하지만 겉으로 보면 눈에 띄는 현상이 전혀 드러나지 않는 경우가 수없이 많으며, 관찰경험에 따라 잘 알다시피, 이러한 양태 때문에 정신병원의 일반 방문자뿐만 아니라 관리인마저 많은 환자에게 정신장애가 있다는 사실을 전혀 알아채지 못하게 된다.

좁은 의미의 표현운동 가운데 환자들에게 여러 일탈을 제공하는 것으로는 먼저 표정Mimik, mimic[46]이 있다. 우울상태에서는 입가를 살짝 아래로 잡아당기고 이마주름을 수직으로 길게 파고('근심주름Gramfalten, worry lines') 시선을 평행으로 내리깔고(눈앞 응시Vorsichhinstarren, staring dead ahead) 단조로운 표정을 짓는 특징이 있으며, 반면 조증환자는 표정변화가 빠르고, 눈빛이 생생하며, 입가를 좌우나 위로 당기고 눈가에 주름이 나타

46) 드로마르(Dromard), 정상 및 병리 심리학 저널(Journal de psychologie normale et pathologique), 1906, 2월호.

나는 특징이 보인다. 우울성 표현이 종종 설득을 통해 조증성 표현으로 갑자기 바뀌는 것은 깜짝 놀랄 만한 일이다. 조발성 치매에서는 독특하게 멍한 얼굴표정이 종종 보이며, 이는 주로 표정변화가 미미하고 더 이상 응시하지 않기 때문이다. 이때 동공은 종종 눈에 띄게 확대된다. 무표정이 심화되면 가면처럼 경직될 수 있으며, 때로는 일부 근육이 경련하며 긴장하고, 이마가 치켜 올라가고, 눈이 꼭 감기고, 입술이 내밀어진다. 다른 사례에서는 얼굴을 찡그리거나, 일부 얼굴근육을 미세하고 리드미컬하게 움찔거리거나, 말하기 전후에 가볍게 떨리는 운동이 동반되는 것도 관찰된다. 진행마비환자와 동맥경화환자의 얼굴표정은 마비현상 때문에 변화한다. 얼굴이 맥없어지고, 종종 한쪽이 더 진하게 코입술 주름이 생기고, 말하기가 힘들어져 운동이 많아진다. 뇌전증성 흥분상태에서는 얼굴이 긴장한 표정을 보여주기 일쑤이며, 이러한 표정은 확대된 동공으로 인해 더욱 강화된다. 끝으로 알코올 중독자의 특징은 이목구비가 희미해지고 눈에 눈물이 고이고 볼과 코의 정맥이 확장되는 것이다.

그 밖에 환자들의 웃음 및 울음도 약간의 일탈을 보일 수 있다. 조발성 치매에서는 환자 자신도 왠지 모르고 터뜨리는 갑작스럽고 까닭없는 웃음이 매우 널리 확산된 증후다. 오랫동안 지속되는 경련성 웃음 및 울음도 발생한다. 때로는 들뜬 얼굴 표정으로 울거나 특정한 가락으로 우는 것도 관찰된다. 정서적 흥분에 수반되는 뚜렷한 경련성 웃음 및 울음은 히스테리의 잘 알려진 징후이며, 히스테리에서는 슬픈 사건을 보고도 웃음이 터질 수 있다. 경련성 울음 및 웃음의 또 다른 사례는 때로 뇌매독이나 동맥경화로 인해 야기되는 숨뇌질환Bulbärerkrankungen, bulbar diseases에서 발견된다. 이러한 울음 및 웃음은 정동에서 생겨나는 것이 아니라, 말을 하려 할 때마다 경련적으로 뒤따르는 순수한 표현운동이다. 반면 히스테리의 경련성 웃음 및 울음은 항상 격렬한 정동에서 생기며, 이러한 정동은 예를 들어 일반적 근육경련에서와 유사한 방식으로 분출된다.

정신장애를 통해 가장 심한 변화를 겪는 것은 **말**Sprache, speech[47]과 **글**Schrift, writing이다. 그 내용에서는 환자의 망상과 기분이 당연히 자주 엿보이는데, 이러한 내용을 제외하더라도 그러하다. 여기서는 정신영역에서 생기지 않는 언어장애, 즉 진행마비환자의 음절반복Silbenstolpern, syllable stumbling과 불분명한 발음Schmieren, slurring, 운율넣기Skandieren, scanning와 망설이기Häsitieren, hesitating, 말더듬과 중얼거림은 다루지 않겠다. 말표현의 **소리크기**Klangstärke, voice volume는 엄청난 고함과 외침으로부터 알아듣기 힘든 속삭임을 거쳐 입술만 달싹거리는 운동에 이르기까지 광범위한 편차를 보인다. 소리가 커지는 일은 조증환자, 긴장증환자, 진행마비환자의 격렬한 흥분상태에서 발견되는 반면, 소리가 작아지는 일은 특히 의지가 억제되는 환자나 거부증환자에서 관찰된다. 건강한 사람은 문장에서 소리를 키우고 줄여서 말을 분철하지만, 조발성 치매환자나 진행마비환자는 그러지 못하므로 말이 완성되지 못한다.

잘 알다시피 각 문장부분과 단어 내에서도 소리가 커지거나 작아지며, 말의 사고내용 및 감정내용과 밀접한 관계를 맺는 강세가 생겨난다. 그런데 치매가 생기면 언어강세의 표출이 약해지기 마련이며, 소리가 작아질 때도 힘이 약해진다. 그 밖에 조발성 치매에서는 불합리한 강세가 나타나

47) 세글라(Séglas), 정신질환자의 언어장애(les troubles du langage chez les aliénés). 1892; 리프만 및 에델(Liebmann und Edel), 정신질환자의 언어(Die Sprache der Geisteskranken). 1903; 하일브로너(Heilbronner), 신경의학 중앙지(Centralblatt für Nervenheilkunde). 1906, 465; 크나프(Knapp), 월간 정신의학(Monatsschrift für Psychiatrie), XXIII, 별권, 97.

중요하지 않은 어구를 강조하고, 중요한 어구를 강조하지 않는 것이 관찰되는데, 이는 매너리즘Manieren, mannerism으로 분류할 수 있는 현상이다.

소리크기의 병적 단조성에는 대체로 **언어 멜로디 상실**Verlust der sprachlichen Melodie, loss of speech melody[48]도 수반된다. 진동곡선 연구에서 밝혀졌듯, 문장에서뿐만 아니라 각 단어, 심지어 각 음절에서도 소리가 커지고 작아지며 진동수가 증가하고 감소하여 말의 독특한 억양이 생성된다. 이러한 변조는 예를 들어 어린이가 울면서 말할 때 생기는데, 이러한 변조가 없으면 말이 단조롭고 무미건조해진다. 진행마비에서는 매우 자주, 뇌전증과 긴장증에서도 종종, 이러한 변조가 생기지 않는다. 한편 긴장증에서는 아름다운 멜로디로 노래하듯 말하는 것도 때로 발견된다.

각 문장부분에서 소리높이와 소리크기가 지속적으로 바뀌는 것은 우선 무엇보다 말의 내용을 고려하여 중요한 구성부분을 강조하고 높은 소리로 말하기 때문이다. 말로 표현하는 사고내용의 중요성이 감퇴하면, **파우저**Fauser[68]가 강조했듯 말을 리드미컬하게rhythmisch, rhythmically 분절하는 경향이 곧바로 나타난다. 예를 들어 암기한 소재를 생각 없이 '읊어댈herleiern, recite' 때 그러하다. 이러한 리드미컬한 강세는 긴장증환자가 무의미한 말을 수없이 반복할 때 종종 뚜렷이 발견되는데, 아래가 그 예다.

"**문**장원칙적으로, **문**장원칙적으로, 체계무쌍하게" 등–"무슨 **말**을 해야 **하**지, 불쾌**혐**오자, 무슨 **말**을 해야 **하**지, **대**야를 **가**져오자" 등–"엄마, **구**두쇠, 피곤하고 **아**프고 배고파. 몸이 얼어**붙**고 **뒤**뚱대며 뒤뚱대며 **젖**었어" 등.

조증환자의 말도 종종 리드미컬하게 구분되며 각운까지 있는 경우

48) 스크립처(Scripture), 실험 음성학 연구(Researches in experimental phonetics). 1906.

도 드물지 않다. 조증환자들에서는 사고내용이 감퇴할 뿐만 아니라, 정신운동성 흥분이 이와 유사한 언어신경지배Sprachinnervationen, speech innervations의 지속적 반복에 적응하도록 도와준다.

각 문자는 흥분상태에서는 조급하게, 종종 축약된 형태로 **발음**되고, 나직이 말할 때는 불분명하고 희미하게 발성된다. 긴장증환자는 멋을 부려 각 문자를 변화시킬 수 있다. 예를 들어 'ㅣ'는 'ㅟ'로, 'ㅔ'는 'ㅚ'로 'ㄷ'는 'ㅌ'로, 'ㅂ'는 'ㅍ'로, 또는 그 역으로 바꾸며, 예를 들어 어린이가 그러듯 완전히 다른 것으로 대치할 수도 있다. 히스테리성 몽롱상태에서도 때로 어린이 언어로의 퇴행이 발생한다. 단어는 외국어 어미, 축소형음절, 임의적 분절을 통해 변경될 수 있는데, 특히 긴장증환자와 조증환자에서 그러하다. 이 환자들과 이따금 진행마비환자는 때로 무의미하고 알아들을 수 없는 말을 늘어놓으며 외국어로 말하고 있다고 주장한다.

심한 흥분상태에서는 대개 **문장구성**Satzbildung, sentence formation이 완료되지 못하고, 그 대신 산산이 조각난 말, 몇 마디 외침이 열거되어 뒤죽박죽 혼합된다. 다른 형태의 혼란도 문장구성 결여에서 표출되곤 한다. 어린이 같은 실문법증Agrammatismus, agrammatism은 백치에서, 가끔은 국소감염과 진행마비에서 관찰되고, 그 밖에도 히스테리 환자의 몽롱상태에서 어린 시절로 되돌아가며 완전히 다른 방식으로 생성되는 것이 목격된다.

언어표현의 **템포**Zeitmaß, tempo는 우울상태에서는 대개 느려지며, 말이 종종 일시 중지되어 막히거나, 갑작스레 중단되거나 흐지부지된다. 혼미환자는 말수가 적어지고, 의지억제나 거부증으로 인해 완전히 침묵하기도 한다. 역으로 흥분상태에서는 연속적 말운동이 촉진된다. 이러한 흥분상태는 '끊임없이 쉴 새 없이' 말을 잇게 하기 일쑤인 '발화충동Rededrang, urge to talk'이다. **하일브로너**가 확인한 바에 따르면 이때 짧은 단어가 아주 눈에 띄게 선호된다. 기분은 불안증이나 조증의 특색을 띨 수 있다. 하지만 유의해야 할 점은 이러한 발화충동이 침묵과 마찬가지로 매우 다양한 유래와 의미를 지닐 수 있다는 것이다. 불안증에서 발화충동은 정서적 흥분의 분출이다. 조증일 때는 활동충동의 부분현상일 뿐인 전달충동이다. 환자가 말을 하는 것은 속마음을 털어놓기 위해서이며, 그러면서 대개 듣는 사람과의 관계를 유지한다. 혼자서 제멋대로 입을 다물기도 하고, 노래와 낭송에 심취하여 독자적으로 만족을 느끼기도 하고, 정말로 혼잣말에 빠져들기도 한다. 진행마비환자도 이와 유사한 태도를 보이곤 한다. 반면 긴장증환자의 발화충동은 생각의 전달을 목표로 하는 것이 아니라, 운동충동과 마찬가지로 발어기관이 완전히 욕동에 의해 흥분되는 것이다.

이러한 차이는 말의 **내용**Inhalt, content에서도 자연스럽게 표현된다. 조증환자에서 발화충동은 사고비약과 말장난, 언어연상, 각운의 경향이 수반된다. 물론 이러한 관련성은 확고부동한 것이 아니다. 사고비약 없이 매우 많은 말을 빠르게 하는 환자가 있는가 하면, 아주 느린 말에서도 사고비약이 나타날 수 있다. 긴장증환자의 언어표현에서는 이 환자의 다른 행위에서와 마찬가지로 대개 상동증의 경향이 눈에 띈다. 이러한 경향은 매우 강하여 동일한 문장이 끊임없이 몇 시간이고 심지어 며칠이고 반복될 수 있다. **칼바움**이 처음으로 설명한 **말반복증**Verbigeration 증후는 이렇게 생겨난다. 말반복증 문장은 예를 들어 아래와 같은 것이다.

"새끼아이야, 새끼새야, 새끼반점아, 조상님이 지금 오셨어. 문은 열려있어. 나를 얼음정원으로 데리고 가셔. 밤새 나는 침대에 앉아서 아무것도 먹지 않았어. 새끼빵은 먹어치웠어 – 새끼아이야, 새끼새야, 새끼반점아." 등.

"안속으로, 안속으로, 안속으로 들어가야 해. 안속으로 들여보내 줘. 안속에서 매트리스를 들고 이리저리 다녀야 해. 안속으로 들어가야 해." 등.

때로는 이러한 말의 내용이 "카, 카, 메치, 메치, 카, 카, 메치, 메치" 등의 단순한 음절소리로 해체된다. 하지만 이러한 무의미한 말이 가끔은 원래는 이해할 수 있는 표현의 변형일 뿐이라는 사실이 밝혀질 수도 있다. 한 여성환자는 며칠 동안 "알 싶, 알 싶" 등이라고 외쳤다. 이는 (집에 가도 될지) "알고 싶어요"가 점차 축약되어 생긴 말이다. 이 의미가 처음에는 분명했으나 수없이 반복되면서 점점 희미해졌다. 다른 사례에서는 고착되는 것이 마치 단어가 아니라 그 의미인 듯 보인다. 예를 들어 **피스터**Pfister[69]가 언급한 사례에서는 동일한 단어가 두 가지 언어로 반복된다. 물론 이 경우에는 먼저 단순한 번역이 이루어졌을 수 있으며, 그런 뒤 번역된 단어가 의미를 고려하지 않고 원래의 단어와 마찬가지로 고착된 것이다. 이렇게 환자가 점차 조금씩 변경을 가할 뿐만 아니라, 임의의 인상을 받아들여 문장에 끼워 넣는 일이 드물지 않다. 한 여성환자는 세 시간 동안 이런 문장을 반복했다.

"사랑하는 에밀리에, 키스를 해줘. 우리는 건강하게 지내고 싶어. 인사를 해주면 아무 일 없을 거야. 우리는 얌전하게 있고 잘 따르고 싶어. 엄마를 따를 거야. 곧 집에 갈 수 있도록. 나에게 편지가 왔으면. 내가 편지를 받을 수 있도록 해줘요."

이 환자는 저녁 식사를 한 후에는 '집에 갈 수 있도록' 뒤에 '콩과 소시지 두 개'를 끼워 넣었다.

말반복증에는 대체로 어떤 발화충동이 존재한다. 아울러 언어표현의 단조성을 고려할 때 표상빈곤이 심각하다고 가정해야 할 것이다. **슈트란**

스키Stransky[49][70]가 건강한 사람의 최대한 빠르고 생각 없는 말을 축음기로 녹음한 검사에서 여러모로 말반복증을 연상시키는 결과를 얻은 것은 흥미롭다. 슈트란스키가 관찰한 바에 따르면, 이러한 말에서는 동일한 단어와 표현을 다양하게 변주시키며 반복하는 특별한 경향이 있고, 불완전하게 문장을 구성하며, 여러 단어를 토막내고 융합하고, 무의미한 문장, 생각 없는 삽입어를 사용한다. 검사조건에 규정된 바대로 동시에 발화충동이 생겨 의미 있는 사고과정이 뒤로 밀려나면, 자극된 언어표상의 고착이 촉진되는 것처럼 보인다. 하지만 말반복증Verbigeration에서는 긴 문장이 나타나는 경우도 드물지 않으며, 이처럼 긴 문장을 서두르지 않고 글자 그대로 반복하거나, 일시 중지한 후에 다시 시작하기도 하며, 다른 사람이 환자의 말을 중단시킬 수 없다는 사실을 고려해야 할 것이다. 따라서 이러한 경우 반복은 언어표상이 기계적으로 고수되어 생기는 것이 아니라, 아마도 새로 떠오르는 표상이 거부증적으로 차단됨으로 인해 의도된 것이 분명해 보인다. 반면 종종 관찰되는 반향언어증Echolalie, echolalia에서는 말을 듣자마자 자기표현에 끼워 넣는데, 이는 주로 자신의 언어동기가 부족하거나 취약하기 때문에 생긴다. 환자는 할 말은 없지만 자신에게 던져진 말이나 자신이 들은 단어를 말하고 싶다고 느껴 이를 기계적으로 반복한다. 조발성 치매에서 무의미한 삽입어를 자주 사용하고, 질문할 때마다 '뭐?' 또는 '왜?'라고 반응하는 것도 환자의 무관심에서 야기되는 사고 빈곤의 표출일 것이다. 주로 동맥경화와 진행마비에서 나타나는 보속증Perseveration도 반향언어증과 유사한 과정에서 생긴다는 사실과, 불가능하거나 어려워진 말운동이 요구되면 그 대신 방금 완료되

49) 슈트란스키(Stransky), 언어혼란에 관하여(Über Sprachverwirrtheit). 1905.

어 쉬워진 말운동이 일어난다는 사실은 이미 앞에서 논의한 바 있다.

대체로 경증의 발화충동에 수반되는 기이한 장애에서 **언어혼란** Sprachverwirrtheit, speech confusion이 생겨나며, 이는 현재까지는 조발성 치매로 분류되는 소규모 환자군에서 뚜렷한 형태로 관찰된다. 이 환자들은 분별력과 지남력이 완전하며, 행동과 행위에서도 눈에 띄는 일탈을 대개 전혀 보이지 않는다. 환자들은 손쉽고 유창하게 말하지만, 종종 강연의 형태를 띠는 이 말의 내용은 아마도 몇 가지 이해 가능한 표현으로 시작된 다음, 부분적으로 무의미하게 뒤섞인 단어들이 놀랄 만큼 뒤엉켜 있어, 그 전반적 내용을 기껏해야 일부 관용표현에서만 대략 짐작할 수 있을 뿐이다. **포렐**Forel[71]은 이러한 말을 '단어 샐러드Wortsalat, word salad'라고 적확하게 특징지었다. 다음 구술은 한 예다.

"저는 인격에 맞서 어떤 것인지 묻습니다. 회의에 맞서 도대체 무엇을 그림에서 끝맺기를 원하세요. 그렇게 냉정하여 저의 인격은 저의 신체를 양숙한다고 생각합니다. 저에 맞서 도대체 무엇을 대신하기를 원하세요. 이제 매우 간단하게 묻습니다. 젊음 때문에 저를 데려왔습니다. 그때 동맹에서 회의를 끝맺었습니다. 저의 근거부양에 맞서는 인간에 의해 식료품의 힘의 작용의 보존에 저에게 관대하게 되었습니다. 어둠의 격앙제도로 도대체 왜 법은 끝맺어져 예제사녀의 도시와 나라로 가고 이전의 계절과 저당이지요. 시의회에 맞서는 이야기를 의원들은 말하고 용기와 젊음은 서 있는 신체의 인간의 힘을 좋아하며 친절함과 모든 것은 말연결처방에 따라 경과의 모든 힘의 작용이 건강하게 놓여지게 합니다. 도대체 왜 여기서 가운광기를 끝맺지요. 무엇이 내 몸의 가운광기에 빠지지요. 가운광기의 모사는 경과라고 생각합니다." 등.

여기에서는 문맥도 완전히 파괴되어 있지만, 반드시 문맥이 해체될 필요는 없다. 고착이 눈에 띄게 분명하게 나타난다. '저는 묻습니다', '맞서', '인격', '무엇을 원하세요', '신체', '양육, 부양', '젊음', '작용', '힘', '끝맺다', '경과', '가운', '회의', '그림, 모사', '도대체' 등의 표현을 보면 알 수 있다. 여기에서 매우 뚜렷한 장애의 징후는 이해가 불가능하고 무의미한 일부 문장에서 관찰되며, 이러한 문장은 때로는 조발성 치매의 초기에 태연자약하게 말해진다.

언어혼란과 꿈속 언어장애[50]의 유사성은 매우 눈에 띄며 광범위하다. 두 상태 모두에서 사고의 일탈이, 즉 눈앞에 떠오르는 생각이 다른 유사한 생각으로 이탈하는 것이 발견된다. 글을 쓰라고 요구하면 "저는 작은 협주곡을 쓸 만큼 한가로워질 거예요."라고 대답하고, 며칠 후에 다시 오라고 부탁하면 "토요일에 목욕해야 돼요." 대신 "감자를 씻어야 해요."라고 대답하는 환자의 말이 그 예다. 두 상태의 또 다른 공통점으로는 말 분류 장애 및 사고형성 장애가 있으며, 이러한 장애는 위의 구술에 수없이 나타난다. 그 밖에 언어혼란에서도 꿈속 언어장애에서도 신조어 경향이 뚜렷하게 발견되는데,[51] 외국어에서는 모국어에서보다 표현을 자유롭게 창안하기 쉬우므로 종종 외국어의 형태를 띤다. 하지만 흔히 사용하는 단어를 간단히 변주시키는 경우도 있다. 경미한 형태의 신조어로는 양숙, 근거부양, 격앙제도, 새끼반점을 들 수 있고, 심각한 형태로는 예제사녀, 말연결처방, 가운광기, 안속으로, 문장원칙적, 불쾌혐오자, 체계무쌍을 꼽을 수 있다. 이때 환자는 신조어에 어떤 표상을 연결시키지만 이 표상이 항상 확고하지는 않다는 인상을 받는다.

한 약사의 다음 구술에는 수많은 신조어가 포함되어 있다.

50) 크레펠린(Kraepelin), 꿈속 언어장애에 관하여(Über Sprachstörungen im Traume), 1906.
51) 탄치(Tanzi), 정신의학 실험 저널(Rivista sperimentale di freniatria), 1889, 4.

"그 사람은 대학생으로서 독일인의 무구함의 조공자에게보다, 제공자에게보다 민족에게 더 열심히 헌신하고자 합니다. 이러한 제공자는 이곳 귀족의 소형 소아발병원에서 무구함에 도달하는 데 성공했지만 말입니다. 저에게 설탕을 좋아하는 사람을 더 열심히 일으키시면, 행복하게 살아가며 질문하고, 제오할 수 있는 보로폰이나 불행한 소아병원에서 더 이상 추위에 떨지 않으실 것입니다. 오히려 동물성 수지 정당의 나틴게일 같은 감정에서 합법적 신체가 되어 무구함의 법칙에 관해 질문하실 것입니다. 도미누스 박사님, 무기고 건달님, 슈니디세프 박사님, 적으실 필요는 없습니다. 약간 고상하게 쓰시면 됩니다. 독일 버스 정당의 바이크로 교리의 탁월성을 보이는 것은 글라치며, 즉 독일의 라플란트 특성의 일부이며, 심장의 무구함에서 붉은 비단 차양 블라인드가 되었습니다." 등.

'동물성 수지 정당', '무기고 건달님', '라플란트 특성', '소아발병원' 등에서는 각 단어가 올바르기는 하지만 무의미하게 조어되어 있으며, '조공자', '제오할 수 있는' 등에서는 잘 아는 단어와 약간의 편차만 보이고, '조공자' 다음에는 '제공자'라는 말이 바로 나오기도 한다. 하지만 '보로폰', '나틴게일', '슈니디세프', '바이크', '글라치며' 등 완전히 새로 만든 단어도 약간 발견된다. 끝으로 '더 열심히 헌신하다', '더 열심히 일으키다', '독일', '소아', '무구함', '행복, 불행', '법칙', '것은' 등 특정한 표현이 반복되는 것도 이 글에서 분명하게 눈에 띈다. 중간에 나오는 쓰기에 관한 언급은 구술을 받아쓰는 사람에게 하는 말이며, 환자가 과정을 잘 파악하고 있다는 징표다. 부언하자면 환자의 행위 역시 매우 정연하다.

신조어에서는 특정한 표상범위의 영향이 매우 분명하게 인식되는 경우가 때로 있다. 또 다른 약사 환자는 으깬 감자 요리가 가득 담긴 사발을 '가지처럼 신맛의 으깬 여물이 담긴 실리카산酸 자기 사발', '으깬 여물처럼 신맛의 유탄포', '병정처럼 신맛의 으깬 덩이'라고 부르고, '창고처럼 신맛의' 또는 '막대처럼 신맛의' 소시지와 '사과처럼 신맛의' 비단화환도 언급한다. 적에게나 적의 어린 영향에 '우둔성 정신착란', '야간도청', '소변마술' 등 기이한 이름을 붙이는 경우도 일부 있다. 따라서 환자가 듣도 보도 못한 경험 때문에 새로운 명칭을 만들게 된다고 생각되어왔다. 하지만 다른 경우의 신조어에서 고려되는 것과 동일한 과정이 이 경우에도 작용하고 있을 가능성이 훨씬 더 크다고 나는 여긴다.

언어혼란과 꿈속 언어장애는 광범위한 유사성을 보이므로 두 가지는 유사한 결손현상이며 이러한 증상이 언어혼란에서는 지속적으로, 꿈속 언어장애에서는 일시적으로 나타날 뿐이라고 가정할 수 있다. 꿈속 언어의 고찰 결과 내가 다다른 결론은 먼저 이 언어에서는 단어소리상이 내면적 언어를 조정하는 영향력을 잃었으며, 나아가 감각실어증sensorische Aphasie, sensory aphasia에서와 마찬가지로 전체적 일반표상이 사고의 언어표현에 미치는 중요성을 계속해서 점점 더 상실하고 있다는 것이다. 조발성 치매에 나타나는 신조어도 단어소리상의 양태에 장애가 있음을 시사한다. 꿈속에서나 감각실어증에서 마찬가지로 환자에게는 기상천외한 신조어가 기이하다는 감정이 결여된 것으로 보인다. 환자는 신조어에 매우 일상적 의미를 연결시킬 수도 있다. 다른 한편 문장구성, 언어 사고형성, 또한 사고과정 자체의 장애는 고도의 정신기능의 결정적 변화를 시사하지만, 이러한 변화의 세부사항을 현재로서는 명료히 알아낼 수 없다.

정신질환자의 **글**Schrift, writing[52]에서도 내용상으로나 외형상으로 말에

52) 쾨스터(Köster), 정신질환자의 글(Die Schrift bei Geisteskrankheiten), 1903; 드 푸르삭(de Fursac), 신경질환 및 정신질환에서 나온 글과 그림(les écrits et les dessins dans les maladies nerveuses et mentales), 1905.

서와 매우 비슷한 장애가 발견된다. 먼저 글에서도 단순한 국소감염의 징조가 나타난다. 문자와 단어의 떨림, 운동실조Ataxie, ataxia, 누락, 이동, 반복이 생겨나고 실서증Agraphie, agraphia과 쓰기착오Paragraphie, paragraphia가 일어난다. 정신장애를 통해 문서의 내용뿐만 아니라 외부 형식도 다양한 방면에서 영향을 받는다. 전반적 레이아웃, 공들이거나 소홀한 줄 맞춤, 크기가 고르거나 제각각인 각 글자, 다소 많이 고치거나 선을 그어 지운 흔적, 여백 유지, 글씨의 단정성은 글쓴이의 정신상태를 알려준다. 조증환자는 사용 가능한 지면을 별로 고려하지 않고 휘갈겨서 글을 쓰며, 마침내는 여백에도 또는 비스듬히 가로질러 쓰기도 한다. 종이의 종류나 형태도 중요치 않다. 글씨는 활기차고 수준 높다. 글자 크기가 커지는 때가 많다. 글씨가 점점 더 단정치 않고 지저분해져 심지어 전혀 읽을 수 없는 때도 있다. 문서의 수효와 분량이 적지 않기 마련이다. 이 문서들은 매우 빠르게 쓰였다. 반면 우울증환자나 혼미환자는 매우 힘들게 여러 번 멈추며 몇 줄을 종이에 적는다. 글씨는 대개 작고 빽빽하지만 고르고 조심스럽게 쓰였다. 특히 긴장증환자는 글을 쓰게 하기 힘든 경우가 많으며 몇 번 시작하다가 다시 펜을 놓는다. 해독할 수 없는 글자를 끼적거리거나, 관련 없는 말조각이나 문장조각으로 아무 생각 없이 종이를 채우고, 기이한 문양이나 기호를 지면에 어수선하게 늘어놓기도 할 것이다. 파라노이아 환자는 글씨에서, 각 글자의 경직성, 장식성, 변형성에서 눈에 띄는 변화를 보여주는 경우가 드물지 않다.

파과증환자에서는 글씨가 어린이처럼 서투르고 불균일하며 글자 크기가 제각각이고 단정치 않으며 자주 지우고 삽입하고 고친 흔적이 눈에 띈다. 진행마비환자의 문서에서는 먼저 운동실조로 인한 글씨의 불안정, 나아가 글 일부의 누락, 중복, 이동이 특징이다. 그 밖에 문서가 무질서

하고 단정치 않으며 잉크 자국이나 기름얼룩이 묻어 있다. 환자는 아무 종잇조각에나 쓰며, 여러 사람에게 보내는 글을 같은 종이에 쓰고, 잉크가 마르지 않은 종이를 접으며, 봉투에도 쓴다. 반면 뇌전증환자가 쓰는 글에서는 레이아웃이나 글씨가 지나칠 만큼 공들여지고 단정한 경우가 종종 있다. 편집증환자, 특히 불평가의 대체로 매우 방대한 문서는 문어 표현수단을 풍부하게 사용하는 것으로 돋보이기 일쑤다. 밑줄을 치고, 느낌표와 물음표를 한 번 또는 여러 번 찍고, 주석을 달고 여백에 메모하고, 대문자나 변경된 서체로 일부 단어를 강조하고, 다양한 색의 잉크를 사용하여 청원서, 진정서, 공지문, 이력서에 매우 눈에 띄는 특징을 부여한다. 그러면서 때로는 자신이 고안한 기묘한 맞춤법을 사용하고, 이에 따라 대개 대문자를 피하며 소리 나는 대로 글을 쓴다. 환자는 문장부호도 독자적 방식으로 사용하고 싶어한다. 히스테리 환자도 문장강조 수단을 지나치게 많이 사용하기 좋아한다.

물론 문서의 내용에서는 특히 사고형성 장애가 표현된다. 착란환자의 글은 맥락이 없다. 문장구조가 유지되어 있든 파괴되어 있든 상관없다. 조증환자는 생각을 건너뛰며 사고비약적 글을 쓰는데, 쉽게 납득할 수 있듯, 이러한 글에서는 소리연상이 감퇴하고 그 대신 열거가 빈번해진다. 때로 사고비약은 우울증환자들의 문서에서도 나타난다. 이들의 말에서는 사고비약의 흔적이 전혀 보이지 않지만 말이다. 긴장증환자에서는 이따금 문어의 말반복증이 관찰되는데, 이는 동일한 단어가 미미하게 변주되며 자주 반복되는 것이다. 긴장증환자에서는 신조어도 중요한 역할을 한다. 나의 한 남성환자는 신문에서 외국어 단어를 있는 대로 찾아내어 그의 문서에 끼워 넣으며 나름대로 설명을 붙였다. 예를 들어 '에 데 레지et de linge'[72]는 '운트 이스트 카인 뤼그너und ist kein Lügner'[73]라고 해설했다. 또 다른 환자는 모든 봉투의 뒷면에 "오브유디쿰스Objudicums와 주브유디쿰스Subjudicums를 언급했다."고 썼다.

유감스럽게도 정신질환자의 글 연구에 더욱 정밀한 보조수단이 사용되는 경우는 아직 적다. 내가 고안한 '필압저울Schriftwa(a)ge, writing scale'을 이용해 글씨의 형태뿐만 아니라 매 순간 필압과 글속도를 측정하여 몇 가지 결과를 얻었을 뿐이다.[53] 측정 결과 조증환자에서는 필압이 현저히 상승하고 글씨가 커지는 반면 운동 속도는 쓰는 과정에서야 비로소 상당히 빨라지는 것이 밝혀졌다. 순환성 우울상태에서는 필압이 감소하면서 글이 느려지고 글씨가 작아지지만, 이러한 종류의 사례는 기분장애가 매우 뚜렷이 생기면 쓰기장애 없이도 나타난다. 이는 정신적 임상상이 외적으로 유사해 보일지라도 상당히 상이하게 구성될 수 있다는 징표다. 조증 혼미에서는 필압의 상승과 더불어 글 속도가 느려지는 것이 입증된다. 긴장증환자에서는 장애 없이 글을 쓰다가 글 속도가 느려지지는 않지만 동기가 약화되는 일이 불규칙적으로 생기며, 나아가 필압이 점점 감소하고 일부 과제를 변덕스럽게 건너뛰는 일이 관찰된다. 어쨌든 이러한 연구결과를 이용하면 일련의 세밀한 쓰기장애를 발견할 수 있다.

일반적으로 아직 주목받지 못하는 정신의학 지식의 원천을 이루는 것은 정신질환자의 **그림**Zeichnung, drawing[54]이다. 특히 조발성 치매환자는 그림을 양산한다. 어떤 환자에서는 기묘하며 진기하여 이해할 수 없고 인물이 풍부한 그림이 관찰되는데, 이는 더없이 기괴하게 구성되어 있으며 기이한 상상의 동물, 음란한 성적 행위, 환자를 괴롭히는 신비한 기계, 비범한 발명품, 종교적 상징을 묘사한다. 다른 환자는 종이 전체를

53) 그로스(Gross), 심리학 논문집(Psychologische Arbeiten), II, 450.
54) 모르(Mohr), 심리학 및 신경학 저널(Journal für Psychologie und Neurologie), VIII, 99.

머리 모양이나 무의미한 문양으로 뒤덮는다. 나의 한 남성환자는 큰 잉크 자국으로 생긴 형태를 그림의 출발점으로 삼았다. 말반복증에서처럼 그림에서도 동일한 형태를 자주 반복하는 경향이 뚜렷한 경우도 자주 있다. 조증환자가 휘갈겨서 종종 알록달록 잔뜩 그린 그림들은 사고비약적 변덕성을 띠며, 이러한 점에서 따분한 회의에 참석한 사람이 지루함에 못 이겨 앞에 놓인 종이에 심심풀이로 그린 그림을 연상시키는 경우가 드물지 않다. 반면 진행마비환자의 그림들에서는 정신지체로 인한 서툶이 엿보이며, 이는 어색하고 불안하며 불명료한 선과 야하고 단정치 못한 채색으로 표현되기 일쑤다. 뇌전증환자는 매우 간단한 스케치조차 못하면서도, 그림이나 심지어 채색화를 거의 믿을 수 없을 만큼 사실적으로 재현하는 능력을 종종 보인다.

정신질환자의 **음악활동**musikalische Leistungen, musical activities은 그것이 공연이든 창작활동이든 관계없이 정신질환으로 인해 근본적 변화를 겪는다는 사실은 자세히 설명할 필요가 없다. 유감스럽게도 단순한 뇌질환으로 인한 장애('음치증Amusie, amusia')를 제외하고는 이러한 문제에 관해서 알려진 바가 거의 없다. 조발성 치매에서는 특히 섬세한 음악적 감각이 손상된 것 같다. 환자들은 어색하거나 무표정하게 연주하고 노래한다. 반면 진행마비는 음악적 기억력이나 표현수단의 기술적 숙달마저 말살시킨다. 조증환자는 날림으로 경박하게, 하지만 매우 활기차게 상당히 박력 있게 연주하기 마련이다.

정신질환자는 **문학**Literatur, literature과 **미술**Kunst, art에도 어느 정도 조예를 보일 수 있었다. 작가[55] 가운데 편집증환자, 특히 불평가, 나아가 조증

55) 베르(Behr), 폴크만의 임상 강의(Volkmanns klinische Vorträge), 신규 연재, 134호; 시코르스키(Sikorski), 정신의학 논총(Archiv für Psychiatrie), XXXVIII, 259.

환자와 긴장증환자, 끝으로 일련의 정신병질자가 가장 많이 눈에 띈다. 편집증환자, 불평가는 대개 자신의 문제에 관한 변론서나 고소장, 불의를 당했다고 오인하고 배상을 요구하기 위해 대중에 뿌리는 전단, 망상적 위험과 싸우기 위한 긴급 호소문을 쓴다. 그 밖에 학문적 저술처럼 보이는 글도 쓰는데, 이러한 글에서는 더없이 진기한 발견을 했다고 순진하고 무식하게 확신하며 발표한다. 그 대표적 예는 다음 페이지에 있는 '관찰된 크기를 1:4 축척으로 축소한 인간의 영혼'(그림 XIX)으로서 여기에는 '카마', '힘의 중심', '높은 마나의 빛구름' 등이 묘사되어 있다. 조증환자도 절망하거나 격분하기보다는 조롱하고 놀리면서 특정한 인간을, 특히 정신과 의사들을 종종 비판하며, 유머러스한 어조로 세련되고 사고비약적으로 말장난과 시행을 섞어가며 정신병원 생활을 서술하는 작품을 쓴다. 어떤 조증환자는 화려한 문체의 시집을 낸다. 나는 이런 식으로 인쇄되고 사고비약적 각운으로 가득한 작은 책이 한 권 있는데, 이는 나중에 우울상태에서 목매어 죽은 한 순박한 농부가 쓴 것이다. 긴장증환자의 작품들은 항상 저자의 비용으로 발간되는데, 기묘한 인쇄와 독특한 정서법으로 더없이 중요한 문제에 관한 이해할 수 없는 문장들을 담고 있다. 한 책에서 발췌하여 여기에 실은 리플릿 「세계문제, 발달한 이성에 바치는 정치경제적 연구」를 보면 이러한 작품들에 보이는 맥락 없고 우렁찬 상투어 모음이 어떤 것일지 그려볼 수 있다. 인쇄의 외적 레이아웃, 따옴표, 대시, 굵은 글씨의 풍부한 사용, 기이한 표 형태도 주목할 만하다. 여기서는 뛰어난 기억력과 엄청난 독서량의 흔적 외에 전권에 걸쳐 언어혼란의 좋은 예를 찾아볼 수 있다. **시코르스키**는 근대 러시아 문학에서 약간의 글을 수집해 '파라노이아형 기질성 뇌질환Idiophrenia paranoides'이란 명칭으로 분류했는데, 그중 일부가 언어혼란의 예에 속한다고 할 수 있다.

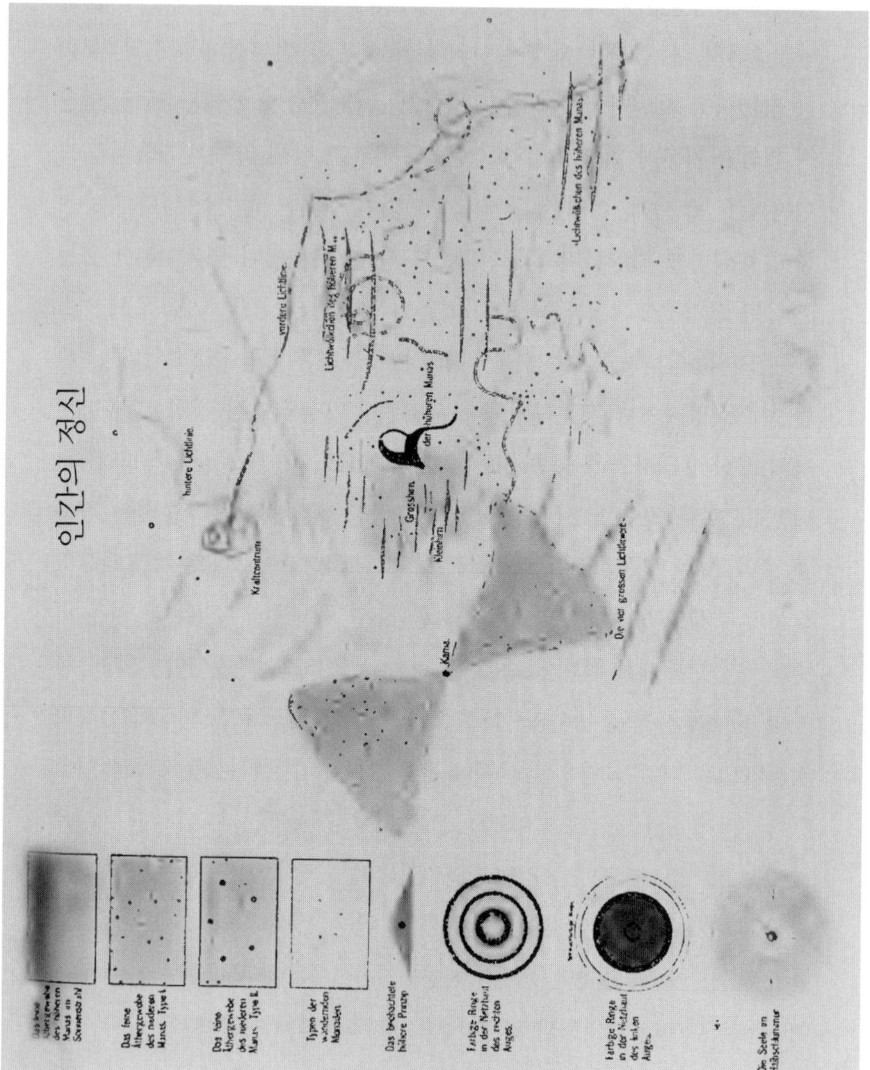

그림 XIX. '관찰된 크기를 1:4 축척으로 축소한 인간의 영혼'

Das [illegible]lem.

Eine politis sche Studie.

**Das Normale-; oder [illegible] in dem Leben"
— hat seinen Urspru[illegible]
aus dem der Ausbau[illegible] vollzog. —**

Der Organismus — der **Staaten** — ist auch ei[illegible]n das im **System** und **Gesetz** seinen Ursprung hat. [B]eiden dient als Keim das **„Recht"**; das — durch die [illegible] durch den Zeitgeist — seine „Steigerung erhält". — [D]arum entflammte jedes System und Gesetz seinem — d[illegible] Zeitgeist. — Da der „nicht rastende Geist" in seiner [E]ntwickelung „fortschreitet" — ist es natürlich, daß ein Sy[illegible] im Weltorganismus — der „Umgestaltung unterworfen": [F]olglich ist eine „anormale" Erscheinung im Staatsorganis[illegible] uf das vorhandene System oder Gesetz — „zurückzuführen".

Das Normale oder das Anormale der wirthschaftli[illegible]er gesellschaftlichen Entwickelung — der Bevölkerung — [b]eruht auf der „Grundlage der Oekonomie" des Staate[illegible] g, daß „das System" das dem Staat als Grundlage [z]ur **„Entwickelung"** seiner **Oekonomie** dienen s[illegible] ingeimpft werde": damit eine „normale" Entwickelung [d]erselben: sich „vollziehen kann".

[D]as physiokratische Industrie-System:

ist in der Staatswissenschaft der Begriff, nach welchem — Disciplin, Moral, Fleiß, Sparsamkeit und, — die höchste Stufe der Bodencultur und die Viehzucht: die einzige Quelle des Volkswohlstandes ist. Und wonach es drei rechtliche Steuern giebt: Die Grund-, -Gewerbe-, und -Capitalien-Steuer.

des [illegible]em

***Durch** [illegible]
das [illegible] Weise
der M[illegible] Cultur
im All[illegible]ben zur
„Höhe[illegible]

****Fleiß:**
der „d[illegible]aß die
„höchste [illegible]undlage
haben";
durch [illegible]ben. —

* Der thätige Beweis der Lust zur Arbeit, resp. die Ausdauer!
** Aufmerksamkeit und Sorgfalt, oder Strebsamkeit!
3. Selbstverleugnung und Gründlichkeit!
4. Wahrheit und Gerechtigkeit!

= **Kraft!** oder: da[illegible]em. —

Findet das physiokratische Industrie-System Eingang; dann ist erforderlich, daß i[illegible] [w]issen[s]chaftlichen Fassung vermitteist einer Tabelle, an sichtbarer Stelle, den Schülern und [illegible] [B]eginne [e]ines jeden Semesters vom Vorstande der Schule — beleuchtet werde. Hierdurch wird [illegible]aften" [d]ie das System involvirt — auf die, durch „ungenügende" Erziehung sich mangelhaft ent[illegible]dern: [D]ie „Thatkraft und Tüchtigkeit" — der sich entwickelnden wirthschaftlichen-, -geistigen-, [illegible]rdert. Ferner, wirk das System der Staats-Oekonomie auf „alle" Gesellschaftschichten [illegible]les" [L]eben im Staatsorganismus — bewirkt werden kann."

Der Weltbegriff!

Die -wirthschaftliche-, -geistige-, -gesellschaftliche-, und **staatliche** Erziehung der Jugend und deren Wohlergehen [b]eruht auf der: — von den Eltern! Erziehern, Lehrern, und [d]en **Vorgesetzten** — „erreichten" Stufe der — zu „ent[w]ickelnden" Disciplin, Moral, Scharfsinn, Umsicht, und Energie. —

Discipl[illegible] höchste
Stufe der [illegible]rund-
bedingung[illegible]tung
im Allge[illegible]
Die **höchst**[illegible]charf-
sinn, Umsic[illegible]z. —
Der „nor[illegible]wickelten"
Position! — als [illegible]**blem.** —

Die Seele

der Oekonomie im Allgemeinen.

„Gott" schuf zum Heil des Menschen —
der Menschheit — ein „unendlich" Ziel.
Die „Gegenwart" gehört den Zeitgenossen
damit, durch beiden —
die Zukunft — „vorbereitet werde".
Auf **„verdiener"** Achtung, Vertrauen, und, -Liebe —
beruht des Haushalts „Würde" und „Macht".

Die physische- und die psychische Kraft des Menschen wirken — im „normalen" Zustand und „voller" Thatkraft — födernd auf einander. Die fördernde Wirkung — ist Leben. Und Leben — ist productiv. Normale Productivität — ist unendlich. — Das Dasein des Menschen — ist Zweck. Der Zweck — ist Kraft. Zu entwickelnde Kraft — erfordert System. Das zu vollführende System — bedingt Energie. Ohne Energie-, und ohne System — „keine normale" Entwickelung: Folglich ist auch für die „Cultur" — des materiellen- und geistigen-, und für die Entfaltung der physischen und -psychischen Kraft — des Menschen! ein „rationelles System", resp., „eine" — durch die Umstände und den Geist der „Gegenwart" bewirkte — Grundlage-, und: die „Entwickelung der Energie" nothwendig.

Das physiokratische Industrie-System bildet nicht nur die Grundlage zur Weiterentwickelung der Oekonomie. Sondern, es ist gleichzeitig das Entwickelungssystem des Materiellen und des Geistigen. — Der „Charakter"- resp. der Läuterung der Seele zur „Kraft" — diene, dem sich entwickelnden- das Folgende als Ziel und dem entwickelten- als Grundlage!:

Bei der wirthschaftlichen-, -geistigen-, und -gesellschaftlichen Entwickelung — obwalten nur zwei Umstände, sie heißen:

sein, oder: nichtsein!

Der Mensch ist darum — entweder muthig, vernünftig und klug. Oder, er ist feige, unvernünftig und dumm!

d. h. Der Mensch ist muthig, vernünftig und klug: indem er trachtet sich zu erkennen! — Seine „Leidenschaften und Schwächen" bekämpft, und das, seinem „Charakter" Fehlende sich aneignet. Wodurch er wahr und gerecht wird. So vorbereitet; wird ihm die Erkenntnis seiner „Befähigung". Diese und seine „Thatkraft" — leiten ihn zu dem, ihm von der „Vorsehung" gesteckten Ziel.

„ „ Der Mensch ist feige, unvernünftig und dumm: indem er seine Leidenschaften und Schwächen cultivirt; — die ihn in geistiger Gefangenheit resp. Blindheit erhalten. Wodurch er die ihm von der Natur verliehene Befähigung verkennt! unproductiv bleibt und so, — dem Zweck seines Daseins nicht entspricht. Oder gar über kurz oder lang, ins Verderben und Elend geräth. Durch Solche, wird die Unmöglichkeit —, das, ihm von der Vorsehung gesteckte Ziel — zu erreichen.

Der Hochmut, und die Verweichlichung haben zur Folge: Oberflächlichkeit, Unwahrheit, Ungerechtigkeit, Feigheit und Ohnmacht!

Die Folge der **„Abhärtung und Selbstverleugnung"**: ist Gründlichkeit, Wahrheit, Gerechtigkeit, Muth und Macht.

A. Wischnewsky.

한편 인간정신 생활사를 살펴보면 일련의 탁월한 인물들이 일부 병적인 특징을 보였거나 분명한 정신장애에 빠졌던 것을 알 수 있다. 병적 특징을 보이는 인물군은 병적인 것을 어떻게 구분하는지에 따라 범위가 넓어질 수도 좁아질 수도 있기는 하지만, 천재적 재능은 종종 비정상적 소인의 발현형태라는 견해를 뒷받침하는 데 이 인물군이 이용되어왔다. 정신적 위인들에서 임상적으로 알아낼 수 있는 정신질환 가운데는 조울병이 가장 빈번한 것 같다. **로베르트 마이어**Robert Mayer[74]는 조울병을 앓았으며, **뫼비우스**가 설득력 있게 입증한 바에 따르면 **괴테**도 순환기분장애성 기분동요를 겪었는데, 괴테가 때로는 절망에 사로잡히고 자살하려는 생각에 빠지고 중요한 결단을 망설였지만, 때로는 믿을 수 없는 자유분방함을 보이고 일부 행위를 즉흥적으로 실행하고 사랑의 감정에 항상 새로이 불타고, 정신생활에서 기이한 주기성을 보였던 이유가 이로부터 설명될 수 있다. 가벼운 조울병이 정신적 재능, 특히 예술적 재능이 탁월한 인물에게 매우 자주 생기므로, 이들의 감정의 생생함과 사고과정의 활발성에서 이러한 창조적 정신활동을 촉진시키는 특성을 찾으려 생각할 수 있다.

정신의학적 · 심리학적 고찰방식으로 정신적 위인들의 특성을 체계적으로 연구하여 '병적학Pathographien, pathography'을 만들 것을 주창한 것은 특히 **뫼비우스**[56)]로서, 그는 먼저 **루소**Rousseau[75]에 나타나는 파라노이아 발달을 상세히 설명했다. 뒤이어 **괴테**와 **쇼펜하우어**Schopenhauer[76]에 관해 정신의학적 평가를 내리며, 쇼펜하우어에서는 일부 정신병질 특성을 발견했다. **니체**Nietzsche[77]의 병력에서 뫼비우스는 정신병질 소인에서

56) 뫼비우스(Möbius), 선집(Ausgewählte Werke), 1~4권; 로베르트 슈만의 질병에 관하여(Über Robert Schumanns Krankheit). 1906; 세펠의 질병에 관하여(Über Scheffels Krankheit). 1907.

의 진행마비 발생을 입증했고, **슈만**Schumann[78]과 **셰펠**Scheffel[79]의 경우에는 조발성 치매 발생을 증명할 수 있다고 생각했다. 슈만과 셰펠의 경우 뫼비우스의 견해는 반박의 여지가 많아 보이는데, 특히 오래전에 사망한 인물인 경우 이러한 연구는 매우 어렵고 실패하기 쉽기 때문이다.

뫼비우스에게는 많은 후계자가 생겼다.[57)] **클링케**Klinke[80]는 E.T.A. **호프만**E. T. A. Hofmann[81]의 정신병질 천성을 다루는 데 몰두했고, **엡슈타인**Ebstein은 **쇼펜하우어**와 **그라베**Grabbe[82]를 천착하여, 그라베에서 퇴행현상 이외에 척수매독과 알코올 중독을 발견했다. **판 플로이텐**Van Vleuten[83]은 **횔덜린**Hölderlin[84]에게는 조발성 치매가, **구츠코**Gutzkow[85]에게는 만성 편집증이 있다고 설명했으며, **알브레히트**Albrecht[86]는 **프리츠 로이터**Fritz Reuter[87]의 발작성 음주벽에 관한 논문을 썼다. **프로프스트**는 **바이닝어**Weininger[88]의 사례에서 조울병을 입증했다. **제갈로프**Segaloff의 설명에 따르면 **도스토예프스키**Dostojewsky[89]는 뇌전증환자였으며, **모파상**Maupassant[90]은 진행마비에 걸렸다. **툴루**Toulouse[91]와 **비앙키**Bianchi[92]의 졸라에 관한 논문도 여기에서 언급해야 하는데, 특히 툴루의 논문은 당시 생존하던 졸라의 정밀한 연구에 기초하고 있다.

57) 클링케(Klinke), 정신과 의사의 관점에서 본 E.T.A. 호프만의 생애와 작품(E. Th. A. Hofmanns Leben und Werke vom Standpunkt eines Irrenarztes), 1903; 월간 정신의학(Monatsschrift für Psychiatrie), XV, 240; XVII, 별권, 144; 엡슈타인(Ebstein), 아르투어 쇼펜하우어(Arthur Schopenhauer), 1907; Chr. D. 그라베의 질병(Chr. D. Grabbes Krankheit), 1906; 알브레히트(Albrecht), 프리츠 로이터의 질병(Fritz Reuters Krankheit), 1907; 프로프스트(Probst), 오토 바이닝어의 사례(Der Fall Otto Weininger), 1904; 에드거 앨런 포(Edgar Allen Poe), 1908; 제갈로프(Segaloff), 도스토예프스키의 질병(Die Krankheit Dostojewskys), 1907; 프티(Petit), 에드거 포에 관한 의료심리 연구(étude médico-psychologique sur Edgar Poe), 1905; 쿠르봉(Courbon), 벤베누토 첼리니에 관한 정신의학 연구(étude psychiatrique sur Benvenuto Cellini), 1906; 라카사뉴(Lacassagne), 모파상의 광기(la folie de Maupassant), 박사학위논문, 1907.

미술에서는 정신질환자들의 역할이 일반적으로 감소한다. 정신질환자들이 미술작품을 대중에게 공개하는 것이 거의 불가능하기 때문이다. 그렇지만 정신질환자들이 미술활동도 하고 있다는 사실은 상당한 규모의 미술 콘테스트를 열 때마다 정신질환자가 그린 것임을 즉시 알아볼 수 있는 일련의 스케치가 응모되는 데서 알 수 있다. 병적 미술활동의 매우 독특한 사례는 일찍이 괴테가 설명한 바 있는 팔레르모[93] 근교 팔라고니아 빌라의 조각상이다. 기이한 종류의 진기한 자웅동체 군상은 긴장증환자의 어떤 그림을 철저히 연상시킨다. 그림 XX에서 한 예를 제시한다. 일부 병적 특성은 학자나 작가보다 쉽게 흥분하는 미술가에서 더 자주 찾아볼 수 있을 것이다. 그 예로는 벨기에 화가 **비에르츠**Wiertz[94]를 들 수 있다.

병적 동인으로 인한 행동 Handeln aus krankhaften Beweggründen, action from pathological motives. 실제 장애가 처음에는 완전히 다른 영역에서 일어났더라도, 정신이상이 정신생활 전체에 초래하는 변화는 정신질환자의 행동을 다방면으로 침해하기 마련이다. 그때그때 정신상태 전체의 최종 결과로 행동이 생기기 때문이다! 따라서 아닌 게 아니라 다양하고 관계없는 장애들을 통해 행동이 영향을 받는 데서 정신생활의 내적 통일성과 일체성이 가장 분명하게 드러난다. 매우 일상적이고 순수히 습관적인 활동을 제외하면, 정신질환자의 어떤 한 가지 행위만 보고는 정신이상이 그 행위의 생성과 특별한 형태에 미친 영향력을 확실하게 평가할 수 없다.

병적 행위의 종류와 방향은 대체로 망상에 의해 결정된다. 죄책망상과 우울성 또는 불안성 기분장애는 환자를 절망행위, 자신에 대한 싸움, 자책, 자해, 성기 절단, 거식증, 참회로 이끈다. 이 경우 특히 자살경향은 환자의 생명을 매우 자주 위협하므로 경계해야 한다. 피해망상에 빠지면 분노를 분출하고, 공격을 감행하고, 신문광고, 전단, 소원을 작성하고,

살인 및 살해를 저지르거나 박해자로 오인하는 인물에 대해 다양한 예방 대책을 세우고, 주술, 신비스러운 조치, 습관을 일삼고, 대인관계를 단절하거나 쉬지 않고 세상을 배회한다. 건강염려 망상에서도 자신의 신체를 고통스럽게 공격하는 경우가 드물지 않다. 소변과 대변을 칠하고, 상처 부위에 끈적끈적한 빵 따위를 바르고, 코나 귀를 후비고, 몸에서 나쁜 체액을 빼내기 위해 귓불에 구멍을 뚫는 행위는 그나마 무해한 조치에 속한다. 반면 무언가를 살아 있는 동물로 오인하고 이를 꺼내기 위해 자신의 몸을 자르고, 나아가 '날카로움Schärfe, sharpness'으로 피를 정화하기 위해 못을 먹으려 하는 것도 관찰되었다. 히스테리 환자도 바늘을 삼키고, 이물질을 성기에 집어넣어 상처를 입히고, 요란스럽게 자살시도를 하고, 단식을 계속하는 등 비슷한 행위를 하는데, 이러한 행위는 대체로 완전히 다른 동인에서, 즉 다른 사람의 눈길을 끌고

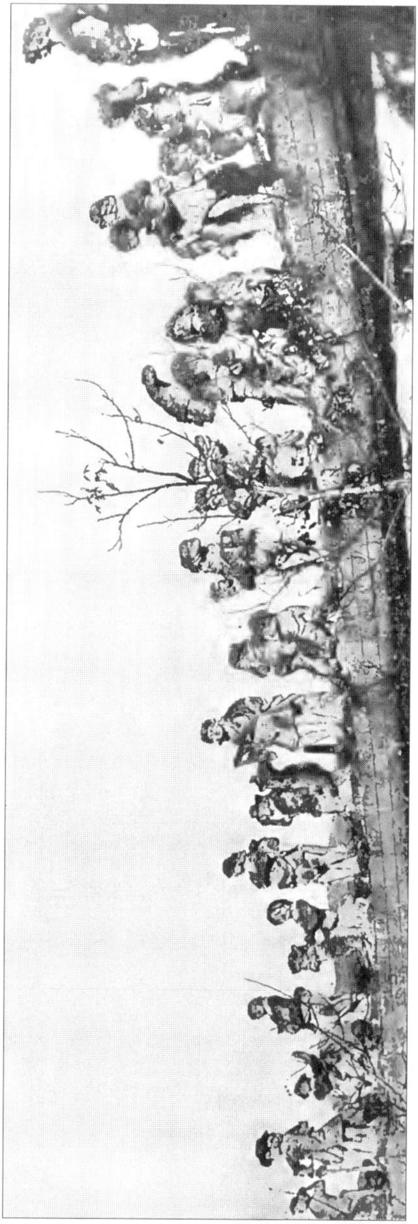

그림 XX. 팔라고니아 빌라의 조각상

일반적 동정심을 일으키고 싶은 병적 성벽에서 생긴다.

정신적으로 흥분하면 우선 매우 빠르게 주변사람과 분쟁 및 싸움을 벌이고 공공질서를 위반하고 국가권력에 저항하는 경우도 드물지 않다. 환자는 눈길을 끌며 가차 없이 행동하며, 완고해지고, 신경이 과민하며, 방해를 일삼고, 끝으로 저항하는 사람이 있으면 폭력을 행사한다. 흥분에 빠지면 알코올 섭취가 증가하여 환자가 안절부절하고 위험해지는 속도가 빨라지므로 이 모든 일은 더욱 쉽게 발생한다. 또한 대체로 성적 방종의 경향도 생겨, 미풍양속을 고려하지 않고 분출되기 일쑤다. 온갖 기발한 장난, 파괴, 진기한 여행, 구타, 공적 스캔들은 이러한 흥분상태에 자주 동반되는 사건이다. 과대망상까지 가세하면 무의미한 구매와 주문을 반복하고, 엄청난 사업을 벌이고, 믿을 수 없을 만큼 단기간에 막대한 금액을 낭비한다. 자금이 무진장하다는 망상에 가득 차 마음에 드는 모든 것을 천진하게 독점하며, 횡령, 무전취식, 사기를 일삼는다.

과대망상이 있는 다른 환자는 어떤 일에 청구권이 있다고 오인하고 이를 실현하기 위해 오랫동안 치밀하게 준비한다. 고위 인물에게 편지를 보내고 이들에게 접근하고 세간의 주목을 끌려 하며 전단을 발표하고 갑자기 훈장이나 제복을 착용하고 나타난다. 자신의 상황과 요구를 세상에 알리기 위하여 대중의 분노를 자극하거나, 경찰의 지시를 위반하거나, 의회에서 갑작스럽게 연설하거나, 심지어 관리나 제후를 공격하는 일도 때로 서슴지 않는다. 성별이 다른 고위 인물을 비밀스러운 약혼자로 오인하고 접근하려는 시도도 매우 잦다. 자주 그러듯이 환자가 사랑하는 연인과의 비밀스럽고 신비스러운 관계에 만족하지 못하면 목표달성을 위해 창가를 배회하거나 꽃을 선사하거나 연애편지를 쓰거나 구혼하거나 여행길을 쫓아가거나 개인적 접촉을 시도한다. 종교적 과대망상에 빠지면 교단을 설립하고 기성 교회의 교리를 물리치고 순교자의 면류관을 쟁취하려는 욕구를 종종 느낀다. 이러한 환자들은 차츰차츰 단계를 거쳐서, 머리털을 자르지 않고 그리스도를 연상시키는 눈에 띄는 옷을 입으며, 수수한 생활습관을 추구하고, 대중 설교와 강연을 하며, 자신을 따르는 제자를 양성하고, 교회의 관습에 반항하며 모욕하고, 예배를 방해하며, 심지어 사제를 습격하기에 이른다.

우리가 여기에서 각 사례의 망상에서 생길 수 있는 모든 전도된 행위를 대략이라도 열거하려 한다면 이는 너무 장황하게 될 것이다. 동인이 다양하고 인격이 다양하므로, 이 두 조건의 합세의 결과 최종적으로 생겨나는 행위방식도 다양한 형태를 띤다. 다만 정신적 **능력**은, 또한 가끔은 신체적 **능력**Leistungsfähigkeit, ability도, 정신 이상이 지속되면 심각하게 손실될 수 있다는 점만 끝으로 지적해두겠다. 질환이 지속되는데도 활동을 계속할 수 있는 정신질환 미술가나 작가가 있는 것은 사실이다. 다만 거의 예외 없이 작품의 가치가 현저히 저하되어 있다. 작업능력의 꾸준성과 지속 가능성도 거의 항상 손실된다. 새로운 것을 창작하는 능력이 거의 완전히 사라지는 경우도 매우 잦다. 기계적으로 습득한 기술만 유지된다. 게다가 이전 창작을 반복하거나 왜곡하는 데 그친다. 다양하고 분명한 병적 특성이 혼합되어, 건강한 시절의 일부 잔재 이외에 이해할 수 없이 기이하거나 거의 망상적인 첨가 성분이 뒤섞인다. 신체작업에는 변화가 이렇게 결정적 영향을 미치지 않는다. 치료시설에 수용된 수많은 정신질환자들은 심각한 질병현상이 진행된 후에도 매우 유용하고 독창적인 작업자가 된다. 하지만 이때도 치유되지 않은 정신질환자가 건강한 사람만큼 완벽한 작업능력을 지속적으로 발휘하는 경우는 매우 드물다.

지금까지 언급한 이유로 인해 정신질환자는 대체로 매우 빨리 책임 있는 활동을 하지 못하게 된다. 친척, 친구, 당국의 보호를 받지 못하면 생계활동에서 틀림없이 몰락한다. 수많은 중간백치환자와 파과증환자가 부랑자와 매춘부 가운데 발견되며, 뇌전증환자도 발작과 기분장애 때문에 일자리를 끊임없이 바꾸다가 부랑자나 매춘부로 전락하는 일이 드물지 않다. 알코올 중독자는 나중에는 원래 직업에서 더 이상 일자리를 찾지 못하고, 거지 아니면 임시직 노동자가 된다. 경증이어서 쉽게 인식되지 않는 정신지체환자와, 또한 특히 뇌전증환자 가운데서도 교정되지 않은 누범자나 심각한 격정범죄자로 교도소에 갇히는 사람이 일부 있다. 일련의 병적이거나 열등한 소인의 사람은 고국에서 실패를 맛보고 모험심을 불태우며 해외로 나가, 미국에서 파멸하거나 외인부대에 입대한다.[58] 다른 사람은 세상을 등지고 수도원으로 은둔한다. 재력이 있는 사람은 인간의 분망한 활동에서 벗어나 생활의 갈등과 가혹한 의무를 되도록 피하며 몽상에 빠져 아무 행동도 하지 않지만 계획은 끝없이 세우며 살아간다. 일부 사람은 집단으로 거주한다. **그로만**[59]은 각종 정신병질자 콜로니[95] 몇 곳을 설명했다.

정신질환자는 공공안전을 현저히 위협하며, 수많은 신체상해, 살인, 반도덕적 범죄, 방화, 절도, 사기 등이 매년 정신질환자, 정신병질자, 특히 알코올 중독자에 의해 저질러진다. 신문보도가 실상을 전하는데 매우 불충분한 게 당연하지만 신문보도에만 따르더라도 프랑스에서 1904~1906년에 정신질환자에 의해 122명이 중상을 입었고, 92명이 살

58) 엔드(Inde), 아프리카 대대의 타락(les dégénérés dans les bataillons d'Afrique). 1907.
59) 그로만(Grohmann), 아스코나 마을의 채식주의자들 및 테신주의 이른바 자연인간(Die Vegetarier Ansiedlung in Ascona und die sog. Naturmenschen im Tessin). 1904; 주간 정신의학(Psychiatrische Wochenschrift), 1903, 445; 1904, 205; 1906, 213.

해당했다. 막강한 권력을 장악한 인물, 특히 통치자들은 공공의 안녕을 심각하게 손상시킬 위험이 매우 큰 게 당연하다. 이들에서는 질병이 늦게 인식되며 적합한 치료는 훨씬 뒤늦게 이뤄지기 일쑤이기 때문이다. 따라서 권력자의 병적 정신상태가 민족과 국가의 운명에 종종 결정적 중요성을 띤다는 사실은 **율리우스 클라우디우스 왕가**Julisch-Claudischen Familie[60)][96]의 로마 황제들, 카스티야의 **후아나 여왕**Johanna von Kastilien,[97] 프랑스의 **샤를 6세**Charles VI,[98] 바이에른의 비운의 왕 **루트비히 2세**Ludwig II[99]를 보면 알 수 있다. 루트비히 2세는 정신질환 진단을 받고 폐위된 지 며칠 후 사망하였고, 감정서를 발급한 정신과 의사[100]도 함께 죽었다.

실제 사법praktische Rechtspflege, practical administration of justice은 다름 아니라 인간 행동을 다루므로, 정신질환에서 나타나는 행동장애도 취급할 수밖에 없다. 사법의 필요에 따라 인격의 어떤 일반적 특성을 정하여 이를 인간 의지표출의 법적 효력의 기반으로 삼게 되었다. 건강한 사람이 가지고 있다고 곧바로 여겨지는 이러한 특성은 **행위능력**Geschäftsfähigkeit, legal capacity과 **책임능력**Zurechnungsfähigkeit, accountability이다. 행위능력 및 책임능력의 심리적 전제조건은 일부는 지성Verstand, intelligence의 영역에, 일부는 의욕Wollen, volition의 영역에 있다. **행위능력이 있으려면 실제 상황을 명료히 파악하고 각 의지행위의 법적 또는 도덕적 의미를 통찰해야 하며, 책임능력이 있으려면 자의식 있는 인격에서 생겨나는 동인에 따라 자유로운 결단을 내릴 수 있어야 한다.** 쉽게 알 수 있듯 정신질환자에서는 이 두 가지 조건이 충족되지 못한다. 망상이 외부세계에 대한 자아의 입장을 병적으로 변화시키면, 환자가 자신의 행동을 올바르게 판단한다

60) 비데마이스터(Wiedemeister), 율리우스 클라우디우스 왕조의 황제 광기(Der Cäsarenwahnsinn der Julisch-Claudischen Imperatorenfamilie), 1875.

고 더 이상 보장할 수 없으며, 병적인 감정과 욕동에 의해 지속적이고 근본적인 의지방향이 손상되거나 압도되면 인간은 말 그대로 독자적 결정의 자유를 빼앗긴다. 따라서 정신질환자에게는 법률행동을 수행할 수 있는 능력이 없을 뿐만 아니라 책임능력과 일반에 위험을 끼칠 수 있는 행동에 대한 법적 책임도 없는 것으로 간주될 수 있다. 그렇지만 '어떤 행위를 저지르면 처벌받을 수 있다는 일반적 통찰'과, 때로는 범죄적 동기도 어느 정도 퇴치할 수 있는 능력이 아마도 존재할 수 있을 것이다. 정신질환자와 이러한 법률과의 관계에 대한 자세한 평가는 **법정신병리학** gerichtliche Psychopathologie, forensic psychopathology[61]이라는 특수한 학문의 연구대상이다.

61) 폰 크라프트에빙(von Krafft-Ebing), 법정신병리학 교과서(Lehrbuch der gerichtlichen Psychopathologie), 3판, 1892; 마시카(Maschka), 법의학 편람(Handbuch der gerichtlichen Medizin), 4권, 1882; 크라머(Cramer), 법정신의학(Gerichtliche Psychiatrie), 3판, 1903; 델브뤼크(Delbrück), 법정신병리학(Gerichtliche Psychopathologie), 1897; 호헤(Hoche), 법정신의학 편람(Handbuch der gerichtlichen Psychiatrie), 1901; 조머(Sommer), 범죄심리학과 자연법 기반의 형법정신병리학(Kriminalpsychologie und strafrechtliche Psychopathologie auf naturwissenschaftlicher Grundlage), 1904; 지메를링(Siemerling), 슈미트만의 법의학 편람에서 논란이 되는 정신질환(Streitige geistige Krankheit in Schmidtmanns Handbuch der gerichtlichen Medizin), III권, 1906; 디트리히(Dittrich), 의료 전문가 활동 편람(Handbuch der Sachverständigentätigkeit), 8권; 법정신의학(Forensische Psychiatrie), 1908.

역주

1. 로라 브리지먼(Laura Bridgeman, 1829~1889)은 최초로 언어교육을 받은 청각 및 시각 장애자로 알려져 있다.
2. 헬렌 켈러(Helen Keller, 1880~1968)는 미국의 작가, 정치활동가이며, 학사학위를 받은 최초의 청각 및 시각 장애자다.
3. 카를 루트비히 칼바움(Karl Ludwig Kahlbaum, 1828~1899)은 독일의 정신의학자다.
4. 팔 란시부르크(Pál Ranschburg, 1870~1945)는 헝가리의 실험 심리학자이자 정신의학자다.
5. 카롤리 후도베르니히(Károly Hudovernig, 1873~1928)는 헝가리의 정신의학자다.
6. 아르놀트 피크(Arnold Pick, 1851~1924)는 체코의 정신의학자다.
7. 블라디미르 베흐테레프(Wladimir Bechterew, 1857~1927)는 러시아의 신경학자, 신경생리학자, 정신의학자다.
8. 프리드리히 욜리(Friedrich Jolly, 1844~1904)는 독일의 신경학자이자 정신의학자다.
9. 쥘 세글라(Jules Séglas, 1856~1939)는 프랑스의 정신의학자다.
10. 주세페 세필리(Giuseppe Seppilli, 1851~1939)는 이탈리아의 정신의학자다.
11. 「마왕(Erlkönig)」은 프란츠 슈베르트(Franz Schubert, 1797~1828)가 1815년에 작곡한 가곡으로, 괴테의 동명의 시에 목소리 부분과 피아노곡을 붙인 것이다.
12. 쥘 바일라르제(Jules Baillarger, 1809~1890)는 프랑스의 신경학자이자 정신의학자다.
13. 브로카와 베르니케에서 출발한 국소화 이론은 19세기에 수많은 신경학자에게 수용되었다. 언어는 뇌 속의 국한된 중추에 국소화되어 있다고 상상되었다. 이 국소화 이론에 따르면 중추에는 지각감각(Sensorische Empfindungen) 및 운동감각(Motorische Empfidnungen)의 기억상이 저장된다. 각 단어마다 지각/청각 중추(Sensorisches/Akustisches Zentrum)에는 단어소리상(Klangbild)이 있고 운동/발성 중추(Motorisches/artikulatorisches Zentrum)에는 말운동표상(Sprachbewegungsvorstellung)이 있다.
14. 요한 밥티스트 아우구스트 크라머(Johann Baptist August Cramer, 1860~1912)는 독일의 정신의학자다.
15. 구화란 언어 장애인이나 청각 장애인이 특수한 교육을 받아 상대가 말하는 입술 모양 따위로 그 뜻을 알아듣고, 자기도 그렇게 소리 내어 말하는 것을 말한다.
16. 쿠르트 할베이(?~1919)는 독일의 정신의학자다.
17. 막스 쾨펜(Max Köppen, 1859~1916)은 독일의 정신의학자다.
18. 오이겐 블로일러(Eugen Bleuler, 1857~1939)는 스위스의 정신의학자다.
19. 고트프리트 빌헬름 라이프니츠(Gottfried Wilehlm Leipniz, 1646~1716)는 감각적으로 주어진 것을 주의력과 기억력을 통해 파악하여 의식으로 발전시키는 과정을 통각(統覺, Apperzeption)이라 불렀다. 이마누엘 칸트(Immanuel Kant, 1724~1804)는 경험

적 통각(Empirische Apperzeption)과 선험적 통각(Transzendentale Apperzeption)을 구분하여 감각적 인식에서 명료한 표상을 생성하고 내면적 감각의 활동을 통해 다양한 직관을 통일적 표상으로 요약하는 능력을 경험적 통각이라, 모든 지성인식과 이성인식의 보편적 필수적 통일성을 형성하는 의식의 능력을 선험적 통각이라 일컬었다. 요한 프리드리히 헤르바르트(Johann Friedrich Herbart, 1776~1841)는 통각을 '파악(Auffassung)'이라 여겼는데, 이는 어떤 내용을 습득하여 의식에 편입시키는 적극적 정신활동을 말한다. 빌헬름 분트(Wilhelm Wundt, 1832~1920)는 철학자들의 이러한 생각을 경험적, 실험심리학적 개념으로 변환시켰다. 이 책에서 '파악(Auffasung)'은 통각의 이러한 활동들을 가리키는 듯하며, 크레펠린은 통각착각(Apperceptionsillusion)을 파악변조(Auffassungsverfälschung) 또는 파악환각(Auffassungstäuschung)이라 부르기도 한다.

20. 욘 모울리 볼(John Mourly Vold, 1850~1907)은 노르웨이의 정신의학자다.
21. 에르노 에밀 모라비치크(Ernö Emil Moravcsik, 1858~1924)는 헝가리의 정신의학자다.
22. 오토 율리우스부르거(Otto Juliusburger, 1867~1952)는 독일의 정신의학자다.
23. 구스타프 테오도어 페히너(Gustav Theodor Fechner, 1801~1887)는 독일의 의사, 물리학자, 자연철학자로, 정신물리학의 창시자다.
24. 산테 데 상크티스(Sante De Sanctis, 1862~1935)는 이탈리아의 정신의학자이자 심리학자다.
25. 캠프벨의 정신병리학 사전(Campbell's Psychiatric Dictionary)에 따르면, 크레펠린이 말하는 '파악(Auffassung)'은 정보의 수동적 기재(passive registration of information)를 뜻하며, 적극적 · 자발적 관심(active, voluntary attention)을 뜻하는 '주의력(Aufmerksamkeit)'과 대조된다.
26. 빌헬름 분트(Wilhelm Wundt, 1832~1902)는 독일의 생리학자, 심리학자, 철학자다.
27. 자간성(子癎性): 〈의학〉 주로 분만할 때 전신의 경련 발작과 의식 불명을 일으키는 질환.
28. 카를 융(Carl Jung, 1875~1961)은 스위스의 정신의학자이자 정신분석학자다.
29. 콘라트 리거(Konrad Rieger, 1855~1939)는 독일의 정신의학자다.
30. 히에로니무스 카를 프리드리히 폰 뮌히하우젠 남작(Hieronymus Carl Friedrich Freiherr von Münchhausen, 1720~1797)은 18세기 독일의 귀족으로, 소설 「허풍선이 남작의 모험」의 모델이 된 실존인물이다.
31. 알퐁스 도데(Alphonse Daudet, 1840~1897)는 프랑스의 소설가이며, 「쾌활한 타르타랭(Tartarin de Tarascon)」은 도데가 1872년 발표한 소설이다.
32. 제임스 설리(James Sully, 1842~1923)는 영국의 심리학자다.
33. '예지몽(Wahrtraum)'이란 과거에 일어났거나 앞으로 일어날 일을 꿈에서 보는 것을 말한다. '예지몽'은 일반적 꿈과 달리 상징적으로 암호화되어 있지 않으므로 정신분석을 통한 꿈해석이 필요하지 않다.
34. 클레멘스 나이서(Clemens Neißer, 1861~1940)는 독일의 정신의학자다.
35. 빌헬름 잔더(Wilhelm Sander, 1838~1922)는 독일의 정신의학자다.

36. 프란츠 리클린(Franz Riklin, 1878~1938)은 스위스의 정신의학자다.
37. 요한 구스타프 슈니츨러(Johann Gustav Schnitzler)는 네덜란드의 정신의학자다.
38. 페터 요제프 슈나이더(Peter Joseph Schneider, 1791~1871)는 독일의 의사이자 음악학자, 철학자다.
39. 카를 하일브로너(Karl Heilbronner, 1869~1914)는 독일의 정신의학자다.
40. 카를 폰 덴 슈타이넨(Karl von den Steinen, 1855~1929)은 독일의 정신의학자다.
41. 코부르크(Coburg), 고타(Gotha), 아이제나흐(Eisenach), 엠스(Ems), 마인츠(Mainz), 에르푸르트(Erfurt), 아폴다(Apolda)는 독일의 도시이고, 가슈타인(Gastein)은 오스트리아의 도시다. 메이얀스(Mayence)는 마인츠(Meinz)의 프랑스어식 명칭이다.
42. 1414~1418년 독일 콘스탄츠에서 열린 16차 공의회에서는 얀 후스(Jan Hus, 1372~1415)를 이단으로 규정하고 화형에 처했다. 1차 공의회는 현재 터키에 위치한 니케아에서 열렸다.
43. "배은망덕이 세상의 칭송(Undank ist der Welt Lob)"은 "감사는 세상의 보답(Dank ist der Welt Lohn)"을 살짝 바꾼 것이다. 이는 독일의 동화수집가 하인리히 프뢸레(Heinrich Pröhle, 1822~1895)가 발표한 동화의 제목이다.
44. 프랑스 브리 지방에서 생산되는 '브리 치즈(fromage de brie)'에서 '브리(brie)'를 독일어 '브뤼(Brüh, 육즙)'로 바꾸어 '브뤼 치즈(Fromage de Brüh, 육즙 치즈)'라고 말한 것이다.
45. '카터토니(Katertonie, 수고양이처럼 만취)'한이란 뜻이다.
46. '카타토니(Katatonie, 수고양이처럼 우울)'한 게 아니라 '미체토니(Miezetonie, 암고양이처럼 우울)'하다는 뜻이다.
47. '두쇠르(Douceur, 팁)' 이야기가 나오자 아직 '두죄르(douze heures, 열두 시)'가 아니라고라는 뜻이다.
48. 헬무트 폰 몰트케(Helmuth von Moltke, 1800~1991)는 프로이센의 육군 원수이며, 별명은 '말수가 적은 사람(der groβe Schweiger)'이다.
49. '니더코멘(niederkommen)'에는 '벗어나다'는 뜻과 '해산하다'는 뜻이 있다. 따라서 '이제 니더코멘할 수 있도록'은 '이제 벗어날 수 있도록'과 '이제 해산할 수 있도록'이란 두 가지 의미를 지닌다.
50. 「훈족의 전투(Hunnenschlacht)」는 프란츠 리스트(Franz Liszt, 1811~1886)가 작곡한 교향시 제목이다.
51. 리하르트 폰 크라프트에빙(Richard von Krafft-Ebing, 1840~1902)은 오스트리아의 정신의학자다.
52. 막스 프리트만(Max Friedmann, 1859~1925)은 오스트리아의 정신의학자다.
53. 늑대인간(We(h)rwölfe, Werewolves)은 신화, 전설, 문학에 나오며 늑대로 변할 수 있는 인간을 말한다.
54. 가브리엘레 부콜라(Gabriele Buccola, 1854~1885)는 이탈리아의 정신의학자다.
55. 모턴 프린스(Morton Prince, 1854~1929)는 미국의 신경학자이자 심리학자다.

56. 체감(Gemeinempfinden, cenesthesia)이란 신체의 기관들이 정상으로 기능을 하는지 또한 신체상태가 어떠한지 알려주는 감각을 말한다.
57. 소란 환자에 대해 19세기 말부터 널리 실행되었던 치료법으로 환자를 안전하게 감금하며 장기욕법이 병용되었고 진정제 혹은 수면제가 자주 처방되었다. 5장의 침대요양에서 자세히 설명된다.
58. 건강한 사람이라면 막대봉랍을 촛불 따위로 가열하여 녹은 봉랍을 종이에 바른 뒤 그 위에 인장을 찍으며, 성냥갑에 성냥개비를 넣는다.
59. 피에르 자네(Pierre Janet, 1859~1947)는 프랑스의 심리학자이자 정신의학자다.
60. 조르주 질 드 라 투레트(Georges Gilles de la Tourette, 1857~1904)는 프랑스의 신경학자이자 법의학자이며 '틱장애(Maladie des tics)'라는 용어를 도입했다.
61. 율리우스 베른슈타인(Julius Bernstein, 1839~1917)은 독일의 신경생리학자다.
62. 마르키 드 사드(Marquis de Sade, 1740~1814)는 프랑스의 소설가다.
63. 헤이블록 엘리스(Havelock Ellis, 1859~1939)는 인간의 성욕을 연구한 영국의 의학자다.
64. 폴 가르니에(Paul Garnier, 1848~1905)는 프랑스의 정신의학자이자 법의학자다.
65. 프랑수아 베르트랑(François Bertrand, 1823~1878)은 프랑스군 하사로 근무하던 1841년 시간 혐의로 체포되어 1년 동안 수감되었다.
66. 레오폴트 폰 자허마조흐(Leopold von SacherMasoch, 1836~1895)는 오스트리아의 문필가다.
67. 알베르트 폰 슈렝크노칭(Albert von SchrenckNotzing, 1862~1929)은 독일의 정신의학자다.
68. 아우구스트 파우저(August Fauser, 1856~1938)는 독일의 정신의학자다.
69. 헤르만 폰 피스터(Hermann von Pfister, 1870~1904)는 독일의 정신의학자다.
70. 에르빈 슈트란스키(Erwin Stransky, 1877~1962)는 오스트리아의 정신의학자다.
71. 오귀스트 포렐(Auguste Forel, 1848~1931)은 스위스의 정신의학자다.
72. '그리고 리넨'이라는 뜻이다.
73. '거짓말쟁이가 아니다'라는 뜻이다.
74. 율리우스 로베르트 폰 마이어(Julius Robert von Mayer, 1814~1878)는 독일의 의사이자 화학자이자 물리학자이며 열역학의 창시자다.
75. 장자크 루소(Jean-Jacques Rousseau, 1712~1778)는 프랑스의 철학자다.
76. 아르투어 쇼펜하우어(Arthur Schopenhauer, 1788~1860)는 독일의 철학자다.
77. 프리드리히 빌헬름 니체(Friedrich Wilhelm Nietzsche, 1844~1900)는 독일의 철학자다.
78. 로베르트 슈만(Robert Schumann, 1810~1856)은 독일의 작곡가다.
79. 요제프 빅토르 폰 셰펠(Joseph Victor von Scheffel, 1826~1886)은 독일의 시인이자 소설가다.
80. 오토 클링케(Otto Klinke)는 독일의 정신의학자다.
81. E.T.A. 호프만(E. T. A. Hoffmann, 1776~1822)은 독일의 소설가다.
82. 크리스티안 디트리히 그라베(Christian Dietrich Grabbe, 1801~1836)는 독일의 극작가다.

83. 카를 페르디난트 판 플로이텐(Carl Ferdinand van Vleuten, 1874~1945)은 독일의 의학자이자 문필가다.
84. 프리드리히 횔덜린(Friedrich Hölderlin, 1770~1831)은 독일의 시인이다.
85. 카를 구츠코프(Karl Gutzkow, 1811~1878)는 독일의 작가다.
86. 파울 알브레히트(Paul Albrecht, 1870~1926)는 독일의 정신의학자다.
87. 프리츠 로이터(Fritz Reuter, 1810~1874)는 독일의 소설가다.
88. 오토 바이닝거(Otto Weininger, 1880~1903)는 오스트리아의 사상가다.
89. 표도르 도스토예프스키(Fjodor Dostojewski, 1821~1881)는 러시아의 소설가다.
90. 기 드 모파상(Guy de Maupassant, 1850~1893)은 프랑스의 소설가다.
91. 에두아르 툴루(Édouard Toulouse, 1865~1947)는 프랑스의 정신의학자다.
92. 레오나르도 비앙키(Leonardo Bianchi, 1848~1927)는 이탈리아의 신경병리학자다.
93. 팔레르모(Palermo)는 이탈리아 남부 시칠리아섬에 있는 도시다.
94. 앙투안 비에르츠(Antoine Wiertz, 1805~1865)는 벨기에의 화가다.
95. 콜로니란 집단거주지를 말한다. 5장에서 자세히 설명된다.
96. 로마제국 최초의 세습 왕가. 아우구스투스(Augustus, 기원전 27~14), 티베리우스(Tiberius, 14~37), 칼리굴라(Caligula, 37~41), 클라우디우스(Claudius, 41~54), 네로(Nero, 54~68)까지 다섯 명의 황제를 배출했다.
97. 중세 유럽 이베리아반도 중앙에 있던 카스티야 왕국의 후아나 1세(Juana I de Castilla, 1479~1555)는 별명이 미친 여왕이다.
98. 샤를 6세(Charles VI, 1368~1422)는 별명이 광인왕이다.
99. 바이에른의 루트비히 2세(Ludwig II, 1845~1886)는 바그너의 오페라를 사랑하고 노이슈반슈타인성(Schloss Neuschwanstein)을 건축한 것으로 유명하며, 그래서 별명이 동화왕(Märchenkönig)이다.
100. 독일의 신경해부학자이자 정신의학자인 베른하르트 폰 구덴(Bernhard von Gudden, 1824~1886)을 말하는데, 크레펠린은 은사 구덴에게 『정신의학』을 헌정한다.

III

정신이상의 진행, 결과, 지속

정신이상의 진행, 결과, 지속은 그 현상과 마찬가지로 일반적으로 두 가지 주요 원인군의 결과다. 우리가 정신장애의 발생 경위를 다루면서 알아보았듯, 한 원인군은 **발병 원인의 종류와 작용방식**Art und Wirkungsweise der krankmachenden Einflüsse, type and effect of disease-causing influences이며, 다른 한 원인군은 **발병한 환자의 신체적 · 정신적 특성**körperliche und geistige Eigenart der erkrankenden Person, physical and mental characteristics of sick person이다. 이 두 가지 조건은 각 질병과정의 본질과 임상 특성을 결정한다. 이 조건이 특정한 사례의 발생 경위에 얼마나 관여하는지 정확하게 밝혀질수록, 그 사례가 앞으로 어떠한 형태를 띨지 더욱 확실하게 예견할 수 있다. 하지만 원인과 결과 사이의 내적 관계를 깊이 통찰하는 것이 아직은 불가능하므로, 이 임무 해결에 적합하다고 순수하게 경험적으로 입증된 징조에서 질환의 향후 진행에 관한 판단을 도출하는 방식에 당분간 의존하겠다.

A. 정신이상의 진행

정신이상은 그 진행에 따라 병적 과정krankhafte Vorgänge, pathological processes과 병적 상태krankhafte Zustände, pathological states로 대별된다. 병적 과정이란 한정된 시간에 특정한 변화가 진행되는 것이며, 반면 병적 상태란 정신적 인격이 지속적이고 변함없는 양태를 유지하는 것으로, 이는 **선천적**angeboren, innate일 수도 있고(예: 백치, 히스테리 소인), 선행한 정신질환의 결과 **후천적**erworben, acquired으로 생길 수도 있다('최종상태 Endzustände, final states'). 이러한 병적 상태에서는 정신기능의 정도만 변화되어 있을 수도 있고, 정도뿐만 아니라 종류도 변경되어 있을 수도 있다. 부언하자면 이러한 병적 상태는 일시적이고 명료히 구분되는 질병현상 발달의 토양을 종종 이룬다는 점에 유의해야 한다.

그리징어는 스승 **첼러**Zeller[1]의 견해를 이어받아 정신장애 과정을 **일관된**einheitlich, consistent 과정으로 파악하고 각 단계에 따라 정신이상의 다양한 임상형태(멜랑콜리아, 조증, 편집증, 착란, 치매)가 나타난다고 여겼다. 특히 조발성 치매가, 어떤 의미에서는 조울병과 진행마비도, 이러한 견해의 기반이 된 것 같다. 하지만 관찰경험에 따르면 '정신질환 Geisteskrankheit, mental disease'의 규칙적 진행regelmäßiger Verlauf, regular course이란 가정은 특정 단계에서 확인되지 못했고, '원발primär, primary' 편집증이 있다는 사실이 시사됨으로써 인위적으로 고안된 법칙Gesetze, rules은 깨졌다. 아닌 게 아니라 정신장애의 형태들을 고찰하면 정신장애가 그리징어의 견해처럼 일관되게 진전되는 것이 아니라 매우 다양하게 진행됨을 인식할 수 있다.

질환의 시작 Beginn der Erkrankung, onset of disease. 정신질환은 대개 점진

적으로 시작된다. 장애가 갑자기, 아무 전조 없이 인간에게 닥치는 경우는 상당히 드물다. 이러한 양태의 근거는 정신이상의 일반적 생성방식에서 찾아볼 수 있다. 정신이상에서는 정신생활의 신체적 기반을 철저히 손상시킬 수 있는 원인(독물, 정동, 두개골 손상, 감염병, 출산)이 비교적 적으며, 대개는 꾸준하기는 하지만 느리게 작용하는 원인이 점차 강하게 변화를 일으킨다. 특히 질병이 본질적으로 개인의 독특한 소인 때문에 생기는 경우에는 생존 투쟁에서 어떤 격렬한 충격에 의해 발병이 촉진되지 않는 한 질환이 수년, 심지어 수십 년에 걸쳐 발달할 수도 있다. 질환은 저항력이 약화된 시기로 볼 수 있는 특정한 연령에 시작되기 십상이다. 이러한 연령에는 우선 발달기, 나아가 노년기, 여성의 경우에는 폐경기가 속한다.

주목할 만한 사실은, **감정생활**Gefühlsleben, emotional life에서의 대체로 사소한 변화가 정신질환이 생기고 있다는 최초의 징조이자, 때로는 수 주, 수개월, 심지어 수년에 걸쳐 유일한 징조라는 것이다. 초기 질병현상 시기가 명료히 구분되는 모든 사례에서는, 이러한 현상 가운데 정서과민, 변덕, 안절부절증, 근거 없이 들뜨거나 매우 자주 낙담하는 기분이 주요 역할을 한다. 나중에 감정장애가 감퇴하더라도 그러하다. 그 밖에 주의산만, 무관심, 눈에 띄는 분주함이 흔히 질병의 전조다. 아울러 대개 수면이 거의 심각하게 침해되고, 자주 식욕장애와 전반적 영양섭취가 지속적으로 저하되는 일도 관찰된다. 매우 서서히 발달하는 정신장애에서는 본격적 시작을 알아내기가 힘든 경우도 빈번하다. 주변사람이 환자에서 최초의 변화를 감지한 시점은 판단에 불확실한 단초를 제공할 뿐이다.

어떤 경우에는 최초의 징후기에 뒤이어 본래의 질병기가 시작되며, 이러한 질병기에서는 정신이상이 이미 명백하게 드러나기는 하지만 점차적 단계를 거쳐서야 비로소 고조되고 완전히 발달하여 이른바 질병의 절정에 이른다. 다른 경우에는 막연한 선행 현상 뒤에 대체로 갑작스럽게 정신장애가 본격적으로 발병한다. 특히 어떤 외적 계기가 이미 시작된 장애를 촉진시켜 완전한 절정에 급속히 이르게 할 때 그러하다.

질병의 절정Höhe der Erkrankung, peak of disease. 이후의 진행은 질병형태에 따라 현저한 차이를 보인다. 질병은 오랫동안 일정한 절정을 유지하는 **균일한**gleichmäßig, even 진행을 보일 수도 있고, 현상의 강도가 다양하게 변동하는 **변동적**schwankend, fluctuating 진행을 보일 수도 있는데, 변동적 양태가 훨씬 더 빈번하게 나타난다. 하루 시간의 흐름에 따라 정기적으로 장애가 진정되는 일도 종종 있다. 노인환자가 낮에는 정연하게 활동하면서도 밤만 되면 안절부절하고 정신이 흐릿해지는 경우가 드물지 않으며, 알코올성 섬망환자도 대개 밤에 더 흥분하고 착란을 일으킨다. 뇌전증성 발작을 밤에만 또는 주로 밤에 일으키는 환자가 많다는 것은 오래전부터 잘 알려져 있다. 순환성 우울상태에서는 아침저녁마다 기분이 바뀌는 일이 매우 눈에 띄는 경우가 많으며, 대개 환자들은 아침보다 밤에 훨씬 거리낌이 없어지고 그 반대는 드물다. 때때로 날마다, 심지어 달마다, 해마다 정기적으로 기분이 바뀌는 경우도 관찰된다. 이러한 사례는 종종 조발성 치매에 속하는 것으로 보인다. 월경 때는 대개 상태가 일시적으로 악화되며 때로는 폐경이 되어도 그러하다. 한편 멎었던 월경이 다시 시작되면 질병상태의 호전이 동반되기 마련이다.

매우 많은 정신장애는 상당히 긴 중간기 동안에는 중단되곤 하는 **발작**Anfälle, fits 가운데 진행된다. 계기마다 동일한 원인이 다시 작용하여 이러한 발작적 진행이 생긴다고 이해할 수 있다. 알코올 중독자의 흥분상태가 이러한 원인에 속한다. 뇌전증성 의식장애에서 발작적 행동은, 그 행동의 원인이 되지만 아직 내용이 상세히 알려져 있지 않은 변화의 독특한 순환으로 인해 생긴다. 말라리아 감염으로 인해 발열 대신 시작되어 발열과 유사하게 진행되는 보기 드문 정신장애에서도 그러하다. 그러나 뇌전증환자는 발작이 없는 중간기에도 건강하다고 간주될 수 없다. 질병현상은 감퇴했지만 병적 근본상태는 계속 유지되기 때문이다.

뚜렷하게 발작적인 진행 때문에 '주기성periodisch, periodic' 정신이상이라는 이름이 붙은 정신장애도 비슷하게 판단될 수 있다. 주기성 정신이상에서는 병적 상태와 거의 건강한 상태가 다소간 번갈아 나타난다. 각 단계 기간은 수 주, 수개월, 심지어 수년일 수도 있다. 중간기('중지기 Intermissionen, intermissions') 기간도 수 주에서 수년까지 변동될 수 있다. 주기성 정신이상에서 질병의 본질적 원인은 환자 자신에게 있는 것으로 보인다. 발작이 일어날 외적 계기가 전혀 발견되지 않거나 눈에 띄더라도 매우 사소하기 때문이다. 때로는 월경도 발작의 계기가 된다. 하지만 어떤 형태에서는 각 질환이 주로 또는 오로지 불리한 외적 인생사(정동, 출산, 신체질환)의 결과로만 발생하며, 뇌가 튼튼하다면 정신적 균형이 그렇게 쉽사리 동요하지 않았을 것이다. 이런 형태에서는 발작이 드물고 훨씬 부정기적이 된다. 끝으로 질병이 평생 두세 번만 발생하는 사례도 일부 있다. 이 사례는 사실 주기성을 띤다고 말할 수 없지만 각 발작이 동일한 임상 범주에 속하여 내적 관련성이 드러난다. 임상상들이 이러한 일치를 보이면 단 한 번 뚜렷한 발작이 생기는 매우 드문 사례도 주기성으로 분류할 수 있다

물론 주기성 정신이상에서 발작들의 임상적 구성은 각 발작이 이전 발작의 증상을 정확히 반복할 만큼 항상 균일하지는 않으며, 다양한 형태가 번갈아 나타나는 것이 관찰된다. 질병현상의 지속과 강도가 매우 다양

할 수 있을 뿐 아니라, 동일한 사례에서 각 질병단계의 임상적 구성도 큰 다양성을 보일 수 있다. 가장 눈에 띄는 것은 조증상태와 우울상태가 거의 규칙적으로 번갈아 나타나는 것으로, 이에는 **순환성 기분장애**zirkuläres Irresein, cyclothymic disorder라는 특별한 명칭이 부여된 바 있다. 또한 조증단계와 우울 단계는 흥분과 억제가 강하게 나타나는지 약하게 나타나는지에 따라, 이 두 가지가 어떻게 혼합되는지에 따라, 또는 망상과 환각이 생겨나는지 아예 없는지에 따라, 여러 다양성을 보인다. 그렇지만 어떤 특정한 범주 내에서 이러한 모든 증상이 변동하므로, 내적 일관성을 어렵지 않게 인식하고 주어진 발작으로부터 동일한 임상군의 다른 발작의 재발을 추론할 수 있기 마련이다. 조증과 우울증에서는 임상상들의 이러한 공통성 및 유사한 예후가 매우 불규칙적인 주기성보다 훨씬 특징적으로 나타나므로, 주기성보다는 공통성을 고려하여 '조울병manisch-depressives Irresein, manic depressive insanity'이라고 명명하는 것이 더 적합하다.

발작의 빈도와 지속은 질병 전체가 진행되면서 점차 증가하기 일쑤다. 정신적 인격 전체가 처음에는 그다지 뚜렷이 느끼지 못하지만 약간 손실을 입는다. 특히 짧은 중간기를 거치며 발작이 누적되면 심각한 정신쇠약상태가 형성된다. 부언하자면 경증에서도 주기성 환자가 발작이 없는 동안 완전히 건강하지 않은 경우가 종종 있다. 회복된 것처럼 보이는 환자가 이전의 활동영역으로 완전히 재진입한 경우에도, 어떤 독특성, 소심하거나 매우 흥분한 성향, 눈에 띄는 정서과민이나 불안증, 정신쇠약이나 정신기능의 편협성, 특히 자신의 질병상태에 대한 완전히 명료한 통찰 부족이 입증될 수 있다.

끝으로 진행마비에서 매우 자주 생겨나며 조발성 치매에서도 이와 매우 유사하게 나타나는 질병현상의 진정기('완화기Remissionen, remissions')에는, 순환성 기분장애의 중간기와 전혀 다른 역할이 있음을 인정해야 한다. 진정기에는 질병이 대개 명확히 진행되어 있다. 그렇지만 뚜렷한 증후가 완전히 또는 거의 완전히 감퇴하여 질환이 일시적으로 정지될 수 있다. 원인이 되는 유해요인이 일시적으로 완화될 수 있음이 틀림없는 것으로 보인다. 하지만 진정기에는 대다수의 사례에서 정신적 인격 전체를 변화시키는 지속적 장애가 남아 있다. 특히 진행마비에서는 거의 틀림없이, 조발성 치매에서는 매우 자주, 조만간 질병이 새로 재발하여 전체 상태를 현저히 악화시키고 종종 심한 치매를 유발하기도 한다. 진행마비와 조발성 치매에서 질병의 지속적 정지 또는 완전한 회복이 얼마나 광범위하게 일어나는지는 더욱 자세한 연구가 필요하다.

회복기Genesungszeit, convalescence. 각 발작이 사라질 무렵이면 병세의 변동이 가장 빈번하게 관찰된다. 따라서 이러한 변동은 일반적으로 좋은 징후로 간주된다. 물론 특히 매우 빨리 발생하거나 매우 짧게 지속되는 정신장애(알코올성 정신이상, 뇌전증성 흥분상태, 감염섬망)에서는 예컨대 깊은 수면 뒤에 질병현상 전체가 거의 갑작스럽게 사라지기도 한다. 하지만 훨씬 다수의 사례에서는 정신장애의 감퇴가 매우 점차적으로 수 주나 수개월 동안 이루어진다. 처음에는 파악과 사고의 어려움이 사라지는 듯 보인다. 환자는 주변환경에 익숙해지기 시작하며, 의사와 다른 환자를 올바르게 지칭하고 이해력이 향상되고 조리 있게 말을 한다. 훨씬 뒤에는 정서적 흥분 징후와 들뜨거나 우울한 기분이 사라지고, 환자는 행동이 침착하고 자유롭고 균일해진다. 처음에는 호전이 아마 며칠 또는 몇 시간 동안 단기간 지속되다가 질병현상이 재발하자마자 다시 후퇴한다. 호전의 빈도가 많아지고 기간이 길어지며 재발 강도가 약해져 마침내 특별한 계기에만 가벼운 악화가 일어나 회복의 계속적 진행을 중단시킨다.

지성활동의 장애와 지속적 기분장애가 완화된 지 오랜 뒤에도 정신 질병현상 가운데 **정서균형의 민감성**Empfindlichkeit des gemütlichen Gleichgewichts, sensitivity of emotional balance 또는 감정충동의 둔감성이 오랫동안 유지되기 마련이다. 따라서 질병진행은 각 진행단계에서의 정동의 양태에 의거해야 가장 정확하게 판단할 수 있을 것이다. 감정에서는 개인이 의식내용의 인상이나 표상에 대해 현재 취하는 태도가 직접 나타나는데, 바로 이러한 감정을 통해야 그때그때 개인의 상태도 가장 잘 설명할 수 있기 때문이다. 반면에 지성활동은 과거에 습득한 지식, 이전에 형성된 표상내용, 개념 및 판단에 훨씬 더 많이 지배된다. 따라서 지성기능 장애는 비교적 늦게 생겨나며, 수집한 경험의 영향을 받으면 감정영역에서의 장애보다 더 빨리 다시 완화된다.

정신이상의 전체 진행과 매우 명료하고 실제로 더없이 중요한 관련이 있음을 보여주곤 하는 것은 정신질환자의 **체중**Gewicht, weight이다. 지속적·병적 상태에서는 구체적 영양장애나 예컨대 일시적 흥분이 체중에 영향을 미치는 한에서만 체중의 현저한 변동이 나타나는 데 반해, 정신적 원인의 모든 질병과정은 체중의 확연한 감소로 시작된다. 몇 개월 또는 몇 주 지나지도 않아 15~20킬로그램이 빠질 수도 있다. 질병진행 동안 감량은 서서히 진척된다. 그 밖에 특별한 계기 없이 미미한 체중변동이 나타나기 일쑤다.

체중의 계속적 변화는 질환의 종류에 따라 다양한 형태를 띤다. 느리고 꾸준한 변화뿐만 아니라 특히 조발성 치매에서는 급속한 변동도 때로 관찰된다. 이러한 변화는 **로젠펠트**Rosenfeld[2]의 연구결과에 따르면 본질적으로 신체의 수분함유량 변화와 관련이 있는 것 같다. 모든 실제 회복은 전반적 영양섭취의 점진적 개선과 함께 이루어진다. 질병과정의 이러한 전환 징후는 다른 질병현상이 호전의 기미를 전혀 보이지 않는 시기에 체중의 양태에서 종종 드러난다. 역으로 영양섭취가 그다지 개선되지 않았는데 질병상태가 호전된 형태를 보이는 경우도 때로 있다. 이러한 종류의 전환이 일어나더라도, 반드시 필요하며 때로는 지연되는 체중증가가 마침내 시작될 때까지 의심을 버리지 말고 관찰해야 한다. 체중의 이러한 법칙적 양태가 가장 돋보이게 나타나는 경우는 감염정신병 및 조울병에서다.

질환이 악화된 사례에서 치매로 인해 환자가 진정되면서 그때까지 급격히 감소했던 체중의 증가가 나타나는 경우도 종종 있다. 이러한 상황에서는 전환이 호전을 의미하는지 악화를 의미하는지 각 사례에서 판단하기가 처음에는 상당히 어려울 수 있다. 물론 회복이나 정신지체의 징후가 점점 분명하게 나타나면 곧 판단이 가능해진다. 노인성 치매와 일부 다른 형태의 정신이상에서는 치매 동안 영양섭취 증가가 멈출 수 있다.

진행마비와 조발성 치매에서 체중변동이 가장 심하게 나타난다는 관찰경험에 특별히 주목할 필요가 있다. 진행마비와 조발성 치매에서는 증세가 진정되기 시작하면서 엄청난 식욕이 생기며 체중의 비정상적 증가를 동반하는 경우가 종종 있다. 환자들은 볼썽사납게 뚱뚱해지며 이목구비가 완전히 변화한다. 오동통하고 반질반질한 볼과 뒤룩뒤룩한 상박의 피하세포조직에는 불룩한 축적층이 발견되는 경우가 종종 있는데, 이는 매우 눈에 띄며 점액부종을 연상시키기도 한다. 나중에 이러한 비만은 대개 조만간 다시 사라진다. 이러한 현상이 영양섭취의 단순한 결과일 뿐이라는 생각에 나는 동의할 수 없다. 다른 정신질환자는 엄청난 식욕을 보이는데도 뚱뚱해지기는커녕 때로는 갈수록 수척해져서 사망에 이르는 것이 관찰되기 때문이다. 나는 이러한 체중변동을 일반적 대사질환의 부분현상으로 간주하고 싶으며, 이러한 대사질환이 진행마비와 조발성 치매의 원인이라고 생각한다. 진행마비와 조발성 치매에서의 엄청난 식욕은 당뇨병에서와 마찬가지로 영양섭취과정의 병적 변화의 징후에 지나지 않을 것이다.

B. 정신이상의 결과

특별한 질병과정의 표현인 정신이상의 형태는 일반적으로 규칙적 진행뿐만 아니라 특정한 결과도 낳을 것으로 예상할 수 있다. 물론 어떤 질환의 최종결과는 본질적으로 개인의 저항력과 질환의 정도에 영향을 받음이 틀림없으며, 우연한 상황도 이에 영향을 미칠 수 있다. 이러한 까닭에 정신장애의 예상결과에 관한 정신과 의사의 예측은 최선을 다한 경우에도 상당히 불확실할 수밖에 없다. 일반적으로 치료 가능한 질병이 때로는 만성 정신질환으로 끝나거나 사망에 이르게 될 수도 있음을 특히 각오해야 한다.

하지만 의사의 가장 중요한 임무라 할 수 있는, 특정한 **예후**Prognose, prognosis[1)]의 진단이 정신의학 분야에서도 어떤 한도 내에서 가능하다. 어떤 질병에서는 그 현상들이 대개 조만간 다시 사라지며, 다른 질병에서는 그 본성상 항상 또는 거의 항상 죽음에 이른다는 것을 우리는 안다. 이 두 종류의 질병 사이에는 만성 정신질환으로 끝날 위험이 수반되는 질환들이 있다. 이러한 질환들에서 의사의 예측이 실제로 가장 어려워진다. 이러한 어려움은 일부는 수십 년에 걸쳐 진행되는 질환의 최종결과에 관

1) 일베르크(Ilberg), 정신질환의 예후(Die Prognose der Geisteskrankheiten). 1901; 톰젠(Thomsen), 의학 임상강의(Medizinische Klinik), 1907, 45.

한 정신의학의 지식이 아직 매우 불완전하기 때문에, 일부는 예후를 추론할 수 있는 징후에 대한 관찰경험이 부족하기 때문에 생긴다. 하지만 정신의학 분야에서도 시간이 지남에 따라 확실한 규칙이 발견될 것으로 가정할 수 있다고 나는 믿는다. 특히 완치되지 않은 질병과정이 남기는 최종상태에서는 어떤 식으로든 이 상태의 특성을 보여주는 특징이 나타날 것으로 가정할 수 있다. 정신이상의 각 형태의 본질이 매우 상이하다면, 이 형태들이 임상적 증후에 따라 구분될 수 있다면, 이 형태들의 진행 후에 생기는 병적 변화들도 동일하지 않을 것으로 예견된다. 따라서 최종상태에서 이전 질병과정을 추론할 수 있으며, 다른 한편 예상되는 가능한 결과를 질환 초기에 확실히 한정할 수 있음이 틀림없다. 이러한 임무를 점점 완벽히 해결하기 위해서는 관찰경험만 계속 쌓으면 된다.

치유Heilung, cure. 회복과정은 뚜렷한 경계 없이 완치상태로 이행된다. 질병이 극복되고 남은 약간의 잔재, 즉 뜬금없는 망상 또는 환각, 근거 없는 기분장애, 고조된 신경과민이 점차 사라지고, 건강한 직관과 성향이 드러나며, 익숙한 일이 다시 시작된다. 정신적 인격이 특성 전체를 보이며 병적 시기를 뛰어넘어 그 이전의 건강한 과거와 접목되는데, 이는 어수선한 꿈을 꾸고 출면한 뒤 입면 이전의 체험과 다시 접촉하고자 애쓰는 것과 유사하다. 정신적 인격이 복권되어 모든 점에서 경험내용을 다시 지배할 수 있게 되고, 정신과정이 어떤 경우에도 병적 감정이나 표상에 의해 약화되지 않으면, 완치가 이루어졌다고 말할 수 있다. 일반적 가정에 따르면 병원치료를 받는 정신질환 사례의 3분의 1에서 완치가 달성된다. 이러한 완치율을 제대로 평가하려면, 한편으로 수많은 만성 불치 사례가 정신병원에 아예 들어오지 않으며, 다른 한편으로 수많은 경증질환도 가족의 간병을 받으며 호전된다는 사실에 주목해야 한다.

이러한 상황을 고려하면 정신이상의 예후가 종종 신체질환의 예후보다 현저히 나쁘지 않음이 밝혀질 듯하다. 대형 병원에 입원한 결핵환자, 심부전증환자, 암환자, 불치의 뇌, 신경, 신장질환자의 수가 상당히 많음을 감안하면, 이러한 병원과 정신병원이 실제 완치율에서 차이를 보이는 본질적 이유는 신체질환에서는 사소한 계기만 생겨도 병원에 입원하려 하기 때문인 것처럼 보인다.

하지만 정신장애에 관해 좀 더 정확한 지식을 쌓으면, 정신장애는 유감스럽게도 항상 중병일 뿐 아니라 그 대다수가 불치병임을 알게 된다. 말 그대로의 엄격한 의미에서 완치는 상대적으로 매우 드물다. 사실은 열성 섬망, 중독, 감염성 및 갑상선성 정신장애, 아마도 일부 정신성 질환에서만 완치가 이루어진다고 말할 수 있으며, 다른 모든 형태의 정신이상은 불치 질환이다. 물론 눈에 띄는 질병현상 전체가 오랫동안, 심지어 수년 동안 완전히 사라지는 경우가 매우 자주 보이므로, 이러한 사례가 주저 없이 치유로 계산되곤 한다. 특히 뇌전증, 조울병, 긴장증, 또한 뇌매독이나 심지어 진행마비에서 그러하다. 대체로 이러한 증세에서는 이전 발작이 단순히 반복되든, 근본 질환이 잠행성으로 발달하든, 조만간 질병이 다시 시작된다. 사실상 중간기는 치유와 완전히 또는 거의 유사하다. 그러나 학문적 관점에서 유감스럽게도 고백할 수밖에 없는 사실은, 관찰결과를 좀 더 정확히 정리하면 우리 지식의 오늘날의 관점에 따라 정말 최종적이고 완벽한 치유라고 생각할 수 있는 사례는 극히 일부뿐이라는 것이다. 하지만 오늘날에는 효과적 치유가 불가능한 일부 형태의 정신이상도 언젠가는 치유되리라는 전망을 배제할 수 없음도 명확히 말해두어야겠다.

회복이 시작되면 나타나는 가장 중요한 특징은, 지각되는 질병현상이 사라지는 것 이외에 극복된 질환의 병적 본성을 **통찰**Einblick, insight하고 치료와 간병을 받은 데 대해 대개 약간의 감사를 표시하는 것이다. 병적 본성에 대한 통찰은 회복에 접어든 환자가 자신의 정신생활의 변화를 기이한 것으로 느낀다는 사실, 다시 말해 발병 이전 건강한 시절에 지녔던 판단력의 토대를 되찾았다는 사실을 보증해준다. 질병에 대한 통찰이 부족하면 이는 정신이상 동안 수집한 경험을 올바르게 판단하지 못함을 항상 시사한다. 이처럼 올바로 판단하지 못하는 이유는 환각 및 망상, 병적 기분이 지속되거나 아니면 건전한 판단력을 철저히 사용하지 못하기 때문인데, 건전한 판단력을 실행하려면 한편으로는 정서의 안정과 균형이, 다른 한편으로는 약간의 노력과 정신적 활기가 필요하다. 자신의 질병을 명료하고 완벽하게 통찰하지 못하는 환자는 정말로 회복되었다고 간주할 수 없지만, 역으로 정신장애의 병적 본성을 이해하고 있더라도 항상 치유를 기대할 수 있는 것은 아니다. 심지어 정신이상이 인간의 소인 깊숙한 곳에 뿌리박아 불치인 일부 사례에서도 자신의 질병을 인식하는 경우가 드물지 않다. 하지만 발작적으로 진행되는 장애에서 질병에 대한 통찰은 항상 매우 좋은 징후이며, 이와 동시에 심각한 질병현상이 감퇴할 때 특히 그러하다. 일부 사례에서는 질병에 대한 통찰이 정신장애의 다른 모든 징후가 사라진 뒤 매우 늦게야 지연되어 이루어지며, 일부 순환성 정신질환자의 경우에는 질병인식이 지속적으로 불충분하다. 이러한 경우를 보면 병적 장애를 빠르고 완벽히 완화시키는 것이 선천적으로나 후천적으로 불가능하다는 것을 인정할 수밖에 없다.

대체로, 비교적 오래 지속되는 모든 정신장애에서는, 회복이 진전되면 신체적 회복도 동반되어 체중이 증가할 뿐만 아니라 식욕 및 수면도 호전되고 쾌적한 감정도 생기는데, 이러한 신체적 징조는 좋은 정신적 변화가 동반되어 나타나면 예후에 중요한 가치를 지니는 듯하며, 특히 정서적 흥분 감소와 긴밀한 관련이 있는 것 같다.

소수의 사례에서는 열성 질환(특히 티푸스Typhus, 단독Erysipel, erysipelas, 간헐열Intermittens, intermittent fever) 동안이나 이후에, 드물게는 심한 출혈, 심한 화농Eiterungen, suppurations, 또는 두부손상 이후에 정신적 회복이 시작되는 것이 관찰된다.[2] 물론 이러한 회복은 멜랑콜리아, 조증, 작가들의 아멘시아Amentia 등 비교적 오래되지 않은 증상에서 가장 빈번하게 일어나지만, 때로는 오래 지속되고 가망 없어 보이는 사례에서도 호전이 시작된다. 진행마비에서 화농 발생 이후의 광범위한 호전이 보고되고 있다. 하지만 이러한 관찰결과를 해석할 때 매우 신중한 태도를 보여야 한다. 의외의 회복이나 호전이 그 밖에도 드물지 않지만 이러한 의외성은 정신질환에 관한 임상 지식이 부족한 결과이기 때문이다. 다른 한편 오래전부터 치매와 착란에 빠진 환자에서도 간헐적 열성질환 동안 때때로 망상이 감퇴하고 매우 짧은 기간이나마 예상치 않은 정신적 활기가 틀림없이 관찰된다. 이러한 관찰경험은 설명하기 어렵다. 이 경우에는 이와 동일한 계기에서 생성되는 정신장애에서 알 수 있듯, 신체균형과 대뇌피질 영양공급에 강력한 변화가 일어나는 것으로 보이며, 의지할 데 없다는 감정도 환자를 민감하게 하여 뿌리깊은 병적 표상에서 다른 곳으로 주의를 전환시킨다고 생각하는 데 만족하는 수밖에 없다.

일반적으로 정신질환의 완치는 기운이 왕성한 연령에 **일시적 · 외적 계기**vorübergehender, äußerer Anlaß, temporary external reason가 질환의 원인인 경

2) 피들러(Fiedler), 임상의학 독일 논총(Deutsches Archiv für klinische Medizin), XXVI, 3, 1880; 레만(Lehmann), 정신의학 일반 학회지(Allgemeine Zeitschrift für Psychiatrie), XLIII, 200, 1887; 바그너(Wagner), 정신의학 연감(Jahrbuch für Psychiatrie), VII, 94. 1887; 프리틀렌더(Friedländer), 월간 정신의학(Monatsschrift für Psychiatrie), VIII, 60. 1900.

우 가장 쉬워진다. 발병 조건이 병든 신체 내부에 있지 않을수록, 그 밖의 상황이 똑같은 경우, 신체는 더 빠르고 완벽하게 장애를 완화시키고 건강한 상태로 되돌아갈 수 있다. 아닌 게 아니라, 강하게 작용하지만 대개 지속적 변화를 일으키지 않는 원인(급성 중독, 열성 질환, 정동)에 의해 생성되는 정신이상군이 가장 높은 회복전망을 보인다. 질병원인이 지속적 신체 변화(두부손상, 매독, 때로는 티푸스)를 남기거나, 오랫동안 인간에게 작용하여 그 영향이 누적된 결과 인간의 전체상태에 점점 지속적 변화(지속적 정동, 만성질환 및 중독)를 유발시키면 상황은 훨씬 좋지 않다.

불완전한 치유unvollständige Heilung, incomplete cure. 불완전하게 치유되는 경우 이러한 지속적 장애가 환자에게 계속해서 미치는 영향의 정도는, 이전의 건강상태 회복이 그때그때 얼마나 가능한지에 따라 달라진다. 질병과정이 시작되어 처음에는 좋은 진행을 보이더라도 계속해서 질환을 일으키려는 경향, '**소인**Disposition'은 종종 여전히 남아서, 특히 회복기환자가 이전의 유해요인의 영역에 다시 빠지면 해로운 영향력을 발휘한다. 이제 계기만 주어지면 극복된 질병이 훨씬 쉽게 재발한다. 재발할 때마다 다음 시기에 대한 저항력이 감소하여, 병적 상태를 유발하는 데 필요한 자극이 점점 더 적어진다.

이러한 방식으로 지속적 원인이나 반복적 원인의 영향을 받아 생성될 수 있는 유사한 병적 조건이 원래 병적 소인이 있는 인간에서는 인격의 선천적 약점으로 존재한다. 이 경우에는 질병의 조건을 개인 자신에서 찾을 수 있으므로, 건강을 완전히 회복한다는 의미의 완치에 이를 수 없다. 출발상태부터 진실로 건강한 상태였다고 간주될 수 없기 때문이다. 모든 치유의 가장 중요한 필요조건은 질병원인의 제거인데, 인간의 특성 전체가 질병원인이라면 이를 제거할 방법이 없다. 그렇지만 이러한 개인들에서 뚜렷하고 심각한 정신 질병현상이 다시 사라지는 속도가 사소한 계기에서 질병현상이 생겨난 속도만큼 빠른 경우도 드물지 않게 보인다.

이때 질병이 빠르게 다시 사라지는 현상보다는 질병이 사소한 계기에서 빠르게 생겨나는 현상이 사실은 더 눈에 띈다. 사소한 자극에도 균형 동요가 병적으로 심하여 질환 전체가 실제보다 훨씬 더 우려스러워 보이게 된다. 하지만 예컨대 어떤 심장병환자의 빠른 심장박동을 보고서, 이 정도 심장박동이면 건강한 사람에게는 이만한 정도의 정서흥분이 있다고 여겨야 하므로, 이 심장병환자에게도 그만한 정도의 정서흥분이 있으리라 추론하려는 것은 잘못일 것이다! 이 심장병환자에서 심각하고 지속적인 정동을 발견하리라 생각했는데, 완전한 진정 상태를 곧바로 관찰하고 깜짝 놀라게 될 것이다. 역으로 이러한 심장병환자에서는 가벼운 자극만 주어도 질병징조가 즉시 매우 강렬하게 생겨날 수 있으며 이러한 징후는 아마도 단순한 일상작업을 통해 지속적으로 존속할 것이다. 다른 질환은 오랫동안 계속되어도 눈에 띄는 장애를 야기하지 않는 경우가 종종 있지만 말이다. 이러한 심장병환자와 매우 유사하게, 정신장애자에서도 저항력이 감퇴하여 마침내 특별한 자극이 없어도 정신질환 발달을 초래할 수 있으며, 이러한 질환은 생생한 질병현상을 야기하지 않더라도 인격 전체를 병적으로 변화시킬 수 있다. 따라서 일시적 정신장애의 치유는 예컨대 심장병환자에서 심장발작을 제거하는 것과 마찬가지라고 간주할 수 있다. 그러더라도 원래의 근본질환은 변함없이 존속한다.

앞의 설명에서 불완전하게 치유된 정신이상의 결과, 이른바 **'호전** Besserung, improvement' 또는 **'결함 있는 치료**Heilung mit Defekt, cure with defect'에 관해 알게 되었다. 이 경우에도 원래의 질병현상은 본질적으로 감퇴한다. 기분이 안정되고 균일해지며, 망상과 환각이 점차 사라지지만 정신능력 및 저항력이 저하되는 정신쇠약 징조도 다소 뚜렷이 보인다. 회복기환자는 형식상 올바르게 생각하고 자신의 질병을 어느 정도 통찰하지만, 예전의 자신이 아니며 인격의 일부를 상실했다. **그리징어**가 적확히 표현하듯 "정신적 개성에서 가장 훌륭하고 가치 있는 것이 벗겨졌다." 정신적 활기와 발랄함, 정서적 심도, 행동력이 회복할 수 없이 상실되었다. 하지만 정신병원생활의 보호를 받으면 환자는 평온하고 규칙적으로 나날을 보내며 어떤 까다로운 요구도 받지 않으므로 정신쇠약이 얼마나 광범위하게 진행되었는지 오랫동안 발견되지 않는 경우가 종종 있다. 따라서 환자의 상태에 관해 최종적 판단을 아직 내릴 수 없는 경우에도 퇴원을 시켜보면, 단순히 '호전된 환자Gebessrte, the improved'와 완치된 환자völlig Genesene, completely recovered patients를 종종 단기간 내에 구별하는 데 결정적 도움이 된다.

물론 이 경우에도 외부상황이 매우 중요하다. 가정이 행복하고, 재산상태나 지위가 안정되어 있으면, 환자는 종종 예전의 활동영역으로 돌아가 정돈된 상황에서 자신의 직업을 그런대로 수행할 수 있다. 다만 의지가 단호한 확고성을 상실했으므로, 어려운 상황과 긴급한 생존투쟁에는 더 이상 대처할 수 없다. 정신적 균형동요가 생겨나, 활동의 지속성을 방해하기 쉽다. 이러한 상태는 특히 진행마비와 조발성 치매 호전의 특징인 경우가 많다. 인생도정에서 이해할 수 없는 좌절을 수없이 겪고 결국 소박한 활동영역에 들어서게 되는 것은 이렇게 생겨난 정신쇠약상태 때문이라고 말할 수 있다. 끝으로 질병과정 전체가 원래부터 불완전한 인격을 바탕으로 생겨나는 경우에는 불완전한 회복을 매우 당연한 귀결로 간주할 수 있다. 이 경우에는 대체로 예전의 절정에 다시 도달하지 못하기 마련이며, 호전되었더라도 발작을 겪으면 더 쇠약해져, 질병이 자주 반복될 때마다 정신적 손상이 약간씩 심해진다.

불치Unheilbarkeit, incurability. 불완전한 치유는 개인의 전체 상태에서 불치의 변화가 생겼음을 의미한다. 하지만 이러한 변화를 통해 정신능력 및 저항력이 다소 심하게 저하되었을 뿐이며, 사고, 감정, 행동의 본질적 내용이 철저히 바뀐 것은 아니다. 따라서 **불치**에 이르는 결과를 더욱 세분할 수 있으니, 먼저 이전에 발생한 병적 변화가 호전되지 않고 지속되는 것이고, 다음으로 정신적 인격이 완전히 붕괴될 때까지 이러한 변화가 진전되는 것이다. 변화가 지속되는 경우는 조울병이 있는 일부 환자와, 정신쇠약이 본질적으로 악화되지는 않지만 서서히 발달한 망상체계가 지속적으로 고착되는 편집증환자에 해당된다. 물론 이 경우에도 질병이 완전히 정지했다고 말할 수는 없다. 오히려 주의 깊게 관찰해보면 오랜 기간 동안 정신능력 감퇴가 눈에 띈다. 단조로운 입원생활이 감각을 둔감하게 만드는 영향이 이와 관련하여 종종 나타난다.

조발성 치매 후에도 일종의 지속적 균형상태가 정신쇠약 현상과 질병기의 다른 몇몇 잔재와 더불어 종종 다시 생기는 것이 관찰된다. 이러한 상태는 불치와 불완전한 치유의 중간단계라고 말할 수 있다. 이러한 환자들은 단순한 상황에는 별다른 어려움 없이 익숙해질 수 있고 일에 몰두할 수 있고 피상적이나마 질병을 약간 통찰하므로, 주변사람에게 거의 건강하다고 여겨질 수도 있다. 하지만 때때로 예전의 환각이 다시 나타나면 환자는 일시적으로 이 환각에 완전히 지배되어, 몇 시간 또는 며칠 뒤에야 흥분이 가라앉고, 모든 일이 망상을 통해 가공되지는 않으나 빠르게 다시 잊힌다. 다른 사례에서는 일부 병적 체험의 교정만이 일어나지 않는다. 환자들은 질병이 있었다고 인정하지만, 적대적 작용 때문에 그렇게 되었다는 의견을 고수하거나, 특정한 망상 체험을 어떤 식으로든 계속 가공하지는 않지만 현실이라고 고집한다. 이때 그 밖의 행동은 눈에 띄는 장애를 보이지 않으나, 판단력의 불완전성이 약간 나타나며 이러한 판단력의 불완전성은 질병 때문에 생겨났거나 이전부터 존재했다고 가정하지 않을 수 없다. **베르니케**가 '잔유망상Residualwahn, residual delusion'[3]이라고 명명한 이러한 징후는 특히 뇌전증환자에서, 다음으로 때로는 알코올성 섬망환자에서 일부 감옥정신병 후에 나타나며, 대개 일시적 현상으로는 감염정신병(티푸스)과 두부손상 후에도 발견된다.

이처럼 변화가 없거나 매우 느리게 변화하는 모든 질병상태와 대비시킬 수 있는 것은, 일부 형태의 조울병과 뇌전증, 조발성 치매, 특히 진행마비에서 대체로 관찰되는 본격적 **진행성**fortschreitend, progressive 질병진행이다. 이러한 발달이 시작될 때는, 대체로 먼저 지속적 · 정서적 흥분의 강도는 약화되지만, 반면 이에 동반되는 지성장애는 조금도 감소하지 않거나 완전히 감소하지 않으며, 심각한 판단력 결여 및 정신적 둔감성의 형태나, 모순에 가득 차고 맥락 없는 망상의 형태나, 극도의 치매까지 이르는 완전한 착란의 형태로 존속한다. 물론, 원래 인격을 점진적으로 파괴하며 일반적으로 **치매**Verblödung, dementia라는 명칭으로 불리는 이러한 과정은, 그 최종상태에서 나타나는 정신장애의 형태에 따라 다양한 방식으로, 특히 매우 다양한 연령기에 진행된다. 조울병에서는 불치의 최종상태에서도 우유부단성 또는 활동충동 및 기분변동이 유지되는 반면, 조발성 치매 후의 치매에서는 환자가 일부 능력 및 지식을 더 잘 유지하면서도 다소 심한 둔감성 및 무관심성을 보이는 것이 특징이며, 동시에 긴장증성 현상, 매너리즘, 바보 같은 웃음, 상동증, 거부증, 강경증 징후도

3) 하일브로너(Heilbronner), 신경의학 중앙지(Centralblatt für Nervenheilkunde), 1907, 369.

대개 발견된다. 환각, 맥락 없는 망상, 언어혼란, 또한 일시적으로 재발하여 잠깐 지속되는 흥분도 빈번하다. 하지만 이러한 치매에서는, 진행마비에서와 마찬가지로, 이전에 아마 과다하게 생겨났던 증후의 마지막 흔적이 사라진다. 정신쇠약 자체를 저지할 수 없어 이러한 증후도 함께 없어지는 것이다. 반면 일부 파라노이아 형태 또는 편집증에서는 과거에 생성된 망상이 수년, 심지어 수십 년 동안 변화하지 않거나 느리게 변화하며 고착되어 있는 것이 관찰된다.

치매의 종류와 정도에는 그 원인이 되는 질병과정의 본성뿐만 아니라 치료도 약간 영향을 미친다고 오늘날 우리는 가정할 수 있다. 정신질환자를 외부세계와 관계에서 차단하고 치매환자를 격리된 장소에서 따로 관리하는 것은, 일반적으로 아무리 불가피하다 할지라도, 정신적 인격에 남아 있는 건강한 부분을 유지시키는 데 종종 유익하지 않다. 장기 격리는 건강한 기억과 충동을 육성하지 못하므로 특히 유해하게 작용한다. 이러한 영향으로 인해 구식 정신병원에 가득했던 동물 같은 인물들이 생겨난다. 반대로 일에 몰두하거나 가능한 경우 가족의 간병을 받으면, 질병으로 해를 입지 않는 능력이 훈련되므로 쇠약증상의 형태를 훨씬 호전시킬 수 있다.

사망Tod, death. 정신장애가 취할 수 있는 결과의 마지막 형태는 사망이다. 사망률은 정신장애로 인해 현저하게 상승됨이 틀림없다. 사망률은 정신이 건강한 성인 인구보다 정신장애자에서 다섯 배 높다. 정신이상의 원인이 되는 일련의 뇌질환은 심한 신체 손상을 야기하며, 이는 직간접으로 사망으로 이어진다는 점을 고려하면 이러한 수치는 이해할 만하다. 이러한 경우로는 특히 진행마비환자를 들 수 있다. 이들은 외적 신체부상이나 진행마비성 발작과정에서 뇌마비로 인해, 또한 흔히는 욕창Druckbrand, pressure sore, 흡인폐렴Schluckpneumonien, aspiration pneumonias, 부상, 패혈증Blutvergifting, sepsis으로 인해 생명을 잃는다. 진행마비 이외에 직접적 사인으로는 동맥경화, 매독성 변형, 종양, 유사한 뇌질환이 고려된다.

그러나 대다수의 사례에서 정신장애를 생성하는 질환 그 자체는 치명적 질환이 아니다. 하지만 일부 위험한 질병현상이 발달하여 죽음이 야기되는 경우가 아주 드물지는 않다. 이에 속하는 것으로는 우선 자살 경향이 있는데, 이는 종종 우울성 망상이나 기분 뒤에 생긴다. 이러한 경향은 정신이상에서 매우 치명적이며 사실상 더없이 중요한 현상으로서, 감시를 소홀히 하면 수많은 희생자가 생긴다. 다음으로는 거식증, 또한 일부 환자에서 극도로 탈진할 때까지 지속되는 안절부절증과 불면증, 다양한 종류의 사고, 적절한 치료가 불가능하여 생기는 **감염과 외과적 손상의 심각한 진행**schwerer Verlauf von Infektionen und chirurgischen Verletzungen, severe course of infections and surgical injuries을 정신질환자의 사인으로 꼽지 않을 수 없다.

끝으로 일부 신체질환 형성이 정신장애에 의해 촉진된다는 것도 주목할 만한 사실이다. 특히 이전에는 결핵으로 인해 정신적으로 건강한 사람보다 정신병원 입원자에서 너덧 배 많은 희생자가 생겼다. 집단수용생활, 빈번한 과밀 수용, 높은 감염 확률, 불결, 많은 환자의 둔감성, 이에 따른 호흡 및 순환 활동 저하를 이러한 관찰경험의 주된 원인으로 간주할 수 있을 것이다. 일반적 생활조건을 개선하고, 특히 결핵환자를 적시에 차단하여 최근에는 정신병원에서 결핵의 위험을 현저하게 줄이는데 성공했다.[4)]

4) 오스발트(Oswald), 정신의학 일반 학회지(Allgemeine Zeitschrift für Psychiatrie), LIV, 437.

C. 정신이상의 지속

정신장애의 지속은 매우 광범위한 다양성을 보인다. 정신이상은 그 발생조건이 인간 자체에 주어져 있는 경우에 평생 지속된다. 반면 정신이상이 외부조건에 좌우되는 경우에는 외부조건의 작용이 급속하고 일시적일수록 질병의 지속기간도 짧아진다. 감염섬망, 중독섬망은 며칠 뒤, 몇 시간 뒤, 심지어 몇 분 뒤 다시 사라질 수 있다. 뇌전증환자, 히스테리환자 등 병적 소인의 환자에서도 매우 짧은 기간만 지속할 수 있는 정신장애의 '발작Anfälle, fits'이 관찰된다. 하지만 앞에서 상술했듯, 이러한 발작 그 자체는 병적 · 지속적 상태가 일시적으로 악화된 것일 뿐이다. 이러한 병적 · 지속적 상태가 보통은 눈에 띄는 질병현상 속에 나타나지 않더라도 그러하다. 일반적으로 정신병은 방금 언급한 예외사례가 있기는 하지만 대개 신체질환보다 현저히 길게 지속되므로, 급성akut, acute 및 만성chronisch, chronic 형태의 구분이 다른 기준으로 이루어지곤 한다. 최근 생긴 질환도 대체로 수개월간 진행된다. 따라서 1년 이상 지속되는 사례도 종종 급성 또는 아급성subakut, subacute 사례로 불린다. 하지만 치료 가능한 정신병의 대다수는 1년 이내에 호전되기 마련이다. 질병이 2~3년 지속된 후 치료되는 경우는 상당히 드물다. 그러나 이러한 예외 사례는 5년, 8년, 10년 뒤에도 더 적은 수이기는 하지만 나타난다. 20년 동안의 정신병원 입원 후에 예상치 않은 회복이 이루어진 관찰결과도 드물게 보고되고 있다.[5] 이러한 '늦은 치유Spätheilungen, late cures'는 대부분 때로는 10

5) 크로이저(Kreuser), 정신의학 일반 학회지(Allgemeine Zeitschrift für Psychiatrie), LVII, 771, 1900; 지겔(Sigel), 같은 책 LXII, 325, 1905; 페트렌(Petren), 정신병의 늦은 치료에 관해(Über Spätheilung von Psychosen). 1908.

년 이상의 기간 동안 발작이 생기는 조울병환자에게 이뤄지며, 이 경우 종종 갱년기에 호전이 일어난다. 늦은 치유가 일어나는 나머지 사례는 특히 중년기에 발생하는 형태의 긴장증에 속할 가능성이 높다. 이러한 긴장증에서는 열성 질환을 앓거나, 외상을 겪거나, 다른 환경으로 이전하자마자 장기간 지속되던 질병진행이 놀랍게 호전되는 경우가 때로 있다. 하지만 그리하여 가정으로 돌아가고 심지어 직업활동을 할 수 있게 되더라도 이는 대개 완전한 회복이 아니라 '결함 있는 치유'임이 분명하다.

정신병의 형태와 환자의 인격 이외에 치료도 질병의 지속에 영향을 미친다. 정신질환자가 적절한 환경과 병원에 조기에 보내질수록, 다른 조건은 모두 동일한 상황에서 정신장애가 급속히 진행될수록, 최대한 완벽한 회복의 전망도 더욱 높아진다.

역주

1. 에른스트 알베르트 폰 첼러(Ernst Albert von Zeller, 1804~1877)는 독일의 의학자다.
2. 막스 로젠펠트(Max Rosenfeld, 1871~1956)는 독일의 신경학자이자 정신의학자다.

IV

정신이상의 진단

각 사례에서 정신장애가 존재하는지에 대한 질문에 대답하려면 무엇보다 인격 전체의 내력과 상태를 최대한 명료하고 완전하게 알려주는 사실에 관한 지식이 필요하다. 따라서 정신의학의 최우선 임무는 최대한 상세하고 포괄적인 **환자진찰**Krankenuntersuchung, medical examination이다. 진찰에서 밝혀진 사실을 적절한 관점에서 가공하면 임상경험이 생긴다. 이러한 임상경험을 통해 현재의 관찰이 과학의 확고한 성과와 얼마나 일치하는지 알 수 있다. 이러한 방식으로 각 사례를 **진단**Diagnose, diagnosis 할 수 있다. 관찰의 축적을 통해 임상 영역 전체를 개관하면 건강한 범주와의 **경계**Grenzlinie, boundary를 알아낼 수 있다. 동시에 정신의학적 판단을 할 때 환자가 증후를 **가장**Vortäuschung, pretence하고 **부인**Verleugnung, denial하여 생겨나는 독특한 오류를 피하기 위한 확고한 원칙도 세울 수 있다.

A. 환자진찰[1)]

정신장애 진단을 위한 가장 직접적이고 중요한 단서는 당연히 그 **현상**Erscheinungen, phenomena과 **진행**Verlauf, course이지만, 더 깊은 이해를 위해서는 이러한 현상을 발생시키는 **내적 · 외적 원인**Äußere und innere Ursachen, outer and inner causes에 관한 지식도 필요하다. 따라서 임상 진찰의 최종 목표는 현재 엿보이는 정신장애의 징조를 알아내는 것뿐만 아니라 인과관계에서 중요한 역할을 할 수 있는 단서를 발견하는 것이기도 하다. 이러한 모든 목표를 위해 임상 진찰이 사용할 수 있는 보조수단은 먼저 이전 세대에 이르기까지 내력을 돌이켜 살펴서 **기왕력**Anamnese, anamnesis을 알아내고, 다음으로 특정한 순간의 신체적 · 정신적 양태를 상세히 검토하여 **현증**Status praesens을 이해하고, 나아가 **관찰을 계속**fortgesetzte Beobachtung, continued observation하며, 끝으로 일부 사례에서는 **부검소견**Leichenbefund, post-mortem findings도 모으는 것이다.

기왕력Vorgeschichte, anamnesis. 가장 먼저 던지는 질문은 가장 넓은 의미에서 유전관계에 초점을 맞춘다. 이에 관해 확실한 정보를 얻고자 한다면, 최대한 상세하게 검토하고 일반적인 대답에 만족하지 않는 것이 좋다. 대체로 비전문가는 입원해야 할 정도의 가장 심각한 사례만을 진정한 정신질환으로 간주하지만, 이러한 정신질환 이외에도 신경질환, 눈에 띄는 개성, 알코올 중독, 범죄행위가 존재하는지도 조사하고 이러한 관점에서 친족 전체도 면밀히 점검하는 것을 잊지 말아야 한다. 그뿐 아니

1) 모르셀리(Morselli), 정신질환 기호학 편람(Manuale di semeiotica delle malattie mentali), 1885 및 1895; 조머(Sommer), 정신질환 진단(Diagnostik der Geisteskrankheiten), 2판, 1901.

라, 여러 친족과 때로는 환자 자신에게 별도로 자세히 질문할 것이 권장된다. 무지나 이해 부족으로 비고의로, 때로는 심지어 고의로 중요한 사실을 말하지 않고 은폐하는 경우가 종종 있기 때문이다. 노련한 관찰자라면 (특이한 이름을 가진!) 여러 친족과 개인적 친분을 쌓아 유전관계를 판단하기에 충분한 소재를 손에 넣는 경우도 적지 않다. 퇴행한 환자의 '친족Angehörige, relatives'에서는 미숙성이 특징인 경우가 드물지 않아서, 이들은 환자가 심각한 장애를 앓고 있는데도 이를 조금도 한시도 통찰하지 못하고 눈물 날 만큼 장밋빛 희망을 걸고 있으며, 환자의 망상을 판단하지 못하고, 지나치거나 과장된 불안증을 보이고, 정신병원과 그 영향을 불합리하게 불신하고, 가능한 모든 엉터리 처방으로 치료에 유치하게 개입하려는 경향이 있는가 하면 다른 한편으로 무관심하거나 심지어 잔인한 특성을 보이는 경우도 드물지 않다.

개인의 인생사를 추적할 때는 앞에서 정신이상의 원인이 될 수 있다고 배운 모든 유해요인에 차례대로 주목해야 할 것이다. 특히 부모의 매독이나 다른 일반 질환이 고려된다. 자궁 내 기간에는 산모 신체의 심한 정동, 탈진질환, 또는 기타 손상도 살펴봐야 한다. 그 밖에 출산의 진행, 유아기의 감염병 또는 뇌질환(경련, 마비), 정신 또는 신체 발달장애, 교육의 영향, 그 후 인생에서는 정신적 균형을 동요시키거나 지속적으로 해칠 수 있는 일련의 개인적 운명, 특히 신체영역에서 생리적 · 병적 변화 전체, 즉 성적 성숙 시작, 생식활동, 모든 종류의 질병, 두부손상, 끝으로 방종, 자제, 우울한 정동도 중요하다. 물론 특정한 원인의 탐구가 성과 없이 끝나는 경우도 종종 있다. 정신이상 발생을 위한 구체적 외적 자극이 전혀 없었거나, 그 자극이 주목되지 않았거나, 정신이상을 설명하기에 불충분하다고 여겨지기 때문이다. 그래서 예컨대 진행마비환자의 방종, 경조증환자의 분쟁, 멜랑콜리아 환자의 자기책망, 파과증환자의 타성과 자위 등은 잘 살펴보면 이미 발생한 장애의 징조임이 틀림없는데도, 이러한 사건들을 주변사람이 정신병의 원인으로 간주하는 경우가 드물지 않다.

물론 원인 이외에 정신이상의 일부 현상도 과거 병력과 그 진행 및 지속에서 확인해야 한다. 이를 위해서도 청소년기 초기까지 거슬러 올라간다. 신체 및 정신발달의 신속성(걷기, 말하기, 읽기), 정신능력(학교 성적), 도덕적 소인, 기질, 의지, 개인적 성향과 그 형성, 주변환경과의 관계, 특히 발달기의 태도(자위Masturbation)가 이런 관점에서 정신의학자에게 중요하다. 하지만 물론 가장 중요한 점은 정신생활에서 명백한 병적 변화가 나타나는 시점의 확인이다. 바로 이와 관련해서 의사는 환자의 더없이 단순하고 대개는 비고의적인 가장에 마주친다. 천천히 진행되는 거의 모든 정신병에서 질병은 오랫동안 잘못 인식되어, 그 발병이 실제보다 훨씬 늦은 것으로 가정된다. 상세한 질문을 통해서야 비로소 지목된 시점 이전에도, 종종 그 수개월이나 수년 전에도, 계속 주목되지 않은 이런저런 장애 징조가 존재했으며, 최초의 병적 흔적은 아마도 청소년기 초기까지 거슬러 올라간다는 것을 알게 된다. 이러한 점에서 교육받은 사람이 교육받지 않은 사람보다 관찰력이 우수하지 않은 경우가 종종 있다.

특히 중요한 것은 현재의 발병이 난생처음인지, 이전에 유사하거나 다른 종류의 발작이 있었는지 확인하는 것이다. 이러한 선행 발작이 증명되면 예상할 수 있는 질병형태의 수효가 즉시 현저히 제한된다. 물론 발병 시점을 명료히 밝히기가 항상 쉽지는 않다. 환자 자신이 정보를 제공하지 못하는 경우가 종종 있으며, 주변사람은 가벼운 흥분이나 기분장애를 전혀 병적으로 파악하지 않고 어떤 우연한 사건 탓으로 돌리거나 완전히 망각하는 경우가 종종 있었다. 조사는 특히 발달기와 갱년기에 초점이 맞추어진다. 뇌전증성 기분장애는 인생에 염증을 느낀 적이 있는지, 특히 심한 신경과민을 느낀 시기가 있는지 하는 질문을 통해 종종 밝혀진다. 발작 경력이 있었다면, 이후 완전히 회복되었는지, 첫 번째 장애의 이런저런 장애가 남아 있는지 면밀히 조사된다.

물론, 정신이상의 기왕력을 더욱 정확히 밝히기 위해서는 질병형태에 관해 완벽한 지식이 필요하다. 인과관계, 질환의 느리거나 빠른 발생, 환각의 존속, 망상, 기억장애 및 지성장애, 우울성 및 조증성 기분장애, 행동과 행위의 일탈, 신체 증후, 특히 신경성 증후, 지속성 진행성 발작성 순환성 진행에 관한 최초의 일반적 정보를 얻으면 대개 곧바로 특정한 임상 질병형태를 의심할 수 있으며, 이러한 의심은 각 사례의 상세한 조사를 통해 확증되거나 반박될 수 있다. 먼저 일반적 개관을 하기 위해 이처럼 기왕력을 재구성하는 일이, 정신이상의 가능한 모든 현상을 알아내기 위해 광범위한 설문지를 치밀하게 작성하는 것보다, 노련한 의사에게는 실용적 목표를 달성하는 데 더 적합하다. 끝으로 질병의 진단에는 덜 중요하지만, 그 대신 질병의 치료에 더 중요한 일은 공안위해행위, 거식, 특히 자살 성향이 있는지 질문하기를 잊지 않는 것이다.

상태진찰Zustandsuntersuchung, examination of condition. 기왕력은 아마도 정신이상뿐만 아니라 그 특수한 형태를 확인하는 데 충분한 단서를 종종 제공하지만, 의학적 판단을 위해서는 아무리 단순한 것처럼 보이는 사례에서도 어떤 신체질환에서와 마찬가지로 개인 진찰이 **불가피하게 필요**하다. 정신장애와 신체장애 사이에는 긴밀한 관련이 있으므로 신체장애도 면밀하게 고찰해야 한다. 신체장애에서 정신이상이나 임상적으로 중요한 동반현상의 원인을 밝혀낼 것으로 기대되는 경우가 드물지 않기 때문이다.

신체진찰은 먼저 **신체의 전반적 상태**allgemeiner Zustand des Körpers,

general condition of body에 주목해야 한다. 연령과 외모의 불균형(어린 용모, 조기 노화), 신체성장의 양태(왜소증Zwergwuchs, dwarfism, 척추후만증Kyphosen, kyphosis, 허약한 체격, 선단거대증Akromegalie, acromegaly), 영양섭취(빈혈Anämie, anemia, 피하지방Fettpolster, subcutaneous fat, 피부색), 힘(근육조직), 갑상선종 형성, 피부비후, 오래된 구루병Rachitis, rickets 흔적(이, 늑골Rippen, ribs, 골단Epiphysen, epiphyses), 선천성 또는 후천성 매독(허친슨 치아Hutchinsonsche Zähne, Hutchinson's teeth, 탈모증Alopecie, alopecia, 골팽창Knochenauftreibungen, bone expansions, 피부흉터Hautnarben, scars, 선종창Drüsenschwellungen, swollen glands)은 사례의 원인 판단에 귀중한 지침이 될 수 있다. 나아가 퇴행징후[2]로 간주할 수 있는 일부 발달장애(백색증Albinismus, albinism, 척추갈림증Spina bifida, 입술갈림증Hasenscharte, harelip, 입천장갈림증Wolfsrachen, cleft palate, 매우 가파르거나 매우 납작한 구강, 잠복고환증Kryptorchismus, cryptorchidism, 유방과다증Polymastie, polymastia, 다지증Polydaktylie, polydactyly, 합지증Syndaktylie, syndactyly, 고도근시hochgradige Myopie, high myopia,, 눈, 귀, 이, 성기 기형)가 있으면 정신병질 소인을 추론하기 마련이다. 하지만 발달오류와 뇌상태의 관계는 전혀 분명하지 않거나 명료하지 않음에 유의해야 한다. 따라서 그러한 소견을 평가할 때 최대한 신중을 기해야 한다. 문신Tätowierungen, tattoos에는 정신생활 상태를 특징짓는 의미가 있다고 생각되지만, 이를 평가할 때는 더욱더 주의를 기울여야 한다. 문신에서는 무엇보다 환자의 출신 계급과 직업의 관습이

2) 크네히트(Knecht), 정신의학 일반 학회지(Allgemeine Zeitschrift für Psychiatrie), LIV, 876; 간터(Ganter), 같은 책 LV, 495; 정신의학 논총(Archiv für Psychiatrie), XXXVIII, 978; 주프리다 루제리(Giuffrida Ruggeri), 로마 인류학회 저널(atti della società Romana di antropologia), IV, 2, 3, 1896; 바시드 및 부르파(Vaschide et Vurpas), 신경학 연감(Annales de neurologie), 1903, 1.

가장 중요하게 표현되고 있기 때문이다.

의심할 여지없이 신체진찰에서 가장 중요한 부분은 **신경계**Nervensystem, nervous system, 특히 두뇌의 검사지만, 두뇌는 살아 있을 때는 정신의학 판단에 접근점을 거의 제공하지 않는다. 특히 **리거**Rieger[3)]가 개발한 방법에 따라 두개 측정을 통해 두뇌의 크기를 대략 알아낼 수 있으나, 두개표면과 뇌표면이 완전히 유사하지 않아 생기는 모든 오류가 뒤따른다. 따라서 의심할 바 없이 이러한 오류의 범위를 넘어서는 형태와 크기로 두개가 기형인 경우에만 직접적 · 정신의학적 중요성을 띠게 된다. 이때 두개나 뇌크기 자체뿐만 아니라 분명 뇌의 세밀한 구조도, 또한 신체 전체의 크기 및 질량과의 비율도 중요하다는 것이 고려되어야 한다. 이러한 비율을 고려하면 단순한 고찰에서는 알아채지 못하는 불균형이 때로 발견된다(상대적 소두증relative Mikrocephalie, relative microcephaly). 정밀한 측정을 해야 비로소 알아낼 수 있는 모든 미세한 일탈은 이와 동시에 뇌 발달에 장애가 진행되고 있을 것이라는 일반적 추측의 근거가 될 수도 있지만, 매우 작고(원주圓周 52센티미터) 심하게 기형인 두개에서도 완전히 정상적인 정신기능이 나타난다. 반면 때로는 과거의 부상, 흉터, 함몰 흔적이 수수께끼 같은 임상상을 이해할 수 있는 유일한 열쇠를 제공한다는 사실도 매우 주목할 만하다.

인접한 혈관영역, 얼굴, 특히 눈을 고찰하면 뇌의 순환상태에 관한 정보를 어느 정도 얻을 수 있으며, 일부 사례에서는 두개 틈을 통해 직접 진찰도 가능하다.[4)] **베르거**는 정동이 생기면 아마 질병상태에서도 관찰

3) 리거(Rieger), 정밀 두개검진법(Eine exakte Methode der Craniographie). 1885.

4) 베르거(Berger), 인간의 두개 내강 혈액순환론(Zur Lehre von der Blutzirkulation in der Schädelhöhle des Menschen). 1901; 정신상태의 신체적 표출에 관하여(Über die

될 수 있는 뇌혈관 변화가 일어나, 쾌감이 들면 뇌혈관이 수축되고 불쾌감이 들면 뇌혈관이 확대되는 것을 발견했다. 주지하다시피 검안경검사 Augenspiegeluntersuchung, ophthalmoscopic examination가 뇌병리학에서는 중요한 보조수단이 되었다. 반면 정신질환자에서는 유감스럽게도 그 결과가 아직 불확실하여 오늘날 진단을 위해 본질적 가치가 있다고 인정하기 힘들다.[5] 정신질환자에서는 머리 체온측정Thermometrie, thermometry[6]이나 머리 청진Auskultation, auscultation 등의 다른 방법이 더 나은 결과를 제공할지는 좀 더 두고 봐야 한다.

한편 뇌상태 판단에 결정적으로 중요한 것은 뇌의 반응 검사다. 처음에는 정신현상을 제외하고 감각영역부터 진찰해야 한다. 굴절력과 시력을 알아낸 다음 시야를 측정하여[7] 색상순서가 정확한지 변화되었는지에 따라 반측시야장애hemianopische Störungen, hemianopic disorders, 시각발작 Anfälle, visual fits, 시야감소Einengungen, narrowings of visual field를 밝혀내야 한다. 다양한 질환으로 인해 주의력장애가 발생하면 초점면의 원심 이동 시 시야의 경계가 들쭉날쭉해지고 확장된다. 귀에서는 검경관찰과 소리굽쇠검사Stimmgabelprüfung, tuning-fork test 이외에 특히 청각신경[8]의 전기진찰도 고려되는데, 이 전기진찰의 결과 때로 **브레너**Brenner2의 표준공식과 현저한 편차를 보이는 사례가 드러난다. 후각 및 미각 검사는 통상적 방법에 따라 이루어진다. 또한 감각기능 진찰을 통해 어롱증(청각실어증) 또

körperlichen Äußerungen psychischer Zustände), I, 1904; II, 1907.

5) 필츠(Pilcz), 안과학 학회지(Zeitschrift für Augenheilkunde), XII, 729; 본디(Bondi), 빈 의학 잡지(Wiener medizinische Presse), 1907, 1497.

6) 모소(Mosso), 뇌의 온도(Die Temperatur des Gehirns). 1894.

7) 클라인(Klein), 정신의학 논총(Archiv für Psychiatrie), XLII, 359.

8) 흐포스텍(Chvostek), 정신의학 연감(Jahrbuch für Psychiatrie), XI, 267.

는 정신맹(시각실인증) 등의 중추 결손현상이 존속하는지도 밝혀지는데, 이러한 중추 결손현상은 국소감염의 증거가 될 수 있다.

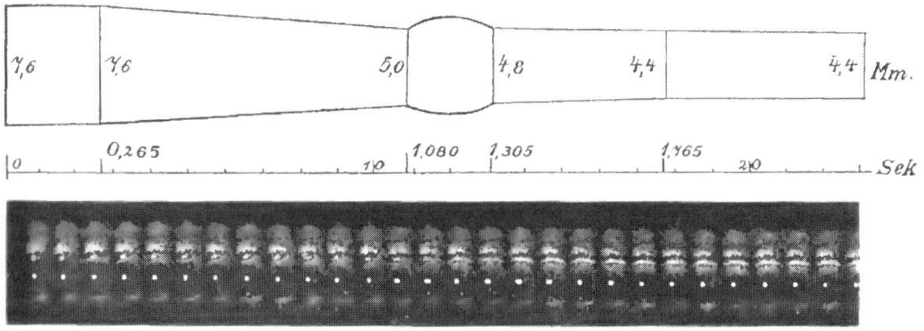

그림 XXI. 광선입사에 대한 동공 반응을 촬영한 활동사진

운동영역에서는 먼저 동공의 크기와 활발성을 살펴보아야 하는데, 동공의 정교한 진찰은 최근 몇 년 동안 현저한 발전을 이루었다. 동공장애는 병상관찰에서 매우 중요하므로, 어두운 방에서 가능하면 확대경을 이용하여 동공의 양태를 면밀하게 알아보는 것이 필수다. 이러한 목적을 위해 제작된 다양한 기기 중에서 **바일러**Weiler가 언급한 기기가 엄격한 요건을 가장 잘 충족시킬 것이다. 이 기기는 확대경으로 관찰되는 눈에 임의의 강도의 광량을 입사되게 하고, 홍채면에 반사되는 이동 가능한 척도를 이용하여 동공 너비의 변화를 측정하고, 나아가 크로노스코프Chronoskop, chronoscope를 참조하여 정확한 시간을 알아내고, 끝으로 반응과정을 활동사진으로 촬영한다. 그림 XXI은 일반적 광선반응의 활동사진이다. 이 활동사진에서는 특히 확대경을 통해 쉽게 측정되는 실물 절반 크기의 동공 연속 촬영을 볼 수 있다. 활동사진 위에 있는 척도에서는 시간관계를 초단위로 읽을 수 있으며, 그 밖에 두 배 크기로 그려진 반응

과정 요약도에서는 진행되는 시간 동안 동공너비의 변화를 인식할 수 있다. 첫 번째 동공 사진은 아직 불분명하다. 광작용이 노출시간 동안에야 시작되기 때문이다. 동공수축은 0.265초의 반응시간 후에야 시작됨을 알 수 있다. 동공수축은 7.6㎜에서 4.4㎜로 진행되는데, 4.4㎜에는 동공운동 시작 1.5초 후에 도달한다. 기이하게도 그사이에는 광작용 1.08초 뒤에 시작하여 약 0.22초 동안 지속되는 동공확대가 나타난다. 이러한 동공확대는 자주 있는 현상이며 바일러의 견해에 따르면 갑작스러운 광자극에 대한 정신적 반응이 반사과정에 끼어든 것으로 여겨야 한다.

동공에서 가장 먼저 주목해야 하는 것은 그 너비인데, 너비는 특히 기질성 뇌질환organische Hirnerkrankungen, organic brain diseases이 있을 경우, 또한 정신병질자, 뇌전증환자, 히스테리 환자의 경우 두 눈에서 다를 수 있으며, 너비의 평균값도 각 정신병마다 약간의 편차를 보인다. 바일러는 자신이 적용한 광작용에서 동공너비가 건강한 사람에서는 평균 5.2㎜, 뇌전증환자에서는 6.1㎜, 조발성 치매환자에서는 5.5㎜, 진행마비환자에서는 4.4㎜인 것을 알아냈다. 진행마비와 노인성 치매에서는 동공이 매우 심하게 축소되는 경우도 많다.

다음으로 주목해야 할 것은 동공의 형태다. 주변왜곡, 비원형화는 매독성 또는 변성 매독성 질병과정의 중요한 단서가 되기 때문이다. 추가 진찰은 광입사에 대한 직접적 공감반사konsensueller Reflex, consensual reflex 검사와 눈모음 반응Konvergenzreaktion, convergence reaction으로 확장되어야 할 것이다. 동공운동이 심해지면 편차가 커진다. 바일러는 건강한 사람에서는 편차를 평균 1.7㎜로 산출했으며, 이는 뇌전증환자에서는 1.9㎜, 조발성 치매환자에서는 1.4㎜에 이르지만, 진행마비환자에서는 단 0.4㎜다. 일련의 다양한 질병에서 완전, 일측, 양측 동공경축Starre, pupillary rigidity이 일시적으로나 심지어 지속적으로, 때로는 히스테리에서도 관찰되지만, 단순히 빛에 대한 동공경축은 변성 매독질환의 증거가 되는 거의 확실한 징후이며, 이러한 징후가 오래된 매독에서나 외상 후에 일측에서 나타나는 사례는 매우 드문 듯하다. 특히 진행마비환자의 완전 동공경축이나 빛에 대한 동공경축에서는 **베스트팔**이 설명한 눈꺼풀 연축krampfhafter Lidschluß, blepharospasm 시의 동공수축이 때로 매우 뚜렷이 증명될 수 있다. 이러한 반응은 그 타성 때문에 사라질 때까지 대체로 약간 시간이 걸린다. 하지만 이러한 사실을 완벽하게 알아내는 일은 시간측정을 하지 않으면 매우 힘들며, 이러한 시간측정을 위해서는 한편으로는 매우 정교한 보조수단이 필요하고, 다른 한편으로는 관찰자의 개인적 반응시간의 편차도 함께 고려해야 한다. 완전히 확실한 결과는 연속사진촬영을 통해서만 기대할 수 있을 것이다. 반면 다른 방식으로 광반응의 미세한 장애를 증명할 수 있는 일부 관찰경험이 알려졌다. **바일러**가 발견한 바에 따르면, 빛에 대해 아직 동공경축이 없는 거의 모든 진행마비환자의 경우 직접적 광작용으로 이미 수축된 동공에서는 다른 눈에 광작용이 가해져도 추가적 공감수축konsensuelle Verengerung, consensual contraction이 일어나지 않지만, 바일러가 '이차 반응sekundäre Reaktion, secondary reaction'이라 부른 이러한 추가수축은 다른 질병사례에서는 일어나지 않는 법이 없다. 나아가 **붐케**Bumke[3]가 알아낸 바에 따르면, 약한 갈바닉 전류[4]를 눈에 통하게 하면 대광반사Lichtreflex, light reflex가 두 눈에 나타나지만, 진행마비환자의 87%에서는 이러한 반사가 나타나지 않는다. 반측시야결손Hemianopischer Gesichtsfeldausfall, hemianopia에서는 매우 미세한 빛다발로 보이지 않는 영역에 광작용을 가해도 광반응이 없음을 증명할 수 있다.

라쾨르Lacoeur는 동공안절부절증Pupillenunruhe, pupillary restlessnes, 즉 동

공 가장자리가 미세하게 계속하여 동요하는 징후를 설명하는데, 이러한 징후가 사라지는 것 역시 종종 광범위한 동공장애의 전조가 된다. 동공 안절부절증은 정신과정의 동반현상으로 간주될 수 있으며 확대경 진찰만 할 수 있다. 고통스러운 자극을 받으면 눈이 확대되는 일도 진행마비 환자에서는 종종 초기에 사라진다. 과거에는 그리 주목받지 못했던 이러한 현상과 정신기능, 주의집중, 계산문제해결 시 이와 유사하게 동공이 확대되는 현상이 매우 특별한 중요성을 얻게 된 것은, 조발성 치매에서는 이러한 현상이 나타나지 않는 사례의 비율이 현저히 높다(60%)는 붐케[9]의 증명을 통해서였다. **휘브너**Hübner[5]는 그 비율이 더 높음을, 바일러는 더 낮음을 알아냈으나, 바일러 역시 정신적 통증반응 및 공포반응의 양태가 정말로 정상인 사례는 대략 절반밖에 되지 않음을 발견했다. **베스트팔**은 세 명의 긴장증환자에서 동공의 형태가 수평타원형이 되면서 대광반사가 일시적으로 현저히 악화되는 것을 보았다.

추가진찰에서 눈근육, 얼굴근육, 혀 움직임에 주목해야 하며, 표정의 양태(경축Starrheit, rigidity, 경련Zuckungen, convulsions, 찡그림Grimassieren, grimacing)도 중요하다. 거의 구속력 있게 질병과정의 종류를 역추론할 수 있게 해주는 것으로는 일부 형태의 경련(피질뇌전증Rindenepilepsie, cortical epilepsy, 느린비틀림운동Athetose, athetosis, 무도병Chorea, 간대성근경련증Myoklonie, myoclonia), 떨림(조로증Senium, 알코올 중독, 진전섬망Delirium tremens, 다발경화증multiple Sklerose, multiple sclerosis), 마비(이완마비flaccid

9) 붐케(Bumke), 정신질환과 신경질환에서의 동공장애(Die Pupillenstörungen bei Geistes- und Nervenkrankheiten). 1904; 뮌헨, 주간 의학(medizinische Wochenschrift), 1907, 47; 푹스(Fuchs), 정신의학연감(Jahrbuch für Psychiatrie), XXIV, 326; 휘브너(Hübner), 정신의학논총(Archiv für Psychiatrie), XLI, 1016; 프뢰더슈트롬(Fröderstrom), 월간 정신의학(Monatsschrift für Psychiatrie), XXIII, 405.

paralysis, 강직마비spastic paralysis, 구축Kontraktur, contracture, 반신, 사지, 각 근육군에 분포), 다음으로 걷기, 서기, 특히 말하기, 쓰기 등 복잡한 수의운동의 일부 조정장애Koordinationsstörungen, coordination disorder가 있다. 수의운동 조정장애에서는 한편으로는 말더듬과 중얼거림, 다른 한편으로 망설이기Häsitieren, hesitating, 운율넣기Skandieren, scanning, 음절 반복Silbenstolpern, syllable stumbling, 불분명한 발음Schmieren, slurring 이외에 실어증Aphasie, aphasia 및 말착오Paraphasie, paraphasia 장애가, 또한 글의 운동실조Ataxie, ataxia 이외에 실서증Agraphie, agraphia과 쓰기착오 Paragraphie, paragraphia가 고찰된다.[10] 이에는 운동실행증motorische Apraxie, motor apraxia 및 관념실행증ideatorische Apraxie, ideational apraxia과 행동착오 Parapraxie, parapraxia 진찰이 뒤따를 수도 있을 것인데, 물론 이 중 행동착오는 이미 진찰의 영역으로 들어와 있다. 끝으로 뇌전증성 및 히스테리성 경련도 다루어야 할 것이며, 이러한 경련은 처음에는 증상에 따른 파악에 머물기는 하지만 특정한 질병파악에 주의를 돌리게 할 것이다.

대뇌 진찰에는 **척수**Rückenmark, spinal cord, **교감신경줄기**Sympathicus, 끝으로 **말초신경**periphere Nerven, peripheral nerves 진찰이 수반된다. 어떤 병적 현상의 원인이 신경계의 삼대 구역 가운데 어디에서 생기는지 오늘

10) 발레(Ballet), 내면의 언어 및 다양한 형태의 실어증(Die innerliche Sprache und die verschiedenen Formen der Aphasie), 봉어스(Bongers) 역. 1890; 프로이트(Freud), 실어증 파악을 위하여(Zur Auffassung der Aphasien). 1891; 하일브로너(Heilbronner), 실상증에 관하여. 베르니케의 정신의학 논문(Über Asymbolie, Wernickes Psychiatrische Abhandlungen). 1897; 바스티안(Bastian), 실어증과 기타 언어장애에 관하여(Über Aphasie und andere Sprachstörungen), 우르슈타인(Urstein) 역. 1902; 볼프(Wolff), 감각기관 심리학 및 생리학 학회지(Zeitschrift für Psychologie und Physiologie der Sinnesorgane), XV, 1; 리프만(Liepmann), 실행증 임상상(Das Krankheitsbild der Apraxie). 1900.

날에도 알지 못하기 때문에 특히 그러하다. 따라서 광범위한 피부감각 및 근육감각, 다양한 형태의 자극민감도Reizempfindlichkeit, stimulus sensitivity, 통증민감도Schmerzempfindlichkeit, pain sensitivity(압점Druckpunkte, pressure spots), 신경(안면신경현상Facialisphänomen, facial nerve phenomena) 및 근육의 전기적[11] 및 기계적 흥분성, 운동 및 반사의 풍부성, 안정성, 힘, 끝으로 혈관운동(피부묘기증Dermatographie, dermographism), 영양 및 분비과정trophische, sekretorische Vorgänge, trophic, secretory processes(침분비 Speichelfluß, salivation) 검사를 통해 전반적 뇌상태 진찰을 대체로 보완해야 할 것이다.

물론 **그 밖의 신체**진찰은 다양한 추론을 통해 간접적으로만 신경계 영역의 병적 과정 진단에 도움을 줄 수 있다. 그러면 심각한 일반 영양장애(고열, 혈액붕괴Blutentmischungen, disintegration of blood, 만성 감염, 중독)가 정신질환의 원인이 되는 경우가 잦은 한편, 급속히 시작되는 정신장애는 식욕, 수면, 대사 전체의 철저한 약화를 동반하기 마련이라는 사실이 떠오른다.

물론 각 사례에서 신체변화가 아주 우연히 정신이상과 동시에 발생할 수도 있다. 그렇지만 상황을 완벽히 평가하기 위해서는 **접근 가능한 모든 기관과 그 활동**을 면밀하게 진찰하는 것이 항상 필수다. 때로는 **맥박곡선**Pulsbild, pulse curve[12]의 형태를 특히 중시하여 이로부터 정신이상의 진단과 특히 예후를 광범위하게 알아내려는 시도도 있었다. 유감스

11) 필츠(Pilcz), 정신의학 연감(Jahrbuch für Psychiatrie), XXI, 313; XXIII, 241.

12) 치엔(Ziehen), 정신질환자의 맥파검사(Sphygmographische Untersuchungen an Geisteskranken), 1887; 소칼스키(Sokalski), 급성 정신질환자의 맥박과 혈압검사(Untersuchungen über Puls und Blutdruck in akuten Geisteskrankheiten), 1897; 파트리치(Patrizi), 정신의학 실험 저널(Rivista sperimentale di freniatria), XXIII, 1.

럽게도 이러한 희망은 이뤄지지 않았다. 오히려 맥박곡선의 형태는 동일한 질환이 진행되는 동안 여러 영향(정동, 혈관긴장Gefäßspannung, vascular tonus, 심장박동)을 통해 다양하게 변화될 수 있음이 밝혀졌다. 맥박수는 각 질환에서, 또한 동일한 환자의 다양한 상태에서도 많은 변화를 보였다. 조울병에서는 약간 빨라진 반면 긴장증성 혼미에서는 매우 급격히 느려졌다. 외부 작용으로 인한 맥박수의 급속한 상승은 정서적 흥분성이 증가했음을 보여주는 귀중한 징후다. 외상성 신경증과 동맥경화에서는 약간만 신체적 노력을 기울여도 상승이 관찰된다.

그 밖에 **혈압**Blutdruck, blood pressure의 편차[13)]도 질병과정의 종류와 약간 관계가 있는 것 같다. 지금까지 적용된 여러 방법 가운데 **리바로치**Riva-Rocci[6]와 특히 **레클링하우젠**Recklinghausen[7]의 방법이 가장 훌륭한 것으로 검증되었다. 레클링하우젠의 방법에서는 약간만 숙달되면 수축기혈압Systolischer Druck, systolic pressure과 확장기혈압Diastolischer Druck, diastolic pressure을 별도로 알아낼 수 있으며, 그 차이로 '맥압Pulsdruck, pulse pressure'의 크기를 밝혀낸다. 그 결과는 먼저 혈압수치가 매우 높은 동맥경화성 질환을 알아내는 데 중요하며, 다음으로는 조울병에서도 긴요한데, 조울병의 상태증상에는 일반적으로 혈압상승이 동반되기 때문이다. 과거의 진찰에 따르면 우울성 및 불안성 기분장애에서는 혈압이 상승하고, 반면 조증에서는 저하되는 결과가 나왔다. 분명히 매우 중요한 이러한 관계를 자세히 알려주리라 전망되는 것으로는 무엇보

13) 크레이그(Craig), 랜싯(Lancet), 6월호, 1898년; 필츠(Pilcz), 주간 빈 임상학(Wiener klinische Wochenschrift), 1900, 12; 로세(Rosse), 정신의학 중앙지(Centralblatt für Psychiatrie), 1902, 517; 레클링하우젠(Recklinghausen), 병리학 및 약리학 논총(Archiv für experimentelle Pathologie und Pharmakologie), XLVI, 78; LV, 375; LVI, 1.

다 특히 **레만**Lehmann[14)][8]이 개발한 것과 같은 **혈량측정법**Plethysmographie, plethysmography이 있다. 이러한 방법은 감정에 따른 신체적 동반현상을 매우 정확히 묘사하므로, 한편으로는 정동이 활발한 정신장애에서도, 다른 한편으로는 기분동요가 병적 방법으로 제거된 정신장애에서도 임상 상 설명을 보완할 것이다. 유감스럽게도 아직까지 이러한 방법을 이용한 정신질환자 진찰은 매우 적다.

정신질환자의 **혈액**변화 연구와 해석[15)]은 아직 초기단계에 머물러 있다. 지금까지 연구된 바로는 먼저 적혈구와 백혈구의 개수 및 상호관계, 다양한 형태로의 백혈구 분류, 특히 호산세포eosinophile Zellen, eosinophilic cells의 발생을 들 수 있다. 나아가 다양한 정신질환에서 적혈구의 헤모글로빈 수치와 식염수, 이른바 '등장액Isotonie, isotonic solution'에 대한 저항력이 확인되었다. 정신병에서 혈액의 알칼리성의 편차, 특히 혈청Blutserum, blood serum의 생물학적 속성에 관한 일련의 논문이 나와 있다. 정신질환자의 혈장Blutflüssigkeit, blood plasma이 어떤 규모로 박테리아를 죽이고 촉매작용katalytische Wirkung, catalytic effect을 할 수 있고, 어느 정도나 다른 동물에 독성을 미치며, 그 밖에 **에를리히**Ehrlich[9]의 연구를 이어받아, 어떤

14) A. 레만(A. Lehmann), 정신상태의 신체적 표출(Die körperlichen Äußerungen der seelischen Zustände), 1899; R. 포크트(R. Vogt), 정신의학 중앙지(Centralblatt für Psychiatrie), 1902, 965; 겐트(Gent), 분트의 철학 연구(Wundts Philosophische Studien), XVIII, 715; 브로트만(Brodmann), 심리학 및 신경학 저널(Journals für Psychologie und Neurologie), I, 10, 1903.

15) 포르스터(Vorster), 정신의학 일반 학회지(Allgemeine Zeitschrift für Psychiatrie), L, 740; 아고스티니(Agostini), 정신의학 실험 저널(Rivista sperimentale di freniatria), XVIII, 483; 세니(Ceni), 정신의학 리뷰(Revue de psychiatrie), 3월호, 1901; 푸(Pugh), 정신과학 저널(Journal of mental science), 1월호 1903, 71; 브루스(Bruce), 같은 책 1904, 409; 슐츠(Schultz), 월간 정신의학(Monatsschrift für Psychiatrie), XXII, 21; 피기니(Pighini), 신경학 연감(Annali di nevrologia), XXIV, 5, 6.

세포용해소Cytolysine, cytolysins를 포함하고 있으며, 정신질환자와 다른 동물종의 적혈구를 얼마나 용해할 수 있는지 검사되었다. 이러한 모든 연구의 결과가 불안정하고 다의적이기는 하지만, 이를 계속하는 것이 필요해 보인다. 혈액 속의 미묘하고 복잡한 자기보호과정에 관한 놀라운 발견의 결과 혈액구성과 반응능력의 변화는 정신질환자에서도, 특히 일반 대사장애가 있는 경우에 중요한 역할을 할 것이라고 생각지 않을 수 없다.

소변검사Harnuntersuchungen, urinalyses는 신체조직의 화학적 구성 장애에 관해 매우 불완전하게 알려주므로 소변검사[16]에서 기대할 수 있는 결과는 단순하다. 그렇지만 방법이 간단하고 자주 조사할 수 있으므로 이 보조수단 사용을 면밀히 고려하게 될 것이다. 지금까지는 단백질과 당분 이외에 때때로 일련의 다른 기이한 물질이 소변에 존재할 수 있으며, 그 중에 인디칸, 아세톤, 아세토아세트산, 옥시부티르산이 가장 중요하다는 정도를 알 뿐이다. 이러한 물질이 어떤 조건에서 발생하는지는 대략 알지만 이러한 물질과 특정한 정신질환과의 관련을 깊이 통찰하지는 못하고 있다. 요소Harnstoff, urea, 요산, 인산, 염소 등 소변의 각 성분의 양의 편차에 관해서도 이미 수많은 연구가 존재하지만 아직 잘 알지 못한다.

소규모로 실행되는 전체 대사 연구는 전망이 더 밝기는 하지만 훨씬 더 어려운데, 이 연구에서는 음식 전체의 양 및 구성뿐만 아니라 모든 고체 및 액체, 또한 가능하면 기체 배설물을 정확히 알아낸다. 급속한 상태 변동을 보이는 뇌전증에서 특히, 하지만 조울병과 진행마비에서도, 이러한 연구는 권장된다. 정신질환자의 위장소화 연구, 특히 위액의 화학적

16) 벨몬도(Belmondo), 정신의학 실험 저널(Rivista sperimentale di freniatria), XXII, 657; 슈테파니(Stefani), 같은 책, XXVI, 595; 파르도(Pardo), 같은 책, XXXIII, 844; 수리(Soury), 의료심리학 연감(Annales médico-psychologiques), 1898, II, 427.

구성 연구에 한때 많은 기대를 걸었으나 이제 그리 중요하지 않다. 하지만 그 결과에서 치료를 위한 약간의 관점을 도출할 수 있을 것이다.

비달Widal[10]과 **라보**Ravaut가 처음 실행한 뇌척수액Cerebrospinalflüssigkeit, cerebrospinal fluid 연구[17)]는 매우 가치 있는 진단 정보를 제공했다. 바늘로 찔렀을 때 뇌척수액이 흘러나오는 압력, 뇌척수액의 화학적 양태, 세포의 개수와 종류를 알아낼 수 있는데, 세포의 개수와 종류가 지금까지는 가장 중요해 보인다. 압력 측정은 사용되는 바늘이 좁고 그 밖의 우연한 오류가 있기 때문에 상당히 불안정하다. 특히 진행마비에서 압력이 상승하는 듯 보이는 때가 많다. 화학적 검사는 우선 단백질에 초점을 맞춘다. **니슬**은 단백질 양을 알아내기 위해 **에스바흐**Esbach[11] 시약을 이용하여 침전시킨 뒤, 눈금이 마련된 정확한 유리시험관에서 원심분리 후 침전을 측정할 것을 권장했다. 진행마비에서는 대체로, 일련의 다른 질병에서는 매우 예외적으로 단백질 증가가 발견되는데, 이는 세포성분 증가와 결코 일치할 필요가 없다. 종종 혈청알부민Serumalbumin, serum albumin의 존재만이 병리학적으로 중요하므로 글로불린Globulin을 사전에 침전시킬 수 있다. 콜린Cholin, choline 및 당Glukose, glucose 연구, 비중량比重量, spezifisches Gewicht, specific weight, 빙점Gefrierpunkt, freezing point, 비전도율比導電率, spezifische Leitungsfähigkeit, specific conductivity, 뇌척수액의 내부 마찰과 독성 규명에 임상적 중요성을 부여할 수 있는지는 아직 불확실하다.

17) 드보(Devaux), 신경의학 중앙지(Centralblatt für Nervenheilkunde), 1903, 364; 니슬(Nissl), 같은 책 1904, 225; 메르츠바허(Merzbacher), 같은 책 1905, 489; 1906, 304; 렘(Rehm), 같은 책 1905, 798; 헹켈(Henkel), 정신의학 논총(Archiv für Psychiatrie), XLII, 327; 마이어(Meyer), 같은 책 XLII, 971; 노네(Nonne) 및 아펠트(Apelt), 같은 책 XLIII, 434; 피셔(Fischer), 정신의학 연감(Jahrbuch für Psychiatrie), XXVII, 313; 포메로이(Pomeroy), 미국 신경학 저널(American Journal of neurology), 1907, 225.

반면 세포의 개수 확인은 질병상태 판단을 위해 중요한 단서가 된다. 개수 확인을 위해서는 원심분리를 통해 얻은 침전물을 커버슬립에 펼치거나, 더 좋은 방법으로는 자이스의 혈구계를 이용한다. 정상값은 ㎣당 4~5개의 세포다. 기존의 수많은 연구의 일치된 결론은 무엇보다 진행마비와 나아가 매독성 수막뇌염luetische Meningoencephalitis, luetic meningoencephalitis에서, 또한 정도가 약하기는 하지만 단순 매독에서도, 거의 예외없이 다소 뚜렷한 세포 증가가 일어나 ㎣당 200개 이상에 이른다는 것이다. 그 밖에 수막염Meningitiden, meningitides, 다발경화증multiple Sklerose, multiple sclerosis, 척수매독Tabes, 띠헤르페스Herpes zoster에서도 세포 증가가 발견된다. 세포 종류를 정확히 알아내기 위해서는 **알츠하이머**가 설명한 방법에 따라 흘러나오는 척수액 방울을 알코올에 바로 담은 뒤 원심분리를 피하여 침전물을 고정시키고 삽입하면 되는데, 이 결과에 따르면 세포는 대개 크고 작은 림프구이거나, 그 밖에 단핵백혈구, 드물게는 소엽상백혈구 또는 다핵백혈구이며, 드물게는 호산세포다. 또한 형질세포Plasmazellen, plasma cells도 존재한다. 끝으로 격자세포Gitterzellen, grid cells, 대식세포Makrophagen, macrophages, 퇴화하거나 분해되고 있는 다양한 종류의 세포도 때때로 발견된다. 백혈구의 급격한 증가는 감염과정을 시사하는 것처럼 보인다(수막염). 뇌척수액을 추출하면 위험하지는 않더라도 불쾌하게 느껴지는 부작용이 드물지 않게 생긴다. 진행마비에서는 대개 나타나지 않지만, 이러한 후유증으로는 현기증, 메스꺼움, 구토, 두통이 있으므로, 환자 또는 대리인의 동의 없이는 뇌척수액 추출을 실행하지 않는 게 좋다.

최근에는 정신질환자 체액Körperflüssigkeiten, body fluids의 혈청학적 검사serologische Prüfung, serological examination가 뇌척수액Cerebrospinalflüssigkeit, cerebrospinal fluid의 세포학적 검사cytologische Untersuchung, cytological examination보다 훨씬 더 중요한 것으로 밝혀졌다. **바서만**Wassermann,[12] **나이서**Neisser,[13] **브루크**Bruck의 매독환자 혈청진단 연구를 이어받아 **플라우트**와 **바서만**[18]은 혈청과 진행마비환자 뇌척수액에 매독 항체가 존재하는지 탐구하기 시작했다. 이들이 사용한 방법은 매독 항원이 매독 항체와 접촉하면 보체Komplement, complement가 결합된다는 사실에 의거한다. 이러한 보체결합Komplementbindung, complement fixation이 드러나는 것은, 이러한 결합으로 인해 보체가 소모되지 않았더라면 숫양羊의 혈액으로 사전 처리되어 불활성화된 토끼의 혈청을 통해 숫양의 적혈구가 용해될 텐데, 이러한 결합으로 인해 보체가 소모되어 적혈구가 용해되지 않는다는 사실을 통해서다. 따라서 체액에 매독 항체가 있는지 입증하려면, 체액을 56℃에서 반 시간 동안 가열한 후, 먼저 매독에 걸린 태아장기Fötalorgane, fetal organs(비장Milz, spleen, 간Leber, liver)에서 추출한 항원 함유물과, 다음으로 보체, 즉 신선한 멧돼지 혈청과 혼합한다. 이를 미생물배양기에서 한 시간 동안 배양한 후, 숫양의 적혈구 현탁액과 이 현탁액의 용해를 위해 준비하였으며 역시 가열을 통해 보체가 불활성화된 토끼 혈청을 추가한다. 다시 반 시간 동안 미생물배양기에서 배양한 후 이 혼합물을 검사하면 희석을 적당히 선택할 경우 밝혀지는 사실은, 항체가 존재하면 조사되는 혈청이 계속 투명함을 유지하며 숫양의 적혈구가 용해되지 않고 바닥에 침전된다는 것이다. 숫양의 적혈구가 용해되면 표본에 매독 항체가 함유되어 있지 않은 것이다.

18) 플라우트(Plaut), 월간 정신의학(Monatsschrift für Psychiatrie), XXII, 95; 뮌헨, 주간 의학(medizinische Wochenschrift), 1907, 30; 신경의학 중앙지(Centralblatt für Nervenheilkunde), 1908, 289.

한편으로는 성홍열Scharlach, scarlet fever 동안에도 매독에서와 유사한 보체결합이 발생하며 다른 한편으로는 이러한 보체결합은 매독 항원이 존재할 때뿐만 아니라 일부 정상적 신체성분(레시틴Lecithin)을 통해서도 유발될 수 있다는 관찰경험을 통해, 위에 상술된 방법의 근거가 되는 전제조건이 얼마나 적확한지 의심스럽게 되었다. 그렇지만 보체결합은 성홍열의 경우를 제외하면 매독 질병과정이 진행되고 있음을 매우 분명하게 시사함이 확실하다. 매독항원이 사용되지 않았어도 그러하다. 특히 이제 널리 실행되고 있는 연구결과에 따르면 진행마비환자의 혈청에서는 거의 항상, 뇌척수액에서는 매우 자주 보체결합이 일어나지만, 중추신경계의 매독성 질환 등의 여타 매독성 질환에서는 특히 뇌척수에서 보체결합이 대개 일어나지 않는다. **나이서**는 잠재성 3차 매독 사례의 11%에서만 보체결합을 발견했다. 따라서 혈청과 뇌척수액에서 보체결합을 증명하면 매독이 존재함을 명백히 보여줄 수 있을 뿐만 아니라, 진행마비성 질환이 있다는 가정도 현저히 신빙성이 높아진다.

신체진찰은 어떤 사례의 원인을 파악하거나 신경조직의 이런저런 부위에 장애가 존재함을 증명하는 데 약간의 단서를 제공할 수 있으나, 원래의 임상상은 **정신활동**psychische Tätigkeit, mental activity 검사[19]를 통해 알아내야 한다. 유감스럽게도 증상의 중요한 부분을 설명하기 위해 제공되는 보조수단은 지금까지는 일반적 인생체험에서 얻을 수 있는 보조수단보다 약간 나을 뿐이다. 정신상태 진찰은 대개 계수되거나 계측되지 않는다. 정신상태 진찰은 가장 원초적 종류의 관찰과 가장 단순한 심리검사, 즉 질문에 그친다. 진찰을 진행할 때 사전 규정된 계획에 따르지 않

19) 조머(Sommer), 정신병리학 연구방법 교과서(Lehrbuch der psychopathologischen Untersuchungsmethoden). 1899.

으며, 바로 눈앞에 있고 눈에 띄는 것으로부터 숨겨지고 발견하기 어려운 것으로 임의로 나아간다. 따라서 일부 운동표현이 대개 연구의 출발점이 되곤 한다.

신체자세, 표현운동, 이목구비에서부터 대개 **주의력**Aufmerksamkeit, attention의 양태(무관심, 관심, 호기심)와 환자의 기분(자유분방, 만족, 불안, 절망, 침착, 둔감)에 관해 약간 밝혀낼 수 있다. 그 밖에 이름, 연령, 전력에 관한 몇 가지 단순한 질문을 통해 의식이 혼탁한지 명료한지도, 감각인상을 파악하여 직접 활용하는 능력인 **분별력**Besonnenheit, capacity for thought이 유지되어 있는지도 알아낸다. 아울러 표상진행의 속도 및 과거에 대한 **기억력**Gedächtnis, memory, 특히 날짜와 시각을 모순 없이 관련시킬 수 있는 능력에 관해 대략적 판단결과도 생긴다. 대화를 진행하면서 최근 기억, 시간과 현재 환경(거주지와 주변인물)에 대한 **지남력**Orientierung, orientation이 있는지, **질병을 의식**Krankheitsbewußtsein, disease awareness하거나 **통찰**Einsicht, insight하고 있는지 알아내려 한다. 그러면서 사고과정이 정연한지, 사고비약성인지, 지리멸렬성인지, 섬망성인지, 착란성인지, 복잡한지, 단조로운지 밝혀낸다. 그러는 동안 그 밖의 정신기능을 판단하여 직접 드러나지 않는 장애를 발견하기 위한 지침을 얻을 수 있게 된다.

환각Sinnestäuschungen, hallucinations이 존재하는지 이해하기 쉽지 않은 경우도 가끔 있다. 환각에 관한 단순한 질문은 종종 목표를 이루지 못한다. 이는 환자에게 이상지각이 다른 감각경험과 구분되지 않기 때문일 수도 있고, 환자가 무슨 이유인지 이러한 이상지각을 불신하여 억제하기 때문일 수도 있다. 그렇지만 환각이 있는 환자는 '음성Stimmen, voices'과 '상Bilder, images'이라는 말을 대개 즉시 자신의 환청이나 환시에 관련시키기 마련이다. 환자가 아무리 부인하더라도 이상지각은 종종 환자의 행동에서, 즉 귀 기울이고 있는 자세를 오랫동안 취하고, 까닭없이 버럭 화내거나 웃음을 터뜨리고, 큰소리로 혼잣말을 하고, 갑자기 분노를 터뜨리는 등의 거동에서 추론할 수 있다. 하지만 환자가 독특하게 파악하여 묘사한 실제 지각을 환각이라고 추정하게 되는 위험도 상당히 크다. 나의 관찰경험에 따르면 이와 관련해서는 신중을 기하는 것이 적절하다.

망상Wahnideen, delusions 진단도 항상 그리 쉽지는 않다. 때로는 새로운 환경으로 이주하면 일시적으로 망상이 감퇴한다. 그 밖에 수많은 환자는 망상을 특히 질병이 시작할 때나 타인들 앞에서 매우 면밀히 숨기며, 깊이 파고들려 하면 질문을 회피한다. 어떤 시점에 이르러 흥분에 빠지거나, 병적 망상을 자기도 모르게 장황하게 펼치는 단초가 각종 유도심문을 통해 발견될 때까지 그런다. 이 경우에도 환자의 외적 행동이 단서가 되는 경우가 그리 드물지 않다. 소심하고 불신하는 본성에서는 비밀스러운 적이나 박해에 쫓기고 있다는 망상이, 음식을 단호하게 거절하는 행위에서는 중독에 대한 망상이 짐작된다. 때로는 복장에서부터 나타나는 거드름 피우며 잘난 체하는 행동은 과대망상을 시사하고, 자주 무릎을 꿇고 손을 모으고 울먹울먹 겁먹은 얼굴표정을 지으면 종교적 색채의 죄책망상에 시달리고 있을 가능성이 높다. 이러한 망상은 세부적으로 매우 다양하지만 근본특징은 광범위한 일치성을 보여주기 마련이므로, 노련한 관찰자는 외적 특징에 근거한 추론으로 종종 환자의 허를 찔러 당황한 환자가 병적 망상을 고백하게 할 수 있다.

하지만 망상의 내용이 병적임을 즉시 식별할 수 없고, 모든 상황을 정확히 알아야만 인식할 수 있는 경우에는, 예를 들어 법률적 불이익을 받고 있다거나 배우자가 부정을 저지르고 있다는 망상의 경우에는, 특별한 어려움이 생길 수 있다. 이럴 경우에는 종종 오랜 관찰 후에야, 그것도 매우 조심스럽게만 판단을 내릴 수 있다. 그뿐 아니라 이러한 환자들은 망상을 매우 교묘하게 은폐하거나 완벽할 만큼 정확하게 근거를 설명하기 일쑤다. 한편 특정한 망상 진단은 환자가 혼미, 착란, 불안으로 인해 자신의 생각을 정연하게 표현하지 못하기 때문에 어려워질 수도 있다. 환자의 의식 속에서 어떤 과정이 벌어지는지 상당히 명료히 인식하는 데 수개월이 걸릴 수 있다. 이러한 판단의 근거가 되는 것은 환자가 자신도 모르게 입 밖에 내는 발언에서 환자의 정신상태를 엿보고 해석하는 것인데 이러한 해석은 항상 신뢰할 만하지는 않다.

망상의 존재에 관한 진찰은 **지성활동**Verstandestätigkeit, activity of the intellect과 **기억력**Gedächtnis, memory의 상태를 통찰할 수 있는 기회도 제공한다. 지성활동 통찰과 관련해서는 의식혼탁이나 정동이 없는데도 모순되는 표상을 무분별하게 고수하는 행동을, 기억력 상태 통찰과 관련해서는 기억을 허구의 사실과 혼합하는 행동을 고찰해야 할 것이다. 그 밖에도 인간에 관한 일반 지식을 활용하면 환자의 전반적 정신적 소인과 능력의 속성을 알 수 있을 것이 틀림없다. 환자의 과거, 교육, 교양을 고려하면서 대화를 하여 환자의 지식, 시야, 성향, 현재의 판단력의 정도를 대략적으로 측정해야 할 것이다. 물론 이러한 일반적 개관을 통해서는 항상 지극히 단순하게만 환자들을 분류하고 구분할 수 있을 뿐이다. 특정한 과제를 해결하는지, 그때까지 몰랐던 대상을 설명하려 하는지, 읽거나 들은 이야기를 묘사하는지, 정신병원에서 새로 받은 인상을 말이나 글로 설명하고 판단하는지, 편지나 기타 문서의 내용은 어떠한지, 특정한 정신활동을 할 때의 지구력이 어느 정도인지도 환자진찰을 위해 함께 고려해야 한다.

유감스럽게도 정신질환자의 지성기능에 관한 심층 검사는 현재 그 질문의 다양성 때문에, 또한 교육과 교양이 환자에 미치는 광범위한 영향력 때문에 거의 극복할 수 없는 듯한 어려움에 부딪히고 있다. 특히 지장이 생기는 이유는, 정신질환자와 동일한 집단 출신인 건강한 사람의 행동에 관해 종종 거의 알지 못한다는 사정 때문이다. 군인의 지식수준[20]을 알아보기 위해 특정한 설문지를 이용하여 실행된 여러 번의 조사는 우리가 건강한 사람의 행동에 관해 얼마나 모르는지 잘 보여준다. **로덴발트**Rodenwaldt[14]는 슐레지엔 중기병연대의 신병들에게 설문을 하여 상식, 역사, 지리, 정치에 관한 지식수준이 믿을 수 없을 만큼 낮음을 발견하고 이를 지적하지 않을 수 없었다. 나의 권유를 받고 뮌헨 부대를 조사한 **헤르만**Hermann도 이렇게 불량하지는 않지만 유사한 결과를 얻었다. 병적 정신쇠약상태를 판단하기 위해서는 대개 지식수준도 함께 고려해야 하므로, 주변의 건강한 사람을 정확히 고찰하여 올바른 판단기준을 마련해야 할 것이며, 그래야 중대한 자기기만에 빠지지 않을 것이다.

많은 사람은 지능검사의 결함을 종종 절감하고 다양한 방법으로 개선을 추구했다. **조머**는 '자극의 동질성Gleichheit der Reize, equality of stimuli'을 특히 중시하여, 제한된 수의 과제를 다양한 환자에게 제시하고 다른 한편으로 이러한 방법을 동일한 환자에게 다양한 시점에서 반복했다. 다양한 내용이 사전 인쇄된 설문지가 이러한 용도에 사용되었는데, 현재 이러한 설문지가 유사한 형태로 자주 널리 사용되고 있다. 첫 번째 질문은 이름, 연령, 지위, 출생지, 부모나 형제자매의 이름 등 개인 신상에 관한

20) 로덴발트(Rodenwaldt), 월간 정신의학(Monatsschrift für Psychiatrie), XVII, 별권, 17; XIX, 67; 슐체 및 뤼스(Schultze und Rühs), 주간 독일 의학(Deutsche medizinische Wochenschrift), 1906, 31.

것이다. 그런 다음 학창시절, 수료한 학년, 유급, 특히 어렵거나 쉬웠던 과목, 교사 이름, 나아가 방과 후 활동, 다양한 취업, 결혼, 자녀의 연령 및 이름 등도 묻는다.

두 번째 질문군에서는 시간개념이 있는지 알아내야 한다. 여기에서는 날짜, 요일, 연도, 달 이름들과 요일 이름들, 1년(윤년)의 날짜수와 요일수, 하루의 시간수, 1시간의 분수, 1분의 초수, 1개월의 날짜수를 묻고, 주요 축일의 날짜, 낮과 밤의 교체의 이유, 계절의 시작, 이에 따른 낮의 길이의 변화를 묻는다. 그런 뒤 환자가 거기 있은 지 얼마나 되었는지, 1주일 전, 1개월 전, 1년 전에는 어디에 있었는지 묻는 질문이 이어진다. 공간개념에 관해서도 유사한 방식으로 질문된다. 환자는 어떤 도시에, 어떤 집에 있으며, 마지막으로 어디에 살았고, 동서남북은 어디이고 이를 어떻게 알아낼 수 있고, 킬로미터는 무엇이고 제곱미터는 무엇이고, 방 높이는 얼마인지 대답해야 한다. 잘 알려진 도로에 대한 설명을 해야 할 수도 있다. 또 다른 질문군에서는 의사, 간호/간병사, 동료환자, 이 환자들의 동반자에 관해 묻는다. 그런 다음 필기나 암산으로 풀어야 하는 점점 난이도가 높아지는 사칙 연산문제가 이어지며, 나아가 명사와 함께 쓰인 숫자의 계산, 일급을 기초로 주급 계산, 이자 계산, 외국 통화로의 환산, 체적 계산이 뒤따른다.

다음 단계는 자연과학, 종교, 정치, 지리, 역사, 사회 지식을, 예를 들어 다음과 같은 패턴에 따라 묻는다.

숲에는 어떤 종류의 나무가 있습니까?
떡갈나무와 전나무의 차이는 무엇입니까?
양모와 면화는 어디에서 생깁니까?

말과 소의 차이는 무엇입니까? 거위, 백조, 오리의 차이는 무엇입니까?
어떤 포유류, 맹수, 어류를 아십니까?
온도계는 무엇이고 어떻게 설치합니까?
나무는 뜨고 쇠는 가라앉는 이유가 무엇입니까?
강판으로 판든 배가 뜨는 이유는 무엇입니까?
무게의 단위로는 무엇이 있습니까?
1파운드의 납과 1파운드의 깃털 중에 어느 것이 더 무겁습니까?
물이 강에서는 흐르지만 호수에서는 흐르지 않는 이유는 무엇입니까?
종교에는 어떤 종류가 있으며 차이는 무엇입니까?
교황은 이름이 무엇이고, 어디에 삽니까?
루터는 누구입니까?
그리스도는 누구입니까?
크리스마스, 부활절, 성령강림절, 영세는 무엇입니까?
대륙들 이름은 무엇입니까?
독일에는 어떤 주들이 있습니까?
프로이센과 바이에른, 작센과 뷔르템베르크 중에 어느 주가 더 큽니까?
독일, 바이에른, 뷔르템베르크, 헤센, 바덴, 프랑스, 영국의 수도는 어디입니까?
우리 주에는 어떤 지방들이 있습니까?
우리 도시는 어떤 지방에 있습니까?
우리 도시에는 어떤 강이 흐릅니까?
이 강은 어디에서 생겨서 어디로 흘러갑니까?
독일에서 가장 긴 강은 무엇입니까?
우리 주의 도시들과 독일의 다른 주의 도시들을 열거해주십시오.

산은 무엇이고, 산맥은 무엇입니까?

아는 산맥이 있습니까?

가본 적 있는 여행을 설명해주시겠습니까?

주 제후의 이름은 무엇이고, 독일 황제의 이름은 무엇입니까?

이 제후와 황제 전에는 누가 통치했습니까?

독일 제국은 언제 생겼습니까?

1870년에 무슨 일이 있었습니까?

스당 전투[15]의 원인은 무엇입니까?

비스마르크는 누구입니까?

제국 수상의 이름은 무엇입니까?

아는 전쟁이 있습니까?

군대 입대 연령은 얼마이며 복무 기간은 어떻게 됩니까?

무기에는 어떤 종류가 있습니까?

군인은 어떤 목적으로 존재합니까?

누구나 군인이 되어야 합니까?

선거에는 어떤 목적이 있습니까?

제국의회선거와 주의회선거의 차이는 무엇입니까?

언제 선거권이 생깁니까?

어떤 정당이 있습니까?

중도당은 무엇을 지향하며, 사회민주당은 무엇을 지향합니까?

입법은 누가 합니까?

당국이란 무엇입니까?

처벌받는 이유는 무엇입니까?

경찰과 법원은 왜 있습니까?

변호사와 검사의 차이는 무엇입니까?
세금은 누가 납부하며 어디에 쓰입니까?
이자는 무엇입니까?
장애자 카드의 용도는 무엇입니까?
어떤 종류의 화폐가 있습니까?
유가증권은 무엇입니까?
가장 필요한 금속은 무엇입니까?
개인이나 3인 가족은 하루 생활비로 얼마가 필요합니까?
연간 피복비로 얼마가 필요합니까?
시골보다 도시에서 더 큰 집을 짓는 이유는 무엇입니까?
문학가란 무엇입니까?
실러와 괴테는 누구입니까?
두 사람에 관해 무엇을 압니까?

마지막 소규모 질문군에서는 도덕적 일반표상과 판단력이 존재하는지 알아보아야 한다.

배우는 이유는 무엇입니까?
부모와 동료에게 어떤 의무가 있습니까?
결혼의 목적은 무엇입니까?
미성년자와의 간음이 처벌받는 이유는 무엇입니까?
500마르크가 생기면, 또는 거액의 복권에 당첨되면, 무엇을 하겠습니까?
법을 지켜야 하는 이유는 무엇입니까? 위증이란 무엇입니까?
인간은 어떤 상황에서 행복하고, 어떤 상황에서 불행합니까?

당신의 미래를 어떻게 생각하십니까?

정절이란 무엇입니까? 경건이란 무엇입니까? 겸손이란 무엇입니까?

증오와 질투의 차이는 무엇입니까? 인색과 절약의 차이는 무엇입니까?

용감함의 반대는 무엇입니까?

물론 이러한 질문을 다양한 방식으로 변경하고 보충할 수 있다. 이러한 질문에 대한 답변을 통해 한편으로는 환자의 지식을, 다른 많은 점에서는 환자의 판단력도 통찰할 수 있다. 상이한 시간에 동일한 질문에 대답하게 하는 방법도 특히 중요하다. 그러면 그 결과에서 질병과정이 악화되는지, 개선되는지, 주기적으로 변동하는지 매우 분명하게 추적할 수도 있다.

묄러Möller[21]는 약간 다른 방법을 택했다. 그는 주로 정신지체자 연구를 중시했으며, 첫째, 기억에 고착되는 표상내용의 범위를 살펴보고, 둘째 정신적 가공 능력을 검토하고자 했다. 첫 번째 목적을 위해 묄러도 설문지를 고안했는데, 이 설문지는 각 사례에 맞게 조정되었으므로 매우 광범위했다. 이 설문지에서는 각 환자의 특별한 생활환경, 환자가 학교에서 배운 내용, 생업 및 직업활동을 상세히 캐물었다. 그리하여 기억소재에 대한 통찰은 매우 완벽해졌지만 다양한 개인 간 비교는 매우 어려워졌다. 지성기능의 판단기준으로서 묄러는 '우화방법**Fabelmethode, fable method**'을 이용했다. 즉 묄러는 환자들에게 다양한 난이도의 단순한 우화를 들려주고 이로부터 교훈을 도출하고, 적절한 제목을 찾아내고 비슷한

21) 묄러(Möller), 지능검사에 관하여. 정신지체 진단 논고(Über Intelligenzprüfungen, ein Beitrag zur Diagnostik des Schwachsinns). 박사학위논문 1897; 정신의학 논총(Archiv für Psychiatrie), XXXIV, 284.

가르침을 주는 속담을 말해보라고 요구했다. 이러한 방법은 판단력과 추론능력을 알아내는 데 틀림없이 적합하지만, 이 경우에도 개인 간 비교는 현저한 어려움에 부딪힌다. **핑크**Finkh[22)]는 비슷한 목적을 위해 속담을 사용하여 이를 상세히 설명하고 근거를 말해보도록 했다. 각자의 경험에서 사례를 찾아내고, 일상생활환경에 적용되는 교훈을 발견하고, 유사한 또는 반대되는 내용의 다른 속담을 알아내어 그 타당성을 판단하고 평가하도록 했다. 이러한 방법을 통해서도 습득한 지식과 구분되는 실제 정신능력을 통찰할 길이 열린다.

헤네베르크Henneberg[16]는 다른 보조수단도 동원했다. 먼저 **에빙하우스**Ebbinghaus[17]가 제시하고 **베크**Weck도 이용한 방법을 사용하여 텍스트에 빠져 있는 일부 음절이나 단어를 문맥에 맞게 보충하도록 했다. 진찰환자의 표현방식과 정신적 안목에 맞추기 위해 환자들의 편지를 기초로 삼아 빈칸을 보충하게 했는데 이는 처음에는 쉬웠지만 점점 어려워졌다. 이와 비슷한 과제는 일부 주어진 단어를 기초로 의미 있는 문장을 만들어내는 것이다. 그런 다음 헤네베르크는 복잡한 그림(관광엽서, 그림 차트)을 파악할 수 있는 능력, 특히 상황을 묘사하는 그림이 연속될 때 (**빌헬름 부시**Wilhelm Busch[18]의 그림이야기) 맥락을 이해할 수 있는 능력을 검사했다. **베른슈타인**도 비슷한 방법을 사용했다. **간터**Ganter가 시도했듯이 익살스러운 관계, 우스꽝스러운 상황에 대한 이해 검사도 정신능력을 판단하기 위해 동원될 수 있다.

22) 핑크(Finkh), 신경의학 중앙지(Centralblatt für Nervenheilkunde), 1906, 945; 베크(Weck), 에빙하우스 방법에 따른 지능검사(Die Intelligenzprüfung nach der Ebbinghausschen Methode). 박사학위논문 1905; 간터(Ganter), 정신의학 논총(Archiv für Psychiatrie), LXIV, 957.

실어증 및 실행증 현상을 정확히 분석할 필요에서 특정한 진찰계획이 종종 수립되어왔다. 그 모범적 사례는 **리거**에 의한 정신자산 기록인데,[23] 이를 통해 리거는 심한 뇌손상을 입은 환자에서 표상자산의 범위와 지성 기능을 정확히 측정했다. 리거가 실행한 검사는 먼저 단순한 뇌질환으로 인한 결함을 발견하는 데 유용하지만, 일련의 다른 형태의 정신장애, 특히 쇠약상태에도 적용할 수 있음이 틀림없다. 앞으로는 특히 중요한 장애가 덜 중요한 장애와 점차 구분될 것으로 예측되며, 그러면 지금은 노력과 시간이 소모되는 이 방법을 실제에서 더욱 쉽게 사용할 수 있을 것이다.

감정Gefühle, emotions, **정동**Gemütsbewegungen, affects, **열망**Strebungen, aspirations에 관한 의학적 검사는 매우 불완전하다고 말할 수밖에 없다. 이러한 영역의 일회 진찰에서 인식할 수 있는 결과는 대개 표현운동을 외적으로 관찰할 때 이미 나타난다. 표현운동에서는 조증환자의 고조된 기분, 활동충동, 말하고 싶은 욕망, 섬망환자 또는 우울증환자의 안절부절증과 불안, 긴장증환자의 운동충동, 매너리즘, 상동증, 히스테리 환자의 민감성과 불안정성이 드러난다. 환자를 관찰하면 정신운동의 흥분성, 억제, 의지차단 및 의지일탈의 상승 또는 저하에 관해서도 점점 다소 명료하게 밝혀낼 수 있다. 신체적으로나 정신적으로 영향을 미치려 하면 납굴증, 거부증, 불안한 저항, 완고성, 고집, 유약성이 나타난다. 우리는 이러한 관찰경험 이외에, 완전히 신뢰할 수는 없기는 하지만, 자신의 내

23) 리거(Rieger), 뇌손상으로 인한 지능장애 설명 및 지능검사에 일반적으로 적용할 수 있는 방법 초안(Beschreibung der Intelligenzstörungen infolge einer Hirnverletzung, nebst einem Entwurf zu einer allgemein anwendbaren Methode der Intelligenzprüfung). 1889.

면상태를 묘사하는 환자 자신의 설명에 본질적으로 의존한다. 물론 진찰 과정에서 정서과민이 큰지 작은지, 기분이 균일한지 자주 바뀌는지, 끝으로 특정한 방향으로 눈에 띄게 감정 표현을 하여 근거 없는 증오, 종교적 열광, 과도한 행복감, 무관심, 둔감성을 보이는지 등의 다양하고 중요한 정보가 밝혀질 수 있다. 검사에서 자살충동, 성적 욕망 고조, 구매중독, 알코올 중독 등 병적 성향이 존재하는지도 고려해야 한다. 하지만 이 경우에도 행동 전체에서 자기도 모르게 드러나지 않는 성향은 환자에게 캐물어도 알아낼 수 없는 경우가 많으므로, 이러한 성향에 관해 완벽히 알고 싶으면 주변사람들의 말에서도 도움을 받아야 한다.

정신질환자들의 정신상태를 알아낼 때 사용하는 방법은, 과학적 관찰을 위해서도, 다른 의학분야와 비교해서도, 상당히 조악하다고 말할 수 밖에 없음을 부인할 수 없다. 이러한 방법은 과학적 조사라기보다 예심판사의 심문과 비슷하다. 유감스럽게도 이러한 결점은 제거하기보다 발견하기 더 쉽다. 정신과정 영역 자체가 정말 신뢰할 수 있는 관찰보조수단 도입에 가장 심하게 저항하며 이러한 저항은 점차적으로만 극복될 수 있다. 그뿐 아니라 정신질환자에게 계획에 따라 순서대로 모든 바람직스러운 검사를 받게 하는 것이 아예 불가능한 경우도 매우 많다. 종종 피검사자는 검사를 싫어하고 접근하기 어렵거나 거의 이해하기 힘들므로, 환자의 특성을 대략이라도 파고들려 하면, 우리는 매우 강한 인내심과 섬세한 솜씨를 갖추어야 할 뿐 아니라 병적 과정이 드러나는 다양한 발현현상에 관해 정확히 알고 있어야 한다.

일반적 보조수단으로 얻을 수 있는 결과는 이러한 소견이 다의적이며 확실하게 계측되지 않는다는 본질적 단점이 있다. 의사가 관찰하는 동일한 임상상이 완전히 상이한 심리적 발생 경위와 의미를 지닐 수 있으며,

진찰되는 기능은 매우 복잡하고 다양하여 단순한 계량 처리가 불가능하다. 이러한 상황에서는 심리학이 정신과정을 정교히 분석하여 정확하고 비교 가능한 수치를 얻기 위해 개발한 방법을 정신의학 진찰에도 이용할 필요가 자동으로 생겨난다. 물론 일련의 확실한 심리검사 실행은, 쉽게 납득할 수 있듯, 정신질환자에게는 제한된 범위에서만 가능하다. 그렇지만, 아니 바로 그렇기 때문에, 적어도 만성적으로 진행되는 일부 형태의 정신이상형태에서 장애의 종류를 더욱 깊이 통찰하기 위해 아마도 머지않아 정신의 크기를 수량으로 측정하고 계산할 수 있게 해줄 몇 가지 방법을 여기서 짧게 암시적으로나마 언급하지 않을 수 없다. 이 모든 방법은 이미 시작되었고 임상에서 시험되었다.[24)]

더욱 정교한 정신 진찰을 위한 방법으로는 우리의 경험 전체가 진행되는 경로를 추적하기를 일반적으로 권장할 수 있을 것이다. 그리하여 먼저 지각과정, 기억력을, 다음으로 표상의 결합, 판단, 추론, 자의식 등의 지성활동을, 끝으로 저급한 감정과 고상한 감정, 기분, 수의 및 불수의 행동으로 전환되는 정동을 고찰해야 할 것이다. 이 모든 단계 중에 단지 몇 단계만이 현재 정신질환자의 더욱 정확한 검사에 이용될 수 있는 것처럼 보이며, 이 몇 단계는 거의 모두 지성기능의 영역에 속한다.

여기서 제시된 과제 해결을 위해서는 최대한 간단한 보조수단으로 진찰을 실행할 수 있고 피검사자의 협력이 되도록 적게 필요하도록 진찰을 구성해야 할 것이다. 이러한 조건에서 정확하고 계수화된 결과를 얻으려

24) 크레펠린(Kraepelin), 정신의학에서의 심리검사(Der psychologische Versuch in der Psychiatrie), 심리학 논문집(Psychologische Arbeiten), I, 1, 1895. 이 문제에 관한 그 밖의 논문은 다음 논문집들에 들어 있다; 바이간트(Weygandt), 정신의학 중앙지(Centralblatt für Psychiatrie), XXVI, 1, 29, 1903; 툴루(Toulouse), 바시드(Vaschide), 피에롱(Piéron), 심리학 실험 기술(Technique de psychologie experimentale), 1904.

하는 것은 거의 불가능해 보이지만, 이처럼 모순되는 어려움의 많은 부분은 확실히 극복될 수 있다. 물론 일부 목적을 위해서 더욱 정교하고 취급하기가 더욱 어려운 보조수단의 사용을 여전히 포기할 수 없겠지만, 모든 정신질환자나 많은 정신질환자를 불러들여 이들의 정신생활을 더욱 철저히 진찰할 수 있으리라 기대할 수도 없을 것이다. 하지만 간단한 보조수단으로도 수많은 새로운 사실을 알아낼 수 있으며, 나아가 이러한 지식을 활용하면 직접적 진찰이 불가능해 보이는 영역도 손쉽게 이해하게 될 것이다.

건강한 사람들과 정신질환자들에 관한 이른바 '정신자산 목록geistiges Inventar, mental inventory' 작성이 종종 시도되어왔다. 이를 위해 특정한 계획에 따라 정신질환자들에게 다양한 검사를 실행했고 그 결과를 통해 정신적 인격의 양태를 최대한 광범위하고 포괄적으로 알아내고자 했다. 물론 원칙적으로 이러한 방법을 생각해볼 수는 있다. 하지만 한 개인의 제한된 범위의 정신생활에서 정신기능의 종류와 범위를 정확히 인식하려 한 적이 있는 연구자라면, 이러한 한정된 과제의 해결에도 엄청나게 많은 시간과 노력이 필요하다는 것을 곧 인식한다. 각 측정값이 우연한 오류, 매일 상이한 계획, 주의력 변동, 숙달, 적응, 피로 등에 심하게 영향받으므로, 모든 오류를 면밀히 고려하며 관찰을 여러 번 반복해야만 확실한 결과를 얻을 수 있다. 따라서 '무작위 표본들Stichproben, random samples'을 통해 얻은 각 수치는 완전히 무의미하다. 그뿐 아니라 우리의 진찰 방법 대부분은 아직 완성되고 시험되지 않아서 그 결과가 무엇을 의미하는지 충분히 통찰하지 못하고 있다. 그렇기 때문에 계측을 이용하여 환자의 정신속성을 포괄적으로 조사하는 것은 무의미하고 실행도 불가능하다. 무작위 표본들을 통해 얻은 각 수치, 갖은 지혜를 동원하여 개발한 '정신검사Mental tests'는 실제 상황에 관해 전혀 아무것도 알려주지 못한다. 따라서 더욱 정교한 심리학적 진찰은 당분간은, 아마도 앞으로 오랫동안, 최대한 면밀하고 수많은 관찰을 이용하여 정선된 환자군에게 약간의 개별문제를 알아보는 데 제한되어야 할 것이며, 그러더라도 조사 소재가 부족하지는 않을 것이다.

우리가 다루어야 하는 정신기능 중에 가장 먼저 떠오르는 것은 **외부 인상**äußere Eindrücke, external impressions **파악**이다. 이러한 과정을 검사하기 위해 우리는 단어와 무의미한 음절이 부착된 원통을 사용하여 성공을 거두었는데, 이 원통이 균일한 속도로 축을 중심으로 회전하는 것이 좁은 틈 사이로 보였다. 특정한 회전속도에서는 몇 가지 스쳐 지나가는 인상을 틈을 통해 인식할 수 있지만, 읽기연습이 오랫동안 계속되면 각 단어가 점차 흐릿해지거나 잘못 파악된다. 따라서 이러한 방식으로 파악속도의 척도를 발견할 수 있을 뿐만 아니라, 특히 오류의 종류도 통찰할 수 있다. 이러한 관찰경험에 따르면 바로 이러한 오류의 종류에 따라 내면적 시야의 크기, 파악의 신뢰도, 지각을 임의로 보충하고 비판적으로 정리하는 성향, 언어표상에서 시각상과 운동감각의 역할 등을 다양하게 밝혀낼 수 있다. 지각영역에서의 연습과 피로의 관계 역시 방금 설명한 방법으로 알아낼 수 있다.

란시부르크[25]도 비슷한 방법을 선택하여, 여러 종류의 자극이 방사형으로 인쇄된 원반을 틈이 뚫린 금속판 뒤에서 계측 가능한 템포로 회전시켰다. 원반의 운동은 메트로놈의 진동을 통해 제어되고 변경될 수 있었고, 전기를 이용하여 기기를 임의로 작동하거나 멈출 수 있었다. 이러

25) 란시부르크(Ranschburg), 월간 정신의학(Monatsschrift für Psychiatrie), X, 321, 1901.

한 장치 전체는 경험소재의 파악 및 명기 검사를 실행하여 이러한 정신기능의 범위 및 신뢰도를 알아내는 데 매우 적합하다. 시간측정도 이러한 검사에 쉽게 수반될 수 있다. 동일한 목적을 위해 임의의 다른 순간노출기Tachistoskop, tachistoscope, 즉 낙하순간노출기, 반영순간노출기, 진자순간노출기 등도 사용될 수 있는데, 특히 진자순간노출기는 자극이 우측에서부터나 좌측에서부터, 즉 책 읽는 방향으로나 그 역방향으로 나타나게 하는 장점을 제공한다.

병상 진찰을 위해서는 최근 몇 년 동안에는 가변식 틈이 뚫려 있는 금속판을 사용했으며, 스프링을 이용하여 이 금속판이 시각자극(숫자, 문자군, 음절, 단어, 그림) 앞을 빠르게 스쳐 지나가게 했다. 인식된 자극 수를 이용하면 파악기능의 척도를 얻을 수 있으며, 오류는 위에서 설명한 방법에서와 비슷한 방식으로 활용된다. 환자를 대상으로 연구하거나 특히 기명력 검사에는 노출시간을 늘리는 것이 적절해 보이는데, 이렇게 노출시간을 늘리고 싶다면 시간을 증분할 수 있는 사진기 셔터를 사용하면 된다. 우리는 카드 자동기계를 본떠 제작한 장치도 보유하고 있는데, 이 장치에서는 작은 판을 보여준 다음 측정 가능한 시간 뒤에 돌출한 금속판으로 이를 다시 가린다.

본회퍼가 섬망환자에게 사용한 보조수단은 더 간단한데, 이는 흔히 바늘을 이용해서는 접촉민감도와 통증민감도를 검사하고, 속삭이는 음성으로는 청각을, 활자표본과 시야계로는 시각을, 양모표본과 채색 정사각형으로는 색각을, 컴퍼스로는 피부의 부위감각을 검사하는 신경학적 연구 방법을 모범으로 삼고 있다. 간단한 그림과 더 복잡한 그림을 제시하여, 지각내용을 계속해서 정신적으로 가공하는 과정을 통찰하며 착각과정의 생성도 밝혀낼 수 있다. 파악장애가 심각한 경우에는 빠르게 내민

손가락 개수 알아내기와 빠르게 연속되는 노크 소리 헤아리기를 환자의 과제로 선택할 수도 있다.

더욱 복잡한 파악기능은 제공되는 세부사항 개수에 좌우된다는 사실을 연구하기 위해 **하일브로너**26)는 다수의 작은 판에 그림을 그렸다. 대포, 교회, 물고기, 외바퀴 손수레 등의 물건이 처음에는 단 몇 개의 선으로 암시만 된 뒤 단계적으로 세부사항을 늘리며 분명하게 묘사된다. 그림이 어느 정도 완성될 때 그 의미가 이해되는지 연구된다. 각 첨가사항이 등가성을 띠지 않을 경우 이러한 방법을 이용한 엄밀한 측정이 불가능하기는 하지만, '조합능력Kombinationsfähigkeit, ability to combine' 판단을 위한 귀중한 단서가 얻어진다. 환자가 제공된 세부사항에서 빠진 것을 보충할 수 있는 능력이 얼마나 있는지 밝혀질 것이며, 전체 인상을 획득하고 불확실한 것을 해석하거나 최대한 정확하게 파악된 세부사항에 첨부하는 일반적 성향도 이 검사에서 드러날 것이다.

이른바 **정신 반응 시간측정**psychischen Zeitmessungen, mental time measurements에서도 지각과정은 중요한 역할을 한다. 이러한 측정에서는 **히프** Hipp[19]의 크로노스코프가 매우 편리하고 확실한 보조수단이 되는데, 그 방법이 다양한 방면에서 매우 면밀하게 완성되어, 노련한 의사의 손으로 측정이 이뤄지면 정신의학의 과학적 지식이 매우 가치 있고 풍성해진다. 물론 유감스럽게도 지금까지 정신질환자에게 실행하여 발표된 많은 검사는 미숙한 검사설계로 인해 전혀 무가치하다. 그렇지만 정신의학에서 실행된 수많은 측정이 보여준 바에 따르면 정신질환자에서도 특별한 어려움 없이 이러한 방식으로 중요한 결과를 얻을 수 있다고 생각된다. 예

26) 하일브로너(Heilbronner), 월간 정신의학(Monatsschrift für Psychiatrie), XVII, 165.

를 들어 불러주거나 읽어준 단어나 문자 및 색상이나 간단한 형태의 파악시간을 계측할 수 있다.

모든 파악검사의 결과는 **주의력**Aufmerksamkeit, attention의 양태에 의해 매우 본질적 영향을 받는다. 따라서 파악검사에서 얻은 수치의 변동은 주의집중의 균일한 유지 또는 감소의 척도가 될 수도 있다. 주의집중이 유지되는지는 지속적 정신작업(덧셈Addieren, addition)을 할 때 작은 펜을 이용하여 정확히 추적할 수 있다. 이 펜은 더한 숫자에 밑줄을 그을 때마다 전기가 차단되어 각 계산에 걸리는 시간을 기록할 수 있다. 그리하여 계산속도의 변동뿐만 아니라, 특히 의지 개입이 문제 해결에 미치는 영향력도 정확히 알게 되는 것이 밝혀졌다. 단순한 검사에서는 동일한 숫자를 계속해서 더하거나 빼는 것도 적합함이 입증되었다. 예를 들어서 100에서 7을 계속해서 빼게 하면 계산속도의 변동과 특히 편차를 통해 주의집중이 유지되는지 알아볼 수 있다. 임의로 방해를 집어넣어 외부 요인에 의한 주의산만성도 판단할 수 있다.

기억력Gedächtnis, memory 검사는 먼저 이전에 얻은 표상을 내면에 확고하게 고착하는 능력뿐 아니라, 다음으로 새로운 표상을 수용하여 보존하는 능력도 살펴보아야 한다. 고착능력 장애를 발견하기 위해서는 대개 당연하다고 여겨지는 일부 지식에 관해 질문을 던지곤 한다. 이는 개인적 체험일 수도 있고, 다른 식으로 습득한 일련의 표상, 특히 계산일 수도 있다, 연속되는 계획적 계산검사를 통하여 환자가 어린 시절에 습득한 간단한 숫자조합을 아직도 손쉽게 하는지 알아보는 척도를 얻을 수 있다. 나는 수년 전부터 이러한 목적을 위해 특별히 인쇄된 노트에 한 자리 숫자를 계속하여 더하게 시키고 있다. 규칙적으로 잠시 휴식할 때 종소리가 들리면 밑줄을 그어 그때까지 계산한 문제를 구분함으로써, 더한 숫자의 양에서 곧바로 각 시간마다의 실적을 계측할 수 있다. 병상에서는 이러한 연속 계산을 더 짧게 실행하게 할 수 있다. 예를 들어 3, 7, 12를 계속하여 더하거나 빼게 하여 초시계로 시간을 잴 수 있다.

매우 비슷한 방법으로 기억력의 순간적 수용능력, 즉 '**기명력**Merkfähigkeit'을 긴 숫자 또는 무의미한 일련의 음절을 암기하게 하여 별다른 어려움 없이 검사할 수 있다. 이때 각 환자는 암기해야 할 일련의 내용을 개인마다 특정한 매우 상이한 속도로 암송함이 밝혀진다. 아마도 이는 암기 방법마다 편차가 있기 때문인 것 같다. 일련의 숫자를 암기할 때는 감각인상 파악에 기표의 발음이 연결됨을 고려하면, 천천히 암송할 때는 주의력이 주로 시각상과 아마도 이와 연상되어 떠오르는 소리상에 집중되지만, 반면 빠르게 암송할 때는 주의력이 특히 말운동표상에 집중된다고 쉽게 가정할 수 있는데, 이러한 추측은 다른 관찰에 의해서도 뒷받침된다. 소리상은 천천히 명기할 때, 말운동표상은 자주 반복될 때 우리 기억력에 더 잘 고착된다. 따라서 암송 속도가 느리면 소리상을, 빠르면 말운동표상을 선호하는 습관이 있음을 알 수 있다. 적어도 이 암기활동에서는 그러하다. 하지만 이러한 상이성이 각 작업영역을 넘어서도 효력을 유지하지는 않는 것 같다.

기명력 검사는 파악력 검사에 언제나 편리하게 수반될 수 있으며, 이를 위해서는 자극 제공과 자극 묘사 사이에 임의의 길이의 시간을 끼워 넣는다. 이 시간들을 상당히 짧게 선택하고 시간들을 수없이 증분시키면, 지각과정이 완전히 전개될 때까지 그 과정의 발달을 추적할 뿐만 아니라, 상의 퇴색과 오류과정의 발생 모두를 세세하게 관찰할 수 있다. 이러한 목적을 위해 임의의 각종 순간노출 장치를 사용할 수 있다.

훨씬 간단하여 정신질환자 진찰에 더욱 유용한 기명력 검사 방법은 **갈**

톤Galton, **본회퍼**, **스미스**, **귀차르디**Guicciardi, **피레게**Vieregge 등의 다른 연구자가 사용했다. 환자에게는 불러준 여러 자리 숫자, 음절모음, 보거나 들은 단어를 약간의 시간이 지난 뒤 구두나 필기로 반복하거나, 몇 개의 제시된 그림이나 대상에서 특정한 대상을 다시 식별하는 과제가 주어졌다. **베른슈타인**은 언어적 이름이 붙지 않은 기하 그림을 사용했다. 이 그림 중 9개를 한 테두리에 모아놓고 30초 동안 보여주었다. 그런 다음 피검사자는 다양한 길이의 시간이 지난 뒤에 상당수의 이러한 그림 가운데 방금 본 그림을 골라내야 했다.

란시부르크[27)]는 광범위한 검사계획을 편성하여, 건강한 일반인, 신경쇠약환자, 진행마비환자에게 실행했다. 이 검사에서는 의미나 소리로 연결되어 있거나 아무 관련 없이 연결된 단어쌍들에서 첫 번째 단어를 말해주면 두 번째 단어를 설명해야 한다. 나아가 피검사자는 반신상 Brustbilder, half-length portrait 모음 가운데 방금 본 것을 골라내야 하고, 그런 다음 이와 연관된 이름도 기억해야 한다. 다양한 색조 가운데 전에 명기된 색조를 골라내야 하며, 임의로 배열된 수많은 정사각형 가운데 몇 가지를 기억하여 나중에 다시 찾아내야 한다. 끝으로 피검사자에게 일상생활의 숫자정보를 알려준 다음 이를 물어본다. **볼트**Boldt도 비슷한 계획에 따라 상당한 수의 건강한 사람과 환자를 진찰했다. 유감스럽지만 다양한 방식으로 구성될 수 있는 이러한 검사계획들에는 항상 큰 단점이 자리잡고 있다. 동일한 종류의 검사 수효가 매우 적어서 우연한 방해에도 심각

27) 란시부르크(Ranschburg), 월간 정신의학(Monatsschrift für Psychiatrie), IX, 241, 1901; 조머의 정신 및 신경질환 임상강의(Sommers Klinik für psychische und nervöse Krankheiten), II, 365; III, 97; 볼트(Boldt), 월간 정신의학(Monatsschrift für Psychiatrie), XVII, 97; 피레게(Vieregge), 정신의학 일반 학회지(Allgemeine Zeitschrift für Psychiatrie), LXV, 207.

하게 영향을 받으며, **란시부르크**가 시도한 다양한 검사형태의 합산은 허용될 수 없는 것으로 보인다는 것이다. 그렇지만 부언하자면 란시부르크의 검사에서는 신경쇠약자의 경우 특히 단어결합에서 기명력이 감소되고, 진행마비환자에서는 특히 단어 및 이름 기억력과 공간 지남력에서 명기의 범위와 확실성이 심각하게 손상되어 있음이 뚜렷이 나타난다.

최근 몇 년 동안 **란시부르크**는 기억력 검사를 단어쌍 사용으로 제한했다. 그래야 결과를 훨씬 명백하게 계산할 수 있기 때문이다. 란시부르크는 9개의 단어쌍으로 이루어진 행렬 7개를 2~3초의 노출시간으로 보여준다. 그 직후 첫 번째 단어를 불러주어 단어쌍 중에 몇 개가 기억에 고착되어 있는지 알아낸다. 이는 원래의 기억력 검사는 오랜 시간 뒤에 다른 명기를 하거나 더 이상 명기를 하지 않고 실행되는 것과 대조된다. 이때 매우 흥미로운 점은 서로 유사한 것으로 연상되는 단어를 사용하면 같은 행렬이나 이웃 행렬에서 명기작업에 심각하게 방해가 된다는 것이다.

표상연결Vorstellungsverbindungen, connections of representations 검사[28)]는

28) 아샤펜부르크(Aschaffenburg), 심리학 논문집(Psychologische Arbeiten), I, 209; II, 1; IV, 235; 반 에르프 탈만 키프(Van Erp Taalman Kip), 정신과 및 신경학 논문집(Psychiatrische en neurologische Bladen), 1899, 634; 1903, 1; 블로일러(Bleuler), 융(Jung), 리클린(Ricklin), 심리학 저널(Journal für Psychologie). III, IV, VI, VII, VIII, IX; 융(Jung), 범죄인류학 논총(Archiv für Kriminalanthropologie), XXII, 145;이세를린(Isserlin), 뮌히(Münch), 주간 독일 의학(Deutsche medizinische Wochenschrift), 1907, 27; 슈니츨러(Schnitzler), 연상검사 없이 표상 콤플렉스를 진단하기 위한 연구(Onderzoekingen over de Diagnostiek van Voorstellings-Complexen niet behulp van het Associatie-Experiment). 박사학위논문 1907; 판 데르 후번(Van der Hoeven), 단어반응 검사에서 표상의 정동적 잉여가치의 영향(De invloed der affectieve meerwaarde van Voorstellingen in het Woordreaktie-experiment). 박사학위논문 1908; 바우만(Bouman), 조머의 정신 및 신경질환 임상강의(Sommers Klinik für psychische und nervöse Krankheiten), II, 505.

매우 다양한 방면으로 확장될 수 있다. 먼저 각 표상이 연결되는 속도를 측정하는 것이 가능할 것이다. 이러한 속도는 위에 언급한 계산검사에서 이미 대략 평가할 수 있을 것이다. 하지만 표상연결의 종류에 따른 속도의 엄청난 다양성도 정확히 밝혀내려면 크로노스코프 또는 초시계를 이용해서 측정해야 한다. 그 밖에도 일련의 광범위한 검사가 보여준 바에 따르면, 동일한 자극어로 동일한 검사를 계획적으로 반복하면서 연상시간을 조사하여 독특한 결과를 얻는다. 특히 숙달이 표상연결의 속도Schnelligkeit, speed와 확고성Festigkeit, firmness에 미치는 영향을 매우 잘 추적할 수 있다. 다만 시간측정 없이도 연상검사를 다양하고 흥미롭게, 또한 매우 쉽게 실행할 수 있다. 어떤 단어를 말하면 바로 환자에게 떠오르는 첫 번째 표상을 기록하는 것만으로도 짧은 시간 안에 연상 **통계**Statistik, statistics를 위한 자료를 수집할 수 있는데, 이 자료는 내적 표상연결과 외적 표상연결과의 습관적 관계뿐만 아니라 습득한 연상, 소리연상, 자극어의 종류와 아무 관련도 없는 '오류연상Fehlassoziationen, misassociations'의 빈도도 밝혀준다. 이러한 방식으로도 각 연상군의 확고성 수치를 알아낼 수 있다. 나는 검사 총계에서 반복 시 새로 나타나는 연상이 차지하는 비율을 확고성 수치의 척도로 삼았다.

그 밖에도 피검사자에게 정해진 시간 동안 떠오르는 표상을, 시작단어와 함께 또는 시작단어를 빼고, 적으라는 과제를 줄 수 있다. 이 검사에서는 표상형성 속도의 평균값을 얻을 수 있는데, 이 속도는 대개 쓰기 속도보다 느리다. 그런 뒤 이런 방식으로 각 종류의 표상연결 성향, 특히 정신의학적으로 매우 중요한 무의미한 소리연상 성향을 평가할 수 있다. 끝으로 이러한 방법에서는 사고과정의 일관성이나 지리멸렬, 표상내용의 풍부성, 갑작스러운 중단, 완강한 고수 또는 지속적 반복 성향에 대한 평가도 얻는다.

피검사자에게 적어야 하는 단어를 특정 단어군에서 선택하도록 제한하면, 예를 들어 눈이나 귀로 지각되고, 쾌감이나 불쾌감을 야기하는 대상이나 일반 개념 등에서 고르게 하면, 주어진 시간에 해낸 실적을 근거로 하여 언급된 모든 표상군의 준비 상태와 표상내용 전체의 형성을 추론할 수 있다. 검사가 보여준 바에 따르면 이러한 결과는 다양한 방면으로 활용될 수 있다. 판단과 추론 등의 더욱 어려운 연상기능에 관해서도 매우 비슷한 방식으로 그 정확성, 속도, 확고성을 진찰할 수 있다.

연상검사는 **블로일러**, **융**, **리클린**의 포괄적 연구를 통해 중요해졌다. 이러한 연구에서는 한편으로는 교육받은 사람과 교육받지 않은 사람을, 다른 한편으로는 상이한 인격을 특징짓는 다양한 일반 연상습관이 규정되었을 뿐만 아니라, 생생한 감정적 표상이 떠오르면 연상검사에 중요한 영향을 미칠 수 있음도 밝혀졌다. **융**은 이러한 '콤플렉스Komplexe, complexes'의 영향이 인식되는 일련의 징후를 열거했다. 먼저 측정시간 지연, 연상 실패, 무의미한 연상, 단순한 투사, 자극어 또는 방금 했던 연상의 반복, 피상적 연상, 특히 소리연상의 발생이 이러한 징후에 속한다. 이러한 변화는 콤플렉스를 언급한 검사에서, 때로는 일부 후속 검사에서 나타나며, 가끔은 이 후속 검사에서만 드러난다.

이러한 과정이 진행될 수 있다는 것은 분명 의심할 수 없다. 하지만 융이 언급한 징후 자체는, 완전히 다른 원인에서 생길 수도 있는 주의력장애, 피로, 우연한 외적 · 내적 장애일 뿐이고, 검사와 아무 관계없는 표상이 생생히 떠오른 것일 뿐임이 입증된다. **융**은 약간 무리한 사례 이외에 매우 명백해 보이는 사례도 언급하기는 했다. 하지만 내가 관찰경험에 근거해서 주장하지 않을 수 없는 바는, 연상으로 자극된 콤플렉스가 융이 언급한 장애를 일으키는 경우는 그리 빈번하지 않은 예외일 뿐이라는 것이다. 연상이 지연되거나 실패한 원인 전체 또는 상당한 부분을 '콤플렉스를 언급하여' 설명하고자 하면 이는 작위적이 된다. 우리는 대개 일련의 검사 전체에서 주의력을 이완시키기 위해 전체 상태를 변화시킴으로써, 대개 일련의 검사 전체에 대해 비슷한 장애(피로, 알코올)를 일으킬 수 있음을 관찰한 바 있으며, 이러한 관찰경험에 따르면 융이 언급한 징후는 단지 일반적 부주의를 의미할 뿐 부주의의 특별한 원인을 알려주지는 않는다.

최근 **융**은 검사가 반복될 경우 콤플렉스 연상은 무관심한 연상보다 더 상기되기 어려운 특징이 있다고 강조했는데 이러한 주장은 나에게 더욱 미심쩍어 보인다. **이세를린**Isserlin,[20] **슈니츨러, 판 데르 후번**van der Hoeven도 이러한 관찰이 사실인지 확인할 수 없었고, 나도 내 관찰경험에서 이에 대한 단서를 전혀 찾을 수 없다. 연상이 어떤 개인적 체험에 대한 기억에 현재 자극받는 경우에는, 표상연결이 기계적으로 습득되며 개인적 특징에서 벗어나는 경우만큼, 연상이 확고하게 고착되지 않기 마련이라 말할 수 있을 뿐이다. 이러한 관찰경험을 약하게 고착된 '차폐기억Deckerinnerungen, screen memories'의 의식적 또는 무의식적 억압 내지 발생이라고 해석하는 것은 나에게는 전혀 있을 수 없는 일로 보인다.

이러한 마지막 논의와 관련하여 프로이트와 그 추종자들이 실행하고 있는 '정신분석Psychoanalyse, psychoanalysis' 방법을 잠깐 살펴보아야 한다. 이 방법 역시 숨겨지고 억압된 표상, 특히 기억을 드러내는 것을 목표로 삼는다. 이러한 방법에서는 편안히 누워 있는 환자가 눈에 보이지 않는 의사에게 1~2시간 동안 떠오르는 모든 일을, 특히 꿈도 이야기해야 한다. 의사의 중간 질문과 의견에 상당히 영향받는 고백은, 짐작되는 콤플렉스가 발견될 때까지 오랫동안, 경우에 따라서는 수년 동안 계속된다. 콤플렉스가 의심되는 연상에 관한 더욱 정밀한 후속 논의와 함께 연상검사가 동원될 수도 있다. 이러한 매우 심층적인 방법을 통해 한편으로는 의사가 환자의 정신생활을 깊이 통찰할 수 있음은 명백하다. 하지만 행동 방식에 관해 지금까지 발표된 소수의 자세한 보고에 따르면 의사에게 떠오르는 표상에 따라 환자가 심하게 편파적으로 영향을 받으며, 끝으로 그런데도 찾는 결과에 도달하려면 해석기술이 필요한데 이 기술을 발휘할 줄 아는 사람은 소수인 것으로 보인다. 따라서 이러한 방식은 적어도 지금까지의 목표를 고수한다면 결코 일반화되지 못할 것이다.

의지동기 유발 연구를 위해 먼저 선택시간을 측정할 수 있다. 어떤 자극에는 오른손 운동으로 반응하고 다른 자극에는 왼손으로 반응하라는 과제를 주는 경우, 이에는 두 자극의 구별하는 과정뿐만 아니라 두 운동을 선택하는 과정도 포함된다. 이러한 '선택반응Wahlreaktionen, selective reactions'은 뇌의 흥분상태에서 신속히 진행되는데, 흥분상태는 의지운동 유발을 촉진하기 때문이다. 대개 그러듯, 주의산만성이 높아진 상태이면 잘못된 팔로 '오류반응Fehlreaktionen, false reactions'을 일으키기 쉽다. 그 밖에 의지동기의 양태를 밝혀내기 위해 읽기, 쓰기, 말하기 속도를 검사하는데, 이러한 속도를 알아내기 위해서는 연쇄적으로 계속되는 동일한 종류의 계산문제 해결을 통해 계산속도를 측정할 때와 비슷한 방법을 사용한다.

글 진찰을 위해서 나는 오래전부터 줄맞춤, 각 글씨의 속도를 고려하고, 이른바 '필압저울Schriftwa(a)ge, writing scale'을 이용하여 매 순간 문서에 가해지는 필압을 측정했다. 이때 정신운동성 흥분, 억제, 의지차단의 징후가 매우 분명하게 나타난다. 이 검사는 대단히 정교하고 광범위하므로 정동과 의지동기가 글에 미치는 영향을 점점 명료하게 통찰할 수 있으리라 기대해도 좋다. 하지만 유감스럽게도 이러한 방법은 너무 민감하여 각 정도의 측정이 매우 힘들고 시간 소모가 많다.

언어의 더욱 정교한 과정에 관한 진찰도 다른 면에서는 매우 유망함이 틀림없지만 측정하기 어렵기는 마찬가지인데, 이러한 진찰은 특히 **헤르만**, **스크립처**Scripture,[21] **크뤼거**Krüger가 실행한 바 있다. 이때 적절한 진찰을 위하여 크뤼거의 후두음기록기Kehltonschreiber, throat sound recorder를 사용한다. 이는 원통에 고무를 씌운 기기로서, 이를 후두에 대면 후두의 진동이 섬세한 기록 캡슐에 전해진다. 아니면 **루셀로**Rousselot[22]의 캡슐과 연결된 확성기를 사용하여 이 확성기에 대고 말을 한다. 이렇게 하여 모음의 매우 세밀한 진동곡선을 얻으며, 최근 방법에 따르면 자음에 의해 생기는 더 단순한 압력진동도 기록한다. 최근 **마르베**Marbe[23]가 보고했듯 그을음을 일으키는 불꽃을 이용하여 기록하면 진동 재현이 현저히 향상된다. 이렇게 기록하면 그림들이 매우 분명해져서, 지금까지처럼 현미경이나 특수한 투사장치를 이용해서 측정할 필요가 없어진다.

각 진동수 계측에서는 각 모음의 '멜로디 곡선Melodiekurve, melody curve'을 얻어 음높이의 상승과 하강을 볼 수 있다. 동시에 각 문자, 모음, 자음의 준비 및 실행에서 시간 관계를 추적할 수 있으며, 이는 말장애 진행을 밝히는 중요한 근거가 될 것으로 보인다. 음성소모의 측정은 많은 정신의학 문제에 매우 중요할 터인데, 유감스럽게도 이러한 음성소모의 강도는 현재는 스크립처가 고안한 바와 같은 (축음기 녹음 뒤 곡선의 과도한 확대) 값비싸고 복잡한 장치를 이용해서만 알아낼 수 있다. **스크립처**는 이렇게 조성한 모음곡선을 단순한 성분으로 분해하여 소리색의 생성조건을 밝혀내는 어려운 임무도 달성했다.

의지장애 진찰을 위해 광범위하게 사용되는 것은 틀림없이 **모소**Mosso[24]가 보고한 **에르고그래프**Ergograph[29]지만, 이것을 우리 목적에 활용할 수 있으려면 약간의 개선이 필요하다. 에르고그래프는 운동을 실행시키는 힘에 관해, 다음으로 피로, 억제, 의지차단으로 인하여 힘 소모가 급속히 또는 서서히 정지되는 데 관해 밝혀준다. 느린 템포로 검사하거나 다양한 기간의 휴식 후에 피로곡선을 반복시키면 의지기관의 회복 능력에 관해 알려준다. 이때 매회 끌어당긴 높이는 근육 자체의 능력에 따라, 반면 피로곡선에서 들어올린 횟수는 신경조직의 상태에 따라 달라지는 것 같다. 무엇보다 들어올린 높이의 상승은 카페인의 영향을 받으며, 끌어당긴 횟수의 증가는 알코올과 육체노동의 영향을 받는다는 사실이 이를 입증한다. **그레고어**Gregor와 **헨젤**Hänsel은 우울증환자 및 긴장증환자에 대한 진찰에서 피로곡선 진행 동안 매우 현저한 차이를 밝혀냈고, **브로이킹크**Breukink도 수많은 유사한 진찰을 실행했다.

특히 **조머**와 그 제자들이 연구한 **'자세곡선**Haltungskurve, posture curve' 은 더 많은 사실을 밝혀줄 것 같은데, 이러한 곡선은 무거운 추를 최대한 오랫동안 지탱할 때의 점차적 마비를 기록하여 얻는다. 끝으로 각 끌어당김의 상승 및 저하를 분석하면 의지동기의 영향 아래 근육이 수축되고 이완되는 속도를 측정할 수 있다. 이러한 분석은 부하가 없는 단순한 수의운동 기록으로 보완되며, 이러한 진찰은 아마도 긴장증성 운동 및 억제된 운동의 독특성을 밝혀줄 것이다. 병상에서 피로곡선을 편리하게 생

29) 그레고어 및 헨젤(Gregor und Hänsel), 월간 정신의학(Monatsschrift für Psychiatrie), XXIII, 1; 브로이킹크(Breukink), 심리학 및 신경학 저널(Journal für Psychologie und Neurologie), IV, 85; 에르메스(Ermes), 긴장증에서 관찰되는 근육상태의 본성에 관하여(Über die Natur der bei Katatonie zu beobachtenden Muskelzustände), 박사학위논문. 1903.

성하기 위해 **바일러**는 최근 그가 제작한 역량계Dynamometer를 사용했는데, 이는 개별 압력값을 자동으로 계속하여 기록하는 기기다. 의지동기 유발의 심한 장애는 손을 내밀고, 팔을 드는 등의 단순한 행동이 느려지는 데서 이미 시계로 측정된다. 익숙한 일련의 표현, 숫자 또는 알파벳의 발음 측정도 이러한 장애를 알아보는 데 적합하다.

공간 세 방향으로의 운동분석에 **조머**는 특히 관심을 기울였다. 조머는 팔과 다리의 운동을 방향성분으로 분해할 수 있는 보조수단을 제작했다. 지금까지 이러한 방법은 빠른 불수의운동, 특히 떨림과 경련의 재현에 매우 유용함이 입증되었다. 떨림의 다양한 형태를 방향과 속도에 따라 정확히 추적할 수 있으며, 정신과정과 특히 정동의 발생에 동반되는 근육긴장의 경미한 변화를 어려움 없이 재현할 수 있다. **조머**의 방법은 기능성 운동장애를 신경조직의 단순한 질환에 기인한 운동장애와 구분하는 데도 유용한 근거를 제공하는 것처럼 보인다.

나아가 **조머**는 종종 표현운동의 묘사와 분석에도 몰두했다. 얼굴표현을 더욱 정확하게 연구하기 위해 그는 입체경영상stereoskopisches Bild, stereoscopic image을 동원했고 최근에는 표정의 근육운동 기록도 참고했다. 자세와 전체 신체운동의 묘사와 분석을 위해서는 입체경영상 이외에도 영화촬영술Kinematographie, cinematography이 사용될 수 있지만, 이는 과학적 목적을 위해서는 현저한 개선이 필요하다. 축음기Phonograph도 개선이 필요한데, 조머는 특징적 반응을 포착하기 위해서뿐만 아니라 언어적 독특성과 장애를 더욱 정확히 연구하기 위해서도 이를 사용했다.

끝으로 **조머**가 **리거**를 이어받아 실행한 **무릎반사**Kniesehnenreflex, knee-jerk reflex 진행에 관한 연구는 전망이 밝다. 하퇴부가 균형을 잡으려고 실행하는 운동을 기록한 결과 놀랄 만큼 다양한 종류의 진행이 나타나며,

이 가운데 일부는 특정한 질병상태와 깊은 관련이 있는 것으로 보인다. 특히 지속적 긴장의 고조와 이완, 나아가 발차기의 증가, 계속적 진자운동이 이러한 진행에 속하는 것으로 보이며, **호르눙**Hornung[25]은 하퇴가 단순하게 떨어질 때 알코올의 작용으로도 이러한 진행을 생성할 수 있었다. **바일러**도 매우 간단한 장치로 무릎반사의 양태에 나타나는 차이를 기록하는 데 성공했다.

우리는 측정을 열거하면서 **정동**Gemütsbewegungen, affects은 전혀 언급하지 않았다. 아닌 게 아니라 우리 정신생활의 이러한 측면은 아직까지는 어떤 식으로도 측정할 수 없다. 하지만 인위적으로 기분을 생성할 수는 있다. 우리는 신체적 통증과 각종 역겨운 인상을 통해 불쾌감을 일으킬 수 있을 뿐 아니라 쾌감, 들뜸, 경악, 긴장, 분노를 다양한 방식으로 유발할 수 있다. 특히 이는 최면에서 암시를 주면 쉽게 성공한다. 특히 **레만**, 그 밖에 **멘츠**Mentz, **초네프**Zoneff, **노이만**Neumann, **마르티우스**Martius,[26] **미네만**Minnemann 등은 이러한 방법을 사용하여 호흡, 맥박파Pulswelle, pulse wave, 충혈Blutfüllung, hyperemia이 정동에 미치는 영향을 연구했다. 이러한 검사결과 일련의 중요한 사실을 알게 되어, 이제 이러한 방법을 병적 정서상태에 적용하는 것이 더 이상 가망 없어 보이지 않게 되었다. 의지표출을 더욱 정밀히 이해하기 위한 그 밖의 보조수단, 즉 에르고그래프, **조머**의 떨림장치, 조머의 '반사증배기Reflexmultiplikator, reflex multiplicator', 필압저울, 말운동기록을 이용하여 적어도 정서적 흥분의 외적 징후를 기록하고 측정할 수 있을 것이다. 이를 통해 내적 동요의 강도와 종류도 어떤 한도 내에서 밝혀낼 수 있을 것이다.

이러한 분야의 발전을 위한 새롭고 유망한 보조수단은 '갈바닉 전류 정신신체반사galvanischer psychophysischer Reflex, galvanic psychophysical reflex'[30]를 재현하는 방법인데, 이는 **타르하노프**Tarchanoff27의 연구를 이어받아 **베라구트**Veraguth,28 **조머**, **융**이 개발한 것이다. 이 방법에서는 전기회로에 연결된 인간이 정서적으로 흥분하면, 고감도 거울갈바닉전류계가 기분전환 현상을 보여준다. 이러한 기분전환이 생기는 방식은 아직 전혀 모른다. 하지만 이러한 진찰에 따르면 정동에 수반되며 어떤 한도 내에서 정동의 척도로 사용할 수 있는 정신과정을 통해, 기분전환이 생성됨을 거의 의심할 수 없다. 이러한 기분전환이 기대상태, 흥미진진한 독서, 감정적 표상연결에서는 생생하게 나타나며, 특히 **페테르센**Petersen과 **융**이 보고한 바에 따르면 긴장증환자에서는 거의 완전히 사라진다는 사실이 이를 입증한다.

그 밖에도 어떤 독소는 뚜렷한 기분을 생성하며, 이러한 기분은 정신생활에 영향을 미치는 독소의 측정 가능한 작용과 어떤 관계를 맺고 있는 것 같다고 말할 수 있다. 우리가 앞에서 살펴보았듯, 예를 들어 알코올이 작용하면 운동유발이 쉬워지고, 아편을 통해서는 상상력이 자극되어 기분변화가 일어날 수 있으며, 반면 차를 마시면 편안해지는 이유는 지성활동이 쉬워지고 동시에 운동성이 안정되기 때문이며, 흡연을 하면 만족감이 드는 이유는 담배가 약간의 마비 및 안정작용을 하기 때문이라고 여길 수 있다. 독소와 관련해서도 관찰경험에 따르면 정동 표현이 관찰되는 모든 영역으로 진찰을 확장하는 것이 바람직할 것이다. 이 모든 방면에서 독소의 작용을 더욱 정확히 안다면, 독소가 각 사례에서 어떤

30) 조머 및 퓌르스테나우(Sommer u. Fürstenau), 정신 및 신경질환 임상강의(Klinik für psychische und nervöse Krankheiten), I, 197; 베라구트(Veraguth), 정신전기 반사현상(Das psychogalvanische Reflexphänomen), 1909; 비스방어(Biswanger), 심리학 및 신경학 저널(Journal für Psychologie und Neurologie), X, 149; XI, 65, 133.

변화를 유발하는지를 근거로 현재의 정서상태가 어떠할지 추론하는 것도 생각해볼 수 있을 것이다. 예를 들어 알코올과 브롬이 뇌전증환자의 기분장애에 미치는 매우 다양한 작용을 근거로 이러한 추론을 할 수 있다. 조증환자와 뇌전증환자의 흥분의 차이는 브롬이 두 환자에게 미치는 완전히 상이한 영향을 통해 확연히 밝혀진다. 실제로 독작용이라는 보조수단은 특정한 정신상태의 더욱 정확한 분석을 위해 이미 상당히 성공적으로 사용되어왔다.

이제 정신연구에서 마지막이기는 하지만 사소하지 않은 측면, 즉 **정신적 기본특성**psychische Grundeigenschaften, basic mental characteristics을 알아낼 시점이다. 우리는 동일한 과제를 계속해서 해결하도록 함으로써 다양한 영역에서 정신능력의 변화를 추적할 수 있었다. 작업능력 변동에 의거해서도 앞서 말한 정신적 인격의 기본특성을 재는 척도를 얻을 수 있다. 물론 이러한 종류의 더욱 정확한 측정에는 광범위한 일련의 검사와 각 목적에 적합한 매우 특별한 설계가 필요하다.[31] 하지만 숙달능력은 작업의 영향을 받아 능력이 얼마나 향상되는지 살펴보아 측정할 수 있을 것이다. 예를 들어 어떤 중간기를 사이에 두고 이어지는 두 검사에서 처음 능력들을 비교한다. 물론 중간기 동안의 숙달성 상실은 사람마다 동일하지 않겠지만 이는 고려하지 않는다. 숙달의 확고성Festigkeit, firmness은 이전에 알아낸 숙달 효과가 상당한 중간기가 지난 후에도 여전히 남아 작업능력을 얼마나 향상시키는지 알아보아 추론할 수 있다. 민활성Anregbarkeit, stimulability은 중단 없이 지속적으로 작업하면서 상당히 짧게 작업휴식을 취하면 능력이 얼마나 저하되는지 살

31) 크레펠린(Kraepelin), 심리학 논총(Archiv für die gesamte Psychologie), I, 9, 1903; 스페히트(Specht), 같은 책 III, 245.

펴보아 측정한다. 피로Ermüdbarkeit, fatigability는 상당히 오랜 특정한 작업 시간 후 능력이 얼마나 저하되는지 알아보아 대략 측정할 수 있다. 회복능력Erholungsfähigkeit, recovery ability은 피로를 일으키는 작업을 마치고 휴식을 취한 후의 능력상태에 따라 평가한다. 수면심도Schalftiefe, depth of sleep를 계측하려면 야간의 각 시기에 잠자는 사람을 깨우는 데 필요한 자극의 강도를 알아낸다. 주의산만성Ablenkbarkeit, distractibility은 특정한 장애의 최초 작용에 따른 능력저하로 측정하는 반면, 적응능력Gewöhnungsfähigkeit, adaptation ability은 장애가 상당히 오래 작용하는 동안의 능력변화에서 알아낸다.

이 자리에서는 이 정도로 간략히 시사하는 것으로 그쳐야겠다. 여기서 언급한 정신의 정도의 수량 측정에 관해 상세한 설명과 논증은 인용된 논문에서 찾아볼 수 있다. 광범위한 개별진찰에서 입증된 바에 따르면, 이러한 계측의 대다수는 오늘날 사용 가능한 보조수단으로 실행될 수 있으며, 규모가 크든 작든 여러 정신질환자를 대상으로 수행될 수 있다.

관찰Beobachtung, observation. 상당히 중증인 사례에서는 환자의 단순한 진찰로는 결코 충분치 않으며 좀 더 확실하게 알기 위해서는 다소 오랜 관찰시간 할당이 필요하다는 것은 쉽게 이해할 수 있다. 환자가 진기한 검사에 당황하거나 새로운 상황에 빠졌다는 인상을 받으면 얼마 동안 증상이 완전히 변화할 수 있다. 그뿐 아니라 어떤 질병형태는 본성상 증상이 없는 중간기 후에 진행되거나 발작적으로만 나타나기도 한다. 관찰장소로는 **정신병원**Irrenanstalt, mental hospital이 가장 적합한데, 그 안에서만 지속적 · 전문적 감독이 보장되는 것으로 보이기 때문이다. 별다른 조치 없이 흘러가는 입원 며칠 동안에는 눈에 띄는 관찰결과가 전혀 드러나지도 않는 경우가 매우 많다. 병적 현상은, 실제로 존재한다면, 서서히 시간이 지나며 분명하게 나타난다. 일회 진찰에서는 단지 암시되기만 했던 정신상의 개별 특징이 상당히 오랜 관찰 동안 더욱 분명하고 뚜렷해지며, 본질적 특성이 비본질적이고 우연한 특성과 구분된다. 각 사례에서 초진 시 이미 특정한 진단을 내리는 데 익숙해지면, 정신질환자의 일회검사와 반복검사의 엄청난 차이가 특히 분명하게 드러난다. 그러면 첫 판단을 내렸을 때 겪었던 어려움을 며칠 뒤에는 느끼지 못하는 경우가 종종 있다. 게다가 피관찰자도 동료 입원자에게나 알고 지낸 지 상당히 오래된 의사에게 솔직하게 행동하고 흥분을 감추지 못하며 일회 진찰에서는 억제하고 있던 특성, 생각, 감정을 부주의하게 털어놓는다. 이와 관련하여 편지와 그 밖의 글들이 특히 중요성을 띠곤 하는데, 종종 이것들은 그 작성자의 상태에 관해 전혀 기대치 않은 사실을 단박에 밝혀준다.

그 밖에 이제 정신병원 환경이라는 좁은 틀 안에서이기는 하지만 이러한 틀이 피관찰자에게 병적 의지표출에 충분한 기회를 주기 때문에, 이 피관찰자의 **행동**Handeln, action을 알 수 있게 된다. 활발함 또는 무관심, 주의산만 또는 사고침잠, 능력 또는 무능, 자만 또는 소심, 과민 또는 둔감, 행동력 또는 우유부단, 유약성 또는 완고성, 근면성 또는 나태함, 이 모든 독특성과 그 밖의 많은 성격이 매일 관찰되는 작은 특징에서 점차 더없이 명백하게 입증될 것이 틀림없다. 끝으로, 추측되는 질환의 계속적 또는 불변의 진행이나 호전, 악화, 각종 '발작Anfälle, fits'의 발생이나 수면, 식욕, 소화, 특히 체중의 양태를 확실한 방식으로 알아내는 것은 연속관찰을 통해서 가능하다. 따라서 개별사례에서 신체적 · 정신적 양태를 알아낼 수 있다면, 이를 밝히는 일은 병상관찰이 제공하는 다양한 관찰기회를 통해 대체로 달성될 수 있다. 물론 환자 관찰에서는 자유로운 환경에서의 태도가 더욱 결정적 중요성을 띨 수도 있다. 특히 정신병질자, 정신지체자, 알코올 중독자 등의 환자는 정신병원의 보호를 받는 동안에는 매우 사소한 일탈만 보이지만, 혼자 있게 되면 생활의 요구를 충족시키는 데 놀랄 만큼 무능함을 보이거나 주변환경에 매우 위험한 것으로 밝혀진다. 이러한 모든 사례에서는 정신병원에서의 관찰이 자유로운 환경에서의 생활태도 관찰경험으로 보완되어야 할 것이다.

부검소견Leichenbefund, post-mortem findings.[32] 다른 의학에서는 질병파악을 최후로 확인하기 위해 부검소견을 살펴보는 데 익숙해 있지만, 정신의학에서는 아직까지는 사망 후 검진에 제한적 가치만 인정할 수 있을 뿐이다. 아무리 관찰해도 살아 있는 환자의 현상에서 정신장애의 존재를 확증할 수 없었다면, 오늘날 뇌검진으로는 분명 어떤 판단도 내릴 수 없을 것이다. 시신에서 병적 변화를 발견할 수 없기 때문에 그런 게 아니다. 오히려 특히 최근 수십 년간 이루어진 바와 같은 현미경 검진방법의 현저한 발전 이후로 뇌검진소견에서는 중대하든 미세하든 수많은 편차를 인식할 수 있어, 엄밀한 의미에서 완전히 정상적인 인간두뇌를 찾기

32) 율리우스부르거(Juliusburger) 및 마이어(Meyer), 월간 정신의학(Monatsschrift für Psychiatrie), III, 316; 알츠하이머(Alzheimer), 월간 정신의학(Monatsschrift für Psychiatrie) II, 82; 정신의학 일반 학회지(Allgemeine Zeitschrift für Psychiatrie, LVII, 597; 니슬(Nissl), 정신의학 논총(Archiv für Psychiatrie), XXXII, 656; 대뇌피질에 관한 조직학적 및 조직병리학적 논문집(Histologische und histopathologische Arbeiten über die Großhirnrinde), I권 및 II권; 하일브로너(Heilbronner), 일반 병리학 및 병리 해부학 연구결과(Ergebnisse der allgemeinen Pathologie und pathologischen Anatomie), VI, 증보판 555; 베버(Weber), 같은 책 IX, 1, 1903; 로버트슨(Robertson), 정신질환 관련 병리학 교과서(A text-book of pathology in relation to mental diseases), 1900; 마이어(Meyer), 정신병의 병리해부학(Die pathologische Anatomie der Psychosen), 오르트 기념논문집(Orth Festschrift), 1902; 슈뢰더(Schröder), 신경계 조직학 및 조직병리학 입문(Einführung in die Histologie und Histopathologie des Nervensystems), 1908.

가 어려울 정도다. 죽음과 사투를 벌일 때의 의식혼탁이 대개 뚜렷한 변형을 일으키는 것으로 보인다. 호흐Hoch는 의식혼탁 이외에는 정신적으로 매우 건강한 사람의 피질에서도 이러한 변형을 발견했다. 바로 이러한 점이 부검소견에 대한 우리의 판단을 어렵게 한다. 관찰된 편차는 시신해부로 인한 변형일 수 있을 뿐 아니라, 치명적 질병 자체에 의해서야 비로소 야기될 수도 있으므로, 그 경중과 범위에도 불구하고 죽은 사람의 다른 정신상태와는 전혀 관련이 없다.

부검소견의 발생 경위가 훨씬 이전으로 거슬러 올라가는 것이 확실하더라도, 이러한 부검소견이 정신생활에 어떤 영향을 미칠 수 있었는지는 종종 불명료하다. 종양Geschwülste, tumors, 농양Abscesse, abscesses 등의 근본적 뇌변형이 정신능력은 전혀 또는 거의 약화시키지 않고 진행되는 경우가 자주 보이므로, 부검소견의 임상적 의미를 평가할 때 매우 신중해야 한다. 끝으로 뇌변형이 임상상과 아마도 밀접한 관계를 맺고 있을 경우에도, 부검소견에서 특정한 정신적 장애를 추론하는 것을 포기해야 한다. 해부증상을 근거로 잘 알려진 질병과정이 있었음을 알아내는 것은 제한된 사례군에서만 가능하며, 오로지 이러한 간접적 방법을 통해서만 살아 있을 때 그러한 질병과정의 독특한 임상현상이 존재했다는 가정을 할 수 있다.

정신의학 관찰에서 비교적 중요성이 적은 것은 단순한 해부소견이다. 두개골 기형, 특히 소두증Mikrocephalie, microcephaly과 수두증Hydrocephalie, hydrocephalus은 출생 전이나 소년기에 질병과정이 있었음을 시사한다. 두개골이 두꺼워지는 것은 뇌질량의 병적 감소 때문이고, 얇아지는 것은 노화 위축 때문일 수 있다. 경막harte Hirnhaut, dura mater이 두개관Schädeldach, calvaria과 합쳐지면 만성 염증질환이 관찰된다. 특히 노인 알코올 중독자에서는 두개손상뿐만 아니라 두개관 혈종Blutergüsse, hematomas도 보인다. 연막weiche Hirnhäute, pia maters에서는 다양한 뇌막 변형에 주목해야 하는데, 정신과 의사는 이 중 특히 진행마비성 및 뇌전증성 형태를 고찰한다. 뇌혈관 충혈은 과거에 매우 중시되었으나 중요한 역할을 하지 않는다. 이 충혈은 알코올성과 감염성 섬망 등 일부 급성 질환에서는 증가하고, 뇌압이 높으면 감소하곤 한다. 정신의학에서 역시 중요성이 작은 것은 뇌의 단순한 국소감염이다. 그 예로는 뇌질량을 계속 관찰하거나 분석할 때 감지되는 종양, 혈관폐쇄Gefäßverstopfungen, vessel obstruction, 연화Erweichungen, malacia가 있다. 뇌실Hirnhöhlen, cerebral ventricles의 증대는 대체로 뇌위축Hirnschwund, brain atrophy의 징후이며, 드물게는 배수장애Abflußbehinderungen, drainage disorders(종양에 의한 실비우스 수도Aquaeductus Sylvii, aqueduct of Sylvius[29] 폐쇄) 또는 수두증의 징후다.

뇌이랑과 고랑의 배열은 종종 특별한 관심이 기울여졌지만, 중대한 편차를 보이는 경우에만 정신의학적 중요성을 띤다. 발달지체와 조기에 시작된 질병과정은 뇌이랑결여증Windungsarmut, agyria, 큰뇌이랑증Makrogyrie, macrogyria, 각 뇌영역에서의 국소적 작은뇌이랑 위축 이외에도 뇌표면 배열에 광범위한 변형을 유발할 수 있지만, 이러한 변형은 대체로 더 미세한 구조의 해당 장애를 통해 발생한다. 이 모든 부검소견과 이소증Heterotopien, heterotopia, 그 밖의 심한 기형, 끝으로 뇌구멍증Porencephalien, porencephalia은 백치 영역에서만 고찰된다. 각 고랑의 사소한 불규칙성, 일탈 진행이나 불분명한 생성, 다리뇌발달, 일부 이랑 형성의 강약을 근거로 살아 있을 때의 정신상태를 역추론할 수 없다. 이러한 부검소견들은 초승달고랑Affenspalte, lunate sulcus처럼 동물과의 분명한 유사성을 보일 때만 약간 중요하게 여겨진다.

최근 **라이히하르트**[33)]는 **리거**의 연구를 이어받아 두개골용적의 치수와 중량의 비율에 주목할 것을 역설했다. 라이히하르트는 두뇌의 축소 또는 확대는 그 질량을 두개골의 수용용적과 비교하기만 해도 증명할 수 있다고 강조했는데 이는 옳은 것으로 보인다. 라이히하르트의 말에 따르면 건강한 사람에게서는 그램 단위의 뇌중량이 ㎤ 단위의 두개골용적보다 평균 10~16% 적다. 두개골용적을 측정하기 위해서는 두개골을 톱으로 잘라서 얻은 두개골조각을 필요에 따라 밀폐한 후 이 두개골조각에 물을 붓는다. 뇌질량 감소는 그 성분이 침전되거나, 또한 질병으로 인해 빠르게 수분이 방출되면 일어날 수 있고, 뇌질량 증가는 종양이 형성되어 병적으로 증식하거나 붓는 과정이 빠르게 시작되면 생길 수 있다. **라이히하르트**는 이러한 뇌질량 증가로 인해 다른 공간 제한 원인이 없는 경우에도 압력현상이나 갑작스러운 사망사례가 생길 수 있다고 여긴다.

뇌의 비중량比重量, spezifisches Gewicht, specific weight[30]을 계측하기 위해서는 배수량을 통해 용적을 측정하거나, 물에 담갔을 때 중량감소를 알아내거나, 끝으로 뇌조각이 떠 있는 글리세롤-물 혼합액을 기량계 Aerometer로 검사한다. 비중량을 알아내면 특히 뇌조직의 수분함유량을 밝혀낼 수 있다. **라이히하르트**의 말에 따르면 비중량값은 1032~1048이다. 뇌의 각 부위, 즉 네 개의 둔덕과 숨뇌 이외에도 양반구, 소뇌, 다리뇌의 중량을 측정하면 이 부위들 간의 불균형, 국소적 조직변형을 밝혀낼 수 있을 것이며, 비중량을 별도로 계측해도 당연히 그럴 수 있을 것이다. 그 밖에 뇌중량과 체중 및 신장과의 관계도 고찰될 수 있다. 물론 이

33) 라이히하르트(Reichhardt), 저울을 이용한 건강한 사람과 환자의 뇌검진에 관하여(Über die Untersuchung des gesunden und kranken Gehirnes mittels der Wage), 1906.

러한 계측에서는 병적 뇌변형이 일어나는 위치, 범위 종류에 관해 매우 일반적 종류의 단서만을 얻을 수 있을 것이다.

뇌의 현미경조사를 통해 비교적 짧은 시간에 방대한 양의 소견을 얻었다. 예전에는 가시적 변형이 발견되지 않는 정신장애의 대부분을 '기능성funktionell, functional' 정신장애라 여겼으나, 해부적 근거 없는 정신병의 영역은 급속히 현저히 축소되었다. 특히 뇌피질의 신경세포가 매우 자주 병적 손상의 징조를 보이는 것이 입증되었다. 유감스럽게도 이러한 관찰경험에 처음에 걸었던 기대는 성취되지 않았다. 이러한 세포관찰소견이 사인 또는 우연한 동반질환을 통해서 생성되지 않은 경우 이 소견을 통해서는 생성되지 않았더라도, 이 조사결과를 통해서는 정신의학적 질병과정에 관해 아무런 판단도 내릴 수 없음이 곧 밝혀졌다.

니슬은 신경세포에 독소가 미치는 작용을 연구하면서, 일련의 독소에서 아급성 최대 중독은 일부 피질세포Rindenzellen, cortical cells에 특정한 변화를 야기하지만, 정신의학에서 주로 고찰되는 만성 중독에서는 이러한 작용의 특성이 완전히 희미해진다는 결과를 얻었다. 중독에 의한 뇌장애에서는 특징이 선명히 나타나며 검사가 가능한데도 피질세포 변화의 특성이 흐려진다면, 잘 알려지지 않은 방식으로 발생하는 대다수의 정신질환에서 독특한 세포변화eigenartige Zellveränderungen, peculiar cell changes를 발견할 전망은 매우 낮다고 여겨야 할 것이다. 따라서 **니슬**은 자신이 설명한 모든 형태의 세포질환Zellerkrankungen, cell diseases은 특정한 임상상klinische Krankheitsbilder, clinical pictures을 전혀 특징짓지 않으며, 정신장애geistige Störung, mental disorder의 존재를 알리지도 않는다고 솔직하게 말한다. 세포질환의 범위 및 경중과 임상현상 형성 간의 확고한 관계 역시 입증할 수 없다.

물론 이러한 관계에 관한 우리의 지식은 아직 결점이 많아, 특정한 세포형태만, 대개 대형세포만 더욱 상세하게 검진되기 일쑤인 반면, 정신생활에 훨씬 중요한 그 밖의 다른 세포형태에 관해서는 훨씬 덜 알려져 있다. 그 밖에 우리 지식의 현재 수준에서는 질병과정의 범위와 국소국한에 관한 확실한 판단을 피질Rinde, cortex에서 추론하는 것은 전혀 불가능하다. 뇌피질을 구성하고 있는 것이 틀림없는 기관들은 엄청난 다양성을 보이는데, 기관들이 이렇게 다양한 경우에는 무작위 표본 몇 가지로는 세포변화의 확산을 명료히 이해하는 데 충분치 못할 수 있다. 따라서 모든 세포 종류를 고찰하고 피질 전체를 면밀히 검사하면, 다양한 질병과정의 어떤 특성을 비록 세포질환 종류Art der Zellerkrankungen, type of cell diseases를 보고는 알아내지 못하더라도, 세포질환이 각 세포 종류einzelne Zellarten, individual cell types와 피질영역Rindenbezirke, cortical regions으로 확산되는 양상을 보고는 밝혀내는 일이 원칙적으로는 가능할 것이다. 물론 정신장애에서는 세포변화가 매우 확산되어 있다고 가정해도 좋을 것이다. 국소적 피질손상이 현저하게 발생해도 정신생활에 식별 가능한 손상을 입히지 않고 진행될 수도 있음을 우리는 잘 알고 있기 때문이다. 지금까지 세포변화를 보여주었던 정신이상 형태에서는 세포변화가 매우 큰 범위로 발견된다는 관찰경험도 이러한 가정에 부합한다.

신경세포의 양태뿐만 아니라 그 밖의 피질성분을 관찰해도, 현재 질병과정의 특성을 보여주는 간명한 특징을 찾아내는 일이 가능하지 않다. 신경섬유나 지지조직 또는 혈관이 지금까지 각 질환에서 보여주는 변형은, 다른 질환에서도 유사하거나 동일한 방식으로 발견된다. 이러한 상황은, 정신질환을 임상적으로 구분할 때도 각 징후에서 확실한 특성을 추론할 수 없는 상황과 매우 유사하다. 하지만 정신질환을 임상적으로 구분할 때 환자의 전체 상태를 근거로 현재의 임상형태에 관한 판단을 내릴 수 있듯이, **대뇌피질**Hirnrinde, cerebral cortex**의 전체개관**Gesamtbilde der Hirnrinde, Overall view of the cerebral cortex을 근거로 각 사례가 이런저런 질병군에 속한다는 특정한 결론을 이끌어내는 법을 배울 수 있으리라 기대해도 좋을 것이다. 이를 달성하기 위해서는, 사례를 다룰 때 최대한 다방면으로, 최대한 다양한 재현방식으로 검진을 확장하는 것이 특히 필요하다. 신경세포를 관찰할 때는 **니슬**의 사진 이외에 원섬유Fibrillen, fibrils의 양태도 고찰해야 하며, 섬유Fasern, fibers를 관찰할 때는 위축범위와 분해과정도 고려해야 할 것이다. 아교세포Glia에서는 핵과 핵분열, 세포체, 수상돌기, 섬유형성, 신경세포와의 관계, 증식과 팽창, 위축 및 퇴화과정을 관찰한다. 혈관을 자세히 검사하면 혈관이 증가 및 발아하고, 내피세포Endothelzellen, endothelial cell와 외막세포Adventitialzellen, adventitial cell가 증식하고, 내강Lichtungen, lumens이 협착하고 신생되고, 외막초Adventitialscheiden, adventitial sheathes가 림프구와 형질세포로 채워지는 것이 보인다. 그 밖에 아교세포와의 관계, 더 큰 혈관에서는 근육층Muskelschicht, muscular layer과 탄력막elastische Haut, elastic membrane의 양태, 조직신생으로 인한 탄력막의 균열과 혈관벽 경화에 주목해야 한다.

알츠하이머의 검진에 따르면 분해물질을 정확히 알아내는 것이 특히 중요하다. 이를 알아내면 각 형태의 병적 손상의 원인이 되는 다양한 화학적 과정을 어느 정도 통찰할 수 있기 때문이다. 이 검진에서는 색소 형성, 혈관의 콜로이드kolloid, colloid 변성 및 히알린hyaline 변성, 죽은 세포의 석회화뿐만 아니라, 지방체Fettkörper, fat body, 골수성myelinoid, myeloid, 주동성protagonoid, 섬유소성fibrinoid 물질도 고찰되는데, 이는 일부는 발병한 신경세포 자체에서, 일부는 신경세포 해체와 청소를 담당하는 아교세포 또는 혈관의 외막공간Adventitialräume, adventitial spaces에서 이미 증명될 수 있다.

정신이상에서 나타나는 다양한 해부증상은 지금까지 언급한 사항과 그 밖의 다른 세부사항으로 구성된다. 하지만 이러한 해부증상을 임상 경험과 관련시킬 수 있으려면, 방대한 해부소견을 근거로 이러한 소견이 생겨나는 질병과정의 진행을 통찰할 수 있어야 한다. 병상관찰에서는 임상상이 보여주는 변화를 계속적으로 추적하여 번갈아 나타나는 다양한 순간상태의 상관성을 인식할 수 있지만, 해부소견에서는 전체 질병과정 중 단 한 단면만 보이며 그 시점도 완전히 우연에 좌우된다. 따라서 임상의가 환자의 일시적이고 교체되는 양태를 진찰할 때보다 해부관찰에서는 훨씬 여유 있고 철저하고 매우 세밀하게 현재의 불변의 증상을 검진할 수는 있으나, 그 발생 경위를 이해하고 인식된 변화의 향후 발달을 예측하려면, 진행되는 질병과정의 다양한 단계가 병존하여 사례에 나타나야 할 것이다. 물론 이러한 어려움을 극복하는 것은 불가능하지 않다. 빈번히 발생하는 형태의 정신이상에서는 적어도 시간이 흐름에 따라 질병 진행의 모든 단계에서 매우 많은 관찰자료를 수집할 수 있으므로, 일련의 연속되는 증상을 근거로 삼으면 진행되는 병적 과정의 종류를 이해할 수 있다.

병적 피질변형의 해부조사 발전은 이미 매우 귀중한 자산이다. 모든 세부사항의 검진소견 전체를 면밀히 구성하고 질병과정의 개별증상을 결합하면 오늘날 벌써 특정한 해부현상과 임상현상을 상호 연결시키고 부검소견을 근거로 살아 있을 때의 일반적 임상상을 도출할 수 있다. 이는 특히 진행마비, 노인성 치매의 일부 형태, 동맥경화, 매독성 질환, 또는 수막뇌염에서, 소규모로는 일부 백치군, 뇌전증, 조발성 치매, 그 밖의 일련의 질환에서도 그러하다. 이때 쉽게 이해할 수 있을 듯 보이는 임상상이 분류된 임상군에 속하지 않는 것이 틀림없음이 해부검진에서 밝혀지는 경우도 드물지 않았다. 물론 다른 한편으로는, 특히 급성 정신장애에서는, 부검소견을 명료한 특징이 나타나는 질병과정으로 만족스럽게 분류하는 것이 현재로서는 불가능함이 드러나는 경우도 종종 있다.

현시점에서 해부진단의 계속적 발전에 본질적 방해가 되는 것은, 임상상 분류에 영향을 미치는 불확실성임이 틀림없다. 이러한 불확실성 때문에 해부의들은 먼저 제각기 분산되어 눈앞에 나타나는 해부소견들이 완전히 상이한 질병과정에 속하는지, 동일한 질환의 각 단계로 파악되어야 할 것인지 잘 알지 못한다. 오랜 기간에 걸쳐 일련의 매우 확장되고 완벽한 관찰결과를 수집해야만 이에 관해 독자적 판단을 내릴 수 있다. 부검소견은 나중에 임상의의 진단을 확인하거나 교정하는 가장 확실한 수단이 될 수 있지만, 분명한 병상관찰을 이용하여 부검소견에서 본질적인 것을 우연한 것과 부수적인 것에서 구분하고, 해부증상을 근거로 그 원인이 되는 질병과정을 도출하는 것을 배우기 위해서는, 당분간은 임상의의 도움이 해부의에게 시급히 필요하다.

B. 진단

상태증상Zustandsbilder, state pictures. 환자를 관찰할 때 먼저 눈에 띄는 것은 이전의 건강한 상태와 대조되거나 정신적으로 정상인 사람의 태도와 현저히 대비되는 본성변화다. 면밀하고 포괄적인 진찰을 통해서만 세밀히 알아낼 수 있는 이러한 변화는 과거의 정신의학에서 질병분류의 최초의 소재가 되었다. 정신이상이 표출된 일련의 다양한 상태가 구분되어, 현저한 징후에 따라 명칭이 붙여졌다. 그리하여 멜랑콜리아, 분노발작, 치매, 혼미, 섬망, 착란 등 수많은 임상상이 정리되었고, 이는 종종 최근까지 정신의학 진단의 내용을 이루었다. 이러한 임무는 대체로 상당히 간단한 형태를 띠었다. 질환 진단에 결정적으로 중요한 장애는 대개 매우 눈에 띄므로 비전문가라도 질환을 어렵지 않게 파악할 수 있었다. 따라서 근본적으로, 개별적이고 특히 현저하여 특징적으로 여겨지는 질병현상으로만 진단이 제한되었다.

칼바움의 업적은 이러한 진단의 불완전성을 역설한 것이다. 이는 상태증상을, 즉 '상습형태Habitualformen, habitual forms'를 진단한 것일 뿐이며, 이러한 상습형태는 매우 다양한 질병에서 유사한 방식으로 나타날 수도 있고 동일한 질병이 진행되는 동안 여러 번 번갈아 나타날 수 있다고 강조했다. 오래전부터 올바로 파악된 진행마비는 이러한 사실을 매우 잘 보여주는 사례다. 오늘날 잘 알려져 있다시피 진행마비는 뚜렷이 구별되는 형태들로 나타나며 진행 동안 다양한 증상을 보인다. 하지만 **그리징어**만 해도 진행마비의 독특한 마비현상들과 그 악화를 다양한 원래 임상상에 더해질 수 있는 단순 합병증으로 여겼다. **칼바움**의 임상적 질병파악이 증상에 따른 질병파악을 몰아내는 데는 매우 오랜 시간이 걸렸다. 여러 점에서는 오늘날에도 증상에 따른 파악을 극복하지 못하고 있다. 관찰자들은 상태증상의 강력한 인상 때문에 이 증상을 번번이 실제 질병의 특징이라고 여기게 된다. 이러한 경향이 특히 촉진되는 이유는 정신질환이 대개 매우 느리게 진행되어 각 관찰자가 사례 전체를 개관하는 것이 종종 불가능해지기 때문이다.

정신이상의 상태증상 가운데는 오래전부터 알려진 형태인 멜랑콜리아와 분노발작이 첫손에 꼽힌다. **멜랑콜리아**Melancholie, melancholia란 우울성 또는 불안성 기분장애를 말하는데, 이러한 기분장애에는 대체로 죄책망상과 피해망상이 가세한다. 이러한 혼합 여부에 따라 단순 멜랑콜리아, 불안 멜랑콜리아, 망상 멜랑콜리아로 구분되었다. 이러한 특징의 사례 대다수는 오늘날 우리가 아는 바에 따르면 조울병의 범주에 속한다. 그 밖의 사례는 조발성 치매에 속하고, 또 다른 사례는 진행마비에, 드물게는 뇌전증, 동맥경화, 퇴행정신이상에 속한다. 일부 갱년기 우울상태는 독립적 질병상태로 인정되어야 한다고 나는 믿었지만, 오늘날 임상 이해의 발전에 따라 이러한 갱년기 우울상태도 다른 잘 알려진 질환에 속하는 증상으로 분류해야 할 개연성이 높아진 뒤이므로, 멜랑콜리아는 질병형태로서의 자격을 상실하였고 상태증상으로만 간주되어야 할 것이다.

야코비가 방대한 저서에서 다룬 **분노발작**Tobsucht, tantrum도 질병형태에서 상태증상으로 격하되었다. 분노발작은 대개 들뜨거나 분노하여 뚜렷하게 흥분하는 임상상(격분발작)을 총칭한다. 위대한 프랑스 정신의학자 **팔레**Fair와 **바일라르제**는 분노발작의 흥분상태가 인생에서 자주 반복되는 경향이 있을 뿐 아니라 멜랑콜리아 상태와 다소 규칙적으로 번갈아 나타날 수 있음을 일찍이 인식했다. 이로써 이 상태증상을 임상적으로 파악하는 길을 열어주었다. 그리하여 단순 조증, 주기성 조증, 다양한 진행형태로 나타나는 순환성 기분장애란 임상상들이 정리되었다. 이러한 임상상들을 더욱 면밀히 연구한 결과 이 증상들은 모두 동일한 질환, 즉 조울병의 발현방식일 뿐이며, 멜랑콜리아도 대부분 조울병의 범주에 속함이 명확하게 밝혀졌다고 나는 생각한다. 그런 뒤 **칼바움**은 이처럼 조울병에 속하는 조증성 흥분에서 분노발작의 다른 형태인 긴장증성 흥분을 완전히 분리시켜, 이 긴장증성 흥분을 본질적으로 전혀 상이한 질환에 속하는 것으로 분류하라고 가르쳤다. 분노발작의 원래 범위로부터 진행마비환자와 뇌전증환자의 흥분상태('일과성 조증Mania transitoria'), 병리적 숙취상태, 중요성이 떨어지는 일부 다른 질병형태도 분리되었다.

혼미Stupor는 때로 멜랑콜리아의 하위형태로, 때로는 독립적 질병으로 간주되곤 했다. 혼미란 환자의 운동표현이 중지되거나 심하게 방해되는 모든 상태를 말한다. 이때 의식은 종종 매우 심하게 혼탁해지는 게 일반적이다. 특히 '갱년기 멜랑콜리아Melancholia attonita'와 '혼미성 멜랑콜리아Melancholia cum stupore'가, 다른 한편으로는 '탈진혼미Erschöpfungsstupor, stupor of exhaustion(급성 치매akute Demenz, acute dementia)와 환각성('망상성') 혼미halluzinatorischer ('delusional') Stupor, hallucinatory ('delusional') stupor'가 구분되었다. 이러한 구분에서 **칼바움**이 다시금 보여준 바는, 갱년기 멜랑콜리아는 자신이 정의한 긴장증에 속하는 상태증상일 뿐이라는 것이다. 혼미성 멜랑콜리아는 조울병에 속한다. 환각성 혼미도 일부는 조울병에, 일부는 조발성 치매에 속하는 것으로 분류해야 할 것이다. 탈진혼미도 마찬가지다. 하지만 그 밖의 독특한 혼미는 탈진혼미에서 분리시켜야 하는데, 이는 감염성 정신쇠약상태에 속하기 때문이다. 또 다른 형태의 혼미는 진행마비와 히스테리에서 관찰된다. 특히 중요한 혼미 사례군은 뇌전증 진행에서 발견된다.

섬망Delirien, deliriums은 증상적 의미가 더 크다는 사실이 신체질환과의 명료한 인과관계 때문에 일찍부터 인식되었으므로, 열성 섬망 등은 원래의 정신장애에서 엄밀히 분리시켜야 한다고 생각되었다. 섬망상태의 공통 특성은 의식혼탁, 생생한 환각이 나타나는 혼란, 급속한 진행이다. 섬망의 상태증상은 일시적으로는 조울병, 진행마비, 노인성 치매, 히스테리, 뇌전증 등 다양한 질병에서 생성될 수 있다. 그 밖에도 섬망의 상태증상은 수많은 중독에서 아트로핀 섬망, 해시시 섬망, 코카인 섬망 등의 특징적 장애를 이룬다. 진전섬망과 감염성 섬망도 이와 비슷할 것으로 판단할 수 있을 것이다. 급성 섬망은 심각하고 대개 치명적으로 진행되는 특징을 보이며, 독립적 질병형태로 여겨졌거나 지금도 그렇게 여겨지는 경우가 종종 있다. 그렇지만 이 급성 섬망도 원래는 질병이 아니라 상태증상이며, 이는 때로 진행마비에, 때로는 긴장증이나 조울병에 속하기도 하지만, 대개는 잘 알려지지 않은 중독이나 자가감염의 증후일 것이다.

가장 이론이 분분한 상태증상은 **파라노이아**Paranoia 일명 **편집증**Verrücktheit일 것이다. **그리징어**는 오랫동안 파라노이아를 단지 완치되지 않은 정신장애의 결과형태로 여기고 '이차sekundär, secondary(후천성)' 편집증만 있는 줄로 알았으나, **스넬**Snell[31]은 망상이 '원발primär, primary(선천성)'로도 생성됨을 최초로 시사했다. 질병의 증후는 대체로 상호 관련된 망상이 전개되면서 보통은 환각까지 가세하는 것으로 여겨졌다. 이처럼 상당히 모호한 질병개념은 급속히 확산되어 약 20년 전에는 모든 만성 정신질환자의 대다수가 편집증환자로 총칭되었다. 그러나 편집증도 다양한 질병에서 유사한 방식으로 전개되는 상태증상일 뿐이라는 인식이 서서히 자리잡았다. 급성으로 진행되는 형태에서는 이를 증명하는 것이 비교적 쉽다. 예전에 '알코올성 파라노이아Alkoholparanoia, alcoholic paranoia'라고 불렸던 알코올 망상은 이제 언제나 별도의 질환으로 파악되고 있다. 조발성 치매에서 급속히 나타나는 망상도 대개는 조발성 치매의 상태증상으로 인정받곤 한다. 역시 조발성 치매에 속하는 이른바 '원형originär, original' 파라노이아에 관해서만 견해가 분분하다. 주기성 파라노이아라는 용어도 아직 쓰이는 것이 보인다. 동일한 방식으로 반복되는 망상은 알코올 때문에 생기거나 조발성 치매의 간헐적 발현형태가 아니라면 틀림없이 조울병에 속하는데도 말이다.

서서히 형성되어 오랫동안 균일하게 고착되는 **망상**Wahnvorstellungen, delusions에서는 문제가 훨씬 어려워진다. 먼저 분명 상태증상 이상의 것이며, 따라서 기존 명칭을 유지하는 것이 적절한 그리 많지 않은 사례군은 망상에서 분리시켜야 한다. 체계화된 망상이 정서생활이나 의지에 독립적 장애를 일으키지 않고 매우 서서히 생성되어, 특히 불변적으로 고착되는 형태가 이러한 사례군에 속한다. 그 밖의 사례로는 알코올 내지 매독 또는 척수매독에서 생성된 망상이 드물게 관찰되며, 나아가 정신지체성, 지리멸렬성 망상이 형성된 환자도 많은데, 이러한 망상들은 기왕력, 이따금 나타나는 긴장증성 징후, 뚜렷한 쇠약상태로 끝나는 결과로 보아 조발성 치매에 속함을 알 수 있다. 끝으로 몇몇 망상형태는, 특히 눈에 띄는 치매가 없는 만성 환각상태는 위에서 언급한 질병군 중 한 질병군에 속하는 것으로 분류하는 것이 적절해 보이지 않는데, 이러한 경우는 새로운 질병에 속하는 것으로 구분될 가능성이 있음을 부인하기 어렵다.

정의가 역시 심하게 변화한 임상상은 **아멘시아**Amentia다. **마이네르트**Meynert는 아멘시아를 착란상태이자 대개는 환각이 나타나는 흥분이라고도 여겼다. 아멘시아가 단지 증상적 특징임은 마이네르트가 진전섬망과 뇌전증성 몽롱상태도 아멘시아로 간주한 사실에서 이미 드러났는데, 진전섬망과 뇌전증성 몽롱상태가 특정한 독특한 질환과정들에 속함은 이미 당시에도 의심할 바 없었다. 이후에도 위에서 언급한 질병현상들이 동반되는 모든 상태는 아멘시아로 불렸으며, 물론 대개 아멘시아는 실제 질병이라고 주장되었다. 한동안 모든 급성 정신병의 대부분이 아멘시아의 범주에 속하는 것으로 여겨진 이후 아멘시아의 범위는 점점 좁아졌다. 먼저 아멘시아에서 광범위한 사례군이 분리되었다. 이러한 사례군은 계속 진행되면서 긴장증성 징후가 보이고 잘 알려진 치매가 생겨나 조발성 치매에 속함이 드러났기 때문이다. 그 밖에 아멘시아의 형태로 진행되는 상당한 수의 사례는 조울병의 상태증상임이 밝혀졌다. 끝으로 감염질환이 원인 역할을 하는 상태, 즉 감염성 섬망과 쇠약상태가 아직 남아있다. 원한다면 이러한 상태에는 아멘시아라는 명칭을 유지시킬 수 있다. 발생 경위를 알 수 없으며 위에 언급한 사례군 중 하나에 속하는 것으로 분류할 수 없는 일부 사례가 존재할 수도 있을 테지만, 현재로서는 이러한 가정을 뒷받침할 충분한 근거가 없다.

최근에 발견되어 코르사코프 증후군이라는 명칭까지 얻은 상태증상으로는 **코르사코프**가 설명한 심한 기명력장애와 기억변조의 결합이 있다. 원래 이 증후군에 속하는 다발신경염Polyneuritis 현상은 추후에 부수적인 것임이 입증되었다. 이 증후군은 특정한 질병, 즉 일종의 알코올성 치매의 특징임이 틀림없다. 하지만 그 밖에도 감염 후, 두부손상 후, 뇌종양일 때, 거의 유사하게는 노년기 정신병 등 일련의 다른 종류의 질환에서도 발견된다. 물론 이 증후군은 이 모든 사례에서 단순한 상태증상으로 나타나는데, 마비가 진행되면서 질병증후들의 동일한 결합이 관찰되는 드문 사례들에서도 그러하다.

증상 관찰방식에서 임상 관찰방식으로 이행하자 필연적으로 후천성 정신지체, 즉 **치매**Demenz, dementia의 개념도 변화되었다. 기억력 및 판단력 약화, 사고 빈곤, 정서침체, 사고 및 행동의 자립성 상실이 생기는 모든 상태가 치매로 총칭되었다. 이러한 만성질환은 치료되지 않는 모든 정신병의 공통 결과로 간주되었다. 치매는 질병과정의 자연적 결과가 아니라, 불행한 상황이 추가되어 생기는 증상으로 여겨졌으므로, '이차적 sekundär, secondary(후천적)'이라고 불렸으며, 원래의 임상상과 독립되어 있음을 암시하기 위해 특별한 질병형태로 설명되곤 했다. 하지만 치매는 연쇄적 질병현상들에서 필연적으로 생기는 한 현상에 지나지 않으며 이전의 상태증상에서 절대 분리될 수 없음이 관찰경험에서 밝혀졌다. 따라서 치매에는 한 형태만 있는 것이 아니라, 치매로 끝나는 질병이 수없이 많듯 치매형태도 수없이 많다.

질병으로 파악되었으나 상태증상임이 밝혀진 사례의 수효는 위에서 열거된 것으로 그치지 않는다. 의도적으로 증상만을 정리하고자 했던 **베르니케**의 관찰방식 때문에 상태와 질병의 혼동 경향이 다시금 촉진되어 임상 발전을 저해했다고 말할 수도 있다. 외부세계 지남력장애성 정신병Allopsychosen, allopsychoses, 자의식장애성 정신병Autopsychosen, autopsychoses, 신체장애성 정신병Somatopsychosen, somatopsychoses, 운동장애성 정신병Motilitätspsychosen, motility psychoses은 베르니케에 의해 처음에는 단순히 질병과정의 특정한 단계를 나타내는 표현으로 착상되었으나, 종종 실제 진단인 듯한 인상을 주기 십상이다. 순수히 증상적 구분을 임상영역에 적용하는 것을 철저히 막아야 하지만, 이러한 적용이 전혀 근거없는 생각에서 나왔다고 말할 수는 없다. 그렇지만 다양한 질병에서 동일한 상태증상이 나타나는 것으로 보이더라도, 이러한 상태증상은 실제로 동일한 것이 아니라 유사한 것일 뿐이리라는 견해를 고수해야 할 것이다. 질병과정의 심층적 차이는 발생 경위에서 생겨나 계속적 발달에서 표현되며, 우리가 종종 이를 파악하지 못하더라도 각 질병단계에 독특한 특색을 부여함이 틀림없다. 아닌 게 아니라, 여태까지 단일 임상군으로 여겼던 상태증상들이 다양한 질병에 속하는 것이 인식되자마자, 오랫동안 주목되지 않았던 미세한 차이들이 드러나며 임상적 특성이 표출되는 일이 거의 모든 질병에서 생겨났다. 만약 처음부터 모든 질병증후를 속속들이 안다면, 각 질병들에 속하면서도 서로 유사한 상태증상들의 내적인 차이를 즉시 파악할 수 있을 것이다. 그렇다면 순수히 증상을 관찰하더라도, 결국은 상태증상들을 다양한 임상 범주로 분류할 수 있을 것이다. 물론 이러한 종류의 분류시도는 각 질병과정에 특징적인 차이를 구분하는 데 그치지 않고, 부분적으로는 매우 부수적인 관점에 따라 발현형태들을 세분하게 될 위험이 틀림없이 존재한다. 이러한 위험을 피하고 질병증후의 분석을 임상연구의 필요 및 관찰경험과 항상 조화시키기 위해서는, 원인이 되는 질환의 차이들이 어떤 개별특징에서 표출되는지 질병과정 자체의 이해를 통해 알아내야 할 것이다.

질병과정Krankheitsvorgänge, processes of disease. 우리는 임상경험을 통해 일련의 정신질환에서는 정확히 밝혀진 유해요인이 장애 발생의 유일한 원인이 되는 것을 알고 있다. 이러한 질환에는 특히 중독, 예를 들어 숙취가 속한다. 이러한 사례들에서는 정신이상의 현상들과 그 진행들이 질병원인에 의해 완전히 결정되는 것을 보게 된다. 상태증상에서 즉시 원인의 종류, 그 작용 시점, 나아가 장애의 계속적 발달과 그 결과를 거의 확실하게 추론할 수 있다. 그러나 사정이 이처럼 명백한 경우는 상당히 드물다. 숙취가 형성될 때부터 숙취한 사람의 개인적 특성이 임상증상을 어느 정도 변화시킬 수 있다. 병리적 숙취가 알코올 때문에 생성되었으며 장애가 빠르게 호전되리라는 것이 관찰자에게 틀림없어 보일지라도 그러하다. 지속적 알코올 남용 뒤에 생기는 임상상은 훨씬 다양하여, 단순한 알코올성 정신지체, 질투망상, 진전섬망, 알코올 망상, 코르사코프 증후군 등이 발견된다. 바로 이러한 관찰경험은 정신장애를 원인에 따라 분류할 수 없다는 증거로 종종 언급되었다. 하지만 이러한 관찰경험에서 추론할 수 있는 것은, 알코올이 다양한 질환의 유일하고 직접적 원인일 수 없으며, 우리가 이러한 질환의 발생 경위를 충분히 통찰하지 못하고 있다는 사실 뿐이다. 임상상이 다양하더라도, 우리는 그 알코올성 근거는 확실하게 인식할 수 있으며 계속적 발달과 결과도 상당히 개연성 있게 예언할 수 있다. 마찬가지로 진행마비의 임상상에서는 매독성 감염이 선행한 뒤 계속 악화되었음을 추측할 수 있고, 심지어 특정한 부검소견까지 추론할 수 있다. 원인이 되는 매독과 나중에 생겨난 장애 사이의 심층적 관계에 관해서는 아직 전혀 모르지만 말이다.

이러한 종류의 관찰을 근거로, 질병원인은 임상상에 독특한 특징을 부여할 뿐만 아니라 질환의 진행과 결과를 결정한다는 원래부터 자명한 원칙을 우리는 도출한다. 물론 이때 외적 원인뿐만 아니라 내적 원인도, 아울러 질병진행에 영향을 미치는 손상도 함께 고려해야 한다. 특정한 질병과정은 어떤 정신병을 일으킬 수 있는 각 원인이 되며, 정신병의 현상과 전체 발달과정은 이러한 질병과정의 표출이라고 여겨도 좋다. 특정한 상태증상에서 그 원인이 되는 질병과정의 본성을 인식했다면, 그 본성에서 과거와 미래를 최소한 대략적으로는 추론할 수 있음이 틀림없을 것이다. 물론 질환의 원인은 우리에게 전혀 알려져 있지 않으므로, 이러한 원인까지 소급할 수 없는 경우도 종종 있을 것이다. 하지만 적어도 순수히 관찰경험에 따라 질병과정의 진행에서 법칙성을 파악하여 우리 판단의 지침으로 삼을 수 있을 것이다. 우리의 임상지식이 발전할수록 더욱 분명하게 밝혀지는 사실은, 세부적으로는 매우 난해하고 불명료하지만 상태증상의 형태와 질병의 전체진행 사이에는 특정한 관련이 존재하며, 우리는 상태증상에서 이를 생성한 질병과정을 인식할 수도 있다는 것이다. 다시 말해, 직접 지각한 것을 단순히 옮겨쓰는 차원을 넘어 더 많은 사실을 밝혀주는 진정한 진단을 내리는 법을 배운다.

진단의 첫 번째 이점은 다양한 종류의 상태증상을 단일 임상군으로 총칭하는 것이며, 두 번째 이점은 동일한 것으로 보이는 상태들을 세밀하게 구분하는 것이다. 질병과정은 그 발달 동안 완전히 상이하고 심지어 철저히 반대되는 것처럼 보이는 증상들을 생성할 수 있으며, 특정한 특징적 결과에 도달한다는 것을 우리는 인식하고 있다. 질병과정은 반드시 사망이나 불치나 치유로 끝나야 하는 것 같지 않다. 질병과정이 사망으로 끝날지, 불치로 끝날지, 치유로 끝날지는 개인의 저항력, 병적 손상의 경중, 해로운 부수영향 및 우연 등의 전혀 다른 조건에 좌우되는 경우가 매우 자주 있을 것이다. 하지만 질병과정이 쇠약상태로, 치매로 끝나면, 질병과정의 특성이 '최종상태Endzustände, final states'에서도 식별 가능하게 드러날 것이라고 가정해도 좋을 것이다. 상이한 질병과정이 동일한 최종장애를 일으킬 수 있는 경우는 거의 없기 때문이다. 오늘날 판단에 따르면 관찰경험도 이러한 견해를 입증한다. 진행마비성, 뇌전증성, 알코올성, 노인성 정신지체, 조발성 치매의 최종상태, 조울병 악화 사례는 본질적으로 상이하다.

따라서 정신이상의 원인을 더욱 정확히 이해하고, 그 현상을 정교히 분석하고, 나아가 진행형태 및 결과를 면밀히 관찰하고, 끝으로 병적 뇌변형을 철저히 연구하면, 상태증상들의 원인이 되는 질병과정 자체를 인식하여 진단을 내릴 수 있는 가능성이 점점 더 높아질 것으로 기대할 수 있다. 물론 오늘날에는 이러한 최종목표에 단지 몇 가지 사례에서만 접근했다. 대개 우리는 내적 일관성을 확증할 수 없는 임상상군을 임시로 총칭하기 위해 '포괄적 질병개념'을 사용한다. 이러한 포괄적 질병개념으로 과거에는 파라노이아, 아멘시아, 이차 치매가 있었으며, 오늘날에도 포괄적 질병명을 사용하지 않을 수 없다. 백치는 완전히 상이한 수많은 질병과정을 포괄하는 총칭개념이며, 중간백치와 정신병질 상태도 정도가 덜하기는 하지만 이에 해당한다. 뇌전증도 단일 증상군이기는 하지만 단일 임상군은 전혀 아니며, 히스테리 문제도 이러한 관점에서 해결책을 찾아야 할 것이다. 그 밖에 조발성 치매라는 방대한 질병군에서도 독특한 질병과정에 속하는 개별 특수형태가 분리될 수 있으며, 심지어 감염정신병에서도 질병과정이 전개되면 질병 유발 독소의 특성이 상당히 표출된다고 생각해도 좋다.

포괄적 질병개념의 내용이 임상적으로 동일한 구성부분으로 해체되면서 일반적으로 진행되는 발전과정을 매우 잘 보여주는 것은 진행마비 개념이다. 위에서 시사했듯 진행마비성 현상은 원래, 이차 치매와 매우 유사하게, 다양한 질환에 동일한 방식으로 가세할 수 있는 악성 합병증으로만 간주되었으나, 그 후에는 '진행마비'와 '변형마비'라는 질병군이 만들어져, 치매현상을 보였던 질병은 '진행마비'에, 신체마비 현상을 보였던 질병은 '변형마비'에 포함되었다. 마비가 매독 이외에도 과로, 탈진, 두부손상, 알코올 남용 등 다양한 원인으로 인해 생길 수 있다고 가정하던 동안에는, 외상성 마비와 알코올성 마비라는 개념을 사용하며, 때로는 외상성 마비와 알코올성 마비를 특별한 질병이라고 생각하기도 하고 때로는 그렇게 생각하지 않기도 했다. **멘델**Mendel[32]은 원심분리기 위에서 개들을 돌려 '마비'가 생기게 하기도 했다. 매독의 원인 역할이 점점 더 분명하게 드러났을 때도, 처음에는 우리는 동일한 질병과정이 다른 원인으로 생성될 수도 있다는 견해를 고수했다. 마침내 이제 이러한 마지막 불명료성도 해결된다. **크라프트에빙**이 보고한 백신검사 결과와, 나아가 혈액과 척수액의 매독증후를 증명한 세포검사 및 혈청검사 결과를 보면, 진행마비는 초기 매독을 토대로 생성될 뿐이며, 따라서 매독이 원인이 아닌 모든 마비는 다른 질병과정에 속해야 한다는 사실이 의심할 바 없다. 병리해부는 매독에 기인한 모든 사례에서 일관된 부검소견을 제공함으로써 이러한 견해를 강력히 뒷받침했다.

이러한 연구결과는 우리에게 두 가지를 밝혀주었다. 먼저 진행마비성 임상상의 범위가 제한되었다. 외상성 마비 및 알코올성 마비뿐만 아니라 매독성 뇌질환 및 동맥경화성 뇌질환이 진행마비의 범위에서 분리되었다. 다음으로 소뇌질환, 시상질환Sehhügelerkrankungen, thalamus diseases, 급성 섬망 사례, 특히 가성백치scheinbare Idiotie, pseudoidiocy와 노인성 치매 등 당시까지 진행마비와 관계없는 것으로 파악되었던 일부 임상상이 진행마비에 속한다는 사실이 인식되었다. 이러한 개념변화 뒤에 진행마비임이 밝혀지는 질병과정은 일관된 발생 경위, 특정한 진행 종류, 분명한 해부소견을 보인다. 반면에 상태증상은 혼란스러울 만큼 다양성을 보여 순수한 증상 관찰로는 상관성을 인식하는 것이 불가능하다. 이때 주목할 만한 사실은, 예전에 단일 임상군으로 파악되었던 사례들의 대부분이 아닌 게 아니라 특정한 질병과정의 표현이라는 것이다. 임상 발전의 결과 몇 가지 이질적 증상이 분리되고 다른 곳에 떨어져 있던 증상이 수용되었을 뿐이다. 우리가 사용하는 다른 임시적 임상 총칭개념들도 유사한 방식으로 해명될 것이라고 기대할 수 있다.

임상 견해의 변화에 정신의학 진단이 어떻게 대처하는지를 매우 잘 보여주는 것은 도표 XXII인데, 이 도표에서는 1892년부터 1907년까지 매년 하이델베르크 병원에서 내려진 진단수를 몇 가지 중요한 질병형태별로 퍼센트로 정리한 것이다. 이 도표에서 질병의 빈도는 이해를 돕기 위해 막대가 아니라 곡선으로 표현되었는데, 몇 가지 질병은 세부적으로 상당히 변동하기는 하지만 거의 동일한 퍼센트를 유지하고 있다. 알코올중독과 뇌전증에서 그러하며, 이는 언급된 시기 동안 그 정의와 임상적 특징에 본질적 변화가 없기 때문이다. 처음 수년간은 상당히 빈번했던 두 가지 형태, 즉 탈진정신병Erschöpfungspsychosen, exhaustion psychosis과 파라노이아는 관찰시간이 흐름에 따라 감소하여 미미한 잔재만 남았다. 파

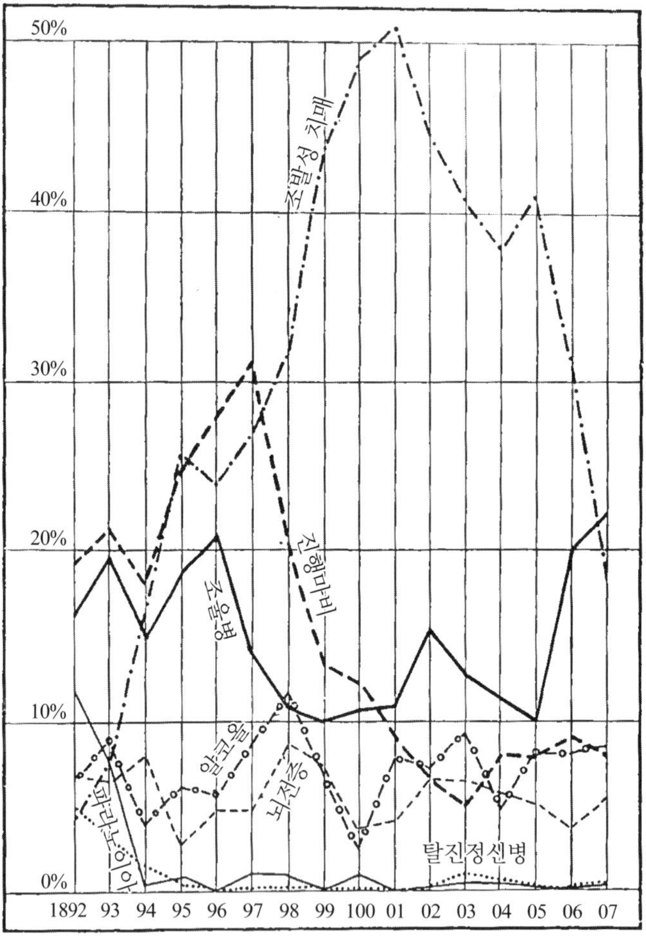

그림 XXII. 1892~1907년의 하이델베르크 병원 정신질환자들의 진단별 퍼센트 총정리

라노이아는 거의 모두 조발성 치매에 통합되었고, 탈진정신병은 감염성 형태만 제외하고는 추후에 조울병 또는 조발성 치매에 속하는 것으로 분류되었다. 이 도표에 표시되지 않은 단순 조증과 멜랑콜리아도 유사한 발전과정을 보일 것이다.

반면 조발성 치매의 임상적 분리가 진행되었던 시기에는 조발성 치매의 빈도가 모든 사례의 50% 이상으로 급격히 상승했다가 다시 급속히 20% 이하로 하강했음을 알 수 있다. 이러한 상승과 하강은 조발성 치매의 임상상을 깊이 천착하면서 먼저 개별 장애의 특징적 중요성이 현저히 과대평가되었던 사정에 기인한다. 특히 긴장증성 현상을 보이는 조울병의 많은 사례를 조발성 치매에 속하는 것으로 분류하는 오류가 생겼다. 이는 조발성 치매가 크게 증가함에 따라 조울병 곡선이 하강하는 데서 분명하게 드러난다. 이러한 오류가 점차 인식되어 점점 제거될 수 있었다. 그리하여 조울병 곡선이 상승하면서 조발성 치매 곡선은 하강하였다. 최근까지 이어지는 이 두 곡선의 심한 변동에서 진단의 어려움이 표출되는데, 곡선의 이러한 변동을 보면 진단의 어려움이 오늘날에도 해결된 것으로 여길 수 없으며, 증상구분의 확실성과 두 곡선의 균일한 추후 진행을 아직 보장할 수 없다고 짐작된다.

관찰시기의 처음 수년간 빈도가 매우 심한 변동을 보였던 진행마비에서도 마찬가지인 것 같다. 당시에는 일부 이상한 신체적 징후, 즉 눈동자의 비균일성 또는 굼뜬 반응, 반사의 고조 또는 저하, 말과 글의 경증 불안정, 혀 떨림, 맥없는 얼굴윤곽을 너무 높이 평가하면서, 정신증상에서 최대한 일찍 진행마비를 진단하려는 경향이 대체로 있었다. 그 결과 수많은 오진이 발생했고, 이는 정기 후속진찰을 통해 추후에 오진임이 밝혀졌다. 그 결과 신중함이 생겨나 진행마비 진단이 급속히 감소하고, 마침내 적절한 정도 이하로 저하하였으며, 이제 최신 진찰보조수단을 사용하여 빈도곡선이 바람직한 안정성과 균일한 진행을 보이게 되었다. 그러므로 우리가 환자들에게 내린 진단 분류의 변화에서는 우리가 현실을 정확히 인지했는지 그렇지 않았는지가 어느 정도 밝혀진다.

국소화Lokalisation, localization. 질병과정의 진행과 결과가 그 질병과정이 생성한 장애의 종류에 의해 결정된다고 가정해도 좋다면, 질병과정의 위치와 범위가 임상상의 형태 자체에도 결정적 중요성을 띨 것이다. 정교한 뇌구조에 관한 인식이 발전하고 질병의 자극현상 및 결손현상의 다양성을 통찰하게 되면 뇌조직이 매우 광범위하게 분업한다고 가정하지 않을 수 없으며, 그런 후에는 동일한 질병과정이 다양한 뇌영역에서 매우 다양한 장애를 일으킬 수 있다는 것을 의심치 않을 것이다. **베르니케**는 자신의 임상 견해를 확장하면서 병적 손상의 종류는 고찰하지 않고 그 위치만을 고려하는 치밀한 편협성을 보이기까지 한다. 하지만 뇌변형의 위치와 분포는, 일정한 한도 내에서는 원인이 되는 유해요인의 특성에 따라 결정된다는 사실에 유의해야 한다. 예를 들어 진행마비는 다양한 분포양식을 보이며 전체 중추신경조직gesamtes zentrales Nervengewebe, entire central nervous tissue, 대뇌, 소뇌, 기저핵Stammganglien, basal ganglia, 신경핵Nervenkerne, nuclei, 척수Rückenmark, spinal cord를 흔히 공격하지만, 말초신경계는 대개 보호한다는 것을 우리는 안다. 이에 반해 알코올은 말초신경계, 대뇌, 특히 중심회백질zentrales Höhlengrau, central gray을 손상시키지만, 척수에는 거의 위험하지 않다. 그 밖에 진행마비성 질병과정은 해당 피질영역을 상당히 균일하게 변화시키기 일쑤다. 반면에 매독성 및 동맥경화성 뇌질환에서는 산재한 병변 사이에 거의 병들지 않은 영역이 있다. 조발성 치매에서 병적 변화는 주로 더 깊은 피질층으로 확산되는 것 같다.

어떤 질병증후의 발생은 병적 변화가 일어나는 특정한 위치를 시사할 수 있다. 환청이 발생할 경우 특히 좌측의 측두엽 영역이 관여되어 있다고 가정해도 좋을 것이며, 그럴 경우 조발성 치매의 수많은 사례에서, 알코올 망상에서, 일부 매독성 뇌질환에서 이 측두엽에 변화가 생겼다고 전제할 수 있을 것이다. 마찬가지로 진전섬망 및 코카인 망상의 환시의 경우에도, 또한 각 질병에 독특한 일부 다른 현상의 경우에도, 질병과정이 진행되는 특정한 위치가 가정될 수 있다. 이 과정이 국한된 피질영역에 제한되든, 이 과정에 특정한 층이나 별도의 세포군이 관여하든 말이다. 그 밖에 완전히 상이한 질환에서 어떤 매우 유사한 현상이 발생해도, 각 질병과정이 뇌피질의 동일한 위치에서 진행된다는 사실이 시사될 것이다.

동일한 질병과정에서 동일한 질병증후가 형성되는 것은 이러한 관점에서 보면 어떤 주어진 질병원인이 대개 뇌피질의 특정한 성분을 공격하는 것으로 파악될 수 있을 것이다. 하지만 이러한 상황을 실제로 알려면 아직도 요원하다. 동일한 질병과정을 통한 병적 변화가 이례적 위치에 생기면 본질적으로 상이한 임상상이 생성될 수 있다는 것만 알 뿐이다. 비정형 진행마비atypische Paralysen, atypical paralyses가 이를 보여준다. 질병과정이 병변에서 더욱 확산되면 평소에 매우 특징적이고 일반적인 치매가 병변현상에 밀려 감퇴하며, 대뇌의 사소한 변형에 소뇌가 크게 관여하면 국소적 소뇌질환의 증상인 듯 보일 수 있다. 질병과정에 측두엽이 관련되면 평소에 매우 드물었던 환청이 야기될 수 있는 것 같다. 우리에게 대부분 잘 알려지지 않은 다른 질병과정에서도 뇌에 일반적 확산 이외에 비정형 확산이 아마도 생길 것이다. 이러한 비정형 확산은 다른 잘 알려진 임상상에서 친숙한 현상이 때로는 나타나지 않고, 상이한 현상이 나타나는 원인이 될 것이다.

복합 정신병kombinierte Psychosen, combined psychoses.[34] 모든 진단의 중요한 원칙은 특정한 임상상을 최대한 일관되게 파악하기 위해 노력해야 하는 것이다. 따라서 매우 적절한 이유가 있어야만 동일한 환자에서 두 가지 상이한 질병이 병존한다고 가정해도 좋을 것이다. 오로지 상태증상에만 주목했던 예전의 정신의학은 이러한 신중함이 지금보다 훨씬 부족했다. 멜랑콜리아 후에 갑자기 조증 또는 파라노이아가 이어질 수 있으면, 이러한 질병들이 동시에 병존한다고 당연히 생각했다. 반면 완전히 상이한 질병과정이 동시에 또는 잇따라 진행되리라고 가정하기는 상당히 어렵다. 그렇지만 우리는 이러한 종류의 관찰경험도 얻게 될 것으로 예상해야 한다.

이미 병적으로 변화했다고 일컫는 조건에서 질병이 발달할 수 있다는 것은 자명한 사실이다. 정신병질 소인이 있거나 정신지체인 인간이 후일 어떤 방식으로든 정신질환을 앓는 경우에는, 다양한 질병이 결합한다고 말해도 항상 무방할 것이다. 예를 들어 히스테리 또는 알코올 중독과 함께 중간백치가 나타나는 일이 드물지 않다. 물론 후행 질환은 선행 질환이 연속되거나 고조된 것일 수 있다. 예컨대 중간백치환자의 파과형 질환에서 중간백치는 아마도 먼저 일찍 완료된 파과형 발작의 후유증인 것이 여러모로 입증된다. 조울병환자의 경우에는 조울병과 동일한 조건에서 생겨난 어떤 일반적 변화가 조울병이 실제 발병하기 오래전에 선행할 수 있다.

두 가지 질병이 결합한다고 가정하는 것이 더욱 설득력이 있는 경우는 어떤 기존의 정신병에 완전히 다른 종류의 질환이 가세하는 때인데,

34) 슈트란스키(Stransky), 정신의학 일반 학회지(Allgemeine Zeitschrift für Psychiatrie), LXIII, 73; 가우프(Gaupp), 신경의학 중앙지(Centralblatt für Nervenheilkunde), 1907, 766.

이러한 다른 종류의 질환은 외적 유해요인에 의해 생성될 수도 있고, 훨씬 드물기는 하지만 내적 원인에 의해 생겨날 수도 있다. 어떤 정신병과 외적 유해요인에 의해 생성되는 질환의 결합은 결코 드물지 않다. 이러한 사례에는 무엇보다 어떤 정신병과 알코올 중독, 모르핀 중독, 진행마비의 결합이 속한다. 이때 정신병도 내인성 또는 외인성으로 발생할 수 있다. 빈번히 나타나는 이러한 결합으로는 뇌전증-알코올 중독, 히스테리-알코올 중독/모르핀 중독, 경조증-알코올 중독, 드물게는 조발성 치매-알코올 중독, 그 밖에 진행마비-알코올 중독, 외상성 신경증-알코올 중독, 뇌매독-알코올 중독/알코올 중독을 포함한 모르핀 중독/코카인 중독의 결합이 있다. 또 다른 사례군에서는 동맥경화 또는 노인성 치매가 다른 정신병, 특히 조울병 및 외상성 신경증과 결합된다. 때로는 알코올 중독이 동맥경화 및 노인성 질환과 결합하는 것도 고려된다.

두 가지 내인성 질환의 결합은 훨씬 드물다. 때때로 조울병에서 뇌전증성 발작이 관찰된다. 반면 **슈트란스키**가 언급한 파라노이아와 아멘시아 또는 조울병의 결합은 진단오류라고 나는 생각한다. 파라노이아에 나타나는 긴장증도 나에게는 설득력이 없어 보인다. 끝으로 어떤 특별한 사례군에서는 동일한 질병원인을 통해 생성된 다양한 장애가 결합된다. 예컨대 알코올 중독자의 경증 섬망에서는 진전섬망과 알코올 망상의 혼합형태가 나타나는 것으로 보이며, 알코올 중독자의 진전섬망에서뿐만 아니라 질투망상에서도 알코올성 뇌전증이 알코올 중독의 다른 징후와 병존할 수 있다. 발작성 음주벽이 진전섬망과 결합하는 사례에서는 상황이 다르다. 발작성 음주벽은 뇌전증에 기인하여 생기기 때문이다. 진행마비와는 뇌매독의 임상적 · 해부적 현상들이 결합할 수 있다.

물론, 결합되어 나타난다고 방금 설명한 질병들이 연이어 발생할 수도 있다. 특히 알코올 중독과 진행마비는 다른 질환에 나중에 가세할 수 있다. 예컨대 파라노이아, 외상성 신경증, 뇌전증에서는 추후에 진행마비가 관찰되었다. 나 자신도 조발성 치매가 수년간 지속된 뒤에 진행마비가 발생하는 것을 보았다. 순환성 정신질환자에서는 매독 징후, 특히 특징적 동공장애가 충분히 자주 입증되지만, 진행마비 발달은 현저히 드문 것 같다.

C. 정신이상의 경계

정신의학의 역사에서 정신질환의 개념을 엄격히 규정하고, 정신질환을 건강한 범주[35]와 구분해야 할 필요 때문에 수많은 집중적 노력, 명민한 논의, 기발한 증명에 착수했으나, 마침내 이러한 시도는 원래 잘못된 것이며, 신체적 건강과 질병을 구분할 수 없듯이 정신이상에도 선명한 경계와 분명한 특징이 없다는 불가피한 인식이 점점 더 확산되기 시작했다. 정신이상의 징조는 완전히 이질적인 현상이나 정신이상에 의해 생성되는 현상이 아니라 건강한 과정에서 기인하며, 그 징후의 특성은 단지 이런저런 기능이 일면적으로 과도하게 형성되거나 쇠퇴하거나 다양한 각 장애가 특별히 결합하여 생겨난다는 것이다.

그렇지만 의심스러운 현상이 오래전부터 있었던 것이 아니라 새로 생겨난 것임을 증명하는 데 성공하면 정신장애 진단이 비교적 쉬워진다. 물론 건강한 생활에서도 인격의 내면적 본질까지 파고드는 변화가 생겨나지만, 일반적으로는 한 인간의 사고, 감정, 행동에서 눈에 띄는 변화를

35) 호헤(Hoche), 정신건강의 경계(Grenzen der geistigen Gesundheit). 1903; 펠만(Pelman), 정신의 경계상태(Psychische Grenzzustände). 1909.

관찰하면 이러한 변화가 병적 성격을 띤다고 생각하게 된다. 드러나는 현상이 **잘 알려진 임상상으로 모순 없이 분류되고**, 정신장애를 자주 생성하는 것으로 관찰되는 원인도 발견되면, 이러한 추측은 확신이 된다.

이러한 경우 기왕력을 정확히 조사하고, 모든 진찰수단을 면밀히 이용하고, **진정한 전문지식을 갖추고** 약간의 시간 동안 지속적으로 관찰하면 대개 목표에 도달할 것이라고 힘주어 말할 수 있다. 정신의학은 매우 느리게 진행하는 질병과정을 진단하는 때도 예컨대 내과학이나 신경의학보다 결코 무력하지 않다. 내과학이나 신경의학에서도 오랜 관찰 이후에야 어려운 질병사례를 확실하게 이해하는 것이다. 따라서 정신의학의 불완전성 때문에 정신과 의사는 종종 정신적으로 건강한 사람을 정신질환이 있다고 여기며 불법적으로 이들의 자유를 빼앗는다고 흔히 반복하여 주장하는 것은 무식의 소치일 뿐이다. 물론 전문가는 이와 관련해서도, 정신이상에 관해 대개 황당한 생각을 품고 있는 비전문가보다 항상 더 깊이 통찰한다.

정신장애를 일반적으로 입증하는 데 만족하지 말고 **반드시 특정한 임상 진단을 내리려 애쓰며** 모든 가능성을 검토하라는 엄격한 요구에 따르면, 개별 현상을 중요하게 여기는 나머지 현재 사례의 전체증상을 무시하는 치명적 오류를 저지르지 않게 된다. 예전에는 예를 들어 정신적으로 건강할 때도 환각이 나타날 수 있는지, 자살을 질병현상으로 여겨야 하는지에 관해 많은 논란이 벌어졌다. 이제는 환각과 자살은 다른 관찰사실과 연결해서만 올바로 파악될 수 있다는 것을 우리는 안다. 예를 들어 **에스퀴롤**은 자살을 정신장애의 특수 형태로 설명했으나, 구조된 자살자들 관찰을 통해 자살자 중 30%만이 실제로 임상적으로 뚜렷한 정신질환을 보였다는 사실을 확인했으며 이는 다른 연구자들의 관찰경험과도 일치했다. **가우프**가 발견한 바에 따르면 정신병원에 입원한 자살자 124명 가운데 38명만이 명백한 정신질환자였다. 물론 단 한 사람만 정신적으로 완전히 건강했다. 나머지는 알코올 중독자, 뇌전증환자, 정신병질자, 히스테리 환자, 경증 정신지체자였다.

병적 과정이 지속하는지가 아니라 병적 상태가 현존하는지에 따라 정신적으로 건강한지 병들었는지 판별해야 한다면 이러한 판단은 매우 힘들어질 수 있다. 병적 과정 지속에 따라 판별할 때는 변화가 닥칠 때 환자 자신의 태도가 판단기준이 되었지만, 병적 상태 현존에 따라 판별한다면, 병적인 것의 기준이라고 학문에 규정되어 있는 일반개념에 따라서만 구분해야 한다. 그뿐 아니라 단계적 차이를 평가할 수 있도록 이행영역을 확장해야 하므로, 정신질환의 경계를 얼마나 넓히거나 좁힐지가 관찰자의 재량이나 관점에 맡겨지는 경우가 종종 있다. 바로 이 때문에 이러한 사례를 판단할 때 학문적으로 권위 있는 전문가들의 감정도 완전히 엇갈리며, 이러한 경우 일반적 원칙은 때로 완전히 기능을 잃고 판별이 개인의 평가에 넘겨진다.

따라서 정신과 의사는 이를테면 생계능력을 판단하는 보험회사 의사와 동일한 처지이며, 차이가 있다면 정신과 의사가 내리는 판단의 파급력이 훨씬 더 크다는 것뿐이다. 그러므로 때로 정신과 의사의 판단은 가혹하게 느껴지고 환자 또는 가족에게 반박을 받는 것이 불가피해 보인다. 해당 상태를 환자는 거의 항상, 가족은 종종 전혀 이해하지 못하기 때문이다. 바로 이러한 점이 정신과 의사의 활동에 대해 무지와 증오에 북받쳐 반발하기를 일삼는 주요 원인이다.[36] 정신적 건강과 질병 사이의

36) 깜짝 놀랄 만큼 순박한 무지와 방약무인함을 보이는 E. A. 슈뢰더(E. A. Schröder)의 저서 정신병원에서의 권리(Das Recht im Irrenwesen), 1890과 정신질환자의 권리 개혁

이행형태를 판단해야 하는 버거운 책임감에서 해방될 수 있다면 정신과 의사 자신이 가장 기뻐할 것은 물론이다. 하지만 이러한 책임에서 벗어날 전망은 거의 없다. 정신과 의사에게서 이러한 귀찮은 임무를 지속적으로 덜어줄 사람을 찾기 어렵기 때문이다.

이러한 판단을 내려야 하는 광범위하고 아직 아는 것이 매우 적은 임상형태 영역은 주로 선천성 정신지체angeborener Schwachsinn, innate mental retardation의 영역과 정신병질 소인psychopathische Veranlagung, psychopathic predisposition의 영역이다. 병적 현상은 정신생활의 모든 방면에서 나타나므로 우리는 이행형태 판단의 어려움을 해결하기 위해서가 아니라 그 어려움을 근본적으로 해결할 수 없음을 시사하기 위해서라도 경계영역을 잠깐 살펴보지 않을 수 없다.

지성영역에서는 주로 두 가지 형태의 정신적 약점이 구분되는데, 하나는 정신적 활기의 불충분성ungenügende geistige Regsamkeit, insufficient mental agility이고 다른 하나는 상상력 과잉으로 인한 판단력 결여Urteilslosigkeit, lack of judgement다. 정신적 활기 불충분은 일반개념의 부족, 시야의 협소성, 사고 빈곤, 둔감성의 특징을 띠며, 이는 건강한 범주에서는 미련함이라고 흔히 말해지는 우둔함의 형태에 해당한다. 미련함이 최고 정도에 다다르면 정신병질의 경증 사례와 일치한다. 즉, 정도 차이로만 건강과 질병을 구분할 수 있을 뿐이며, 다른 방식으로 이를 구분할 수 있는 특징은 전혀 없다.

상상력 과잉으로 인한 판단력 결여에 해당되는 상태 역시 건강한 범주에 존재한다. 이는 정신이 쉽게 흥분하고 섣불리 믿으며 언제나 공상을

을 위하여(Zur Reform des Irrenrechtes), 1891을 참조.

펼치고 관계와 연관을 예감하며 황당한 생각과 계획을 추구하는 것이다. 어떤 의미에서는 미신도 동일한 근원의 정서적 욕구에서 생기므로 미신을 망상의 건강한 형태라고 부를 수 있다. 따라서 정신질환자에서 미신과 망상을 구분하는 것은 엄청나게 어려울 수 있다. 주변인물의 일반적 교양상태를 고려해야만 어느 정도 유용한 기준을 얻을 수 있다. 열광자와 사기꾼 그룹은 병적인 것으로의 이행형태를 이룬다. 이들에게는 심지어 퇴행의 특징, 특히 뇌전증 및 히스테리 소인도 자주 입증된다. 정신지체자와 백치환자에서는 한 방면에 재능이 뛰어난 사례가 드물게 보이는데, 이는 이른바 진가를 인정받지 못하는 천재, 발명가, 탐험가, 교주 등의 여러 사례에 비견될 수 있다. 이들도 전체 소인에 일관성이 부족하여 인격의 탁월한 특성을 자유롭고 행복하게 펼치지 못하는 것이다.

심지어 **진정한 천재**wirkliches Genie, real genius도 병적 현상, 퇴행형태로 여겨지는 경우가 종종 있다.[37] 이러한 견해는 틀림없이 도를 넘어선 것이다. 동일 가계에서 병적 소인과 최고의 재능이 동시에 발견되는 경우가 드물지 않은 것은 맞다. 나아가 천재가 보여주는 바와 같은 어떤 정신적 특성을 한 방면만 육성하면 다른 방면이 위축되리라는 것도 이해할 수 있다. 따라서 천재적 인간에서는 탁월한 능력 이외에 이해할 수 없는 약점도 종종 발견된다. 하지만 인류의 모든 영웅에게서 병적이라는 낙인을 찍을 수 있는 이런저런 특징을 찾아낸다면, 이처럼 의도적 분석을 할 경우 병적 장애의 징조를 보이지 않을 건강한 사람은 거의 없을 것이라는 사실을 간과하는 것이다. 따라서 이러한 종류의 증명을 통해 인간정신의

37) 롬브로소(Lombroso), 천재성과 퇴행(Genio e degenerazione), 1897; 레냐르(Regnard), 정신의학연감(Annales médico-psychologiques), 1898, I, 10; 뢰벤펠트(Löwenfeld), 천재적 정신활동에 관하여(Über die geniale Geistestätigkeit), 1903.

최고의 발현을 병적 퇴행의 발로로 간주해야 할 필요는 없을 것이다. 특정한 재능을 지나치게 도야하면 일상에서의 일반적 유능성이나 질병 유발 요인에 대한 저항력을 저하시키기 쉽다는 사실만 잊지 말아야 할 것이다. 그러므로 천재가 많은 민족은 아마도 멸망할 운명일 것이다. 각 천재에게 중요한 영향을 미치는 것은, 고도의 정신활동이 신체성장을 약화시키지는 않았는지, 탁월한 능력이 생활에 필요한 다른 정신 특성의 발달을 얼마나 허용하였는지다. 상상의 창조력이 예리하고 명료한 지성에 의해 억제되며, 나아가 확고한 의지가 풍부한 정서생활을 지배하는 그러한 사람만을 진정한 천재라고 부른다면, 우리는 이들을 정신적 인격의 최고의 화신으로 보아야 할 것이다. 하지만 이러한 내적 균형이 약화되면 한 방면에 탁월한 역량을 보이더라도 열등한 병적 소인에 점점 다가가는 것을 어렵지 않게 인식할 수 있다.

정서생활과 행동의 영역에서 병적인 것과 건강한 범주의 구분은 파급력이 크므로 이러한 구별은 오래전부터 열정적으로 시도되었는데, 우리도 다 함께 이러한 구별에 주목해보고자 한다. 이때 특히 필요한 일은 병적 조건에서 생겨난 행위를 **부도덕한**unsittlich, immoral 동인에서 발생한 행위와 구분하는 것이다. 망상, 환각, 또한 모호한 불안감, 욕동적 충동이 행동원인임을 발견하는 데 성공하면 병적 조건에서 생겨났다고 확신할 수 있을 것이다. 하지만 의사에게 더없는 어려움이 곧바로 시작되는데, 이는 감정 변화를 판별하는 게 아니라 단지 **정도 차이**gradweise Abstufungen, gradual differentiation를 판단해야 하기 때문이다. 모든 부도덕한 행위는 사회적대적 동기가 강력히 형성되거나 도덕적 자제가 부족하기 때문에 생기며, 이때 사회적대적 동기가 지나치게 발달하는 것도, 도덕적 자제가 불충분하게 발달하는 것도 병적 원인에 기인할 수 있다. 이제 병적 분노가 점점 심해지면 격정범죄자Leidenschaftsverbrecher, criminal of passion의 흥분성으로 바뀌며, 선천적 정신병질자geborener Psychopath, innate psychopath의 변화무쌍한 기분장애는 존재할 가치가 없다고 절망하는 비관주의자의 객관적 근거 없는 염세적 변덕이 고조된 것일 뿐이다. 정신병질자의 자살과 격정범죄자의 살인에서는 정서상태가 병적 특성을 보이는지 건강한 성질을 보이는지에 따라 도덕적 판단이 완전히 달라져야 하겠지만, 아무리 정확한 분석도 종종 도덕과 부도덕의 경계를 찾을 수 없는데, 쉽게 납득할 수 있듯, 그러한 경계는 도대체 **존재하지 않기** 때문이다.

이러한 어려움이 더욱 절실하게 느껴지는 경우는 도덕감의 병적 결여krankhafter Mangel, pathological deficiency와 '도덕적 사악함sittliche Schlechtigkeit, moral wickedness'을 구분해야 하는 때다. 한쪽 신장이 없는 것이 한 사례에서는 병이고, 다른 사례에서는 병이 아닐 수 없듯이, 도덕적 영락이 한 사례에서는 건강하고 다른 사례에서는 병적일 수 없다. 어떤 기능의 결함을 판단할 때는 그 결함이 선천성인지 후천성인지, 도대체 어떻게 생성되었는지가 우선적으로 중요한 것이 아니다. 오직 **결함의 정도에 따라서만**nur nach der Ausdehnung der Unzulänglichkeit, only according to the extent of deficiency 건강한지 병적인지 구별되는데, 이는 신장위축도 어떤 상당히 임의적인 경계를 기준으로 병적인지 건강한지 판별되는 것과 마찬가지다. 고도의 도덕감 상실이 어떤 질병과정(예컨대, 알코올 중독, 진행마비)의 부분현상으로 나타나는 상황에서는, 도덕적 타락에서 생긴 결과라도 **어떤 정도에 도달하여**ein gewisses Maß erreichen, reach a certain level 제거될 수 없자마자 병적인 것으로 간주될 수 있을 것이다. 우리 신체의 모든 기관은 신체에 필요한 작업을 수행할 수 있으려면 숙달과 훈련이 필요하다. 교육받지 못한 청각 및 발화 장애인은 주지하다시피 정신발달 단계에서 정신지체 상태에 머물러 있다. **도덕적으로 교육받지 못한**sittlich unerzogen, morally uneducated 사람만이 예외가 되어야 할까? 이러한 사람에게도 정서교육에 결함이 존재하여 이 결함이 병적 정도에 이르게 되는 것이 아닐까? 부도덕성을 자연과학적으로 고찰하면 불가피하게 도달하는 결론은, 도덕감 부족은 특정한 임상 질병형태에 틀림없이 동반될 뿐만 아니라 정도가 심해지면 선명한 구분 없이 병적인 것으로 바뀌며, 또한 도덕감 부족은 정서생활의 발달이 억제된 것으로 간주되어야 하는데 이처럼 정서생활의 발달이 지체되면 다른 방면에 지성기능 결함이 똑같은 정도로 생긴다는 것이다.

따라서 이러한 사례에서는 정신장애를 법적으로 감정하는 경우, 법원의 질문에 정신장애라고 대답해야 할지 아니라고 대답해야 할지가 어느 정도는 개인적 견해에 머무르는 경우가 자주 있다. 조증, 멜랑콜리아, 편집증, 조발성 치매, 진행마비의 존재를 확고히 입증하거나 배제하는 데는 적어도 오랜 관찰 뒤에는 거의 항상 확실하게 성공하지만, 아무리 식별력이 탁월해도 선천성 정신지체의 정도 차이 구분에는 당황하지 않을 수 없다. 그 원인은 분명 정신의학에 있는 것이 아니라 오로지 법적 질문형식에 있다. 이러한 질문은 책임능력Zurechnungsfähigkeit, accountability과 책임불능Unzurechnungsfähigkeit, unaccountability 사이의 수많은 이행형태를 철저히 무시하고 선명한 경계만을 밝히려 하기 때문이다. 아마도 정신지체를 좀 더 상세히 연구하면 병적 현상을 좀 더 선명하게 정의할 수도 있을 것이다. 하지만 판별의 **근본적 어려움**grundsätzliche Schwierigkeiten, fundamental difficulties을 극복하고 판단에 유용한 관점을 얻으려면 의학 전문가에게 다른 형식으로 법적 질문을 던져야 할 것이다.

D. 가장 및 부인

정신적 건강 또는 질병의 존재에 관해 전반적으로 판단해야 하는 게 아니라 정신질환이 **가장**Verstellung, pretence[38]되고 있는지 밝혀내야 하는 경우에 임무는 훨씬 쉬워진다. 이 경우에는 나타나는 현상들이 정신과 의사의 다른 관찰경험과 일치하는지 숙고하는 것이 확실한 판단기준이 된다. 물론 틀림없는 정신질환자에서도, 관례적 틀에 맞지 않는 상태증상이 발견되는 경우가 종종 있으며, 이를 기초로 정신의학 임상형태론은 발전을 계속한다. 하지만 이러한 관찰결과는 언뜻 보면 불명료하기는 하지만 결코 내적 모순이 포함되어 있지 않다. 우리가 잘 아는 바에 따르면, 어떤 질병증후들은 배타적인데, 예를 들어 의식혼탁과 기명력장애가 없는 조용한 환자에게는 지속적인 지남력장애가 나타날 수 없으며, 학교에서 배운 매우 쉬운 지식마저 잊는 일은 치매나 심한 기억력장애에만 수반되거나, 거부증이 있을 때만 그렇게 가장될 뿐이다. 따라서 임상상이 당장 해석되지 않는 경우에도 내적 일관성과 개연성이 있는지에 관해서는 대개 매우 빨리 판단을 내릴 수 있다.

이러한 모순 없는 임상상 자체를 구성하려면 광범위한 전문지식이 필요하다. 그 밖에도 소임을 실제로 실행하고 유지하기 위해서는 남다른 능숙함과 지구력이 필요하다. 비전문가가 정신질환에 관해 아는 견해는 거의 예외없이 실제 양태와 매우 차이가 나므로, 가장을 식별하여 폭로

38) 퓌르스트너(Fürstner), 정신의학 논총(Archiv für Psychiatrie), XIX, 601; 쇼트(Schott), 같은 책, XLI, 254; 프리치(Fritsch), 정신의학 연감(Jahrbuch für Psychiatrie), VIII, 115; 라이만(Raimann), 같은 책, XXII, 443, 1902; 브레슬러(Bresler), 정신장애와 뇌전증 가장(Die Simulation von Geistesstörung und Epilepsie). 1904.

하는 것이 정신과 의사에게는 대개 쉽다. 심한 치매 또는 흥분상태('분노발작')가 가장 많은 꾀병이지만, 꾀병꾼들이 과장을 일삼으며 최대한 진짜 정신질환처럼 보이게 하려 열 올리는 나머지 모순되는 현상들이 혼합되므로, 실제 정신질환자와 구별이 가능해진다. 꾀병꾼들은 온갖 약을 올리고 말을 던져서 질병현상이 있는 체하며, 특히 바늘에 찔려도 아프지 않고 마비되거나 기절하지도 않는 척하기 일쑤다. 상당히 오랜 관찰 후에도 가장이 틀림없이 확인되지 않는 사례는 극히 드물다. 반면 과거의 어떤 시점에, 예컨대 범법 행위를 범했을 때 병적 상태가 존재했으며 기억공백이 그 흔적이라고 우기는 데 대해서는 확실한 판단을 내리기가 불가능해질 수 있다. 이러한 판단에서는 일반적 임상적 숙고에 전적으로 의존하는데, 이러한 숙고는 각 사례를 잘못 평가할 수 있다.

의도적 가장 자체는 매우 쉽고 확실하게 식별될 수 있지만, **가장 이외에는**außer der Verstellung, except for the pretence 정신장애가 없다고 확인하는 일은 종종 매우 어렵다. **노이만**은 어떤 의사도 정신건강증명서를 발급할 수 없을 것이라고 주장하는데 이는 옳은 말이다. 이와 관련하여 꾀병꾼에 대해서는 이중으로 주의가 필요하다. 정신병을 가장했다고 분명히 고백하더라도 이것이 판단에 결정적으로 중요하지는 않다. 우울증환자들이 처음부터 꾀병을 부렸으며 질병을 과장했다고 주장하는 일이 전혀 드물지 않음을 생각해야 한다. 긴장증성 거부증도 욕동적 불합리성을 띠면서, 가장할 만한 동인이 존재하는 것 같으면 의도적으로 가장하는 듯한 인상을 줄 수 있다.

매우 노련한 정신과 의사는 꾀병꾼 가운데 실제로 정신적으로 건강한 사람이 극소수라고 말한다. 물론 본래의 장애는 가장된 장애와 전혀 다른 종류이지만 말이다. 특히 긴장증환자, 불평가, 정신지체자, 정신병질자, 히스테리 환자가 이러한 꾀병꾼에 속한다. 임상상이 정신성 특징으로만 구성된 이러한 환자들에서는 임의로 첨가된 특성을 분리시키는 것은 불가능하며, 이들에게서는 의도적으로 가장된 장애와 병적으로 생성된 장애가 선명한 경계 없이 혼합되어 있다는 것이 의심할 바 없다. 이러한 혼합을 특히 잘 보여주는 것은 몽롱상태에서의 동문서답인데, 이러한 행동은 구치소 미결수들에서 종종 관찰된다고 **간저**는 설명한 바 있다. 고통스러운 상황, 특히 심문을 피하고 싶은 소망으로 인해 정동을 겪으면서 '억압현상Verdrängungserscheinungen, phenomenon of repression'이 생기고, 이 억압현상이 병적 특성을 띨 수도 있다. **융**은 이러한 행동을 의식에서 무의식으로 넘어간 꾀병이라고 부른다. 외상성 신경증에서 일을 하면 연금을 타지 못할 것이라는 공포가 나타나, 처음에는 게으름뱅이인 척하지만 점차 실제로 병적 노동불능이 되는 경우에도 가장된 장애와 병적 장애가 혼합되어 있다.

이러한 관찰경험에 비추어볼 때 다른 정신이상을 보이지 않는 순수한 가장이 존재할 수 있다는 견해를 시간이 지날수록 나는 지지할 수 없다. 특히 내가 접한 수많은 꾀병꾼이 추후 치매가 되는 것을 보고 있기 때문이다. 따라서 일련의 환자가 꾀병꾼임이 과거에 '드러났다entlarvt, revealed'고 하더라도 이들을 수년 후에 다시 검사해볼 것을 간곡히 권고한다. 부언하자면 찬찬히 숙고해볼 때 건강한 사람이라면 정신이상을 가장할 만한 동인이 당연히 매우 드물 것을 알 수 있다. 하지만 기묘한 범죄인이 득실거리는 대도시와 미결수 구치소에서는 꾀병을 알아내기가 특히 어렵다는 것을 나는 인정한다. 개별사례에서 꾀병을 발견할 수 있는 수단과 방법, 범행 이전과 도중과 이후의 범죄자의 행동에서 추론할 수 있는 범죄자의 정신상태, 일련의 유사한 사항에 관해서는 여기서는 건너뛰겠다.

이는 법정신병리학Gerichtliche Psychopathologie, forensic psychopathology의 임무에 속하기 때문이다.

끝으로 질병현상의 **부인**Verleugnung, denial에 관해 생각해보아야 한다. 특히 알코올 중독자, 순환성 정신질환자, 편집증환자는 정신병원에서 퇴원하기 위해 또는 금치산에서 해제되기 위해 매우 능숙하게 질병현상을 부인한다. 환자는 의사에게 전혀 해가 없고 위험하지 않은 척하며 친척들의 모든 신고와 모든 망상을 완전히 부인하고 기이한 행동을 자연스럽고 약삭빠르게 정당화할 줄 알므로, 병적 특징을 선명히 파악하기가 매우 어려울 수 있다. 미숙한 의사는 환자에게 종종 완전히 속기 십상이다. 일부 정신질환자가 전문지식이 부족하거나 결여된 의사에게 발급받는 건강진단서는 이렇게 하여 나오는 것이다. 노련한 정신과 의사라면 논란이 되는 사례에서 모든 상황을 정확히 알지도 못하고 정신병원에서 관찰도 하지 않은 채 몇 마디 대화만을 나눈 뒤 정신장애가 없다는 판단을 내리지 않을 것이다. 정말로 정신질환이 있는 사람만이 정신건강증명서를 발급받을 필요가 있다는 거의 예외 없는 사실을 잘 알기 때문이다.

따라서 어떤 팸플릿은 법률이 부당하게도 임의로 자유를 박탈하며 정신적 살인을 저지를 위험이 있다고 과장된 어조로 주장하고 여론을 계속해서 불안하게 하는데, 이러한 팸플릿에 더없이 신중하게 반응하는 것이 좋을 것이다. 물론 이러한 사례들의 진상을 밝히는 일은 쉽지 않으며 고도의 전문지식과 관련 사실과 인물에 관해 완전히 잘 알고 있어야 한다. 이때 주로 어려운 일은 대개 본래의 정신의학적 판단이 아니라, 입원 필요성 또는 생업 능력 등 순수히 실제적 문제에 관해 판별하는 것이다. 이 경우 고려되는 관점은 정신의학과는 전혀 관계가 없으며, 정신장애가 공동생활 관계에 야기하는 사회적 결과를 숙고해야 한다. 과학적 관찰경험이 아니라 본질적으로 개인적 판단에 따라 결정되는 이러한 문제에서는 사례의 정신의학적 파악에서는 완벽한 일치를 보이더라도 진정한 전문가의 견해가 크게 엇갈릴 수 있는데, 이는 각 법률 심급에서 형량이 종종 매우 다양하게 확정되는 것과 마찬가지로 놀라운 일이 아니다. 하지만 부당하게 전문가 행세를 하는 의사들 때문에 엄격한 의미에서 정신질환이 없는 사람이 정신질환자로 판정되었으며, 특히 논쟁을 좋아하는 사람을 불평가로 잘못 간주했던 일이 간혹 있었음을 숨길 수 없다. 그렇지만 매우 일상적으로 일어나는 일은, 틀림없이 정신질환이 있는 사람을 건강하다고 판정하여 이 정신질환자들에게 최대의 피해를 입히는 것이다. 의사들을, 특히 공공의사들을 더욱 철저히 양성해야만 이러한 오류를 점차 줄일 수 있다.

끝으로 의식은 명료하나 자살욕구에 사로잡힌 환자들의 질병 부인도 지적해야겠다. 이 환자들은 매우 능숙하게 병적 망상과 감정을 감추고, 호전된 병세와 들뜬 기분을 가장하여, 면밀한 감시가 풀어진 틈을 타 자살계획을 아무도 모르게 실행할 줄 안다. 매우 주목할 만한 이러한 위험을 정확히 숙지하고 끊임없이 주의를 기울여도 비통한 결과를 항상 막을 수는 없다.

역주

1. 콘라트 리거(Konrad Rieger, 1855~1839)는 독일의 정신의학자다.
2. 아우구스트 루돌프 브레너(August Rudolf Brenner, 1821~1884)는 독일의 의사로 전기치료를 연구했다.
3. 오스발트 붐케(Oswald Bumke, 1877~1950)는 독일의 정신의학자이자 신경학자다.
4. 갈바닉 전류란 이탈리아의 해부학자이자 생리학자인 루이지 알로이시오 갈바니(Luigi Aloisio Galvani, 1737~1798)가 발견한 전류로, 동물의 신경을 통해 근육으로 전달되는 전류를 말한다.
5. 아르투어 휘브너(Arthur Hübner, 1878~1934)는 독일의 정신의학자다.
6. 스치피오네 리바로치(Scipione Riva-Rocci, 1863~1937)는 이탈리아의 의학자이자 병리학자다.
7. 프리드리히 다니엘 폰 레클링하우젠(Friedrich Daniel von Recklinghausen, 1833~1910)은 독일의 병리학자다.
8. 알프레 레만(Alfred Lehmann, 1858~1921)은 덴마크의 심리학자다.
9. 파울 에를리히(Paul Ehrlich, 1854~1915)는 혈액학, 면역학, 화학요법의 토대를 마련한 독일의 의학자다. 1908년 노벨 생리학 의학상을 수상했다.
10. 조르주페르낭 비달(Georges-Fernand Widal, 1862~1929)은 프랑스의 세균학자이자 병리학자다.
11. 조르주 H. 에스바흐(Georges H. Esbach, 1843~1890)는 프랑스의 의사다.
12. 아우구스트 파울 폰 바서만(August Paul von Wassermann, 1866~1925)은 독일의 세균학자이자 위생학자다.
13. 알베르트 루트비히 지게스문트 나이서(Albert Ludwig Sigesmund Neisser, 1855~1916)는 독일의 세균학자이자 위생학자다.
14. 에른스트 로덴발트(Ernst Rodenwaldt, 1878~1965)는 독일의 위생학자다.
15. 스당 전투(Schlacht bei Sedan)는 프랑스-프로이센 전쟁(1870~1871) 당시 프로이센이 뫼즈강 연안 스당 요새에서 프랑스군을 격파한 전투를 말한다.
16. 리하르트 헤네베르크(Richard Henneberg, 1868~1962)는 독일의 신경병리학자이자 정신의학자다.
17. 헤르만 에빙하우스(Hermann Ebbinghaus, 1850~1909)는 독일의 심리학자다.
18. 빌헬름 부시(Wilhelm Busch, 1832~1908)는 독일의 시인이자 화가다.
19. 마테우스 히프(Matthäus Hipp, 1813~1893)는 독일의 시계제조가이자 발명가다.
20. 막스 이세를린(Max Isserlin, 1879~1941)은 독일의 신경학자다.
21. 에드워드 휠러 스크립처(Edward Wheeler Scripture, 1864~1945)는 미국의 의사이자 심리학자다.

22. 장피에르 루셀로(Jean-Pierre Rousselot, 1846~1924)는 프랑스의 신부이자 연구가, 음성학의 아버지라 불린다.
23. 카를 마르베(Karl Marbe, 1869~1953)는 독일의 심리학자다.
24. 안젤로 모소(Angelo Mosso, 1846~1910)는 이탈리아의 생리학자다.
25. 요한 호르눙(Johann Hornung)은 오스트리아의 정신의학자다.
26. 프리드리히 마르티우스(Friedrich Martius, 1850~1923)는 독일의 내과 의사다.
27. 이반 로마노비치 타르하노프(Iwan Romanowitsch Tarchanow, 1846~1908)는 러시아의 생리학자다.
28. 오토 베라구트(Otto Veraguth, 1870~1944)는 스위스의 신경학자다.
29. 네덜란드의 임상의학자 프란시스쿠스 실비우스(Franciscus Sylvius, 1614~1672)의 이름을 따서 명명되었다.
30. 물질의 단위 용적당 중량.
31. 프리드리히 카를 오토 스넬(Friedrich Karl Otto Snell, 1859~1939)은 독일의 정신의학자다.
32. 에마누엘 멘델(Emanuel Mendel, 1839~1907)은 독일의 신경학자이자 정신의학자다.

V

정신이상의 치료[1]

1) 펜촐트(Penzoldt) 및 슈틴칭(Stintzing), 특별치료 편람(Handbuch der speziellen Therapie), 제V권, IX부: 정신질환 치료(Behandlung der Geisteskrankheiten), 에밍하우스-피스터(Emminghaus-Pfister)(총론)와 치엔(Ziehen)(각론). 1896; 블로일러(Bleuler), 정신질환 환자의 일반 치료(Die allgemeine Behandlung der Geisteskrankheiten). 1898; 가르니에(Garnier)와 콜롤리앙(Cololian), 정신질환 및 신경질환 치료(Traité de thérapeutique des maladies mentales et nerveuses). 위생 및 예방(Hygiène et prophylaxie). 1901; 펠만(Pelman), 정신질환자 치료에 관하여(Über die Behandlung der Geisteskranken), 독일 임상강의(Deutsche Klinik). 1902; 클라인(Klein), 월간 정신의학(Monatsschrift für Psychiatrie), XVI, 388.

적절한 치료를 위한 주요 관점은 원인을 퇴치하고 현상을 제거하거나 최소한 완화시키는 것이다. 원인 퇴치는 **예방**Vorbeugung, prevention으로 시작된다.

A. 예방[2]

유전은 정신이상의 확산에 중요한 역할을 하므로 정신질환 예방은 먼저 **정신질환자가 결혼을 해도 좋은지**에 관한 문제를 다룬다.[3] 특히 일부 형태의 히스테리성 정신병에서는 성적 욕구가 충족되지 않아 이러한 정

2) 푹스(Fuchs), 정신의학의 예방치료(Die Prophylaxe in der Psychiatrie), in 노빌링양카우(Nobiling-Jankau), 예방치료 편람(Handbuch der Prophylaxe), V. 1900; 모렐(Morel), 주간 정신의학(Psychiatrische Wochenschrift), I, 380, 1899; 포렐(Forel), 건강 및 질병 상태에서 신경과 정신의 위생(Hygiene der Nerven und des Geistes in gesundem und krankem Zustande). 1904; 오펜하임(Oppenheim), 신경질환과 독서 등등, 세 강연(Nervenkrankheit und Lektüre u. a. Drei Vorträge), 제2판, 1907.

3) 쉴레(Schüle), 정신질환 기왕력자의 결혼문제에 관하여(Über die Frage des Heiratens früher Geisteskranker). 1905.

신증이 생긴다고 잘못 생각하여 결혼을 치료수단으로 여기기까지 했다. 하지만 관찰경험에 따르면 건강한 부부는 독신자보다 정신질환에 걸릴 경향이 적지만, 이미 정신질환이 있으면 결혼이 최소한 여성에게 종종 해로운 작용을 미치기까지 한다는 것이 밝혀졌다. 그뿐 아니라 병적 소인이 후손에 유전될 위험도 있다. 따라서 상당히 일반적으로 수용되는 원칙이 정당화되는 듯 보이는데, 이 원칙에 따르면 의사의 관점에서 볼 때 특히 정신적 퇴행을 보이는 형태의 정신질환이 있거나 정신질환을 겪은 경우, 반드시 결혼을 말려야 한다. 하지만 유전성 병인이 있는 가계 출신이라도 질병현상이 아직 나타나지 않았으면 위험이 여전히 존재하기는 해도 무조건적 결혼 금지는 정당화될 수 없다. **슈트로마이어**Strohmeyer는 유전성 병인이 있는 사람 가운데 적어도 30%는 건강을 유지하는 것을 발견했다. 결혼연령을 한참 늦추어, 유전된 정신병의 최초 증상이 자주 인식되는 발달기가 지난 뒤에 결혼한다면, 개별사례에서 발병 위험은 더욱 현저히 감소할 것이다. 혈족관계이거나 두 가계 모두에 특히 동일한 종류의 정신이상이 나타났던 경우에만 매우 심각히 우려해야 할 것이다.

물론 관찰경험에 따르면 흔히들 결혼을 앞두고 조언을 구하고 듣기는 하지만 이에 따르는 경우는 매우 드물다. 근시안적 결혼 동기에 밀려 신체적 · 정신적 관점에서 인종강화Rassenkräftigung, racial strengthening와 성적 자연도태의 필요성이 고려되지 않는 일이 빈번하다. 그렇지만 연인들에게는 상대편의 건강상태에 관해 확실한 정보, 특히 예전의 정신장애, 매독 병력, 알코올 중독이나 모르핀 중독 경향, 성적 탈선에 관한 정보를 얻을 권리를 인정해야 한다는 **쉴레**의 요구를 지지해야 할 것이다. 자문을 요청받으면 '주의mahnend, admonishing', '경고warnend, warning', '만류abratend, dissuading' 등의 판단을 내려줘야 하는 '건강자문회Gesundheitsräte, health councils'라는 기관도 생각해볼 수 있을 것이다. **쉴레**는 이러한 권고에 따르지 않으면 이혼하거나 재혼할 권리를 상실하게 하는 법적 제한도 가하고자 한다. 하지만 그러면 이 기관에 자문을 구하는 일이 법적 의무사항이 아닌 한, 이 기관 이용률이 떨어질 것이 우려된다.

건강상태가 의심스러울 경우 사려 깊게 책임능력을 박탈하거나 혼인을 금지시켜 국가가 강력히 개입하는 일도 큰 성과를 기대할 수 없을 것이다. 이는 결혼을 제한할 수 있어도 산아는 막을 수 없을 것이기 때문이다. 따라서 **네케**Näcke[1]는 미시간주에서 심의된 제안을 호평했는데, 이는 사회에 위험하고 타락한 일부 남성그룹의 정관을 부분 절단하여 생식불능을 만들고, 심각한 경우에는 여성들의 질과 연결된 자궁을 절제하는 데 착수하자는 것이었다. 스위스의 정신과 의사들도 정신질환자들과 타락한 자들을 대상으로 '공익을 위한 불임수술soziale Sterilisierung, social sterilization'을 도입하고 조정하는 것을 바람직하게 여겼다. 틀림없이 이러한 조치는 효과가 있을 것이지만 누구에게는 이를 시행하지 않을지 규정하는 것이 어려워 보인다.

유전성 퇴행 예방과 성적 자연도태의 합리적 조정 문제가 아무리 시급하다 하더라도, 극도로 사적이면서 동시에 엄청난 공적 의미도 지니는 이러한 상황에 머지않아 입법부가 개입하리라고 기대하기는 힘들다. 따라서 당분간은 유전관계에 관해 오늘날 우리가 아는 것보다 훨씬 철저한 지식에 근거하여 계몽활동을 하는 데 만족해야 할 것이다. 부언하자면 매우 현저한 예방효과는 앞으로 정신병원의 발전에도 달려 있는데, 정신병원은 점점 더 많은 수의 정신질환자들에게 생식 가능성을 앗아갈 것이기 때문이다. 그 밖의 타락한 인간들의 장기적 집단수용은 또 다른 이유로도 시급히 필요하므로 최대한 단호히 추구되어야 할 것이다. 이 타락한 자들이 후손에 미치는 좋지 않은 영향은 엄격한 의미의 정신질환자들의 악영향보다 분명 작지 않을 것이다. 이러한 타락한 인간 가운데 특히 상습범, 부랑자, 영락한 알코올 중독자에 주목해야 할 것이며, 이들을 공동체생활에서 장기적이고 강제적으로 배제하는 데 더 이상 큰 걸림돌이 없어야 할 것이다.

부모가 일련의 공통질환을 겪으면 태아에 심한 손상을 일으킬 수 있으며 심지어 정신장애 소인을 생성하는 경우도 종종 있다. 특히 알코올, 모르핀, 코카인, 매독, 결핵 등을 예로 들 수 있다. 그나마 다행은 알코올 중독자와 모르핀 중독자에서는 성적 능력이 점차 감소하곤 한다는 것이다. 하지만 정자에 부정적 영향을 직접 미친다고 하는 숙취상태는 정욕을 상승시킨다. 철저한 치료에도 불구하고 매독이 후손에 미치는 치명적 영향이 얼마나 오래 계속될지 잘 알 수 없다. 따라서 후손 세대의 타락을 예방하려면, 무엇보다 위에서 언급한 유해요인의 확산을 예방해야 할 것인데, 입법부는 그 시급성에도 불구하고 여전히 이 임무에 착수하기를 기이하게도 주저하고 있다. 따라서 의사의 성스러운 임무는 여론의 압박을 점차 가중시켜, 결핵 퇴치를 할 때만큼이나 단호하고 열성적으로 알코올과 매독 퇴치도 주창하는 것이다.

출산 시 질식, 압박, 부상으로 인한 손상을 감소시키는 것이 얼마만큼 가능할지는 불확실하다. 산파교육 개선, 심각한 경우 정기적 의사 상담, 해산시설 증설을 통해 때로는 출산 시 백치 발생을 막을 수 있을 것이다. 여성들의 수유 장려도 청소년 뇌의 건강 유지를 위해 상당히 중요할 것이다. 우리는 유아의 '경련'이나 '발작'을 무해한 현상으로 여기지 않게 된 지 오래다. 이는 어쨌든 경증 또는 중증 뇌질환의 징조인 경우가 자주 있으며, 이러한 뇌질환은 이후 인생에 전반적 신경과민, 뇌전증, 정신지체,

뚜렷한 치매 등 지속적 후유증을 남길 수 있다. 하지만 이 경우 병원체는 장을 통해 들어오는 것 같으므로 모유를 수유하면 이러한 위험을 매우 크게 감소시킬 수 있다. 모유 수유는 그 밖에 질병 유발 요인에 대한 유아의 전반적 저항력도 상승시키기 때문이다. 유아기에 찾아오는 크레틴병Kretinismus, cretinism의 위험에는 감염된 부위를 절제하거나 티레오이딘Thyreoidin[2]을 투여하여 대처한다.

동일한 환경에서 성장한 남매라도 성격이 상이한 것으로 미루어 보아 정신적 인격의 발달은 원래의 소인과 특성에 따라 결정됨을 종종 알 수 있다. 하지만 정신이상 예방에서 **교육**Erziehung, education의 영향도 중요하다는 것을 부인할 수 없을 것이다. 약간 특이한 소인의 부모는 기이한 엄격함과 유약한 과보호 사이에서 적절히 중용을 유지하지 못하는데, 매우 강건한 청소년만 인격발달에 장기적 손상을 입지 않고 이러한 영향을 견뎌낼 수 있다. 의사가 상담자로 이에 개입하여 경고해야 하는 경우가 드물지 않다. 일반적으로 모든 청소년은 동년배와 교류하며 가장 효과적으로 교육받는다. 따라서 친구를 면밀히 고르고, 전락하거나 타락한 동료를 배제하는 일은 정신병질 소인이 있는 청소년에게 매우 중요하다. 매우 민감하고 흥분하기 쉬운 청소년에게는 때때로 격리교육이 적절한 경우도 드물게 있다.

모든 교육에서 가장 중요한 목표는 건전한 **의지**Wille, will의 계발임이 틀림없다. 우리의 정신생활도 상당 부분 의지행위에서 진행되며, 우리의 일반표상, 인생관, 세계관에 광범위한 영향을 미치는 주의력의 활동은 내적 의지행위다. 새로운 능력의 양성과 타고난 능력의 개발은 오로지 숙달을 통해 이루어지는데, 이러한 숙달도 단지 의지활동을 통해서만 달성될 수 있다. 따라서 압도적 다수의 정신병질 소인형태에서도 의지장애가 전면에 나타남을 보게 된다. 이것이 의욕의 박약함과 유약성이든, 의지를 강력히 집중시켜 방해와 우려에 대처하고 병적 동기를 억압하지 못하는 무능력이든, 끝으로 비정상적 방면의 욕동생활이든 말이다.

이러한 일반적 관점에 비추어 우리는 먼저 성장 세대에서 자연적 욕동natürliche Triebe, natural drives을 가능한 한 유지시키도록 해야 하는데, 이러한 자연적 욕동은 문명생활의 인위적 환경에서 가장 확실한 길잡이가 되기 때문이다. 생활방식 전체에서, 특히 영양섭취에서 검소함을 보이고, 포만과 풍족을 멀리하고, 자연에서 자연과 함께 생활하고, 중요한 건강규칙을 당연히 준수하고, 신체활동을 충분히 하고, 수면욕구를 충족시키는 것이 가장 중요한 과제다.

다음으로 자립Selbständigkeit, independence하고 자조Selbsthilfe, self-help할 수 있도록 교육하는 데 주력해야 할 것이다. 엄청나게 확산된 정신병질적 불안증에 대한 유일한 예방대책은 발랄한 자신감을 일깨우는 것인데, 이는 독자적 활동을 통해서만 달성될 수 있다. 필요가 생기면 발명하게 되며, 필요는 기운을 북돋우고 성공하리라는 확신을 심어준다. 체력, 능숙성, 결단력이 필요한 모든 스포츠 경기의 중요한 가치는 바로 이 점에 있다. 이러한 경기가 의지에 미치는 교육적 효과는 기량단련과 각 형태의 스포츠를 통해 지속되고 확장된다. 이러한 경기에서는 한 방면에서의 최고기량 도달을 목표로 내세워서는 안 되며, 문명인에게는 신체단련Leibesübungen, physical exercises이 필수불가결하다. 문명인은 순수한 지성기능을 계획적으로 육성하기 위해 신체활동에서 점점 더 멀어지기 때문이다. 체조와 하이킹, 사이클링, 수영, 조정, 승마, 또는 영국에서 전래된 활동적 경기들에서 문명인은, 자연인이 문명인보다 우월함을 보이는 특성을 개발할 유일한 기회를 만난다. 바로 이러한 특성에서, 즉 체력, 능숙함, 용기, 지구력, 재치, 결단력에서 생존경쟁에 필요한 유능성과 저항력이 생겨난다. 모든 신체단련은 생존경쟁의 모방일 따름이며, 생존투쟁에 나타나는 필연적 강박이 신체단련에서는 경쟁동기와 자체 설정한 목표를 달성하려는 공명심으로 대체되어 있기 때문이다.

의지발달에 가장 위험한 적은 나약화Verweichlichung, effeminacy다. 나약해지면 노력을 피하고 의지단련을 포기하고 자연적 욕동이 약화되기 때문이다. 궁핍에 일찍부터 익숙해지고 향락을 절제하여 향락 능력을 유지하고 '욕구Bedürfnisse, wants'가 고착되지 않게 하면, 아울러 다양한 생활환경에 의연하게 적응하고 사소한 고통과 불편에 신경쓰지 않고 개인의 독립성을 기뻐하고 사치를 경멸하도록 교육하면, 문명생활로 인한 심각한 나약화의 영향에 대응할 수 있을 것이다. 최대한 검소하게 하이킹과 여행을 하는 것이 특히 효과가 좋을 것이다.

여기서 얻은 기준에 따라 우리의 교육기관 전체를 검토해보면 이 기관에 거의 만족할 수 없다. 우리 교육기관을 너무 심한 정도로 지배하고 있는 것은 지식 암기에 대한 관심이며, 인격 형성은 우연의 영향에 내맡기고 있다. 순수하게 언어형태로 배운 지식이 독자적 관찰과 활동eigene Beobachtung und Betätigung, own observation and activity을 통해 익힌 지식에 비해 일반적으로 가치가 얼마나 적은지는 앞서 언급한 바 있는 신병들의 지식에 관한 관찰경험이 여실히 보여준다. 입대 시에 신병들의 정신능력은 학교교육을 받았는데도 평균적으로 빈약하기조차 하였으나 2년의 병역기간을 마치면 다방면으로 매우 눈에 띄게 향상되었다. 일반 지식과 독자적 경험에서 얻은 지식뿐만 아니라, 특히 정신자산에 관해 설명하고, 빠르고 명료하게 대답할 수 있는 능력도 향상되었다. 교육받은 사람에서도 학교지식의 대부분은 산산이 부서져 사라지지만, 한번 익힌 기량은 대체로 매우 오래 남아 있다. 우리가 이로부터 이끌어낼 수 있는 결론은 성장하는 청년세대를 양성할 때는 관찰과 독자적 행동을 통해 지식을 익히는 데 더욱 중점을 두어야 한다는 것이다. 관찰과 행동으로 익힐 수 있는 내용만이 최고의 교육적 가치가 있다. 이러한 소재는 피와 살이 될 뿐 아니라 정신적 인격 전체의 발달에도 영향을 미치기 때문이다. 일방적으로 지성기능 육성에만 힘쓰면 이보다 훨씬 더 중요한 강력한 의지양성에 위험을 초래하는데, 아마도 관찰과 경험을 중시하면 이러한 위험에 대처할 수 있을 것이다. 학교염증이라는 널리 확산된 우려스러운 경고신호는 학교의 목표 및 보조수단이 청년세대의 활동추구와 일치점을 찾지 못하고 있음을 시사하는데, 관찰과 경험을 강조하면 이러한 경고신호도 제거할 수 있을 것이다. 학생을 열광시켜 기꺼이 동참하게 하는 강의만이 진정으로 유익하다.

건강한 신체에만 건전한 정신이 깃들 수 있으므로, 특히 정신병질 기질이 있는 청소년의 체육교육은 언제나 가장 중요하다. 신체 발달을 해치면서 밀고나가는 것은 매우 치명적 오류다. 신체단련을 위해 투자한 시간은, 단련된 건강이 나중에 보상해줄 것이다. 심한 위험에 처한 청소년은 반드시 시골로, 빛, 공기, 태양을 만끽할 기회가 충분한 소박한 환경으로 가야 한다. 휴가 캠프, 숲속학교, 시골기숙학교가 보여주는 놀라운 성과는, 청소년이 살 곳은 도시가 아니며, 따라서 청소년의 신체가 단련되고 지구력이 강화되고 영혼이 만개해야 하는 곳에서 시골생활의 유익한 효과를 활용해야 한다는 것을 분명히 보여준다.

이러한 근본적 교육 문제에 비해 이른바 과부담Überbürdung, overburdening 문제[4]는 훨씬 뒤로 밀려나 있다고 나는 생각한다. 물론 어떤 청소년 뇌

4) 벤다(Benda), 신경위생과 학교(Nervenhygiene und Schule), 1900.

도 수많은 시간표가 요구하는 수업을 정말로 엄격한 의미에서 소화할 수 없다고 여겨야 할 것이다. 성인도 간단한 정신작업을 수행할 때 분명한 피로현상이 빠르게 고조되는 일 없이 한 시간 이상 버티지 못하므로, 더 어린 연령에 학교수업에서 더 어려운 과제와 씨름하면 훨씬 더 빨리 지치게 된다. 물론 피로 자체는 위험이 아니다. 모든 활동은 필연적으로 힘의 소모를 초래하며, 다른 한편으로 숙달을 통해 작업능력이 향상되고 피로는 저하되기 때문이다. 하지만 피로가 지나치면 장애를 일으킬 수 있으며, 이러한 피로는 천천히 오래 휴식한 뒤에야 다시 해소된다. 각 사례에서 피로의 유해한 영향이 언제 시작되는지는 오늘날 우리의 지식으로는 아직 알 수 없다. 공부의 피로가 매일매일 규칙적으로 해소되지 않자마자, 이러한 시작점에 도달된다고 일반적으로 말할 수 있을 뿐이다. 대다수의 건강하고 강건한 소인의 학생들은 아무리 어려운 요구도 지속적 불이익을 당하지 않고 이겨낼 수 있을 만큼 집중력이 충분하다고 인정할 수 있다. 하지만 어떤 학교에든 다른 방면의 재능은 훌륭하지만 특히 빨리 피로해지고 만성피로 징후도 쉽게 보이므로 의사의 면밀한 관찰이 필요한 일련의 청소년이 있다는 것도 확실하다. 병적으로 퇴행한 부모에게 태어난 청소년뿐만 아니라 추후 자신이 다소 심하게 정신질환을 겪을 청소년도 있다는 것을 고려해야 한다. 퇴행의 징후 가운데 하나는 탁월한 숙달능력에 종종 수반되는 것처럼 보이며 이 숙달능력에 의해 어느 정도는 은폐되는 심한 피로임이 틀림없다.

학교에서 지나친 피로의 위험은 각 강의시간 사이에 휴식시간을 삽입하여 어느 정도 해소된다. 하지만 이러한 휴식시간이 너무 짧게 정해져서 특히 하루 강의가 끝날 무렵에는 충분한 휴식을 제공하지 못하는 것 같다. 다행히 정신적 과로로 인해 심각한 위험이 성장 세대에 초래되는 것을 막아주는 안전 밸브가 있으니, 이는 다름 아니라 지나친 긴장으로 회복이 요구될 때 적절하게 생겨나는 **부주의**Unaufmerksamkeit, inattention다. 학생에게 가만히 앉아서 열심히 공부하라고 요구하면 유감스럽게도 이러한 안전밸브가 제대로 작동하지 않는다. 학생에게 시간이 많이 들든 적게 들든, 학생이 피곤하거나 기진맥진하든 생기가 있든 상관없이, 학생이 숙제를 처리해야 할 경우 그러하다. 그러면 잘 알다시피 강력한 의지동기를 통해 피곤함을 억누르고 주의력을 집중하게 할 수 있다. 이러한 주의력은 평소에는 피곤함이라는 보호감정을 통해 저지되겠지만 말이다. 따라서 바로 훌륭하고 유능한 교사가 학생들에게 유해할 수 있다. 이 교사는 강의시간이 지나서 학생들의 피로가 이미 허용 정도를 넘어섰을 때도 학생들의 주의력을 잡아끌 줄 알기 때문이다.

주의력을 지나치게 심하고 지속적으로 집중하면 내적 흥분상태가 생기며, 이는 전체 건강상태에 해로운 영향을 미친다. 수면을 깊고 안정되게 취하지 못할 뿐 아니라, 청소년의 학교 수업 전 식욕 감퇴에서 잘 알려져 있다시피 음식 섭취도 곤란해진다. 감정이 풍부한 소녀들은 이러한 점에서 소년들보다 더 민감한 것 같다. 소녀들은 대체로 더 큰 야심을 품고 더 긴장하여 공부하기 때문이다. 특히 정신병질 소인이 있는 청소년에게 학교공부의 압박은 지속적 불안증을 조장할 수 있으며, 적시에 대처하지 않으면 이러한 불안증 때문에 청소년은 공부의 부담을 자발적으로 점점 더 늘리게 된다.

한 학급에서 다양한 소인의 학생들이 함께 공부하는 현실을 보면 각 그룹을 대폭 분리해야 한다는 생각이 든다. 그러면 한편으로 재능 있고 능력 있는 학생이 더 빨리 진보할 수 있으며, 다른 한편으로 쉽게 피로해지는 허약한 소인의 학생들은 주의력을 지나치게 집중할 필요가 없어진다. 능력이 떨어지는 학생도 관심을 느낄 수 있도록 학습요구를 어느 정도 균일하게 유지하는 것도 중요하지만, 각 개인의 인격을 세밀히 고려하는 것이 학생에게도 수업에도 현저히 더 유익하다. 특히 학교지식으로는 특기를 전혀 발휘할 수 없는 재능이 더 적절히 고려될 수 있을 것이다. 부언하자면 일련의 도시에서는 능력 부족 학생을 위한 특수학급이 설치되어, 수업에 의해 위험에 처하며 동시에 수업 자체를 방해하는 학생들을 분리시키기 위한 첫걸음이 내딛어졌다.

청소년 뇌에 특별한 고통을 주는 것은 고문 같은 시험이다. 이러한 시험에서는 다양한 과목의 광범위한 기억내용을 특정한 시간에 활용할 수 있도록 준비하는 것이 중요할 뿐만 아니라, 불합격할지 모른다는 생각에 정동이 더해진다. 졸업시험의 공포가 아주 오랜 뒤에도 꿈에 다시 나타나기 일쑤인 것도 놀라운 일이 아니다. 이러한 능력시험은 발달기에 각 개인에게 틀림없이 위험을 끼치며 쉽게 해소할 수 없는 신경과민상태의 단초가 된다.

여기에서 간략히 시사된 문제들은 교사와 의사의 체계적 협력을 통해서만 해결될 수 있다. 따라서 현재 여러 곳에서 시작되고 있는 학교의사 채용[5]은 정신이상 예방을 위해 중요해 보인다. 특히 학교의사는 학교의 신체적 · 정신적 상태로 볼 때 학교의 요구를 감당할 수 없는 모든 청소년을 처음부터 분리하거나 특별히 고려하도록 권장할 수 있다. 그리하여 이 청소년들은 학교공부나 학교훈육이 그들에게 초래할 수 있는 위험에서 벗어나게 된다. 동시에 학교의사는 정신적 위축, 탈진 또는 흥분고조를 야기하는 신체질환, 즉 귀질환, 비인두 종양Wucherungen im

5) 바이간트(Weygandt), 주간 뮌헨 의학(Münchner medizinische Wochenschrift), 1900, 5.

Nasenrachenraum, nasopharyngeal tumors, 빈혈, 창백증, 월경장애 등을 적시에 치료하게 할 수 있을 것이다.

그렇지만 신경성 장애 발달의 상당 부분이 가정Haus, house에서 기인한다는 사실을 간과하면 안 된다. 우리는 청소년이 종종 직업활동을 하도록 강요받고, 끔찍한 주거환경에서 빛도 공기도 자유도 없이 자연과 접촉하지 못하며 역겨운 인상이나 거친 학대의 영향을 받고, 더럽고 추운 곳에서 비참한 영양섭취를 하며 성장하는 곤경은 여기에서 다루지 않고자 한다. 정신적 · 신체적 건강을 해치는 생활환경은 대도시에서 특히 처참한 영향을 미치는데, 이러한 생활환경 제거는 정신질환 예방이라는 좁은 범위의 임무를 훨씬 벗어나는 것이다. 하지만 가정에서 반드시 달성해야 하는 것은, 청소년을 알코올에서 떼어놓는 것이다.[6] 알코올이 기호식품으로든 의사가 처방한 '강장제Stärkungsmittel, tonic'로든 놀라울 만큼 엄청난 양이 아이들 손에 들어가고 있다. 월요일이면 학생들의 능력이 형편없어지고, 부모가 아무 생각 없이 매일 술을 건네주어 자녀가 뒤처지는 것이 그 결과다. 그 밖에 청소년의 매우 큰 수면욕을 충분히 고려하지 않는 폐단, 다시 말해 종종 매우 부적절한 종류의 야간행사에 청소년을 데려가고, 엄청난 공부요구로 휴식시간과 자유활동의 기회를 빼앗고, 과외수업과 집중해서 연습해야 하는 음악수업 등 능력에 넘치는 부수과제를 부과하고, 외국어를 주입하는 악습도 지적해야겠다. 청소년이 오랜 시간 수준 높은 '사교Geselligkeit, socializing'를 해도 신경쇠약과 신경과민이 될 수 있다. 청소년은 성인보다 훨씬 더 단순하고 자연스러운 생활환경에서 지내고, 구속 없는 놀이에서 자신의 개인적 힘과 능력을 자유롭게 펼칠 수

6) 크레펠린(Kraepelin), 알코올과 청소년(Alkohol und Jugend). 1902.

있어야, 온실에서 자라는 기형의 병약한 화초가 되지 않을 수 있다.

매우 중요한 임무는 학교를 떠난 청소년이 생존투쟁을 벌일 때 이들을 구호하는 것이다. 정신적 · 직업적 재교육을 해야 할 뿐만 아니라 특히 분망한 대도시에서 유혹에 빠지지 않도록 훨씬 광범위하게 보호해야 한다. 알코올과 매독에서 떼어놓는 일이 절대적 주요 사안인 것처럼 보인다. 그 밖에 신체적 · 정신적 재교육을 목표로 하는 모든 노력, 즉 하이킹협회, 스포츠협회, 노래협회, 민중의 집, 저녁 오락회, 저녁 강연회를 지원해야 할 것이다. 국가, 사회, 교회는 이 작업에서 합심해야 할 것이다. 열등하거나, 정신지체이거나, 타락하거나, 고아이거나, 청각 및 발화장애가 있거나, 시각장애가 있거나, 말을 더듬거나, 장애가 있는 청소년이 특히 도움이 필요하다. 이들 대부분은 만성 정신질환, 범죄, 부랑생활에 빠지기 쉽지만, 적시에 구호한다면 구원할 수 있을 것이다. 청소년법원도 위험에 처한 청소년이 악덕과 타락에 접촉하여 파멸하지 않도록 지켜줌으로써 유익한 작용을 할 수 있다. 병무청에 적시에 신고를 하면 병역에 부적격인 신병의 입대를 막을 수 있을 것이다.

발달기 전과 발달기 동안에는 성충동geschlechtliche Regungen, sexual impulses 감독에 더욱 관심을 기울여야 한다. 건강한 청소년에게 이 시기의 성적 상태는 그다지 위험하지 않지만 병적 소인이 있는 청소년에게는 성생활의 활동영역이 종종 엄청나게 커진다. 정욕이 일찍이, 사소한 계기에도 깨어나, 상상력을 생생하게 자극하여 격정적이고 집요하게 자위를 하기 쉬운데, 특히 유혹이 생기면 그러하다. 따라서 이러한 습관이 쉽게 형성되는 교육시설은 성적으로 흥분하기 쉬운 청소년에게 매우 위험하다. 정신병질 청소년에서는 청소년기의 특별한 성적 체험이 우리가 앞서 설명한 다양한 성적 탈선의 원인이 되는 일이 자주 있다. 신중하게 적시에 성교육을 하고, 이성 간에 솔직하게 교류하게 하고, 좋지 않은 교제와 외설적 독서를 멀리하며 신체활동을 충분히 하도록 체계적으로 교육하는 것이 이러한 모든 위험 퇴치에 사용할 수 있는 수단이다.

이후 생활에서는 정신이상 예방에 두 가지 임무가 할당된다. 하나는 개인을 특수한 소인에 따라 위협하는 위험에서 보호하는 것이고, 다른 하나는 관찰경험에 따르면 정신질환 발생에서 주도적 역할을 하는 일반적 원인을 퇴치하는 것이다. 인간의 능력과 저항력은 매우 불공평하게 분배되어 있으므로, 이 두 가지 특성을 면밀히 평가하여 **직업선택**Wahl des Berufes, choice of profession과 **전체 생활방식**gesamte Lebensführung, entire lifestyle을 최대한 감독하는 것이 의사의 임무다. 특히 병적 기질이 존재하는 경우에는 정신적 또는 정서적 과로, 과중한 책임의 위험이 내포된 모든 직업종류의 선택을 단호히 말려야 한다. 이러한 경우에는 흥분이나 분쟁 없는 조용하고 한결같은 생활을 하면서 무엇보다 야외에 자주 머물 수 있는 업무가 적절하다. 이는 여성에서 특히 더 그러하다. 여성은 소인상 정서적 재능을 조용히 발휘하는 데 뛰어나므로, 관찰경험에 따르면 생존경쟁의 가차 없는 투쟁을 잘 견뎌내지 못하며, 순수한 지성기능을 육성하면 고귀한 감성능력이 위축된다. 이러한 이유에서 여성이 남성직업에 진출하는 데 대해서는 매우 심각한 우려가 제기된다. 물론 여성도 고등교육에 참여하여 직업활동에 더욱 잘 대비할 수 있어야 하지만 말이다. 의학적 관점에서 여성은 쉽게 상처받을 수 있으므로, 완벽하게 강건한 정신적·신체적 건강을 누리는 예외적인 경우에만 여성에게 힘들고 위험한 남성직업을 허용할 수 있다. 나아가 위험에 처한 인간들이 처음부터 방탕과 유혹을 멀리하고 충분한 휴식과 영양섭취 또는 숙면을 취하도록 배려하는 데 특히 유념해야 한다. 병역 징집을 할 때는 이러한 위험을 철저히 고려해야 한다. 정신지체자, 뇌전증환자, 히스테리 환자는 대체로 병역의 중압을 전혀 견뎌내지 못하며 심각한 위험에 빠지기 쉽다. 반면 가벼운 일탈만 보이며, 약간 의지가 박약하고 불안해하고 유약한 인간에게는 군사교육이 유익한 작용을 한다.

정신질환의 **일반적 예방**allgemeine Vorbeugung, general prevention에도 마찬가지로 다양한 착수방법이 있지만, 이는 대체로 의사의 활동범위를 넘는 매우 원대한 임무다. 생존투쟁의 진을 빼는 중압을 완화시키고 곤경과 비참함과 질병을 경감시킬 수 있는 모든 조치 역시 정신이상 예방에 사용된다. 의사에게 특히 중요한 것은 의사계층이 사용할 수 있는 모든 수단을 이용하여 실행해야 할 **알코올** 중독Trunksucht, alcoholism과 **매독**Syphilis 퇴치다. 국민건강 수호자로서의 소명이 있는 의사의 대다수가 이러한 퇴치 임무에 무관심한데, 이러한 무관심이야말로 매년 알코올성 만성질환, 뇌매독, 진행마비가 우리 민족에게 가져다주는 이루 말할 수 없는 불행에 매우 책임이 크다. 우리가 알코올 중독과 매독을 제거하면 정신질환자의 수를 적어도 4분의 1, 대도시에서는 3분의 1 이상 줄일 수 있을 것이다. 하지만 유감스럽게도 우리 의사들은 이처럼 태만함을 보일 뿐만 아니라 정신이상 증가에 직접 한몫을 하고 있다. 지난 수십 년간 우리에게 닥친 모르핀 중독, 코카인 중독, 기타 유사 중독의 놀라운 확산은 전적으로 의사계층의 책임으로 돌려야 한다. 우리는 인류에게 재앙이 되는 이러한 약물을 만들어 오늘날에도 매일 인류에게 건네주고 있다. 따라서 우리에게 책임이 있는 이러한 재앙을 다시 제거하기 위하여 힘 닿는 한 모든 노력을 기울여야 할 절실한 의무가 있다.

우리 의사가 해결에 기여해야 할 소명이 있는 또 다른 임무는 신속하고 신중하게 작업하는 **정신질환자 구호시설**을 설치하고 **구호인력**을 재교육하여, 정신적 타락이 다음 세대에 전이되는 것을 어느 정도 제한할 수 있을 뿐만 아니라 적절한 개입을 통해 중증 질병형태로의 발달도 예방할 수 있게 하는 것이다. 지난 세기에 이 방면으로 지대한 업적이 이루어졌으나 막대하게 증가한 수요를 적어도 그런대로 충족시키려면 아직도 여전히 할 일이 많이 남아 있다. 정신질환과 정신병원에 관한 올바른 생각을 확산시키고,[7] 질병사례의 응급 구호에 사려 깊은 도움을 주고, 정신질환자 보호를 위해 적절한 인력을 양성하는 데 동참해야 하며, 이러한 모든 방면에서는 정신질환자 치료를 천직으로 삼지 않는 의사라도 정신이상의 예방과 치료를 위해 유익한 활동을 펼칠 수 있다.[8]

정신질환에 걸릴 위험이 있는 사람과 정신질환에 걸린 적이 있는 사람은 예방구호에 특별한 임무를 제시한다. 정신질환에 걸릴 위험이 있는 사람에게는 엄밀한 의미의 정신병원의 틀에서 벗어난 요양기관을 마련하여, 전문적 조언과 적절한 치료를 받게 하는 것이 중요하다. 현재 활발하게 진행되고 있는 **정신건강센터** 설립이 이러한 목적에 기여한다. 이러한 센터에서는 자유를 제한하지 않으므로, 정신병원에 입원하면 여전히 시달려야 하는 선입견과 맞싸울 필요가 없다. 따라서 새로운 기관은 가벼운 형태의 정신질환에 적시에 도움을 제공하고, 그리하여 중증장애 발달을 예방하는 데 크게 기여할 것이다. 퇴원한 정신질환자가 재발하지 않도록 보호하는 데는 정신질환자 **원조협회**가 기여할 수 있다. 이러한 협회는 퇴원한 정신질환자들과 접촉을 유지하고 조언과 도움을 베풀어 정

7) 퓌르스트너(Fürstner), 의사와 비전문가의 정신질환자 구호를 촉진시킬 수 있을까?(Wie ist die Fürsorge für Gemütskranke von Ärzten und Laien zu fördern?) 1899; 일베르크(Ilberg), 정신질환(Geisteskrankheiten), 1907.

8) 푹스(Fuchs), 정신과 의사로서의 가정주치의, 폴크만 강의(Der Hausarzt als Psychiater, Volkmanns Vorträge), 내과학(Innere Medizin), 74.

연한 생활환경으로 돌아가기 쉽게 해준다. 이러한 개입을 통해 아직 저항력이 약하며 도움이 필요한 환자의 재발 위험이 크게 감소될 수 있는 것은 분명하다

정신질환이 환자 자신에게뿐만 아니라 공동체, 이웃 등 주변사람 전체에 미치는 막대한 파급력을 고려할 때 정신이상 예방은 **공공의 문제** öffentliche Angelegenheit, public matter다. 국가[9]는 이용할 수 있는 모든 권력수단을 동원하여 정신질환 퇴치를 시작해야 할 더없이 시급한 이유가 있다. 국가만이 이러한 퇴치를 위한 막중한 임무에 착수할 수 있기도 하다. 정신병원의 건설과 운영 이외에 국가의 임무는 특히 능력 있고 열심히 일하는 **정신과 의사계층**을 양성하고, 다음으로 이 모든 일이 성공하려면 반드시 필요한 **정신의학 학문을 지원**하고, 끝으로 국가가 양성하는 공공의사나 개업의사에게 임상강의와 재교육과정을 통해 정신의학 지식을 보급하는 것이다. 이 모든 방면에서 이미 대단한 성과가 있었으나 장래에 요구되고 기대되는 것이 여전히 상당히 남아 있다.

B. 신체치료

약제Arzneimittel, medicaments. 약제 가운데는 특히 **마약성 진정제** Narkotica, narcotics가 그 진정효과 때문에 정신이상 치료제에서 탁월한 위상을 차지한다. **아편**Opium은 아주 오래전부터 사용되고 있다. 아편은 대뇌의 일부 기능을 마비시킨다. 특히 대뇌에 혈액공급이 부족할 때 그러는 것 같다. 아편이 다양한 정신기능에 미치는 영향에 대해서는 아직 정

9) 크레펠린(Kraepelin), 국가의 정신의학적 임무(Die psychiatrischen Aufgaben des Staates), 1900.

확히 알지 못한다. 관찰경험에 따르면 흥분, 특히 고통스러운 자극으로 생성되거나 유지되는 불안상태(신경통, 병적 감정, 협심증)에 아편이 가장 효과를 발휘할 수 있다. 이러한 상태에서는 (적지 않은 양의 투여로) 안정과 직접적 입면이 달성된다. 대뇌에 울혈이 심각하거나 지속적 고열, 신체가 심하게 허약하여 특히 심부전이 있으면 아편은 적합하지 않다. 불쾌한 부작용으로는 소화장애(식욕부진, 악성 변비)에 유의해야 한다. 대개 정신질환자는 아편을 잘 받아들인다. 하지만 매우 많은 양의 아편을 투여하면 불안성 흥분상태가 악화되는 경우도 있다. 그러므로 반드시 주의하는 것이 상책이다. 통용되는 약제품은 아편 팅크제, 내복용이며(또는 수분 있는 아편 추출 용액 1:20, 피하용, 농양Abscesse, abscesses을 피하기 위해 종종 새로 준비), 체계적으로 적용할 때는 매일 2~3회 10~20방울을 투여하며, 원하는 진정효과가 일찍 나타나지 않으면 두 배 또는 세 배까지 양을 늘리고 나중에 점차 줄인다. 예전에는 훨씬 많은 양을 투여하였으나, 일반적으로 그러지 않게 되었다.

효과의 균일성, 확실한 측정, 편리한 (피하) 사용 때문에 아편 대신에 **모르핀**Morphium, morphine이 종종 사용되었는데, 부언하자면 모르핀은 아편과 매우 동일한 장단점이 있다. 모르핀은 적당히 투여하면 중추의 고통감각을 크게 감소시키고 의지를 마비시키면서 동시에 표상진행을 촉진시킨다. 그 자체로는 수면효과가 없고 진정효과만 있다. 지속적 사용으로 인해 상실된 정신적 원기와 능력이 일시적으로 다시 회복된다.

모르핀 치료 역시 체계적 요법으로 발전되었으며, 특히 지각이상이나 고통이 나타나는 불안상태에 종종 좋은 효과를 내는 것처럼 보인다. 하지만 우리는 모르핀의 사용을 어떻게든 최대한 **제한**하도록 노력을 기울여야 한다. 일부 환자들, 특히 여성들에서는 모르핀을 극소량만 투여해도 (0.01 이하) 상당히 불쾌한 장애(구토, 흥분, 기절, 요정체Harnverhaltung, urinary retention)가 발생하며, 더 많은 양을 적용하면 여러 시간이 지난 후에도 예기치 않은 중증 중독현상이 생겨 심지어 치사에까지 이를 수 있다는 사실 이외에도, 아무리 중시해도 지나치지 않은 만성 모르핀 중독의 심각한 위험을 상기해야 한다. 이러한 위험은 특히 만성 질병상태에서 나타나는데, 이에 관해서는 나중에 더욱 자세히 살펴보겠다.

모르핀과 유사한 것으로는 **다이오닌**Dionin, **코데인**Codein, codeine, **페로닌**Peronin, peronine[10)]이 정신치료용으로 권장되어왔다. 이것들은 모르핀과 유사하지만 효과가 더 약하고, 상당히 오래 사용해도 모르핀과 달리 심각한 일반질환을 일으키지 않는다고 한다. 이것들은 본질적으로 모르핀보다 품질 낮은 대체약제이며, 정신의학에서는 이를 사용해야 할 이유가 거의 없을 것이다.

반면 (**라덴부르크**Ladenburg[3]가 분리하여) **그나우크**Gnauck[11)]가 정신질환자에 처음 사용한 **히오신**Hyoscin, hyoscine은 정신과 치료에 상당히 유용한 약제라고 말할 수 있다. 이 알칼로이드(염소, 브롬 또는 요오드 화합물)는 0.0005~0.001g을 피하 투여하면 매우 확실하게 10~15분 뒤에 숙면이

10) 피셔(Fischer), 스위스 의사 교신지(Korrespondenzblatt für Schweizer Ärzte), 1888, 19; 빈터니츠(Winternitz), 월간 정신의학(Monatsschrift für Psychiatrie), VII, 38, 1900; 마이처(Meitzer), 월간 치료학(Therapisches Monatsschrift), 1898, 6월; 란조호프(Ransohoff), 주간 정신의학(Psychiatrische Wochenschrift), 1899, 20.

11) 그나우크(Gnauck), 자선병원 연감(Charite-Annalen), VII; 조르트(Sohrt), 히오신에 관한 약물치료 연구(Pharmakotherapeutische Studien über das Hyoscin), 박사학위논문 1886; 콘라트(Konrad), 정신의학 중앙지(Centralblatt für Psychiatrie), 1888, 18; 클링케(Klinke), 같은 책, 1889, 7; 도른블뤼트(Dornblüth), 월간 치료학(Therapeutische Monatshefte), 1889, 8, 361; 제르거(Serger), 정신의학 일반 학회지(Allgemeine Zeitschrift für Psychiatrie), XLVII, 308; 붐케(Bumke), 월간 정신의학(Monatsschrift für Psychiatrie), XIII, 62, 1903.

시작된다. 약제가 완전히 무미하므로 전혀 어려움 없이 내복하면 투여량을 두 배로 늘릴 수 있다. 그러면 피하 주사할 때보다 부작용이 덜 생긴다고 한다.

이에 중독되면 머리가 도취되고, 목이 건조해지고, 혀가 무거워지고, 걸음이 불안정해지는 것으로 시작하여 수일 동안 심지어 수 주 동안 지속적으로 동공이 심하게 확장된다. 더 많은 양을 투여하면 메스꺼움, 역겨운 미각과 후각, 불규칙한 맥박, 호흡곤란, 환각, 심지어 섬망, 허탈상태까지 발생할 수 있는 것 같지만, 섬망 및 허탈상태Collapszustände, collapse states는 아마 오염 때문에 생겼을 경우도 종종 있을 것이다. 나 자신은 불리한 외적 상황 때문에 이 약제를 수년간 연속해서 매우 자주 적용해야 했지만, 더 위험한 현상이 관찰된 적은 한 번도 없다. 단지 출면 후에 대개 노곤함과 머리에 가벼운 압박감이 생기는데 이 압박감은 대개 곧 사라진다. 따라서 히오신은 불쾌하지만, 매우 효과가 강력한 약제로서, 빠른 진정 및 수면이 시급히 필요한 경우 언제나 확실하고 대체로 현저한 부작용 없이 효과를 발휘한다. 조울병, 진행마비, 뇌전증, 긴장증에 나타나는 중증의 분노발작성 및 섬망성 흥분상태에 주로 사용될 수 있다. 히오신은 불안에는 효과가 없다. 하지만 히오신과 모르핀을 소량 혼합하여 투여하면 때로 불안에 좋은 효과를 내는 것 같다. 상당히 오래 사용하면 점차 약간 습관이 들어 서서히 투여량이 늘어나게 된다. 장기간 지속되는 손상은 대체로 밝혀지지 않은 것 같으며, 약제를 중단해도 금단현상이 거의 생기지 않는다. 하지만 다른 한편으로는 지속적 진정이 달성되지 않고 피로가 사라진 후에 흥분의 이전처럼 되돌아오곤 하므로, 히오신은 그 강력한 효과 때문에 때때로 한 번씩 적용하는 것이 적합하다. 그 밖에 매우 쇠약한 환자에게 순환장애가 지속될 때는 이 약제를 피하거나 매우 신중하게 사용하는 것이 좋을 것이다.

히오신의 대체물로는 **두보이시눔 술푸리쿰**Duboisinum sulfuricum[12)]이 위험성이 적기 때문에 자주 권장되어왔다. 이는 0.5~2㎎의 투여량이 피하에 주사되며, 상당히 효과가 확실해 보이지만, 발표된 보고서에 따르면 완전히 무해하지는 않은 것 같다. 충분히 검증된 히오신보다 훨씬 나은 장점이 아직까지는 인식되지 않는다. **스코폴라민**Scopolamin, scopolamine은 히오신과 완전히 또는 거의 동일한 것 같다.

해시시Haschisch, hashish에 관해서는 유용한 관찰결과가 아주 조금밖에 알려져 있지 않다. 그 이유는 주로 사용 가능한 약제품의 불확실한 효과와 다양성 때문일 것이다. 그 성분 가운데 **카나비노이드**Cannabinoid[13)]가 가장 많이 사용되었지만, 불확실한 효과와 불쾌한 부작용 때문에 사용이 줄고 있다. 선인장 종류에서 얻은 알칼로이드인 **펠로틴**Pellotin, pellotine(0.02~0.04g)은 수면과 현기증현상을 생성하는데, 이 펠로틴에도 특별한 장점이 있는 것 같지 않다.

정신이상 치료에서 탁월한 중요성을 차지한 두 번째 약제군은 엄밀한 의미에서는 **수면제**Schlafmittel, hypnotics다.[14)] 이미 1869년에 **리프라이히**

12) 오스터마이어(Ostermeyer), 정신의학 일반 학회지(Allgemeine Zeitschrift für Psychiatrie), XLVII, 278; 프라이닝어(Preininger), 같은 책, XLVIII, 134; 벨몬도(Belmondo), 정신의학 실험 저널(Rivista sperimentale di freniatria), XVIII, 154, 1892; 스킨(Skeen), 정신과학 저널(Journal of mental science), 1897, 7월호.

13) 리히터(Richter), 신경의학 중앙지(Neurologisches Centralblatt), III, 21; IV, 1.

14) 폰 크라프트에빙(von Krafft-Ebing), 주간 빈 임상학(Wiener klinische Wochenschrift), 1890, 2 및 3; 에르케(Ehrcke), 주간 정신의학 신경학(Psychiatrisch-neurologische Wochenschrift), 1906, 46; 뷔르슈미트(Würschmidt), 의사 재교육 학회지(Zeitschrift für ärztliche Fortbildung), 1908, 240; 치엔(Ziehen), 주간 독일 의학(Deutsche medizinische Wochenschrift), 1908, 14; 바헴(Bachem), 우리의 수면제(Unsere Schlafmittel), 1909.

Liebreich[4]는 **클로랄하이드레이트**Chloralhydrat, chloral hydrate[15)]를 권장했는데, 이는 2~3g을 투여하면 대개 머리가 약간 혼미해지는 것 이외에 다른 후유증 없이 더 오랫동안 편안히 수면할 수 있게 해준다. 이는 다른 수면제와 마찬가지로 통증을 진정시키지 못하므로 때때로 모르핀과 함께 사용한다. 부식성이 있고 불쾌한 맛이 나므로 매우 희석된 점액질 용액의 클로랄하이드레이트를 관장하거나, 페퍼민트수, 감초 시럽 또는 귤껍질을 첨가하여 내복한다. 이는 다양한 형태의 정신이상에 나타나는 중증 불면증에 적용한다. 유감스럽게도 오래 사용하면 점점 약에 대한 둔감성이 생겨나 더 많은 양을 투여하고 싶은 유혹이 생긴다. 하지만 투여량을 늘리는 데는 신중함이 요구되는데, 클로랄하이드레이트를 계속해서 적용하면 기력상실, 소화장애, 혈관마비를 초래하기 때문이다. 만성 클로랄 중독의 가장 빈번한 징후로는 먼저, 알코올 또는 뜨거운 음료를 섭취할 때 심장박동이 빨라지며 특히 머리와 목이 붉어지고 열이 나는 이른바 '두드러기Rash', 다음으로 피부발진, 부종, 욕창이 생기는 경향, 끝으로 클로랄 남용으로 인해 지속적으로 둔감해지는 혼미가 관찰되는데, 이러한 혼미상태는 이 수면제를 중단한 후에야 천천히 다시 사라진다. 심장질환이나 혈관질환(지방심장Fettherz, fatty heart, 심근염Myokarditis, myocarditis, 판막결함Klappenfehler, valve defects, 동맥경화Arteriosklerose, arteriosclerosis)이 있으면 클로랄하이드레이트 적용은 **위험하므로** 철저히 피해야 한다. 5g만 투여해도 급사하는 사례가 관찰되었다. 클로랄하이드레이트를 대체하는 **클로랄포름아마이드**Chloralformamid, chloral formamide(1~4g)는 덜 위험하지만 그 효과도 약하다.

15) 리프라이히(Liebreich), 클로랄하이드레이트(Das Chloralhydrat), 3판 1871; 쉴레(Schüle), 정신의학 일반 학회지(Allgemeine Zeitschrift für Psychiatrie), XXVIII, 1; 정신의학 논총(Archiv für Psychiatrie), V, 271; 아른트(Arndt), 같은 책, III, 673.

일련의 신종 수면제는 할로겐염 함유를 통해 클로랄하이드레이트와 유사한데, 이 가운데서 **이소프랄**Isopral, **노이로날**Neuronal, **브로무랄**Bromural이 널리 사용되었다. 이소프랄[16](0.5~1.0g을 혼합액으로, 또한 관장제로 투여하거나 1~5g을 오일-알코올 혼합액의 형태로 피부에 바른다)은 휘발성이 있으며 상당히 빨리 작용하지만 클로랄하이드레이트만큼 강력하지 않다. 이소프랄은 거의 모든 수면제에 흔히 나타나는 부작용이 있다. 위에 부담을 줄 뿐만 아니라 때로 머리를 도취시키고 팔다리를 무겁게 하며, 그 밖에 심장병환자에게도 안전하지 않은 것 같다. 노이로날[17](브롬디에틸아세트아마이드Bromdiäthylacetamid, brom diethylacetamide)은 0.5~2.0g씩 분말 또는 따뜻한 용액으로 투여되는데, 불쾌한 부식성 맛이 나며 이소프랄과 거의 유사한 효과가 있는 것으로 보인다. 브로무랄(0.3~0.9g을 따뜻한 용액으로 투여)은 효과의 확실성이 떨어진다.

두 번째 수면제군은 알킬 함유가 특징이다. 이 수면제군에는 먼저 **폰 메링**von Mering5이 최초로 권장한 **아밀렌하이드레이트**Amylenhydrat, amylene hydrate[18](2~5g)가 속한다. 이는 맛이 불쾌하여 분별 있는 환자는 복용하

16) 임펜스(Impens), 월간 치료학(Therapeutische Monatshefte), 1903, 9 및 10; 란조호프(Ransohof), 주간 정신의학 신경학(Psychiatrisch-neurologische Wochenschrift), 1903, 520; 우르슈타인(Urstein), 현대의 치료(Therapie der Gegenwart), 1904, 2; 무트만(Muthmann), 주간 뮌헨 의학(Münchner medizinische Wochenschrift), 1904, 32.

17) 푹스 및 슐체(Fuchs und Schultze), 주간 뮌헨 의학(Münchner medizinische Wochenschrift), 1904, 25; 지베르트(Siebert), 주간 정신의학 신경학(Psychiatrisch-neurologische Wochenschrift), 1904, 109; 비켈(Wickel), 같은 책, 1906, 190; 브레슬러(Bresler), 같은 책, 1905, 172; 바이펜바흐(Weifenbach), 신경의학 중앙지(Centralblatt für Nervenheilkunde), 1905, 89.

18) 폰 메링(von Mering), 월간 치료학(Therapeutische Monatshefte), 1887, 7; 프리들렌더(Friedländer), 같은 책, 1893, 7; 레만(Lehmann), 신경학 중앙지(Neurologisches. Centralblatt), 1887, 474; 슐뢰스(Schlöss), 정신의학 연감(Jahrbuch für Psychiatrie),

기 싫어하며, 효과가 빠르지도 확실하지도 않지만, 심한 경련상태 치료를 위해 점액질 관장제로 투여하면 효능이 있음이 검증되었다.

폭스는 아밀렌하이드레이트와 클로랄하이드레이트를 혼합하여 **'도르미올**Dormiol'[19]이라는 이름으로 시판하였다. 이 수면제는 아밀렌하이드레이트와 맛이 유사하며 0.5~2g 또는 3g씩 50% 용액이나 더 바람직하게는 캡슐로, 또한 관장제로도 투여된다. 효과는 대개 30분~1시간 뒤에 나타나며 대체로 만족스러운 것 같다. 이 수면제의 특별한 단점은 지금까지 알려져 있지 않다.

카스트Kast[6]가 도입한 **술포날**Sulfonal[20]은 더욱 널리 사용되었다. 이 수면제는 무취하고 거의 무미하며 오랜 사용 후에야 소화력을 약화시킨다. 하지만 용해가 잘 되지 않기 때문에 비교적 천천히 흡수되며, 따라서 오랫동안 효과를 미쳐 다음날에도 팔다리에 심한 피곤감과 쇠약감을 보이는 것이 드물지 않은 현상이다. 이러한 오랜 효과는 때로 다음날 밤에도 수면을 불러오므로 지속적 흥분상태의 환자에게 침대에서 안정을 취하게 하려면 바람직스럽다고도 말할 수 있다. 처음에는 효과가 적었다가도 계속해서 많은 양을 투여하면 갑자기 며칠 동안 수면욕이 나타나

VIII, 211; 아벨리스(Avellis), 주간 독일 의학(Deutsche medizinische Wochenschrift), 1888, 1.

19) 베더하케(Wederhake), 정신의학 일반 학회지(Allgemeine Zeitschrift für Psychiatrie), LVIII, 778; 슐체(Schultze), 신경학 중앙지(Neurologisches Centralblatt), 1900, 249; 마이처(Meitzer), 주간 정신의학(Psychiatrische Wochenschrift), 1902, 50.

20) 카스트(Kast), 주간 베를린 임상학(Berliner klinische Wochenschrift), 1888, 16; 월간 치료학(Therapeutische Monatshefte), 1888, 7월호; 그라머(Gramer), 주간 뮌헨 의학(Münchner medizinische Wochenschrift), 1888, 24; 월간 치료학(Therapeutische Monatshefte), 1888, 8, 같은 책, 1888; 오토(Otto), 정신의학 일반 학회지(Allgemeine Zeitschrift für Psychiatrie), XLV, 399; 포르스터(Vorster), 같은 책, XLVII, 29; 셰틀러(Schedtler), 같은 책, L, 465.

는 경우도 때로 있는데, 이는 수면제의 축적된 양이 빠르게 용해하기 때문인 것 같다. 또한 일회 또는 계속적 투여 후 일련의 사망사례도 알려져 있다. 위출혈, 장출혈, 심장, 간, 신장의 지방변성Verfettung von Herz, Leber und Nieren, fatty degeneration of heart, liver and kidneys, 특히 중증 만성 용혈chronische Blutzersetzung, chronic hemolysis도 일어난다. 심한 졸림, 이명, 운동 불안정, 창백Blässe, pallor, 메스꺼움, 구토, 설사, 특히 헤마토포르피린혈증Hämatoporphyrin, hematoporphyrin[21]으로 인한 적뇨Rotfärbung des Harns, erythruria가 중요한 경고증후다. 따라서 특히 변비가 있으면 술포날을 장기간 연속해서 2g 이상씩 절대 적용하지 않는 것이 시급히 요청되는 것으로 보인다. 이 수면제는 입면하기 1~2시간 전에 상당한 양의 뜨거운 액체(차, 수프)에 녹여 투여하는 것이 가장 좋다.

트리오날Trional[22]은 술포날에 비해 약간 쉽게 용해되는 장점이 있다. 따라서 더 빠르게 효과가 있으며 오랫동안 효과가 미치지 않으나, 정밀측정하면 다음날 저녁에도 작용이 분명하게 입증될 수 있다. 트리오날의 정신적 효과는 본질적으로 파악력이 현저하게 저하되고 운동동기에 장애가 생기는 데서 나타난다. 하지만 표상연결과 근력은 영향받지 않는

21) 슐츠(Schulz), 신경학 중앙지(Neurologisches Centralblatt), 1896, 866; 슈토크피스(Stokvis), 임상의학 학회지(Zeitschrift für klinische Medizin), XXVIII, 1; 호페자일러 및 리터(Hoppe-Seyler und Ritter), 주간 뮌헨 의학(Münchner medizinische Wochenschrift), XLIV, 14; 프랑켈(Frankel), 정신의학 일반 학회지(Allgemeine Zeitschrift für Psychiatrie), LIV, 953.

22) 셰퍼(Schäfer), 주간 베를린 임상학(Berliner klinische Wochenschrift), 1892, 29; 슐체(Schultze), 월간 치료학(Therapeutische Monatshefte), 1891, 10월호; 헤넬(Hänel), 심리학 논문집(Psychologische Arbeiten), II, 326; 폰 메링(von Mering), 월간 치료학(Therapeutische Monatshefte), 1896, 8월호; 코른펠트(Kornfeld), 빈 의학지(Wiener med. Blätter), 1898, 1.

다. 방금 언급한 트리오날의 효과들을 결합시키면 아마도 수면제 일반의 공통특성을 보게 될 것이다. 이미 정확히 연구된 수면제들의 여러 관찰경험과 최상의 수면제인 피로 자체는 파악력과 운동동기 유발을 힘들게 한다는 사실에서 이는 입증될 것이다. 트리오날을 통해 혈압은 저하된다. 이 수면제의 효과는 (뜨거운 우유 또는 따뜻한 적포도주에 녹여) 1~2g 투여할 때 상당히 확실하다. 불쾌한 부작용은 비교적 적지만, 위와 장을 해칠 뿐 아니라, 심각한 중독[23]이 발생하는 사례도 드물게 있는 것 같으나, 그 징후(운동실조, 떨림, 분별불능, 우울증, 신경과민, 용혈)는 아직 잘 알려져 있지 않다. 흥분상태 치료를 위해 **볼프**가 제안한 트리오날 지속수면의 체계적 도입(처음에는 매일 2~3g, 다음에는 0.5~1.0g)에서는 이러한 위험에 반드시 심각하게 주목해야 한다.

테트로날Tetronal, 효과가 약한 **우레탄**Urethan, urethane, 그 밖에 그런 대로 유용하지만 맛이 좋지 않은 **헤도날**Hedonal[24](과자나 뜨거운 물에 1~4g)은 트리오날만큼 애용되지 않는다. 하지만 디에틸바르비투르산Diäthylbarbitursäure, diethylbarbituric acid은 **베로날**Veronal[25](또는 '말로날

23) 기를리히(Gierlich), 신경학 중앙지(Neurologisches Centralblatt), 1896, 770; 포겔(Vogel), 주간 베를린 임상학(Berliner klinische Wochenschrift), 1899, 40; 피셔(Fischer), 트리오날 사용과 수면제의 합리적 이용(Trionalgebrauch und rationelle Verwendung der Schlafmittel), 1901; 프로프스트(Probst), 월간 정신의학(Monatsschrift für Psychiatrie), XIV, 113.

24) 뮐러(Müller), 주간 뮌헨 의학(Münchner medizinische Wochenschrift), 1901, 10.

25) 피셔 및 폰 메링(Fischer und von Mering), 현대의 치료(Therapie der Gegenwart), 1903, 3; 크레스(Kress), 월간 치료학(Therapeutische Monatshefte), 1905, 9월호; 루터(Luther), 주간 정신의학 신경학(Psychiatrisch-neurologische Wochenschrift), 1903, 293; 리히터 및 슈타이너(Richter und Steiner), 같은 책, 1903, 545; 판 후전(van Husen), 같은 책, 1904, 57; 멘델 및 크뢴(Mendel und Krön), 주간 독일 의학(Deutsche medizinische Wochenschrift), 1903, 34; 미셸 및 라이만(Michel und

Malonal')이라는 제품명으로 빠르게 수용되었다. 이 수면제는 **피셔**Fischer[7] 와 **폰 메링**에 의해 도입되었으며 뜨거운 용액에 0.3~1.0g을 녹여 투여하면 1~1시간 30분 뒤에 상당히 확실하고 편안하게 수면하게 하며, 불쾌한 후유증, 두통, 현기증, 운동 불안정이 뒤따르지 않는다. 더 많은 양(6, 8, 10g)을 투여한 경우, 심한 혼미에 일시적 흥분, 복시, 운동실조, 구토, 요정체가 동반되며 생겨난 사망사례가 관찰되었다. 이 수면제를 더 오랫동안 사용하면 심각한 중독현상이 나타날 수도 있다. 과다수면, 불안정, 혼미, 피부발진, 요량감소, 요혈색소 발생이 나타나는 지속효과(베로날 중독)가 생기는 것 같다. 따라서 이 수면제는 오랫동안 중단없이 계속 투여되어서는 안 된다. 쉽게 용해되며 주사될 수도 있는 약제품은 베로날-나트륨이다. 베로날 이외에 역시 폰 메링이 권장한 **프로포날** Proponal,[26] 즉 디프로틸바르비투르산도 사용되는데, 이는 0.15~0.5g을 초과하지 않는 양을 투여하면 빠르지만 덜 확실하게, 그러나 심각한 부작용 없이 수면을 불러온다.

지난 20년 동안 수많은 신종 수면제가 개발되었으나, **체르벨로**Cervello[8] 와 **모르셀리**Morselli[9]가 권장한 **파라알데히드**Paraldehyd, paraldehyde[27]를 가

Raimann), 의학(Die Heilkunde), 1904, 1월호; 슈필마이어(Spielmeyer), 신경의학 중앙지(Centralblatt für Nervenheilkunde), 1903, 513.

26) 피셔 및 폰 메링(Fischer und von Mering), 의학 임상강의(Medizinische Klinik), 1905, 1327; 뫼르헨(Mörchen), 주간 뮌헨 의학(Münchner medizinische Wochenschrift), 1906, 17; 브레슬러(Bresler), 주간 정신의학 신경학(Psychiatrisch-neurologische Wochenschrift), 1906, 45.

27) 모르셀리(Morselli), 병원 저널(Gazetta degli ospedali), 1883, 4, 5, 6; 신경학 중앙지 연구보고(Referat im Neurologischen Centralblatt), II, 9; 구글(Gugl), 치료 학회지(Zeitschrift für Therapie), 1883; 폰 크라프트에빙(von Krafft-Ebing), 같은 책, 1887, 7; 라이만(Raimann), 빈 임상 리뷰(Wiener klinische Rundschau), 1899, 19~21; 붐케(Bumke), 월간 정신의학(Monatsschrift für Psychiatrie), XII, 489, 1902.

장 유용한 수면제 중 하나로 여겨야 할 것이다. 이 수면제는 5g의 중간량을 투여하며 두 배 또는 세 배까지도 아무 우려 없이 양을 늘릴 수 있는데, 10~12분 후에 벌써 자연적 수면과 비슷하게 여러 시간 동안 깊고 편안한 수면을 취하게 해준다. 피곤감이 거의 저항할 수 없이 생겨나지만, 외부 장애, 고통 등이 존재하면 빠르게 다시 사라지므로, 본질적으로 이 수면제의 영향을 받는 것은 **입면**이며 이후의 수면은 영향을 덜 받는다. 이 수면제에서는 불쾌한 후유증, 머리의 도취가 매우 드물며, 실제 위험은 있을 수 없는 것으로 보이는데 이 수면제는 50g, 심지어 105g을 복용해도 아무 해가 없었기 때문이다. 따라서 파라알데히드를 매우 유용한 수면제라고 말해야 하지만, 상당히 불쾌한 단점이 있으니, 이는 거의 감출 수 없는 매우 역겨운 맛과 악취가 난다는 것인데, 이러한 악취는 폐를 통해 배설되므로 복용 후 12~24시간이 지난 후에도 남아 있다. 비교적 쾌적하게 투여하기 위해서 포도주 또는 향기 나는 팅크제, 시럽, 물에 혼합한다(흔들어 마셔야 한다!). 부언하자면 어떤 형태로 투여하든 위장에서 거부되는 경우도 매우 드물게 있다. 그러면 아마도 관장제(유화액) 또는 항문좌약(중탕기에서 파라핀 20%와 혼합)으로 투여를 시도할 수 있을 것이다. 오랜 기간 사용하면 식욕이 없어질 수 있으며, 앞서 언급한 파라알데히드 섬망의 위험도 예상될 수 있다.

끝으로 독하지 않으며 건강상태에서나 병적 상태에서나 자주 적용되는 수면제로 **알코올**Alkohol, alcohol을 고려해보아야 한다. 물론 개인마다 매우 상이하겠지만 적지 않은 양(약 40~60g)을 투여하면 뇌의 과민과 피로가 고조되어 불면이 야기될 때 상당히 만족스러운 성과를 가져오는 경우가 드물지 않다. 내적 긴장상태나 낙담상태에서도 알코올은 안심 및 안정효과를 발휘하여 입면 시작을 돕는 데 적합하다. 따라서 히스테리성, 신경쇠약성, 때로는 노년기 불면증에서 알코올을 사용해보는 것은 적절하다. 지속적 습관이 될 위험이 크지만 않다면 말이다. 흔히 보는 음료 형태가 아니라 혼합액 형태를 선택하는 것이 가장 좋을 것이다. 거식증, 심한 안절부절증, 약맥schwacher Puls, weak pulse을 동반하는 착란성 흥분상태에서 알코올은 때로 좋은 효과를 낸다. 이 경우에는 필요한 경우 인공 영양공급에 강한 알코올 용액을 추가하는 것이 적절하다

모든 다른 수면제가 효과가 없으며, 특별한 이유(부상, 시술의 필요성 등)로 신속한 진정이 요구되는 매우 격렬한 흥분상태에서는 때로 **클로로포름**Chloroform을 적용할 수도 있다. 여기에서 허약하고 신경이 예민한 사람, 히스테리 환자, 음주자는 제외되는데, 이들에서는 진정효과가 달성되지 않기 일쑤이며 마취가 위험한 경우도 드물지 않기 때문이다. **에테르**Äther, ether는 우려도 적지만 효과도 적다. 흥분한 환자에게 이러한 약제를 체계적으로 적용해보아야 무의미하다. 진정상태는 마취가 풀리면서 끝나기 마련이기 때문이다.

뇌에 직접 영향을 미치는 마지막 약제군은 **브롬화물**Bromsalze, bromides(브롬화칼륨, 브롬화나트륨, 브롬화암모늄, 브롬화루비듐, 브롬화스트론튬)이다. 브롬화물의 원래 작용방식은 아직 잘 알려져 있지 않다. 정신과에서 실행된 광범위한 시험[28]결과에 따르면 브롬이 정신과정에 미치는 영향은 매우 분명하게 제한되어 있다. 내가 품었던 기대와 달리 표상진행은 거의 영향받지 않고, 의지행위 유발은 전혀 영향받지 않으며, 육체노동 진행도 영향받지 않는 것 같다. 하지만 기억의 능력은 명확히 저하된다. 특히 시험에서 인위적으로 생성되었던 내적 긴장상태가 완화되

28) 뢰발트(Löwald), 심리학 논문집(Psychologische Arbeiten), I, 489.

거나 제거되었다. 더욱 상세히 밝혀져야 할 브롬의 정신적 주요 작용은 바로 이 점인 것 같다. 이러한 결과는 브롬화물이 특히 **뇌전증**Epilepsie, epilepsia과 **신경쇠약**Neurasthenie, neurasthenia에서 매우 유용한 효과를 낸다는 관찰경험과도 일반적으로 일치한다. 물론 뇌전증의 압도적 다수 사례에서 브롬화물은 적용을 계속하는 동안에만 발작의 빈도와 강도를 감소시키는 효과가 있으며, 이 약제를 중단하면 질병이 이전의 강도로, 때로는 더욱 심한 정도로 재발한다. 성과는 과학적 시험 동안에 종종 확실하게 달성된다. 질환에 아무 효과도 없는 경우는 비교적 드물다. 하지만 내가 여러 번 관찰한 바에 따르면 발작이 명확히, 심지어 위험스럽게 악화되고 빈번해지는 경우도 드물게 있다. 바로 이러한 이유에서 브롬화물은 의사의 지속적 감독 없이 적용해서는 안 된다.

나아가 브롬화물은 신경쇠약으로 흔히 총칭되는 다양한 상태와 이에 동반되는 **'신경성' 불면증**'nervöse' Schlaflosigkeit, 'nervous' insomnia에 매우 널리 적용된다. 이러한 증상에서는 내적 긴장만 제거해도 종종 지속적 안정과 회복을 달성할 수 있다. 브롬을 아편과 함께 사용하면 내적 불안이 나타나는 가벼운 우울상태에서도 좋은 효과를 낸다. 각 브롬화물 또는 브롬화칼륨, 브롬화나트륨, 브롬화암모늄을 동일한 비율로 혼합하여 수면제로 한 번에 전량(3~6g)을 투여하거나, 매일 2~6g을 (분말로 과자에 넣어 또는 용액에 녹여) 체계적으로 양을 늘렸다가 다시 줄이면서 투여한다. 강한 짠맛을 감추며 매우 편리하게 브롬화물을 적용하는 방법은 대개 병에 10g의 브롬화물이 들어 있는 **탄산 브롬수**Kohlensaures Bromwasser, carbonated bromine water를 이용하는 것이다. 발작이 특정한 시간(월경 Menses)에 나타나곤 하면 이 시기에 가장 많은 양을 투여하고 중간 휴지기에는 양을 줄이거나 가능하면 완전히 중단하는 것이 적합할 것이다(간헐적 적용intermittierende Anwendung, intermittent application). 브롬화물을 대량 투여하면 특히 오랫동안 끊임없이 적용할 경우 중증 뇌현상을 야기할 수 있다(기억력 감퇴, 수면욕, 운동 불안정, 둔감성). 뾰루지Akneknötchen, pimples와 종기Furunkeln, boils가 생기고 점막반사Schleimhautreflexe, mucosal reflexes가 사라지고 심한 구취foetor ex ore가 나면 투여를 중단하라는 징후이며, 그러지 않을 경우 소화장애, 지속적 체중감소, 기관지염이 일어나고 그 밖의 브롬화물 중독현상도 점차 나타난다. 물론 **페레**Féré[10]는 수년 전부터 매일 무려 16~21g의 브롬을 복용하는 환자에 관해 보고한 바 있다. 심지어 이러한 방식으로 특별한 치료성과도 달성했다고 한다. 나라면 그러한 방식의 결과를 절대 책임질 수 없다. 중간량 또는 소량의 투여도 수개월 이상 끊임없이 계속되어서는 안 된다는 것이 내 생각이다.

최근에는 흔히 사용되는 브롬화물 대신 종기도 유발하지 않고 소화기관도 해치지 않는 브롬에틸포르민Bromäthylformin, brom ethylformine('브로말린Bromalin, bromaline')과 브롬 참기름Bromsesamöl, brom sesame oil('브로미핀Bromipin, bromipine')이 권장되어왔다. 투여량은 브로말린에서는 다른 브롬화물의 두 배, 브로미핀(캡슐 또는 정제)에서는 세 배다. 관장제로도 투여되는 브로미핀은 피하에도 주사할 수 있으며 브로말린보다 좋은 것으로 검증된 것 같다. 브롬 흰자위 약제품인 브롬글리딘Bromglidin(0.05g의 브롬이 함유된 정제)과 디브롬베렌산 칼슘('사브로민Sabromin, sabromine')[29)]에도 비슷한 장점이 있다고 말해지는데, 사브로민은 물에 용해되지 않으며 29.5%의 브롬을 함유한 무미한 정제 또는 분말로 투여된다. 매일 1~3회 1~2g을 투여하며, 효과는 천천히 나타나 오래 지속된다.

29) 칼리셔(Kalischer), 주간 독일 의학(Deutsche medizinische Wochenschrift), 1908, 40.

브롬화물은 경련발작도 억누르지만 주기적으로 발생하는 흥분상태도 때로는 이와 유사한 방식으로 억제하는데, 특히 이러한 흥분상태가 월경과 관계가 있으며 짧게 지속할 때(1~2주) 그러하다. 항상 성과가 있는 것은 아니지만 일부 사례에서는 확실하게 효과가 있다. 이때 중요한 것은 발작이 시작되는 첫 번째 징조가 나타날 때 적시에 브롬화물을 투여하는 것이고 그런 다음 매우 많은 양을 적용하는 것이다. 며칠 동안 연속하여 매일 12~15g을 투여한 후 천천히 양을 줄이되, 갑자기 허탈 또는 기관지 질환이 나타날 위험이 있는지 상태를 지속적으로 감독해야 한다.

브롬화물 이외에 흥분성이 과민하게 고조되면 가벼운 진정제로서 계엽수Aqua Laurocerasi 형태의 청산Blausäure, prussic acid(매일 여러 번 15~30방울), 계엽수에 종종 배합되는 발레리안Valerian[11] 약제품, 발드리안Baldrian[12] 차, 순수 발드리안팅크, 보르니발Bornyval, 발릴Valyl, 발레리안산 아연 등이 사용되는데, 모두 효과는 미미하다.

혈액공급은 정신장애에 중요한 영향을 미치므로, 주로 심장과 혈관에 효과가 있는 몇 가지 약제가 정신이상 치료에 도입되었다. **아질산아밀**Amylnitrit, amyl nitrite은 머리의 혈관영역에 미치는 주목할 만한 영향 때문에 혈관경련이 짐작되는 상태에 적용되었다. 하지만 유감스럽게도 이 약제는 더없이 양호한 사례에서도 효과가 빨리 사라져 기대를 충족시키지 못했다. 그 밖에 **디기탈리스**Digitalis는 아편 또는 모르핀과 배합되어, 불규칙하고 잦은 맥박과 심부전(심장결함Herzfehler, heart defect, 오래된 심장막염Perikarditis, pericarditis 등)을 동반하는 흥분상태에 효과가 있는 경우가 드물지 않다.

물론 **혈액의 상태**Beschaffenheit des Blutes, condition of blood를 개선시킬 수 있는 수단은 더 중요할 것이다. 인공산소공급은 이러한 점에서 유용할 것이며, 이는 심각한 허탈상태와 중독, 뇌전증 지속상태, 진행마비성 발작, 요독증, 그 밖에 위험한 순환장애, 폐질환에 적용되어 상당한 성과를 거둔다. 특정한 효과가 있는 약제 중에 오늘날에는 **티레오이딘**Thyreoidin만이 언급할 만한데, 이는 점액부종과 크레틴병에 마법 같은 효과를 보여 빠르게 유명해진 바 있다. 위험성이 전혀 없지는 않은 이 약제의 경우 다른 정신장애에서는 아직까지 성과가 불확실하다. 나 자신도 다양한 시험을 해보았으나 고무적인 결과를 얻지 못하고 있으며,[30] 기껏해야 일부 갑상선부종의 크기를 약간 줄이는 것이 관찰된다. 정신상태는 결정적으로 영향받지 않으며, 때때로 약간 악화되기도 하지만(흥분Aufregungen, excitement), 이것이 우연일 가능성도 배제하기 힘들다.

정신장애 영역에서는 다른 장기의 성분을 이용한 치료에 관해 유용한 관찰경험이 아직 보고되어 있지 않다. 여성에게 암소의 난소와 부신추출액(아드레날린Adrenalin, adrenaline)을 투여해보았을 뿐인데, 아드레날린은 동맥경화성 변형과 인과관계가 있으므로 전혀 우려가 없지는 않다. 이제 인위적으로 고열을 생성하여 정신질환 호전 또는 치료를 달성하고자 한 **바그너**[31]의 노력에 관해 짧게 언급해야겠다. 이러한 시도는 정신병이 우연한 고열질환, 특히 단독Erysipel, erysipelas의 영향으로 현저하게 호전되는 관찰경험을 단초로 삼는다. 이처럼 이따금 관찰한 경험을 체계적으로 재현하기 위해 상당히 많은 환자에게 열을 일으키는 독소, 특히 투베르쿨린Tuberkulin, tuberculin을 주사하였다. 대개 이들은 아멘시아 환자였다고 한다. 성과는 어느 정도 고무적인 것 같다. 물론 이러한 모든 시험은 치료된 정신병을 어떻게 파악하였으며, 특히 그 정신병이 어떻게 진

30) 아말디(Amaldi), 정신의학 실험 저널(Rivista sperimentale di freniatria), XXIII, 311.
31) 뵈크(Boeck), 정신의학 연감(Jahrbuch für Psychiatrie), XIV, 199.

행되었는지 오늘날처럼 잘 알려져 있지 않으면 증거능력이 거의 없다. **빈스방어**Binswanger[13]와 그의 제자 **프리틀렌더**Friedländer[14]는 '탈진정신병 Erschöpfungspsychosen, exhaustion psychosis'을 박테리아 독소(대장균과 티푸스균을 살균하여 육즙배양)로 치료하려 노력하였으며, **알베르토티**Albertotti는 정신질환에 좋은 영향을 미치기 위해 테레빈유Terpentinöl, turpentine oil를 주사하여 농양과 고열을 일으키라고 제안한 바 있는데, 이러한 시험 역시 증거가 부족하다. 이러한 제안은 한때 애용되었으나 이제는 거의 완전히 쓸모가 없어진 **이뇨설사제**(방광 고약, 운구엔툼 타르타리 스티비아티 연고Unguentum tartari stibiati, 드라스티카Drastica)를 연상시킨다. 오래 지속되는 강한 화농제가 진행마비에 놀라운 호전을 가져올 수 있다는 게 맞는다면 이러한 화농제는 다시 한 번 화려하게 부활할 것이다.

외과시술operative Eingriffe, surgical interventions. 쉽게 납득할 수 있듯, 정신질환에서는 우연한 동반장애를 제거하기 위한 것이 아닌 한 외과시술[32]의 여지가 많지 않다. 하지만 정신질환에서도 질병의 원인에 외과적으로 접근할 수 있다면 시술이 고려된다. 두개손상, 두뇌의 종양과 농양에 도달할 수 있는 경우 특히 그러하다. 이 경우 뇌의 탐색천자Probepunktion, probe puncture가 적절할 수 있다. 허리천자Lumbalpunktion, lumbar puncture는 뇌와 뇌막의 일부 단순한 질환에서는 예외이지만 질병상태 제거보다는 진단을 위해 더 중요할 것이다. 백치환자의 두개절제는 완전히 잘못임이 입증되었다. 뇌전증에서 교감신경계 절단도 마찬가지다. 오히려 뇌전증환자의 두개골의 갈라진 틈이나 가골Knochennarben, calluses의 제거에

32) 피크 및 다고네(Picqué et Dagonet), 정신질환자 수술(Chirurgie des aliénés), I, 1901; 다 코스타(Da Costa), 신경질환 및 정신질환 저널(Journal of nervous and mental diseases), 1904, 386.

약간 희망을 걸어보는 게 낫지만, 유감스럽게도 성과가 일시적인 경우가 많다. 수두증에서 천자 또는 뇌실배액Drainage der Hirnventrikel, ventricular drainage도 마찬가지인 것 같다.

여성 생식기질환의 외과적 제거가 종종 매우 중시되어왔다. **호브**Hobb는 여성 정신질환자에서 난소질환과 자궁질환, 전위Lageveränderungen, dislocations, 종양, 오래된 회음열상Dammrisse, perineal tears을 다수 치료했다. 호브의 성과는 놀라웠다. 여성환자에서 치유 비율이 15% 상승했다. 유감스럽게도 다른 경우에는 상황이 이렇게 좋지는 않은 것 같다. 부인과 시술을 하면 이따금 호전이 되기는 하지만, 대개 정신상태에 본질적 변화가 없으며 때로는 악화되기까지 하는 것이 관찰된다. 따라서 신체상태상 정말 시술이 필요한 사례로만 시술을 제한하고, 정신이상에 좋은 영향을 미칠 것이라는 희망을 지나치게 품지 말 것을 권고한다. 장애가 막 발생했을 때 매우 열심히 부인과 치료를 하는 것은 그 흥분효과 때문에 대개는 오히려 해롭다. 이와 관련하여 난소절제, 클리토리스 소작 등의 조치를 통한 히스테리 치료 관찰경험은 특히 유용하다. 단번에 건강해지리라는 전망에 유혹되어 수많은 난소가 제거되었지만, 질환의 본질을 전혀 이해하지 못하는 치료였기에 성과는 매우 불만족스러웠다. 다른 한편으로는 이미 언급한 바 있듯이, 여성환자가 정신질환이 있는 후손을 출산하거나 생식활동을 통해 정신질환의 위험에 빠질 가망이 있으면 이 여성환자의 생식능력을 시술을 통해 제거하자고 종종 제안되어왔다. 유전법칙 및 생식활동이 발병에 미치는 영향에 관한 우리의 지식이 더욱 완벽해지기 전에는 이러한 단호한 조치를 취하기 위한 확실한 학문적 근거를 확보할 수 없을 것이며, 그뿐 아니라 이러한 조치 실현이 실용적인지에 관한 우려도 매우 크다.

나아가 임신 중에 정신질환이 발생하면 인공조산이나 임신중절을 통해 치료시키고 싶은 생각이 들기 마련이었다. 그러나 관찰경험에 따르면 출산 자체는 대체로 정신이상 진행에 전혀 좋은 영향을 미치지 않는다. 따라서 나도 낙태나 인공조산을 시킨 적이 몇 번 있지만 그 뒤에 치료성과를 한번도 확인할 수 없었다. 오히려 장애는 전혀 변하지 않고 심지어 악화된 형태로 지속되었다. 그 밖에 정신질환은 다름 아니라 산후에 또는 낙태 후에 시작되는 적이 많다는 것을 고려할 때 우리는 임신 중 정신이상의 경우 시술을 권장하기 어려우며, 임신초기에 발생한 장애가 수개월 뒤에는 자동으로 다시 사라지는 경우도 종종 있으므로 더욱 그러하다. **알츠하이머**도 65개의 임신정신병 사례를 총정리하며 유사한 결론에 도달했다. 특히 인공조산 후 안절부절하는 환자에게 특히 패혈증의 위험이 있음을 지적한다.

따라서 **욜리**[33]가 주장하고 **프리트만**이 옹호했지만 내가 절대 동조할 수 없는 견해는 멜랑콜리아는 낙태를 하라는 징후일 수 있다는 것이다. 임신성 '멜랑콜리아Melancholien, melancholia'는 거의 예외 없이 순환성 또는 긴장증성 우울상태이며 규칙적 진행과 결과를 보인다. 부언하자면, 낙태를 하면 환자를 정신병원에 입원시킬 필요가 없을 것이라는 고려나, 가족들이 정신병원 치료에 반대하기 때문에 낙태를 하지 않으면 환자가 자살할 수 있다는 우려는, 설령 이러한 시술로 성과가 기대된다 할지라도,

33) 욜리(Jolly), 정신의학 중앙지(Centralblatt für Psychiatrie), 1901, 684; 폰 바그너(von Wagner), 주간 빈 임상학(Wiener klinische Wochenschrift), 1905, 244; 알츠하이머(Alzheimer), 주간 뮌헨 의학(Münchner medizinische Wochenschrift), 1907, 1617; 보켈만(Bokelmann), 내과질환과 정신질환 시 인공임신중절 문제에 관하여(Zur Frage der künstlichen Unterbrechung der Schwangerschaft bei inneren und Geisteskrankheiten), 1907.

낙태를 시켜야 한다는 결정적 근거가 될 수 없을 것이다. 태아가 나중에 정신질환에 걸릴지 모른다는 기우를 낙태의 근거로 삼으면 더욱더 안 된다. 물론 여성들이 태아제거를 격렬하게 요구하며, 임신으로 인해 점점 더 불안성 흥분에 빠졌다가 낙태 후에 이러한 흥분이 빠르게 사라지는 사례들이 보고되어왔다. 이러한 사례는 순환성 우울증이 아니라 병적 불안상태였던 것 같으며, 이러한 불안상태는 분명 다른 방법으로 치료할 수 있었을 것이고 그 밖에 정상적 출산으로도 사라졌을 것이다. 다른 한편으로 조울병환자에서는 처음에는 병적 동인에서 태아제거를 갈망하다가 나중에는 심한 죄책망상이 수반된다. 하지만 산모의 생명을 심각하게 위협하기 때문에 임신중절이 필요한 상태도 이따금 있다. 대개 임신 말기에야 나타나는 자간증Eklampsie, eclampsia 이외에도 특히 중증 임신무도병Chorea gravidarum과 뇌전증 지속상태의 발달을 그 예로 들 수 있을 것이다.

귀수술을 하고, 충치를 제거하고, 상악골 부비강을 뚫고, 코를 소독한 후에 정신장애 호전 효과가 나타나는 사례가 이따금 보고된다. 청소년의 경우에는 비인두 종양 제거 후에 종종 정신상태가 놀랍게 호전되며, 일부는 둔감하고 일부는 민감한 본성, 부주의, 건망증이 빠르게 사라진다. **바제도병**Basedowsche Krankheit, Basedow's goiter에서는 갑상선 부분절제가 고려될 수 있다. 하지만 욕동적이고 가차 없는 행동경향이 있는 '도덕적 정신이상자moralisch Irrsinnige, morally insane people'에게 갑상선 축소 시술을 하여 더 온순하고 순종적으로 만들자는 **루가로**의 제안에는 공감하기 힘들다. 환각환자에서 질환이 있다고 추측되는 측두엽을 잘라내 보자는 **부르크하르트**Burckhardt[15]의 견해에 따르기는 더 어렵다. 끝으로 방혈Blutentziehungen, bloodletting을 잠깐 살펴보아야겠다. 방혈은 예전에는 흥분상태에 대한 주요 치료방법이었으나 이제는 정신이상 생성원인에 관한 우리의 견해 변화로 인해 전혀 사용되지 않는다.

그 대신 피하주사가 상당히 중요한 역할을 하고 있다. 방법은 평범하다. 5~700g, 0.75%의 27~35℃로 가열한 무균 식염수 또는 등장액[34]을 피하주사바늘 또는 트로카Troikart, trocar로 피하림프 영역에 주입한다. 대개 2회의 주사(가슴, 등, 대퇴)가 필요하지만 여러 번 반복할 수도 있다. 부기가 생기면 조심스럽게 주물러 골고루 펴지게 한다. 무엇보다 심장이 제대로 기능하지 않는 매우 허약한 환자에서 식염수주사를 적용하여 종종 탁월한 성과를 거둔다. 최근에는 거식증환자에게 영양공급을 위해 오일 주사도 적용되었다. 프랑스 연구자들은 뇌전증환자에게는 브롬을 혼합하여, 진행마비환자에게는 요오드를 추가하여 식염수를 주사하려 했다. 이들은 바닷물에서 모든 기원이 생겼다는 것을 강조하며 바닷물 주사도 높이 평가했다. **알터**Alter는 질병과정에 어떻게든 영향을 미쳐보고 싶은 막연한 기대에서 (송아지, 돼지) 뇌유상액Hirnemulsionen, brain emulsions 주사도 시험해보았다.

물리치료법Physikalische Heilmethoden, physical therapies. 정신과 의사의 활동에 도입된 물리치료법 중에서 가장 중요한 것은 **물치료법**Wasserbehandlung, hydrotherapy, 특히 **목욕**Bäder, baths 적용이다. 예전에 '충격' 수단으로 애용되었던 야만적 샤워나 냉수 끼얹기는 사용되지 않은 지 오래되었다. 그 대신 지난 10년 동안 정신질환자 치료에서 온수욕[35]이

34) 도나트(Donath), 정신의학 일반 학회지(Allgemeine Zeitschrift für Psychiatrie), LX, 583, 1903; 비켈(Wickel), 주간 정신의학(Psychiatrische Wochenschrift), 1903, 181.

35) 톰젠(Thomsen), 정신의학 일반 학회지(Allgemeine Zeitschrift für Psychiatrie), LV, 721; 바이어(Beyer), 정신의학 중앙지(Centralblatt für Psychiatrie), 1899, 1; 크레펠린(Kraepelin), 같은 책, 1901, 705; 알터(Alter), 같은 책, 1903, 157; 자드거(Sadger),

매우 확산되어 소란한 병동의 운영에 변혁을 일으켰다고 말할 수 있다. 34~35℃ 온수의 진정효과는 오래전부터 알려져 있다. 신경과민, 히스테리, 경증 기분장애, 흥분상태에서 입면 달성을 위해 1~2시간 이러한 온수욕이 적용되었고 냉수 마찰로 끝났다. 흥분한 환자에서도 오래전부터 이처럼 오랜 목욕이 적용되어 좋은 성과를 거두었다. 흥분한 환자에서는 목욕을 하면서 냉찜질을 하거나 얼음주머니가 사용되곤 했다. 하지만 목욕치료의 장시간 연장에 대한 경계도 널리 확산되어 있으며, 무엇보다 심장에 끼치는 해로운 영향을 우려한다.

그러나 일부 사례에서 옛날 프랑스 정신과 의사들, 특히 **브리에르 드 부아몽**Brierre de Boismont[16]은 흥분한 환자들을 수일 동안, 심지어 수 주 동안 온수로 치료했다. 이러한 방법은 좋은 성과를 거두었음에도 통용되기까지 오래 걸렸는데, 정신병원 운영 전체가 그럴 만큼 성숙하지 않았기 때문이었다. 모든 구속수단의 제거, 감독병동 설치, 정신병원을 점점 더 일반병원처럼 보이게 하려는 노력과 함께 목욕치료도 점점 더 광범위하게 적용되었다. 이러한 치료는 매우 기분을 좋게 하며 특별한 부작용도 동반되지 않았기 때문이다. 독일에서는 특히 **숄츠**Scholz[17]가 목욕치료를 적극 권장하고 자주 실행했다. 물론 숄츠는 욕조를 돛천Segeltuch, sailcloth 덮개로 가렸고, 이 덮개에서 환자의 머리만 나왔다. 다른 경우에는 목재 덮개가 사용되었다. 이러한 욕실에서 환자는 여러 시간 동안 또는 하루 종일 머물렀다.

나 자신의 '장기목욕Dauerbad, continuous bath' 관찰경험은 약 20년 전으

같은 책, 1905, 835; 뷔르트(Würth), 정신의학 일반 학회지(Allgemeine Zeitschrift für Psychiatrie), LIX, 676; 토마시니(Tomaschny), 주간 정신의학(Psychiatrische Wochenschrift), 1904, 461.

로 거슬러 올라간다. 착란상태의 쇠약해진 환자가 목욕하면서 곧 진정되고 음식을 섭취하고 입면하기 시작하는 것을 관찰하고 나는 이따금 목욕을 수일 동안으로 연장했다. 야간에 환자는 다시 침실로 돌아갔다. 처음에 염려했던 우발적 사건이 전혀 일어나지 않자 나는 이 방법을 점점 더 발전시켰고 마침내 야간에도 목욕을 계속하기에 이르렀다. 야간과 주간의 병동운영의 극명한 차이를 없애려면 그럴 수밖에 없었다. 그리하여 일부 환자는 중단 없이 온수욕을 하며 수개월을 보내게 되었다.

하지만 이러한 조치를 실행하기 위해서는 특별한 설비가 마련되어야 했다. 오늘날 형태의 목욕치료에는 넓고 밝고 쾌적한 욕실이 감독병동에 최대한 가까운 곳에 있어야 하며, 욕실 출입구가 두 개여야 적합하다. 통풍이 매우 원활해야 하는데, 뜨겁게 데워지고 수증기로 가득 찬 공기는 목욕의 진정효과를 반감시킬 수 있기 때문이다. 욕실마다 몇 개의 욕조만 설치하는 것이 좋으며, 방 안 전체를 보는 데 지장이 없는 낮은 칸막이벽으로 필요에 따라 분리할 수 있다. 특히 소동을 일으키는 일부 환자는 일시적으로나마 혼자 목욕시킬 수 있어야 좋을 것이다. 내화점토 욕조를 가장 권장하는데, 이러한 욕조는 이제 독일에서도 합당한 가격으로 생산된다. 모든 환자를 편안히 눕힐 수 있으려면 욕조의 형태와 크기를 매우 다양하게 선택하는 게 적절하다. 이러한 관점에서 볼 때 머리 쪽 벽은 비스듬히 경사진 것이 바람직하다. 입수꼭지와 출수꼭지는 환자가 손대지 못하도록 벽의 잠글 수 있는 케이스 안에 설치하는 것이 좋다. 허약하고 노쇠한 환자를 눕히는 데는 팽팽하게 펼친 천을 이용하는데, 이 천은 띠를 이용하여 바닥에 고정된 작은 고리에 묶는다. 천 위의 물은 엄청나게 빨리 식으므로, 천의 중심부는 코가 매우 성긴 천으로 제조하여 천으로 분리된 위아래 물이 균일한 온도를 유지할 수 있게 한다. 편안하게 눕도록 도와주는 또 다른 보조수단으로는 머리 밑에 밀어넣는 공기베개, 또는 탈지되지 않은 솜이나 스펀지 고무뭉치를 천에 넣고 꿰맨 베개를 쓸 수도 있을 것이다.

욕실에는 파괴나 사고를 미연에 피하기 위해 욕조 이외에 다른 설비가 가능한 한 적은 것이 좋다. 반드시 필요한 설비로는 많은 양의 목욕 수건을 준비할 수 있는 세탁물보온기 이외에 수세식화장실, 벽 케이스에 회전식 꼭지로 설치되는 것이 가장 좋은 식수대, 그 밖에 앉거나 누울 수 있는 고정식 휴식 벤치가 있으며, 경종Alarmglocke, alarm bell을 눈에 띄지 않게 장치하는 것도 잊지 말아야 한다. 식사나 환자의 일거리를 위해서는 욕조에 가로질러 걸칠 수 있는 가벼운 판자를 사용한다. 자꾸 물이 튀는 것은 욕조 위에 시트를 헐겁게 덮어 막을 수 있을 것이다. 가장 좋은 바닥재는 미세하게 홈이 파인 점토 타일이며, 타일 아래에 온수관을 적절히 배치하여 난방을 공급할 수 있어야 하고, 그 밖에 타일 위에 목재 매트(오일을 칠한 떡갈나무판을 구리 철사망에 붙여 제작)를 깔 수도 있다. 유리창은 부상을 예방하기 위해 두꺼운 유리로 제작해야 할 것이다. 목재는 빠른 부패 때문에 최대한 사용을 피해야 한다(철제 창틀, 석제 문설주 및 문지방). 타일을 붙이지 않은 곳은 자주 철저히 새로 도색해야 한다.

끝으로 장기욕실 설치에서 가장 중요한 문제는 풍부하고 지속적인 온수공급이다. 사용이 매우 불규칙한 것이 당연하므로, 언제든지 사용할 수 있는 양이 평균량보다 훨씬 많아야 갑자기 증가하는 수요를 충족시킬 수 있다. 주간뿐만 아니라 야간에도 일반적으로 충분한 온수를 사용할 수 있어야 한다는 것은 두말할 필요도 없을 것이다. 나아가 가장 중요한 것은 수온의 확실한 제어다. 특히 내화점토 욕조에서 냉각은 매우 천천히 진행되므로, 욕실을 쉬지 않고 감독해야 하는 간호/간병사에게 목욕물이 냉각되자마자 온수를 입수하는 임무를 맡기면 일반적으로 충분할 것이다. 간호/간병사의 중대한 입수관리 태만이나 눈에 띄지 않는 누수 또는 운영실수로 인해 둔감한 환자에게 생길 수 있는 화상 예방은 훨씬 더 어렵다. 흔히 사용되는 온냉수 혼합 수도꼭지만으로는 이러한 심각한 위험을 막는 데 불충분하다. 우리 병원에서는 전기온도 제어장치의 효과가 검증되었다. 이 장치는 한편으로는 대형 저장 보일러의 수온이 60℃를 절대 넘지 않도록 자동 조절하며, 다른 한편으로는 욕조로 입수되는 물의 수온이 40℃를 넘자마자 적색등 신호를 보낸다. 아울러 입수되는 물의 수온을 언제든지 온도계에서 볼 수 있다.

그림 XXIII과 XXIV는 옛날 욕실과 오늘날의 욕실의 차이를 보여준다.

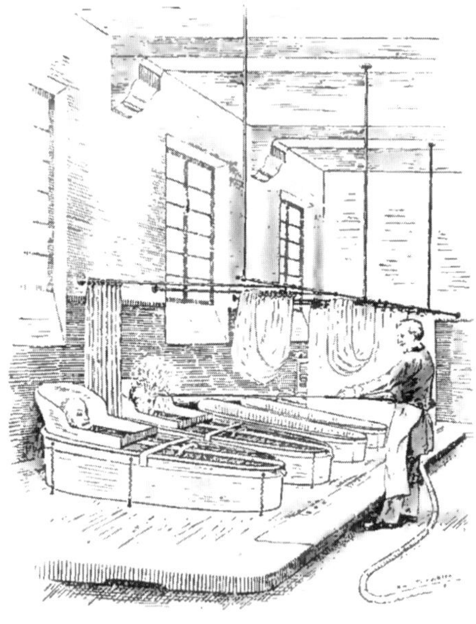

그림 XXIII. 구식 덮개욕실

첫 번째 그림에서 환자는 덮개욕조에 갇혀, 속수무책으로 강한 제트샤워를 받는다. 두 번째 그림은 뮌헨 대학병원의 장기욕실을 보여준다. 창문 옆의 열린 케이스에는 입수 및 출수 꼭지가 들어 있다. 그 위에 있는 두꺼운 유리창을 통해 입수관에 설치된 온도계가 보인다. 아울러 이 온도계에서는 입수되는 물의 온도가 40℃를 넘으면 적색등이 켜진다. 문 옆의 벽케이스에는 등스위치와 전기출면 통제용 접속장치가 들어 있는데, 이 접속장치는 업무용 열쇠로 조종된다. 왼쪽에는 세탁물보온기가 벽에 고정되어 있으며, 여기에 보이지 않는 오른쪽에는 식수대가 있다. 수세식 화장실도 보이지 않는다. 간호/간병사는 타일로 만든 벤치에 앉아 있다. 두 환자 중에 한 환자는 팽팽히 펼쳐져 바닥고리에 고정된 천에 누워

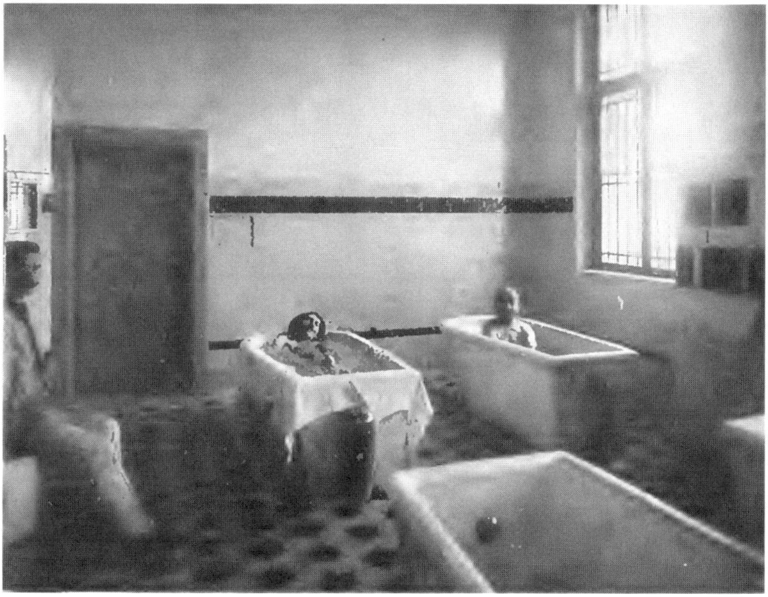

그림 XXIV. 뮌헨 대학병원의 장기욕실

있고 머리는 공기베개를 베고 있다.

이 모든 설비의 효과는 매우 만족스러웠다. 흥분한 환자를 온수 장기 목욕으로 치료하는 방법은 지금까지 알려진 어떤 방법보다 **비교할 수 없이 탁월**unvergleichlich überlegen, incomparably superior함이 분명히 밝혀졌다. 특히 조증성, 진행마비성 및 긴장증성 흥분상태뿐만 아니라 진전섬망도 장기목욕에 매우 적합하다. 뇌전증환자나 멜랑콜리아 환자의 불안성 흥분은 이보다 덜 적합하지만, 이러한 경우에도 목욕은 매우 자주 좋은 효과를 낸다. 이 모든 환자는 목욕을 하면 진정되고 더 숙면하고 자해의 위험이 감소한다. 환자는 어떤 강제력도 받지 않고 온수에서 자유 제한 없이 포근하게 머물 수 있어 빠르게 한기가 느껴지더라도 온수를 떠나기 싫어하므로, 주변사람과 쉽게 불화하지 않으며 분노도 폭력행위도 훨씬 감소한다. 잡아 찢고 파괴하는 행동이 완전히 없어지며, 기껏해야 여성들은 목욕 가운이 주어질 때 받지 않거나 잡아 찢을 수 있다. 더러워진 목욕물을 새로 가는 일은 매우 쉬우므로 불결함도 매우 간단하게 제거할 수 있다.

이러한 방식으로 예전의 정신병원 운영의 번거로운 문제점이 단번에 해소되거나 매우 적은 정도로 완화되었다. 오물을 칠하는 일도, 계획적으로 파괴하는 일도, 옷을 갈가리 찢는 일도 없어지고, 신발에 나사를 박거나, 단단한 짚자루에 눕는 일도 없다. 볼썽사나운 양철그릇, 판지로 만든 대접, 고무로 만든 요강도 안심하고 치울 수 있다. 정신이상에 가장 흉측한 동반현상을 상당히 많이 유발하는 격리가 완전히 불필요해진다. 끝으로 치료 정신 전체가 단호히 관철되었다. 환자와 간호/간병사 모두 격리는 처벌로 여기기 십상이지만, 목욕적용은 유익한 의료조치라고 간주한다. 이에 따라 흥분한 환자가 자신과 주변사람을 보호하기 위해서 불가피하게 벌여야 하는 분쟁의 대다수가 사라진다. 특히 간호/간병사는 목욕의 진정효과를 분명하게 목격하고 흥분상태에 관해 어느새 올바르게 파악하게 되는데, 이는 예전에 교육을 통해서만 습득할 수 있었던 때보다 속도가 훨씬 빠르다.

장기목욕의 진정효과가 어떻게 생기는지에는 더 많은 연구가 필요하다. 지금까지 우리가 아는 바는 주로 피부혈관의 확장으로 인해 혈압이 빠르게 저하된다는 것이다. 이는 대체로 혈압상승에 동반되곤 하는 조울병 상태에서 일부 특히 좋은 효과가 나타나는 이유가 될 것이다. 맥박, 호흡, 체온이 받는 영향은 미미하거나 일정하지 않은 것 같다. 식욕은 대개 빠르게 상승하므로, 목욕할 때 환자들에게 야식도 충분히 공급해야 한다. 잘 알다시피 목욕을 하면 건강한 사람에게 뚜렷한 피곤함이 느껴지는 것이 매우 눈에 띄는데, 흥분한 환자에서는 진정 및 수면유발 효과가 이러한 피곤감에 비견될 수 있다. 진정 및 수면유발 효과는 피로현상이라는 생각이 든다. 하지만 건강한 사람의 2시간 목욕효과에 관한 **부시**와 **플라우트**의 연구에 따르면 피곤감에도 불구하고 이러한 피로에 상응하여 정신기능이 실제로 저하한다고는 말할 수 없다. 파악기능도 계산의 신속성도 목욕 이전보다 후에 더 좋아짐이 입증되었고, 연상, 선택반응, 에르고그래프곡선도 목욕에 특별히 영향받지 않았음을 보여주었다. 따라서 오늘날 우리가 아는 바에 따르면, 수면제는 대개 파악마비와 의지마비를 일으키지만 온수목욕은 정신생활은 해치는 일 없이 안정욕구만 유발한다. 물의 감싸주는 듯한 포근한 온기가 느껴지고, 신체를 제한하는 의복이 없으며, 운동이 완전히 자유롭고, 주변과의 알력이 사라지고, 끊임없이 감독받는 것도 이러한 정신적 효과를 일으킨다.

장기목욕의 문제점은 그 장점에 가려 뒤로 밀려난다. 첫째, 훌륭한 시설뿐만 아니라 풍부한 온수와 충분한 직원이 필요하므로 비용이 상당히 많이 든다. 초과지출이 청소 비용 및 파손된 시설교체 비용 감소를 통해 얼마나 보충될 수 있을지는 지역상황에 좌우될 것이다. 둘째, 물에 부푼 피부에 균류 증식을 통해 생성되는 감염성 피부질환(트리코피톤 Trichophyton 종류)이 발생한다. 라놀린을 피부에 문질러 바르면 예방효과가 있다. 감염부위에 요오드팅크Jodtinktur, tincture of iodine나 레조르시놀액 Resorcinlösung, resorcinol solution을 적시에 붓으로 바르거나, 황산아연연고 Schwefelzinkpasta, zinc sulfate paste로 치료하면 이러한 무해한 서식을 신속히 제거할 수 있다. 이는 목욕을 며칠 동안 중단해도 사라지곤 한다. 이러한 서식이 나타나면 목욕수건의 철저한 소독이 필요하다. 종기가 발생할 때도 마찬가지다. 종기는 목욕하면 대개 잘 아물지만 매우 쉽게 확산되므로 면밀한 치료가 필요하다. 가장 우려스러운 일은 귀의 오래된 화농증이 목욕을 하면 쉽게 악화되는 것이다. 따라서 이러한 사례에는 매우 신중함이 요구된다. 월경 동안에는 목욕을 계속해도 우려되지 않는다.

목욕 동안 어떤 식으로든 강제력을 행사하여 환자를 결박하는 것은 내 생각으로는 잘못된 것이다. 그렇게 하면 목욕의 본질적 목적인 진정효과가 없어지기 때문이다. 따라서 환자가 욕실에 머물려 하지 않으면 이를 허용하되, 환자를 다시 욕실로 데려오려는 시도를 짧은 휴식 후 계속 되풀이해야 한다. 그러면 대개 환자가 새로운 조치에 익숙해지는 것을 보게 될 것이다. 환자를 쉽게 욕실로 데려오려면, 먼저 술포날이나 히오신을 적용하고, 심각한 경우에는 그전에 습식 전신찜질을 시키고, 약간만 참고 기다리기만 하면 된다. 하지만 환자는 한 번 몇 시간 욕실에 머무르게 되면 대체로 지속적 저항이 줄어들고, 처음에는 거의 불가능해 보였던 욕실 데려오기가 거의 항상 매우 손쉬워진다.

목욕기간은 환자의 상태에 따른다. 대체로 수 시간, 경우에 따라서는 매일 여러 번 하면 될 것이다. 하지만 밤낮으로 목욕을 계속해야 하는 사례도 있다. 그러지 않으면 환자가 즉시 참을 수 없이 소동을 피우고 자해할 위험이 있기 때문이다. 다른 방식의 간병 시도가 실패하면 목욕치료를 수 주나 수개월 넘게 연장해야 하는 경우도 이따금 있다. 목욕치료 목표는 항상 침대안정을 가능하게 하는 것이어야 한다. 따라서 환자가 진정하거나 피곤해지자마자 침대에 눕힌다. 하지만 침대에 눕히면 즉시 다시 흥분이 시작되는 경우도 있다. 이러한 환자에게는 최대한 편안하게 눕도록 한 다음 욕실에서 숙면시켜야 할 것이다.

매우 허약하거나 마비된 환자를 진정을 위해서가 아니라 욕창 예방을 위해서 장기욕실로 데려온 까닭에 오랜 시간 동안 욕실에서 빼낼 수 없으면, 이들도 욕실에서 재워야 할 것이다. 목욕치료를 하면 신체압력이 감소하고 간편하게 청결유지를 할 수 있어 심각한 사례에서도 위험을 예방하기 마련이므로 간병 전체가 매우 손쉬워진다.

목욕치료 실행에 가장 자주 어려움이 생기는 경우는 긴장증성 흥분상태다. 이 경우에는 다행스럽게도 장기목욕을 훌륭히 보완해주는 방법을 사용할 수 있는데, 바로 **온습식 전신찜질**Feuchtwarme Einwicklungen, moist warm packs이다.[36] 물에 담갔다가 가볍게 짠 시트로 목까지 전신을 싼 다음, 큰 모포로 전신을 적당히 힘주어 감는다. 우리의 중점 목적은 아니지만 강력한 '반응Reaktion, reaction'을 얻고자 한다면 냉수를 사용한다. 하지만 환자가 저항하면 온수로도 쉽게 성과를 거둘 것이다. 두 다리는 모포 안에 집어넣거나 온수병으로 덮힐 수 있으며, 이마에는 얼음주머니

36) 크네히트(Knecht), 주간 정신의학 신경학(Psychiatrisch-neurologische Wochenschrift), 1903, 233.

나 찬 수건을 올려놓을 수 있다. 환자는 이러한 찜질상태를 땀이 날 때까지 최대 2시간 동안 유지할 수 있다. 일부 연구진은 이러한 방법을 더 오래 연장하여 적용하라고 권고하지만 나는 그럴 수 없는데, 먼저 고열증 Wärmestauung, hyperthermia의 위험이 있으며, 다음으로 의도적으로 신체를 제한하려는 것처럼 보이는 일을 원칙적으로 피하는 것이 좋기 때문이다. 이 두 가지 이유에서 환자가 계속적으로 저항하면 감싼 상태에서 잠시 후 다시 풀어준다. 물론 나중에 다시 이를 다시 시도하지만 말이다. 예전에는 모포를 안전핀이나 바느질로 고정하기도 했는데 나는 이러한 고정도 하지 않았다. 전신을 감싸려 하면 흥분한 긴장증환자가 대체로 저항하지만, 나중에는 놀라울 만큼 조용히 누워 있다. 이러한 모든 환자에서는 잠재한 명령자동증Befehlsautomatie, command automatism이 어떤 역할을 하는 것으로 보인다. 대개 진정은 오래 유지되어, 나중에는 환자를 약간의 시간 동안 욕실에 있게 할 수 있다. 이러한 조치가 실패하더라도 새로이 감싸기를 시도한다. 조증환자에서도 찜질은 목욕을 위한 준비 또는 보완 단계로 유용하게 적용될 수 있다. 심장병환자와 동맥경화환자에서는 신중함이 요구된다.

그 밖의 형태의 물치료로는 신경증환자와 히스테리 환자에게 부드러운 레인샤워와 냉수마찰이 권장되며, 특히 자위중독자에게는 냉수좌욕도 추가된다. 머리 쪽 울혈경향에는 발찜질과 겨자족욕을 하면 때때로 수면유발 효과를 거둘 수 있다. 냉수 전신욕과 반신욕, 제트샤워와 팬샤워, 냉온수 샤워, 신속히 반복되는 찜질 등은 정신의학 영역에서 그리 많이 적용되지 않고 있다. 하지만 얼음주머니 형태의 찬 것을 머리에 국부 적용하는 일은 자주 있다. 이러한 조치는 간편성과 대중성 때문에 매우 애용되지만, 정신의학에서는 물리적 작용보다는 정신적 영향(환자는 침대에서 이렇게 하고 누워 있어야 한다는 강박)에 더 자주 치료성과를 기대해도 좋을 것이다.

정신질환 치료에서 **전기요법**Elektrotherapie, electrotherapy[37])의 적용은 비교적 제한되어왔다. 보고된 관찰경험은 매우 불완전하여 일반원칙 수립에 부적합하다. **감응전류**faradischer Strom, faradic current는 주로 **자극수단**Erregungsmittel, excitant으로 효과가 있는 것 같다. 이에 반해 척수, 교감신경계, 두뇌의 갈바닉 전류요법Galvanisation, galvanization(약한 전류, 짧은 시간 치료, 굵은 전극, 머리를 따라가는 또는 비스듬히 가로지르는 전선)에서는 신경조직의 세밀한 과정에 '**촉매**katalytisch, catalytic'효과를 일으키고 혈관계에 영향을 미치기를 기대한다. 따라서 신경과민과 혈관경련 등이 심한 상태에서는 **애노드**Anode(하강전류)를, 기존의 마비현상, 울혈, 부종에는 **캐소드**Kathode, cathode(상승전류)를 뇌와 척수에 작용시키라고 제안되어왔다.

일반적으로 주로 신경성 통증이 동반되는 사례에서 전기치료의 성과를 기대해도 좋은 것은 당연하다. 이러한 사례에서는 말초 자극원인을 제거하고, 흥분성을 저하시켜 효과를 보는 데 때로 성공할 것이다. 히스테리성 몽롱상태Dämmerzustände, twilight states는 계획적 감응전류요법을 통해 좋은 영향을 받는다. 신체표면의 다양한 부위에 대한 강한 전류 적용 또는 일반 감응전류요법이 권장된다. 머리의 갈바닉 전류요법과 감응전류요법(전기손elektrische Hand, electric hand)은 최면효과 덕분에 불면증 퇴치에도 종종 적용될 수 있다. 전기치료(머리의 갈바닉 전류요법, 롤러를 이

37) 아른트(Arndt), 정신의학 논총(Archiv für Psychiatrie), II, 259; 정신의학 일반 학회지(Allgemeine Zeitschrift für Psychiatrie), XXVIII, 425; XXXIV, 483; 에르프(Erb), 전기요법(Elektrotherapie), II, 2판 1886; 티게스(Tigges), 정신의학 일반 학회지(Allgemeine Zeitschrift für Psychiatrie), XL, 543.

용한 일반 감응전류요법, 전기목욕)는 히스테리 환자와 신경쇠약환자에서 분명히 가장 좋은 효과를 낸다. 바로 이러한 환자들에서 전기치료방법은 정신적 영향도 상당히 미치는 것이 틀림없지만, 이러한 영향을 따로 구분해내기는 완전히 불가능하다.

마사지Massage도 정신과 의사의 활동에서 작은 영역을 차지할 수 있으나, 이 영역마저 어느 정도 전기치료와 공유해야 한다. 대다수의 정신장애에서 마사지가 적절한 경우는, 마사지가 필요하다는 자체적 신체 징후가 있는 때뿐이다. 하지만 일부 히스테리 환자와 신경쇠약환자 또한 탈진상태에서는 마사지가 특히 일반 감응전류요법에 수반되면 근육조직을 강화하고 대사를 자극하여 귀중한 효과를 낼 수 있다. 반면 이러한 질환과 혼동되는 경증 순환성 우울상태에는 마사지가 내적 불안을 상승시키는 경우가 적지 않으므로 주의가 필요하다. 어떤 의미에서는 마사지와 유사한 **비어시**Biersch의 정맥울혈처치는 정신의학 영역에서는 두부울혈처치로 고려될 수 있겠으나, 지금으로서는 이에 관해 더 많은 결론을 이끌어낼 만한 관찰경험이 보고되어 있지 않다.

반면 다양한 형태의 신체운동에는 정신의학 치료수단에서 중요한 위상이 인정된다. 모든 막 발생한 심각한 정신장애에서는 발병한 뇌가 특히 안정이 필요하다는 사실은 맞다. 하지만 먼저 회복기와, 다음으로 완치되지 않은 질환이 일단 종결된 후와, 끝으로 퇴행정신질환의 다양한 병적 상태에서는, 의사의 감독 아래 신체운동을 하는 것이 상실된 기운을 되찾기 위해서뿐만 아니라 특히 의지교육을 위해서도 더없이 중요하다. 체조, 특히 체조연습, 또한 영국과 미국 정신병원에서 우리가 처음 보는 규모로 실행되는 신체 스포츠는, 불안하고 지리멸렬하고 의지가 박약한 인간에게 상실된 자신감과 자제력을 되찾을 수 있는 매우 효과적인 수단이다.

공기와 태양이 정신질환자에게 미치는 영향은 눈에 보이지 않지만 매우 중요하다. 물론 정신질환 '기후요법Klimatotherapie, climatotherapy'이 있다고 말할 수는 없을 것이다. 그러한 요법이 있다 하더라도 매우 경증의 정신질환에만, 즉 히스테리 환자, 신경증환자, 정신병질자, 병적 불안상태, 심각한 장애 후의 회복기에만 고려될 수 있을 것이다. 우리가 환자들을 어떤 환경으로 옮겨놓으면, 환경이 정신에 미치는 영향이 기후가 정신에 미치는 영향보다 더 크기 마련이다. 하지만 예컨대 바다기후와 산악기후에는 종종 현저한 차별성이 있는 것으로 보인다. 높은 고도가 심장질환자와 동맥경화환자에게 해로운 영향을 미친다는 사실을 제외하더라도 말이다. 일부 환자는 바닷가에서 잠을 이루지 못하며, 일부 환자는 산악에서 불쾌감을 느낀다. 이때 자기암시Autosuggestionen, autosuggestions가 얼마나 큰 역할을 하는지는 알아내기 어렵다. 뱃멀미 경향이 없는 환자에게는 오래 항해하는 것이 범선을 타더라도 유익함이 종종 밝혀진다. 바다기후의 기운을 북돋우는 강력한 영향을 받아 배생활이 안정되고 단조로워진다. 이러한 배생활은 유해한 기호품을 장만할 모든 기회가 확실히 배제될 수 있다면 알코올 중독자와 모르핀 중독자에게 특히 유익하다.

그 밖에 야외에서 산책하거나 일하는 방법으로든, 허약하고 보호가 필요한 환자에게 날씨가 사나운 계절에도 세심히 몸을 감싸 야외요양을 계속시키는 방법으로든, 태양과 상쾌한 대기에서 충분한 시간을 보내는 것은 정신질환자에게 틀림없이 이롭다. 이때 안전핀이나 바느질을 이용하여 환자에게 이른바 '건식 전신찜질Trockene Wicklung, dry pack'을 시키는 데는 나는 찬동할 수 없다. 무엇보다 '텐트 치료Tenttreatment', 즉 미국에서 자주 실행되는 바처럼 임시로 지어진 가건물에서의 환자 치료는 공기와 햇빛을 충분히 즐김으로써 성과를 거둔다. 집단수용의 잘 알려진 문제점, 특히 결핵 확산도 이를 통해 크게 완화된다. **레만**과 **크라머**가 처음 시험했던 야외 온수욕 설비도 나에게는 매우 훌륭한 생각으로 보인다. 이는 목욕효과의 장점을 야외요양의 장점과 결합시켜 기분에 좋은 영향을 미치고 환자를 욕실의 후텁지근한 공기에서 해방시킨다. 물론 목욕물은 매우 빠르게 식으며, 직사광선을 받지 않도록 차양막으로 환자를 보호해야 한다.

식이요법diätetische Maßregeln, dietary measures. 지금까지의 특별한 치료방법을 살펴본 데 이어 이제 마지막으로, 독특한 치료목적에 사용되는 것이 아니라 일상적 생활욕구를 충족시키는 것을 목표로 삼는 일반 식이요법을 고찰한다. 가장 중요한 관심사는 **적절한 영양섭취**passende Ernährung, appropriate nutrition다.[38] 모든 정신질환자는 '활기차게vollblütig, vital' 보이더라도 영양가 높은 음식물을 규칙적으로 충분히 공급받아야 하며, 이것이 치료계획의 최고 중점사항이 되는 경우도 드물지 않다. 산욕기, 출혈, 고열질환 등 쇠약을 일으키는 원인이 정신장애에 선행한 경우, 또한 체중계와 신체검사에서 영양실조, 허혈, 쇠약, 체중감소가 밝혀지는 경우 반드시 영양섭취가 우선적으로 고려되어야 한다. 특히 질환 초기에 환자가 생생한 정동에 지배되고 식욕이 없어 영양섭취를 소홀히 하는 경우에는 식사시간의 규칙적 준수에 유의하고 초기 소화장애에 즉시 대처하는 것이 중요하다.

기분장애, 안절부절증, 거부증이 영양섭취욕구 자체를 막는 경우 영양

38) 히치히(Hitzig), 할레 정신병원 음식규정(Die Kostordnung der psychiatrischen und Nervenklinik Halle). 1897; 알브란트(Albrand), 치료 및 간병 시설의 음식규정(Die Kostordnung an Heil- und Pflegeanstalten). 1903.

공급에 대한 관심은 질병진행 내내 동일하게 지속되어야 한다. 아주 소량만 받아들인다 하더라도, 식사를 참을성 있게 자주 반복해서 제공하면 대개 성과가 있다. 항상 음식은 소화가 잘 되어야 하며, 특히 심각한 사례에서는 최대한 영양분이 풍부해야만, 공급이 충분하지 못하더라도 영양가로 보완할 수 있다(고기죽 수프Fleischbreisuppen, meat soups). 충분한 영양섭취가 필요하다는 관점에서 음식의 성분을 종종 검토할 것을 권장한다. 일반적으로 정신질환자에게는 자극이 없고 밀가루요리 및 우유요리, 채소, 생과일 및 익힌 과일로 구성된 음식에 고기를 적당히 추가하여 공급하는 것이 적합하며, 펩톤Pepton, peptone, 뉴트로스Nutrose, 소마토스Somatose, 히기아마Hygiama, 트로폰Tropon 등의 물질을 적용하는 것이 적당할 수도 있다. 심각한 착란성 흥분상태의 매우 허약한 환자에게는 가볍게 소화되는 음식물을 짧은 간격을 두고 풍부히 공급하여 일시적으로 영양과잉이 되게 하는 것이 적절하다. 이 경우에는 대체로 비위관을 사용해야 할 것이다. 매우 잦은 **변비**Verstopfung, constipation는 매우 부드러운 약제, 특히 관장제(글리세린, 오일), 주입제, 또는 복부 마사지나 감응전류요법으로만 퇴치할 수 있다. **생활방식 전체를 면밀히 제어**하고, 적시에 충분한 수면을 취하고, 신선한 공기를 마시며 적당히 운동하거나 요양하고, 적절한 일거리에 몰두하면, 이러한 조치에 도움이 된다.

정신병원 활동에 매우 중요한 조치는 기호품Genußmittel, semi-luxury item으로서 알코올Alkohol, alcohol을 철저히 금지시키는 것이라고 나는 생각한다.[39] 알코올같이 효과가 강한 신경독소는 정신질환자의 손상된 뇌피질

39) 호페(Hoppe), 신경학 중앙지(Neurologisches Centralblatt), XVII, 1074; 디츠(Dietz), 정신의학 일반 학회지(Allgemeine Zeitschrift für Psychiatrie), LXII, 372; 델브뤼크(Delbrück), 주간 정신의학(Psychiatrische Wochenschrift), 1905, 449.

에 악영향만 미칠 뿐이라는 것은 처음부터 명백하다. 관찰경험에 따르면 각 정신병원마다 알코올에서 보호받을 필요가 다소 시급한 수많은 환자가 살고 있다. 특히 알코올 중독자와 뇌전증환자가 그러하며, 진행마비 환자, 경조증환자, 파과증환자도 마찬가지인데, 이들의 수는 상황에 따라 40~70%에 이른다. 평일에도 축제일에도 맥주 때문에, 때로는 의사의 지시에 따른 금주 때문에 흥분이 야기되는 것을 목격할 기회가 나는 수 없이 많았다. 이러한 문제점에는 단 한 가지 치료방법밖에 없으니, 이는 정신병원에서 환자와 직원에게 알코올 섭취를 완전히 금지시키는 것이다. 나의 15년간의 관찰경험에 따라 나는 이러한 금지조치를 열렬히 권장할 수 있다. 이는 쉽게 실천할 수 있으며 경제적으로 유익하여 정신병원의 취지 전체에 유익한 영향을 미친다. 알코올 대신 우유, 과일 주스, 과일, 특히 무척 저렴하게 만들 수 있는 레모네이드를 섭취할 수 있다. 알코올을 끊은 사람은, 1906년 **델브뤼크**Delbrück[18]가 실시한 설문조사에 따르면 독일어권의 136개 정신병원에서 30개에서만 알코올이 금지되었으며 14개에서는 입원치료 중인 알코올 중독자에게 여전히 술을 주었다는 사실을 보고 깜짝 놀랄 것이다!

신체영양섭취에 대한 관심에서 이른바 **'비육요법**肥肉療法, Mastkur, feeding-cure'이 생성되었는데, 이 독특한 치료는 **위어 미첼**Weir Mitchell[19]과 **플레이페어**Playfair[40)]에 의해 도입되었다. 이 방법의 기본원칙은 과잉영양을 공급하면서 동시에 환자 자신은 노력할 필요 없이 근육활동을 활발하게 만

40) 위어 미첼(Weir Mitchell), 지방과 혈액(fat and blood), 3판, 1884; 플레이페어(Playfair), 신경과민과 히스테리의 체계적 치료(Die systematische Behandlung der Nervosität und Hysterie), 티슐러(Tischler) 역. 1883; 부르카르트(Burkart), 폴크만의 임상 강의(Volkmanns klinische Vorträge), 245.

들어 최대한 대사를 촉진하는 것이다. 침대안정을 취하는 환자에게 매우 짧은 간격으로 막대한 양의 영양이 풍부하고 소화가 잘 되는 음식물(우유, 고기, 영양가 높은 수프)이 공급되는 동안, 규칙적이고 풍부한 마사지와 감응전류 자극을 통해 신체근육조직 전체가 처리된다. 치료계획의 최고 중점사항으로 익숙한 환경에서 환자를 완전히 이탈시켜 의사의 의지에 무조건 복종시키는 것이 추가된다. 이러한 정신적 개입이 전체 요법에서 매우 중요한 역할을 하는 것이 분명하다. 적절한 사례에서 성과는 놀랍다. 하지만 이는 엄밀한 의미의 히스테리에만, 그것도 심층적 정신장애가 없으며 매우 지속적이고 심각한 의지박약(마비)으로 인해 영양실조가 된 경우에만 효과를 기대할 수 있다.

막 발병한 정신질환자의 식이치료는 매우 특별한 고려가 필요하다. 이러한 정신질환자에서는 특히 **진정**Beruhigung, calming이 중요하다. 이 목적을 달성하기 위해 가장 중요한 수단은 **침대요양**이다. 침대요양은 때로 힘들지만 어느 정도 좋은 환경(잘 교육받은 병원직원이 충분히 있음)에서는 대개 실행 가능하다. 물론 일부 경우에는 목욕치료로 준비 단계를 거쳐야 한다. 약간의 인내심만 있으면, 정신질환자와 신체질환자의 치료에 차이가 없는 이 무해한 조치로 매우 탁월한 성과를 거둘 수 있다. 하지만 이 조치는 정착되는 데 이상하게도 오랜 시간이 걸렸다. 독일에서는 이와 관련하여 특히 **나이서**[41]가 큰 공적을 세웠다. 이제 정신과에서는

41) 나이서(Neisser), 주간 베를린 임상학(Berliner klinische Wochenschrift), 1890, 38; 정신의학 일반 학회지(Allgemeine Zeitschrift für Psychiatrie), L, 447, 1893; 일반의 학회지(Zeitschrift für praktische Ärzte), 1900, 18 및 19; 세리외 및 파르나리에(Sérieux et Farnarier), 의료심리학 연감(Annales médico-psychologiques), 1900, I, 61; 비젤(Wizel), 같은 책, 1901, I, 56; 베르나르디니(Bernardini), 정신의학 실험 저널(Rivista sperimentale di freniatria), XXVI, 233.

아마 어디서나 인정받는 바에 따르면, 모든 막 발병한 환자를 먼저 오랫동안 침대에 요양시켜야 한다. 그 밖에 불안하게 돌아다니며 기력을 탈진할 위험이 있는 허혈 또는 쇠약환자, 거식증환자, 끝으로 소란한 환자를 가능한 한 침대에 있게 해야 하며, 물론 모두 지속적으로 감독해야 한다. 이때 폭력을 행사하는 것은 흥분을 고조시킬 뿐이므로 해롭다. 인내심 있게 설득하고 일시적으로 어떤 일을 허용하는 것이 훨씬 낫다. 누구에게나 명백히 보이는 관찰경험에 따르면, 모든 종류의 흥분상태는 침대 밖에서보다 침대에서 훨씬 온순하게 진행된다. 무분별하게 소란을 피우는 심각한 사례에서는, 특히 섬망환자에서와 뇌전증성, 긴장증성, 진행마비성 몽롱상태에서는, 옆벽에 높이 쿠션을 깐 침대가 적합함이 밝혀진다. 침대안정이 필요한 환자(멜랑콜리아 환자, 우울증환자, 거부증환자)가 진정되면, 약간의 시간이 지난 후 매일 수 시간 동안 일어나 정원을 거닐며 야외에서 휴식하게 하여, 신선한 공기도 즐기고 오랜 침대생활로 인한 무기력증에서도 벗어나게 한다. **간저**는 이러한 환자에게 자주 마사지를 시켰다.

소란한 환자치료의 마지막 방책으로 여겨지는 것은 열린 방에서의 **분리**Separierung, separation와 닫힌 독방에서의 **격리**Isolierung, isolation다. 분리는 환자의 동의가 있어야 가능하며 외부자극을 어느 정도 차단하므로 매우 자주 좋은 효과를 낸다. 이를 체계적 히스테리 치료법으로 발전시킨 사람은 **데제린**이다. 환자가 누워 있는 침대에 두꺼운 커튼을 내려뜨려, 먼저 외부와 모든 관계를 끊게 하고, 잠시 후나 오래 혼자 생각에 잠긴 후에 점차 주변사람과 다시 교류하게 한다. 분리는 자해 위험이 있는 환자에서는 특별 감독하에서만 실행되고 있으며, 흥분한 환자가 지정된 공간에 머물지 않거나 대책없이 행동함으로 인해 종종 실패한다. 문을 닫으면, 감옥에서 쓰는 엿보기구멍이나 관찰창문 등의 흉측한 설비를 도입하거나 문앞에 항상 보초를 세우지 않는 한 더 이상의 감독을 포기하게 된다.

아닌 게 아니라 격리독방 또는 이른바 '(광란 환자용) 완충실Tobzellen, padded cells'에서는 곧바로 일련의 심각한 문제점이 발생하기 일쑤다. 환자들은 침구와 옷을 가차 없이 찢으므로 결국은 옷을 벗기고 짚이나 해초 더미를 깔개로 줄 수밖에 없다. 식기를 부수어 깨진 조각으로 벽을 긁으므로 가죽, 판지, 빵반죽으로 만든 대접, 고무나 가죽으로 만든 요강이나 컵을 비치할 수밖에 없지만 그래 봐야 실제로 문제점이 교정되지는 않는다. 모든 파편, 돌을 집어넣고 비비 꼰 시트, 매듭 지은 모포, 부러진 수저손잡이, 배설물이 있든 없든 힘껏 내던진 요강이 무기가 되어, 안으로 들어오는 의사나 간호/간병사를 소스라치게 놀라게 할 수 있다. 몰래 들여온 성냥으로는 위험한 방화를 할 수 있으며, 이로 인해 이미 한 명 이상의 환자가 사망했다. 고의적 또는 우발적으로 자해하고 깨진 조각을 삼키고 시트로 띠를 만들어 목을 매달고 유리파편으로 긁어 자해하고 음낭을 찢고 머리를 벽에 부딪히는 등의 행동이 독방격리에서 일어나며, 특히 소음이 외부로 흘러나오지 않도록 이중문을 설치하는 경우에는 이를 알아챌 수도 없다. 끝으로 환자들은 매우 빨리 자위나 오물 칠하기를 시작한다. 방 공기를 악화시킬 텐데도 식사뿐 아니라 배설물도 보관해두었다가 방의 벽과 천정에 바르고 칠하는 데 사용하여, 안으로 들어오는 사람이 이 회복실을 보고 놀라서 뒤로 물러서게 한다.

격리실에 오래 머물면 치매도 쉽게 발생하며, 이른바 '정신병원 미술품Anstaltsartefakte, institution artifacts'이 도처에 생겨나 정신병원이 황폐화되고 주변이 끔찍해진다는 사실을 고려하면, 격리는 최대한 빨리 제거되어야 할 문제점임이 의심할 바 없을 것이다. 이러한 인식은 새로운 것

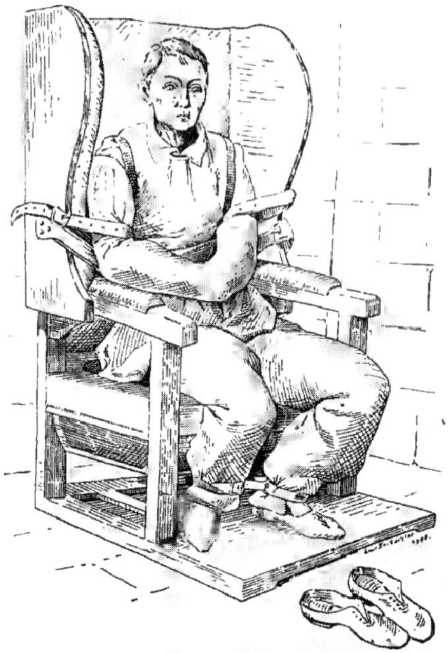
그림 XXV. 구속의자 및 구속조끼

이 아니다. 이미 1875년에 **파르샤페**Parchappe[20]는 (광란 환자용) 완충실 철폐를 단호히 요구했다. 유감스럽게도 이러한 요구 실행은 종종 심각한 방해에 부딪혔다. 일부 환자가 정신병원 활동에서 완전히 유리되는 일을 막고, 각 환자를 끊임없이 감독하고 보호한다는 유일하게 올바른 원칙을 철저히 실행하려면, 때로는 막대한 비용이 요구되는 일련의 설비, 충분한 인원의 의사와 감독직원, 적합한 감독병동, 주간과 야간에 장기 목욕을 할 수 있는 풍부한 기회가 필요한 것이다. 물론 **바텐베르크**Wattenberg, **호페**Hoppe, 다른 정신과 의사들은 어려운 환경에서도 '독방 없는zellenlos, cellless' 치료[42)]가 실현될 수 있음을 보여주었다. 다만, 흥분한 환자를 격리하지 않으면 정신병원의 보호에 맡겨진 다른 환자들에게 심각한 위험과 손상이 수반되는 경우에도 반드시 격리를 배제해야 하는가 하는 문제는 여전히 제기되어야 한다. 좋은 환경에서는 격리가 **원칙**

42) 바텐베르크(Wattenberg), 정신의학 일반 학회지(Allgemeine Zeitschrift für Psychiatrie), LII, 928; 하일브로너(Heilbronner), 같은 책, LIII, 717; 호페(Hoppe), 같은 책, LIV, 910; 주간 정신의학(Psychiatrische Wochenschrift), III, 30; IV, 13; 칼무스(Kalmus), 같은 책, II, 49; 바텐베르크(Wattenberg), 같은 책, 1903, 9; 메르클린(Mercklin), 같은 책, 1903, 81.

적으로grundsätzlich, in principle 포기될 수 있으며 이를 통해 환자 치료에서 지대한 진보가 초래되었다는 사실은 내가 보기에 확실하다. 나는 7년 전부터 어떤 환자도 격리하지 않고 있다. 그렇지만 특별히 예외적인 경우, 특히 위험한 범죄자의 경우, 주변환자에게 당연히 누려야 할 안전을 보장할 다른 방법이 없으면, 이 범죄자를 곧바로 격리시키는 것을 주저하지 않을 것이다.

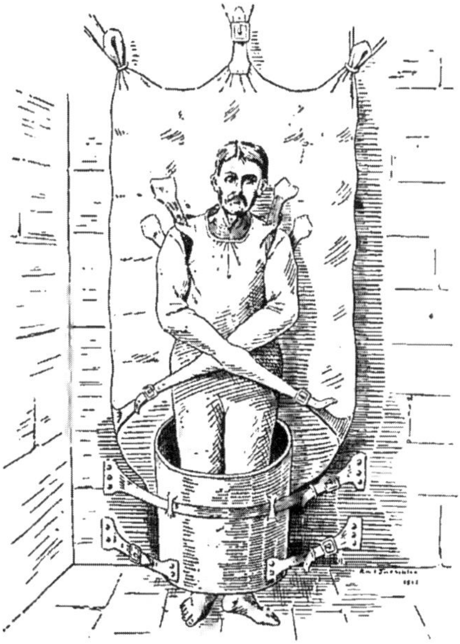

그림 XXVI. 벽 쿠션, 구속조끼, 다리 고정통

옛날 정신병원의 치료기기에서는 환자들이 해를 끼치지 못하게 하고 흥분을 퇴치하기 위해 구속조끼, 구속의자, 구속침대, 장갑이 달린 허리띠 등 기계적 제한장치가 중요한 역할을 했다. 이 모든 장치는 환자가 팔다리를 자유롭게 사용하지 못하도록 방해하고 환자를 특정한 자세로 결박하는 데 사용되었다. 옛날 삽화에 따라 다시 그린 그림 XXV, XXVI, XXVII은 이러한 치료수단의 몇 가지 사례를 보여준다. 첫 번째 그림에서는 어깨에 구속조끼가 채워지고 상박과 발목이 변기의자 같은 이른바 '구속의자'에 고정된 환자가 보인다. 이제는 시설이 좋지 않은 만성질환 치료병원에서나 이따금 보이지만 예전에는 매우 자주 볼 수 있는 광경이었다. 두 번째 환자 역시 구속조끼가 채워져 있으며 벽에 내려뜨려진 커다란 쿠션에 고정되어 있다. 그 밖에 다리를 둘러싼 원통으로 발차기를 불가능하게 했다. 끝으로 세 번째

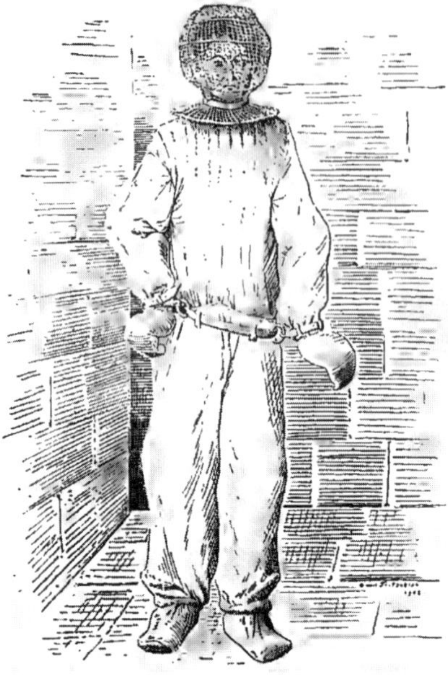

그림 XXVII. 철사 마스크를 쓴 정신질환자

그림에서는 환자의 팔이 막힌 소매에 끼워져 있으며 이 소매는 허리띠에 고정되어 있다. 머리는 철사통에 둘러싸여 있는데, 이는 아마도 침을 뱉거나 물지 못하게 하기 위한 것이다.

이러한 구속조치의 부적절성, 심지어 위험성을 단호히 지적한 공적은 무엇보다 영국인 **코널리**Conolly[21]에게 돌려야 마땅하다.[43] 코널리는 1839년 9월 21일 한웰에서 단번에 구속조치를 폐지했다. 구속조치는 이에서 벗어나려 애쓰는 환자에게 안절부절증과 흥분을 고조시킨다. 의사와 간병사는 대개 안간힘을 다해야 이처럼 혐오받는 신체제한을 실행할 수 있는데, 이러한 조치로 인해 환자는 의사와 간호/간병사에게 격분하게 되며, 간호/간병직원도 타락하게 된다. 간호/간병직원은 거친 폭력을 신뢰하는 나머지, 환자와 긴밀히 접촉할 욕구나 공포를 통해서가 아니라, 기꺼이 호의를 베풀며 요령 있게 통제하는 법을 배울 필요를 전혀 느끼지 못한다. 이러한 까닭에 이른바 '제지Restraint', 즉 기계장치를 이용한 신체제한은 시설이 나쁜 정신병원이

43) 코널리(Conolly), 기계장치 구속이 없는 정신질환자 치료(Die Behandlung der Irren ohne mechanischen Zwang), 브로지우스(Brosius) 역. 1860; 클링케(Klinke), 정신의학 일반 학회지(Allgemeine Zeitschrift für Psychiatrie), XLIX, 669; 베이몬도(Beimondo), 실험 정신의학 저널(Rivista di freniatria sperimentale), XXXI, 254.

나 일반 가정에서 특히 정신질환에 대해 지나친 불안이 널리 확산된 경우 유감스럽게도 아직도 약간의 역할을 하고 있으나, **모범적**mustergültig, exemplary 정신병원생활에서는 더 이상 사용되지 않는다. 정신병원에서 어떤 종류이든 구속수단을 자주 사용하는 것은 설비가 나쁘기 때문이거나 의사가 형편없기 때문이라고 이제 서슴없이 말해도 좋을 것이다. 지나치게 무구속방법을 실행하려 하면 신체제한을 하는 것보다 더 큰 문제점이 생기는 경우에만, 예를 들어 수술이 필요한 심각한 질환이 있거나, 매우 위험하고 흥분한 환자들과 힘든 여행을 하는 경우에만, 구속수단을 인도적이고 의학적으로 사용할 권리가 있음은 의심할 바 없을 것이다.

대개는 시트나 수건 등으로 단순히 묶으면 충분할 것이다. 끝으로 정말 위험이 큰 경우에는 구속조끼 적용을 망설이지 않아야 하겠지만, 나는 지난 22년 동안 이러한 조치가 반드시 필요했을 사례를 한 번도 경험한 바 없다고 보고할 수 있다. 이 시기 동안 단 한 번 뇌전증성 몽롱상태의 소란한 환자가 수술 후 생명에 위험한 출혈을 하여 수건으로 침대에 결박할 필요가 있었을 뿐이다. 구속조끼는 삽화가 보여주듯, 앞은 막혀 있고 뒤는 끈으로 묶는 조끼로, 튼튼한 범포나 가죽으로 만들며 긴 소매는 끝이 막혀 있는데 이 소매를 이용하여 팔을 가슴에 열십자로 결박할 수 있다. 매우 밀착착용하거나 오랫동안 채워져 있으면 피부에 가벼운 찰과상과 마찰된 부분에 욕창이 생기므로 종종 헐겁게 해주어야 하며 가능하면 하루에 수 시간 동안 벗겨주어야 한다. **기계장치로 신체가 제한된 환자는 지속적 감시 없이 방치하면 절대 안 된다.** 스스로 풀고 나오거나 심지어 목졸리는 일이 있다.

기계장치를 이용한 신체제한 시대의 잔재로는 오늘날에도 이따금 사용되며 심지어 권장되기도 하는 새장 모양의 창살침대가 있다. 옛날 삽화에

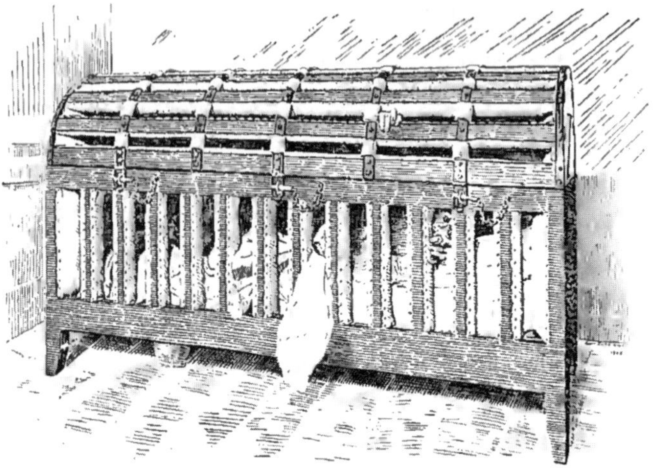

그림 XXVIII. 창살침대

따라 그린 그림 XXVIII은 이를 보여준다. 이러한 흉측한 설비가 현대식 형태의 정신질환자 간병을 통해 최대한 빨리 퇴출되기를 기대해본다.

C. 정신치료

특히 기계장치를 이용한 신체제한을 두고 논란이 벌어지면서 정신질환자의 계획적 **정신치료**psychische Behandlung, mental treatment[44]가 형성되기

44) 라일(Reil), 정신장애에 대한 정신요법 적용에 관한 랩소디(Rhapsodien über die Anwendung der psychischen Kurmethode auf Geisteszerrüttungen). 1803; 로레(Leuret), 광기의 도덕적 치료(le traitement moral de la folie). 1840; 뢰벤펠트(Löwenfeld), 정신치료 총론 교과서(Lehrbuch der gesamten Psychotherapie). 1897; 치엔(Ziehen), 정신치료(Psychotherapie). 1898; 폰 슈렝크노칭(von Schrenk-Notzing), 오일렌부르크 의학백과사전의 정신치료(Psychotherapie in Eulenburgs Realencyklopädie der gesamten Heilkunde); 카뮈 및 파그니에즈(Camus et Pagniez), 격리와 정신치료(isolement et psychotherapie). 1904; 포크트(Vogt), 최면술 학회지(Zeitschrift für Hypnotismus),

시작했다. 의사와 간호/간병직원은 흥분상태 치료를 위해 노골적 강제력에 덜 의존할 수 있었고, 그럴수록 정신적 영향을 통해 간병하는 환자들을 통제하는 데 마음을 써야 했다. 이러한 치료방법의 임무는 한편으로는 질병현상을 억제하는 것이고, 다른 한편으로는 건강한 표상과 감정을 북돋우어 마침내 질병 장애를 이겨내도록 돕는 것이다. 분명한 사실은, 정신과 의사의 치료행위 대상인 인격은 매우 다양하므로 이러한 임무의 해결을 위한 세세한 규정을 요구할 수 없고, 의사의 통찰과 경험에 따라 정해지고 추구되는 치료목표를 각 사례마다 다른 방법으로 달성해야 한다는 것이다.

정신과 의사는 이처럼 막대한 인격적 책임을 맡기 때문에 특정한 정신적 특성이 요구되는 것이 당연하다. "호의, 인내심, 큰 자제력, 모든 선입견 탈피, 풍부한 세상지식에서 얻은 인간에 대한 이해심, 능숙한 대화, 다양한 수고와 노력을 극복할 수 있을 만큼 특별한 직업에 대한 애착"[45]이 그것이다. 이러한 특성을 갖춘 정신과 의사는 의사뿐만 아니라 교육자이자 친구도 될 수 있으며, 정신장애의 신체적 원인에 관심을 돌릴 뿐만 아니라 이해심 넘치는 인격의 힘으로 **병적 정신현상 자체**krankhafte psychische Erscheinungen selbst, pathological mental phenomena themselves도 퇴치할 수 있다. 의사가 신체질환에서도 약제뿐만 아니라 인격적 특성으로도 종종 치료를 할 수 있다면, 정신질환에서도 이러한 정신치료를 매우 광범위하게 확장할 수 있음은 당연하다.

IX, 353; X, 22; 심리학 및 신경학 저널(Journal für Psychologie und Neurologie), I, 146; 뒤부아(Dubois), 정신신경증환자와 정신치료(Die Psychoneurosen und ihre psychische Behandlung), 링기어(Ringier) 역, 1905.

45) 그리징어(Griesinger), 정신질환의 병리와 치료(Pathologie und Therapie der psychischen Krankheiten), 4판, 533.

바로 이러한 까닭에 **루트비히**Ludwig[46)22]는 여성정신질환자에게는 **여성의사**weibliche Ärzte, female doctors를 배정할 것을 매우 열렬히 반복하여 권장했다. 루트비히의 생각에 따르면 여성의사는 동성환자의 정신생활을 훨씬 깊이 이해할 것이며, 다른 한편으로 여성환자는 내적 정동을 여성의사에게 훨씬 쉽게 털어놓고, 더 많은 위안과 안도를 찾을 수 있을 것이다. 더욱이 여성병동에 남성이 출현하는 것은 강한 흥분을 일으키는 작용을 하며, 정신질환에서는 회복기의 여성환자에게 회상하기 괴로운 장면이 진행될 수 있는데, 이를 남성의사에게 말해야 한다면 이중으로 고통스러울 수 있다. 끝으로 여성의사는 특히 성적으로 흥분한 여성환자에게 필수적 신체진찰을 훨씬 더 적절하게 실행할 수 있으리라는 것은 두말할 필요가 없다. 다른 분과 의학에서도 여성의사 배치로 좋은 경험을 얻었으므로 필요한 인력이 확보되는 대로 정신의학에도 도입될 것이다.

정신질환자 정신치료의 최고의 원칙은 **솔직성**Offenheit, openness**과 무조건적 진실성**unbedingte Wahrheitsliebe, unconditional love of truth이다. 바로 이 점에서 비전문가와 의사는 심각한 잘못을 반복하고 있다. 매우 불합리하고 부당하게도 흔히들 정신질환자에게 정신질환이 있다고 말하기를 꺼린다. 이러한 진단이 치료 전체의 첫 번째 토대이며, 환자 자신에게도 구원이 되는 경우가 드물지 않은데 말이다. 물론 자신이 완전히 건강하다고 여기는 환자도 많으나, 이 경우에도 환자와 더불어 이러한 좋지 않은 숨바꼭질을 계속하는 것은 전혀 유익하지 않다. 환자는 사람들이 자신을 대우하는 방식을 통해 이들이 자신에게 정신장애가 있다고 여기고 있음을 알아챌 것이 틀림없기 때문이다. 따라서 정신질환자에게 어떤 필요

46) 루트비히, 정신의학 중앙지(Centralblatt für Psychiatrie), 1899, 129.

한 조치(약제 복용, 병원 입원)를 해야 하는 데 동의를 얻을 수 없다고 생각하고 어떤 의도로든 정신질환자를 **속이는** 일은 절대로 용납될 수 없음을 분명히 해야 한다. 환자에게 어떤 목적으로 무엇을 원하는지 조용하고 친절하게, 하지만 확실하게 설명하는 것이 훨씬 좋다. 그러면 거의 항상 목표를 달성할 것이다. 매우 긴급한 경우에는 차라리 강제력을 사용하는 것이 좋은데, 분별 있는 환자라면 다른 방법이 없다는 것을 알고 순종할 것이다. 이러한 환자들은 술책보다 강제력을 항상 더 쉽게 용서할 것이며, 어차피 술책은 밝혀지기 마련이어서 대개 근절할 수 없는 불신을 초래할 것이다. 지킬 생각이 없거나 지킬 수 없는 약속을 환자에게 절대 하지 않는 것도 필수다. 그러지 않으면 지속적으로 신뢰를 잃고 추후 치료의 기반을 상실할 것이다.

환자의 망상에 대해서 의사는 항상 단번에 거부하는 태도를 취한다. 동의하는 듯한 모습을 보여 새로운 망상을 키우지도 않고, 오랜 논쟁을 벌여 세세히 반박하지도 않으며, 조롱거리로 삼아 환자를 격분하게 하지도 않는다. 그렇다고 해서 망상을 친절하고 해학적으로 다루거나 거부하는 것이 배제되지는 않는다. 이는 일부 조증환자에서 적절할 수도 있다. 분노한 어조로 도전적으로 던지는 질문에는 침착하게 대답을 피하지만, 어떤 식으로든 의사의 입장을 버리지 않는다. 무조건적 솔직성의 원칙을 지키기 위해 굳이 그럴 이유가 없는데도 환자가 병적 발언을 할 때마다 집요하게 이의를 제기하는 것이 잘못임은 두말할 필요도 없다. 종종, 특히 정신지체(진행마비)환자 또는 매우 분노한 환자의 경우에는 상태가 병적임을 이따금 확인하는 데 그치고, 표출된 망상을 무시하고 넘어가며, 병적 행위로 자해를 하거나 다른 환자의 안녕을 해칠 수 있는 경우에만 이를 저지한다.

망상표출과 관련해서도 가장 중요한 것은, 치료를 통해 예방할 수 없는 질병표출을 최대한 약화시키는 일일 것이다. 이러한 목표를 위해 자살, 자해, 폭력행위, 파괴, 불결성 등의 위험이 감독과 특별한 설비를 통해 가능한 한 제한되는 환경으로 환자를 이송한다. 감독병동에 격리되면 환자는 실제로는 집에서보다 훨씬 더 자유로워진다. 집에서는 행동할 때마다 심각한 결과를 우려하여 즉시 저지되기 때문이다. 불가피한 의학적 조치를 하는 것 이외에는 환자에게 자유롭게 행동하게 놓아두고 세세한 간섭이나 잦은 경고로 화나게 하지 않는다. 중대한 문제나 위험이 염려되는 경우에만 의사는 환자의 행동에 친절하면서도 단호하게 대처한다. 의사는 어쩔 수 없이 그럴 수밖에 없고 아무리 호의를 품고 설득해도 소용없는 경우에는, 필요하다고 인정되는 조치를 실행하기 위해 강제력 사용도 주저하지 말아야 한다. 물론 이럴 때도 가능한 한 배려하며 행동하고 호의적으로 목표를 달성할 수 있는 모든 기회를 이용해야 한다.

의사가 지시하거나 실행하는 조치가 훈육처럼 보여서는 절대로 안 된다. 다른 병동으로 이송, 외출 불허, 분리는 재앙에 대처하기 위한 순수히 의학적 이유에서 이루어져야 한다. 이러한 이유가 효력을 잃자마자, 이에 근거한 지시도 철회된다. 바로 이 때문에 흥분한 환자에게 사소하고 무해한 혜택을 베풀지 않고, 담배나 특별한 처방도 제공하지 않으며, 심지어 단정한 태도를 가르치려고 주사, 냉수목욕, 냉수 샤워로 치료하는 것도 용납되지 않는다. 이러한 교육시도는 전혀 유익하지 않으며, 환자를 격분시키고, 간호/간병직원에게 그렇지 않아도 단단히 뿌리박힌 생각, 즉 환자는 마음만 먹으면 얌전해질 수 있다는 편견만 키워줄 뿐이다.

다소 빨리 진행되는 모든 형태의 정신장애에서 정신치료의 임무는 본질적으로 차분히 기다리는 것이다. 정신장애란 언제나 뇌의 병적 흥분상태로서 무엇보다 안정이, 재삼재사 안정이 요구된다. 따라서 의사는 우선 모든 외적·내적 자극을 최대한 멀리하게 해야 한다. 이러한 자극으로는 특히 가까운 지인과의 교류를 통해, 환자의 일상환경 및 직업에서, 장시간의 상담과 질책에서, 심지어 호의적 위로의 말에서도 생생한 감정이 고조되는 것을 들 수 있다. 따라서 질병 초기에 격렬하게 흥분하기 쉬운 동안에는 방문을 다소 엄격히 제한하여야 한다. 방문은 나중에는 예전 생활관계와의 접점을 되찾기 위해 매우 중요해질 수 있지만 말이다. 모든 활동이 포기되어야 하는데, 발병한 뇌는 치료를 위해 매우 세심한 보호가 필요하기 때문이다. 이러한 규정은 환자에게 정연하고 지속적인 활동능력이 전혀 없으므로 종종 저절로 충족된다. 조증환자와 흥분한 진행마비환자에서는 활동충동 표출을 차단할 수 없으므로, 직업활동과 불가분의 관계에 있는 모든 마찰과 분쟁이 없어지도록 애써야 한다.

그 밖에 이 시기에는 흥분을 일으키는 모든 언쟁과 소식을 철저히 피해야 하는 것은 자명하다. 환자를 속이지 않고도 환자의 정서 균형을 심하게 동요시킬 수 있는 모든 뉴스에서 환자를 보호하는 일은 거의 항상 가능하다. 이러한 달갑지 않은 소식 전달을 위해서는 안정을 찾을 때까지 기다리며, 그 뒤에도 면밀하게 배려하며 사전 준비를 한다. 환자에게 고통스러운 소식을 어떤 식으로도 숨길 수 없는 시급한 사정이 존재하면, 불운하게도 예기치 않게 탄로나는 것을 예방하기 위해 적시에 적절한 형태로 전달하는 것이 적절함은 물론이다. 환자가 자신의 상태에만 강하게 관심을 돌리고 있으면 매우 흥분시키는 소식이라도 비교적 무덤덤하게 받아들인다는 놀라운 관찰을 하게 되는 경우도 드물지 않을 것이다. 그런 뒤 회복기에야 정동이 강하게 나타난다.

건강한 사람의 기분장애와 오류를 퇴치하는 것과 동일한 방법으로 병적 감정과 표상을 해결할 수 있을 것이라고 언뜻 생각하기 쉬우나, 이는 완전히 불가능하다. 옛날 정신의학은 정신이상을 정신적 일탈로 파악하고 이러한 방법을 자주 선택했다. 우울성 기분장애는 쾌적한 인상, 잔잔한 음악(사울왕[23]), 우아한 춤 공연, 아름다운 정원으로 해소시키려 했다. 분노의 기분은 가차 없는 제압, 몽둥이질, 엄격한 교육, 공포와 전율을 불러일으켜 퇴치시켜야 했다. 착란 또는 혼미환자는 강렬한 감각인상을 통해, "환상을 뒤흔드는 충격을 통해 마치 도취에서 깨워야 하는 듯했다." **라일**Reil[24]은 이렇게 말한다. "환자를 도르래로 높은 아치 천장으로 끌어올려 압살롬처럼 공중에 떠 있게 하거나,[25] 옆에서 대포를 발사하거나, 공포를 자아내며 달군 쇠를 들고 다가가거나, 급류에 빠뜨리거나, 사나운 맹수에게 던져주고 도깨비나 요괴에게 장난감으로 바치는 척하거나, 불을 내뿜는 용을 타고 공중을 달리게 했다. 때로는 악마의 제국에 있는 모든 끔찍함이 담긴 지하의 무덤을 보여주어도 좋았고, 때로는 장엄한 음악이 울리는 가운데 매혹적 훌다[26]의 마력이 아무것도 없는 데서 찬란한 현상을 차례로 불어오는 마법의 사원을 구경시켜도 좋았다." 갖은 위험에 환자를 빠뜨려, 환자의 관심을 자극하고 전력을 다하게 만듦으로써, 환자가 생각을 다시 외부세계에 돌리고 의지를 강화할 수 있도록 교육해야 한다는 것이다.

오늘날 우리의 지식에 따르면, 놀라운 치료를 달성하려던 이러한 모든 노력은 정신장애의 본성을 순박하게 오인한 데서 나왔다. 우울한 환자를 무도회, 음악회, 여행 또는 재미있는 사교모임에서 즐겁게 해주려 애쓸수록, 모든 외부인상을 통해 마음이 더 아프고 괴로워질 뿐이다. 흥분한 환자를 잘못 치료하면 신경과민을 고조시켜 마침내 야수같이 사나운 괴물이 되게 한다. 착란환자의 뇌는 정신적 명료성을 되찾으려면 무엇보다 안정이 필요하며 상실된 의지력은 체계적 활동을 통해서만 단련될 수 있다. 끝으로 떠오르는 망상을 이성적 논거로 반박하려는 노력은 망상을 항상 새로이 생성하는 내적 과정의 위력에 무력하기만 하다. 따라서 환자를 낯설고 관심이 생기지 않으므로 자극도 없고 편안한 환경으로 옮긴 후, 호기심 없이 이해심을 보이고, 귀찮지 않게 호의를 표하는 것이 환자의 상태 호전을 위한 첫 번째 요건이다.

추후 진행에서도 정신치료가 질병진행에 결정적 영향을 미친다는 것은 대개 인식되지 않는다. 하지만 친절하고 사려 깊게 위로하면 불안하고 낙담한 환자가 안심할 수 있으며, 인내심 있고 한결같이 대해주면 신경이 분노하고 흥분한 환자가 진정될 수 있다. 이러한 진정이 일시적일 뿐이며 지속적이지는 않지만 말이다. 어떤 끈질긴 병적 현상을 계획적으로 무시하고, 흥분을 야기하는 상담을 피하고, 무관심한 영역으로 생각을 돌리게 하는 것도 치료방법이 될 수 있다. 정신적 긴장을 해소시키려는 사소하고 일상적인 이러한 노력 모두는 어느 정도까지는 자연적 치유과정에 도움이 될 것이다. 이렇게 추론할 수 있는 것은 친척, 서투른 간병직원, 또는 다른 환자들이 때로 실행하는 잘못된 정신치료는 틀림없이 질병상태를 지속적으로 악화시킬 수 있다는 관찰경험 때문이다. 한편으로는 인내심과 각 인격에 대한 애정 깊은 이해심과 관대함을 보이되 나약하지 않으며, 다른 한편으로는 한결같은 확고함을 보이되 완고하지 않은 것이 의료 활동의 주도적 관점이 되어야 한다.

환자가 분명히 안정되기 시작하면 비로소 정신치료 임무가 약간 변화된다. 환자가 장애 자체에 강박적으로 관심을 쏟게 되며 의식에 병적 감정과 망상만 생기는 동안 환자는 대개 외부세계의 사건을 거의 지각하지 못하기 마련이다. 예전에는 한시도 빈둥거려본 적이 없던 환자가 이제 수 주나 수개월 동안 손을 무릎에 올려놓고 있거나 무의미한 운동충동만 품었다 마는 데도 지루함을 전혀 느끼지 않는데, 이는 유용한 활동을 할 수 있는 능력뿐만 아니라 동기도 사라졌기 때문이다. 외적으로 영향을 미쳐 환자를 이러한 상태에서 빠져나오게 하려는 시도는 대개 성과가 없으며, 환자를 흥분하게 만들어 심지어 해로운 효과를 미칠 수도 있다. 그러나 점차 이전의 건강한 감정과 사고범위가 다시 떠오르므로, 이러한 감정과 사고에 환자의 관심을 점점 더 돌리게 하는 것이 중요하다. 환자의 인격에 따라 치료 보조수단과 방향이 매우 다양할 수 있음은 물론이다.

무엇보다 중요한 것은 자극을 주지만 힘들지는 않은 **일거리** Beschäftigungen, activities[47]의 선택이다. 이러한 일거리는 환자의 생각을 자신의 내부상태에서 벗어나게 하고 환자를 외부세계에, 익숙한 활동에 다시 동참하도록 일깨우는 데 적합하기 때문이다. 재미있는 읽을거리, 쉬운 정신적 과제 해결, 모든 종류의 게임, 음악연습, 다른 한편으로 예전의 업무와 최대한 잘 맞는 신체작업, 즉 수공업, 정원일, 밭일, 신체단련, 여성의 경우에는 바느질, 요리 등을 다양하게 바꿔가며 하게 하면 치료목적 달성에 동일하게 도움이 된다. 그 밖에 오락, 방문, 산책, 때때로 작은 축하행사가 수반되면 유익할 수 있지만, 소란스러운 유흥, 무도회, 거창한 연극공연은 내 관찰경험에 따르면 이익보다 손해가 많으며 병원의 본성에 전혀 적합하지 않다.

완치되지 않은 정신장애의 최종상태에서 적절한 일거리를 찾도록 이끄는 것은 특히 중요한 역할을 한다. 본래의 질병과정이 어느 정도 정지되

47) 슈타를링어(Starlinger), 주간 정신의학(Psychiatrische Wochenschrift), 1907, 53.

고 약간 안정이 되었으면, 건강한 표상범위와 노력을 다시 자극할 수단을 규칙적 활동에서 찾는다. 특히 조발성 치매가 멈춘 사례가 현재 정신병원을 가득 채우고 있는데, 이러한 사례에서 의지활기가 상실되면 정신적으로 좌절할 위험이 매우 크다. 이러한 위험에는 이전에 익숙했던 일을 하도록 이끌면 성공적으로 대응할 수 있다. 이러한 일은 완전히 둔감하고 무능해 보이던 환자에게 놀라운 정도의 기량을 일깨우며, 이러한 기량을 단련하고 배양하면 상당한 정도의 자립성과 정신생활이 가능해진다.

이러한 경우에는 외적 자극을 통해 활동력 결여를 보완하는 것이 중요하다면, 많은 정신병질자[48]에서는 노동을 하도록 이끌어 자신감 부족, 무능하다는 병적 감정, 보호받고 싶은 욕구를 퇴치해야 한다. 아무것도 하지 않고 쉬기만 하면 이러한 상태가 명확히 악화되지만, 노동과 연습을 하도록 체계적으로 교육하면 장애가 점차 제거되고 일에 대한 자연스러운 기쁨이 생겨나며 자신의 능력에 대한 감정이 고양된다. 의지박약하고 불안한 이 모든 인격에게 가장 가치 있는 일은 스포츠 연습을 공동으로 하는 것이다. 경쟁을 하는 데 자극받아 최고의 기량을 달성하도록 박차를 가함으로써 의지를 육성하고 강화하며, 다른 한편 발전과 성공을 달성하여 자신감을 강화하고 불안한 소심증을 몰아낸다. 마찬가지로 외상성 신경증이 노동의 기쁨과 작업능력에 미치는 파괴적 영향도 오로지 노동 자체를 통해서만 퇴치될 수 있다.

심각한 질병현상이 완료된 후 환경을 완전히 바꾸면 좋은 성과를 보는 일이 드물지 않다. 그리하여 최근 **리클린**이 특별히 연구하고 있는 '환경이동을 통한 호전Versetzungsbesserungen, post-relocation improvements'이 이루

48) 그로만(Grohmann), 신경질환자의 활동에 나타나는 기술적인 것과 심리적인 것(Technisches und Psychologisches in der Beschäftigung von Nervenkranken). 1899.

어진다. 특히 조발성 치매환자가 환경이동의 영향을 받을 수 있다. 조발성 치매환자는 방문객이 오면 종종 완전히 변화된 행동을 보이는데, 따라서 다른 병동으로 옮기거나 정원으로 데리고 나가거나 일을 하도록 이끌면 비슷한 효과가 생길 수 있다. 정신병원에서 벗어나 다른 병원으로 이사하는 것도 종종 전환점이 될 수 있으며, 새로운 환경이 더 좋으면 더욱더 그러하다. 그 밖에 내가 여러 번 경험한 바에 따르면, 가정간병이 전혀 불가능하게 보였던 환자가 가족과 함께 있으면 즉시 익숙한 활동에 관심을 돌리고 그때까지 지속되던 심각한 질병현상, 즉 침묵, 거식증, 불결성 등을 더 이상 보이지 않았다. 물론 그렇다고 해서 그들이 건강해진 것은 아니었다.

오래전부터 사람들은 정신장애에 특별한 조치를 취하여 이를 퇴치하려는 시도를 거듭해왔다. 정신의학 초기부터 명민한 설득술로 환자의 허를 찔러 망상을 제거하려는 수많은 시도가 보고되고 있다. 유리 다리를 가지고 있다고 믿는 환자에게 발에 나무 조각을 던지고, 몸에 뱀과 두꺼비가 들어 있다고 생각하는 환자에게 구토제를 준 뒤 구토물에 이 동물들을 집어넣기도 하고, 머리에 토끼가 있다고 느끼는 환자에게 열십자로 열개를 한 뒤 끄집어낸 피투성이 토끼를 보여주었다. "머리가 없다고 생각하는 편집증환자에게는 납으로 만든 모자를 씌웠고, 항상 춥다고 생각하는 다른 환자에게는 화주에 담근 다음 불로 그을린 양모피를 입혔다." 피해망상에 시달리는 환자에게는 환자를 쫓는 추적자의 부고가 실린 신문이나 추적자의 활동을 금지시키는 당국명령서를 건네주는 척했다. 마귀가 들린 사람에게는 성수를 뿌렸다. 죄책망상이 있는 환자에게는 장엄하게 사면해주었다. 임신했다고 믿는 여성에게는 배 밑에 아이를 밀어넣으며 해산을 시키는 척했고, 과대망상증환자에게는 환자가 가지고 있다고 믿는 것을 최대한 제공해주어, 즉 성직자환자에게는 추기경 칭호를 부여해주어, 이를 치료할 수 있다고 생각했다. 하지만 이 모든 술책은 과대망상이 생겨나는 장애를 제거하지 않으므로 아무 도움이 될 수 없는 것이 분명하다. 사물에 대한 건전한 판단 능력이 상실된 경우에는 눈으로 보여주어 증명해도 소용없다. 망상은 흔들리지 않거나 다른 망상으로 대체된다. 샤워와 냉수 끼얹기로 모든 병적 발언을 억압하여 정신이상을 치료하려 한 **루레**Leuret[27]의 '위협장비Intimidations-System'도 효과가 없다. 구덴은 야코비[28]의 한 환자에 관해 이야기하곤 했는데, 이 망상환자는 자신을 신으로 여겼으나 계획적 위협에 못 이겨 자신이 신이라는 것을 부인하게 되었다. 환자는 '치유되어geheilt, cured' 정신병원에서 퇴원하자마자, 몸을 돌리고 자신을 괴롭힌 모든 자에게 더없이 끔찍한 징벌을 내리겠다고 위협하며, 이러한 징벌은 신인 자신이 손짓만 하면 틀림없이 들이닥칠 것이라고 했다.

최근에는 **최면**Hypnose, hypnosis에서의 암시Suggestion의 영향[49)]이라는 놀라운 사실을 활용하여 정신이상의 정신치료에 매우 매력적 전망이 열릴 것처럼 보였다. 암시 방법을 통해 한 인간의 지각, 생각 의지를 한순간뿐

49) 베테르슈트란트(Wetterstrand), 최면술의 일반의학 적용(Der Hypnotismus und seine Anwendung in der praktischen Medizin), 1891; 베르넴(Bernheim), 최면술에 관한 새로운 연구, 암시와 정신치료(Neue Studien über Hypnotismus, Suggestion und Psychotherapie), 프로이트(Freud) 역, 1893; 헤커(Hecker), 의학에 사용되는 최면과 암시(Hypnose und Suggestion im Dienste der Heilkunde), 1893; 로이드 터키(Lloyd Tuckey), 정신치료 또는 최면술과 암시를 이용한 치료(Psychotherapie oder Behandlung mittels Hypnotismus und Suggestion), 5판, 1907; 타첼(Tatzel) 역, 1895; 뢰벤펠트(Löwenfeld), 최면술(Der Hypnotismus), 1901; 폰 포스(von Voss), 최면술, 그 본질, 적용, 일반의를 위한 중요성(Der Hypnotismus, sein Wesen, seine Handhabung und Bedeutung für den praktischen Arzt), 1907.

만 아니라 오랫동안 그 자신도 모르게 거의 무제한 통제할 수 있다면, 그러한 방법은 지각, 생각, 의지에 나타나는 병적 현상의 제거를 책임지는 정신과 의사에게 아무리 높이 평가해도 지나치지 않을 만큼 귀중할 것이다. 유감스럽게도 관찰경험에 따르면 이러한 기대는 지금까지 단지 조금밖에 충족되지 않았다. 정신이 건강한 사람에게는 최면으로 영향을 미쳐 모든 가능한 고통과 불쾌감에서 벗어나게 하는 것이 보통 매우 쉽지만, 정신질환자는 이러한 방법으로 치료하기가 대개 힘든 것으로 밝혀진다. 정신질환자에서 암시의 위력은 아마도 잦은 주의력장애와 생생한 자기암시 때문에 보통 상황에서보다 훨씬 적은 것 같다. 이러한 이유로 정신질환자에게 최면을 거는 것은 일반적으로 더 어려울 뿐만 아니라, 정신질환자에게 의사의 최면력이 더 효과적이고 특히 더 지속적인 경우도 거의 없다. 예컨대 지속적 자기암시라고 말할 수도 있는 뿌리 깊은 망상을 최면을 통해 근절시키는 것이 불가능하다. 반면 환각, 미각장애, 수면장애, 고통, 특히 불안상태는 어느 정도 최면으로 치료할 수 있는 것으로 보인다. 최면은 알코올과 모르핀에서 해방시키는 데도 종종 좋은 성과를 낼 수 있다.

관찰경험에 따르면 정신작용이 임상상에서 어차피 지배적 역할을 하는 정신이상형태에서는, 즉 히스테리와 신경과민에서는, 암시를 적용할 생각이 가장 쉽게 드는 것은 물론이다. 이러한 증상에서는 '치료최면술사 Heilmagnetiseure, mesmerists'의 모범적 사례에서 알 수 있듯 때로 놀라운 성과를 거둘 수 있지만, 이를 방해하는 자기연상도 매우 빈번하며, 적어도 자기최면 상태가 발달할 위험도 존재한다. 이러한 위험은 의사의 뛰어난 솜씨로 방법을 적절히 조절하면 완전히 피할 수 있다고 나는 생각하지만 말이다. 외상성 신경증에서도 최면술 치료의 성과는 흔히 기대하는 것만큼 탁월하지 않다. 하지만 이른바 단일증상 히스테리에서는 그 예외성을 인정하지 않을 수 없을 만큼 암시치료의 치료효과가 매우 만족스럽다. 단일증상 히스테리와 임상적으로 매우 유사한 예기신경증에서도 치료효과가 흡족스러운데, 이 경우에는 환자의 불안성 긴장으로 인해 나타났던 다양한 신체장애가 최면 진정의 영향을 받아 종종 놀랄 만큼 빠르게 호전된다. 다른 형태의 퇴행정신이상, 특히 공포증에서도 성과를 거둘 수 있지만, 이 성과는 종종 일시적이며 단지 이따금씩만 또한 최대의 인내심과 전문지식이 있어야만 오래 지속된다. 끝으로 예전에는 불치로 여겨졌던 성감도착konträre Sexualempfindung, contrary sexual sensations도 이러한 방식으로 상당히 유익하게 치료되었다.

이렇게 살펴보았을 때 오늘날 정신질환자에게 최면이 미치는 효과범위는 처음에 기대되던 것보다 훨씬 제한적이라고 말할 수밖에 없으나, 지금까지 달성된 성과를 고려하면 정신과 의사는 이러한 치료방법을 상세히 익히는 것이 시급히 요청되는데, 부적절한 방식으로 피해를 입히지 않기 위해서라도 그러하다. 지금까지 알려진 최면술 적용형태 가운데 가장 적절하고 위험스럽지 않아 보이는 것은, **베르넴**Bernheim[29]과 그 제자들이 실행하는 구두암시mündliche Suggestion, oral suggestion 형태임이 틀림없다. 여기에서는 인용저서만을 언급하고 이러한 최면술을 상세히 설명하지 않겠는데, 특히 이러한 방식 전체는 의사의 개인적 솜씨나 침착성이 상당히 필요하며, 세세한 것은 직관을 통해서만 습득할 수 있기 때문이다.

정신치료의 또 다른 독특한 방법이 최근 **브로이어**와 **프로이트**[50)]에 의

50) 프로이트(Freud), 신경증론에 관한 소논문집(Sammlung kleiner Schriften zur Neurosenlehre), 1906; 베촐라(Bezzola), 심리학 및 신경학 저널(Journal für Psychologie und Neurologie), VIII, 204.

해 개발되었다. 이 방법은 일부 정신성 질환, 특히 히스테리는 유년기의 불쾌한 성적 체험의 억압을 통해 생성된다는 견해에서 출발한다. 따라서 의사의 임무는 이러한 과정을 밝혀내어 명료히 의식시켜야 하는 것이다. 그리하여 이러한 과정은 정신생활에 미치는 위험한 영향을 상실해야 하며, 그러지 않으면 이러한 영향은 다양한 질병현상으로, 특히 강박관념으로 표출된다. 이러한 임무 해결은 원래는 최면상태에서 이루어졌다. 의식이 깨인 상태에서는 불러올 수 없는 모든 기억을 최면상태에서는 일깨울 수 있었기 때문이다. 그런 다음 현재 장애의 원인으로 생각되는 것이 유년기의 성적 체험에서 발견되고 밝혀지면, 치료의 정화적 '카타르시스Katharsis, catharsis' 효과가 달성되어 무의식적 기억의 파괴력이 꺾였다.

그 후 **프로이트**는 최면을 포기하고 이른바 '정신분석Psychoanalyse, psychoanalysis' 방법으로 전환했다. 지금까지 발표된 설명에서 추론할 수 있는 바에 따르면, 정신분석이란 자기도 모르게 떠오르는 표상을 기초로 무의식 또는 잠재의식 과정이 정신생활에 미치는 영향을 통찰하려는 시도다. 환자는 안정된 상태에서 모든 외적 방해를 피하면서, 생각에 떠오르는 모든 일을 말하도록 지시받으며, 의사는 계속해서 새로운 사실을 털어놓으라고 재촉한다. 또한 환자의 꿈, 무의도적이고 무계획적으로 보이는 행위, 약속 또는 범실도 자세히 관찰하는데, 여기에서는 언제나 이른바 '억압된verdrängt, repressed' 과정의 영향이 나타날 수 있기 때문이다. 부언하자면 환자는 어느 정도의 교육수준과 그런대로 신뢰할 만한 성격을 가져야 하며, 너무 고령이어서도 안 되는데(50세 이하), 관찰경험에 따르면 이러한 환자는 억압된 기억을 밝혀내는 데 때로 매우 완강히 저항하므로 치료는 대개 상당히 길어지고 수년이 걸릴 수도 있다. 마침내 마지못해 저항이 극복되면 '끼인 정동eingeklemmter Affekt, trapped affect'

이 방출되어 질병을 일으키는 작용을 상실한다. 하지만 종종 매우 구불구불한 길을 걸어 이 목표점에 도달하려면, 환자가 제공하는 사고과정과 행위에서 상징에 숨어 있는 진정한 의미를 찾아내는 특별한 '해석술Deutungskunst, art of interpretation'이 필요하다. 지금까지 이러한 '해석술'에서 알려진 바에 따르면 '정신분석'은 절대 누구나 할 수 있는 것이 아니다. 정신분석은 학문이라기보다는 오히려 기술로 보인다. 정신분석의 소재는 아주 소수의 정말 분명한 관찰을 중심으로 벌어지는 증명이 불가능한 사고유희다. 정신분석이 성과가 있다는 사실은 방법의 강렬성과 치료되는 상태의 특성상 의심할 바 없지만, 이러한 성과는 억압된 정동이 '정화Abreagieren, abreact'되기 때문이 아니라 의사의 인격이 미치는 영향과 이 인격에서 생기는 암시에 의거하는 것이 확실할 것이다. 하지만 고통스러운 성적 체험을 털어놓으라고 체계적으로 계속하여 끊임없이 재촉하더라도 프로이트가 말하는 대로 정말로 무해할지에 관해서는, 현재로서는 의심을 품어도 정당할 것이다.

D. 각 질병현상의 치료

정신과 의사가 사용할 수 있는 다양한 종류의 일련의 치료수단을 다시 살펴보면 쉽게 인식할 수 있는 바는, 정신과 의사의 활동은 본질적으로 질병증후를 대상으로 한다는 것이다. 이는 충분히 예견할 수 있는 일인데, 왜냐하면 정신의학에서는 인과론이 불충분하게 발달하고 원인을 아는 경우에도 이를 제거하기 어렵기 때문이다. 정신이상의 발생조건이 고열, 중독, 신경통, 위장 및 장질환, 신장, 생식기, 갑상선질환, 매독 등 극히 소수의 사례에서만 진정한 원인 치료에 관해 논할 수 있겠지만, 여기서는 이에 관해 상세히 다루지 않겠다. 반면 정신이상의 다양한 형태에서 반복되는 **질병현상**Krankheitserscheinungen, disease phenomena의 치료를 간단히 논의하는 것은 중요하다.

먼저 **정신적 흥분**psychische Erregung, mental excitement[51)]을 고려해야 하는데, 특히 이로 인해 환자에게 탈진이 유발될 위험이 있으면 철저한 치료가 필요하다. 가장 중요한 것은 소란은 전염효과가 있으므로 안절부절하는 환자를 최대한 빨리 다른 환자와 격리시키는 일이다. 따라서 환자를 옆방으로 옮기고 이곳에서 계속적 감시하에 지속적 침대안정을 실행하는 것이 좋다. 이것이 불가능하면 대부분의 환자에서는 즉시 온수 장기목욕을 적용하는 것이 효과가 있으며, 처음에는 약제(트리오날, 베로날, 히오신)로 이러한 조치 실행을 돕는다. 특히 긴장증성 흥분상태에서는 목욕치료가 어려움에 부딪힐 수 있는데, 그러면 약제투여를 병행하며 온습식 찜질을 실행한다. 환자는 처음에는 이에 완강히 저항하더라도 대체로 매우 빨리 익숙해진다. 찜질에도 소란이 계속되면 잠시 후 환자를 다시 풀어주고 욕실로 데려가 보았다가 이곳에서도 치료가 불가능하면 다시 찜질을 시도한다. 이렇게 규칙적으로 인내심 있게 반복하여 목욕과 찜질을 야간에도 계속할 수 있게 된 이후로는, 거의 예외없이 며칠 내에 목표를 달성했다. 즉 환자를 아무 어려움 없이 욕실에 머무르게 할 수 있었다. 이때부터는 수면제를 적용하지 않아도 된다. 대개 실패를 몇 번만 거치면 환자는 찜질상태에서 매우 조용하게 머물러 있다. 그런 뒤 늦어도 2시간 뒤에 환자들을 다시 풀어주고 욕실로 데리고 간다. 욕실에서 데리고

51) 그로스(Gross), 정신의학 일반 학회지(Allgemeine Zeitschrift für Psychiatrie), LVI, 953, 1899; 피스터(Pfister), 정신질환자에 대한 진정제 적용(Die Anwendung von Beruhigungsmitteln bei Geisteskranken), 1903.

나오자마자 다음번 찜질이 이어진다. 확실한 진정이 시작되면 환자를 침대에 머물게 하려고 계속 다시 시도한다. 때때로 상태가 일시적으로 악화되는 경우에만 환자를 침대에서 욕실로 돌려보낸다. 이처럼 침대안정, 목욕, 찜질을 연결하여 체계적으로 형성된 방법 전체는 시간이 흐를수록 탁월성이 검증되어, 우리 환자들의 흥분상태가 우리에게 안겨주는 끔찍함이 크게 감소되었다. 하지만 예컨대 뇌전증성 흥분에서처럼 모든 보조수단과 앞서 언급한 약제가 효과가 없다면, 상태가 호전되어 앞서 설명한 방법을 다시 적용할 수 있을 때까지 환자를 매트리스가 깔린 방에 격리하고 지속적으로 감시할 수밖에 없을 것이다.

불안성ängstlich, apprehensive 흥분 치료에서는 아편이나, 특히 불쾌한 감각 또는 고통이 존재하는 경우에는 아마도 모르핀이 적절할 것이다. 브롬화물은 내적 불안과 정서과민 고조 상태(뇌전증성 기분장애, 신경과민)에 더 적합하다. 순환성 정신질환자의 신경과민성 우울증에는 브롬화물과 아편을 함께 적용하면 종종 좋은 효과를 낸다. 일반적 기력상태가 매우 저하되어 있으면 필요한 경우 비위관을 통해서라도 최대한 풍부한 영양공급을 하는 것이 때로 최고의 진정제 역할을 할 것이다. 흥분이 주로 외적 영향의 결과이면 다른 환경으로 옮기는 것이, 예컨대 1인실로 들어가는 것이 종종 도움이 된다. 경증인 경우에는 가볍게 주의를 전환시킨다든지, 경우에 따라서는 농담을 던진다든지, 사소한 혜택을 베푼다든지 하여 흥분이 폭발하는 위험을 넘긴다. 의사와 간호/간병직원에게 매우 중요한 것은 이러한 환자를 정확히 알고 특성에 따라 치료하는 일이다. 치매환자의 대개 빠르게 진행되는 흥분에서는 즉각적 침대요양을 실행하거나 욕실로 옮기면 대체로 충분하다. 예외적인 경우에만 히오신 주사가 필요할 것이다.

불면성Schlaflosigkeit, sleeplessness 치료를 위해서는 대체로 먼저 식이요법으로 이겨내 보려고 시도한다. 만성 불면증이 있고 신체가 강건하면 야외에서의 활발한 활동(나무일과 정원일), 체조, 마사지가 적절하지만, 막 발병하여 흥분하기 쉬운 정신질환자에게는 심한 신체적 수고가 대개 수면에 좋지 않은 영향을 미친다. 이러한 환자에게는 머리는 냉수로 식히면서 오래 온수 목욕을 시키거나, 습식 찜질을 하거나, 머리에 갈바닉 전류요법을 적용하거나, 적절한 경우에는 최면의 영향력을 이용한다. 야간 안정을 취하고, 이른 시간에 소화가 잘 되는 저녁식사를 하고, 저녁 독서를 피하고, 차와 커피를 끊고, 저녁에 배변하고, 적시에 취침하고, 침실에 충분히 환기를 해도 때때로 많은 성과를 달성할 수 있다. 약제를 적용해야 하면 처음에는 브롬화물을 중간량 투여하고, 적절한 사례에서는 알코올도 사용한다. 매우 긴급한 경우와 급성질환의 경우에만 일시적으로 파라알데히드, 베로날, 트리오날 등의 다른 수면제를 투약하고, 심각한 불안 또는 격심한 고통의 경우에만 모르핀이나 아편을 처방한다. 수면제를 많이 사용하여 환자를 치료하면 자연수면에 적응시키고 수면제를 중단시키기 매우 힘들 수 있기 때문이다. 수면제는 자주 중단하고 교체하는 것이 전적으로 필요하다.

주변사람 전체의 매우 면밀한 주목이 필요한 것은 **자살 경향**Neigung zum Selbstmorde, tendency to commit suicide인데, 이러한 경향은 종종 불안상태와 특히 이에 동반되는 의식혼탁에서, 또한 현저한 분별력장애 없이 단순한 기분장애에서도 종종 눈에 띄게 나타난다. 특히 기분장애의 경우에는 정신병원직원의 주의와 신중함이 가장 많이 요구된다. **구치**Gucci는 405명의 환자 가운데 무려 132명이 자살생각을 말했거나 자살시도를 했음을 발견했고, 14명은 자살위험이 매우 높았다. 때로 철저한 계산하에 행동하는 환자가 자신의 자살계획을 실행하기 위해 이용할 수 있는 기회는 수없이 많고 다양하므로, 충분한 경험을 쌓아 모든 가능성에 익숙해져야 이러한 병적 경향에 대한 성공적 대처를 기대할 수 있다. 못, 유리파편, 양철 조각이 한 개라도 절망한 환자의 손에 들어가면 치명적 무기가 될 수 있다. 감독을 한순간이라도 소홀히 하면 스스로 목을 매거나 목을 조르거나 뛰어내리거나 위험한 물체를 삼키고, 팔다리를 심하게 훼손하고, 눈동자, 혀, 고환을 뽑아낼 수 있다. 나는 심지어 혀를 끊어내고, 심지어 간호/간병직원이 보는 앞에서 벽에 머리를 힘껏 부딪쳐 경추를 부러뜨리는 것도 경험했다. 다행스럽게도 이러한 사건은 자주 있는 일은 아니며, 정신병원에 입원함으로써 그러지 않았으면 발생 가능성이 높았던 자살의 90% 이상이 예방되는 것으로 보이지만, 이러한 불행한 사건을 되새겨보아 더 증가하지 못하게 하는 것도 좋을 것이다. 강하게 억제되지 않은 우울증의 순환성 정신질환자는 매우 집요하게 깊이 숙고하며 자살을 달성하려 하므로 가장 위험하며, 그 밖에 기분장애나 몽롱상태의 뇌전증환자도 위험하다. 하지만 노인성 치매환자, 진행마비환자, 특히 긴장증환자도 전혀 예기치 않게 심각한 자살시도를 벌일 수 있다. 긴장증환자는 엄청난 실행력으로 주변사람을 전혀 고려하지 않고 때로는 수 주 동안 거의 쉴새없이 자살시도를 실행하곤 하지만, 진행마비환자는 보통 결단력 없이 매우 경솔하게 자살에 착수한다. 마찬가지로 히스테리환자의 자살시도도 예외적으로만 성공하는데, 이들의 시도는 대개 실행력이 약하고 연극 같은 성향이 있기 때문이다.

정신질환자의 **파괴**Zerstörung, destruction 경향은 대개 내적 흥분에서 생기지만, 때로는 지루함 때문에나 적절한 활동이 부족하기 때문에도 발생한다. 지루함이나 활동부족에 기인하는 파괴 경향은 유용한 작업을 하도록 이끌고 기회를 주면 교정할 수 있다. 이러한 교정은 욕구와 활동을 다양하게 충족시키는 대형 정신병원에서 가장 잘 실행될 수 있으므로 작업능력이 있는 환자는 최대한 빨리 이러한 정신병원으로 옮겨야 한다. 흥분한 환자의 파괴욕은 침대치료와 나아가 장기목욕치료를 통해 원활히 손쉽게 퇴치된다. 장기목욕치료에서는 한편으로 파괴할 것이 없으며, 다른 한편으로 물을 튀기고, 휘젓고, 철썩거리고, 헤엄치는 등 활동충동을 충족시킬 수 있는 무진장한 수단을 제공한다. 초기 조증 발작으로 인한 파괴로 약간의 재산피해를 입힌 한 여성환자에게 장기목욕을 통해 이러한 질병증후가 없어지게 함으로써 나는 경제적 이득도 구체적으로 확인할 수 있었다. 어떤 방해도 물리치고, 돌멩이, 철사조각, 부러진 수저손잡이가 한 개라도 있으면 만능 파괴도구로 만들 수 있는 진짜 파괴도사는 격리에서만 생겨난다. 이러한 파괴자에게는 '찢을 수 없는' 옷도, '깨뜨릴 수 없는' 그릇과 설비도 전혀 소용이 없다. 이러한 파괴자는 독방 없는 치료를 실행하면 정신병원에서 사라질 것이다.

정신과 의사의 활동에 또 다른 끔찍함을 안겨주는 **불결성**Unreinheit, uncleanness도 마찬가지다. 불결성이 마비환자, 허약환자, 또는 소란한 착란환자에게 간혹 일어나는 사건이면 특별한 치료가 필요없다. 감독직원에게 주의를 기울이도록 교육하고, 환자에게 용변을 보도록 인내심 있게 타이르고, 장을 완전히 비우기 위해 정기적으로 관장제를 주입하고, 끝으로 불결함이 생길 때마다 빠르게 치우면 일반적으로 해결이 된다. 오물을 칠하는 끔찍한 습관은 환자에게나 주변사람에게나 훨씬 고약하다. 이러한 습관은 격리와 밀접한 관련이 있으며, 장기목욕을 하면 즉시 제거되고, 이러한 장기목욕에서는 청결유지도 전혀 어렵지 않다. 운동이 둔하고 불결한 환자는 다른 방법으로 치료하기 상당히 힘들지만 이러한 환자에게도 장기목욕은 탁월한 효과를 보인다. 장기목욕을 시킬 수 없으면 대팻밥이나 이끼솜에 눕혀 요양을 시키는데, 유감스럽게도 환자가 이러한 대팻밥이나 이끼솜을 먹어치우기 좋아한다.

자위Masturbation를 막기 위해서는 특별한 노력을 자주 기울여왔다. 자위는 신체흥분이 감소하면서 종종 저절로 사라진다. 다른 만성 사례에서는 대개 모든 치료가 성과가 없다. 브롬화물 적용은 해볼 만한 가치가 있을 것이다. 하지만 식이치료를 시키고, 안정되게 수면을 취하게 하고, 한가한 침대요양을 피하고, 배변을 제어하고, 주의를 전환하도록 일을 시키고, 야외에서 지칠 때까지 충분히 운동하게 하고, 나아가 냉수목욕을, 특히 좌욕을 시키고, 끝으로 주의 깊고 인내심 있게 감독하고 교육하는 것이 더 중요하다.

끝으로 종종 치료가 상당히 어려운 매우 중요한 질병현상을 살펴보아야 하는데, 이는 다름 아닌 **거식증**Nahrungsverweigerung, anorexia이다.[52] 거식증에서는 먼저 신체적 원인, 특히 위염이나 구내염을 찾아내어, 음식 선택, 위, 구강, 장 세척 등의 적절한 조치나 약제로 퇴치해야 한다. 오렉신은 식욕을 돋우기 위해 권장되었으나, 완전히 무해하지는 않은 것으로 보이는 이 약제로 나는 그리 큰 성과를 거두지 못했다.

심한 혼미로 인해 삼키기가 불가능해지는 경우를 제외하고 거식증은 다양한 망상, 중독공포, 돈을 지불할 수 없다든지, 먹을 만한 가치가 없다든지, 굶어죽고 싶다든지 하는 생각에 기인하는 경우가 가장 많다. 거식증의 단짝은 언제나 허기Hunger이며, 때때로 며칠 동안의 거식증 뒤 허기가 강하게 생겨나 환자는 차려진 음식을 정말 게걸스럽게 먹기 시작한

52) 피스터(Pfister), 정신질환자의 금식과 그 치료(Die Abstinenz der Geisteskranken und ihre Behandlung). 1899.

다. 사람들이 환자에 신경 쓰지 않으며 혼자 식사하도록 남겨두고 거식증에 가능한 한 관심을 보이지 않는 척하면, 허기가 더없이 유혹적으로 작용한다. 계속하여 설득하거나 음식을 먹이려 하면 거식증이 빠르게 현저히 강화되기 일쑤다. 다른 사례에서는 환자가 망상적 거식증을 극복하는 데 의지상실이 더 방해가 된다. 환자에게 스푼을 입에 대주자마자, 환자는 식사를 한다. 허기가 존재하든 의지가 상실됐든 강제력 사용은 대체로 해롭다. 또 다른 형태의 거식증은 긴장증환자가 거부증을 보임으로써, 또한 흥분한 환자가 안절부절해진 나머지 식사활동이 다른 운동동기에 의해 계속 방해됨으로써 생겨난다. 때로 이러한 상태들이 매우 빠르게 번갈아 나타나며, 지금은 절대로 식사를 시킬 수 없는 환자가 아마도 15분 뒤에는 기꺼이 음식을 섭취할 것이며, 그 잠시 뒤에는 다시 모든 식사유혹에 고집스럽게 저항할 것이다. 지칠 줄 모르는 인내심으로 모든 세세한 방법을 활용하며 (예컨대 함께 식사하며 모방하도록 자극하고 구미를 북돋우며) 음식을 최대한 면밀하게 선택하고 바꿔주면 앞서 설명한 어려움을 극복하는 데 대개는 도움이 된다.

하지만 일부 사례에서는 거식증을 제거하려는 의사의 이러한 모든 노력이 수포로 돌아가므로 마침내 탈진하여 아사하는 위험에 대처하기 위해 **음식을 인공적으로 강제공급**하는 조치를 취할 수밖에 없다. 이러한 방책을 적용해야 하는 시점은 체중계로 정하는 것이 가장 좋을 것이다. 체중계는 영양상태를 판단하는 데 가장 신뢰할 만한 근거이기 때문이다. 따라서 음식을 충분히 섭취하지 않는 모든 환자는 자주, 가장 바람직하게는 매일, 체중을 측정하여 체중감소 속도를 감시할 수 있어야 한다. 최악의 사례는 환자가 오래전부터 식사를 점차 줄이기 시작하여, 완전히 중단하는 것이다. 이럴 경우에는 신속한 개입이 시급히 요청된다. 그러지 않으면 막을 수 없이 파멸하게 된다. 환자의 상태에 따라 완전한 거식이 시작된 지 늦어도 2~3일 뒤에는, 때로는 그보다 일찍 인공영양공급을 실행해야 한다. 환자가 강건하고, 영양상태가 좋고, 갑자기 식사를 중단하면 6~8일 기다릴 수 있다. 오래 금식하면 허기마저 생기지 않지만, 이만큼 기다리면 종종 격렬한 허기 때문에 어차피 금식을 중지하게 될 것이다. 환자가 완전하게 거식하는 것이 아니라 적어도 물은 섭취하면, 영양상태를 지속적으로 관찰하며 10~12일 동안 기다리다가 강제조치를 취해도 위험하지 않다.

개입의 필요성이 명료해지면 즉시 특별영양공급을 실행하는데, 이는 숙련된 의사에게는 매우 간단하며 전혀 무해한 조치로서, 피하주사보다 위험이 덜하다. 입 안에 음식을 강제로 쏟아붓거나, 여전히 간혹 다시 권장되듯이 스푼이나 부리 달린 그릇으로 치열 사이로 밀어넣는 것은 저항하거나 의식이 없는 환자에게는 절대 용납되지 않으며 아마도 매우 우려스럽다. 유일하게 올바른 방법은 미지근하고 적절히 조합된 액체를 깔때기와 비위관을 이용하여 위로 주입하는 것이다. 비위관은 입이나 더 바람직하게는 코를 통해 삽입하는데, 삽입 전에 가능한 한 코딱지와 점액을 제거해야 한다. 입을 통한 삽입에서는 환자가 심하게 저항하면 쐐기처럼 생긴 도구(하이스터 개구기Heistersche Mundsperre, Heister's mouth gag[30])를 이용하여 치열을 강제로 벌려 열 수밖에 없으므로 부상까지 생길 수 있다. 코를 통한 삽입에서는 의사가 환자의 저항을 거의 받지 않지만, 실패하기 더 쉽다. 영양공급을 할 때마다 환자를 숙달된 솜씨로 확실하게 붙들어야만 예기치 않은 방해운동을 막을 수 있다. 부드럽고 잘 휘는 소재로 만든 비위관(자크 특허 고무관 또는 끝에 구멍이 뚫리고 벽이 두꺼운 고무관)을 천천히 힘을 주지 말고 집어넣어야 한다. 대체로 이 비위관은 반사Reflex로 야기되는 삼키기 운동의 도움을 받아 식도로 원활하게 들어가지만, 환자가 매우 저항하면 식도에서 밀려나와 입 안에서 엉켜 뭉칠 수 있다. 이럴 경우 인내심 있게 다시 시도하여 집어넣는 데 성공해야 한다. 긴급한 경우에는 물리는 데 대비하여 금속골무를 낀 손가락으로 안전하게 길을 내며 입을 통해 끼워 넣는 방법이 남아 있다.

비위관이 올바르게 삽입되었으며 후두Kehlkopf, larynx로 들어가지 않았는지 확인하는 것이 매우 중요하다. 일반환자는 이물질이 기도Luftwege, airways로 들어오면 심한 호흡곤란과 격렬한 반사운동이 동반되지만, 마비되고 매우 둔감한 환자에서는 이러한 현상이 나타나지 않을 수 있기 때문이다. 비위관은 아무 방해 없이 기관분기Gabelung der Luftröhre, bifurcation of tracheas까지 이르고 그곳에서 장애물에 부딪힌다. 그러면 호흡할 때 공기가 비위관을 스치는 소리가 들리는데, 비위관이 다행히 위로 들어간 경우에도 위에 공기가 축적되어 있으면 날숨을 내쉬는 듯한 소음이 생길 수 있다. 비위관의 위치를 확실히 알 수 있는 틀림없는 방법은 공기를 불어넣으며 **위를 청진**Auscultation of the stomach, auscultation of stomach하는 것이다.

이제 음식을 주입하기 전에 위를 세척하여 위에 다량으로 축적되어 있는 용해된 점액과 타액을 제거하는 것이 종종 적절하다. 이렇게 세척할 경우 영양액Nährflüssigkeit, nutrient fluid에 약간의 염산을 첨가하는 것이 유익하다. 이제 점차 가능한 한 낮은 압력을 가하여 영양액이 흘러들어 가게 한다. 비위관을 다시 꺼낼 때는 처음에는 천천히, 후두 입구 부근에서는 빨리 뽑아야 한다. 아울러 비위관의 위쪽 구멍은 막아놓아야, 아래에 달라붙어 있는 방울들이 뽑는 동안 기관으로 들어가지 않는다. 영양공급 후 환자는 한동안, 긴급한 경우에는 강제로, 안정된 상태를 유지해야 한다.

영약액으로는 날계란, 설탕, 버터, 경우에 따라서는 카카오, 고기펩톤, 고기즙, 소마토스, 과일 주스, 시트르산Citronensäure, citric acid을 넣고 저은 우유 또는 고기즙을 선택하는 것이 적절하다. 약제, 알코올, 커피도 이러한 방식으로 함께 주입할 수 있음은 물론이다. 일반적으로 사람들은 영양학의 기본원칙이 요구하는 대로 탄수화물, 단백질, 지방을 조합하여 음식을 공급하려고 노력한다. 하지만 장기 인공영양공급에서는 공급되는 영양액이 매우 단조롭게 조합되어 있으면 잘 수용되지 못하고 심지어 괴혈병Skorbut, scurvy을 초래할 수도 있다. 그러므로 이러한 경우에는 일련의 다양한 혼합액을 번갈아 공급하고, 특히 신선한 과일과 채소를 추가할 것도 권장한다. 비위관 직경이 넉넉하므로 이러한 혼합액을 가늘게 갈아 부순 형태로 위로 집어넣는 것은 어렵지도 않다. 특히 간Leber, liver 요리가 그 성분과 용이한 소화 때문에 인공영양공급에 매우 적합하다. 우리는 여섯 가지 다양한 혼합액을 번갈아 주입하곤 하는데, 첫째 간요리와 고기즙, 둘째 우유와 설탕, 셋째 우유와 완두콩가루, 넷째 우유, 옥수수전분과 오일, 다섯째 우유, 설탕, 카카오, 여섯째 우유, 설탕, 카카오, 달걀이 주성분이다

인공영양공급은 매일 적어도 2회 실행하며, 낮과 저녁에 하는 것이 가장 좋다. 그때마다 처음에는 약간 적게, 나중에는 약 1리터의 영양액을 주입한다. 대개 이 과정은 약간 익숙해지면 매우 쉽고 간단하게 진행된다. 이러한 방식으로 거식증환자의 생명을 수개월, 수년 유지시킬 수 있으며 점차 체중회복도 달성할 수 있다. 하지만 이는 자발적 음식섭취를 위한 불안전한 응급조치에 지나지 않음은 물론이다. 따라서 이와 함께 모든 방법을 동원하여 거식증을 제거하려는 노력을 항상 계속한다.

인공영양공급의 매우 좋지 않은 동반현상은 때때로 발생하는 **구토** Erbrechen, vomiting다. 이럴 경우 관 옆으로 토하는 영양액 때문에 질식 위험이 있으므로 비위관을 신속히 제거하는 것이 반드시 필요하다. 주입하는 영양액을 감소시키고, 주입속도를 줄이며, 이러한 방법을 여러 번 반복하고, 긴급한 경우에는 진통제(브롬화칼륨Bromkalium, potassium bromide 복용, 코카인 또는 모르핀 용액을 붓으로 바름)로 인두민감성을 둔화시키거나, 얼음물, 클로로포름 방울 또는 코냑을 먼저 집어넣으면 이러한 어려움을 대개 극복할 수 있다. 의도적으로 구토를 하여 마침내 모든 인공영양공급을 불가능하게 만드는 거식증환자는 다행스럽게도 드물다.

인공영양공급이 불가능한 사례나 어떤 이유(협착, 부식, 궤양, 종양)로 위를 통한 영양섭취가 불가능한 경우, **영양관장**Nährklystiere, nutrient enemas을 시도할 수 있지만 이는 장기적으로는 매우 불완전한 방책이다. 철저하게 세척되고 아편좌약으로 진정된 장에 가능한 한 적은 양의 영양가 높은 용액을 집어넣되, 장이 흡수할 수 있도록 잘 알려진 처방에 따라 계란을 섞은 우유, 계란을 섞은 밀가루, 계란과 고기 펩톤을 섞은 포도당 용액을 사용한다. 하지만 저항하는 환자가 배출해버리는 것을 막기는 힘들다.

최근에는 거식증에 대한 일련의 퇴치수단이 피하 **생리식염수 주사** Kochsalzinfusion, saline infusion 도입을 통해 확장되었다.[53] 이러한 주사가 적절한 경우는, 자극적 음식물이나 약제가 신체적 이유(심한 구강질환이나 위질환)로 불가능하거나 혈관계를 신속하고 풍성하게 충전시킬 필요가

53) 일베르크(Ilberg), 정신의학 일반 학회지(Allgemeine Zeitschrift für Psychiatrie), XLVIII, 620; 자캥(Jacquin), 의료심리학 연감(Annales médico-psychologiques), 1900, 11, 261; 마리 및 팍테(Marie und Pactet), 같은 책, 1901, II, 278.

있는 것으로 보이는 때다. 시험에서 밝혀진 바에 따르면 생리식염수주사의 결과 전반적 건강상태가 대개 호전되면서 종종 허기와 갈증도 심해지는데, 특히 거식증이 망상이 선명히 나타나며 생겨난 것이 아니라 단지 착란과 안절부절증으로 인해서 야기되었을 경우, 이러한 허기와 갈증은 환자의 자발적 영양섭취를 유발할 수 있다. 이러한 관찰경험을 근거로 우리는 큰 위험이 없는 경우 주사 대신에 생리식염수 관장Kochsalzklystiere, saline enemas도 적용하였다. 성과는 즉각적이고 철저하지 못하지만, 그 대신 이 방법은 훨씬 간편하다. 잘 데워진 생리식염액 소량을, 현재는 약 0.25리터를 낮은 압력으로 천천히 최대한 높이 장으로 들어가게 한다. 흡수는 수분이 부족한 신체 쪽에서 대개 빠르고 완전하게 이루어진다. 이러한 방법에서도 허기와 갈증이 세차게 생겨나곤 하므로, 음식섭취에 대한 저항을 제거하기가 때로 매우 쉬워진다.

실제 영양소의 피하주사는 지금까지 제한된 범위로만 시도되었다. 가장 적절한 것으로 밝혀진 것은 **일베르크**Ilberg[54)][31]가 열렬히 권장하는 오일 주사다. 필요한 무균 주의조치를 취한 뒤 창문 모양 구멍이 있는 두꺼운 피하주사바늘을 이용하여 200~300g의 오일을 **슐라이흐**Schleich[32]의 방법에 따라 둔감하게 만든 피부 아래로 주사하면 아무 방해 없이 흡수되는 것으로 보인다. 따라서 그 밖의 보조수단이 실패하는 절망적 사례에서도 생명을 얼마 동안 연장시키고, 호전시킬 수도 있는 방법이 있는 것이다.

54) 일베르크(Ilberg), 정신의학 일반 학회지(Allgemeine Zeitschrift für Psychiatrie), LX, 278.

E. 정신병원

모든 신체적 · 정신적 치료수단이 정신병원의 다양한 설비에 통합되어 협력하고 있다.[55] 오늘날 형태의 정신병원은 우리 시대의 성과다.[56] 이전 세기에는 무해한 환자를 돌아다니게 방치하거나, 방해가 되는 정신질환자를 가까운 경계 밖으로 내쫓거나 가두는 데 만족했다. 또는 수도원, 더 흔히는 감옥이나 교도소에 온갖 악당과 함께 수용되고, 우리(일명 '정신병자감방') 또는 동물원과 다름없는 독특한 '정신병자탑'에 감금되었는데, 이 탑은 대개 도시성벽에 있었고 어떤 날에는 대중들이 찾아와 즐겁게 구경했다. 마침내 마녀재판에 희생되어 잔인한 방식으로 고문받아 죽거나 화형되는 환자도 있었다.

이러한 음울한 미신이 극복되었지만 유감스럽게도 불행한 정신질환자의 운명은 100년이 지나도 거의 개선되지 않았다. 정신이상을 일반적으로 불치로 여겼으므로 부담스러운 정신질환자들을 가능한 한 간편하게 치우

55) 터커(Tucker), 많은 나라의 정신병(Lunacy in many lands). 1887; 세리외(Sérieux), 프랑스, 독일, 이탈리아, 스위스에서의 정신질환자 지원(l'assistence des aliénés en France, en Allemagne, en Italic, et en Suisse). 1903; 일베르크(Ilberg), 정신병원, 백치환자 및 뇌전증환자 병원에서 의사들의 활동을 특히 고찰(Irrenanstalten, Idioten- und Epileptikeranstalten mit besonderer Berücksichtigung der Tätigkeit des Arztes in denselben). 1904; 판디(Pandy), 유럽에서의 정신질환자 구호(Die Irrenfürsorge in Europa), 독일어본 1908.

56) 키르히호프(Kirchhoff), 독일의 정신질환자 간병 역사 개요(Grundriß einer Geschichte der deutschen Irrenpflege). 1900; 스넬(Snell), 마녀재판과 정신이상(Hexenprozesse und Geistesstörung). 1891; 정신질환자 간병의 역사를 위하여(Zur Geschichte der Irrenpflege). 1896; 리거(Rieger), 300년 전부터의 뷔르츠부르크 정신의학에 관하여(Über die Psychiatrie in Würzburg seit 300 Jahren). 1899; 묑케묄러(Mönkemöller). 하노버의 정신의학 역사를 위하여(Zur Geschichte der Psychiatrie in Hannover). 1903.

고자 했다. 물론 정신질환자들이 적절히 간병되는 병원도 있었지만, 병원이나 만성질환 치료병원 등에 설치된 '정신병동', '정신병자수용소', '광인감옥'이 대개 수용소로 사용되었다. **라일**은 이렇게 말한다. "우리는 이 불행한 인간들을 광인우리에나, 도시 성벽 너머 황량한 협곡의 올빼미 서식처 옆 인적 없는 감옥에나, 교도소의 습기 찬 지하실에 박애주의자들의 눈길이 닿지 않도록 범죄자처럼 감금하고, 그곳에서 사슬이 채워져 자신의 배설물에 파묻혀 썩어가게 한다. 오랏줄은 살을 헤치고 뼈까지 파고들고, 멍하고 창백한 얼굴은 자신들의 비참함과 우리의 치욕을 덮어줄 무덤으로 가기만 기다린다. 우리는 이 불행한 인간들을 천민들의 호기심거리로 만들고 돈을 밝히는 간수는 이들을 희한한 동물처럼 끌어내어 한가한 구경꾼들을 즐겁게 한다." "광인들이 밤에 울부짖는 소리와 사슬이 달각거리는 소리가 우리가 다닥다닥 붙어 있는 긴 골목에 밤낮으로 울려, 신입환자는 아직 남아 있던 약간의 지성마저 곧 잃게 된다." 옛 삽화에 따라 그린 그림 XXIX와 XXX은 이러한 상황을 보여주는데, 첫 번째 그림에서는 환자들의 지하감방으로 통하는 철통같이 잠긴 문과 함께 복도가 보

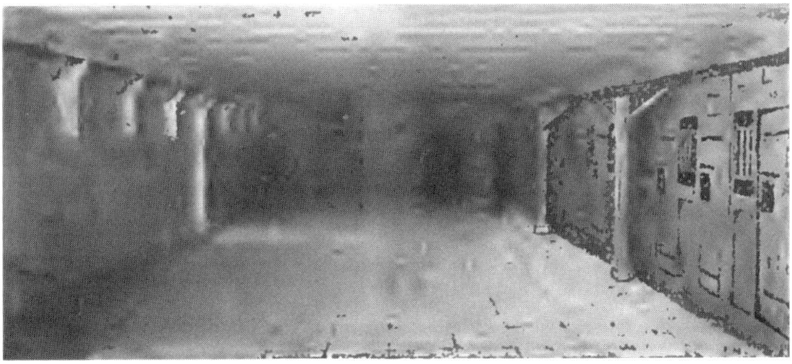

그림 XXIX. 옛날 독방 복도

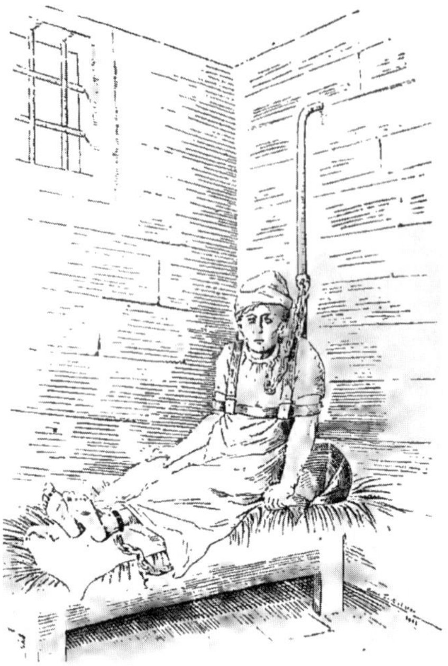

그림 XXX 정신질환자 독방에서 사슬에 묶여 있는 환자

이고, 두 번째 그림에서는 창살창이 높이 설치된 우리 자체가 보이는데, 환자는 짚 침상에서 손발이 묶여 있어 아마 일어설 수는 있지만 누운 자리를 떠날 수 없다.

18세기 중반 영국에서 최초로 본격적 정신병원(런던 교외의 세인트 루크 병원)이 정신질환자 치료를 위해 설립된 뒤에도 이러한 모범을 본받는 데 오랜 시간이 걸렸다. 이탈리아에서 **치아루기** Chiarugi[33]가, 영국에서 **튜크**Tuke[34]가, 1798년 파리에서 **피넬**Pinel[35]이 방치된 정신질환자들의 가혹한 운명을 달래주려 노력하던 지난 세기 전환기에도 유럽 대륙에서나 영국에서나 거의 모든 곳의 정신질환자 수용소에서는 끔찍스러운 상태가 지속됐다. 앞서 인용한 바 있는 **라일**은 1803년 이렇게 말한다. "구속조끼, 감금, 허기, 정식 판결선고 후에 모르는 사람이 환자를 곧바로 길들이기 위해 호되게 가하는 쇠좆매질[36]은 예외가 없었다." 독일에서 정신질환자의 인도적 치료를 위해 싸운 고귀한 선구자 **하이너**Hayner[37]는 1817년에도 사슬, 구속의자, 체벌에 공개 항의하지 않을 수 없었다.[57] "이 고통받는 가련한 계층의 비참한 인간에

57) 하이너(Hayner), 정신질환자 치료에서 심각한 폐단을 제거할 것을 정부, 당국, 정신병원 책임자에게 요청함(Aufforderungen an Regierungen, Obrigkeiten und Vorsteher

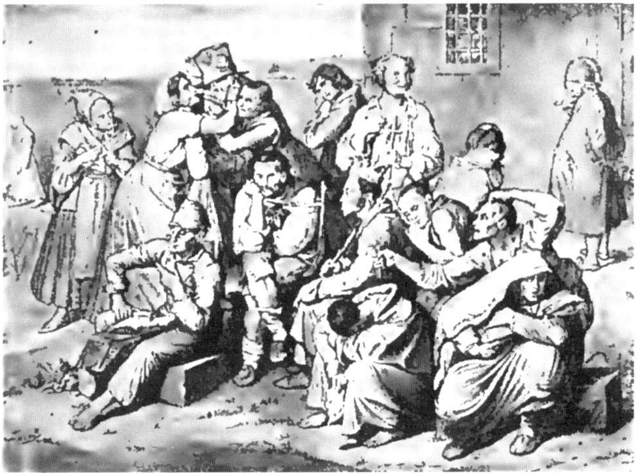

그림 XXXI. 카울바흐가 그린 정신질환자 수용소

게 가해지는 모든 매질에 지금부터 저주 있으라!" 하이너는 외친다. "지성이 모자라는 인간을 구타하는 것을 허용하는 자가 있으면, 지위고하를 막론하고 나는 그자를 저주한다!" "그자는 인간의 생명과 건강이 얼마나 허약한지 생각해야 할 것이다. 그 자신도 오늘은 지성을 누리고 있지만, 내일은 그 고귀한 능력을 빼앗길 수 있다는 것을 생각해야 할 것이다! 그자는 아무도 모르는 음울한 미래 운명의 보복력에 떨게 될 것이고, 불행한 정신질환자가 자신의 고귀한 지성을 상실한 후에 비인도적 인간들에 의해 사슬에 묶이고, 구속의자에 결박되고, 잔인한 간수의 주먹에 사정없이 구타되는 처지를 생생하게 체험하게 될 것이다. 이러한 모든 보복이 일어나지 않으면, 하느님의 징벌에 떨게 될 것이다. 하느님이 지성 없는 인간을 비지성적으로 취급하라고 우리에게 지성을 내려준 것이 아니

der Irrenhäuser zur Abstellung einiger schweren Gebrechen in der Behandlung der Irren). 1817.

다!!!" 옛날 정신병원이 어떻게 생겼는지는 여기(그림 XXXI)에 실은 **카울바흐**Kaulbach[38]가 그린 정신질환자 수용소 그림이 보여준다. 건물에는 감옥처럼 수많은 창살창이 있으며, 안뜰은 담벼락으로 둘러싸이고, 방치된 환자들이 잡다하게 뒤섞여 있고 뚱뚱한 간수의 주머니에는 채찍이 삐져나와 있다.

의료적 기반에서 정신질환자 구호를 완전히 개편해야 한다는 인식이 점점 더 강력하게 대두되었고, 그리하여 19세기 초 수십 년 동안 대부분의 선진국가에서는 단순한 수용시설 대신에 마침내 불행한 정신질환자에게 **정신질환 제거를 목표로 의학적 치료** 혜택을 제공하기 위한 본격적 정신병원이 설립되었다. 독일에서는 최초의 정신병원인 피르나[39] 근교 조넨슈타인 병원이 **피에니츠**Pienitz[40]에 의해 1811년 옛 성에 설립되었고, 그 뒤를 잇는 정신병원들도 성과 수도원에 들어섰다. 정신병원의 최초 신축은 1830년 슈베린[41] 근교 작센베르크에서 **플레밍**Flemming[42]에 의해 이루어졌다.

이러한 변천은 정신이상의 본질에 관한 학문적 인식의 진보와 긴밀한 관계가 있다. 순수히 학문적 연구가 인간의 화복에 미친 엄청난 영향력을 규명하는 데 정신의학만큼 적절한 인간의 학문은 아마 거의 없을 것이다. 실제 정신질환자 구호시설이 처음에는 올바른 길을 찾지 못한 이유도 정신이상에 관한 학문적 이해 없이 관리되었기 때문이었다.

일상 관찰경험을 통해 오늘날 우리의 견해와 그리 다르지 않은 정신질환자 치료가 종종 이루어지기도 했었다. 하지만 정신이상에 관한 일부 사변적 · 심리학적 견해의 영향이 갖가지로 기묘하게 나타날 수 있었다. 사람들은 정신병원에서 특히 환자의 상상력에 효과가 있는 설비를 요구했다. 신입환자는 흑인들의 포성과 북소리로 환영되고, 덜그럭거리는 도

개교를 통과하고, 병원직원은 낭랑한 외국어를 사용해야 했다. 쓸쓸하고 음울하고 반향하는 아치형 천장에는 당나귀 울음소리, 고양이 오르간 소리, 종소리, 음악 등 날카로운 소리들이 혼란스럽게 울려퍼져야 하고, 연극극장에서는 교수형리와 천사가 나오는 심판장면 등의 감동적인 연극이 공연되어야 했다. 환자는 유령들에 둘러싸이고, 얼음기둥, 모피인간, 죽은 사람의 손이 수염을 만지며, 예기치 않게 물이 환자에게 억수처럼 끼얹어지고 맹수들이 환자를 놀라게 해야 했다. 환자를 부서진 조각배에 태워 거친 물살을 헤쳐가게 하며, 불꾸러미 위에 높이 매달고, 쐐기풀로 때리고, 벌레와 쥐가 몸에 기어다니게 하고자 했다.

정동을 통해 정신생활의 병적 장애를 제거하고자 하는 이러한 방법들은 대개 제안으로 그쳤지만, 다른 치료방법은 널리 적용되었다. 환자는 다양한 방법으로 학대되고 괴롭혀졌으나, 야만스러운 의도가 아니라 의료효과를 노린 선의에서였다.[58] 예를 들어 환자를 자루나 관 같은 용기에 집어넣고, 구속의자나 구속침대에 결박하고, 마스크나 구속조끼를 착용시키는 것은 부분적으로는 보호조치였지만, 이러한 강제력 행사를 통해, 또한 냉수끼얹기나 냉수 샤워를 통해, 병적 동요를 억압하려는 의도도 있었다. 이러한 목적을 위해서는 구토요법도 활용되었으며, 여기에는 **콕스**Cox[43]가 설명하였고 그림 XXXII에 한 형태가 그려져 있는 회전기계가 이용되었는데, 이 기계는 가운데가 빈 휠, 환자를 선회시키는 데 쓰이며 쿠션이 부착된 원통, 환자에게 지속적 운동을 하도록 하여 의지를 다시 소생시키고자 하는 페달 바퀴로 구성되어 있었다.

58) 슈나이더(Schneider), 정신질환환자 치료술 초안(Entwurf zu einer Heilmittellehre gegen psychische Krankheiten), 1824.

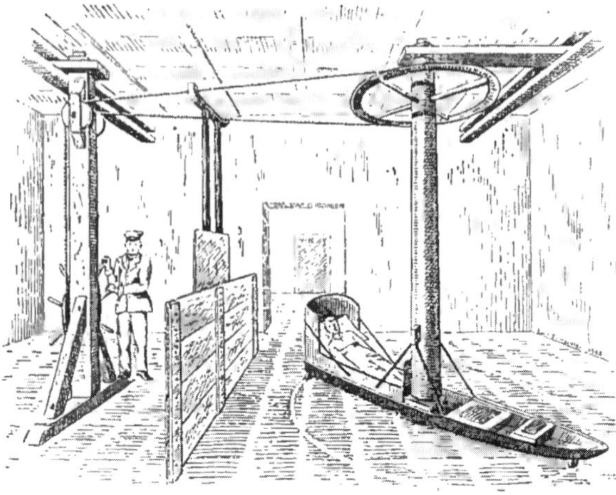

그림 XXXII. 회전그네

다행스럽게도 이러한 오류는 빨리 극복되었으며 치료도구들은 곧바로 잡동사니 창고로 들어갔다. 하지만 흥분한 환자를 보호하거나 이들에게 정신적 영향을 미치기 위한 기계적 제한 적용은 그 뒤로도 수십 년간 당연한 조치로 여겨졌다. 오랜 시간과 어려운 투쟁을 거친 뒤에야 점차 **코널리**의 대담한 개혁이 정신병원 형성 전체에 광범위한 영향을 미치며 어디서나 자명한 요구로 간주되었다.

하지만 우리가 자부심을 느끼며 말할 수 있는 사실은, 진보에 주로 방해가 되었던 것은 대중의 몰이해와 무관심, 사용 가능한 보조수단의 부족 등 외적 상황이지 정신과 의사들이 아니라는 점이다. 수 세기 동안 정부와 민중은 정신질환자의 비참함을 수수방관했으며, 정신과 의사가 생긴 다음에야 마침내 현재의 수준으로 이끈 변화가 시작되었다. 오늘날에도 때때로 관찰되는 남용과 문제점은 대개 용서할 수 없는 의무망각이나 태만에서 생긴 결과가 아니라, 가까스로 극복된 구시대의 마지막 잔재다. 이 구시대에는 최고로 각성된 정신과 의사들만이 정신질환자의 인권을 위해 싸웠다. 때로 사람들은 역사발전을 기이하게 오인하고 이러한 정신과 의사들을 어떤 의미에서는 환자와 건강한 사람 모두의 타고난 공적으로 낙인찍기 좋아하지만, 이 의사들이야말로 고달프고 헌신적인 직무를 수행하며 자신들이 돌보는 환자들에게 야만과 무지로 인해 오랫동안 채워져 있던 사슬을 풀어준 사람들이다.

오늘날의 정신병원은 모든 다른 병원과 똑같으며, 입원자의 상태로 인한 유일한 차이라면, 입원, 치료방식, 퇴원이 환자의 임의대로가 아니라 어느 정도 제한이 있기는 하지만 전문의의 판단에 따른다는 것이다. 따라서 정신병원의 모든 설비는 우선 치료목적에 사용되며, 이러한 목표는 학문과 경험을 통해 개발한 모든 보조수단을 이용하여 추구된다. 이러한 임무를 해결하기 위해 정신병원은 먼저 환자를 단번에 **일상적 자극의 영향에서 떼어놓는다**. 이러한 자극이 직업활동, 생계유지 걱정, 친척이나 친구들의 그릇되고 이해심 없는 대우, 야비한 주변사람들의 조롱과 놀림을 통해 환자에게 너무 자주 들이닥칠 수 있기 때문이다. 환자는 인정과 호의 정신에 가득 찬 정연한 병원시설에 다시 들어와, 이곳에서 자신의 상태에 대한 동정 어린 이해, 자신의 욕구에 대한 애정 깊은 보살핌, 무엇보다 안정을 기대할 수 있다. 따라서 정신병원으로 환자를 옮기면 빠르게 효과가 나타나 즉시 안정되는 경우가 매우 많다.

유감스럽게 오늘날에도 일반대중뿐 아니라 의사들에게도 정신병원에 대한 선입견이 아직 존재하여 이러한 유익한 조치의 적시 실행을 종종 막고 있다. 다른 분야에서도 그러하듯 일반여론은 태만하기 그지없어, 정신질환자 구호시설의 신속한 발전을 따라오지 못하고, 정신병원을 호기심에 불신 어린 공포 뒤섞인 눈으로 바라보는데, 이는 한 세기 전에나 합당했을 법한 태도다. 정신병원시설이 현재처럼 발전했는데도, 환자가 '충분히 미친' 다음에 정신병원에 입원시켜야 하며, 너무 빨리 입원시키면 환자의 상태가 악화되고, 환자가 정신병원에 있다는 사실을 알게 되고 다른 환자와 같이 있어야 하면 미쳐버릴 것이라는 불합리하고 치명적인 견해가 광범위한 계층에 아직도 잔존하는 것은 거의 믿기 어려운 일로 여겨진다. 건강한 사람이 실수로 정신병원에 감금되면 끔찍한 인상으로 인해 곧바로 정신질환에 걸리기 마련이라는 등의 모든 관찰경험과 모순되는 견해도 이에 수반된다. 아무것도 모르는 환자가 이러한 생각을 매일 되뇌이는데, 이는 다행히 사그라지고 있는 정신병원에 대한 불신을 황당무계하고 무시무시한 이야기로 새로 일깨우려는 몰지각한 노력의 메아리일 뿐이다. 이러한 노력은 입원절차를 장황하게 만들어, 심지어 심급을 거치며 독특한 '정신질환자 소송'을 제기하여 정신병원 입원을 최대한 어렵게 만드는 데 집중되어, 도움이 필요한 환자들에게 적시 치료의 혜택뿐만 아니라 치료 가능성도 앗아간다. 관찰경험에서 의심할 바 없이 입증된 바에 따르면, 적절한 정신병원에 조기입원할수록, 정신장애 치료나 호전의 가망이 더 높게 나타난다.

경증 형태의 정신적 기분장애, 여러 형태의 퇴행정신이상, 잠행성 또는 완료된 치매 등에서만, 또한 감독과 간병을 매우 훌륭히 할 수 있는 가정환경에서만 정신병원 입원치료를 하지 않아도 좋다. 모든 중증질환, 특히 급성질환에서와, 환자의 주변에 유해요인이 있는 경우나 자살의도, 거식증, 심한 흥분, 불결성, 폭력경향이 나타날 경우에는 가능한 한 신속히 가정에서 정신병원으로 옮기는 것이 **반드시** 필요하다. 정신병원이 이러한 환자에게 제공하는 혜택, 즉 완벽한 안전, 면밀한 감독과 간병, 전문의료 치료를 집에서 대략이라도 제공받으려면, 집 자체가 작은 정신병원으로 변모되어야 하는데, 이를 위해서는 매우 많은 비용이 들기 때문에 예외적으로만 가능할 것이다.

시급히 경고하지 않으면 안 되는 일은, 초기 정신장애를 '기분전환Zerstreuung, diversion', 힘든 여행, 금지요법과 냉수요법으로 막아보려 다양하게 어리석은 시도를 하다가, 오랫동안 거부하던 정신병원 입원이 유일하게 올바른 조치임을 깨닫고 뒤늦게 이를 결행하는 것이다. 이러한 어리석은 시도로 인해 성공적 의료행위를 위한 최적의 시간을 놓치고, 질병과정이 점점 더 중증장애로 진전되어, 모든 시도가 실패한 후 결국 환자는 거의 희망 없는 상태로 정신과 의사에게 이송된다. 따라서 정신질환자 치료의 중심점을 이루는 것은 정신병원이지만, 가정주치의Hausarzt, family doctor에게도 매우 중요한 임무가 맡겨져 있으니, 이는 정신장애 발생을 적시에 진단하며, 무용하고 종종 유해한 수단을 시험하는 데 시간을 낭비하지 않고 환자를 적합한 환경으로 옮기게 하는 것이다.[59] 이때 특히 유익한 점은 전문적 병력을 작성하여 정신병원의사에게 정신질환의 시작과 지금까지의 진행에 관한 정보를 제공할 수 있다는 사실이다. 이 점에 관한 환자나 심지어 친척의 진술은 신뢰할 수 있는 경우가 드물기 때문이다.

환자를 정신병원으로 보내기 위한 입원절차에 관해서는 국가마다 다양한 규정이 있다.[60] 다행스럽게도 이제 자발적 입원도 종종 가능하지

59) 호헤(Hoche), 정신병원 입원 시 의사의 임무(Die Aufgaben des Arztes bei der Einweisung in die Irrenanstalt). 1900; 가스트파르(Gastpar), 정신병원 입원 전 정신질환자의 치료(Die Behandlung Geisteskranker vor ihrer Aufnahme in die Irrenanstalt). 1902.

60) 부르거(Burger), 독일 대도시들에서 정신질환자의 정신병원 입원(Die Aufnahme von Geisteskranken in Irrenanstalten in den größeren deutschen Staaten). 1905.

만, 대체로 입원에는 가까운 친척의 동의나 당국의 허가, 그 밖에 정신 장애가 있으며 정신병원 치료가 필요하다는 의사 또는 공공의사Amtsarzt, public health officer 한 명 또는 여러 명의 증명서가 요구된다. 긴급한 경우에는 환자의 입원이 증명서류 한두 장의 부족으로 지체되어서는 안 되며, 정신병원의사는 건강상태에 따라 환자구호를 위해 서류를 추후 제출한다는 조건으로 입원시킬 권리가 있다는 원칙이 이때 종종 적용된다. 특히 이러한 원칙이 필요한 이유는, 정신병원에 즉시 입원되지 않는 경우 흥분한 환자는 도망치거나 자살하거나 온갖 재앙을 저지르지 않는 한, 당분간 아무 절차 없이 부적합한 골방이나, 기껏해야 정신병원의 (광란 환자용) 완충실에 감금되고, 침대에서 재갈이 물려 포박되고 억류될 것이 틀림없기 때문이다. 대체로 모든 분별 있는 의사들은 정신장애가 틀림없는 사례라면 입원을 최대한 **쉽게 할 수 있도록** 하는 데 노력을 기울인다. '서류작업'은 불법적 자유박탈을 막아야 하는 효과를 내기는커녕 구호제공을 지연시킬 뿐이다. 사법에서 그러하듯 형법이 자유박탈을 방지할 뿐만 아니라, 정신과 의사도 개인적 유능성과 신뢰성을 발휘하며 자유박탈을 남용하지 않는다. 이러한 관점에서 볼 때 주목할 만한 사실은, 심지어 국회에서조차 온갖 무시무시한 사례가 언급되지만 독일에서는 정신과 의사가 불법적 자유박탈로 유죄선고를 받은 적이 없다는 것이다. 아닌 게 아니라 나 자신은 10년 동안 나의 모든 환자를 어떤 서류도 없이 입원시켰지만, 특별히 해로운 결과가 생겨나지 않았다. 물론 서류 없이 입원시키면 항상 법적 규정에 의거할 수 있는 경우보다 정신과 의사의 책임이 훨씬 커지지만, 정신과 의사는 전문가로서 이러한 책임을 떠맡을 능력이 가장 충분하며, 환자들은 틀림없이 가장 좋은 건강상태를 누린다.

그렇지만 심각한 사례에서는 모든 입원절차를 미리 처리하는 것을 정신병원의사도 매우 바라는 것은 물론이다. 그러면 저항하는 분별 있는 환자를 달갑지 않은 욕까지 먹어가며 결박하느라 정신병원에서 의사에게 생겨나기 일쑤인 부담의 일부라도 덜어낼 수 있는 것이다. 우리 정신과 의사들은 편리함이라는 관점만 생각한다면 정신병원 입원을 어렵게 하는 데 이의를 제기할 이유가 전혀 없을 것이다. 하지만 입원을 어렵게 하려는 이른바 '개혁Reform'을 어떤 지방에서 단 1년이라도 실제로 실행해보면, 무모한 법률가들과 이들에 동조하며 전문가 노릇을 하는 어설픈 정신과 의사들은 정신질환자 구호의 실책에 대한 분노의 물결에 휩쓸려 사라질 것이다. 일간신문을 한번 들여다보기만 하면, 지금도 매일 정신질환자가 자유롭게 활개치며 자신과 주변에 저지르는 재앙이 얼마나 심한지 선명히 파악할 수 있다. 이러한 불행한 사람을 적시에 구호하면 항상 반복되는 자살, 가족살해, 공격, 방화, 돈낭비, 성적 잔학성을 이제 당연한 것으로 받아들이지 않고 예방할 수 있을 것이다. 개탄할 만한 만용을 부리며 이러한 엄청난 양의 인간적 비참성을 더 확대시키고자 하는 사람은, 한 정신질환자가 자신을 돌보아야 하는 의무가 있는 가족에게 얼마나 심한 파괴적 영향을 끼치는지 전혀 알지 못한다는 사실을 입증할 뿐이다. 분명 모든 정신질환자가 위험한 것은 아니지만, 전혀 위험해지지 않을 수 있는 정신질환자는 거의 없다. 따라서 나는 공공안전에 위험이 되는 환자를 그 의지에 반해 병원에 잡아두는 것보다, 불치이지만 어느 정도 퇴원시킬 수 있는 수용자를 다시 풀어주는 데 항상 더 어려움을 느꼈다.

환자를 정신병원으로 옮기면 환자에게는 어떤 제한이 수반되며, 이렇게 제한할 권리는 입원절차를 통해 제시되어야 한다. 환자는 친척이나 그를 병원에 인도한 당국의 허가 없이는 정신병원을 떠날 수 없으며, 어떤 한도 내에서 강요될 수도 있는 의사의 명령에 순종해야 한다. 환자와 외부세계와의 교류, 방문면회, 서신 발송 및 수령도 의사가 필요하다고 생각하면 감독의 대상이다. 옛날 정신과 의사들은 이 모든 방면에서 환자를 감금하는 경향이 매우 강하여, 종종 정신병원에 대한 불신을 키웠다. 방문의 유해성은 과대평가되었다. 의료적 근거에서 방문을 제한하는 것이 좋은 경우가 많이 있으며, 방문객이 부적절한 행동을 보이면 의사는 면회를 허가하지 않아야겠지만, 환자와 정말 가까운 방문객이라면 매우 예외적으로만 거부하는 것이 적절하다고 여러 해 전부터 생각하고 있다. 방문객들에게 정신병원의 모든 공간, 심지어 장기목욕실까지 입장을 허가하면 뿌리 깊은 선입견을 제거하는 데 중요한 도움이 되는 것으로 여겨진다. 비전문가가 어떤 공간에서 최악의 장면을 보더라도, 그들이 정신병원에 들어올 때 생각한 것만큼 최악은 결코 아닐 것이다.

정신질환자의 서신교환 감독은 귀찮고도 욕만 먹는 임무다. 받는 편지를 읽어보는 것은 일부 경우에만 필요한 것으로 여겨진다. 보내는 편지는 환자가 신임하는 사람에게만 발송되게 하는 것이 가장 좋으며, 이 사람이 편지를 받고 싶다고 하면 실제로 부칠 수 있을 것이다. 책임능력이 박탈되지 않은 환자가 당국에 보내는 항의서한은 반드시 부쳐야 한다. 부적절하다고 여겨지는 편지를 환자가 모르게 감추면, 이는 신뢰뿐만 아니라 이후 치료의 기반을 깨뜨리게 된다.

환자의 정신병원 입원에는 개인적 자유에 대한 광범한 개입이 수반되므로, 국가권력에 의한 정신병원시설의 면밀한 감독이 필수불가결하며, 이러한 감독은 어디서나 실행되어왔다. 압도적으로 많은 수의 정신질환자들은 국립병원Staatsanstalten, state institutions에 수용되어 있다. 물론 그 외에 사립병원Privatanstalten, private institutions도 있지만, 이러한 병원도 국가의 감독을 받고 있다. 대개 사립병원은 수준 높은 설비와 간병을 요구하는 유복한 환자들을 수용하기 위한 곳이다. 문제점으로 지적되어야 할 사항은, 공공기관의 관리자라면 충족시켜야 할 요구사항이 있을 텐데도 국가가 정신병원장의 의학적 지식과 경험에 관해 아무런 요건도 제시하지 않고 있다는 것이다.

정신장애 치료를 위해 병원에서 제공되는 자원으로 첫손에 꼽히는 것은 정신질환 분야의 특별교육을 받은 **의사**Ärzte, doctors인데, 이들에게 전문지식 이외에 필요한 특성은 이미 위에서 언급한 바 있다. 이러한 특성과 관련하여 목표가 아직 달성되지 않았다는 것을 감추어서는 안 될 것이다.[61] 정신과 의사라는 직업, 특히 병원장이라는 직업은 상당히 힘들고 희생이 많다. 대개 왕래가 뜸한 곳에 있는 정신병원에서 외롭게 지내며, 엄청난 책임감을 느끼고, 정신질환자들과 끊임없이 부대끼며 진이 빠지고, 대다수의 사례에서 의료행위로 호전될 가망이 없고, 경제적 상황은 불만족스러우며, 끝으로 순수히 행정적 임무가 첩첩이 쌓여 직업의 기쁨과 정신적 활력을 매우 현저히 앗아간다. 그리하여 젊은 의사들을 학문적으로 재교육하고, 자극하고 교육하려는 경향과 능력이 매우 심각하게 손상된다. 그런데다 정신병원에 배정되는 의사 수가 거의 어디서나 너무 적어 의사 한 명이 150~200명, 심지어 더 많은 환자를 돌봐야 하는 경우도 드물지 않으며, 끝으로 다른 진료과로 전과하기도 매우 어렵다. 따라서 배정된 직책마저 종종 불충분하게 충원되거나 아예 충원되지 않는 일

61) 호페(Hoppe), 공공정신병원에서 의사의 직책(Die Stellung der Ärzte an den öffentlichen Irrenanstalten), 1902; 포케(Vocke), 정신과 의사계층의 상황에 관하여(Über die Lage des irrenärztlichen Standes), 1906; 지멘스(Siemens), 정신의학 일반 학회지(Allgemeine Zeitschrift für Psychiatrie), 1907, 464.

이 설명이 된다. 각 의사가 과중한 부담에 시달리고, 직업의 기쁨이 압살되고, 빠르게 기운이 쇠진하여 생긴 불가피한 결과다.

정신질환자 구호의 계속적 발전은 전적으로 정신과 의사계층의 이해력과 능력에 좌우되므로, 중요한 임무가 국가에 생긴다. 단호하게 지적해야 하는 바는, 특히 의사가 얻을 수 있는 독립적이고 쾌적한 평생 직책의 수가 현저히 증대되어야 한다는 것이다. 정신병원은 점점 대형으로 건설하는 한편, 그 자체로는 다행스럽고 필요한 일이기는 하지만 순수한 의료감독 관리진을 배치하려는 경향이 생기고 있는데, 이로 인해 초래되는 결과는 턱없이 적은 수의 정신병원의사만이 관리직책이나 진정으로 자립적인 직책으로 진급할 전망이 있다는 것이다. 그리하여 책임감뿐만 아니라 의사직업의 기쁨도 심각하게 약화되며, 병원장이 주어진 권한을 활용하여, 모든 세세한 업무에 지속적으로 또는 직접적으로 개입하는 일이 많을수록 더욱 그러하다. 따라서 장기적 비자립성이라는 단점이 정신과만큼 심하게 생겨나는 진료과는 없다는 사실이 종종 지적되어온 것은 당연한 일이다. 정신과 의사계층에게 노동의 기쁨을 유지시키고 유능한 후진을 확보할 수 있으려면, 병원을 소형화하거나, 의사업무를 합의제로 개편하여 노장 의사들에게 의료분야에서 완전한 자립성과 책임감을 인정해주는 데 착수해야 할 것이다.

희생이 많은 직무에 대해 충분히 보상해주어야 한다는 그 밖의 자명하면서도 이미 여러 곳에서 충족되고 있는 요구 이외에도, 행정업무를 경감시키고, 서적, 재교육강좌 같은 학문적 보조수단을 제공하고, 학회 출장을 허가하고, 이런저런 의학분야에서 전문의 교육을 시키는 등 모든 수단을 다하여 학문적 조류와 부단하고 활발하게 접촉시키는 일에도 특히 중점을 두어야 할 것이다. 학문적 노력으로 인해 환자진료 업무시간과 인력을 빼앗길지 모른다고 때로 생각되었으나 이는 매우 근시안적 견해이며, 사실은 오히려 정반대다. 오직 임상대상의 학문적 고찰만이 정신과 의사에게 자신의 직업의 단점을 어느 정도 보상해주고, 원기를 유지시키고, 일상업무를 수공업처럼 처리하지 않도록 지켜준다. 직업활동을 학문적으로 심화시킬 수 있는 가능성이 있어야만 유능한 인력을 고용할 수 있다는 사실까지 고려하면, 학문적 노력 장려가 실제 환자구호를 위해 가장 풍성한 결실을 맺으리라는 것은 의심할 바가 없다. 대학병원의 임무는 이러한 활동에 자극을 제공하는 것이며, 반대로 매우 중요한 많은 임상임무는 정신병원의사를 통해서만 착수되어 해결될 수 있다. 대학병원과 정신병원 양측 모두에 소중한 관계를 장려하는 데 특히 유용한 수단으로는, 장단기적으로 정신병원과 대학병원의 의사들을 자주 교환하는 것을 들 수 있을 것이다.

정신질환자를 위한 충분한 의료구호의 문제보다 적절한 **간호/간병직원**Pflegerpersonal, nursing staff 조달 문제는 훨씬 더 화급하다.[62] 모든 정신과 의사는 이러한 과제의 해결이 현재 시급할 뿐만 아니라 어렵다는 데 동의한다. 간호/간병직원에게 정신과 의사는 환자들을 지속적으로 맡겨야 하지만, 이를 항시 단지 일시적으로만 감독할 수 있을 뿐이다. **베스트팔**은 등을 돌리자마자 환자에게 무슨 일이 일어나는지 절대 확실히 알 수 없는 것이 정신과 의사직업의 가장 큰 문제라고 말한 바 있다. 정신질환자 간호/간병직원이라는 직업은 고도의 정신적·신체적 건강뿐만 아니라 매우 큰 인내심, 희생정신, 자제력, 지성이 요구된다. 현재 직원의

62) 호페(Hoppe), 정신의학 중앙지(Centralblatt für Psychiatrie), 1892, 529; 1895, 63, 165; 루트비히(Ludwig), 정신의학 일반 학회지(Allgemeine Zeitschrift für Psychiatrie), LIV, 108; 호페(Hoppe), 같은 책, 1905, 477.

아주 일부만이 이러한 요건을 최소한 대략이나마 충족시키는 것이 확실한데, 특히 이는 제공되는 물적 보상이 부과되는 임무의 어려움에 비할 때 턱없이 적기 때문이다. 상당히 잘 교육된 개인을 정신질환자 간병에 채용하려는 모든 시도는 지금까지 실패로 돌아갔다.

특히 우려스러운 상황으로 여겨질 수 있는 관찰경험에 따르면, 정말로 유능하고 기꺼이 업무를 수행하는 인력도 조만간의 업무기간이 지나면 피곤에 지치고, 진을 빼는 활동에 기운이 소모된다. 이는 부분적으로는 정신과 의사라는 직업과 마찬가지로 정신질환자 간호/간병사라는 직업이 정신병질 소인이 있는 인간에게 매력적으로 느껴지기 때문일 수도 있지만, 부분적으로는 간병활동 자체가 진을 빼는 영향력을 행사하기 때문일 수도 있다. 따라서 일부 노련한 정신과 의사들은 정신질환자 간병을 평생직업으로 만드는 것을 부적절하게 여기고, 수년 뒤 기운이 빠진 간호/간병사들 대신에 항상 새로운 인력을 채용하라고 요구한다. 나 자신도 오랫동안 간호/간병사 문제를 이렇게 해결하는 게 옳다고 여겼으나, 이 점에서 앞서가는 나라의 사례 등을 다시 관찰한 결과, 업무를 통한 간호/간병직원의 건강손상이 불가피한 것이 아닐 수도 있다는 견해에 도달했다. 우리는 단지 다양한 방면에서 설비의 개선이 필요할 뿐이다.

설비가 훌륭하고 정원이 초과되지 않은 정신병원에서는 예전에 진을 빼며 유해했던 업무에서 이미 이러한 유해성이 대부분 사라졌다. 환자의 침대치료, 욕실치료, 작업치료가 진행되고, 특히 격리가 없어짐으로써 환자의 안절부절증, 또한 불결성과 폭력의 경향도 거의 놀랄 만큼 감소했는데, 나는 뮌헨 대학병원에서 예전부터 최악의 기억으로 남아 있는 오버바이에른의 환자들에서 이러한 경향을 경험한 바 있었다. 그 밖에 환자와 간호/간병직원 사이의 마찰도 훨씬 적어졌다. 야간감독을 확대하고 개편하여 주간에 근무한 간호/간병사들에게 야간에 방해와 소동이 없어진 사실도 고려하면, 오늘날 업무의 고통은 15~20년 전 간호/간병직원이 겪어야 했던 고통에 전혀 비견될 수 없다.

하지만 간호/간병사들의 상황을 개선하고, 저항력을 유지시켜, 더욱 유능한 인력을 구할 수 있도록, 더 많은 조치를 취할 수 있고 취해야 한다는 사실을 간과해서는 안 된다. 이러한 조처에는 간호/간병사들의 경제적 지위와 노후연금을 충분히 보장하고, 만족스러운 가정생활을 누릴 수 있게 하고, 나아가 업무시간을 단축하고 충분한 휴가 및 휴양 기간을 허용하고, 쾌적한 주거와 개인 휴게실을 제공하는 것이 포함된다. 그 밖에 의사의 임무는, 한편으로는 유시험 또는 무시험으로 직업훈련과 정기적 지도교습[63]을 하고, 다른 한편으로는 간호/간병직원에게 일반적·교육적 감화를 끼쳐, 환자간병에 반드시 필요한 유능성과 신뢰성을 더욱더 길러주는 것이다.

최근 여성 간호/간병직원을 남성병동[64]에 배정하는 문제가 특히 중요해졌다. 여성 간호/간병사의 간병이 남성 간호/간병사의 간병을 능가하는 것은 논란의 여지가 없지만, 쉽게 납득할 수 있듯, 남성정신질환자를 여성이 간병하게 하는 것은 꺼려왔다. 하지만 **판 데벤터르**van Deventer의 단호한 방식은 이전에 품었던 우려가 부분적으로만 정당함을 보여주

63) 메르클린(Mercklin), 신경의학 및 정신의학 중앙지(Centralblatt für Nervenheilkunde und Psychiatrie), 1896, 457; 스넬(Snell), 정신질환자 간병 개요(Grundzüge der Irrenpflege), 1897; 슈뢰터(1897), 티펠(1897), 슐로스(3판, 1903), 숄츠(6판, 1908), 팔켄베르크(2판, 1909)의 교과서(Leitfäden von Schröter(1897), Tippel(1897), Schloß(3. Aufl. 1903), Scholz(6. Aufl. 1908), Falkenberg(2. Aufl. 1909)).

64) 로버트슨(Robertson), 정신과학 저널(Journal of mental science), 1902, 261; 1906, 116; 턴벌(Turnbull), 같은 책, 1903, 629; 엥엘켄(Engelken), 주간 정신의학(Psychiatrische Wochenschrift), 1905, 381.

었다. 물론 장기목욕과 매우 폭력적이고 성적으로 흥분한 환자에게는 남성 간호/간병사만 적절할 것이다. 하지만 내 관찰경험에 따르면 압도적 다수의 환자에서 여성간병이 매우 유익한 영향을 미친다. 남성직원이 거칠게 돌볼 때보다 질서, 청결, 쾌적함이 촉진되고, 안정과 만족감이 훨씬 더 찾아드는 것은 두말할 필요가 없다. 여성간병은 분명 현저한 진보를 의미하는데, 이는 종단수녀Ordensschwestern, religious order sisters를 활용하면 가장 쉽게 실행할 수 있지만, 네덜란드와 스코틀랜드에서 관찰된 경험에 따르면 면밀하게 선발할 경우 세속직원weltliches Personal, secular staff을 고용해도 남성병동에 여성간병 도입이 가능하다.

모든 정신병원은 각 환자군(소란한 환자, 절반쯤 소란한 환자, 침착한 환자, 허약한 환자, 신체질환환자, 감독이 필요한 환자 등)을 위해 다양하게 설비된 다소간의 **병동**Abteilungen, wards[65]으로 자연스럽게 구분된다. 그 밖에 정신병원에는 보통병원의 일반설비도 갖추어져 있다. 부언하자면, 정신병원이 그 입원자의 특성에 따라 충족시켜야 할 임무가 다양하기 때문에 필연적으로 분업을 위해 정신병원을 특별한 목적에 따라 다양하게 건립해야 하는 것이다. 물론 예전에 견지되었던 치료병원Heilanstalten, curing institutions과 간병병원Pflegeanstalten, nursing institutions의 구분은 부적절하고 실행이 불가능하여 거의 어디서나 중지되었다. 그 대신 소규모이고, 쉽게 찾아갈 수 있으며, 빠르게 진행되는 사례, 일시적 수용, 또는 강의에 적합한 **시립병원**Stadtasyle, municipal asylums[66]과 대규모이고 오랜 간병

65) 파르샤페(Parchappe), 정신병원의 설립과 건설에 관한 원칙(Des principes à suivre dans la fondation et la construction des asiles d'aliénés). 1853; 콜프(Kolb), 정신병원 건립을 위한 지도모음(Sammelatlas für den Bau von Irrenanstalten). 1907; 뷔르트(Würth), 정신의학 일반 학회지(Allgemeine Zeitschrift für Psychiatrie), LXII, 79.

66) 그리징어(Griesinger), 정신의학 논총(Archiv für Psychiatrie), I, 8; 지올리(Sioli), 정

또는 지속적 치료를 위해 설립되었으며 훨씬 외딴 곳에 위치한 **정신병원** Irrenanstalten, mental institutions이 점점 더 구별되기 시작했다. 시립병원의 임무는 계속하여 유입되는 환자 무리에서 정신병원에 적합한 사례만을 정선하여 정신병원으로 이송하는 것이다. 동시에 시립병원의 의사들은 사법, 학교위생, 국민건강보호, 국방 등에서 생겨나는 일상생활의 수많은 정신의학 문제에 관해 자연스럽게 상담자가 될 수도 있을 것이며, 시립병원은 의사, 정신질환자 간호/간병사, 교사, 경찰을 위해 정신의학 강좌를 여는 데도 적절할 것이다. 유감스럽게도 현재는 시립병원을 세우려는 의향이 거의 보이지 않는다. 정신질환자 구호를 무엇보다 국가의 사안으로 여기기 때문이다.

시립병원 설비는 유입되는 환자들의 특성상 최대한 완벽하고 부단한 감독을 주로 고려한다. 이러한 원칙은 먼저 **파르샤페**의 이른바 감독병동 Wachabteilungen, observation wards에서 구현되었는데, 이 병동에서 감독직원은 환자를 밤낮으로 주시하여 항상 도움을 제공하거나 불행을 예방한다. 오늘날 우리들의 견해에 따르면 이러한 감독은 자해 위험이 있는 많은 환자들, 거식증환자, 불결환자, 신체질환자, 허약환자, 끝으로 소란스럽고 폭력을 행사하는 환자에게 필요하다. 시립병원에서 이러한 종류의 환자는 적어도 입원자의 3분의 2~4분의 3에 이른다. 이렇게 다양한 환자를 한 병동에 수용하면 서로 심각한 방해가 될 것은 분명하다. 각 성별로 조용한 환자를 위한 것 하나와 소란한 환자를 위한 것 하나, 이렇게 적어도 두 개의 감독병동이 필요하다. 좀 더 세분하여 특히 허약환자와 불결

신의학 일반 학회지(Allgemeine Zeitschrift für Psychiatrie), LV, 826; LVII, 600; 다네만(Dannemann), 정신의학 시립병원의 건설, 설비, 조직(Bau, Einrichtung und Organisation psychiatrischer Stadtasyle). 1901.

환자를 분리하면 더욱 좋다.

각 감독병동은 인접하여 있지만 한눈에 볼 수 있는 여러 개의 병실로 구성되어, 서로 방해가 되는 환자들을 어느 정도 분리할 수 있어야 한다. 각 다인실은 쾌적함과 개인생활 보장을 위해 너무 커서는 안 되며, 8~12개 이상의 침대가 들어가지 않게 하는 게 좋다. 그 밖에 다인실과 인접하여 있으며 이 다인실에서 감독되는 개인실이 몇 개 준비되어, 무슨 이유로든 분리되어야 하거나 분리되고 싶어 하는 환자 1~2명을 수용해야 한다. 신체질환환자를 위한 특별병동이 없으면 이러한 개인실에서 특히 결핵환자를 치료할 수 있을 것인데, 정신병원에서 결핵환자의 격리는 특히 중요하다. 자살위험환자를 수용할 경우에는 한시도 눈을 떼는 일이 없도록 해야 한다. 필요에 따라서는 각 환자에게 특별보초를 세워야 한다. 상류계급 가족이 종종 바라듯 사적 감독자를 붙여 이러한 환자를 개인실에 수용하는 일은 훨씬 안전하지 않으므로 우려스러운 사례에서는 이를 말려야 한다. 부언하자면 분별 있는 환자는 감독병동을 안전하다고 느끼고 개인실로 이동하기를 거부하는 것도 나는 종종 경험했다. 자살위험환자에게 배정된 병실은 반드시 1층에 마련돼야 한다. 그럴 수 없으면, 환자가 대개 이에 저항하겠지만, 창문에 창살을 설치하는 게 필수적이라고 여기는데, 창밖으로 멀리 튀어나오고 꽃으로 장식된 바구니식 창살이 가장 좋을 것이다. 유감스럽게도 내가 여러 번 경험한 바에 따르면, 이러한 보호장치 없이는 위험스러운 자살시도를 확실하게 예방할 수 없기 때문이다. 이러한 창살을 설치하면 특별한 창문 자물쇠가 없어도 되며 환자는 마음대로 창문을 열고 밖을 내다볼 수 있는 혜택도 누리게 된다.

다인실과 개인실의 일반설비는 보통병원의 그것과 완전히 같으며, 유일한 차이라면 문들이 닫혀 있고, 자해기회를 제공할 수 있는 설비를 가능한 한 하지 않는 것이다. 그 밖에 환자의 정신상태를 고려하여 친근한 장식으로 병실을 약간 쾌적하게 조성한다.

모든 상황을 한눈에 볼 필요가 있으므로, 예전에 애호되었던 복도식 병동은 부적절한 것으로 여겨진다. 환자들에게 배정된 병실들은 어떤 지점에서 감독을 하든 즉시 볼 수 있어야 하며, 부속실은 아예 만들지 않거나, 환자들이 접근하지 못하게 설치해야 한다. 특별히 어려운 점은 화장실 위치다. 화장실은 자살시도에 자주 이용되는 장소이므로, 감독병동의 환자는 특별 감독자 없이 절대 사용을 금지해야 한다. 화장실이 부속실에 있을 경우 이러한 규정을 특히 야간에 충족시키려면 두 명의 감독자가 다인실과 화장실에 동시에 존재하거나 임시적으로 다인실을 감독하지 말아야 한다. 감독병동과 감독 없는 침실에 이동식변기를 설치하여 방책을 찾아보곤 하지만, 이동식변기는 매우 해로운 결과를 초래한다. 내가 수년 전부터 시험하고 있는 가장 적절한 해결책은 다인실의 구석이나 벽감에 수세식변기를 설치하고 낮은 차단막으로 가리는 것이다. 나는 이것 말고 다른 설비를 다시 사용하지 않을 것이다.

다인감독실 안에는 음료(수프, 우유, 커피, 차)를 데울 수 있는 장치가 있는 것이 좋다. 사용 후 벽감에 다시 집어넣을 수 있는 전열기는 매우 적절하면서도 안심이 된다. 그 밖에 다인감독실 안에서 언제든 목욕을 시킬 수 있는 설비도 바람직하다. 이러한 용도에는 이동식욕조가 사용되는데, 이 욕조는 벽에 있는 꼭지로 물을 채우고, 바닥에 있는 배수구로 물을 비울 수 있다.

뮌헨 입원병동의 한 다인실을 촬영한 그림 XXXIII은 오늘날 감독병동의 모습을 보여준다. 이 그림에서는 세 개의 인접한 다인실 중 중앙 다인실이 보이는데, 이 다인실에는 왼쪽에 난 세 개의 남향창문을 통해 빛이

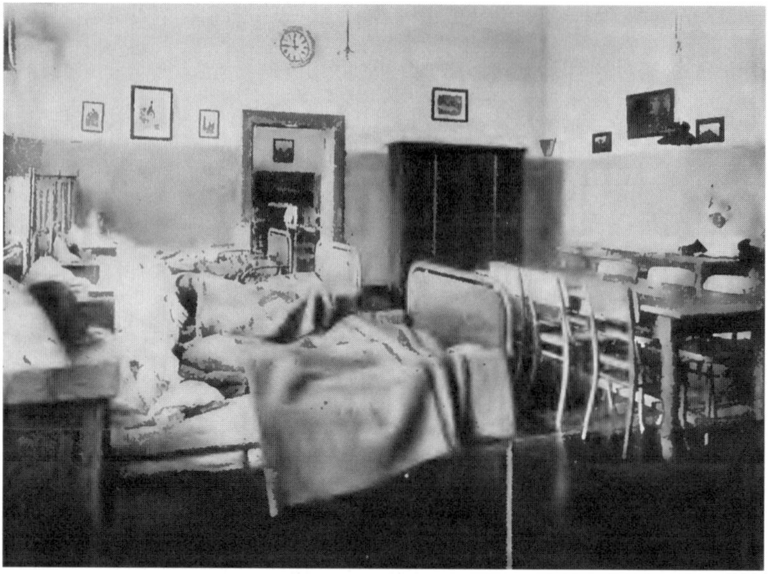

그림 XXXIII. 다인감독실

들어온다. 조명은 천정등 이외에 공중에 매달린 구석등을 통해서도 이루어지며, 구석등 하나가 오른쪽에 보인다. 왼쪽 구석 차단벽 뒤에는 수세식변기가 있고, 오른쪽 벽의 간호사 옆에는 이동식욕조가 있는데, 이 욕조는 벽케이스에 들어 있는 꼭지로 물을 채울 수 있다.

감독병동의 가장 중요한 구성요소는 욕실이며, 그 특별한 장치에 관해서는 앞에서 언급한 바 있다. 장기욕실은 몸을 씻는 욕실과 가능한 한 구분해야 한다. 감독병동에서는 환자 10명당 적어도 장기욕실 욕조 한 개를 사용할 수 있어야 한다. 그러면 매우 특별한 예외환자(위험한 범죄자!) 전용으로 특별히 삼엄한 방을 준비하려는 경우가 아니라면 옛날식 격리실이 필요없어진다. 특별한 데이룸은 기껏해야 대형 감독병동에만 적절하다. 이러한 데이룸은 일시적으로만 사용되기 마련이며 업무를 약간 분산시키기 때문이다.

야간감독Nachtwachen, night watches은 이른바 스코틀랜드식 방법에 따라 통제하는 것이 가장 좋다. 이러한 방법에서는 장년의 노련한 직원 중 선발된 감독자가 약간의 기간 동안, 예를 들어 2~4주 또는 2~3개월 동안 야간 내내 감독하며 주간에는 휴무한다. 감독자를 이렇게 배치하는 것은 야간을 2부로 나누어 계속 교체하는 것에 비해 현저한 장점이 있는데, 특히 직원을 약간만 증원하면 훨씬 광범위하게 감독할 수 있다는 것이다. 야간에 사용되는 모든 욕실에도 특별 감독자가 필요함은 당연하다. 모든 감독자가 임무를 다하게 하려면, 감독시계, 빈번한 의사회진, 특히 총감독직원을 통하여 감독자를 면밀히 통제해야 한다.

시립병원에서는 감독병동 이외에는 조용한 환자와 호전되는 환자를 위한 병실이 비교적 중요한 역할을 하지 않는다. 이러한 병실은 설비에서도 전혀 특별한 것이 없다. 제화공, 재단사, 페인트공 등이었던 질환자가 그럭저럭 일할 수 있는 작업실을 갖추는 것이 적절하다. 그 밖에 휴식을 위한 정원뿐만 아니라 신선한 공기를 맡으며 일할 수 있는 약간의 토지도 있는 것이 좋다.

시립병원의 배치를 알려주기 위해 그림 XXXIV에 뮌헨 대학병원의 2층 평면도를 싣는다. 이 평면도에서는 두 층에 달하는 현관, 행정실, 의사진찰실과 인접한 입원실 이외에 강의에 사용되는 강당이 보이고, 그 밖에 새로 들어온 환자를 위한 두 개의 입원병동과 소란한 환자를 위한 오른쪽의 남성 감독병동, 왼쪽의 여성 감독병동도 보인다. 입원병동은 각기 세 개의 인접한 다인실과 그 옆의 1~2인 환자용 작은 개인실, 의사의 진찰실과 내시경진찰용 암실, 끝으로 환자는 출입금지인 창고로 구성

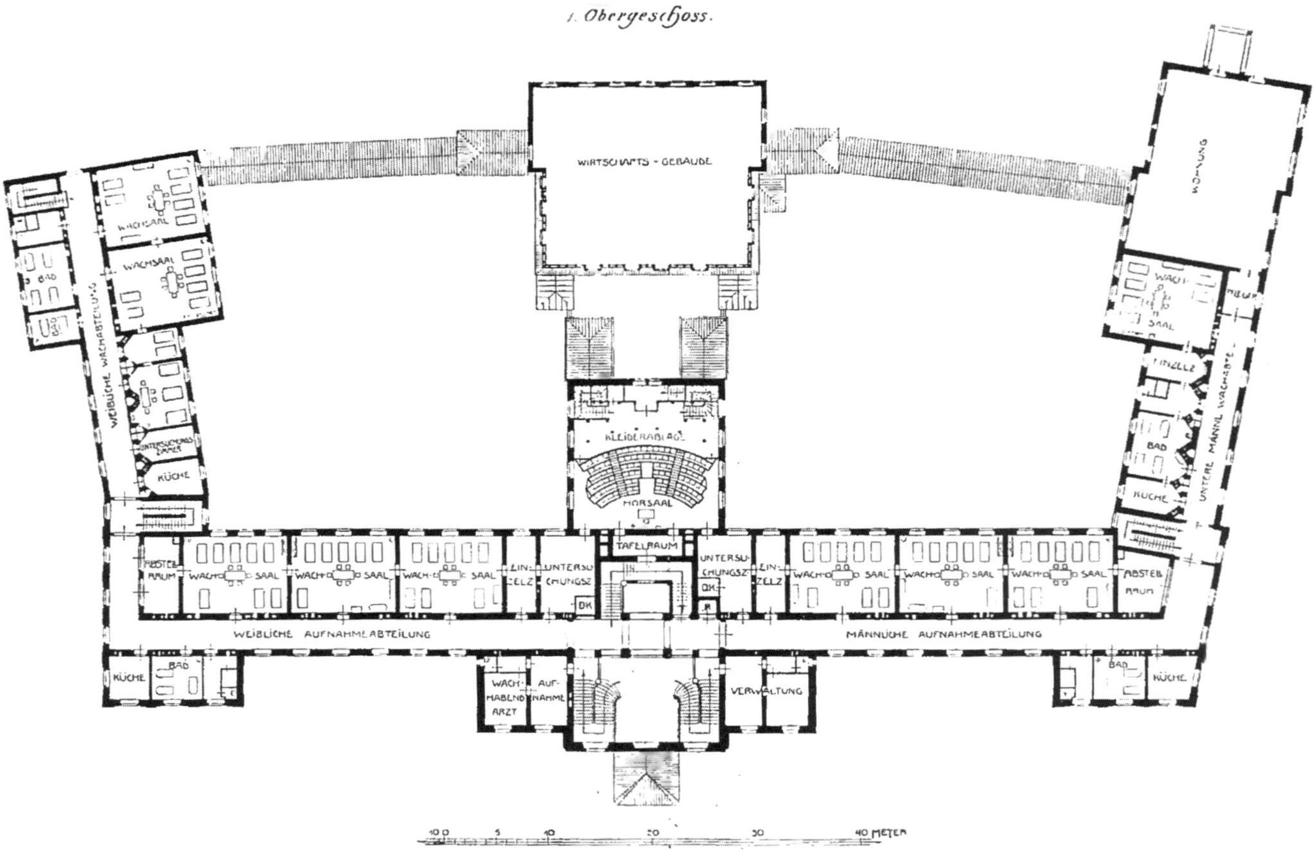

그림 XXXIV. 이전의 뮌헨 지역 정신병원 평면도

되어 있다. 입원 병동 전체의 정원은 24명이다. 도로교통을 고려하여 지어진 복도 건너편에는 직원용 욕실, 설거지실, 화장실이 있으며, 환자용 수세식변기는 두 개의 다인실에 설치되어 있다. 감독병동은 약간 상이하다. 소란한 환자를 수용하기 위해 남성에게는 작은 감독병동 두 개가 제공되지만, 여성에게는 큰 감독병동 한 개가 제공된다. 이 여성 감독병동은 다시금 두 개의 인접한 7~8환자용 다인실로 구성되어 있으며, 이 다인실에는 작은 개인실 한 개와 대개 3~4환자용인 큰 개인실 한 개가 부속되어 있다. 그 옆에는 의사의 업무실과 탕비실이 있다. 이 병동에서도 건축감독청의 요구에 맞추어 지어진 넓은 복도의 건너편에는 두 개의 분리된 장기욕실이 있는데, 하나에는 네 개의 욕조가 있고 다른 하나에는 두 개의 욕조가 있으며, 이 장기욕실 옆에는 직원용 창고와 화장실이 있다. 남성 감독병동에서는 건축변경의 결과 병실들의 배치가 약간 달라졌다. 양쪽 익부는 정원을 에워싸고, 중앙의 관리사무소와 산책홀을 통해 연결되어 있다. 두 번째 남성 감독병동, 다음으로 조용한 환자, 어린이, 사적 환자 병동, 끝으로 응급실과 학문적 목적에 사용되는 방은 다른 층에 있다.

대형 정신병원에서도 감독병동은 병원 전체의 핵심을 이루지만, 이 감독병동은 매우 일부 환자만을 수용한다. 대형 정신병원에서는 다양한 환자군을 위해 감독병동을 좀 더 세분할 수 있으며 이에 따라 각 설비가 특별한 목적에 더욱 잘 적합하게 된다. 부언하자면 대형 정신병원에서는 대개 조용하며 작업능력이 있는 환자에게 일거리와 즐거움을 제공하는 일이 주조를 이룬다. 따라서 병동들은 대형 공동주택의 특징을 띤다. 오락실, 사교실, 도서실, 작업실, 대규모 정원, 가축 사육, 경작지가 있다. 옛날 정신병원들은 대체로 옹골차고 결집되고 병영 같은 건물이었지만,

최근에는 욕구가 점점 다양화되고 정신병원이 대형화됨에 따라 일반적으로 한 건물이 수많은 개별 건축물로 해체되었으며, 이 건축물들은 처음에는 엄격하게 규칙적으로, 나중에는 점점 더 시골마을처럼 배치되곤 했다. 이러한 분산 건축방식('별동 방식Pavillonstil, pavilion style')을 이용하면

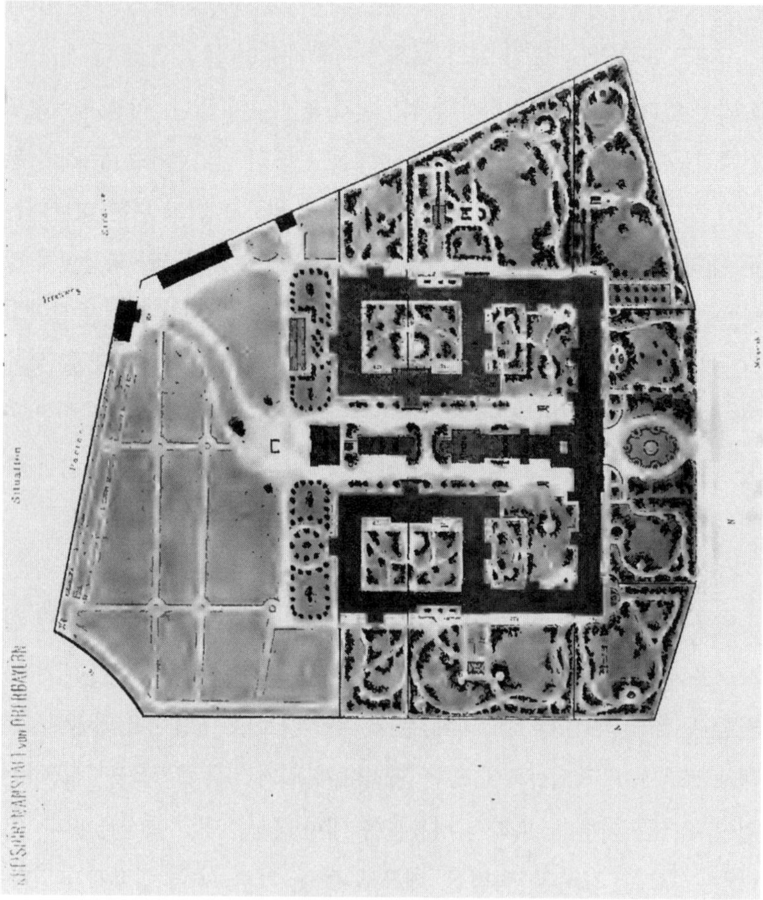

그림 XXXV. 가베르제 병원 전경

각 환자군을 예전보다 훨씬 더 그들의 특성에 따라 구분할 수 있으며, 전체 시설이 훨씬 친근한 모습을 띠게 되는데, 이는 특히 예전에 정신병원을 둘러쌌던 높은 담장이 생울타리로 대체되고, 산재한 정원시설이 정신병원을 마치 정원처럼 바꾸고 있기 때문이다.

1859년 설립된 옛날 뮌헨 지역 정신병원 평면도를 에글핑[44]의 신축 정신병원 기구촬영(그림 XXXV와 XXXVI)과 비교해보면 이러한 변화를 파악할 수 있을 것이다. 옛날 정신병원 평면도에서는 뱀 모양으로 구부러져 여러 개의 안뜰을 에워싸고 있는 단 하나의 건물이 보이며, 남성과 여성에게 절반씩 배정된 부분은 정확히 균일하며, '남녀구분축'에 있는 관리사무소에 의해 분리되어 있다. 그 밖에 공원 같은 정원과 약간의 채소밭이 있으며, 병원 전체는 높은 담장에 둘러싸여 있다. 반면 에글핑의 신축 정신병원에서는 수많은 개별건축물이 보이는데, 이 건축물들은 넓은 평면에 아무 규칙없이 분산되어 숲으로 파고들고 있는 것처럼 보인다. 그 사이에 의사들의 주택, 교회 두 채, 행사장, 취사동, 기계동, 볼링장, 간호/간병사 마을, 농장이 있다. 이러한 정신병원의 인상을 다시 보여주는 것은 그림 XXXVII의 가베르제 병원 전경인데, 이는 멀리서 보면 매우 친근한 마을처럼 느껴진다. 카울바흐가 그린 정신질환자 수용소의 음울한 감옥건물을 가베르제 병원 전경과 대비시키면, 정신질환자 간병의 변천이 분명하게 눈에 들어온다.

폐쇄적 정신병원이 개별건물들로 해체되어 마을처럼 배치되는 것은 매우 매력적이지만, 그 심각한 단점은 의사의 업무가 힘들어지는 것이라고 말할 수 있다. 정신병원이 넓게 확장되다 보니 야간이나 기상이 좋지 않을 때는 각 병동의 의료감독이 매우 미흡하게 실행되어, 간호/간병직원에게 반갑지 않을 만큼 자립성이 부여된다. 이러한 문제점을 크게 감소

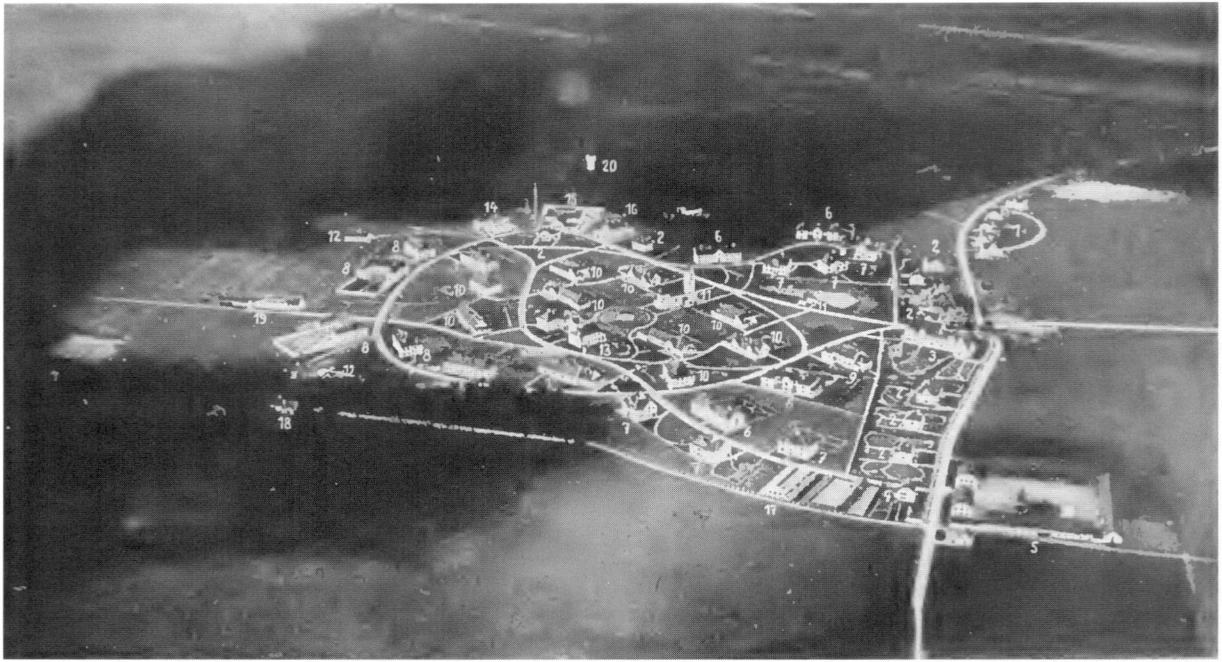

그림 XXXVI. 에글핑 요양 및 간병병원(기구에서 촬영)

1. 간호/간병사 마을
2. 의사와 공무원 주택
3. 행정건물
4. 간호/간병사 기숙사
5. 농장
6. 조용한 환자병동
7. 별장
8. 소란한 환자병동
9. 집회장
10. 감독병동
11. 교회
12. 유행병동
13. 병원
14. 세탁동
15. 기계동
16. 취사동
17. 작업장
18. 영안실
19. 정원
20. 저수탑

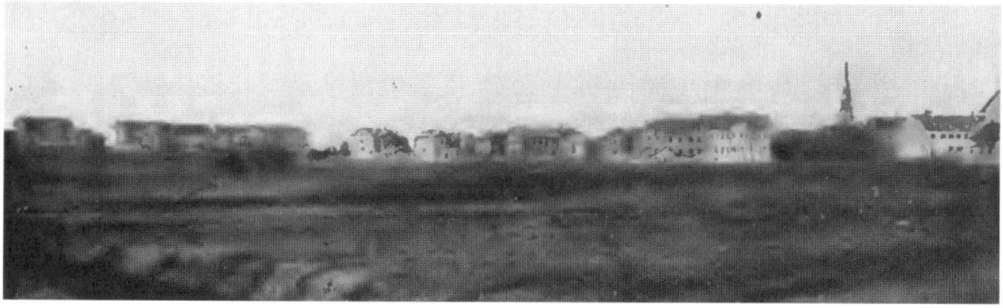

그림 XXXVII. 가베르제 병원 전경

시키려면 특히 소란한 환자를 위한 감독병동만큼은 대형건물에 통합되거나 밀폐된 복도를 통해 서로 연결되어야 한다. 그 밖에 감독병동 안에 의사의 거처가 준비되어야 할 것이다. 조용하며 특히 일할 능력이 있는 환자에게 분산된 건설방식의 장점은 훨씬 월등하다.

여기서 설명하는 정신병원의 발전은 점점 많은 수의 환자를 수용해야 하는 수요 증가와 상당히 관련이 깊다. 정신병원을 대형화하면 건축 및 운영에 필요한 일반비용이 각 병상에 드는 비용에 비해 서서히 증가하는 것을 고려하여, 정신병원의 규모를 점점 늘린 결과 1000~2000명, 심지어 그 이상의 환자를 수용하는 이른바 '매머드 정신병원Mammutanstalten, mammoth institutions'이 생기기에 이르렀다. 하지만 부언하자면 이러한 초대형 정신병원의 경제적 이점은 결코 확실하지 않으며 단점이 훨씬 더 많다는 사실을 강조해야겠다. 먼저 대규모 부지가 필요하므로 정신병원을 지가가 저렴한 지역으로 이전해야 하는데, 대개 이러한 위치는 교통이 다소 불편하고 정신적 자극을 받기가 힘들다. 그리하여 한편으로는 환자와 친척이 정신병원을 찾아오는 것도, 다른 한편으로는 의사와 직원이 생활하는 것도 고생스럽고 값비싸진다. 그런데다 대형병원은 항상 상당히 넓은 지역을 담당해야 한다. 따라서 현저히 많은 수의 환자들이 상당히 먼 길을 여행해야 하므로, 입원과 퇴원 모두 힘들어진다. 마찬가지로 친척의 방문도 비용이 많이 들어 점점 드물어지므로 친척과 환자의 유대가 느슨해져 환자에게 피해가 되며, 매우 적절한 조치인 시험 외박도 훨씬 드물게 이루어진다. 대형 정신병원 운영 자체는 한눈에 파악되지 않고 산산이 분산되기 일쑤이며, 기민성이 떨어져 수많은 마찰이 생기는데 이러한 마찰을 제거하려면 병원장은 엄청나게 많은 노력을 들여야 한다. 병원장 자신은 혼란스러운 잡무 때문에 의사의 본업에서 점점 멀어지고, 동료의사들에게 강렬한 감화를 더 이상 줄 수 없으며, 정신병원업무에서 의료조치보다 오히려 순수하게 기술적이고 행정적인 고려가 매우 달갑지 않게도 중요성을 띠게 된다. 대규모 운영은 환자를 번호로 만들어버리며, 각 인격에 대한 관심은 부득이하게 뒤로 밀려난다. 끝으로 정신병원의 대형화는 이미 시사했듯 고용된 의사들의 독립과 자립 전망을 치명적으로 감소시키며, 이러한 상황은 의사들에게 퍼져 있는 정신자세에 좋지 않은 영향을 미칠 수밖에 없다.

정신병원 발전의 또 다른 폐단은 정신병원에 지나치게 고비용이 든다는 것이다. 정신병원 한 곳 건설비용이 3000~4000마르크에서 점점 상승하여 두 배, 세 배로 치솟았다. 이러한 고비용의 원인은 정신병원 시설과 장비에서 수많은 본질적 개선이 이루어졌기 때문이다. 하지만 압도적 다수의 정신질환자에게는 매우 수수한 설비로 충분할 뿐만 아니라, 수수한 설비가 곳곳에 눈에 띄는 과다한 설비보다 훨씬 아늑하다. 특히 노동 능력이 있는 만성 환자들에게는 건강관리를 위해 약간만 변경시킨 수수한 농가가 가장 바라는 숙소로 밝혀졌다. 소박하거나 심지어 둔감하거나 치매인 환자들에게 병동을 사치스럽게 꾸미려 하면, 급속히 증가하는 새로운 환자수용 수요를 적시에 충족시키려는 공공당국의 경향에 제동이 걸린다. 따라서 치료 가능한 중증환자를 위해서만 건강에 도움이 될 수 있다고 여겨지는 모든 보조수단을 감독병동에 설치하고, 반면 다른 병동에서는 빈곤한 민중계층의 생활습관에 어느 정도 맞추는 데 그치는 것이 좋을 것이다.

정신병원에 만성 환자의 수가 늘어날수록, 입원환자들에게 더 자유롭게 움직이는 것을 허락해줄 수 있다. 정신이상이 지속될수록 격렬한 흥분은 점점 더 사라진다. 환자는 침착해지고, 태도가 한결같아지고, 물론 더 정신지체가 된다. 또다시 정신쇠약이 도질 위험에 대처하기 위해 자유보다 더 좋은 수단은 없다. 단조로운 정신병원 생활은 감각을 갈수록 둔감해지게 하여 치매 발달을 명확히 돕기 때문이다. 유감스럽게도 완치되지 않은 환자를 이전의 상태로 회복시키는 일이 항상 가능하지는 않다. 따라서 정신병원 안에서라도 가능한 한 자유롭게 움직이고 일할 수 있게 해주려 한다. 이러한 소망에서 적어도 최신 정신병원의 다수는 예전에 실행되었던 환자의 철저한 감금을 원칙적으로 포기했다. 큰 환자병동들을 2분의 1, 심지어 3분의 2까지 완전히 개방하고, 환자들이 문이 열린 상태에서 살면서 마음대로 정신병원 구내를 활보하게 하는 경우도 종종 있었다(오픈 도어 시스템Offen-Tür-System, open door system). 이러한 시설은 환자의 건강, 작업능력, 전체 행동에 매우 좋은 영향을 미친다.

이러한 개방형 병동을 더 많이 증축하면 우선 정신병원을 민중과 친근하게 하고 과거부터 물려 내려온 정신병원에 대한 선입견을 점차 완화시키는 데 도움이 될 것이다. 정신과 의사의 상담이 필요하며 조언을 받고 싶지만 감금과 입원절차를 두려워하는 일부 환자를 수용하는 데 특히 도움이 될 것이다. 자발적 입원을 허가하는 것도 이러한 발전을 촉진시킨다. 시립병원뿐만 아니라 여러 지방 정신병원에서 성공적으로 실시되고 있는 외래환자 진찰도 이와 관련하여 매우 유용하다.

최근 대형병원의 발달은 이른바 **콜로니**Kolonien, colonies의 발전으로 매우 현저한 진보를 이루었다. 이 콜로니[67]에서는 환자를 최대한 자유롭게 농사일에 종사하게 교육하려 한다. 가장 탁월하고 비교적 저렴한 이 간병방식에서 정신질환자 구호 문제 전체가 장기적으로 최종 해결책을 찾은 것 같다. 이러한 노력의 역사는 놀랄 만큼 오래되었다. 이미 1801년에 **피넬**은 1425년 사라고사[45]에 건립되어 정신질환자를 농경에 종사시킨 정신병원에 관해 보고하며, 이러한 방식을 비세트르에도 도입하고자 했으나, 이는 그의 후계자 **페루스**Ferrus[46]에 이르러서야 성공했다. **라일**도 정신병원을 일종의 농장으로 생각했다. 이후 매우 많은 정신병원에서 환자들을 밭일과 정원일에 종사시키려는 욕구가 생겨나 대규모 경작지를 매입하게 되었다. 하지만 가장 중요한 진보를 가져온 것은 1876년 **쾨페**Köppe[47]가 실행하였으며 놀랄 만큼 좋은 성과를 거두어 자주 모방된 시도였다. 이는 작센 지방의 알트셰르비츠 기사영지를 완전히 정신질환자 일꾼들에게 경작하게 하려는 것이었다. 여기서도 막 발병한 사례와 일시적 흥분상태 치료를 위해 적합한 설비를 갖춘 작은 중앙 정신병원이 필요함은 물론이다.

이러한 콜로니식 간병방식은 질환으로 인해 자립적으로 생활할 수 없는 수많은 정신장애자를 수용하는 데 특히 유용하다. 이들은 노동, 특히 농사일을 통해 지속적으로 자극받아 수년 동안 그런대로 건강상태를 유지할 수 있으며, 이러한 노동이 없었다면 아마 구제할 길 없이 급속하게 치매에 희생되었을 것이다. 나 자신도 때때로 수년간 폐쇄된 정신병원에

67) 페츠(Pätz), 정신질환자의 콜로니 수용과 오픈 도어 시스템의 결합(Die Kolonisierung der Geisteskranken in Verbindung mit dem OffenTür-System), 1893.

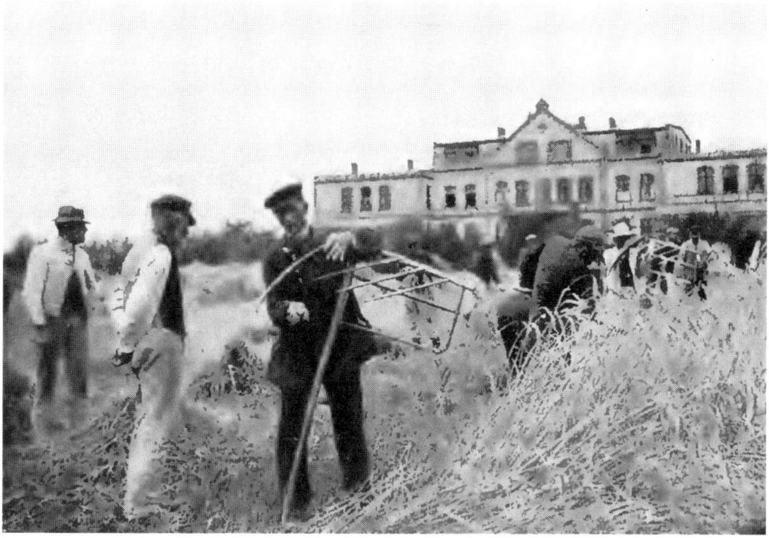
그림 XXXVIII. 알트셰르비츠에서 일하는 정신질환자들

서 살던 환자가 **가베르제 콜로니**에서 자유롭게 움직이고 자립적 일에 종사하면서 놀라울 만큼 정신적으로 회생하는 것을 보았다. 그림 XXXVIII[68]은 알트셰르비츠에서 일하는 환자들을 보여준다. 여기서 환자들이 분주히 움직이며 수확하고 바쁘게 낫질하는 것을 보면 한 세기도 지나지 않아 얼마나 큰 변화가 이루어졌는지 알 수 있을 것이다.

지난 수십 년간의 개선노력은 다른 방면으로도 정신질환자 문제의 실질적 해결을 크게 촉진시켰다. 벨기에 도시 **헤일**[48] 주민들은 수 세기 전부터 원래는 종교적 계기(정신질환자의 수호성녀로 여겨지는 성 **딤프나** **Dymphna** 제사)로 정신질환자를 가정에서 간병해왔는데, 일련의 다른 국

68) 엥엘켄 박사(Dr. Engelken)의 촬영. 사진 게재를 주선해준 동료학자 페츠(Pätz)에게 감사를 전한다.

가에서도, 특히 스코틀랜드와 독일(일텐,[49] 브레멘, 베를린, 츠비팔텐[50] 등)에서도 이를 모범으로 삼아 의사의 감독하에 정신질환자의 **가정간병**[69]을 광범위하게 실행하려고 시도하여 성과를 얻었다. 환자는 정해진 요금을 내고 적절한 가정에 가족의 일원으로 수용되어 다양한 자극과 기쁨을 누리며, 그리하여 자유롭게 자립적으로 생활하고 소공동체에 소속감을 느낀다. 이러한 가정간병은 완전한 자유로 이행하여 규칙적 일과에 적응하고 벌이를 찾을 수 있는 기회를 제공한다. 아니면 정신질환자 장기치료의 독특한 형태가 된다. 독일에서 가정간병은 대개 더 큰 정신병원에 부속되며 정신병원의 감독을 받는다. **우흐트슈프링에**에서 가정간병은 환자가 간호/간병직원 가족에게 위탁되어 시작되었다. 그런 뒤 가정간병은 가르델레겐과 예리호[51]로 확대되었는데, 이들 도시에서는 의사의 지도 아래 작은 환자병동이 설치되어, 먼저 가정간병에, 다음으로 일시적 악화상태 및 신체적 질병의 치료에, 끝으로 만성질환자의 간병에 사용되었다. 이곳에서 가정간병에 맡겨지는 환자수는 1896~1906년 10년 사이에 0명에서 475명으로 증가했다. **알트**Alt[52]는 현재 독일에서 가정간병되는 정신질환자의 수를 2400명으로 추산한다.

가정간병은 정신병원구호보다 현저히 비용이 덜 든다. 가정간병은 종종 빈민구제의 필요에서 생겨나는데, 빈민구제는 적합한 병원 부족 때문

69) 보테(Bothe), 정신질환자의 가정간병(Die familiäre Verpflegung Geisteskranker). 1893; 팔켄베르크(Falkenberg), 정신의학 일반 학회지(Allgemeine Zeitschrift für Psychiatrie), LIV, 553; 나브라츠키(Nawratzki), 같은 책, LIX, 411; 알트(Alt), 독일에서 환자의 가정간병(Die familiäre Verpflegung der Kranksinnigen in Deutschland). 1903; 독일에서 환자 가정간병의 1902년 이후의 발전(Weiterentwicklung der familiären Verpflegung der Kranksinnigen in Deutschland seit 1902). 1907; 판 데벤터르, 판 달러, 포스(Van Deventer, Van Dale, Vos), 정신과 및 신경학 논문집(Psychiatrische en neurologische Bladen), 1902, 240.

에 또는 병원의 부담 경감을 위해 환자들을 어떤 방식으로든 저렴하게 수용하려 한다. 이득이 생기지 않으면 낯선 정신질환자를 떠맡으려 하는 가정이 없을 것임을 생각할 때 가정간병이 저렴하다는 게 처음에는 의아하게 여겨진다. 하지만 병원과 그 운영에 종종 본래의 필요를 초과하는 고비용이 드는 것을 고려하면 이보다는 저렴하다는 게 충분히 이해가 된다. 그렇지만 환자들은 가정간병에서 현저히 더 편안하게 느끼곤 하는데, 이는 병원의 단조로운 공동생활보다 더 독자적이고 개인적인 생활을 누릴 수 있기 때문이다. 물론 폭력행위, 자살, 임신을 비롯해 심각한 문제점을 예방하기 위해서는 간호/간병사와 환자 모두를 면밀히 선발할 필요가 있다. 모든 지역이 가정간병에 적절한 것도 아니다. 가장 적합한 곳은 순박한 예법과 조용한 품성으로 알뜰하게 살아가는 농부나 소시민 가정이다. 따라서 저지 독일지역, 플랑드르, 스코틀랜드에서 성과가 가장 좋았던 것은 우연이 아니다. 관습도 매우 좋은 영향을 미치는데, 물론 관습은 점차적으로 형성시킬 수도 있다.

환자들 가운데서는 주로 불치 사례를 고려하여, 먼저 중간백치환자와 백치환자를, 다음으로 신체적으로 건장하고 작업능력이 있으나 흥분하거나 자살할 경향은 없는 치매환자를 선발하는데, 이 환자들의 가족이 환자들을 돌봐줄 능력이 없거나 돌보는 데 적합지 않을 때 그렇게 한다. **알트**는 예전에 가정간병에 적합한 정신병원 환자의 수를 15%로 추산했으나, 이러한 수치는 위험하지 않은 환자가 정신병원에 들어오기 쉬운지 어려운지에 따라서 크게 달라진다. 벨기에의 도시 **헤일**과 **리에르누** Lierneux[53]는 압도적 수의 환자들이 가정간병을 받는데, 그 중심에는 소란하여 감독이 필요한 환자들을 위한 매우 작은 폐쇄 병동이 있다. 이러한 시설은 처음부터 가정간병 목적으로 환자들을 어떤 식으로든 선별한 경우에만 권장할 수 있을 것이다.

어떤 한도 내에서, 환자들을 완전한 자유에 대비시키고, 특히 처음부터 환자들에게 가족을 대신해주며, 독일에서도 이러한 매력적 형태의 가정간병은 정신질환자들의 힘든 운명을 완화시킬 사명이 있는 일련의 시설물에서 대체할 수 없는 한 고리를 이루고 있다. 하지만 가정간병에도 약간의 결점이 있으며, 특히 의사의 감독이 어렵다는 사실을 간과해서는 안 된다. 적절한 시설에서 환자와 간호/간병사를 면밀히 정선할 뿐 아니라 의료업무도 효과적으로 이루어져 이러한 문제점의 비중이 감소하면, 가정간병의 계속적 발전을 기꺼이 환영할 수 있을 것이다.

죄수에게 정신이상이 빈번하게 발생하기 때문에 오래전부터 **정신질환 범죄자**Geisteskranke Verbrecher, insane criminals에 대한 특별시설[70)]을 교도소에 부속시키게 되었다. 독일에서 이러한 병동은 **브루흐잘**[54]에서 최초로 설치되었다. 그 후 작센의 **발트하임**[55]에서와 최근에는 프로이센 여러 지방의 다섯 개 대형 병동에서 이러한 모범을 따랐다. 정신질환이 발병하는 죄수는 이 병동에서 매우 신속히 전문의 치료를 받는다. 형기가 만료되자마자, 또는 프로이센의 경우에는 불치가 확인되자마자, 이 죄수들은 일반 정신병원으로 이송된다. 이들은 종종 매우 불쾌하고 위험한 특성이 있어 정신병원 운영에서 보통 허락하는 자유를 누리기에 적합하지 않으므로, 각 정신병원에 '범죄성 정신질환자verbrecherische Irre, the criminally insane'를 위해 특별한 보호장치가 마련된 건물을 부속시키고, 이 건물들

70) 잔더 및 리히터(Sander und Richter), 정신장애와 범죄의 관계(Die Beziehungen zwischen Geistesstörung und Verbrechen). 1886; 베르너(Werner), 달도르프에서의 정신질환 범죄자 치료(Die Versorgung der geisteskranken Verbrecher in Dalldorf). 1906; 플뤼게(Flügge), 정신의학 일반 학회지(Allgemeine Zeitschrift für Psychiatrie), 1904, 260.

에 그 밖의 매우 위험한 환자들도 수용한다. 하지만 이러한 수용자들을 한 병동에 집결시켜 얻은 지금까지의 관찰경험은 대체로 만족스럽지 못하다. 이들을 분산시키고 다른 종류의 환자들로 '희석Verdünnung, dilution' 시키는 것이 적절한 것으로 보인다. 부언하자면 정말 매우 위험한 환자의 수는 언제나 매우 적다.

정신과 의사의 임무는 우선 **정신병원에서 환자를 퇴원**Entlassung des Kranken aus der Anstalt, discharge of patient from institution시키는 것으로 끝난다. 대체로 퇴원은 완치 후에 이루어져야 하지만, 치료과정이 매우 느리거나 향수가 병적일 정도로 심하거나 친척이 독촉하면, 악화 위험이나 예상치 못한 자살위험을 감수하지 않기 위해 조기 퇴원시키는 사례도 드물지 않다. 환자를 신중히 정선하고 가정환경이 좋으면 계속적 치료가 대개 방해 없이 진행되곤 한다. **블로일러**는 퇴원을 오랫동안 지연시킬 경우 환자에 대한 친척들의 관심도 사라진다는 점을 지적한다. 특히 긴장증환자들은 퇴원 후에 때로 놀랄 만큼 호전된다. 하지만 종종 빠르게 재발되는데, 특히 치료 중인 환자가 집에서 다시 곤경과 걱정에 시달리거나, 애정 없이 거칠게 다뤄지거나, 방탕에 빠질 기회가 생기면 그러하다. 바로 이러한 환자에게는 **모든 과로를 피하고 일상직업을 매우 서서히 시작**하게 하는 것이 시급히 필요하다. 따라서 부유한 환자들은 치료기간이 지나고 이전 직업으로 완전히 복귀하기 전에 짧게 온천에 머무르거나 가까운 친척을 방문하기도 한다.

정신질환자 일부는 **탈주**Entweichung, escape를 통해 조기에 치료에서 벗어난다. 어떤 환자는 때로 몽롱상태에서, 더 흔히는 알 수 없는 갑작스러운 동기나 정서적 흥분으로 인해 무계획적으로 도망한다. 다른 환자는 매우 계획적으로 이에 착수하여, 도주계획을 준비하고, 도구를 마련하고, 간호/간병직원을 매수한다. 계획적 도주에서는 자유에 대한 충동이 동인이며, 때로는 망상이나 자살 생각이 동인이다. 정신질환 범죄자에서 이러한 종류의 탈출 경향이 특히 강함은 물론이다. 환자를 좀 더 자유롭게 다루면 탈주가 훨씬 더 쉬워지는데도 자주 일어나지 않는다. 폐쇄된 정신병원에서 자유로운 환경으로 이송된 환자만이 초기에 강한 탈주 경향을 보일 뿐이다. 때로 탈주는 불행한 결과로, 특히 자살로 끝나기도 한다. 하지만 그리 자주 일어나지도 않는 이러한 불행한 사건을 막겠다고 탈주를 철저히 예방하려고 하는 것은 중대한 잘못일 것이다. 탈주예방 목표는 교도소에서도 완전히 달성되지 않는다. 이러한 목표를 달성하려다 보면 정신질환자를 정신병원에 붙잡아둘 수 있는 최선의 수단, 즉 정신질환자의 신뢰도와 만족감이 상실될 것이다.

모든 정신병원 퇴원은, 악화될 경우 재입원시키기 쉽도록, 처음에는 **시험적으로**versuchsweise 시도되고, 몇 달 후에야 최종적으로 완결된다. 완치되지 않거나 심지어 불치인 환자도 더 이상 병원치료를 받지 않고 퇴원하는데, 치료받을 증상이 더 이상 없거나, 가정간병이 더 적절하거나, 외적 환경만 좋으면 상당 기간 의사의 특별한 감독 없이 살 수 있을 만큼 정신적 자립을 유지하고 있는 경우에 그러하다. 일부 환자군에게는 병원입원이 주변사람을 고려할 때 불가피해 보이기는 하지만, 환자 자신에게는 해롭기까지 한 경우도 있다. 특히 이러한 사례들에서는 호전의 기미가 보일 때마다 환자에게 상당 기간 자유롭게 살 수 있는 혜택을 다시 주어야 할 것이며, 물론 이로 인해 위험이 발생하지 않아야 할 것이다.

완치된 정신질환자나 특히 단지 호전되기만 한 정신질환자가 이전 환경으로 복귀할 경우 직면하는 어려움을 덜어주기 위해, 이미 수십 년 전에 퇴원환자 **원조협회**[71]가 설립되었다. 원조협회의 임무는 먼저 충분히 책정된 자금지원을 통해 정신질환을 극복하게 도와주고 다음으로 자립적이고 걱정 없는 직장을 다시 얻도록 지원하는 것이다. 원조협회 가운데는 **루트비히**가 이끄는 헤센 원조협회가 모범을 보이고 있는데, 일부 원조협회는 목표를 훨씬 원대하게 설정했다. 이 원조협회는 나라 전체에 지원자망을 만들어 퇴원한 환자들과 항상 접촉할 뿐만 아니라, 광범위한 주민층에게 정신질환자 구호를 위해 적극 협력하도록 교육시킴으로써, 한편으로는 정신병원을 민중에 더욱 친숙하게 만들고, 다른 한편으로는 사정을 잘 아는 여론을 창출하여 정신질환자 구호의 계속적 개선을 위해 압력을 가하게 한다. 이러한 원조협회와 함께 **만**Mann이 제안한 바처럼 퇴원환자를 위한 직업소개소Arbeitsnachweis, employment agency도 활용될 수 있다.

정신질환자 구호의 영역은 본래의 정신병원의 범위를 넘어 다른 방면으로 확대되고 있다.[72] 정신과 의사의 치료가 필요하기는 하지만 정신병원에 수용되기에는 적합하지 않은 환자군이 있다. 이런 환자군에게 필요에 적합한 특별시설을 만드는 것이 중요하다. 가장 시급한 것은 **알코올 중독자 요양원**Trinkerheilstätten, sanatorium for alcoholics[73]을 만드는 것이다. 불치의 알코올 중독자는 정신병원에 수용되는 게 적절하지만, 치료 가능한 사례를 위해 독립적 요양원을 만들고, 가능한 한 조기에 자발적으로 입원하여 체계적 치료를 받기 쉽게 하지 않으면, 중요하고 유망한 알코

71) 숄츠(Scholz), 정신질환자 구호와 정신질환자 지원협회(Irrenfürsorge und Irrenhilfsvereine). 1902.

72) 피셔(Fischer), 정신의학 일반 학회지(Allgemeine Zeitschrift für Psychiatrie), LV, 39.

73) 마르티우스(Martius), 독일 알코올 중독자 요양원(Deutsche Trinkerheilstätten). 1908.

올 중독자 구호 작업이 처음부터 실패할 것이다. 의사가 관리하거나 적어도 감독자가 있는 알코올 중독자 요양원 설립을 통해 점차 민중들이 선명히 의식하게 된 바는, 만성 알코올 중독은 의사의 도움으로 퇴치할 수 있는 질병이라는 사실이다. 1906년에 독일에는 38개의 알코올 중독자 요양원에 약 850개의 병상이 있었는데, 이는 수요를 전혀 충족시킬 수 없는 숫자다. 상당히 많은 알코올 중독자가 가정간병에도 적합할 것이다.

두 번째로 시급한 임무는 빈곤한 **신경질환자**를 위한 요양원Heilstätten für unbemittelte Nervenkranken, sanatorium for poor neurotics을 만드는 것이다. 이러한 신경질환자는 정신병원에 적합하지 않으며 정신병원에서 머물면 해롭기까지 하기 때문이다. 분별 있고 정연하지만 한동안 휴식을 취하며 일상업무의 압박에서 벗어날 필요가 있거나 규칙적 일을 하기 위해 체계적 지침이 필요한 모든 환자, 특히 의지가 박약한 정신병질자와 불안상태의 환자가 이러한 신경질환자에 속한다. 뇌전증환자와 정신질환자는 경증이더라도 근본적으로 신경질환자에 속하지 않는다. 치료의 목적은 수수하고 최대한 건강에 적합한 생활태도로 세속적 수도원 형태의 요양원에서 '행복한 시골생활verklärtes Landleben, blissful country life'을 함으로써 달성된다. 이러한 신경질환자 요양원 설립운동은 특히 **뫼비우스**[74]에 의해 주창되었고, 그 첫 번째 성과는 베를린 근교 젤렌도르프의 **쇠노 요양**

74) 벤다(Benda), 공립 신경요양원?(öffentliche Nervenheilanstalten?) 1891; 뫼비우스(Möbius), 신경질환자 치료 및 신경질환 요양원 설립에 관하여(Über die Behandlung von Nervenkranken und die Errichtung von Nervenheilstätten). 1896; 푹스(Fuchs), 독일 일반병원(Deutsche Praxis). 1902, 8; 노이만(Neumann), 목욕에 관한 의학 보고서(Ärztliche Mitteilungen für Baden). 1901; 레르(Lähr), 정신의학 논총(Archiv für Psychiatrie), XL, 212; 페레티(Peretti), 주간 정신의학(Psychiatrische Wochenschrift), 1903. 277.

원이며 그 밖의 유사한 요양원이 뒤따라 생겼다. 이러한 요양원을 보완하기 위해서는 **레르**Lähr가 제안한 '노동원'이 이용되어야 하는데, 이 노동원은 병원으로 구상된 것이 아니라 완치된 환자들에게 요금을 받고 일을 제공하여 이 환자들이 직업생활에 진입하기 쉽게 하기 위한 것이다.

끝으로, 상당히 많은 정신질환자가 의원이나 교회나 간병시설이나 다양한 만성질환 치료병원에 대개 전문의의 보살핌 없이 수용되어 있다. 아닌 게 아니라 특히 선천성 정신쇠약상태는 이런 식으로 간병해도 아무 어려움이 없다. 하지만 후천성 치매에서는 문제가 약간 달라진다. 후천성 치매에서는 영락하거나 상태가 이따금 악화되거나 매우 우려스러운 행위를 할 위험이 항상 존재한다. 따라서 이러한 환자를 정규 정신질환자 구호시설이 아닌 곳에 수용하는 것은 옳지 않은 것으로 보인다. 중대한 문제가 생겨나는 것을 거의 피할 수 없다.[75] 뇌전증환자[76] 및 특히 백치환자를 위한 특수시설도 본래의 정신질환자 구호시설이 아니다. **바이간트**의 말에 따르면 청소년 정신지체자 시설 108곳 가운데 약 12곳만이 의사에 의해 관리된다. 환자는 의사가 치료해야 한다는 당연한 원칙을 언급하지 않더라도, 전문의의 감독과 감시는 반드시 필요한데, 이러한 방식을 통해서만 전문의가 축적한 경험이 학문적으로 활용되어 환자들의 이해와 치료에 발전을 가져올 수 있기 때문이다.

75) 루트비히(Ludwig), 정신의학 일반 학회지(Allgemeine Zeitschrift für Psychiatrie), LVIII, i.
76) 슈타케만(Stakemann), 정신의학 일반 학회지(Allgemeine Zeitschrift für Psychiatrie), 1903, 684.

역주

1. 파울 네케(Paul Näcke, 1851~1913)는 독일의 정신의학자이자 범죄학자다.
2. 티레오이딘(Thyreoidin)은 양의 갑상선을 건조시킨 분말 약제다.
3. 알베르트 라덴부르크(Albert Ladenburg, 1842~1911)는 독일의 화학자다.
4. 오스카어 리프라이히(Oskar Liebreich, 1839~1908)는 독일의 약리학자다.
5. 요제프 폰 메링(Josef von Mering, 1849~1908)은 독일의 의학자이며, 생리학과 약리학을 연구했다.
6. 알프레트 카스트(Alfred Kast, 1856~1903)는 독일의 의학자다.
7. 막스 피셔(Max Fischer, 1862~1940)는 독일의 정신의학자다.
8. 빈첸초 체르벨로(Vincenzo Cervello, 1854~1918)는 이탈리아의 의사다.
9. 엔리코 모르셀리(Enrico Morselli, 1852~1929)는 이탈리아의 의사다.
10. 샤를 페레(Charles Féré, 1852~1907)는 프랑스의 의사다.
11. 설령쥐오줌풀(Valerian).
12. 쥐오줌풀(Baldrian).
13. 오토 빈스방어(Otto Binswanger, 1852~1929)는 스위스의 정신의학자이자 신경학자다.
14. 아돌프 알브레히트 프리틀렌더(Adolf Albrecht Friedländer, 1870~1949)는 오스트리아의 신경학자다.
15. 고틀리프 부르크하르트(Gottlieb Burckhardt, 1836~1907)는 스위스의 정신의학자이자 신경학자다.
16. 알렉산드레 브리에르 드 부아몽(Alexandre Brière de Boismont, 1797~1881)은 프랑스의 정신의학자다.
17. 루트비히 숄츠(Ludwig Scholz, 1868~1918)는 독일의 정신의학자다.
18. 안톤 델브뤼크(Anton Delbrück, 1862~1944)는 독일의 정신의학자다.
19. 실러스 위어 미첼(Silas Weir Mitchell, 1829~1914)은 미국의 의사이자 과학자이자 소설가다.
20. 장밥티스트막시미엔 파르샤페 드 비나이(Jean-Baptiste-Maximien Parchappe de Vinay, 1800~1866)는 프랑스의 정신의학자다.
21. 존 코널리(John Conolly, 1794~1866)는 영국의 정신과 의사다. 1839년 한웰(Hanwell)에 있는 미들섹스 카운티 병원(오늘날 웨스트런던 정신건강병원)에 부임하여 정신이상자의 비구속적 치료법을 도입했다.
22. 카를 게오르크 루트비히(Carl Georg Ludwig, 1826~1910)는 독일의 정신의학자다.
23. 사울왕이 악령에 시달릴 때 다윗이 수금을 타면 사울은 치유된다(사무엘상 16: 23).
24. 요한 크리스티안 라일(Johann Christian Reil, 1759~1813)은 독일의 생리학자이자 정신의학자다.

25. 다윗의 아들 압살롬은 아버지에게 반란을 일으키지만 실패하여 도망치다가 긴 머리카락이 상수리나무 가지에 걸려 공중에 매달리고 이로 인해 진압군에게 살해된다(사무엘하 18: 14).
26. 훌다(Hulda)는 성서나 북유럽 설화에 근거하여 여자마법사나 마녀를 가리키는 이름으로 쓰인다.
27. 프랑수아 루레(François Leuret, 1797~1851)는 프랑스 해부학자이자 정신의학자다.
28. 베른하르트 폰 구덴은 1848~1951년에 지크부르트 정신병원에서 카를 비간트 막시밀리안 야코비의 인턴으로 일했다.
29. 이폴리트 베르넴(Hippolyte Bernheim, 1840~1919)은 프랑스의 정신의학자이자 신경학자이자 최면연구가다.
30. 독일의 외과 의사 로렌츠 하이스터(Lorenz Heister, 1683~1758)가 개발한 기구다.
31. 게오르크 일베르크(Georg Ilberg, 1862~1942)는 독일의 정신의학자다.
32. 카를 루트비히 슐라이히(Carl Ludwig Schleich, 1859~1922)는 독일의 외과 의사다.
33. 빈첸초 치아루기(Vincenzo Chiarugi, 1759~1820)는 이탈리아의 의학자다.
34. 윌리엄 튜크(William Tuke, 1732~1822)는 영국의 상인이자 박애주의자다.
35. 필리프 피넬(Philippe Pinel, 1745~1826)은 프랑스의 의학자다.
36. 쇠좆매(Ochsenziemer, pizzle)는 예전에 황소의 음경을 말려 만든 매로 죄인을 때리는 데 썼다.
37. 크리스티안 아우구스트 하이너(Christian August Hayner, 1775~1837)는 독일의 정신의학자다.
38. 빌헬름 폰 카울바흐(Wilhelm von Kaulbach, 1805~1874)는 독일의 화가다.
39. 피르나(Piran)는 독일 동부 작센(Sachsen)주에 있는 도시다.
40. 에른스트 피에니츠(Ernst Pienitz, 1777~1853)는 독일의 정신의학자다.
41. 슈베린(Schwerin)은 독일 북부 메클렌부르크포어포메른(Mecklenburg-Vorpommern)주의 주도다.
42. 카를 프리드리히 플레밍(Carl Friedrich Flemming, 1799~1880)은 독일의 정신의학자다.
43. 조지프 메이슨 콕스(Joseph Mason Cox, 1763~1818)는 영국의 정신의학자다.
44. 에글핑(Eglfing)은 독일 남부의 바이에른(Bayern)주에 있는 소도시다.
45. 사라고사는 스페인 동북부에 있는 도시다.
46. 기욤 페루스(Guillaume Ferrus, 1784~1861)는 프랑스의 정신의학자다. 필리프 피넬의 제자이며 파리 남부 교외에 있는 비세트르(Bicêtre) 병원에서 정신과 의사로 재직했다.
47. 요한 모리츠 쾨페(Johann Moritz Koeppe, 1832~1879)는 독일의 정신의학자다. 1876년 독일 동부 작센주에 있는 알트셰르비츠 기사영지(Rittergut Altscherbitz)에서 정신질환자 콜로니 건설에 착수했다.
48. 헤일(Geel)은 벨기에 북동부 안트베르펜(Antwerpen)주에 있는 도시다.
49. 일텐(Ilten)은 독일 북서부에 있는 니더작센(Niedersachsen)주의 주도 하노버 남동쪽에 위치한 시구다.

50. 츠비팔텐(Zwiefalten)은 독일 남서부의 바덴뷔르템베르크(Baden-Württemberg)주에 있는 소도시다.
51. 우흐트슈프링에(Uchtspringe), 가르델레겐(Gardelegen), 예리호(Jerichow)는 모두 독일 중부 작센안할트(Sachsen-Anhalt)주에 있는 소도시다.
52. 콘라트 알트(Konrad Alt, 1861~1922)는 독일의 정신의학자다.
53. 리에르누(Lierneux)는 벨기에 동부 리에주(Liège)주에 있는 소도시다.
54. 브루흐잘(Bruchsal)은 독일 남서부 바덴뷔르템베르크주에 있는 도시다.
55. 발트하임(Waldheim)은 독일 동부 작센주에 있는 소도시다.

| 추천의 글 |

정신병리학은 "정신장애의 유전학, 생물학, 심리학 및 사회학적 원인, 효과적인 분류도식, 모든 발달과정의 단계, 증상표현, 그리고 치료를 이해하기 위해 정신장애를 과학적으로 연구하는 학문"을 말한다. 기술정신병리학은 일반적으로 "환자에 의해 생각되고 그의 행동에서 관찰된 비정상적 경험의 정확한 기술과 범주화"로 정의되고, 정신과 의사는 기술정신병리학을 숙지해야 하며, 그러므로 정신과 의사가 다루어야 할 기본적이고도 독특한 전문적 기능으로 간주할 수 있다. 기술정신병리학은 주관성을 보기 위한 환자 의식영역의 해부와 해설이라고 할 수 있다. 기술정신병리학의 토양을 마련한 카를 야스퍼스(Karl Jaspers, 1883~1969)는 "현상학은 환자가 실제로 경험하는 정신상태의 구체적 기술을 제공하며, 정신상태의 상호관련성을 재검토하고, 정확하게 묘사하며, 그에 합당한 용어를 창조한다. 우리는 다른 사람들의 정신경험을 어떤 직접적인 방식으로도 지각할 수 없기 때문에 공감의 행위가 있어야만 한다. 이 모든 것은 환자 자신의 자기-기술로부터 나온다. 우리는 우리 자신을 단지 환자의 의식에 존재하는 것들에 국한시킬 뿐이다."라고 하였다. 따라서 기술

정신병리학의 주 목적은 의식적 경험의 체계적 연구, 그것들의 배열과 분류, 타당하고 신뢰할 수 있는 용어를 창안하는 것이다. 이를 위해 기술정신병리학은 환자들이 경험하고 그들에 의해 서술된 마음상태에 초점을 맞추며, "가설적 설명을 피하는 것"과 "공감적 이해"라는 두 가지 주 방법론적 가정에 의지한다.

독일 정신의학자 에밀 크레펠린(Emil Kraepelin, 1856~1926)은 근대 정신의학의 창시자로 알려져 있다. 그는 라이프치히 대학교에서 의학을 전공하고 신경병리학과 실험심리학을 공부하였다. 하이델베르크 대학 교수로 일하였던 크레펠린은 정신질환의 주요 원인이 생물학 및 유전학적 이상과 관련이 있다는 점을 주장했으며, 신체질환과 마찬가지로 각각의 증상, 병리소견, 경과, 예후 등과 같이 객관적으로 관찰되는 특징에 따라 기록하고 체계적으로 분류하는 소위 기술정신의학(descriptive psychiatry) 분야를 개척하였다. 그는 형태가 전혀 다르고 다른 질병경과를 밟는 몇 가지 정신병 유형이 있고, 이들 질병사례를 체계적으로 기술하고, 분류하고, 관찰함으로써 질병의 특성을 알아낼 수 있다고 주장하였다. 1883년 크레펠린은 처음으로 의대생과 의사를 위한 정신의학 교과서이자 질병분류를 다룬 『정신의학 개요서(Compendium der Psychiatrie)』를 발표했다. 그는 에스토니아의 타르투 대학교와 독일 하이델베르크 대학교에서 교수로 일하는 동안 정신의학 교과서를 수정하고 개정판을 발행하면서 분류체계를 계속 다듬어나갔다. 1899년에 발행된 6차 개정판에서, 그는 정신병을 크게 두 가지 영역으로 분류하였다. 하나는 외인성으로 치료가 가능한 조울정신병(manic-depressive psychosis)이었고, 다른 하나는 내인성으로 치료가 불가능하고 결국 치매로 진행되는 소위 조발성 치매(dementia praecox)였는데, 후자는 나중에 블로일러(Bleuler)가 정신분열병

(schizophrenia)으로 명명하였다. 이번에 번역 출간된 책은 1909년에 발간된 8판이다. 정신의학 교과서 9차 개정판은 그의 사망 1년 뒤에 발간되었다. 크레펠린은 정신질환의 진단에 사용할 수 있는 실행 가능한 분류체계를 처음으로 제시하면서 20세기 초반 정신의학 발전에 큰 영향을 미쳤으며, 이는 현대 정신의학 정신장애 분류체계의 토대가 되었다.

이 책의 감수는 2014년 야스퍼스의 정신병리학 총론 번역 사업에 참여했던 정신병리문헌연구회 회원들 중 참여의사를 밝힌 분들 위주로 진행하였다. 감수자들이 각자 맡은 부분을 검토하고 다 같이 수차례 모여 토론하는 방식으로 감수가 진행되었다. 코로나 바이러스로 인해 많은 어려움이 있었으나 모두 열심히 참여하였고 번역과 감수과정은 총 3년에 걸쳐 진행되었다. 이 책이 갖는 역사적 의미를 감안하여 번역자가 직역한 부분을 최대한 존중하면서, 우리말로 번역하기 어렵거나 이해하기 어려운 부분만 저자의 의도를 훼손하지 않는 범위 내에서 의역하려고 노력하였다. 용어는 현재 정신건강의학회에서 사용하고 있는 용어로 통일하였다. 이해를 돕기 위해 각주에 번역자의 설명을 실었다.

기초학문을 발전시키고 미래의 지식을 창출하기 위하여 고전에서부터 그 답을 찾아나가는 것은 필수적인 과정이며 또한 유익한 일이다. 그러한 점에서 이 번역서의 출간은 매우 의미가 깊다. 정신의학의 고전을 심도 있게 탐구하는 과정을 통하여 정신의학의 방법론을 규명하고, 정신현상의 파악과 접근 방식에 대한 총체적 이해가 넓어지기 때문이다. 2014년 야스퍼스의 정신병리학 번역서 출간에 이어 정신의학 분야에서 또 하나의 기념비적인 고전이라 할 수 있는 크레펠린의 정신의학 교과서가 번역 발간된 점은 우리나라 정신의학계에 있어 크게 기뻐할 일이라 할 수 있다. 크레펠린이 오랜 세월 동안 여러 판을 거듭하면서 공들여 집필한 정신의학의 개념을 탐구해보는 것은 정신과 의사로서 충분히 시간을 투자할 만한 값진 일일 것이다. 그리고 정신과 의사뿐 아니라, 정신의학 영역에서 일하는 심리학 전공자, 그리고 정신의학에 관심이 있는 의대생들이 이 책을 통하여 정신의학의 임상, 연구, 교육 분야의 유용한 통찰력을 얻고, 난해한 인간의 정신을 이해하는 데 도움이 되기를 바라며 적극적으로 추천하는 바다.

끝으로, 오랜 시간 인내심을 가지고 정성스럽게 번역작업을 수행해주신 홍성광, 황종민 선생님의 노력에 감사드리고, 또한 좋은 번역을 위하여 수고해주신 감수자 여러분께 감사의 말씀을 전한다.

김린(고려대학교 의과대학 정신건강의학과 명예교수)

| 감사의 글 |

이 책은 에밀 크레펠린의『정신의학. 의대생과 의사를 위한 교과서』최종 개정판 1 – 4권(1909~1915) 중 제1권『정신의학총론』(1909)을 번역한 것이다.

COVID 19 발생 이전에는 정기적 회합을 통해, 그 이후에는 화상 회의를 통해 자문에 응해주시고 면밀히 내용을 검토해주신 고려대학교 의과대학 정신건강의학과 김린 교수님, 아주대학교 다산학부대학 홍성기 교수님, 한섬 정신건강의학과 윤종철 원장님, 분당 지상 정신건강의학과 허윤석 원장님, 한양대학교 의과대학 정신건강의학교실 박선철 교수님께 깊은 감사의 뜻을 전한다. 선생님들의 아낌없는 도움이 없었다면 이 번역서는 나오지 못했을 것이다.

| 찾아보기 |

ㄱ

ㅂ

ㅅ

ㅇ

ㅈ

ㅊ

ㅋ

ㅌ

ㅍ

ㅎ

지은이

에밀 크레펠린 Emil Kraepelin

1856년 2월 15일 독일 메클렌부르크-슈트렐리츠의 노이슈트렐리츠에서 태어나 1926년 10월 7일 독일 뮌헨에서 사망했다. 1878년 뷔르츠부르크 대학교 의대를 졸업한 후, 실험 심리학자 빌헬름 분트(Wilhelm Wundt)와 함께 연구를 계속했다. 1886년 오늘날 에스토니아의 타르투 대학교(당시 교명은 도르파트 대학교)의 정신의학 교수가 되었고, 1890년 하이델베르크 대학교 교수로 임명되었다. 1903년 뮌헨 대학교 임상 정신의학과 교수로 임용되었으며, 1922년 뮌헨 정신의학 연구소 소장이 되었다.

19세기 말 정신과 진단은 아직 과학적이고 객관적인 수준에 이르지 못하고 다양한 개념과 용어가 혼재된 상황이었다. 이로 인해 정신과 임상은 과거 주술적, 인문적 혹은 부정확한 개념에 기초한 비과학적 치료법이 난무하고 있었다. 크레펠린은 정신의학뿐 아니라 심리학, 해부학, 철학에 대한 깊은 이해를 바탕으로 하이델베르크와 뮌헨 지역을 중심으로 현재도 사용되고 있는 병록 카드를 활용한 장기 추적 연구 방법을 도입하여 정신의학의 주요 질병인 조현병(혹은 정신분열병)으로 알려진 조발성 치매 개념을 확립했고, 생물학적인 원인론을 중심으로 체계적인 정신과 진단분류체계를 제시했다. 이런 크레펠린의 선구자적인 연구는 그로부터 100년이 훌쩍 지난 현재까지도 정신과 진단의 시금석이 되는 DSM과 ICD 진단체계의 개념에 그대로 녹아 있다.

1883년 『정신의학 개론(*Compendium der Psychiatrie*)』을 출간하였고, 이는 『정신의학. 의대생과 의사를 위한 교과서(*Psychiatrie. Ein Lehrbuch für Studierende und Ärzte*)』로 증보되어, 9판(1927)까지 개정판이 발간되었다.

옮긴이

홍성광

서울대학교 인문대 독문과 및 대학원을 졸업하고, 「토마스 만의 장편 소설 『마의 산』의 형이상학적 성격」으로 박사학위를 취득하였다. 저서로 『독일 명작 기행』, 『글 읽기와 길 잃기』, 역서로 야스퍼스의 『정신병리학총론』(공역), 쇼펜하우어의 『의지와 표상으로서의 세계』, 『쇼펜하우어의 행복론과 인생론』, 『쇼펜하우어와 니체의 책 읽기와 글쓰기』, 니체의 『니체의 지혜』, 『차라투스트라는 이렇게 말했다』, 『도덕의 계보학』, 토마스 만의 정치 에세이 『예술과 정치』, 『마의 산』(상 · 하), 『부덴브로크 가의 사람들』(상 · 하), 『베네치아에서의 죽음 외』, 괴테의 『이탈리아 기행』, 『젊은 베르터의 고뇌』, 헤세의 『헤세의 여행』, 『잠 못 이루는 밤』, 『데미안』, 『수레바퀴 밑에』, 『싯다르타』, 카프카의 『성』, 『소송』, 『변신 외』, 하인리히 뵐의 『그리고 아무 말도 하지 않았다』, 레마르크의 『서부전선 이상 없다』, 페터 한트케의 『어느 작가의 오후』, 『헬렌 켈러 평전』 등이 있다.

황종민

서울대 독문학과 박사과정을 수료하고 서울대, 한양대, 동국대, 한성대에 출강했다. 옮긴 책으로 『미하엘 콜하스』, 『라데츠키 행진곡』, 『모래 사나이』, 『현대 미술, 보이지 않는 것을 보여주다』 등이 있다.

감수

김린

고려대학교 의과대학 정신건강의학과 명예교수

홍성기

아주대학교 다산학부대학 교수

윤종철

한섬 정신건강의학과 원장

허윤석

분당 지상 정신건강의학과 원장

박선철

한양대학교 의과대학 정신건강의학교실 부교수

한국연구재단총서 학술명저번역 서양편 629

정신의학

의대생과 의사를 위한 교과서

제1권 정신의학 총론

1판 1쇄 찍음 | 2021년 8월 24일
1판 1쇄 펴냄 | 2021년 9월 10일

지은이 | 에밀 크레펠린
옮긴이 | 홍성광·황종민
감수 | 김린·홍성기·윤종철·허윤석·박선철
펴낸이 | 김정호

책임편집 | 이하심
디자인 | 이대웅

펴낸곳 | 아카넷
출판등록 2000년 1월 24일(제406-2000-000012호)
10881 경기도 파주시 회동길 445-3
전화 | 031-955-9510(편집) · 031-955-9514(주문)
팩시밀리 | 031-955-9519
www.acanet.co.kr

Printed in Paju, Korea.

ISBN 978-89-5733-743-1 94510
ISBN 978-89-5733-214-6 (세트)

이 번역서는 2017년 대한민국 교육부와 한국연구재단의 지원을 받아 수행된 연구임 (NRF-2017S1A5A7019739)
This work was supported by the Ministry of Education of the Republic of Korea and the National Research Foundation of Korea (NRF-2017S1A5A7019739)